国家级一流本科课程教材

石油和化工行业"十四五"规划教材（普通高等教育）

药物化学

赵燕芳　主编
刘　丹　吴德燕　副主编

化学工业出版社

·北京·

内容简介

《药物化学》是在首批国家级一流本科课程建设的基础上，根据作者多年的教学实践经验以及药物研发体会，并结合学生深造和就业需求倾心编写而成。本书内容涉及面广，不仅包括新药研发基本理论以及临床常用药物的化学结构、作用靶标、合成路线、构效关系、代谢及用途等知识，还特意设置了化学药品注册分类、药品专利与药物命名、药物分子设计、药物合成路线设计与质量控制等内容。此外，还介绍了近年来上市的重磅药物以及现代药物发现方法，使学生能够对化学创新药物研发和前沿进展有更深入的了解，提升对新药研发的兴趣。为提升学习效率和拓宽课外阅读，每章章首扫码可获取对应课件、名人名家故事等资源。

《药物化学》可供高校制药工程、药学、药物化学、临床药学、药物分析及相关专业的师生教学使用，还可供从事新药研发、临床药学等其他药学相关工作的人员学习与参考。

图书在版编目（CIP）数据

药物化学 / 赵燕芳主编. —北京：化学工业出版社，2023.3
（2024.2 重印）
ISBN 978-7-122-42537-9

Ⅰ. ①药… Ⅱ. ①赵… Ⅲ. ①药物化学-高等学校-教材
Ⅳ. ①R914

中国版本图书馆 CIP 数据核字（2022）第 215471 号

责任编辑：马泽林　杜进祥
责任校对：王　静
装帧设计：关　飞

出版发行：化学工业出版社
　　　　　（北京市东城区青年湖南街 13 号　邮政编码 100011）
印　　装：大厂聚鑫印刷有限责任公司
787mm×1092mm　1/16　印张 31½　字数 787 千字
2024 年 2 月北京第 1 版第 2 次印刷

购书咨询：010-64518888
售后服务：010-64518899
网　　址：http://www.cip.com.cn

凡购买本书，如有缺损质量问题，本社销售中心负责调换。

定　　价：78.00 元　　　　　　　　　　　版权所有　违者必究

《药物化学》编写人员名单

主　编　　赵燕芳
副主编　　刘　丹　吴德燕
编　者　　（以姓氏笔画为序）
　　　　　毛　斐（华东理工大学）
　　　　　刘　丹（沈阳药科大学）
　　　　　刘　洋（沈阳药科大学）
　　　　　刘亚婧（沈阳药科大学）
　　　　　吴一诺（中山大学）
　　　　　吴德燕（海南大学）
　　　　　张国刚（河北科技大学）
　　　　　罗海彬（海南大学）
　　　　　赵燕芳（沈阳药科大学）
　　　　　侯云雷（沈阳药科大学）
　　　　　黄　玲（海南大学）
　　　　　董晓武（浙江大学）

前 言

2018年,教育部在新时代中国高等学校本科教育工作会议上明确提出"淘汰水课""打造金课",启动一流本科课程建设"双万计划"。基于此,2020年,教育部正式认定了首批国家级一流本科课程。沈阳药科大学的"药物化学"课程列选其中。

自1998年教育部正式设置制药工程专业以来,制药工程专业得到迅猛发展。药物化学作为制药工程专业的主干课程,是培养学生创新药物研究的思维方式和能力,并将药物化学知识在药物制剂以及药物分析过程中加以应用的专业基础课程。目前针对制药工程专业并兼顾药学及相关专业的教材较为有限。本教材在二十大精神的指导下,结合制药工程专业、药学及相关专业的培养目标,并在"药物化学"国家级一流本科课程建设经验的基础上,参考大量的国内外药物化学教材及相关文献,形成了适合于制药工程专业、药学及相关专业的药物化学教材。

本教材共计20章。为帮助学生了解新药研发过程并掌握新药研究原理,设置了第二章新药研究与开发,第三章药物结构与药效、毒副作用,第四章药物分子设计;为使学生有药品注册的概念和药品的专利权意识,在第二章设置了化学药品注册分类以及药品专利知识;为帮助学生了解药物研发的前沿进展,设置了第二十章现代药物发现,对抗体偶联药物、蛋白降解靶向嵌合体技术、肿瘤免疫治疗进行了概述;考虑到制药工程专业的培养目标,设置了第五章药物的合成路线与质量控制,重点讲解了药物合成路线的设计策略以及药物的质量控制等内容;在介绍重点药物的合成路线时,多选用生产中的路线,并且对部分重点药物的杂质及来源进行说明。在具体章节中,设置了近年来上市且在临床上广泛应用的重磅药物,使内容精炼并且紧密联系临床应用。为方便学生学习,每章开篇按照掌握、熟悉、了解三个层次设置了学习目标,并对教学大纲要求的内容进行重点标记;数字资源里设置了新药发现名人名家故事等,以实现"浸润式"课程思政。

全书由沈阳药科大学赵燕芳教授主编,沈阳药科大学刘丹教授、海南大学吴德燕教授副主编。教材在编写过程中得到了国内六所高校长期从事药物化学教学的教师的大力支持，具体编写分工为：沈阳药科大学赵燕芳教授编写了第一章和第十七章；华东理工大学毛斐副教授编写了第二章和第十四章；海南大学罗海彬教授编写了第三章和第四章；河北科技大学张国刚副教授编写了第五章；沈阳药科大学刘丹教授编写了第六章；海南大学黄玲教授编写了第七章；沈阳药科大学侯云雷副教授编写了第八章；海南大学吴德燕教授编写了第九章、第十章和第二十章；沈阳药科大学刘洋教授编写了第十一章；中山大学吴一诺副教授编写了第十二章和第十三章；沈阳药科大学刘亚婧教授编写了第十五章和第十六章；浙江大学董晓武教授编写了第十八章和第十九章。在教材编写过程中，刘亚婧教授，侯云雷副教授，研究生田野、徐思聪、齐银良、付思雨、段美博、陈飞等为本教材稿件的整理、校对做了许多工作，在此表示感谢。此外，本书在编写时得到众多从事药物化学教学工作的教师以及临床药师、企业专家的支持，在此一并致谢。希望本教材能发挥"培根铸魂，启智增慧"的作用。

由于业务水平和教学经验有限，教材难免存在疏漏之处，恳请广大读者和各院校师生提出宝贵意见。

编者
2023 年 1 月

目 录

第一章　绪论 / 001

一、药物化学的研究内容 / 001
二、药物化学的起源与发展 / 001
三、我国药物化学的发展 / 005
四、药物化学学习的基本要求 / 006
思考题 / 006

第二章　新药研究与开发 / 007

第一节　新药研究与开发的过程 / 007
一、新药的发现 / 008
二、新药的开发 / 009

第二节　化学药品注册分类 / 010
一、药品注册 / 011
二、化学药品注册分类 / 011

三、化学药品注册管理要求 / 012
四、化学药品注册申报资料要求 / 012

第三节　药品专利与药物命名 / 013
一、药品专利 / 013
二、药物命名 / 016

思考题 / 017

第三章　药物结构与药效、毒副作用 / 018

第一节　药物的吸收 / 018
一、胃肠道及生物膜 / 019
二、药物的吸收机制 / 020

第二节　药物的类药特征 / 022
一、药物的理化性质 / 022
二、药物类药性规则 / 025

第三节　药物结构与药效 / 026
一、药物与受体的结合方式 / 026

二、官能团对药效的影响 / 029
三、电荷分布对药效的影响 / 031
四、立体结构对药效的影响 / 032

第四节　药物结构与毒副作用 / 034
一、药物与非靶标结合引发的
　　毒副作用 / 035
二、药物抑制 hERG 钾通道产生的
　　毒副作用 / 035
三、药物本身的毒性结构 / 036

四、药物体内代谢引发的毒副作用 / 037　　思考题 / 041

第四章　药物分子设计 / 042

第一节　药物分子与靶标的相互作用 / 042
- 一、药物分子与靶标结合位点 / 043
- 二、药物分子的药效团 / 044

第二节　苗头化合物、先导化合物和候选药物 / 045
- 一、苗头化合物的发现 / 045
- 二、先导化合物的确定 / 048
- 三、候选药物的遴选 / 049

第三节　药物分子设计的目的与方法 / 049
- 一、药物分子设计的目的 / 050
- 二、药物分子设计的方法 / 050

第四节　定量构效关系 / 055
- 一、二维定量构效关系 / 055
- 二、三维定量构效关系 / 057

第五节　计算机辅助药物设计 / 059
- 一、基于配体小分子的药物设计 / 059
- 二、基于结构的药物设计 / 061

思考题 / 064

第五章　药物的合成路线与质量控制 / 065

第一节　药物合成路线的设计策略 / 065
- 一、药物不同研发阶段合成路线的设计 / 065
- 二、药物合成路线的设计策略 / 066
- 三、药物合成路线的评价与选择 / 073

第二节　药物的质量控制 / 075
- 一、药物合成中原料和中间体的质量控制 / 076
- 二、药物合成中的工艺过程控制 / 077
- 三、药物合成终产物的质量控制 / 078

思考题 / 088

第六章　药物代谢 / 089

第一节　官能团化反应 / 090
- 一、氧化反应 / 090
- 二、还原反应 / 098
- 三、水解反应 / 099

第二节　结合反应 / 101
- 一、葡萄糖醛酸结合反应 / 101
- 二、硫酸结合反应 / 102
- 三、氨基酸结合反应 / 103
- 四、谷胱甘肽结合反应 / 104
- 五、乙酰化结合反应 / 105
- 六、甲基化结合反应 / 105

第三节　药物代谢研究在新药研究中的应用 / 106
- 一、开发新药 / 106
- 二、前药设计 / 107
- 三、降低药物的毒副作用 / 107
- 四、增加药物的代谢稳定性 / 108

思考题 / 108

第七章 镇静催眠药、抗癫痫药和抗精神失常药 /109

第一节 镇静催眠药 /109
- 一、苯并二氮䓬类药物 /110
- 二、非苯并二氮䓬类药物 /116
- 三、褪黑素受体激动剂 /119

第二节 抗癫痫药 /120
- 一、巴比妥类药物 /121
- 二、乙内酰脲类药物 /124
- 三、二苯并氮杂䓬类药物 /126
- 四、GABA类似物 /127
- 五、脂肪羧酸类和其他类型药物 /127

第三节 抗精神病药 /128
- 一、吩噻嗪类药物 /128
- 二、噻吨类药物 /131
- 三、丁酰苯类药物 /131
- 四、苯甲酰胺类药物 /133
- 五、二苯并二氮䓬类及其衍生物 /135
- 六、非经典的抗精神病药物 /136

第四节 抗抑郁药 /137
- 一、单胺氧化酶抑制剂 /137
- 二、去甲肾上腺素再摄取抑制剂 /138
- 三、选择性5-羟色胺再摄取抑制剂 /140
- 四、新型抗抑郁药 /142

第五节 抗焦虑药和抗躁狂药 /144
- 一、抗焦虑药 /144
- 二、抗躁狂药 /145

思考题 /146

第八章 镇痛药 /147

第一节 吗啡及其衍生物 /147
- 一、吗啡 /147
- 二、吗啡的半合成衍生物 /148
- 三、吗啡及其衍生物的构效关系 /150
- 四、吗啡的作用机制 /151

第二节 合成镇痛药 /153
- 一、吗啡烃类 /153
- 二、苯并吗喃类 /153
- 三、哌啶类 /155
- 四、氨基酮类 /158
- 五、其他类 /159

思考题 /160

第九章 非甾体抗炎药 /161

第一节 非甾体抗炎药的作用机制 /161
- 一、炎症和炎症介质 /161
- 二、花生四烯酸的代谢途径 /162
- 三、非甾体抗炎药的作用靶标 /163

第二节 解热镇痛药 /164
- 一、苯胺类 /164
- 二、水杨酸类 /166
- 三、吡唑酮类 /169

第三节 非选择性的非甾体抗炎药 /169
- 一、3,5-吡唑烷二酮类 /169
- 二、芳基烷酸类 /170
- 三、邻氨基苯甲酸类 /177
- 四、1,2-苯并噻嗪类 /177

第四节 选择性环氧合酶-2抑制剂 /180
- 一、选择性环氧合酶-2抑制剂的作用机制 /180
- 二、选择性环氧合酶-2抑制剂的发展 /181

思考题 /184

第十章 甾体激素类药物 / 185

第一节 甾体激素的概述 / 185
一、甾体激素的化学结构 / 185
二、甾体激素的作用机制与生物合成 / 186
三、甾体激素的合成 / 188

第二节 雌激素及雌激素受体调节剂 / 188
一、甾体雌激素与非甾体雌激素 / 189
二、雌激素受体调节剂 / 193

第三节 雄激素、蛋白同化激素和抗雄激素药物 / 197
一、雄激素及其作用机制 / 197
二、蛋白同化激素 / 199
三、抗雄激素药物 / 200

第四节 孕激素和抗孕激素药物 / 201
一、孕酮类孕激素 / 202
二、19-去甲睾酮类孕激素 / 204
三、抗孕激素药物 / 207

第五节 肾上腺皮质激素 / 209
一、肾上腺皮质激素的发现与发展 / 209
二、肾上腺皮质激素药物 / 209
三、肾上腺皮质激素拮抗剂 / 214

思考题 / 215

第十一章 抗变态反应药物和抗消化性溃疡药物 / 216

第一节 抗变态反应药物 / 216
一、组胺、组胺受体与变态反应 / 216
二、经典的 H_1 受体拮抗剂 / 218
三、非镇静性 H_1 受体拮抗剂 / 223

第二节 抗消化性溃疡药物 / 227
一、H_2 受体拮抗剂 / 228
二、质子泵抑制剂 / 230

思考题 / 235

第十二章 肾上腺素受体激动剂与拮抗剂 / 236

第一节 肾上腺素受体概述 / 236
一、肾上腺素受体的分类及效应 / 236
二、肾上腺素和去甲肾上腺素的体内合成及代谢 / 237

第二节 肾上腺素受体激动剂 / 238
一、α, β 受体激动剂 / 239
二、α 受体激动剂 / 241
三、β 受体激动剂 / 243
四、肾上腺素受体激动剂的构效关系 / 247

第三节 肾上腺素受体拮抗剂 / 249
一、α 受体拮抗剂 / 249
二、β 受体拮抗剂 / 251
三、α, β 受体拮抗剂 / 256

思考题 / 257

第十三章 抗高血压药 / 258

第一节 作用于肾素-血管紧张素-醛固酮系统的药物 / 258
一、肾素-血管紧张素-醛固酮系统 / 259
二、肾素抑制剂 / 259

三、血管紧张素转化酶抑制剂 / 260
　　四、血管紧张素Ⅱ受体拮抗剂 / 267
　　五、选择性醛固酮受体拮抗剂 / 271
第二节　钙通道阻滞剂 / 271
　　一、钙通道阻滞剂的作用机制和分类 / 271
　　二、选择性钙通道阻滞剂 / 272
　　三、非选择性钙通道阻滞剂 / 279
第三节　交感神经药物 / 281
第四节　血管扩张药物 / 283
　　一、钾通道开放剂 / 283
　　二、NO 供体药物 / 284
思考题 / 285

第十四章　心脏疾病药物和血脂调节药 / 286

第一节　强心药物 / 286
　　一、强心苷类 / 286
　　二、β_1 肾上腺素受体激动剂 / 289
　　三、磷酸二酯酶抑制剂 / 290
　　四、钙增敏剂 / 290
第二节　抗心律失常药物 / 291
　　一、钠通道阻滞剂 / 292
　　二、钾通道阻滞剂 / 295
　　三、β 肾上腺素受体拮抗剂 / 297
　　四、钙通道阻滞剂 / 297
第三节　抗心绞痛药物 / 297
　　一、硝酸酯及亚硝酸酯类 / 297
　　二、部分脂肪酸氧化抑制剂 / 299
第四节　血脂调节药物 / 300
　　一、降低胆固醇和低密度脂蛋白的药物 / 302
　　二、降低甘油三酯和极低密度脂蛋白的药物 / 307
　　三、其他血脂调节药物 / 310
思考题 / 310

第十五章　降血糖药物 / 311

第一节　胰岛素及其类似物 / 312
　　一、胰岛素的发现及发展 / 312
　　二、胰岛素的结构及来源 / 312
　　三、胰岛素类似物 / 313
第二节　胰岛素分泌促进剂 / 314
　　一、磺酰脲类降血糖药物 / 314
　　二、非磺酰脲类降血糖药物 / 319
第三节　胰岛素增敏剂 / 320
　　一、双胍类降血糖药 / 320
　　二、噻唑烷二酮类降血糖药 / 321
第四节　新型降血糖药物 / 322
　　一、α-葡萄糖苷酶抑制剂 / 322
　　二、GLP-1 受体激动剂和 DPP-Ⅳ 抑制剂 / 323
　　三、钠-葡萄糖协同转运蛋白-2 抑制剂 / 326
思考题 / 328

第十六章　抗生素 / 329

第一节　β-内酰胺类抗生素 / 330
　　一、青霉素类抗生素 / 333

二、头孢菌素类抗生素 / 340
三、非经典的β-内酰胺类抗生素 / 346

第二节　大环内酯类抗生素 / 350
一、红霉素类抗生素 / 351
二、麦迪霉素类抗生素 / 355
三、螺旋霉素类抗生素 / 355

第三节　四环素类抗生素 / 356
一、天然四环素类抗生素 / 356
二、半合成四环素类抗生素 / 357
三、四环素类抗生素的构效关系 / 358

第四节　其他类抗生素 / 358
一、氨基糖苷类抗生素 / 358
二、多肽类抗生素 / 360
三、氯霉素类抗生素 / 360
四、林可霉素类抗生素 / 362
五、大环内酰胺类抗生素 / 362
六、磷霉素类抗生素 / 364
七、多烯类抗生素 / 365

思考题 / 366

第十七章　合成抗菌药物 / 367

第一节　磺胺类抗菌药物及其增效剂 / 367
一、磺胺类抗菌药物及其增效剂的发现、发展 / 368
二、磺胺类药物及其抗菌增效剂的作用机制 / 370
三、磺胺类药物的构效关系 / 371

第二节　喹诺酮类抗菌药物 / 372
一、喹诺酮类药物的发展及分类 / 373
二、喹诺酮类药物的作用机制 / 377
三、喹诺酮类药物的构效关系 / 377

第三节　噁唑烷酮类抗菌药物 / 381
一、噁唑烷酮类药物的发现和发展 / 382
二、噁唑烷酮类药物的作用机制和毒性 / 383
三、噁唑烷酮类药物的构效关系 / 383

第四节　合成抗结核药物 / 384
一、对氨基水杨酸 / 384
二、异烟肼及其衍生物 / 385
三、吡嗪酰胺及其衍生物 / 387
四、盐酸乙胺丁醇 / 387
五、新型抗耐药结核药物 / 388

第五节　合成抗真菌药物 / 389
一、抗真菌药物的分类和作用机制 / 389
二、唑类 / 390
三、烯丙胺类和硫代氨基甲酸酯类 / 393

思考题 / 394

第十八章　抗病毒药物 / 395

第一节　抗流感病毒药物 / 396
一、M_2蛋白抑制剂 / 396
二、流感病毒神经氨酸酶抑制剂 / 396
三、聚合酶酸性蛋白PA亚基抑制剂 / 399

第二节　抗疱疹病毒药物 / 400
一、嘧啶核苷类 / 400
二、嘌呤核苷类 / 401
三、糖基修饰的核苷类 / 401

第三节　广谱抗病毒药物 / 403

第四节　抗艾滋病病毒药物 / 405
一、进入抑制剂 / 405
二、逆转录酶抑制剂 / 407

三、蛋白酶抑制剂 / 413
四、整合酶抑制剂 / 418

思考题 / 420

第十九章　抗肿瘤药物 / 421

第一节　直接作用于 DNA 的药物 / 422
一、生物烷化剂 / 422
二、金属铂配合物 / 432
三、天然产物 / 434
四、DNA 拓扑异构酶抑制剂 / 439

第二节　抗代谢抗肿瘤药物 / 443
一、抗叶酸代谢类 / 444
二、抗嘧啶代谢类 / 447
三、抗嘌呤代谢类 / 451

第三节　干扰微管蛋白的药物 / 453
一、抑制微管蛋白聚合的药物 / 454
二、抑制微管蛋白解聚的药物 / 456

第四节　分子靶向药物 / 459
一、小分子激酶抑制剂 / 459
二、蛋白酶体抑制剂 / 469
三、组蛋白去乙酰化酶抑制剂 / 470

思考题 / 474

第二十章　现代药物发现 / 475

第一节　抗体偶联药物 / 475
一、ADCs 的发展历程 / 475
二、ADCs 的作用机制 / 476
三、ADCs 的靶标选择 / 476
四、ADCs 连接子的选择 / 477
五、细胞毒药物的选择 / 477
六、ADCs 的偶联策略 / 478
七、ADCs 的发展 / 478

第二节　蛋白降解靶向嵌合体技术 / 480

一、PROTAC 的作用机制 / 480
二、PROTAC 的发展历程 / 480
三、PROTAC 研发面临的机遇、挑战 / 481

第三节　肿瘤免疫治疗 / 482
一、程序性死亡受体 1/程序性死亡受体-配体 1 抑制剂 / 482
二、免疫细胞疗法 / 484

思考题 / 487

参考文献 / 488

第一章 绪论

学习目标

掌握：药物化学的定义和研究内容。
熟悉：药物化学的发展简史。
了解：我国药物化学的发展；学习药物化学的基本要求。

一、药物化学的研究内容

药物化学（Medicinal Chemistry）是在化学、生物学、医学和制药学科的基础上，发现、发明和开发新药，并在分子水平上研究药物作用机理的一门学科。

药物化学的研究内容包括：基于生物学科研究揭示的潜在药物作用靶标，参考其内源性配体或已知活性物质的结构特征，设计并合成新的活性化合物分子；研究药物的合成路线和制备工艺；研究药物的理化性质与化学结构的关系；研究药物与生物体相互作用的方式以及在生物体内吸收、分布和代谢的规律及其代谢产物；研究药物的化学结构与生物活性（药理活性）之间的关系（构效关系）、化学结构与代谢之间的关系（构代关系）、化学结构与毒性之间的关系（构毒关系）等；计算机辅助药物分子设计以及与剂型改进有关的化学问题。其核心内容是新药分子的设计与药物的合成。

二、药物化学的起源与发展

1. 药物化学的起源

人类对自然的探索与认识永无止境。远古时期，人们品尝生活环境中的植物（如神农尝百草），其中令人舒适的植物或有明确疗效的植物被用作药物，而产生毒性作用的植物则被用于打猎、战争或其他用途。这些药物或者毒物在最初的药物发展史中均占有重要地位。随着化学学科以及药理学科的不断发展，人们开始探索药效植物中具有药理作用的内在物质。

19世纪初，化学学科已经有了一定的发展，药物化学家开始从已在临床上使用的天然药物（包括植物药、矿物药）中提取和分离有效成分，并确定其化学结构。例如，1805年，Sertürner

从阿片生物碱混合物中提取分离出含量最多（10%~20%）的生物碱吗啡，随后科学家相继确定了吗啡的分子式、化学结构式，并完成了全合成及确定其绝对构型；1821 年从咖啡豆中得到咖啡因；1823 年从金鸡纳树皮中得到奎宁；1860 年从古柯树叶中得到可卡因；1887 年从麻黄草中得到麻黄碱等。**这些天然药物中所含的化学物质是产生治疗作用的物质基础，也是苗头化合物和先导化合物的重要来源之一。**

吗啡　　　　　　咖啡因　　　　　　奎宁

可卡因　　　　　麻黄碱

19 世纪中期至 20 世纪初，化学工业的发展为化学药物的发现奠定了基础。此阶段，人们对有机合成化学的中间体及产物等进行了药理活性研究，先后发现了一些简单的化学药物如阿司匹林和砷凡纳明等。1828 年，Leroux 和 Piria 从柳树皮里分离出活性成分水杨苷；1838 年，从水杨苷的水解产物中分离得到水杨酸；1860 年 Kolbe 首次用苯酚钠和二氧化碳成功地合成了水杨酸；1875 年 Buss 首次将水杨酸钠作为解热镇痛和抗风湿药物用于临床；1859 年 Gilm 首次合成乙酰水杨酸；1899 年 Bayer 公司将乙酰水杨酸开发成解热镇痛药用于临床，命名为阿司匹林。1907 年，Paul Ehrlich 首次合成砷凡纳明，随后发现其具有抗梅毒活性，德国的 Hoechst AG 公司以商品名"洒尔佛散"将其推向市场。此即化学治疗（Chemotherapy）的起源。

阿司匹林　　　　　砷凡纳明

这些药物的发现促进了药物化学的一些原理和理论初步形成。Ehrlich 提出了化学治疗的概念，奠定了化学治疗的理论基础；Langmuir 提出了电子等排概念，为生物电子等排原理奠定了基础；Crum-Brown 和 Fraser 尝试用数学表达式反映化合物的生物活性与理化性质的关系，被认为是定量构效关系的萌芽。

此阶段药物的发展标志着人们已开启了用化学方法改变天然化合物的化学结构，使之成为更理想药物的历史阶段。

2. 药物化学的发展

20 世纪初至 60 年代，是药物化学飞速发展的关键阶段，在此期间，发现及发明了现在临床应用的很多重要药物。药物化学逐渐成为将化学、物理学、医学、生命科学、信息学及其他一些相关的科学技术有机结合的重要学科，在新药研发中发挥着重要作用。

(1) 合成药物发展时期　20世纪初期至中期，药物化学家利用药物化学的一些基本原理，如同系物原理、电子等排原理、拼合原理，对苗头化合物或者先导化合物进行结构改造和修饰，得到了众多有效的药物。1860年Niemarm从古柯叶中提取得到可卡因；1884年Koller发现其具有局部麻醉作用并首先应用于临床。1890年证实对氨基苯甲酸乙酯（苯佐卡因）具有局部麻醉作用，随后发现奥索卡因具有较强的局部麻醉作用，但此类药物溶解度较小，不能注射应用，若制成盐酸盐则酸性过强，亦不能应用。为了克服此缺陷，考虑到可卡因分子中烷氨基片段的存在，研究者在对氨基苯甲酸酯中引入烷氨基结构合成了一系列化合物，于1904年成功开发了可注射用的局部麻醉药盐酸普鲁卡因。此后，先后开发了巴比妥类药物、磺胺类药物以及半合成吗啡类药物等。

20世纪30年代，Domagk发现红色染料2′,4′-二氨基偶氮苯-4-磺酰胺可使鼠、兔免受溶血性链球菌和葡萄球菌的感染，后来该染料以百浪多息为商品名用于临床。法国巴斯德研究所从服用该药患者的尿液中分离得到了对乙酰氨基苯磺酰胺，并证实其为百浪多息发挥抗菌活性的关键结构。作用机制研究表明，磺胺类药物能与细菌生长所必需的对氨基苯甲酸（PABA）产生竞争性拮抗，干扰细菌体内的酶系统对PABA的利用，从而抑制细菌的生长和繁殖。磺胺类药物的发现是药物化学史上一个重要的里程碑，不仅首次提供了抗细菌感染药物，并且为化学治疗奠定了理论基础即代谢拮抗理论。**代谢拮抗理论被广泛应用于抗肿瘤药、抗病毒药以及抗疟药的设计中。**

1928年，Fleming偶然发现了青霉素；1938～1943年，弗洛里和钱恩对青霉素进行了深入研究，并成功将其批量生产。青霉素的成功发现和临床应用开辟了抗生素领域的研究。受此启发，研究者陆续从真菌和微生物的发酵液中得到多种天然抗生素，并进行半合成抗生素的研究。

20世纪30年代起，先后从动物腺体中分离出多种天然甾体激素，如雌酚酮、雌二醇、睾酮、皮质酮等，并确证其结构；40年代，发明了以薯蓣皂苷元为原料的甾体激素合成路线，促进了半合成甾体激素药物的发展。50年代，糖皮质激素在临床上得到了广泛应用，如用于皮肤病、过敏性哮喘等变态反应疾病以及器官移植等。50～60年代发明的甾体避孕药，是甾体激素的又一临床新用途，是人类生育控制的划时代成就。

（2）药物分子设计发展时期　沙利度胺（Thalidomide）事件是世界药物史上最著名的药源性伤害事件，也是世界药物警戒史上的一个里程碑事件，极大地推动了药品上市前审批和上市后监管相关制度的建设。1957 年，沙利度胺以商品名"反应停"上市，主要用于治疗妊娠呕吐反应。1961 年发现一万多名新生儿上肢、下肢发育畸形，其形状酷似"海豹"，部分新生儿还伴有心脏和消化道畸形、多发性神经炎等，均与服用沙利度胺有关。同时，因服用沙利度胺造成的流产、早产和死胎不计其数。后期研究发现 S-(–)-沙利度胺在体内代谢生成的邻苯二甲酰谷氨酸可渗入胎盘，干扰胎儿的谷氨酸类物质转变为叶酸的生化反应，从而造成畸胎；而 R-(+)-沙利度胺不易发生酶解，不会产生毒性代谢物，因此无致畸作用。"反应停事件"悲剧的发生，促进各国卫生部门对药物的安全性试验（致癌、致畸、致突变）制定严格的法规，也促进了手性药物及手性药理学的发展。

沙利度胺　　　　　　(S)-沙利度胺　　　　　　(R)-沙利度胺

新药的研发周期延长且风险加大，促使药物化学家开发更加有效的药物设计方法来发现新药。这一时期，构效关系的研究方法开始由简单的定性研究转向定量研究，以减少设计的盲目性，并提高新药研发的成功率。**定量构效关系（Quantitative Structure-Activity Relationships，QSAR）是将化合物的结构信息、理化参数与生物活性进行分析计算，进而建立合理的数学模型以研究"构-效"之间的量变规律**。1964 年 Hansch 和 Fujita 提出了 Hansch 线性多元回归模型，Free 和 Wilson 提出了 Free-Wilson 加合模型；1976 年 Kier 和 Hall 提出了分子连接指数模型。这些模型不仅有助于解析药物分子的作用方式和机理，并且可以预测未知化合物的活性，但均没有考虑化合物的空间结构，因此被称为二维定量构效关系（2D-QSAR）。20 世纪 70 年代后期，在喹诺酮类合成抗菌药物的研究中，采用 2D-QSAR 方法，发现了诺氟沙星，此后涌现出一大批氟喹诺酮类抗菌药物。

随着生命科学和计算机科学的发展，分子力学和量子化学逐渐向药学学科渗透，X 射线衍射和核磁共振技术的发展、数据库和分子图形学的应用，为研究药物与生物大分子作用的三维结构、药效构象以及两者的作用模式，探索构效关系提供了理论依据和先进手段。在此基础上，发展了三维定量构效关系（3D-QSAR），促进了计算机辅助药物设计（Computer Aided Drug Design，CADD）的发展。**计算机辅助药物设计定义为：以化学、生物学、计算机科学和信息学为基础，通过对药物分子与靶标生物大分子的相互作用和药物在体内复杂过程的模拟、计算和预测，以及对药物活性、代谢和毒性等各种性质与结构之间相互关系的分析，指导和辅助新型药物分子研发以及药物新靶标发现的一门学科。**

CADD 广泛应用于药物研发的各个环节，尤其在药物分子设计阶段起到了重要的作用。据统计，至少有 40 个药物是在 CADD 的参与下成功上市的，如抗艾滋病药物 HIV 蛋白酶抑制剂沙奎那韦、抗流感病毒药物唾液酸酶抑制剂扎那米韦和抗高血压药物卡托普利等。

分子生物学等生命学科的发展促进了药物的发现和发展，一系列全新的酶抑制剂、受体调控剂和离子通道调控药物先后上市。通过对肾素-血管紧张素-醛固酮系统在血压调节过程中发挥作用的认识，发现了两类目前在临床上广泛应用的抗高血压药物，即血管紧张素转化酶抑制剂普利类药物和血管紧张素Ⅱ受体拮抗剂沙坦类药物；通过对体内胆固醇生物合成过程的了解，发现了羟甲戊二酰辅酶A还原酶抑制剂他汀类降血脂药物；通过对维拉帕米作用机制的研究，发现了一系列各具不同药理特点的钙离子通道阻滞剂。

21世纪人类基因组和蛋白质组学的研究取得了显著进展，为药物化学提供了大量的靶标，开辟了新药研究的新模式、新途径。药物化学已由早期的对各类药物的分散描述发展成为有完整的理论体系、以发现新的先导化合物和创制新药为根本目标的药学学科群中的一门主导性和支柱性的二级学科。

三、我国药物化学的发展

1949年以前，我国的化学制药工业非常落后，基础薄弱，设备短缺。1949年后，尤其在改革开放以后，化学制药工业迅速发展，现已形成科研、教学、生产、质控、经营等完整的工业体系。

从1949年中华人民共和国成立以来到20世纪90年代中期，我国药物研究主要是仿制国外的药物，缺乏系统性的创新能力。这一阶段，我国医药工业的发展战略是以保障人民群众基本医疗用药、满足防病治病需要为主要任务。先后发展了抗生素和半合成抗生素、磺胺药物、抗结核药、地方病防治药、解热镇痛药、维生素、甾体激素、抗肿瘤药、心血管药和中枢神经系统药等一大批临床治疗药物。我国科技人员结合生产实际，广泛开展技术革新和工艺改进并取得了较为显著的成果。例如，中华人民共和国成立初期利用国产原料生产氯霉素的新工艺居国际领先水平；60年代开展对薯蓣皂素资源的综合利用，自主生产青霉素；70年代经过筛选和培养高产菌株，开发了两步发酵制备维生素C的新生产工艺；70~80年代成功研究维生素B_6噁唑法合成新工艺，形成了具有特色的维生素B_6专利生产技术等。

同时，新药研究工作也取得了一定的进展，如抗肿瘤药物氮甲、甘磷酰芥、平阳霉素、斑蝥素及其衍生物和三尖杉酯类生物碱等。从生长在我国青藏高原唐古特山莨菪中分离出山莨菪碱和樟柳碱分别用于治疗中毒性休克、改善微循环障碍和血管性头痛等。从石杉属植物千层塔中分离出石杉碱甲用于治疗阿尔茨海默病。特别是1972年我国科学家成功从中药黄花蒿中分离得到抗疟药物青蒿素，并确定其结构为含有过氧桥的倍半萜内酯，后经结构改造得到双氢青蒿素、蒿甲醚和青蒿琥酯，抗疟活性增强，毒性降低。2015年，青蒿素的发现者屠呦呦教授获得诺贝尔生理学或医学奖。通过对五味子中有效成分五味子丙素的结构改造，研发出能降低谷丙转氨酶（SGPT）、治疗肝炎的药物联苯双酯和双环醇。对芬太尼结构改造过程中得到新的μ阿片激动剂羟甲芬太尼等。

20世纪90年代至今为模仿创新以及向原始创新转变的阶段。随着我国经济、科技实力的增长，我国新药研究和医药产业发展逐步实现新的历史转变。企业的创新能力逐步增强，一些优秀企业基本具备模仿创新的能力，并逐步成为技术创新的主体。近二十多年来计算机辅助药物设计、3D-QSAR研究以及组合化学、高通量筛选技术的应用使我国药物化学研究有了较快的发展。自进入21世纪以后，我国加大对创新药物的投入，设立了"重大新药创制"国家科技重大专项，促进了一批具有自主知识产权的新药先后研发成功，如选择性COX-2抑制剂艾瑞昔布，喹诺酮类抗菌药物安妥沙星，激酶类抗肿瘤药物埃克替尼、阿帕替尼，组蛋白去乙酰化酶抑制剂西达苯胺等。

在国家科技重大专项的推动下，我国新药研究平台体系建设在综合性大平台、单元性平台[包括 GLP（药物非临床研究质量管理规范）安全性研究评价平台、GCP（药物临床试验质量管理规范）新药临床研究平台等]建设等方面都取得了标志性的成果，国家化合物样品库等资源型平台和企业研发平台建设也卓有成效。我国药物创新体系门类渐趋完整，布局和整体实力都达到了一定水平。国产药物在获得国际市场准入、国际成果转让、境外投资和国际认证等方面都取得了很好的进展。一批国产药物制剂通过国际认证，进入国际主流医药市场；国内自主研发的创新药物的国际转让逐步增速，开始得到国际社会的认可。国家监管部门不断加大改革力度，如改革评审制度、加入国际人用药品注册技术协调会（International Conference on Harmonization of Technical Requirements for Pharmaceuticals for Human Use，ICH）、开展仿制药一致性评价等，新药研发平台正在不断完善，生物医药成为风险投资的热点，各方面利好在逐渐形成，我国的新药研发正在迎来新的发展机遇。

四、药物化学学习的基本要求

药物化学课程是建立在化学和生物学基础上，对药物的结构与活性进行研究的一门学科，研究内容涉及新药的发现、发展，从分子水平上揭示药物作用方式以及药物在体内的代谢过程。课程的目标是培养能够在医药科研院所、药品生产、流通企业、医疗卫生机构、医药院校、药品检验和药品监管等领域，从事药物研发、生产、质量控制和临床应用的应用型或者复合型药学专门人才。药物化学课程对药学类专业其他专业课具有引领作用。

通过该课程的学习，学生将系统掌握药物化学基本的理论、知识和技能，受到科学研究方法的初步训练，从而具备药物研发、药物设计与生产、质量控制与临床应用的初步能力，特别是具备自主获取和应用知识的能力。学生通过学习本门课程，应达到如下要求：

（1）掌握代表药物的通用名、结构式，熟悉化学名称。
（2）掌握药物的分类、结构类型以及影响药效、毒性、质量的理化性质。
（3）熟悉代表药物的作用机制、体内代谢与活性及毒副作用、临床主要用途。
（4）熟悉代表药物的合成路线，了解与合成过程相关杂质的来源。
（5）熟悉代表药物的发现历程，通过了解药物的构效关系，掌握新药研究的基本途径和方法。

> **思考题**
>
> 1. 药物化学研究的主要内容有哪些？
> 2. 简述药物化学发展经历的重要时期，以及在每个时期所取得的主要成就。
> 3. 为什么说"药物化学"是药学领域的带头学科？

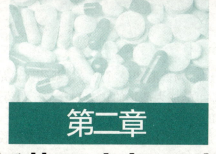

第二章 新药研究与开发

扫码获取资源

掌握：新药发现的主要阶段及内容；药物的名称。
熟悉：新药开发的主要阶段及内容；药品注册的定义；化学药品注册分类。
了解：化学药品注册管理要求；药品专利的相关知识。

　　新药研究与开发是药物化学学科的首要任务和总目标。它密切关系着人类健康的紧迫需求，也关系着医药产业发展的重大需求。新药对维持人类生命健康具有重要贡献和作用，但新药研究与开发是一个漫长而复杂、高投入、高风险的过程，涉及新药从实验室研究到临床应用的整个过程，涵盖有机化学、基础医学、分子生物学、药理学、毒理学、药物制剂学和药物分析学等多个学科。据统计，一个新药从开始研究到上市平均需要花费至少 10 年时间，其中临床试验需要单独花费 6~7 年时间，成功开发一个新药的平均花费高达 26 亿美元。在药物发现早期阶段进行活性筛选的化合物中，大约 10000 个化合物有 10 个进入临床试验阶段，而仅有 1 个获得最终批准上市。

　　新药研发周期长、投入多、风险高，但人类还是要不断进行新药研发，寻找安全、有效、质量可控的新药，主要原因有三个方面：一是许多疾病如阿尔茨海默病、肌萎缩侧索硬化和艾滋病等还没有找到针对性药物；二是在药物治疗过程中，机体易出现耐药性或成瘾性，如细菌、真菌、病毒等引起的疾病对现有药物逐渐产生的耐药性，使得原来有效的药物无效；三是不断出现的新疾病促使人们去发现有效药物来预防控制并治疗这些疾病。

第一节　新药研究与开发的过程

　　新药研究与开发是指新药从实验室研究到上市及临床应用的整个过程，大致可分为两个阶段：新药的发现阶段和新药的开发阶段。这两个阶段在技术研究方面虽有较多重叠，但仍各有侧重。药物的发现阶段主要是指实验室研究，强调学术和技术意义；药物的开发阶段主要是临床前和临床研究，强调市场价值和经济意义。新药研究是为了发现新化学实体（New Chemical Entities，NCE），即可能成为药物的化合物分子；新药开发则是在得到 NCE 后，通过各种评价使其成为可上市的药物。

新药研究与开发的目标是获得结构新颖、具有自主知识产权的新药，但各个阶段的研究都会对上一个阶段的研究结果提出质疑，进而更新设计实验方案或中止研究。因此，药物研究与开发的全过程并不一定能获得新药。

新药的发现可分为四个主要阶段：靶标的发现、确定和选择，靶标的优化，先导化合物的发现和先导化合物的优化。

一、新药的发现

1. 靶标的发现、确定和选择

靶标的发现、确定和选择是新药研发的起始工作，是药物发现阶段中最重要且最富挑战性的一个阶段。药物靶标是指体内具有药效功能并能与药物发生相互作用的生物大分子，主要包括受体、酶、核酸、离子通道和基因等。近年来，蛋白-蛋白相互作用、转录因子、蛋白-DNA相互作用等新靶标也逐渐成为新药研发的热点领域。

早期的药物大都是从植物中提取的天然药物或者从筛选合成的药物库中得到，先有药物，再有靶标，药物靶标的发现依赖于药物的发现。即使到了今天，基于表型筛选发现活性分子，然后以活性分子为探针发现药物作用靶标仍然是药物靶标发现的一种重要方法，也是化学生物学或者化学基因组学研究的热点。

影响靶标确定的因素主要包括用于治疗疾病的类型、临床要求、筛选方法和模型的建立。近年来由于科学技术尤其是生物技术的发展，许多临床疾病可成为药物靶标被克隆和表达，更加方便了靶标的确定和选择。

在研发某一疾病的治疗药物时可能面临多个靶标，应尽可能选择专一性强、选择性好的药靶作为靶标。例如，理想的酶抑制剂应对各种不同的同工酶有高度选择性，受体的激动剂或拮抗剂不仅要有受体种类选择性（如肾上腺素受体），而且要有受体的型（如 β-肾上腺素受体）和亚型（如 β_1-肾上腺素受体）的选择性。对于化学治疗药物，选择靶标还要考虑种属差异。靶标的种属差异有两种：一种是病原微生物特有的靶标，如 β-内酰胺类抗生素的作用靶标是参与细菌细胞壁合成的黏肽转肽酶，而人体细胞无细胞壁，故 β-内酰胺类抗生素选择性好，对人体无明显毒性和不良反应，这种差异称为作用靶标的选择性；另一种是人和病原微生物共有的靶标，但经过漫长的进化过程，结构上出现明显的种属差异，如抗菌增效剂甲氧苄啶对微生物的二氢叶酸还原酶的亲和力比对人和动物的二氢叶酸还原酶的亲和力强约 10 万倍，选择性高，因此甲氧苄啶对人和动物的影响很小，其毒性也较弱，这种差异称为作用位点的选择性。

2. 靶标的优化

靶标的优化是指靶标确定后继续对该靶标的结构及其配体的结合部位、结合强度以及所产生的功能等进行研究，以弄清楚酶或受体与配体结合产生功能的强度和持续时间以及激动剂和拮抗剂之间的活性差别。在此基础上还可以研究这些靶标（多为酶或蛋白）的 X 射线单晶衍射，以便开展计算机辅助药物设计。靶标可以发展成为筛选的工具或用于高通量筛选。

3. 先导化合物的发现

先导化合物的发现是在对靶标研究和认识的基础上开展的。在选定靶标之后，要寻找对靶标有较高亲和力，且能产生较高活性和选择性的先导化合物。**先导化合物（Lead Compound）是指通过各种途径和方法得到的具有某种生物活性或药理活性的化合物，可用于进一步的结构修饰和改造。**先导化合物可能由于药效不强、特异性不高、药代动力学性质不适宜或毒性较大等缺点，不能直接用药。先导化合物的发现是整个药物研发的关键步骤。一般来说，**先导化合物的主要来源包括：天然活性物质的分离与筛选、现有药物不良作用的改进、现有药物的新生物活性发现（老药新用途研究）、化合物库高通量筛选、化合物库虚拟筛选、意外发现以及灵感等。**

4. 先导化合物的优化

在新药研究过程中，从先导化合物发现到新药开发还需要经历一个漫长的优化设计阶段。由于先导化合物存在某种缺陷，有必要对其进行优化以获得优良的**候选药物（Drug Candidate）**。开展先导化合物优化的目的是获得药效显著、成药性好、副作用小的新化学实体。

新药的发现过程复杂，不仅要研究化合物的结构与活性的关系（构效关系），还要研究化合物结构与代谢的关系（构代关系）以及化合物结构与毒性之间的关系（构毒关系），从而使药物顺利上市并应用于临床。

二、新药的开发

新药开发阶段是居于新药发现研究和市场转化之间的重要过程。这一阶段主要分为两个部分：前期开发和后期开发。在新药开发过程中，需要遵从规范化的管理和要求，以保证新药研究的规范性和可靠性。如药品生产必须遵守《药品生产质量管理规范》（Good Manufacture Practice of Medical Products，GMP），临床前研究必须遵守《药物非临床研究质量管理规范》（Good Laboratory Practice，GLP），而临床研究必须遵守《药物临床试验质量管理规范》（Good Clinical Practice，GCP）等。

1. 前期开发

前期开发研究主要包括临床前毒理学研究、研究中新药（Investigational New Drug，IND）的制备工艺研究、临床前各类研究、有选择性的Ⅰ期临床研究和早期的Ⅱ期临床研究。具体内容包括：①文献研究。药物的名称和命名依据，药物研究目的和依据。②药学研究。原料药合成工艺研究、制剂处方与工艺研究等。③药理药效学研究。一般药理学研究、主要药效学评价等。④安全性评价。一般毒理试验、急性毒性试验、长期毒性试验、遗传毒性试验等。⑤药物代谢与药代动力学研究。不同种属体内药物代谢动力学研究、血浆蛋白结合试验、CYP酶抑制研究、体外代谢稳定性试验、代谢产物鉴定研究等。

工业化制备及工艺研究是新药开发的重点，其关键是要制备出稳定的、可以程序化大批量生产的药品，以供临床前和临床研究使用。这一研究内容贯穿整个开发过程。在前期开发阶段，主要是对制备工艺进行研究和优化，以大量制备稳定的样品，供研究使用；在后期开发阶段，则主要根据临床研究所得的用药实际情况以及工业化生产的要求，进行生产工艺的进一步优化以及中试放大工艺过程的预试等。工艺研究还包括药物的盐型和晶型研究，其目的是寻找稳定的、吸收好的盐型和晶型，以供制剂研究使用。剂型研究是实现化合物变为药品的关键，剂型研究中要充分考虑药物粒径大小、晶型、pK_a值、溶解度和代谢途径等因素，这些因素决定了药物合适的剂型和给药途径，也直接影响药物的药代动力学性质和生物利用度。

2. 后期开发

后期开发研究主要涉及大量的临床研究工作，以及这些临床前及临床中所获得数据的整理和药物的工艺优化过程。临床研究是在人体上进行的，以确证新药的药效结果和安全性，同时决定其给药途径和使用注意事项。

药物的临床研究包括临床试验和生物等效性试验。药物的临床试验必须经过国家药品监督管理局批准，必须执行《药物临床试验质量管理规范》。新药的临床试验分为Ⅰ、Ⅱ、Ⅲ、Ⅳ期。申请新药注册应当进行Ⅰ、Ⅱ、Ⅲ期临床试验。

Ⅰ期临床试验通常是在健康志愿者身上进行，主要是为了观察人体对于新药的耐受程度和药代动力学，为制定给药方案提供依据。Ⅱ期临床试验是在患者身上进行，为了初步评价药物对目标适应证患者的治疗作用和安全性，初步确定新药的药效学作用，也为Ⅲ期临床试验研究设计和给药剂量方案的确定提供依据。Ⅲ期临床试验是为了进一步验证药物对目标适应证患者的治疗作用和安全性、扩大新药的药效研究的临床试验，并评价利益和风险关系，最终为药物注册申请获得批准提供充分的依据。Ⅳ期临床试验是在新药上市后由申请人自主进行的应用研究阶段，其目的是考察在广泛使用条件下的药物的疗效和不良反应、评价在普通或者特殊人群中使用的利益与风险关系、改进给药剂量等。

生物等效性是评价同一药物不同剂型临床药效的方法。同一药物、不同厂家的不同药物制剂产品，如果生物利用度相等则称生物等效，即可认为这两种药物制剂将产生相似的治疗效果。否则，生物利用度不同，即生物不等效，其产生治疗效果也就不同。

第二节 化学药品注册分类

新药上市应取得上市国家的药品注册证书，各国对新药注册和审批都有严格的要求和规定。我国药品注册的管理部门是国家药品监督管理局。我国于1984年通过了《中华人民共和国药品管理法》，1985年卫生部制定了《新药审批办法》和《新生物制品审批办法》，这对我国药品的研制、生产、经营和使用起到了积极推动作用。此后30多年，对药品管理法进行了两次修正和两次修订，现行的《中华人民共和国药品管理法》是2019年8月26日第十三届全国人民代表大会常务委员会第十二次会议修订的。《新药审批办法》也经过多次修订和补充。2002年，国家药品监督管理局颁布了《药品注册管理办法（试行）》（《药品注册管理办法》包括《新药审批办法》《新生物制品审批办法》《仿制药品审批办法》《新药保护和技术转让的规定》《进口药品管理办法》《药品注册工作程序》等法规的全部内容），第一次明确提出了药品注册的概念，标志着我国药品注册政策进入统一完善阶段。现行的《药品注册管理办法》于2020年1月15日经国家市场监督管理总局2020年第1次局务会议审议通过，自2020年7月1日起施行。

一、药品注册

药品注册是指药品注册申请人依照法定程序和相关要求提出药物临床试验、药品上市许可、再注册等申请以及补充申请，药品监督管理部门基于法律法规和现有科学认知进行安全性、有效性和质量可控性等审查，决定是否同意其申请的活动。药品注册管理应遵循公开、公平、公正原则，以临床价值为导向，鼓励研究和创制新药，积极推动仿制药发展。药品注册申请包括新药申请、已有国家标准的药品申请、进口药品申请和补充申请。新药申请是指未曾在中国境内上市销售的药品的注册申请。已上市药品改变剂型、改变给药途径、增加新适应证的，按照新药申请管理。

根据《药品注册管理办法》相关规定，药品注册按照中药、化学药和生物制品等进行分类注册管理。

二、化学药品注册分类

根据国家药品监督管理局组织制定的《化学药品注册分类及申报资料要求》，化学药品注册分类包括创新药、改良型新药、仿制药、境外已上市境内未上市化学药品，分为以下5个类别。

1类：境内外均未上市的创新药。指含有新的结构明确的、具有药理作用的化合物，且具有临床价值的药品。

2类：境内外均未上市的改良型新药。指在已知活性成分的基础上，对其结构、剂型、处方工艺、给药途径、适应证等进行优化，且具有明显临床优势的药品。

2.1 含有用拆分或者合成等方法制得的已知活性成分的光学异构体，或者对已知活性成分成酯，或者对已知活性成分成盐（包括含有氢键或配位键的盐），或者改变已知盐类活性成分的酸根、碱基或金属元素，或者形成其他非共价键衍生物（如络合物、螯合物或包合物），且具有明显临床优势的药品。

2.2 含有已知活性成分的新剂型（包括新的给药系统）、新处方工艺、新给药途径，且具有明显临床优势的药品。

2.3 含有已知活性成分的新复方制剂，且具有明显临床优势。

2.4 含有已知活性成分的新适应证的药品。

3类：境内申请人仿制境外上市但境内未上市原研药品的药品。该类药品应与参比制剂的质量和疗效一致。

4类：境内申请人仿制已在境内上市原研药品的药品。该类药品应与参比制剂的质量和疗效一致。

5类：境外上市的药品申请在境内上市。

5.1 境外上市的原研药品和改良型药品申请在境内上市。改良型药品应具有明显临床优势。

5.2 境外上市的仿制药申请在境内上市。

原研药品是指境内外首个获准上市，且具有完整和充分的安全性、有效性数据作为上市依据的药品。参比制剂是指经国家药品监管部门评估确认的仿制药研制使用的对照药品。参比制剂的遴选与公布按照国家药品监管部门相关规定执行。

三、化学药品注册管理要求

（1）化学药品 1 类为创新药，应含有新的结构明确的、具有药理作用的化合物，且具有临床价值，不包括改良型新药中 2.1 类的药品。含有新的结构明确的、具有药理作用的化合物的新复方制剂，应按照化学药品 1 类申报。

（2）化学药品 2 类为改良型新药，在已知活性成分基础上进行优化，应比改良前具有明显临床优势。已知活性成分指境内或境外已上市药品的活性成分。该类药品同时符合多个情形要求的，须在申报时一并予以说明。

（3）化学药品 3 类为境内生产的仿制境外已上市境内未上市原研药品的药品，具有与参比制剂相同的活性成分、剂型、规格、适应证、给药途径和用法用量，并证明质量和疗效与参比制剂一致。有充分研究数据证明合理性的情况下，规格和用法用量可以与参比制剂不一致。

（4）化学药品 4 类为境内生产的仿制境内已上市原研药品的药品，具有与参比制剂相同的活性成分、剂型、规格、适应证、给药途径和用法用量，并证明质量和疗效与参比制剂一致。

（5）化学药品 5 类为境外上市的药品申请在境内上市，包括境内外生产的药品。其中化学药品 5.1 类为原研药品和改良型药品，改良型药品在已知活性成分基础上进行优化，应比改良前具有明显临床优势；化学药品 5.2 类为仿制药，应证明与参比制剂质量和疗效一致，技术要求与化学药品 3 类、4 类相同。境内外同步研发的境外生产仿制药，应按照化学药品 5.2 类申报，如申报临床试验，不要求提供允许药品上市销售证明文件。

（6）已上市药品增加境外已批准境内未批准的适应证按照药物临床试验和上市许可申请通道进行申报。

（7）药品上市申请审评审批期间，药品注册分类和技术要求不因相同活性成分的制剂在境内外获准上市而发生变化。药品注册分类在提出上市申请时确定。

四、化学药品注册申报资料要求

符合化学药品注册分类 5 类之一的化学药品向国家药品监督管理局提出注册申请时，还必须按照管理要求提供下述 1~4 方面的研究资料。

1. 综合资料

（1）药品名称：包括通用名、化学名、英文名、汉语拼音，并注明其化学结构式、分子量、分子式等，新制定的名称应当说明命名依据；

（2）证明性文件：申请人机构合法登记证明文件（营业执照等）、《药品生产许可证》及变更记录页、《药品生产质量管理规范》认证证书复印件等；

（3）立题目的与依据：包括国内外有关该品研发、上市销售现状及相关文献资料或者生产、使用情况，制剂研究合理性和临床使用必需性的综述；

（4）对主要研究结果的总结及评价：包括申请人对主要研究结果进行的总结，并从安全性、有效性、质量可控性等方面对所申报品种进行综合评价；

（5）药品说明书样稿、起草说明及最新参考文献：包括按有关规定起草的药品说明、说明书各项内容的起草说明、相关文献；

（6）包装、标签设计样稿。

2. 药学研究资料

（1）药学研究资料综述；
（2）原料药生产工艺的研究资料及文献资料，制剂处方及工艺的研究资料及文献资料；
（3）确证化学结构或者组分的试验资料及文献资料；
（4）质量研究工作的试验资料及文献资料；
（5）药品标准草案及起草说明，并提供标准品或者对照品；
（6）样品的检验报告书；
（7）辅料的来源及质量标准；
（8）药物稳定性研究的试验资料及文献资料；
（9）直接接触药品的包装材料和容器的选择依据及质量标准。

3. 药理毒理研究资料

（1）药理毒理研究资料综述；
（2）主要药效学试验资料及文献资料；
（3）一般药理学研究的试验资料及文献资料；
（4）急性毒性试验资料及文献资料；
（5）长期毒性试验资料及文献资料；
（6）过敏性、溶血性和局部刺激性等特殊安全性试验研究资料和文献资料；
（7）复方制剂中多种成分的药效、毒性、药代动力学相互影响的试验资料及文献资料；
（8）致突变试验资料及文献资料；
（9）生殖毒性试验资料及文献资料；
（10）致癌试验资料及文献资料；
（11）依赖性试验资料及文献资料；
（12）非临床药代动力学试验资料及文献资料。

4. 临床研究资料

（1）国内外相关的临床试验资料综述；
（2）临床试验计划及研究方案草案；
（3）临床研究者手册；
（4）知情同意书样稿及伦理委员会批准件；
（5）临床试验报告。

以上四方面研究资料中，2、3为临床前研究资料。我国《药品注册管理办法》中还对新药创新给予鼓励政策，对创制的新药及治疗疑难危重疾病的新药实行快速审批。

第三节　药品专利与药物命名

一、药品专利

新药的研究与开发具有投资高、风险高、难度大、周期长、回报丰厚的特点，如何保护好新药发明的知识产权已成为影响新药研发收益的关键所在。新药研发市场的竞争实质上是以专利为战场的知识产权竞争。因此，专利保护策略对新药研发非常重要，各国都十分重视医药领域的知识产权政策。我国为保护专利权人的合法权益，鼓励发明创造，推动发明创造的应用，促进科学技术进步和经济社会发展，1984 年 3 月 12 日第六届全国人大常委会第四次会议通过了《中华人民共和国专利法》，并决定从 1985 年 4 月 1 日起施行本法，开始为药品领域发明创造给予专利保护，1992 年、2000 年、2008 年、2020 年又分别对专利法进行了四次修正。作为对知识产权立法的补充，全国人大常委会于 1993 年 9 月 2 日通过了《中华人民共和国反不正当竞争法》。为了鼓励药品领域的研究开发活动和技术创新，国务院还于 1992 年 12 月 12 日通过和发布了《药品行政保护条例》，并于 1993 年 1 月 1 日起实施。

1. 专利和专利权

专利是专利法中最基本的概念。公众对它的认识一般有三种含义：一是指专利权；二是指受到专利权保护的发明创造；三是指专利文献。通常所说的专利主要是指专利权。

专利权是由国家专利行政部门依据专利法的规定对符合授权条件的专利申请的申请人所授予的一种实施其发明创造的专有权。一项发明创造被授予专利权以后，专利法保护该专利不受侵犯。专利文献是专利申请文件经国家专利行政部门依法受理、审查合格后定期出版的各种官方出版物的总称。

2. 专利类型

根据我国专利法，专利可分为发明、实用新型和外观设计三种类型。发明，是指对产品、方法或者其改进所提出的新的技术方案。实用新型，是指对产品的形状、构造或者其结合所提出的适于实用的新的技术方案。外观设计，是指对产品的整体或者局部的形状、图案或者其结合以及色彩与形状、图案的结合所作出的富有美感并适于工业应用的新设计。

3. 专利权的期限

发明专利权的期限为二十年，实用新型专利权的期限为十年，外观设计专利权的期限为十五年，均自申请日起计算。为补偿新药上市审评审批占用的时间，针对在中国获得上市许可新药的相关发明专利，国务院专利行政部门应专利权人的请求给予专利权期限补偿。补偿期限不超过五年，新药批准上市后总有效专利权期限不超过十四年。

专利具有排他性、时间性和地域性的限制。排他性，也称独占性或专有性。专利权人对其拥有的专利权享有独占或排他的权利，未经其许可或者出现法律规定的特殊情况，任何人不得使用，否则即构成侵权。这是专利权（知识产权）最重要的法律特点之一。时间性是指专利权只在其专利的保护期限内有效，期限届满或专利权已经终止的就不再受专利法保护，该发明创造就成了全社会的共同财富，任何人都可以自由利用。地域性是指一个国家授予的专利权，只在该授予国的本国有效，对其他国家没有任何法律约束力。每个国家都具有授予专利的权力，并且其效力是互相独立的。

4. 医药发明专利的种类

医药领域的发明，大致可以分为以下几种：①以医药为用途的活性物质（药物化合物）的发明；②以药物化合物为活性组分的药物组合物（制剂）的发明；③药物化合物或制剂的制备方法的发明；④药物化合物或制剂医药用途的发明；⑤医疗器械的发明；⑥疾病诊断和治疗方法的发明。

5. 医药实用新型专利和外观设计专利

在医药领域，实用新型专利主要包括：①某些与功能相关的药物剂型、形状、结构的改变（如剂型专利、晶型专利），如通过改变药品的外层结构达到延长药品疗效的技术方案；②诊断用药的试剂盒与功能有关的形状、结构的创新；③生产药品专用设备的改进；④某些与药品功能有关的包装容器的形状、结构和开关技巧等。

外观设计专利主要包括：①药品的外观，如便于给儿童服用的制成小动物形状的药片；②药品包装的外观，如药品的包装盒；③富有美感和特色的说明书等。

6. 药品专利的保护对象及条件

药品专利的保护对象主要是药品领域新的发明创造，包括新开发的原料药，新的药物制剂或复方，新的制备工艺或其改进。但是专利能否授权取决于该专利是否具备新颖性、创造性和实用性。

新颖性是指在申请日以前没有同样的药品发明在国内外出版物上公开发表过、在国内公开使用过或者以其他方式为公众所知，也没有同样的药品发明由他人向国家专利行政部门提出过申请并且记载在申请日以前所公布的专利申请文件中。

创造性是指同申请日以前的技术相比，该药品发明有突出的实质性特点和显著的进步。

实用性是指该药品发明能够制造或者使用，并且能够产生积极效果。只要该药品或制备工艺能够在产业上应用，就具有良好的产业化前景。这种产业上的应用主要针对其从技术上对疾病的治疗效果而言，而不对其毒性及安全性进行严格的审查。

7. 专利的申请与费用减免

申请发明或者实用新型专利，应当提交请求书、说明书及其摘要和权利要求书等文件。请求书应当写明发明或者实用新型的名称，发明人的姓名，申请人姓名或者名称、地址，以及其他事项。说明书应当对发明或者实用新型作出清楚、完整的说明，以所属技术领域的技术人员能够实现为准；必要的时候，应当有附图。摘要应当简要说明发明或者实用新型的技术要点。权利要求书应当以说明书为依据，清楚、简要地限定要求专利保护的范围。

申请外观设计专利，应当提交请求书、该外观设计的图片或者照片以及对该外观设计的简要说明等文件。申请人提交的有关图片或者照片应当清楚地显示要求专利保护产品的外观设计。

为更好地支持我国专利事业发展，减轻企业和个人专利申请和维护负担，根据《中华人民共和国专利法实施细则》有关规定，国家发展和改革委员会制定了《专利收费减缴办法》。

根据《专利收费减缴办法》，符合减缴条件的专利权人有：①上年度月均收入低于5000元或年收入低于60000元的个人；②上年度企业应纳税所得额低于100万元工矿企业；③事业单位、社会团体、非营利性科研机构。

可以申请减缴的专利费用种类包括：申请费（不包括公布印刷费、申请附加费）、实质审查费、复审费和年费（自授予专利权当年起的六年内的年费）。一个申请人或专利权人（个人或单位）的，予以减缴上述费用的85%，仅需要缴纳15%。两个或以上申请人或专利权人（个人或单位）的，予以减缴上述费用的70%，仅需要缴纳30%。

需要注意的是，必须所有申请人或专利权人都满足予以减缴的条件，才可以享受减缴政策，且只能请求减缴尚未到期的收费。减缴申请费的请求应当与专利申请同时提出，减缴其他收费的请求可以与专利申请同时提出，也可以在相关收费缴纳期限届满日两个半月之前提出。未按规定时限提交减缴请求的，不予减缴。

8. 专利的保护

我国专利实行的是早期公开、延迟审查制度，专利自申请日起到专利权保护期限截止时，有三个不同的阶段。

（1）**双方互不干涉的过渡期**　指从专利申请之后到公开之前的时间。由于这段时间药品发明未正式公布，其他人实际上还无法得知该发明的内容，因而就谈不上侵犯专利权。即使在此期间有相同的药品被公开制造，也不能要求对方赔偿，但尽管此时专利权尚未产生，对方不能再申请专利，也不能破坏该专利的新颖性。

（2）**临时保护期**　指从专利申请公开后到专利授权之前的时间。由于此期间公众已经可以得知发明的内容，如果有人在此期间实施其发明，申请人可要求其支付适当的费用。

（3）**保护期**　指专利授权以后的有效时间。任何单位或个人未经专利权人许可，都不得实施其专利。在此期间，若有人未经许可而实施其专利，专利权人或利害关系人既可以向人民法院起诉，也可以请求专利管理机关对侵犯人进行处理，要求其停止侵权行为并赔偿损失。

二、药物命名

按照世界通用标准，一个上市药品主要有商品名、通用名和化学名。其中，通用名和化学名是标准名称，代表药物的成分或主要成分，用以区别不同作用的药品；而商品名则是不同生产厂家为自己的药品所起的名字，具有商品标识作用，不同厂家、规格的同类药品可用不同的商品名，以与其他厂家生产的药品相区别。

1. 药物的商品名

药物的商品名是指经国家药品监督管理部门批准的、特定企业使用的、该药品专用的商品名称，是由制药企业自主选择的，它和商标一样可以进行注册和申请专利保护。因此药物的商品名只能由该药品的拥有者和制造者使用，代表着制药企业的形象和产品的声誉，任何企业和厂家不得冒用、顶替别人的药品商品名称。按照中国药品注册的要求，商品名应简易顺口，高雅、规范、不庸俗，不能暗示药品的作用及用途。

含同一活性成分的药品，由于生产厂家和企业不同，可有多个商品名。如非甾体抗炎药布洛芬，具有解热镇痛作用，它的通用名是布洛芬，不同药厂生产的含有布洛芬活性成分的药品时，其商品名有美林、抚尔达和芬必得等。

药品商品名称的使用范围应严格按照《药品注册管理办法》的规定，除新的化学结构、新的活性成分的药物，以及持有化合物专利的药品外，其他品种一律不得使用商品名称。

2. 药物的通用名

药物的通用名，又称国际非专利药品名称（International Nonproprietary Name for Pharmaceutical Substance，INN），是世界卫生组织（WHO）推荐使用的名称。INN 通常是指有活性的药物物质，而不是最终的药品，是药学研究人员和医务人员使用的共同名称，因此一个药物只有一个药品通用名，比商品名使用起来更为方便。药品通用名也是药典中使用的名称。

药物通用名是新药开发者在新药申请过程中向世界卫生组织提出的名称，经世界卫生组织组织专家委员会进行审定，并定期在 *WHO Drug Infomation* 杂志上公布。药物通用名不受专利和行政保护，是所有文献、资料、教材以及药品说明书中标明有效成分的名称。药物通用名的确定应遵循 WHO 的原则，且不能和已有的名称相同，也不能和商品名相似。

我国药品命名的依据是国家药典委员会（原名为卫生部药典委员会）编写的《中国药品通用名称（China Approved Drug Names，CADN）》，CADN 是以世界卫生组织推荐的 INN 为依据，结合我国具体情况制定的。中文名尽量和英文名相对应，采取音译、意译或音译和意译相结合的方式，以音译为主。INN 中对同一类药物常采用同一词干，CADN 对这种词干规定了相应的中文译文。INN 采用的部分词干的中文译名见表 2-1。

采用 INN 词干一方面可避免药名混乱，避免一药多名和一名多药；另一方面同类药物有同样的词干，可根据药名估计药物的结构和作用。

表 2-1　INN 采用的部分词干的中文译名表

INN 词干	CADN 词干	药物结构类别	药物作用类别
-cillin	西林	青霉素类	抗生素
-cef	头孢	头孢菌素类	抗生素
-conazole	康唑	咪康唑类	抗真菌药物
-oxacin	沙星	萘啶酸类	合成抗菌药物
-vir	韦	阿昔洛韦类	抗病毒药物
-tidine	替丁	西咪替丁类	抗溃疡药物
-caine	卡因	普鲁卡因类	局部麻醉药物
-azepam	西泮	地西泮类	镇静催眠药物

3. 药物的化学名

药物的化学名是按照国际纯粹与应用化学联合会（IUPAC）规定，根据其化学结构式来进行命名，以一个母体为基本结构，然后将其他取代基的位置和名称标出。药物化学名在新药研发、新药报批、文献查阅和药品说明书中是必不可少的。

【通用名】布洛芬（Ibuprofen）

【化学名】2-[4-(2-甲基丙基)苯基]丙酸，2-(4-(2-Methylpropyl)phenyl) propionic acid

思考题

1. 新药研究与开发分为新药的发现和新药的开发两个阶段。这两个阶段分别包括哪些研究内容？
2. 根据国家药品监督管理局组织制定的《化学药品注册分类及申报资料要求》，化学药品注册分类可分为哪几类？
3. 据统计现已有一万多种药物上市，为什么我们还需要不断寻找和开发新药？
4. 根据我国专利法，专利可分为哪些类型？每一类型的保护期限是多长时间？

第三章
药物结构与药效、毒副作用

扫码获取资源

> **学习目标**
>
> **掌握**：药物类药性规则；药物与受体的结合方式。
>
> **熟悉**：药物的理化性质与活性的关系；药物的官能团、电荷分布、立体结构对药效的影响；药物体内代谢引发的毒副作用。
>
> **了解**：药物吸收机制的概述；药物的脂水分配系数与药物活性之间的关系；药物产生毒副作用的主要原因。

  药物的生物活性主要包括分子水平对靶标的活性（如对离体酶的半数抑制浓度 IC_{50}）、细胞水平的药理作用和活体动物水平的体内药效。分布到作用部位的药物达到有效浓度并与受体发生相互作用是药物发挥体内药效的两个重要因素。

  药物的理化性质（Physicochemical Properties）由它的化学结构决定，直接影响药物在体内的吸收（Absorption）、分布（Distribution）、代谢（Metabolism）和排泄（Excretion）。药物与受体的相互作用取决于药物的化学结构、药物与受体的空间互补性以及结合方式。药物的化学结构如何影响其生物活性是药物化学研究的中心内容之一。

第一节　药物的吸收

  药物的吸收指药物从给药部位进入血液循环的过程。常见的给药途径有口服给药、静脉注射、肌内注射及皮下注射等。药物最常用的给药方式是口服给药，吸收部位主要是小肠。口服给药具有以下优点：①给药方式简单方便，顺应性强；②药物生产成本低，价格相对低廉。

  制剂中的药物被吸收进入体循环的速度与程度通常用生物利用度（Bioavailability）表示，静脉注射的生物利用度为 100%。口服药物的生物利用度指口服药物经胃肠道吸收以及肝肠循环（Hepato-enteral Circulation）到达体循环中的药量占给药量的百分数。口服给药相较于其他给药途径具有更复杂的吸收过程，该过程受到胃肠道生理环境、药物理化特性以及药物剂型等因素的影响。

一、胃肠道及生物膜

1. 胃肠道结构

口服药物制剂经胃肠道消化吸收进入体循环发挥药效。胃肠道由胃、小肠和大肠三部分组成。小肠是药物和食物吸收的主要部位，胃部可以吸收部分弱酸性药物，大肠对药物也有一定的吸收，尤其适合蛋白和多肽类药物的吸收。图 3-1 展示了胃肠道的各个功能部位，其中肝脏、胆囊和胰腺等不属于胃肠道，但是其功能与胃肠道消化吸收密不可分。不同口服制剂进入胃肠道因药物释放速度和在肠胃的溶解性和滞留时间不同，导致其吸收也具有较大差异。

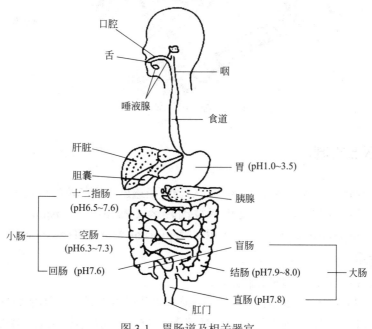

图 3-1　胃肠道及相关器官

人体中胃内容物的 pH 值范围在 1.0~3.5，这种酸性环境具有稀释和消化食物的作用。胃部不具有绒毛结构，吸收面积有限，且药物在胃内滞留时间较短，因此胃部只对一些弱酸性的药物具有较好的吸收。小肠 pH 值范围在 6.3~7.6，是药物的主要吸收部位。小肠表面具有众多的环状褶皱，这些环状褶皱表面被绒毛覆盖，内部具有毛细血管和中央乳糜管，组成绒毛的上皮细胞表面细胞膜伸出指状突起形成微绒毛。这特有的结构特征使小肠具有极大的吸收面积。另外，不同类型的转运蛋白在小肠黏膜也高表达，因此小肠成为药物吸收的主要部位。

2. 生物膜的分子结构

生物膜又称细胞膜（Cell Membrane，图 3-2），是细胞质的界膜（质膜），主要由磷脂双分子层、相关蛋白质、胆固醇和糖脂组成。细胞膜是细胞进行生命活动的基础，不仅是细胞自身的动态屏障，还是细胞物质交换和信息传递的通道。磷脂双分子层结构使细胞膜具有流动性,药物分子可穿透细胞膜经水相穿过脂质膜相再进入细胞膜另一侧的水相。

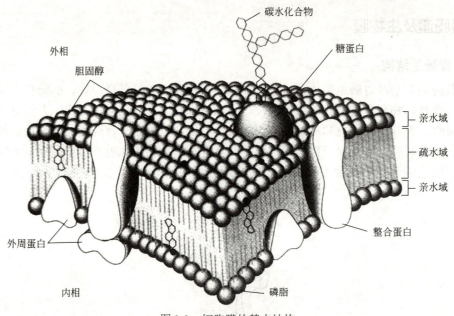

图 3-2 细胞膜的基本结构

二、药物的吸收机制

口服药物制剂到达胃肠道后释放药物,药物分子透过吸收部位的生物膜进入血液。药物分子通过生物膜被吸收的机制主要包括被动转运(Passive Transport)、载体介质转运(Carrier-mediated Transport)和膜动转运(Membrane Mobile Transport)。

1. 被动转运

被动转运包括单纯扩散和膜孔转运。

单纯扩散是指药物分子或离子在浓度差或者电位差的驱动下,不需要转运介质或者载体而通过生物膜的过程,该过程不需要消耗能量。非极性、解离度小或脂溶性强的药物容易通过。

膜孔转运是指水分子以及半径小于 4Å(1Å =0.1nm)的小分子通过生物膜上的微孔(4~8Å)被吸收。其吸收速率主要与分子大小、水的吸收速率以及微孔中的溶质浓度等有关。

大部分药物的跨膜转运是通过被动转运完成的。被动转运的速度取决于跨膜浓度梯度和膜对药物的通透性等。被动转运是一级速率过程,其吸收速率与吸收部位的药物浓度成正比,浓度越高则吸收速率越快。

2. 载体介质转运

载体介质转运包括主动转运和易化扩散。

主动转运是药物分子或离子借助转运蛋白从低浓度侧向高浓度侧的转运的过程,该过程需要水解三磷酸腺苷(ATP)以提供能量。转运蛋白是指在细胞膜上可以与特定的分子结合并完成其跨膜转运的蛋白。主动转运的药物分子包括氨基酸、5-氟尿嘧啶、左旋多巴以及青霉素等。

与被动转运相比，主动转运具有以下特点：①药物逆浓度梯度转运；②消耗能量；③要求转运蛋白与药物分子具有特异性；④存在转运竞争，即结构类似的化合物可能会竞争同一转运蛋白；⑤细胞膜上的转运蛋白数量有限，药物浓度高时转运会饱和。当药物浓度较低时，转运速率与浓度成正比；当药物浓度上升，转运蛋白数量出现不足时，药物浓度进一步上升也不能增加转运速率。因此，主动转运吸收的药物给药时应避免单次大剂量口服。

易化扩散是在细胞膜载体帮助下，药物分子由膜的高浓度侧向低浓度侧扩散，兼有主动转运和被动转运的特点，即顺浓度梯度、需要载体参加和不消耗能量。其转运物质主要是单糖类、氨基酸类、季铵盐等极性物质。

3. 膜动转运

膜动转运是指通过细胞膜的主动变形将药物摄入细胞内或从细胞内释放到细胞外的转运过程。当摄取的物质为溶解物或液体时称为胞饮作用；当摄取的物质为大分子或颗粒状物时称为吞噬作用。一些高分子物质如蛋白质、多肽类、脂溶性维生素等，可经膜动转运方式被吸收。膜动转运具有一定的部位特异性，如蛋白质和脂肪颗粒在小肠下段的膜动吸收最为明显。

4. 肠道中的转运蛋白

外源性药物常以被动扩散的方式由胃肠道吸收，药物分子的理化性质影响其扩散速率。但众多的药物，如多肽类药物、具有电荷的药物、一元羧酸类药物以及水溶性强的药物等，可通过转运蛋白转运进入细胞。目前已经发现多种转运蛋白在肠道表达。

（1）寡肽转运蛋白（Oligopeptide Transporter）是目前药物转运蛋白中研究最深入的一类蛋白载体，转运底物为寡肽（Oligopeptide）。一类寡肽转运蛋白分布在上皮细胞的顶端，另一类分布在上皮细胞的基底侧，两者协同完成寡肽由肠道向血液的转运。寡肽转运蛋白通过肽键识别底物，多肽类药物同样可以被寡肽转运蛋白识别和转运。如图 3-3 所示，寡肽转运蛋白识别和转运的药物有头孢类药物头孢拉定（Cefradine）、头孢氨苄（Cefalexin）和头孢克洛（Cefaclor）等，血管紧张素转化酶抑制剂卡托普利（Captopril）和依那普利（Enalapril）等，抗病毒药物阿昔洛韦（Acyclovir）等。

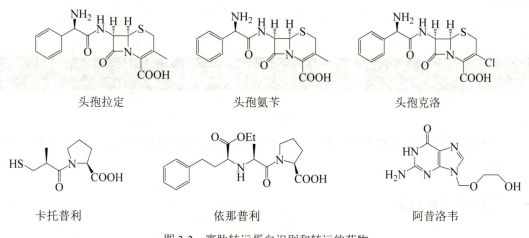

图 3-3 寡肽转运蛋白识别和转运的药物

（2）葡萄糖转运蛋白是一类跨膜转运葡萄糖的载体蛋白，分为钠-葡萄糖协同转运蛋白

（Sodium-glucose Linked Transporter，SGLT）和钠非依赖性易化扩散转运蛋白（Sodium-independent Facilitated Diffusion Transporters，GLUTs）。葡萄糖转运载体对 D-葡萄糖、果糖以及半乳糖具有专属性，因此 D-葡萄糖修饰的前药是提高药物吸收的有效策略。

（3）单羧酸转运蛋白（Monocarboxylate Transporter，MCT）、有机阳离子转运蛋白（Organic Cation Transporter，OCT）分别是细胞膜上含有一个羧基的药物以及含有阳离子的药物的转运载体。

（4）ABC 转运蛋白（ATP-binding Cassette Transporter，ABC Transporter）是一类 ATP 依赖的转运蛋白家族，其具有类似的氨基酸序列和空间构象。P 糖蛋白（P-glycoprotein，P-gp）是 ABC 转运蛋白家族中的重要成员，可以通过消耗能量将外源性的有毒物质或代谢产物从细胞内转运到细胞外，从而导致多药耐药（Multiple Drug Resistance，MDR）。P-gp 在肿瘤组织、肠道上皮细胞、血脑屏障毛细管内皮细胞和肾近曲小管上皮细胞等均具有较高的表达。

许多临床药物都是 P-gp 的底物，如抗肿瘤药物多柔比星（Doxorubicin）、柔红霉素（Daunorubicin）以及长春碱等；抗生素格帕沙星（Grepafloxacin）、红霉素（Erythromycin）和利福平（Rifampin）等；抗病毒药物沙奎那韦（Saquinavir）；类固醇激素；抗真菌药物酮康唑、伊曲康唑等；心血管药物地高辛、洋地黄毒苷等；组胺 H_2 受体阻断剂西咪替丁、雷尼替丁等。目前，靶向 P-gp 的药物设计已成为抗肿瘤多药耐药以及改善药物吸收分布的有效策略。P-gp 抑制剂有维拉帕米和环孢素等，而地塞米松等药物具有 P-gp 诱导功能。

5. 血脑屏障透过性

血脑屏障（Blood-brain Barrier，BBB）是由软脑膜、脑毛细血管内皮细胞、星状胶质细胞、基底膜组成的一个复杂胞内保护屏障，限制物质在血液和脑组织之间自由交换。与其他组织毛细血管不同，脑毛细血管与内皮细胞以及神经胶质细胞紧密连接，细胞空隙较小，不利于小分子通过。通常认为药物是否能透过血脑屏障与分子的大小及脂溶性有关，但研究发现血脑屏障与肠黏膜一样表达了众多的转运蛋白，如 P 糖蛋白、多药耐药相关蛋白（Multiple Drug Resistance-associated Protein，MRP）、有机阴离子转运蛋白（Organic Anion Transport Proteins，OATPs）以及单羧酸转运蛋白等。最新研究表明，血脑屏障中还存在受体介导的胞吞作用，如转铁蛋白受体 1（Transferrin Receptor 1，TfR1）介导了转胞吞作用可将铁蛋白转运进脑部。

第二节　药物的类药特征

药物分子的理化性质包括分子量、溶解性、酸碱性、脂水分配系数、极性分子表面积以及渗透性等。

一、药物的理化性质

1. 分子量

药物的分子量增加，会导致药物的溶解度下降，因为药物溶于水需要更大的溶剂化空腔。

此外，分子体积增大不仅会降低化合物在肠上皮细胞表面的浓度，影响吸收，还会阻碍分子穿过上皮细胞致密的磷脂双分子层从而减少摄取。因此分子量是评价药物成药性的重要指标之一。

2. 水溶性

药物分子的水溶性对药物的给药方式以及药代动力学性质都有很大影响：①水溶性差的药物将降低药物到达靶标的浓度，影响药效；②水溶性差影响药物代谢；③水溶性差迫使提高给药剂量，造成药物在体内蓄积或结晶而引起毒副作用；④水溶性差的药物不可口服或者静注给药。

药物的水溶性由药物分子中官能团形成氢键的能力和离子化程度共同决定。氢键：由于共价键的电子分配不均，两个原子的电负性明显不同，进而导致两个原子间形成偶极作用。当含有偶极作用的分子相互靠近时，一个分子负电性的一端与另一个分子正电性的一端通过静电结合并以这种模式排布，当正电性的一端为氢原子时，这种静电作用称为氢键。电负性的一端可以是 F、O、N、S 或 Se，其中 F、O 和 N 形成的氢键较稳定。如图 3-4 所示，伯胺可以与三分子水形成氢键。每一个能形成氢键的基团都会增加化合物的水溶性。表 3-1 展示了常见官能团形成氢键的能力。需要注意的是，分子内氢键会引起化合物与水分子的氢键作用减小，导致溶解度相对降低。如图 3-5 所示，相较于间苯二酚（Resorcinol），邻苯二酚（Pyrocatechol）的两个酚羟基形成分子内氢键导致水溶性下降（43g/100mL 与 140g/100mL）。

图 3-4　伯胺与水分子形成氢键示意图　　图 3-5　邻苯二酚和间苯二酚的水溶性和分子内氢键

表 3-1　常见官能团形成氢键的数目

官能团	R-OH	R-C(=O)	R-C(=O)-O-R'	R-NH$_2$	R-NHR'	R-NR'R''
形成氢键的数目	3	2	4	3	2	1

离子化程度：除了形成氢键，化合物在水中能否形成离子-偶极作用也是决定其水溶性的重要因素。离子-偶极作用是指离子与一个极性分子（如水）之间的偶极作用。如图 3-6 所示，羧基阴离子与水分子中的电正性的氢或者氨基氮正离子与水分子中的电负性氧原子均可形成离子-偶极作用。形成离子-偶极作用需要分子充分解离，有利于药物分子的水溶性。如图 3-7 所示，羟嗪盐酸盐（Hydroxyzine Hydrochloride）是强酸弱碱盐，具有高解离度，而羟嗪双萘水杨酸盐为弱酸弱碱盐，解离度较低，因此，羟嗪盐酸盐的水溶性显著优于羟嗪双萘水杨酸盐。

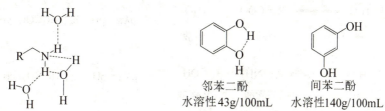

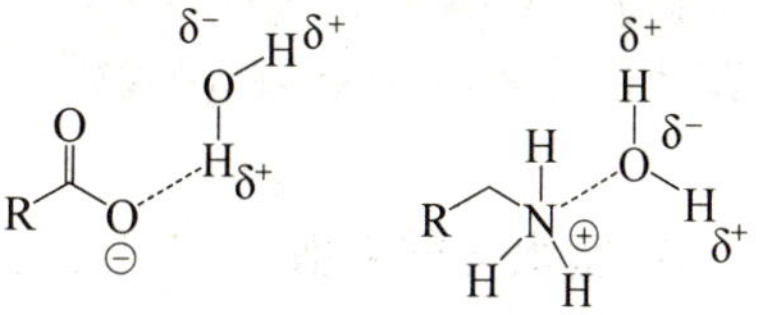

图 3-6　离子-偶极作用示意图

3. 解离常数 pK_a

人体内正常的含水量为 70%～75%，药物在体内的溶液特征通常被视为稀溶液体系。95%

以上的药物具有可离子化基团，Bronsted-Lowry 酸碱理论可用来描述和预测药物的酸碱行为。可离子化的药物都是弱酸或弱碱，在生理条件下解离成离子型，羧酸在水溶液中释放质子转变成羧酸的共轭碱，伯胺在水中接受质子转变为胺的共轭酸。其中，水作为两性化合物提供质子或获得质子。**由于可离子化药物均为弱酸或弱碱，在水中解离不完全，其解离度由药物本身的解离常数 pK_a 和溶液的 pH 共同决定。**pK_a 显示了一个化合物的离子化能力，图 3-8 为酸和碱的水解情况以及 pK_a 的计算公式。

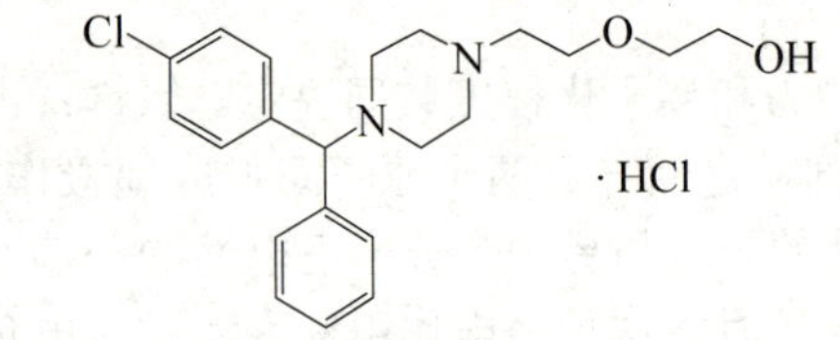

羟嗪盐酸盐
溶解度为1g/1mL

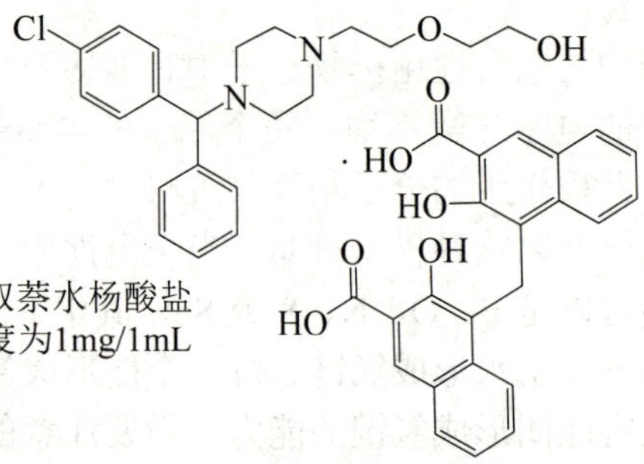

羟嗪双萘水杨酸盐
溶解度为1mg/1mL

图 3-7　羟嗪盐酸盐和羟嗪双萘水杨酸盐的溶解度

$$\underset{\text{酸}}{\text{R—COOH}} + \underset{\text{碱}}{H_2O} \rightleftharpoons \underset{\text{共轭碱}}{\text{R—COO}^-} + \underset{\text{共轭酸}}{H_3O^+} \qquad pKa = pH - \lg [c(\text{R-COO}^-)/c(\text{R-COOH})]$$

$$\underset{\text{碱}}{\text{R—NH}_2} + \underset{\text{酸}}{H_2O} \rightleftharpoons \underset{\text{共轭酸}}{\text{R—NH}_3^+} + \underset{\text{共轭碱}}{{}^-OH} \qquad pKa = pH - \lg [c(\text{R-NH}_2)/c(\text{R-NH}_3^+)]$$

图 3-8　酸或碱的解离示意图

药物的离子化有助于药物在水中的溶解，相反，离子化药物的渗透性和穿膜能力弱于未解离的分子。由于 pK_a 决定了药物的离子化程度，所以该常数对药物的水溶性和渗透性具有极大的影响。碱性化合物的溶解性随着溶液 pH 升高逐渐降低，相反，其渗透性却随着溶液 pH 的升高而升高。

4. 极性表面积

极性表面积（Polar Surface Area，PSA）是分子表面极性部分面积值的总和。由于分子极性部分大多在氧或氮等电负性原子的周围，PSA 可以通过计算这些基团的范德华表面积并相加得到。**PSA 越大极性越强，吸收渗透性越弱，难以跨膜。常规认为 PSA 大于 120Å 则分子跨膜能力差，口服给药吸收较少。PSA 在 60～70Å 之间，则分子具有较好的血脑屏障透过能力。**

5. 脂水分配系数

药物的亲脂性和亲水性常用脂水分配系数 Log *P* 表示，Log *P* 是指化合物在以中性形式存在的 pH 条件下，在正辛醇和水中分配达到平衡时浓度比的对数值。计算方法见式（3-1），其中 C_o 表示药物在正辛醇中的浓度；C_w 表示药物在水中的浓度。

$$\text{Log}\,P = \text{Log}(C_o/C_w) \tag{3-1}$$

在任一特定的 pH 下，化合物部分以离子形式存在，部分以中性分子形式存在，在此情况下的化合物在正辛醇和水中分配达到平衡时浓度比的对数值用 Log D 表示。

Log P 是分子中所有基团亲疏水性的总和,可以通过实验获得,也可以通过软件计算得到。Log P 是评价药物 ADME(药代动力学)和毒性的重要指标,口服药物 Log P 在 0~3 之间时,水溶性和渗透性有较好的平衡,有利于肠道的吸收,同时与代谢酶结合较低,代谢较少。Log P 小于 0 时,水溶性好,但渗透性差,导致吸收较差;Log P 大于 3 时,药物具有一定的渗透性,但是水溶性差影响了药物吸收;Log P 为 2 左右时,药物具有一定的水溶性的同时又可以通过血脑屏障。

二、药物类药性规则

药物科学家在长期的药物研发过程中得到了一系列有利于药物类药性的结构特征,并总结为类药性规则。类药性是药物分子的内在性质,赋予了化合物良好的吸收、分布、代谢、排泄以及安全性。

1. Lipinski 规则

1997 年,Lipinski 提出了"Lipinski 规则",也被称为"类药五原则"(Rule of 5),即一个药物分子要具备以下性质:①分子量小于 500;②氢键供体小于 5;③氢键受体小于 10;④Log P 小于 5。满足该规则的化合物才会具备较好的药代动力学性质和生物利用度。Lipinski 规则是一个较为笼统的规则,违反其中一项规则可能不会导致化合物丧失类药性,但是随着违规数目的增加,类药性差的概率将增大。图 3-9 列举了抗真菌药物伊曲康唑(Itraconazole)的结构特征,伊曲康唑是在氟康唑的基础上,引入长侧链片段增加化合物和靶蛋白 CYP51 的亲和力,但也导致药物分子量增大、亲脂性增强,从而使药物口服生物利用度相对较低。

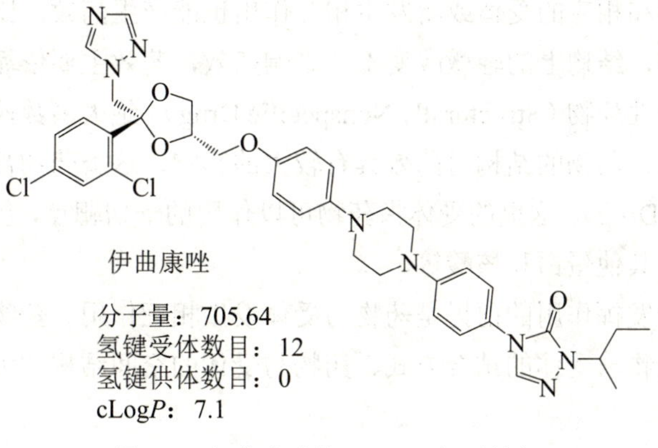

伊曲康唑
分子量:705.64
氢键受体数目:12
氢键供体数目:0
cLog$P$:7.1

图 3-9 伊曲康唑的 Lipinski 规则特征

2. Veber 规则

在 Lipinski 规则的基础上,Veber 等人通过分析具有大鼠高口服生物利用度化合物的结构特征,提出**分子柔性和极性表面积(PSA)同样是影响药物口服生物利用度的关键因素**。分子柔性用可旋转键数目表示,可旋转键数目和 PSA 均可通过软件计算得到。**具体 Veber 规则为:①可旋转化学键数目≤10 个;②PSA≤1.4nm^2,或氢键总数≤12**。

3. Pardridge 规则

血脑屏障是大脑自我保护的重要生理屏障，可以阻止有害物质进入大脑。针对血脑屏障渗透性，**Pardridge** 提出了小分子渗透通过血脑屏障的规则：①分子量＜400；②氢键总数＜8；③分子不含有羧基或者季铵盐基团。

该规则对中枢神经系统药物的设计具有重要意义，同样也可以指导其他类药物避免对中枢神经系统的副作用。丁螺环酮（Buspirone，图 3-10）是 $5-HT_{1A}$ 受体激动剂，由于其具有较小的分子量和合适的亲脂性和氢键数目，可较好地穿过血脑屏障，临床被用于治疗各种抑郁症。

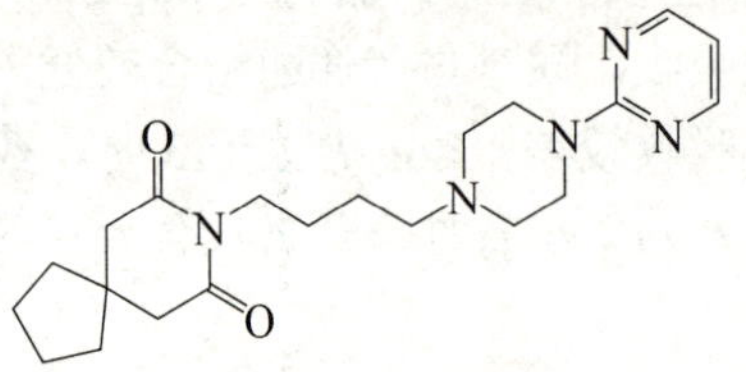

丁螺环酮
分子量：385
氢键受体数目：7
氢键供体数目：0

图 3-10 丁螺环酮的 Pardridge 规则特征

4. Oprea "3 规则"

除了上述规则，**Oprea** 等人提出先导化合物需要满足：①分子量＜300；②氢键受体数目＜3；③氢键供体数目＜3；④$cLog P$＜3。

第三节 药物结构与药效

有些药物不需要和相应的受体或酶发生相互作用也能产生药效，比如，抗酸剂通过中和消化道胃酸发挥作用，结构上的轻微改变不会影响药效，药效主要依靠其理化性质，这类药物被称为结构非特异性药物（Structurally Nonspecific Drug）。绝大多数药物发挥作用是通过与受体相互作用而实现，药物的结构对药效具有较大的影响，这类药物被称为结构特异性药物（Structurally Specific Drug）。这里的受体指药物可以作用的一切靶点，包括激素或神经递质受体、酶、离子通道、其他蛋白和核酸等。

结构特异性药物发挥作用的前提是药物与受体发生相互作用。药物与受体的结合受到多种因素的影响，如药物与受体的结合方式、药物与受体的空间结构和大小、药物官能团、物理和电化学性质等。

一、药物与受体的结合方式

药物与受体之间通过多种化学作用形成稳定的药物-受体复合物，然后才能发挥药理作用，二者的结合方式可分为共价结合和非共价结合。非共价结合作用主要包括氢键、离子键、疏水键和范德华力等。如表 3-2 所示，这些作用模式强度的大小决定了药物与受体亲和力的强弱。

表 3-2 药物-受体相互作用的化学键

化学键	键能/(kcal/mol)	示例
共价键	40～140	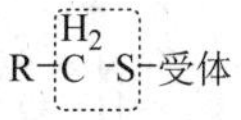 R—CH$_2$—S—受体
氢键	1～10	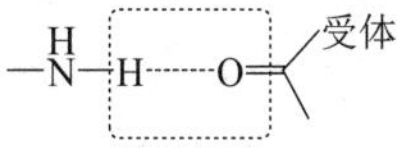 —N—H···O—受体
离子键	5	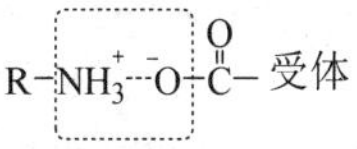 R—NH$_3^+$···O—C(=O)—受体
疏水键	1	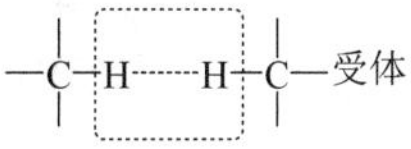 —C—H···H—C—受体
范德华力	0.5～1	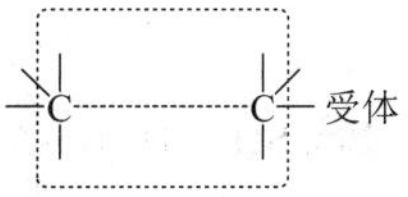 —C···C—受体

注：1kcal=4.186kJ。

共价键是药物与受体相互作用最强的键，由药物与受体分别提供一个原子共享一对电子形成。共价键的键能很高，通常为 167.6～586.6kJ/mol，导致药物与受体之间形成不可逆的结合。共价结合类药物通常存在高反应活性的片段，以往被认为可能会导致严重的副作用，但随着对药物-受体结合方式的深入研究，药物化学家发现早期多种药物是通过与靶点共价结合发挥作用的，如奥美拉唑（Omeprazole）、氯吡格雷（Clopidogrel）和青霉素（Penicillin）等。如图 3-11 所示，奥美拉唑在胃壁细胞酸性环境中发生 Smiles 重排后转变为次磺酸和次磺酰胺活性结构，然后与 H$^+$/K$^+$-ATP 酶跨膜区 Cys813 和 Cys892 残基的巯基以二硫键的形式共价结合。

目前共价结合的方式已经被广泛应用到药物研发中，据统计，30%的结构特异性药物以共价结合方式与受体结合发挥药理活性。共价结合的方式使药物与受体结合作用强且持久，使得共价结合药物具有疗效持久、给药量低和不易耐药等优势。例如，2013 年批准上市的阿法替尼是一种含有丙烯酰胺片段的 EGFR/HER2 抑制剂，可以分别与 EGFR 上的 Cys797 和 HER2 上的 Cys805 残基的巯基共价结合。阿法替尼克服了第一代 EGFR 抑制剂的耐药问题，对耐药 EGFR 突变的非小细胞肺癌具有良好的疗效。

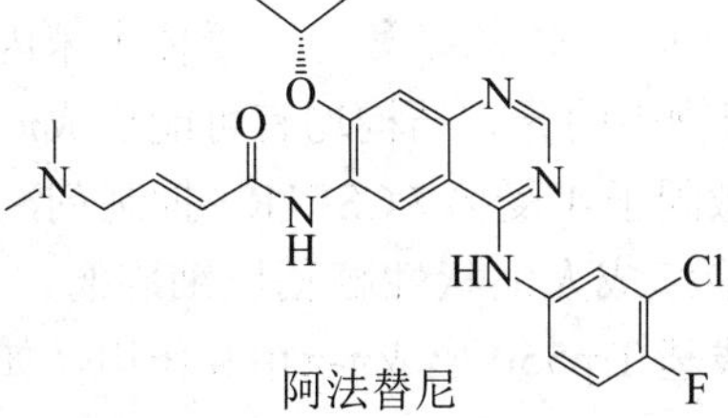

阿法替尼

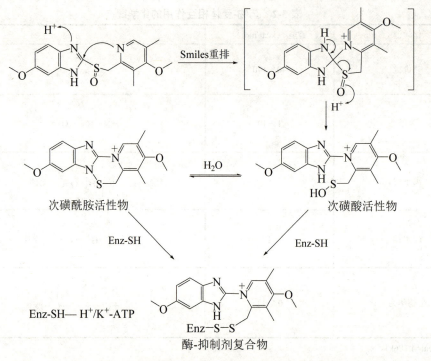

图 3-11 奥美拉唑生物转化和共价结合方式

（1）氢键　氢键是药物与受体最普遍和重要的作用，绝大多数非共价药物与受体结合的强度由氢键数目决定。药物与受体形成的氢键数目越多，说明药物和受体亲和力越强。此外，氢键还可以改善药物水溶性（详见本章第二节）。

（2）离子键　离子键指药物与受体之间两个相反电荷的离子靠近而发生的静电作用。键能在 5kcal/mol 左右，键能大小与两个原子距离的平方成反比。季铵盐是较为常见的可形成离子键的官能团，如 M 受体拮抗剂中多含有季铵盐基团，通过与 M 受体负离子部位结合而发挥作用，经典药物有格隆溴铵（Glycopyrrolate Bromide）和依美溴铵（Emepronium Bromide）等。

格隆溴铵　　依美溴铵

（3）π-π相互作用　又称π-π堆积作用，指两个芳香环在满足一定空间排布的条件下形成的一种弱相互作用，可增加药物与受体的亲和力。受体中苯丙氨酸残基中的苯环和色氨酸残基中的吲哚环等芳香片段与药物中的芳香结构均有可能形成π-π相互作用。例如，培西达替尼（Pexidartinib）是一种集落刺激因子-1 受体（CSF1R）抑制剂，2019 年被美国食品药品监督管理局（FDA）批准上市用于治疗成人症状性腱鞘巨细胞瘤。其结构中与氨基相连的吡啶与 CSF1R 中近膜结构域色氨酸残基 Trp550 形成π-π相互作用，如图 3-12 所示。

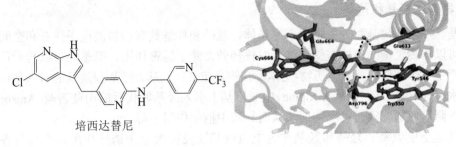

图 3-12 培西达替尼与 CSF1R 蛋白作用示意图

（4）离子-偶极与偶极-偶极相互作用　药物中的电负性原子与相连的原子因电荷分布不均产生偶极，该偶极与受体中电性基团或偶极产生的相互作用称为离子-偶极作用和偶极-偶极作用。这种作用力远弱于离子键，但对稳定药物-受体复合物也起到重要作用，通常存在含有羰基的药物中，如乙酰胆碱中羰基氧与受体中的碱性基团形成的离子-偶极作用。

（5）金属离子络合物　又称为金属配合物，是由金属离子与负电性的基团配位形成。药物与金属离子络合是一种较强的作用力，受体中存在金属离子如 Zn^{2+}、Mg^{2+}、Fe^{2+} 等可以与药物分子中的巯基、羧基和羟肟酸等片段形成配合物，若是多配位，以形成五元环以上络合物较稳定。帕比司他（Panobinostat）是组蛋白去乙酰化酶（HDAC）抑制剂，被美国 FDA 批准用于治疗多发性骨髓瘤，其作用模式为羟肟酸片段与 HDAC 中 Zn^{2+} 形成金属离子络合物而抑制 HDAC 活性。降压药依那普利（Enalapril）中的羧基与血管紧张素转化酶（ACE）中 Zn^{2+} 形成四面体金属络合物而发挥药理活性。

帕比司他　　　　　依那普利

（6）疏水相互作用　药物与受体中的非极性亲脂片段相互靠近形成亲脂区而避开水，这种作用称为疏水相互作用。其在药物-配体复合物中普遍存在，在受体的疏水空腔引入非极性片段增加药物与受体的疏水相互作用是一种有效的药物设计策略。

（7）范德华力与电荷转移复合物　原子相互充分接近时（距离 0.4nm）产生的原子核对另一原子周围电子的吸引作用被称为范德华力。电荷转移复合物是由缺电子分子和富电子分子相互接近发生电子转移而产生的一种非共价的复合物，通常可增加药物的稳定性、水溶性以及与受体的亲和力。

二、官能团对药效的影响

在药物中广泛存在的一个原子或一组原子，在不同药物中仍表现出类似的物理化学性质，这类基团被称为官能团。官能团不仅影响整个药物分子的理化性质，还影响药物与受体的结合。通常由药物分子中多个官能团共同决定药物的性质和作用。

1. 氨基、羟基和巯基

氨基、羟基和巯基互为生物电子等排体，氨基和羟基具有相似的电子排布和空间结构特征，都可以作为氢键的供体与受体结合发挥药效。除了氢键作用，氨基还可以与受体中的酸性基团产生离子键作用，增强药物-受体复合物稳定性。氨基、羟基和巯基的引入都可以增加药物的水溶性。例如，阿托品（Atropine）中亚甲基上引入羟基取代后的山莨菪碱（Anisodamine）亲脂性下降，血脑屏障透过率降低，从而导致中枢副作用下降。

脂肪链上的氨基、羟基和巯基作为电负性基团发挥吸电子诱导作用，当与芳香环相连时，由于 p-π 共轭作用而作为给电子基团。巯基具有较强的亲和力，可与金属配位形成金属离子络合物，如 ACE 抑制剂卡托普利（Captopril）分子中的巯基与 ACE 中的 Zn^{2+} 络合发挥药效。

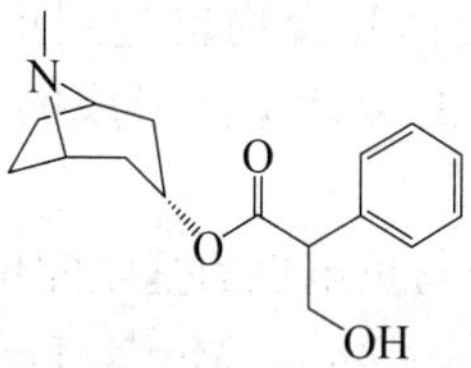

阿托品 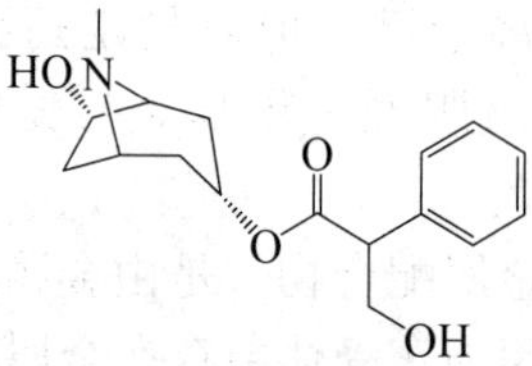　　　　　山莨菪碱 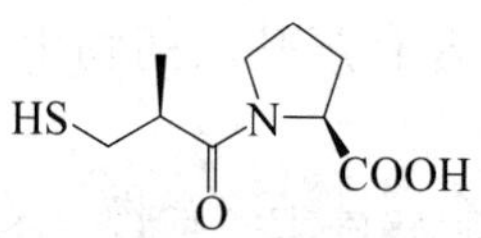　　　　　卡托普利

2. 醚和硫醚

醚基 C—O—C 的键角与 C—C—C 键角相近（表 3-3），但由于氧原子上含有孤对电子且电负性较强，可与其他分子的氢(给体)形成氢键。醚基可使分子极性增加，氧原子的亲水性和碳原子的亲脂性使醚类化合物在脂-水界面处定向排布，因而对生物效应有一定的影响。硫醚可氧化成亚砜或砜，亚砜或砜基的极性强于硫醚，致使同受体结合的能力以及作用强度与硫醚有较大差异。例如抗溃疡药 H^+/K^+-ATP 酶抑制剂奥美拉唑的亚砜基是关键药效团，其被还原成硫醚键或氧化成砜后均失去活性。含亚砜及硫醚的代表药物还包括非甾体抗炎药舒林酸、H_2 受体阻断剂西咪替丁等。

表 3-3　醚和硫醚的部分理化性质

理化性质	—CH_2—X—CH_2—	
	X=S	X=O
C-X 键长/nm	0.181	0.141
C-X-C 键角/(°)	99	111
Log P	1.95	0.77
电负性	2.32	3.51

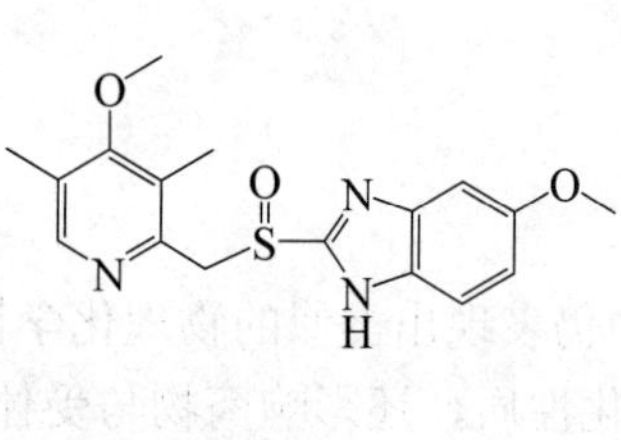

奥美拉唑 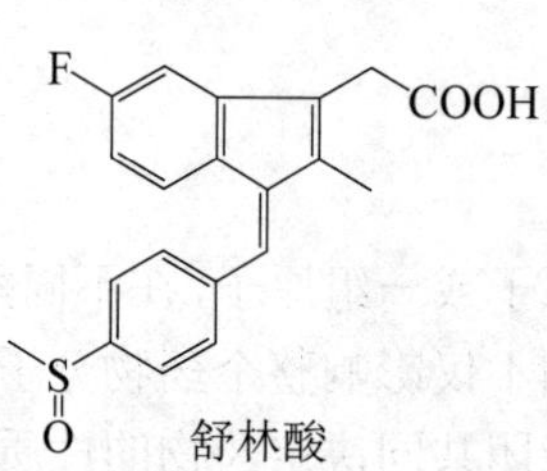　　　　　舒林酸 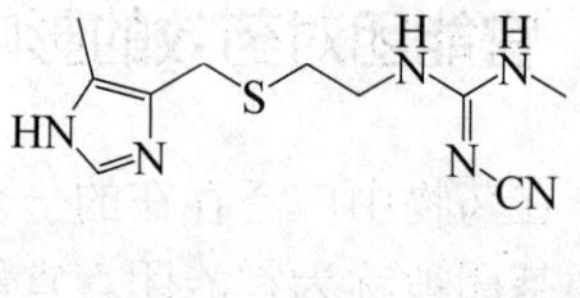　　　　　西咪替丁

3. 卤素

卤素指元素周期表中ⅦA族元素的总称，如氟、氯、溴、碘。由于其电负性大于碳原子而表现出吸电子诱导作用。例如，吩噻嗪类抗精神病药物，吩噻嗪环 2 位无取代时活性几乎丧失，而引入 Cl、CF_3 或 —$COCH_3$ 等吸电子基团时活性明显提高，且活性 —CF_3＞—Cl＞—$COCH_3$。

引入卤素通常将增加药物的脂溶性，但也会导致药物的电子发生偏移，影响解离等。F 体积较小，范德华半径与 H 接近，但 C-F 键的键能强于 C-H 键，用 F 代替 H 是稳定代谢的重要策略。

4. 烷基

烷基是典型的非极性基团，增加烷基会增加药物的亲脂性，从而影响药物的吸收分布等。烷基片段在药物分子与受体结合中可能会形成疏水作用，增强药物与受体的亲和力。烷基支链的引入还可以起到构象固定的作用，即限制官能团的空间位置而影响药物活性。烷基通常为给电子片段，其给电子效应影响药物的电子分布、解离、电性以及偶极的产生等，这些因素都会影响药物与受体的结合。

5. 磺酸、磺酰胺、羧酸、酰胺和酯

磺酸基主要用于增加药物的亲水性。由于磺酸基团的强水溶性和酸性，只含有磺酸基的药物一般没有生物活性。相较于磺酸，磺酰胺在药物设计中不仅可以提高药物的水溶性，还可以增加药物-受体结合稳定性。

羧基成盐可以增加药物的水溶性，还可以与受体发生离子键相互作用。在药物设计中羧基的引入要考虑对药物吸收、分布以及代谢等的影响，将其转化为酰胺或者酯类前药是一种改造羧基的策略。

相较于羧基、氨基和羟基，酰胺和酯具有一定的亲脂性，在体内可能会被水解断裂，是前药设计的一种策略。同时酰胺和酯保留了羧基、氨基和羟基的成氢键能力。尤其酰胺键，是药物结构中常见的通过氢键与受体作用的官能团。

三、电荷分布对药效的影响

由于原子组成和分布的多样性以及原子的电负性差异，药物分子和受体的电子云密度分布都是不均匀的。药物与受体结合要求药物分子的电荷分布与受体相匹配，药物与受体中的相反电性中心发生静电作用使药物与受体相互靠近形成多种相互作用。

药物分子中某一原子（通常为碳原子）与一个或多个吸电子基团或原子相连时，其电荷密度将大幅降低从而显示出电正性，该电子被称为正电中心，如三氟甲基、羰基、酯基中的碳原子。相反，具有较强吸电子能力的基团或原子形成药物分子中的负电中心。药物分子中的正电中心与受体的负电部位形成较强的静电作用有利于增强药理作用。药物分子的电荷分布以及强弱对药理活性具有较大的影响，例如抗癫痫药物苯妥英分子中季碳由于和两个苯环、羰基和—NH 相连而具有一定的电正性，当苯妥英中一个苯环被环己基取代后季碳正电性降低，进而导致药物的抗癫痫作用减弱。

四、立体结构对药效的影响

药物与受体形成药物-受体复合物是药物发挥药效的前提，该过程要求药物与受体在三维空间中具有立体结构的互补性，互补性越强，药物与受体结合越稳定，药效越强。立体结构的互补性，需要药物的构型和构象满足不同官能团在空间上的排布，以利于与受体发生相互作用。药物立体化学性质的改变将影响药物与受体的结合，从而影响药效。

1. 药效团的空间分布对药效的影响

几何异构指分子中存在的双键或环状结构所连的基团不同时，由于空间上旋转受限而导致的立体异构现象。几何异构体立体结构明显不同，理化性质也存在较大差异，在与受体作用时，作用强度明显不同。例如，反式己烯雌酚（*trans* Diethylstilbestrol）具有雌二醇的生物活性而顺式己烯雌酚（*cis* Diethylstilbestrol）则不具有雌二醇的生物活性。

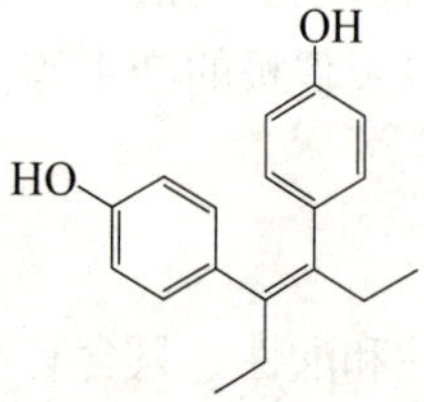

顺式己烯雌酚 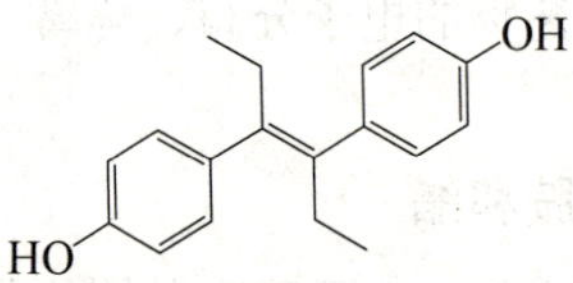　　　　反式己烯雌酚 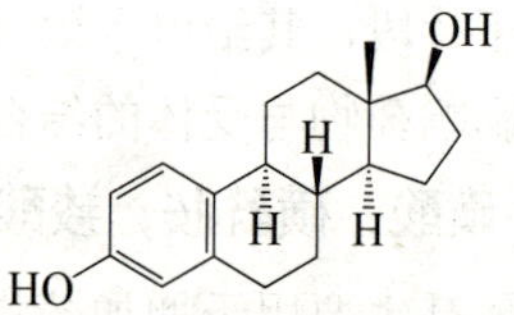　　　　雌二醇

2. 对映异构对药效的影响

对映异构体，又称光学异构体，指由于分子中存在手性中心，两个对映体互为镜像又不重叠。对映异构体具有类似的物理化学性质，但是由于空间排布上的差异导致与受体结合的模式和强度可能不同，从而表现出的药理活性可能也不相同。另外，对映异构体的体内代谢可能相差很大。目前大约一半以上的药物为手性药物。在生物活性上，对映异构体可能存在下面几种情况：

（1）**对映异构体中仅一种构型有活性**　构型可能影响分子能否与受体结合发挥药效，从而导致一种构型有活性而其他构型不具有活性，如氯霉素具有两个手性中心，四个异构体中只有(1*R*,2*R*)-(−)具有抗菌作用。γ-氨基丁酸（γ-Aminobutyric Acid，GABA）类似物氨己烯酸（Vigabatrin）是GABA氨基转移酶不可逆抑制剂，用于治疗癫痫，其(*S*)-异构体具有较强的药效，而(*R*)-异构体几乎没有活性。

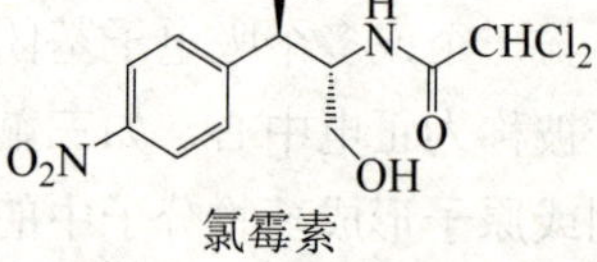

氯霉素 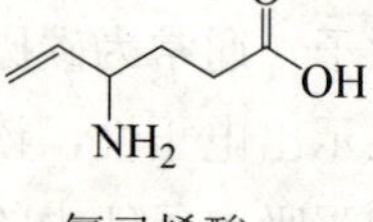　　　　氨己烯酸

（2）**对映异构体具有相似的活性（活性相差较大或相当）**　如果药物的手性中心不参与与受体活性中心的结合，该药物的不同异构体具有相同的药效，这类药物称为静态手性类药物。如抗疟疾药物氯喹（Chloroquine）的两个对映异构体具有相同的药理活性。

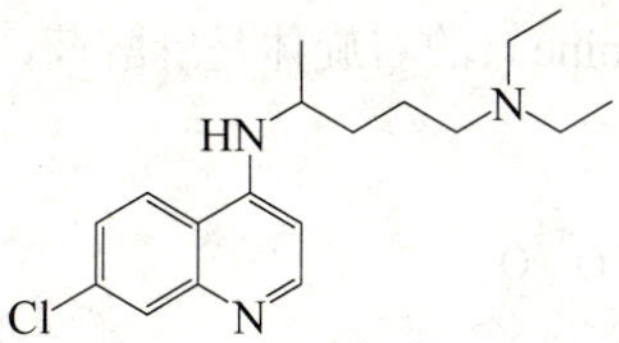

氯喹

有些药物不同异构体具有相似的活性，但是活性强度相差很大，比如左氧氟沙星（Levofloxacin）的抗菌作用比其右旋体高 8～128 倍；组胺 H$_1$ 拮抗剂氯苯那敏（Chlorpheniramine）右旋体活性优于左旋体；非甾体类抗炎药萘普生（Naproxen）(S)-异构体活性优于(R)-异构体。此类现象体现了受体对药物结构的空间立体选择性。

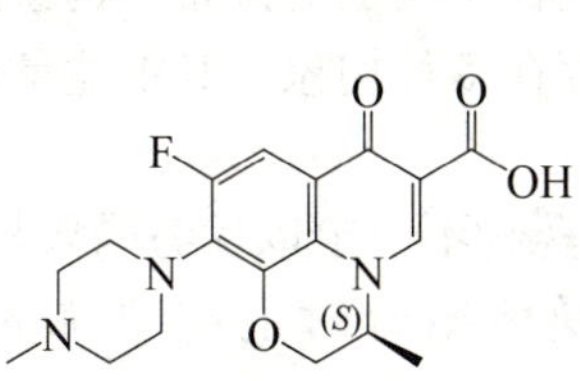

左氧氟沙星 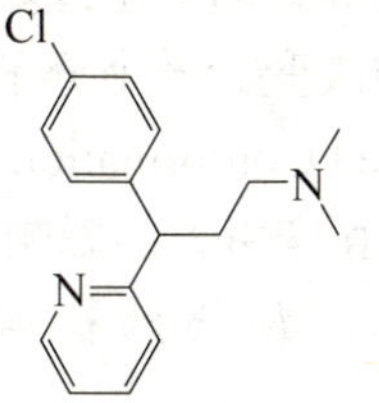　　氯苯那敏 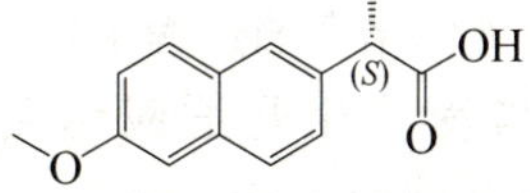　　萘普生

（3）对映异构体具有相反的活性　有些药物的两种异构体表现出相反的活性，直接使用消旋体可能只能表现出部分药效。如哌西那朵（Picenadol）的右旋体为阿片受体激动剂用于镇痛，而其左旋体则是阿片受体拮抗剂；(S)-扎考必利（Zacopride）是 5-HT$_3$ 受体激动剂，而(R)-扎考必利则具有 5-HT$_3$ 受体拮抗作用。

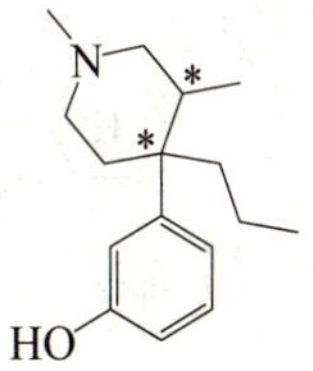

哌西那朵 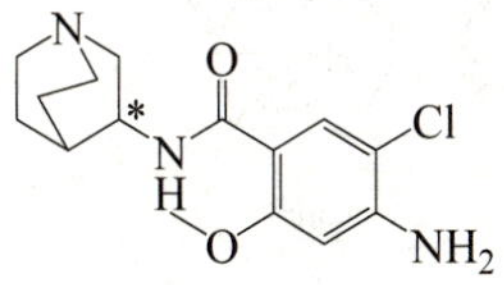　　扎考必利

（4）对映异构体具有不同的活性　由于空间的差异性，同一药物的不同异构体可能会与不同的生物受体结合而发挥不同的药理活性，如右旋丙氧芬（Dextropropoxyphene）是阿片受体激动剂，用于镇痛；而其异构体左旋丙氧芬（Levopropoxyphene）为非成瘾性镇咳药，没有镇痛作用。

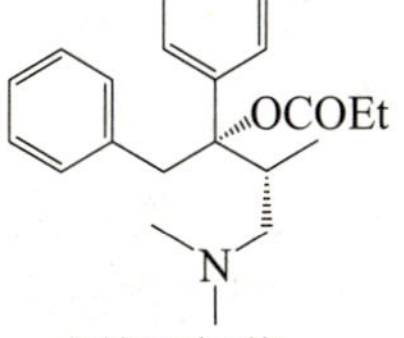

右旋丙氧芬 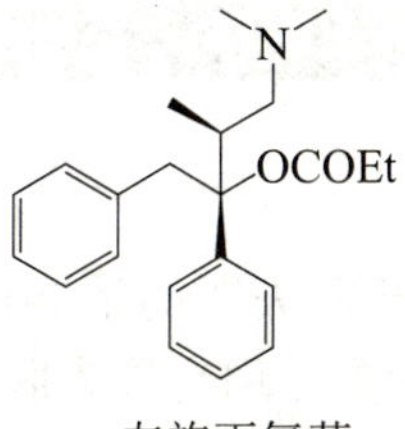　　左旋丙氧芬

一个异构体具有药理作用，而另一个异构体却表现出副作用或者毒性的药物也较常见。如沙利度胺（Thalidomide）具有一个手性中心，其 R 构型具有镇静作用，而 S 构型却具有严

第三章　药物结构与药效、毒副作用　033

重的致畸副作用；氯胺酮（Ketamine）的右旋体是麻醉药，具有催眠作用，而其左旋体则有产生幻觉的副作用。

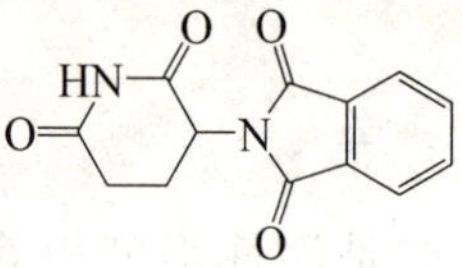

沙利度胺 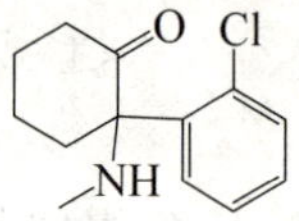　　　　氯胺酮

3. 构象异构对药效的影响

构象是指由于分子中单键的旋转而导致的原子或基团在空间上的排布，构象的改变不涉及化学键的断裂，所以没有光学性质的改变。一个分子存在多种构象，其中能量最低、出现频率最高的构象称为优势构象（Preferred Conformation）。

药物和受体结合的过程中，由于相互作用力的影响，药物不一定以优势构象与受体结合，而是药物与受体相互适应达到互补，最终药物与受体结合时的构象称为药效构象（**Pharmacophoric Conformation**）。

（1）不同药物结构具有等效构象　分子结构不同，具有相似的构象可能会产生类似的生物活性，这种现象被称为构象等效性。如合成镇痛药的研究过程中，对天然镇痛药吗啡（Morphine）的结构进行简化后得到左啡诺（Levorphanol），因为具有和吗啡相似的构象而保持了镇痛作用，随后发展的多种合成镇痛药均遵循构象等效的原则。

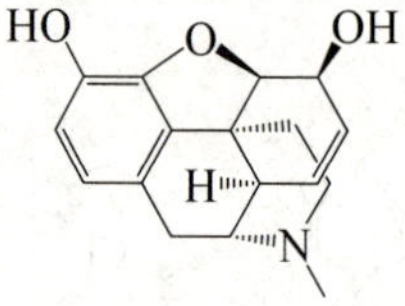

吗啡 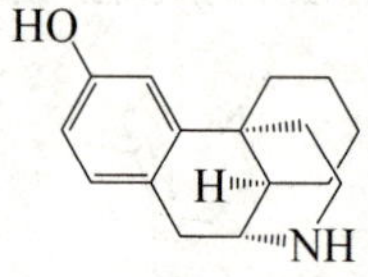　　　　左啡诺

（2）不同构象作用于不同受体，产生不同药效　构象不同可能导致药物与不同的受体结合而发挥不同的药效，例如组胺以反式构象与组胺 H_1 受体结合产生变态反应，而通过间扭式构象与组胺 H_2 受体结合促进胃液分泌。

第四节　药物结构与毒副作用

药物毒副作用是药物开发失败的重要原因之一。药物产生毒副作用的原因主要包括：①药物与非靶标结合产生毒副作用也称为脱靶效应，即药物在体内与多个靶标受体结合，在与非靶标发生作用后产生药理副作用；②药物在非作用部位发挥生理活性导致的毒副作用，与受体的生物分布和药物分布有关；③药物本身具有毒性基团或在体内代谢产生具有反应活性的物质后发生级联反应产生毒副作用。

一、药物与非靶标结合引发的毒副作用

众多药物产生毒副作用是因为脱靶效应,例如,非甾体类抗炎药通过抑制环氧化酶 2 (COX-2)发挥抗炎镇痛作用,但同时抑制环氧化酶 1(COX-1)的活性而产生胃肠道溃疡;大环内酯类抗生素红霉素通过干扰细菌蛋白质的合成发挥抗菌作用,但同时会促进胃动素的产生,引起恶心等副作用。脱靶效应的毒副作用通常可以通过体外药理学研究靶标的选择性进行预测。药物本身的毒性片段或者代谢造成的毒副作用由于产生机制复杂,通常难以预测,因此需要了解药物毒性结构和潜在的毒性代谢结构。

二、药物抑制 hERG 钾通道产生的毒副作用

人类果蝇相关基因 (hERG) 编码的钾离子通道对于人类心脏动作电位的调控发挥着至关重要的作用,近年来,多种药物由于引起患者心脏病突发死亡而被撤市。因此,有效地预测候选药物 hERG 钾通道的抑制活性并优化结构,有助于提高药物开发的成功率。

药物主要通过两个途径影响 hERG 钾通道:①直接抑制 hERG 钾通道;②抑制 hERG 钾通道转运功能。目前发现众多药理活性和结构骨架各异的药物均具有 hERG 钾通道抑制作用,如抗心绞痛药物苄普地尔(Bepridil)、降血脂药物洛伐他汀(Lovastatin)、抗精神病药物氯氮平(Clozapine)、镇痛药哌替啶(Pethidine)、抗生素司帕沙星(Sparfloxacin)以及抗真菌药物酮康唑(Ketoconazole)等。

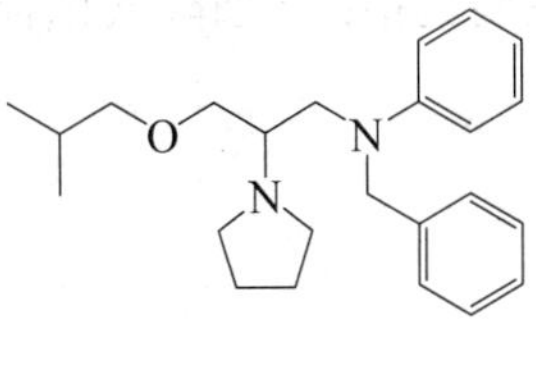

苄普地尔 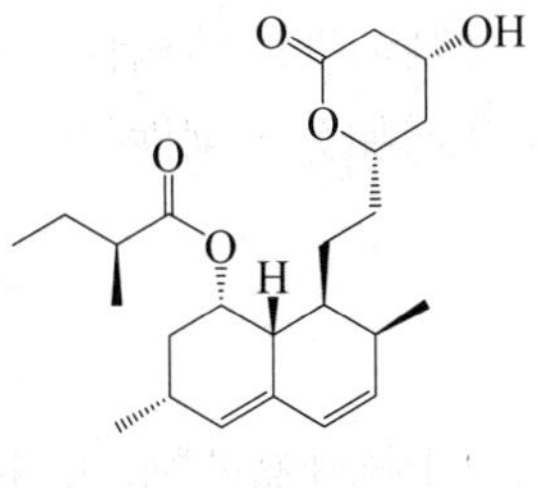　　　　　洛伐他汀 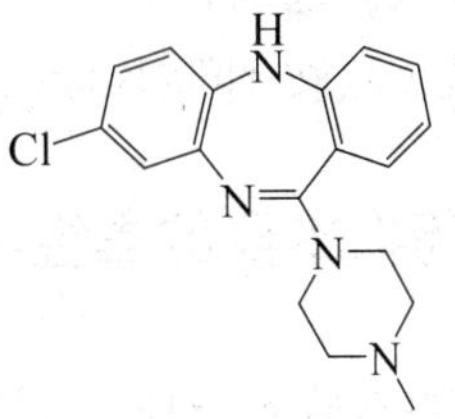　　　　　氯氮平

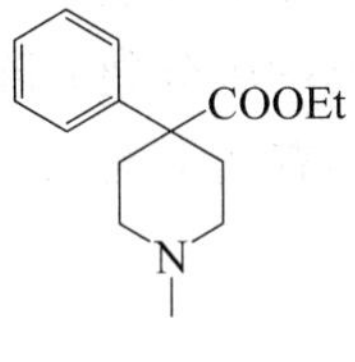

哌替啶 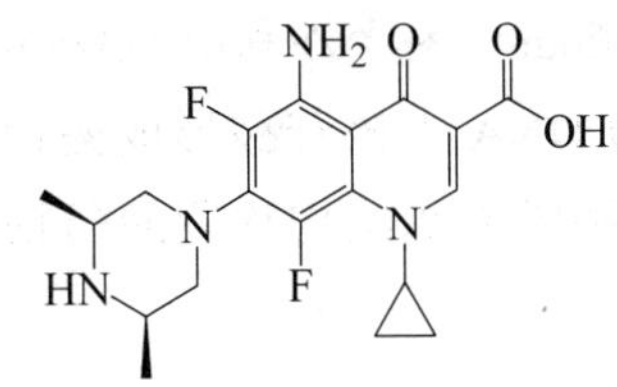　　　　　司帕沙星 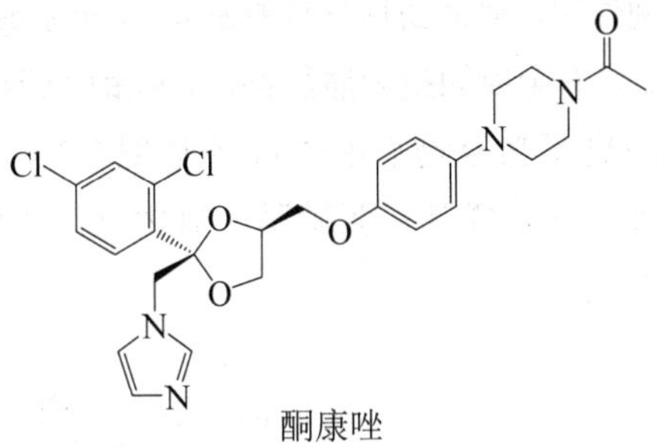　　　　　酮康唑

为了可以有效预测和为结构优化提供依据,药物化学家总结了药物具有 hERG 钾通道抑制活性的结构特征,具体如下。

① 通常具有较多的亲脂片段，尤其是芳香环，Log P 较大，如抗过敏药物阿司咪唑（Astemizole）具有极强的hERG活性（hERG IC_{50} = 0.9nmol/L），将其结构中的亲脂片段对甲氧基苯乙基移除可得到诺阿司咪唑（Norastemizole），脂溶性降低，同时也降低了hERG抑制活性（hERG IC_{50} = 27.7nmol/L）。

阿司咪唑　　　　　　　　　　　诺阿司咪唑

hERG IC_{50} = 0.9nmol/L　　　　　　hERG IC_{50} = 27.7nmol/L

② 具有仲胺或叔胺片段，易形成正电中心，与hERG钾通道蛋白孔腔内的Tyr652残基通过p-π共轭作用相结合。例如，阿司咪唑、哌替啶、酮康唑和洛伐他汀等。

③ hERG钾通道为电压门控离子通道，具有较大的构象柔性，因此柔性大的化合物可能具有更强的hERG钾通道抑制活性。例如，胃肠道促动力药西沙必利（Cisapride）具有三个柔性碳，表现出较强的hERG钾通道抑制活性。

④ 具有强极性片段，可能会导致药物具有较强的hERG钾通道抑制活性，如甲磺酰基等。

⑤ 分子具有"V"形构象的药物具有较强的hERG钾通道抑制活性。

降低候选药物的hERG钾通道抑制活性的结构优化策略主要包括：适当降低化合物脂溶性、减少叔胺/仲胺片段、构效限制和增加分子刚性等。

三、药物本身的毒性结构

有些药物本身具有毒性片段，常见于抗肿瘤药物，如生物烷化剂，这类药物在体内形成具有高亲电活性的氮丙啶正离子，与生物大分子中的氨基、巯基、羟基和羧基等发生共价结合，造成毒副作用，常见药物有盐酸氮芥（Chlormethine Hydrochloride）和环磷酰胺（Cyclophosphamide）等。含有金属的抗肿瘤药物，如顺铂（Cisplatinum）和奥沙利铂（Oxaliplatin），进入细胞后水解为阳离子水合物后解离成羟基配合物，与DNA中核苷酸形成螯合环影响细胞分裂。除此之外，含有醛基、亚硝基、氮丙啶、苯醌和磺酸酯结构片段的药物往往具有较强的药物毒副作用。

盐酸氮芥　　　　环磷酰胺　　　　顺铂　　　　奥沙利铂

四、药物体内代谢引发的毒副作用

药物代谢，又称生物转化，指药物进入机体后，被体内的生物酶转化以便进行药物的消除。当药物被代谢为有毒物质（活性代谢产物）时将产生毒副作用。 代谢物产生毒副作用的主要机制包括：①与生物大分子结合后形成抗原，被识别后抗原呈递并引发体内免疫反应。例如，在磺胺类药物引发的肾炎患者中监测到明显的 T 细胞诱导的免疫反应；②与功能大分子结合导致蛋白失活从而诱发副作用；③打破氧化还原稳态，活性代谢产物转变为活性氧簇（Reactive Oxygen Species，ROS）或者消耗体内谷胱甘肽（Glutathione，GSH），从而导致 ROS 水平升高，破坏蛋白、DNA 和生物膜等引起毒副作用。

细胞色素 P450（Cytochrome P 450，CYP450）是体内药物代谢最重要的酶，其活性受到影响将直接导致药物代谢紊乱从而诱发毒副作用。部分药物对 CYP450 具有抑制作用，导致药物代谢清除缓慢，血药浓度过高引起药物毒副作用，如抗真菌药物酮康唑、抗高血压药物地尔硫䓬（Diltiazem）和尼卡地平（Nicardipine）等。

地尔硫䓬　　　　尼卡地平

药物在体内代谢后产生的活性物所诱发的毒性，又称为特质性药物毒性，这种毒性与药物本身的药理活性无关。通过对药物体内代谢行为的研究和毒性的考察，归纳了一系列具有潜在代谢毒副作用风险的药物结构片段，即**药物"警戒结构"，指本身在体外没有毒性，但经过体内代谢酶催化可产生活性代谢物而诱发毒副作用的结构片段**。

常见的药物警戒结构如表 3-4 所示，主要包括：①容易被氧化代谢为苯醌类活性物质的基团，如苯胺、苯酚等；②容易代谢为自由基的结构片段，如咪唑烷二酮和肼等；③容易代谢成醛的结构片段，如烯丙胺、氨基甲酸酯和呋喃等；④容易代谢成亚胺离子的结构片段，如硫代酰胺、炔丙胺和环丙基胺等，除此之外，芳基烷酸、噻吩和噻唑等杂环以及硫脲和磺酰脲等结构片段也容易被代谢为活性物质。

表 3-4　常见的药物警戒结构

结构类型	警戒结构	代谢酶系	活性代谢物	毒性
N 原子相关警戒结构	R^1, R^2=氢，烷基，苯基，烷酰基，烷酰氧基，磺酰基	过氧化物酶 CYP450		肝、肾毒性
	R^1, R^2=氢，烷基	单胺氧化酶 CYP450		肝、肾毒性

第三章　药物结构与药效、毒副作用

续表

结构类型	警戒结构	代谢酶系	活性代谢物	毒性
N原子相关警戒结构	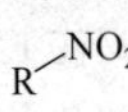 R-NO₂ R=苯基，芳基，杂环基	CYP450	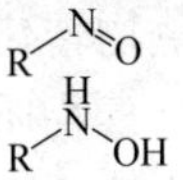 R-N=O / R-NH-OH	肝、肾毒性
	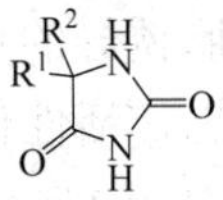 乙内酰脲结构 R¹, R²=氢，烷基	过氧化物酶环氧化酶	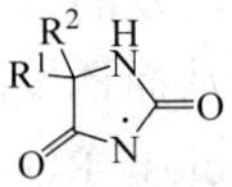 氧化代谢物	DNA损伤
	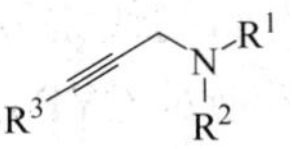 R³-C≡C-CH₂-NR¹R² R¹, R²=氢，烷基 R³=任何取代基	单胺氧化酶 CYP450	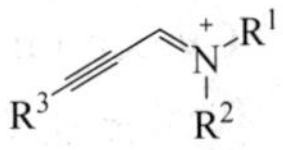 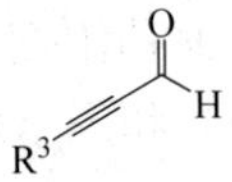 亚胺盐及炔醛	肝毒性
	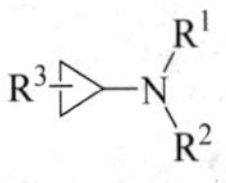 环丙基胺 R³-环丙基-NR¹R² R¹, R²=氢，烷基 R³=任何取代基	单胺氧化酶 CYP450	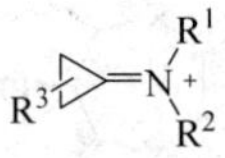 亚胺盐	肝毒性
	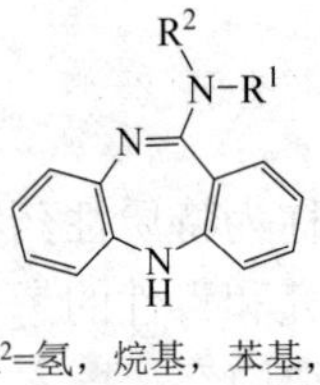 二苯并氮杂䓬结构 R¹, R²=氢，烷基，苯基，烷酰基，烷酰氧基，磺酰基	过氧化物酶 CYP450	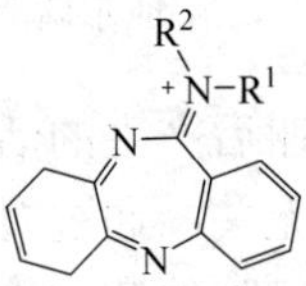 亚胺正离子	血液病
	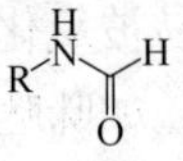 R-NH-CHO R=碳	CYP450	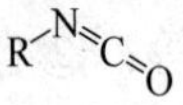 R-N=C=O	肝毒性
	R³-C(=S)-NR¹R² R¹, R²=碳 R³=氮或碳	CYP450	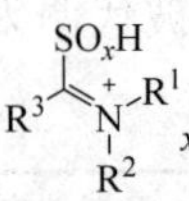 R³-C(SOₓH)=N⁺R¹R² x=1~3	骨髓毒性
	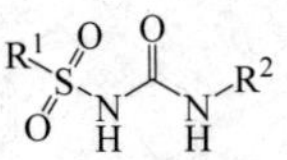 R¹-SO₂-NH-C(=O)-NH-R² R¹, R²=氢，烷基，碳	CYP450	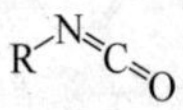 R-N=C=O	肝毒性
	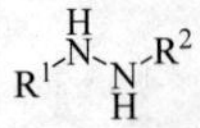 R¹-NH-NH-R² R¹, R²=氢，烷基，碳	单胺氧化酶 CYP450	R¹⁽²⁾-N≡N⁺	肝毒性

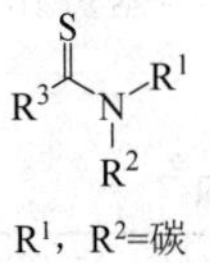

续表

结构类型	警戒结构	代谢酶系	活性代谢物	毒性
O 原子相关警戒结构	邻苯二酚/邻羟基苄基结构，R^1，R^2＝氢，烷基，碳	CYP450	邻苯醌/邻羟基苄基亚甲基醌	肝、肾毒性
	呋喃，R^1，R^2＝氢，烷基，碳	CYP450	环氧呋喃/烯二醛	肝毒性
	羧酸，R^1，R^2＝碳	葡萄糖醛酸转移酶	酰基CoA/酰基GSH	肝毒性
	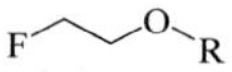 氟乙基醚，R＝氢，碳	葡萄糖醛酸转移酶	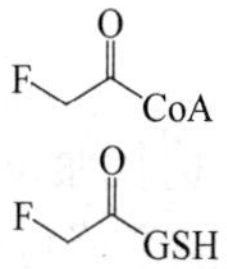 氟乙酰CoA/氟乙酰GSH	肝毒性
	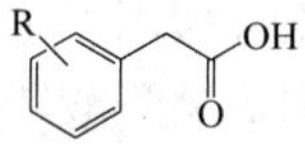 苯乙酸，R＝任何取代基	葡萄糖醛酸转移酶	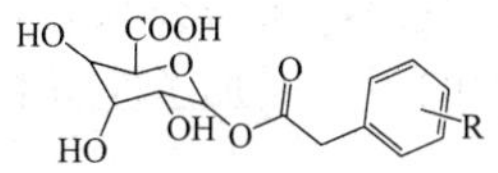 酰基葡萄糖醛酸苷	肝毒性
S 原子相关警戒结构	R-S-X，R＝烷基，碳	过氧化物酶 CYP450	R-S-S-蛋白	肝毒性，骨髓毒性
	噻吩，R^1，R^2＝氢，烷基，碳	CYP450	烯二醛/噻吩S-氧化物	肝毒性，血小板抑制
	氨基噻唑，R^1～R^4＝氢，烷基	CYP450	环氧噻唑/硫脲	肝毒性
	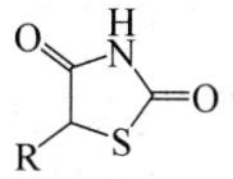 噻唑烷二酮，R＝碳	CYP450	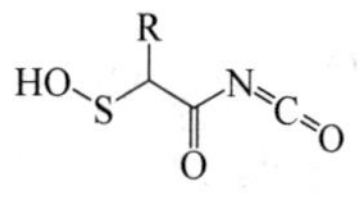 磺基异氰酸酯	肝毒性
C 原子相关警戒结构	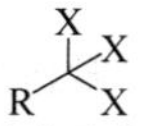 偕二卤代物，R＝任何取代基，X＝Cl，Br	CYP450	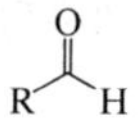 醛	骨髓毒性
	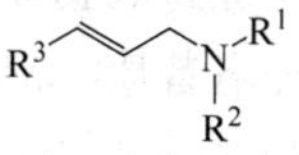 烯丙基胺，R^1～R^3＝氢，碳	CYP450	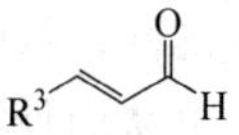 α,β-不饱和醛	肝毒性

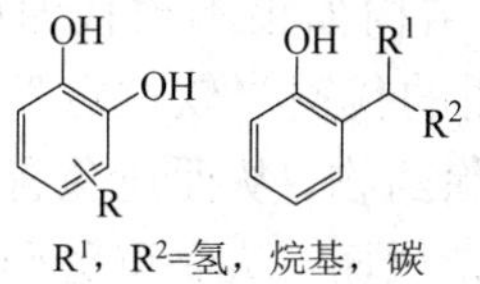

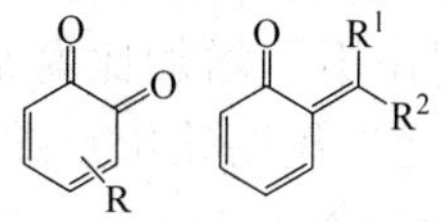

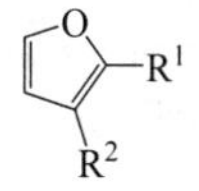

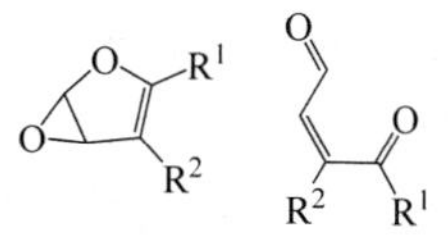

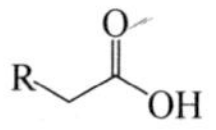

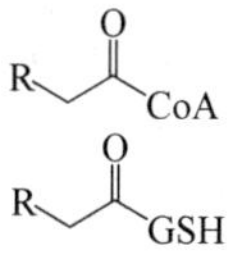

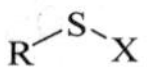

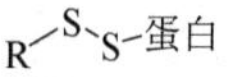

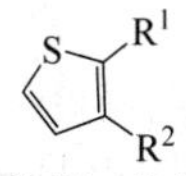

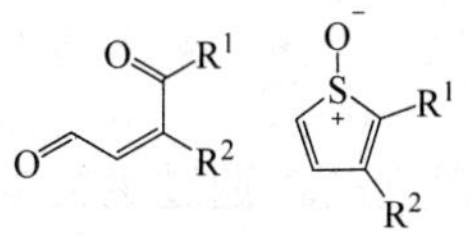

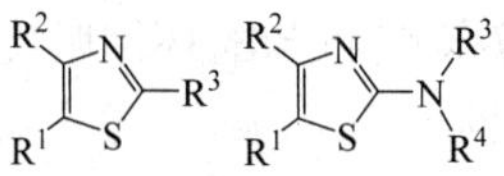

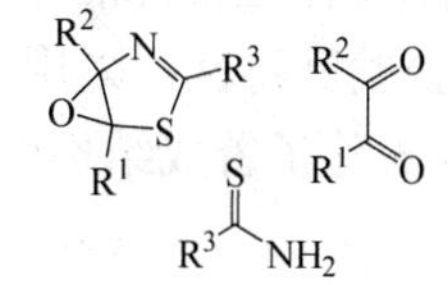

第三章 药物结构与药效、毒副作用

避免警戒结构产生代谢毒性的策略包括：

① **提供较警戒结构更容易代谢的位点**。警戒结构如果不被代谢就不会产生活性代谢产物诱导毒副作用。增加比警戒结构更容易代谢的代谢"软位点"，如酯基和芳甲基等片段，药物将优先代谢软位点并通过结合反应清除药物，从而避免警戒结构潜在的代谢毒性。如硝苯地平（Nifedipine）结构中的酯基被优先代谢，从而避免硝基代谢造成的代谢毒性。

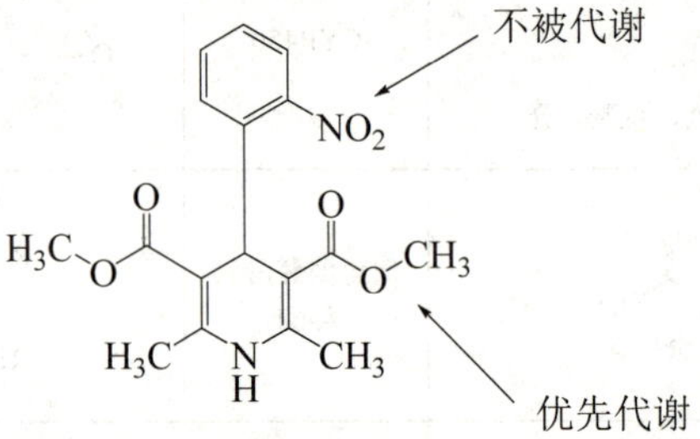

硝苯地平

② **增加位阻，保护代谢位点**。药物与代谢酶有效结合才能被代谢成相应的代谢产物，增大代谢位点的位阻可能会降低代谢活性。例如，异丁芬酸（Ibufenac）和布洛芬（Ibuprofen）均为非甾体类抗炎药，布洛芬具有较好的安全性，而异丁芬酸因严重肝毒性而退市。原因在于布洛芬结构中的甲基增加了空间位阻从而使其不易被葡萄糖醛酸转移酶代谢。

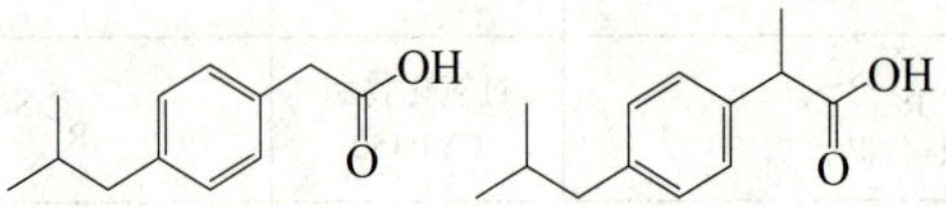

异丁芬酸　　布洛芬

③ **取代代谢位点**。通过生物电子等排等原理取代代谢位点是规避警戒结构的有效策略。如降糖药曲格列酮（Troglitazone）具有严重肝毒性而被撤市，因其结构中具有苯酚结构易于被代谢成苯醌而诱发肝毒性，采用生物电子等排替换策略将苯酚环用吡啶取代得到吡格列酮（Pioglitazone）因去除了警戒结构而具有较好的安全性。

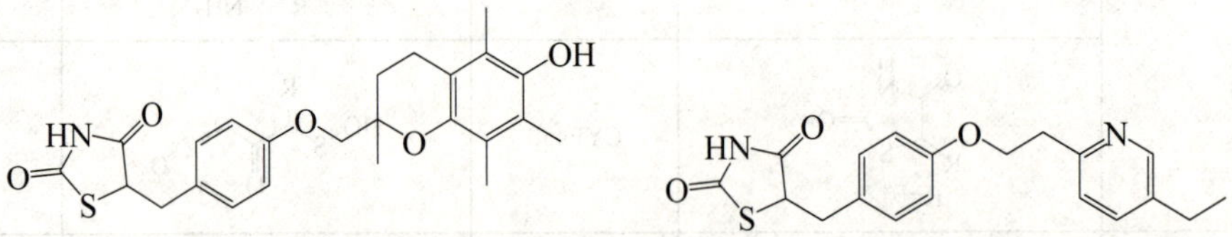

曲格列酮　　吡格列酮

④ **封闭代谢位点**。采用甲基或氟原子将代谢位点封闭，避免代谢毒性。如非甾体抗炎药物舒多昔康（Sudoxicam），由于噻唑环 4,5-位无取代，容易被 CYP450 氧化成环氧化物与生物大分子结合引起肝毒性，将噻唑的 5-位引入甲基得到美洛昔康（Meloxicam），甲基的引入阻碍了噻唑环的氧化，从而使美洛昔康具有较好的安全性。

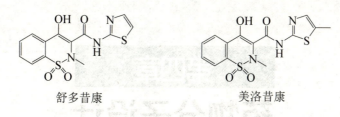

舒多昔康　　　　　　　　　美洛昔康

思考题

1. 氯氮平在临床上用于精神分裂症的治疗，但进入体内后经代谢会引起急性肝毒性；而氯氮平的类似物喹硫平则没有代谢毒性。结合文献和所学知识分析造成此区别的原因。

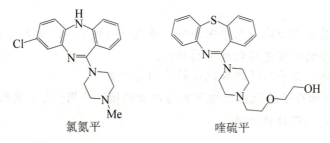

氯氮平　　　　　　　　　喹硫平

2. 生物电子等排替换策略是药物设计中常用的手段，试从与受体结合以及药物理化性质方面阐述亚甲基(—CH_2—)被氧原子(O)和仲胺(—NH—)基团替换后，有可能对药物分子活性和成药性所产生的影响。

3. 手性药物的手性对药效可能产生的影响有哪些？

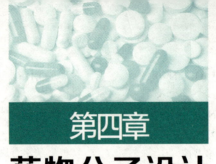

第四章
药物分子设计

扫码获取资源

掌握：苗头化合物、先导化合物、候选药物的定义；苗头化合物的发现途径；先导化合物和候选药物确定的原则。
熟悉：药物分子的修饰和优化的目的与方法。
了解：药物分子的微观结构及其与靶标的相互作用；定量构效关系的概述；计算机辅助药物设计的概述。

目前，药物发现一般分为四个阶段：靶标的发现、确定和选择，靶标的优化，先导化合物的发现和先导化合物的优化。**药物化学的根本任务是通过先导化合物的发现与优化，寻找高效、低毒的新化学实体（New Chemical Entities，NCEs）**。在药物化学学科发展过程中，伴随着计算机科学、生命科学等学科的研究方法及其技术与药物研究的交叉渗透、多元化发展，药物发现领域不断涌现出一系列新思路、新方法和新技术，促使药物设计方法逐步发展与完善，从早期的经典药物设计方法逐步成长为精准药物设计方法。

第一节　药物分子与靶标的相互作用

药物与机体的靶标大分子发生特异性结合，引发物理和生物学变化，进而呈现相应的药理作用。这种作用是药物分子的个性化表现，体现在分子中特定原子、基团特有的空间排布与靶标大分子在三维空间的有效结合。这些靶标大分子包括受体（膜受体与核受体）、酶、离子通道、转运蛋白和核酸等。研究表明，即使是同源性较高的蛋白质，由于某些氨基酸残基的不同，导致结合口袋的大小不同，周围原子与基团的亲水性、疏水性以及静电性等也不同，从而为设计特异性强的药物提供了结构基础。

一、药物分子与靶标结合位点

配体与靶标发生相互作用,并非整个分子都参与了"配体-靶标复合物"的结合。通常是配体分子进入靶标结合位点后,部分原子、基团与靶标的特定氨基酸残基发生相互作用而结合。

1. 微观结构决定与靶标的特异性结合

目前,通过解析药物-靶标复合物结构(通过X射线晶体衍射、2D-NMR或冷冻电镜技术等)及分子模拟分析,有助于解析药物与靶标间相互作用的本质。如表皮生长因子受体(Epidermal Growth Factor Receptor,EGFR)抑制剂艾罗替尼(Erlotinib)与酪氨酸激酶结合,竞争性占据了ATP结合位置,从而阻止了ATP对酪氨酸激酶残基的磷酸化。通过分析结合模式,发现艾罗替尼喹唑啉环上的两个氮原子(N1和N3)作为氢键受体,分别与EGFR的残基MET769和THR766形成氢键作用;4-位的3-乙炔基苯胺基团与结合口袋的疏水腔发生疏水相互作用。这三个位点的结合是替尼类药物产生抑制作用的基本要素(图4-1)。药物分子结构具有多样性,但无论分子骨架如何变动,其结构中的原子或基团必须满足上述要求。

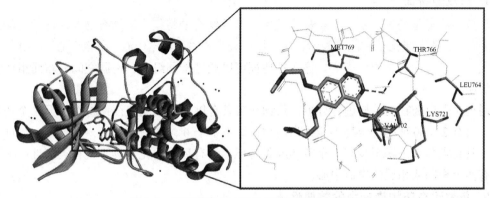

图4-1 艾罗替尼与EGFR酪氨酸激酶结合模式

对复杂的活性天然产物进行结构简化的过程也很好地体现了微观结构这一概念。如镇痛药吗啡(Morphine)的结构变换与简化,说明吗啡分子发挥镇痛作用存在多余的原子,它们不参与同阿片受体的结合,因而可以简化。目前以吗啡为先导化合物研发的阿片类药物瑞芬太尼(Remifentanil)、芬太尼(Fentanyl)和哌替啶(Pethidine)均有共同的微观结构要素(图4-2粗线显示),表明芳环经3~4个原子单元与叔胺氮原子连接即可呈现镇痛作用。

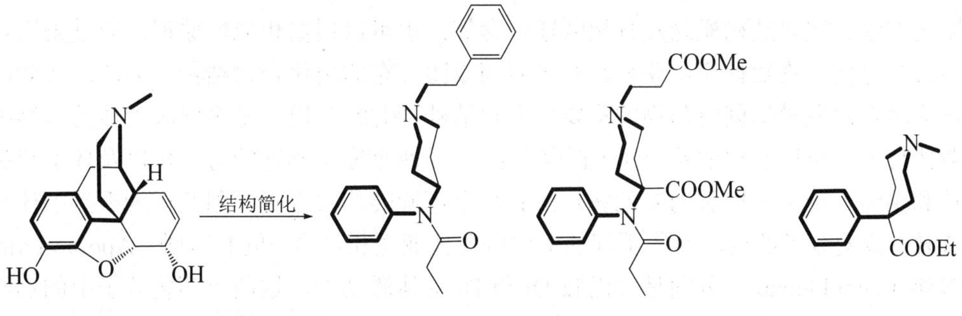

图4-2 吗啡的结构简化

2. 特异性结合模式识别关键残基

每个靶标蛋白都有它们特异性的结合模式，能识别相应的配体。反之，配体也能特异性识别靶标蛋白。这种特异性结合的强弱由药物分子与靶标蛋白的微观结构所决定。特别是当靶标蛋白存在多种同源蛋白时，由于同源蛋白之间的氨基酸序列、空间结构等极为相似，需要阐明靶标的关键氨基酸残基与其相应配体的特异性结合模式，才能有效地进行合理药物设计。目前，研究关键氨基酸残基的方法主要有序列比对法和定点突变技术等，通过分析结合口袋中的特定氨基酸残基而加以阐明。

二、药物分子的药效团

药效团是药物呈现特定生物活性所必需的物理化学特征以及这些特征在空间的合理分布，直观反映出药物分子与受体结合的微观特征。不同靶标的配体药效团具有不同的特征，体现了不同药物的个性行为。

1. 药效团特征

药效团特征是药物与受体结合部位发生互补性结合的特征，是具有物理或化学功能的单元，用原子、基团或化学片段来表示，其特征可分为六种：正电中心、负电中心、氢键供体、氢键受体、疏水中心及芳环中心。这六种特征可以通过不同组合、不同空间分布而组成特定的药效团。

通过对上市药物的结构进行分析，药物一般具有以下药效团特征：①不少于3个药效团特征，只有2个特征的化合物不能成为药物；②不多于6个药效团特征，超过6个特征的化合物不具有类药性；③至少有一个芳环或脂肪环，没有环的化合物不具有类药性；④一般不含有两个相同或相反的电荷中心。

2. 药效团在药物设计中的重要性

药效团是对受体关键结合位点的映射，是对构效关系的深化认识。药效团的识别与构建主要是通过分析药物的化学结构与活性之间的关系得到：一种是基于靶标的结构信息，即从受体靶标分子的三维结构出发，分析受体结合口袋的结构以及同配体结合的原子与基团的特征而确定；另一种是在靶标结构未知或结合机制尚不明确时，通过配体构象分析、分子叠合等方法，归纳总结获得对活性起关键作用的药效团特征信息。

根据药效团设计新分子，可以结合药物化学的基本理论与方法，如生物电子等排原理、构象限定方法、优势结构概念及骨架跃迁理念等；也可以根据相似性原理，通过采用计算化学的方法搜寻化合物数据库，获得具有类似药效团分布的新化合物结构。因此，药效团概念的合理应用是研发模拟创新药物的重要根据和基础。例如，多巴胺是多巴胺受体的天然配体，其药效团特征是可质子化的氮原子（正电中心）、经两个原子相连的芳香环以及环上相邻的氢键受体和供体。由于多巴胺的苯乙胺片段有两个可旋转的柔性键，因此作为天然配体可通过键的旋转、改变分子的构象而与不同的多巴胺受体亚型相结合。阿扑吗啡（Apomorphine）和非诺多泮（Fenoldopam）分别是多巴胺 D_2 和 D_1 受体激动剂，这两个药物分子中的乙胺基团分别被构象限定在稠合环之中。通过将多巴胺的柔性键变成刚性结构，提高了药物对特定受体亚型的选择性。

多巴胺　　　　　阿扑吗啡　　　　非诺多泮

第二节　苗头化合物、先导化合物和候选药物

苗头化合物、先导化合物与候选药物是创新药物研究进程中的三个重要里程碑。苗头化合物（Hit Compounds）是指对特定靶标或作用环节具有初步活性的化合物，是新药研发的起点化合物。先导化合物（Lead Compounds）是指通过各种途径得到的具有一定生理活性、选择性和类药性，并可以用于结构优化以获取新药的原型化合物。候选药物（Candidate Drugs）是指通过一系列的结构优化和生物学评价得到的具有成药前景的化合物。候选药物质量的高低受制于苗头化合物的品质和先导化合物的类药性。因此，选取合适的苗头化合物至关重要。候选药物的确定是新药创制中的关键环节，一旦确定后就基本决定了临床前和临床研究的前景和命运，因为开发阶段几乎所有环节的结果都取决于候选药物的化学结构。

一、苗头化合物的发现

新药创制的物质准备始于苗头化合物的发现。尽管苗头化合物被认为是先导化合物研究的前期化合物，但在药物发现的大多数情况下，对苗头化合物和先导化合物并没有严格的区分。苗头化合物可以是全新的化合物，也可以是已知物，它的确定一般具有如下的基本标准：①具有一定的活性，一般 IC_{50}（半数抑制浓度）或 K_i（抑制常数）值在 μmol/L 级别或更低；②有较好的量-效关系；③有一定的水溶性，溶解度不低于 10μg/mL；④具有自主知识产权。但并不是所有能达到基本标准的苗头化合物都能进入研究阶段，因为其可能存在固有的缺陷而不能发展成为先导化合物，如理化性质、特异性、药代动力学性质、安全性和知识产权情况等方面。苗头化合物作为新药研发的起点，可以通过多种途径获得，主要有随机筛选、高通量筛选、从天然活性物质中发现、基于片段的筛选及虚拟筛选等。

1. 随机筛选与高通量筛选

早期发现苗头化合物最常用的方法是对化合物库的随机筛选。它是通过利用大量的化合物对特定靶标蛋白进行筛选的一种方法。该方法人力物力资源消耗较大且成功率较低。为了提高苗头化合物的质量和入选率，化合物库的结构多样性（包括分子骨架多样性、官能团配置与分布多样性）高、类药性强和数量多是重要前提。其中结构多样性不仅可提高成功率，其对创新药物或模拟创新药物的新颖性和知识产权也是重要的保障。

用于筛选的化合物库可以是商业化合物库、合成化合物库、组合化合物库等，其中商业化合物库一般由化学试剂公司开发，其优点是量大且容易购得，缺点是库中化合物不只应用

于药学领域，因此在化合物的类药性和质量上难以符合要求。合成化合物库很多是医药公司或研究机构通过多年的合成和积累形成的，这些化合物的质量相对较高、类药性也较好。而组合化合物库是利用组合化学方法并借助计算机辅助的方法大量合成得到，化合物数量大、同类型化合物较多。

高通量筛选（High Throughput Screening，HTS）同样是对化合物库进行大规模筛选，是以分子水平和细胞水平的实验方法为基础，以微板形式作为实验工具载体，采用自动化操作系统执行试验过程，以灵敏快速的检测仪器采集实验结果数据，继而利用计算机分析处理实验数据。它具有微量、快速、灵敏和准确等特点。相比于传统的随机筛选，虽然效率有了明显提升，但研究成本同样较高。

2. 天然活性物质

天然产物在新药研发中占有非常重要的地位，根据统计，临床应用药物有 40% 是天然产物或半合成的天然产物，80% 的抗菌药物和 60% 的抗癌药物源于天然产物。从植物、动物、微生物及海洋生物中得到的活性化合物，往往化学结构独特且丰富多样，有特殊的药理作用，是苗头化合物和先导化合物的重要来源之一。

（1）植物来源　20 世纪 60 年代以前，大部分药物来源于天然产物，其中不少药物源于植物，如镇痛药吗啡（Morphine）来源于罂粟；解痉药阿托品（Atropine）来源于颠茄、曼陀罗和莨菪等；抗疟药奎宁（Quinine）来源于金鸡纳树皮；抗肿瘤药物紫杉醇（Paclitaxel，Taxol）来源于红豆杉；抗肿瘤药物长春碱（Vinblastine）、长春新碱（Vincristine）来源于长春花等。

通常植物中有效成分含量很低，而且大多数结构复杂，往往需要简化结构、保留必要的药效团才能适用于工业化大生产。例如最早从南美洲古柯中得到的麻醉活性物质可卡因（Cocaine），经过结构简化及去除五元环得到 β-优卡因；进一步研究发现，苯甲酸酯结构是必需的药效团，因此将 β-优卡因继续开环简化得到普鲁卡因（Procaine），作为局部麻醉药用于临床。

可卡因　　　　　　β-优卡因　　　　　　普鲁卡因

青蒿素（Artemisinin）是我国从中药黄花蒿中发现的抗疟有效成分。针对其 10 位羰基的还原并醚化或酯化，获得蒿甲醚（Artemether）和青蒿琥酯（Artesunate），其活性均超过青蒿素，蒿甲醚作为抗疟药物在全球范围内得到了广泛使用。

（2）动物来源　动物体内产生的某些化合物也是苗头或先导化合物的重要来源，目前临床上使用的血管紧张素转化酶抑制剂（ACEI）卡托普利（Captopril）和依那普利（Enalapril）是治疗高血压最为常用的药物，其苗头化合物正是来源于动物。1965 年，Ferreira 从巴西蛇毒毒液中分离出的九肽——替普罗肽（Teprotide）对血管紧张素转化酶（ACE）有特异性抑制作用，但不能口服。通过对 ACE 及其同工酶抑制剂的 C-末端研究发现，肽类抑制剂的 C-末端均为脯氨酸，由此设计并合成了可口服的非肽类 ACEI 卡托普利；进一步以卡托普利为先导化合物，又开发出依那普利、赖诺普利、雷米普利和福辛普利等，它们的活性均强于卡托普利，副作用小且作用时间长。

卡托普利　　　　　依那普利

（3）微生物来源　研究表明，某些微生物的次级代谢产物具有生物活性。目前人们已从多种细菌、真菌培养液中分离出很多抗生素用于临床，如青霉素、四环素、环孢菌素 A 和阿霉素等。这些抗生素既可以直接作为药物，同时又是良好的苗头或先导化合物，并由此发展了多种半合成和全合成抗生素类药物。

（4）海洋生物来源　海洋生物的生活环境不同于陆地生物，来源于海洋的天然产物具有多样性、复杂性和特殊性。20 世纪 60 年代以来，从海洋生物中分离获得的新化合物已超过 1 万种，其中约 50%具有抗肿瘤、抗菌和抗病毒等药理活性，为药物开发提供了重要的苗头或先导化合物来源。

3. 虚拟筛选

虚拟筛选（Virtual Screening，VS）也称计算机筛选，即在进行生物活性筛选之前，利用分子对接软件模拟目标靶点与配体分子之间的相互作用，计算两者之间的亲和力，以降低实际筛选化合物数目，同时提高苗头或先导化合物发现效率。随着生物信息学和化学信息学的发展，计算机辅助药物设计已成为一种不可缺少的独立的研究方法。

计算机虚拟筛选一般有两种策略，即基于受体的虚拟筛选和基于配体的虚拟筛选。基于受体的虚拟筛选从靶蛋白的三维结构出发，研究靶蛋白与小分子化合物结合位点的特征性质（如静电场、疏水场、氢键作用等）、分析药效团模型，根据与结合能相关的亲合性打分函数对蛋白和小分子化合物的结合能力进行评价，最终从大量的化合物分子中挑选出结合模式比较合理、预测得分较高的化合物，用于后续的生物活性测试研究，可快速发现新的苗头或先导化合物。基于配体的虚拟筛选一般是利用已知活性的小分子化合物，根据化合物的形状相似性或药效团模型，在化合物数据库中搜索能够与它匹配的化学分子结构，最后对这些挑选出来的化合物进行实验筛选研究。

虚拟筛选的主要目的是寻找在理化性质、选择性、药效、药代动力学性质和毒性等方面性质均较优，且其具有发展成为新药潜力的化合物。在操作过程的第一步需要用二维或多维的描述符表述结构特征，这些描述符可以是拓扑学或三维的药效团描述符。第二步是利用相关的数据库进行高通量筛选。随着生物信息学和化学信息学的发展，目前已发展了一系列过滤软件对相关数据库进行合理性筛选，如类药筛选、药代动力学性质筛选、毒性筛选、结构新颖性筛选等（图 4-3）。第三步是获得实体化合物（购买或合成获得）进行药理活性测试，以证明虚拟筛选获得的苗头或先导化合物的有效性。

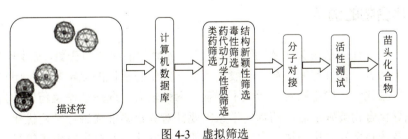

图 4-3　虚拟筛选

4. 基于片段的筛选

在进行大规模筛选时，由于不同靶标的结合口袋形状与化合物库中配体分子的空间构型不尽相同，因此发现与靶标具有较好亲和力的化合物概率比较低，当化合物的空间尺寸较大时该概率更低。化合物库中往往分子量较小、比较简单的片段分子（分子量 100~300）则有可能与靶蛋白结合口袋的某区域有效结合，表现出较好的亲和力。但由于片段分子与靶蛋白的结合只是局部结合，相比作用于整个结合口袋的分子，其亲和力也不会太高，通常 IC_{50} 在 50~1000μmol/L 之间。

若将筛选获得的与靶蛋白结合口袋不同区域的片段分子组装整合，形成一个新的化合物，其亲和力将会显著增加，这种方法即为基于片段的筛选（Fragment-Based Screen）或基于片段的药物设计（Fragment-Based Drug Design，FBDD）。尽管该筛选方法中获得的各个片段分子结合力弱，但其结合大都受氢键或盐键等焓因素的驱动，因此化合物的原子利用率高、冗余原子少；同时辅以结构生物学（如 X-射线晶体衍射和 2D-NMR 等技术）研究分析片段在靶蛋白的空间取向和结合特征，在微观结构的指导下，通过片段的增长或连接，提高结合强度，从而获得高活性和高质量的苗头或先导化合物，为后续成药性的优化预留了较大的化学空间（图 4-4）。

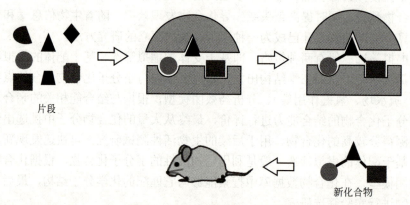

图 4-4　基于片段的筛选示意图

5. 其他

苗头化合物的来源还有偶然发现、临床药物的副作用发现、从代谢产物中获得和通过体内生物学途径的不同需求进行合理设计等。近年来，随着计算机科学的发展，虚拟筛选方法也随之进一步完善，使其成功率大幅提高，如基于自由能微扰（Free Energy Perturbation，FEP）的虚拟筛选方法等。

二、先导化合物的确定

先导化合物往往是从苗头化合物经初步优化（如骨架的保留与变更、初步构效关系研究、简化结构和调节分子极性等）获得，一般是具有一定生理活性的化学物质，但也存在某些方面的缺陷，包括化学结构不稳定、活性不够强、毒性较大、选择性差及药代动力学性质不合理等。在先导化合物被确定后，药物化学家需要针对其缺陷继续进行结构优化，以获得活性强、毒性小及选择性好的化合物。先导化合物的优化方法主要有生物电子等排、优势结构变换、骨架跃迁、前药设计等（将在本章第三节重点介绍）。

先导化合物无统一的标准，而且不同的药物类别标准也不同，但在优化过程中往往以类药性（Drug-like Properties）作为化合物的通用判断标准。

理化性质方面，先导化合物的分子量应低于 400，以便在优化过程中有较大的化学空间添加原子、基团或片段；水溶性应大于 10μg/mL；脂水分配系数 $LogP$ 或 $LogD$ 在 0~3.0 范围内。

药效学性质方面，先导化合物的活性强度一般在 1.0~0.1 μmol/L；有明确的构效关系、作用机制、作用方式和作用环节，以表明药理活性为特异性作用；先导化合物应存在剂量和活性的相关性（剂量依赖性）；应在细胞水平上呈现活性，因为酶（或受体）实验和细胞实验的区别在于后者涉及细胞摄取、多靶标及特异性作用等。

药代动力学性质方面，先导化合物应满足吸收、分布、代谢和排泄（ADME）的基本要求：口服生物利用度（F）大于 10%；消除半衰期（$t_{1/2}$）大于 30min；静脉注射的清除率低于 35mL/（min·kg）、大鼠肝细胞的清除率低于 14μL/（min·10^6 细胞）、人肝微粒体的清除率低于 23μL/（min·kg），以显示与 CYP450 有较弱的作用，而不是 CYP450 的底物、抑制剂或诱导剂，保障先导化合物有较好的代谢稳定性；分布容积 V_d 应大于 0.5L/kg；与血浆蛋白的结合率应低于 99.5%以避免发生药物-药物相互作用。

先导化合物的化学结构方面，应具有新颖性、可获得自主的知识产权；一般含有脂肪环或芳香环 1~5 个，可旋转柔性键 2~15 个，氢键供体不超过 2 个，氢键受体不超过 8 个等。

三、候选药物的遴选

经历苗头化合物的发现、先导化合物的确定、先导化合物的优化，并完成各种生物学评价往复反馈，可得到多个候选药物，标志着新药研究进入新药开发阶段，同时也意味着需要更大的投入以进行候选药物的临床前研究及临床研究。为了提高成功率、缩短开发周期，候选药物的遴选一般遵循以下规则：

① 药效（活性和选择性）原则上应强于或不弱于现有临床应用的同类药物；
② 良好的理化性质，如水溶性、解离性、分配性、化学稳定性和晶型等；
③ 对大鼠和/或犬有适宜的药代动力学性质，如合理的口服生物利用度、合理的体内分布、适宜的半衰期、较低的血浆蛋白结合率及与 CYP450 无相互作用；
④ 安全性预实验（致突变致畸实验、围产期毒性实验、hERG 钾通道抑制实验、大鼠和/或犬的多剂量急性毒性实验等）应不会出现问题；
⑤ 应选择多个候选药物并做好备选方案。为了预防首选候选药物出现突发情况而不能继续开发，应同时有后续跟进的药物，其一般与首选候选药物结构类似、药理作用机制相同。

第三节　药物分子设计的目的与方法

药物分子设计、修饰与优化的首要目标是发现具有特定药理活性的新型结构化合物，其中药效强度高、选择性好是优化过程的首要目标，但并非唯一的标准，还需要兼具适宜的理化性质和药代动力学性质。结构优化是将分子的宏观性质和微观结构有效融合：宏观性质是分子理化性质的综合，它决定了药物在体内的 ADME 性质；微观结构是药物与靶标结合的本质体现，是呈现药理作用和治疗效果的终极所在。因此，药物分子的宏观性质与微观结构在很大程度上体现在药代动力学性质与药效学性质的统一。

药物分子的修饰和优化主要是通过对先导化合物进行结构改造和修饰，将活性化合物转化成为药物的过程。该过程是将药物的理化性质、安全性、药效学性质、药代动力学性质和代谢稳定性等统一于一个分子的过程。

一、药物分子设计的目的

药物分子的内在活性和成药性是创新药物的两个基本要素，其中活性是药物的基础和核心，成药性是辅佐活性发挥药效的必要条件，二者相互依存。药物分子在体内的药剂相、药代动力相和药效相可概括为活性和成药性的展示过程。药物分子优化的主要目的包括：①提高化合物对靶标的选择性或特异性；②提高化合物细胞活性或生理功能；③提高化合物对代谢酶的稳定性；④改善和提高化合物的溶解性和化学稳定性；⑤改善化合物的药代动力学性质；⑥提高化合物的安全性。

二、药物分子设计的方法

分子的相似性与多样性是两个相互联系相互对立的概念。在药物分子设计中，这两个概念交织在一起，不断地变换侧重点和平衡点。为了发现苗头或先导化合物，开始设计的化合物结构应尽可能多样且不相似；先导化合物优化应体现相似性和一定限度内的多样性，在不改变或丢失药效团的前提下尽可能有多样变换。但实际进行中，合成过多的相似化合物，会造成资源和人力的浪费；而多样性过多则会失去原有的先导结构。先导化合物优化的常用方法有同系物设计，引入不饱和键（插烯或炔），环结构的变换，生物电子等排，优势结构与骨架跃迁，前药、软药、硬药及孪药设计等。

1. 同系物

药物分子设计中采用烃链的同系化原理进行分子变换是应用最早和最广泛的方法，通过对同系物增加或减少饱和碳原子数、改变分子的大小来优化先导化合物。烷基链的增长或缩短，会影响化合物的疏水性和立体性。烷基数量的变化影响疏水性进而改变化合物的脂水分配系数，增加一个—CH_2—，$LogP$ 增高 0.56，提示脂溶性增大；如果烷基链在分子中的作用为支撑药效团所在空间的位置，变换碳链长度可引起活性强度的变化，甚至活性翻转。此外，烷基链的变换不仅引起位阻效应，而且会影响分子的构象；烷基取代的苯环对电性影响较小，但有时会改变药物的代谢途径以及影响分子与受体的结合能力。

同系物变换的构效关系通常具有以下特征：

① 多数药物随着碳原子数的增加生物活性增强，当达到最高活性后，生物活性下降，活性与碳原子数呈抛物线关系；

② 随着碳原子数增加，活性先是增强，然后活性不变；

③ 随着碳链原子的奇数、偶数变化，活性呈锯齿样变化；

④ 随着碳原子数增加，活性降低；
⑤ 随着碳原子数增加，药理作用翻转。

2. 引入不饱和键

引入不饱和键策略主要包括烯和炔的插入。碳-碳双键的引入，使原化合物增加了不饱和性，分子的电性和立体性发生明显的变化，进而影响活性、代谢和毒性等性质。由于双键具有吸电子诱导效应，而且π电子也可输送电荷，这对分子的不同化学环境产生不同的效果。分子 A—B 中插入一个或多个乙烯基 A—(CH=CH)$_n$—B，或 A 与 B 处于苯环的对位或邻位，在电性的分布上犹如 A 与 B 直接相连，有时会保持相当或增强的生物活性。

炔基含有两个相互垂直的π键，具有吸电子效应。炔基两端相连的原子呈 180°直线，对维持分子内基团的空间走向和距离有特定的意义。甾体化合物常在 17α-位引入乙炔基，可增强激素作用，如孕激素类药物炔雌醇（Ethinyl Estradiol）、炔诺酮（Norethisterone）和去氧孕烯（Desogestrel）等。

炔雌醇　　　　　炔诺酮　　　　　去氧孕烯

3. 环结构的变换

药物结构优化中对环系进行修饰的方法较多，如环消除、环的缩小或扩大、开环或闭环等。对结构复杂、环系较多的先导化合物往往是首先分析药效团，然后逐步进行结构简化。

开环与闭环修饰改变了分子形状、构象和表面积，可影响化合物与受体的结合，也影响药代动力学性质。柔性化合物的药效团或重要功能基团的立体匹配，可经闭环策略将结构固定成特定的构象，有助于提高药理作用的特异性。天然产物一般是多环结构，优化中通常将环状分子开环或把链状化合物变为环状。例如对镇痛药吗啡进行结构优化时，可将原有的五环系结构逐步消除，得到一系列合成类镇痛药。依据相似性策略将链状结构连接成环的设计，可限制分子构象、减少低能构象体数目，有助于提高药物的选择性，同时也可用于推断药物的药效构象。二乙基或二乙氨基的碳-碳环合，分别形成环戊基或吡咯烷基，是常用的闭环策略，例如止咳药奥昔拉定（Oxeladin）和喷托维林（Pentoxyverine）、抗胆碱药物曲地碘铵（Tridihexethyl Iodide）和三环氯铵（Tricyclamol Chloride）分别是开环和闭环化合物。

奥昔拉定　　　　　喷托维林

曲地碘铵　　　　　三环氯铵

4. 生物电子等排

1919 年，化学家 Langmuir 提出电子等排体（Isosteres）概念，用于比较分子或基团的相似性。最初的电子等排体概念认为两个分子若含有相同数目和相同排布的电子，则互为电子等排体，例如 CO 与 N_2、CO_2 与 NO_2、叠氮与氰酸等。1925 年，化学家 Grimm 将电子等排体理论广义化，提出氢化物置换规则，认为具有相同价电子的原子或原子团，如—CH_3、—OH 和—NH_2，—CH_2—和—O—分别互为电子等排体（表 4-1）。

表 4-1　氢化物置换规则的电子等排体

总电子数	6	7	8	9	10	11
原子或基团	—C—	—N—	—O—	—F	Ne	Na^+
		—C—H	—NH—	—OH	HF	—
			—CH_2—	—NH_2	H_2O	H_2F^+
				—CH_3	NH_3	H_3O^+
					CH_4	NH_4^+

随后，Friedman 提出生物电子等排体（Bioisosteres）概念，用于描述生物领域的等排体，它是一个非经典电子等排概念，但极大地扩展了电子等排原理的内容。生物电子等排体概念认为，当分子或基团的外层电子相似或电子密度有相似的分布，分子的大小或形状相似，均可认为是生物电子等排体；它们的理化性质可能存在较大差异，但对同一受体发生相互作用时，产生大致相似或相关的生物活性。

生物电子等排体可分为经典和非经典两大类型。经典的生物电子等排体，以氢化物置换规则为基础，从元素周期表中的第四列起的任何一个元素的原子与一个或多个氢原子结合成分子或原子团后，其化学性质与其邻近的较高族元素的化学性质相似，互为电子等排体，如—F、—OH、—NH_2、—CH_3。非经典的生物电子等排体，一些原子或原子团尽管不符合电子等排体的定义，但在相互代替时同样可以产生相似或拮抗的生物活性。如—CH=CH—、—S—、—O—、—NH—、—CH_2—等。药物设计中常用的生物电子等排体如表 4-2 所示。

表 4-2　药物设计中常用的生物电子等排体

生物电子等排体类别	可相互代替的等排体
一价原子和基团类电子等排体	—NH_2，—OH —H，—F，—CH_3，—NH_2 —OH，—SH —Cl，—Br，—CF_3，—CN —Pr-i，—Bu-t
二价原子和基团类电子等排体	—CH_2—，—O—，—NH—，—S—，—CONH—，—CO_2— —C=O，—C=S，—C=NH，—CH=CH—
三价原子和基团类电子等排体	—CH=，—N=，—P=，—As=

续表

生物电子等排体类别	可相互代替的等排体
四价原子类电子等排体	$-\overset{\|}{\underset{\|}{C}}-$, $-\overset{\|}{\underset{\|}{N^+}}-$, $-\overset{\|}{\underset{\|}{P^+}}-$, $-\overset{\|}{\underset{\|}{As^+}}-$
环内等排体	$-CH=CH-$, $-S-$, $-O-$, $-NH-$ $-CH=$, $-N=$
等价体环类	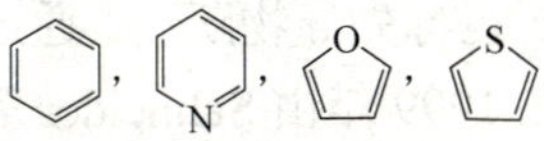 苯环, 吡啶, 呋喃, 噻吩
羟基	$-OH$, $-NHCOR$, $-NHSO_2R$, $-CH_2OH$, $-NHCONH_2$, $-NHCN$
卤素	$-F$, $-Cl$, $-Br$, $-CF_3$, $-CN$
羧基	$-COOH$, $-CONHOH$, $-SO_2NHR$, $-CONHCN$, $-PO(OH)NH_2$, $-PO(OH)OR$, $-B(OH)_2$, 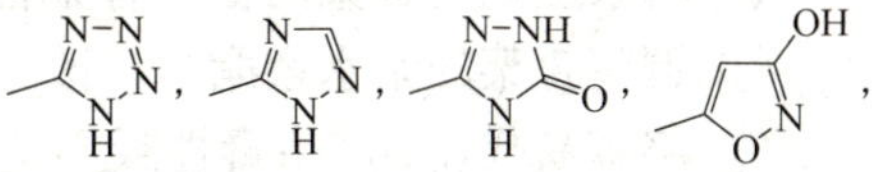 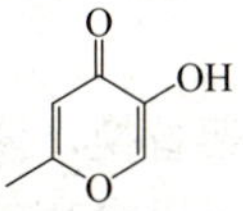 四唑, 三唑, 三唑酮, 异噁唑醇, 羟基吡喃酮

随着计算机辅助药物设计的发展，生物电子等排体概念进一步广义化，通过构效关系研究，对化学结构的某种性质（如疏水性、电性、立体性、构象等）进行定量描述，也可以获得相似的电子等排体。

生物电子等排原理常用于先导化合物优化时的类似物变换，它是药物设计中非常有效的方法，已有许多成功的例子。一般利用生物电子等排原理可以达到以下目的：

① 得到相似的药理活性。此种情况最为普遍。
② 可能产生拮抗作用。常用这种方法设计代谢拮抗剂类药物。
③ 毒性可能会比原始化合物低。
④ 可改善原始化合物的药代动力学性质。

应用生物电子等排体变换和代替时，需要考虑相互代替的原子或原子团的形状、大小、电荷分布和脂水分配系数等。目前除了经典的生物电子等排替换外，其他常用方法还包括环等当体替换、环与非环的等排替换、极性相似基团的替换、官能团反转等。

环等当体替换：组胺（咪唑环） ⇒ 吡唑环　三唑环　吡啶环　　生物活性没有改变

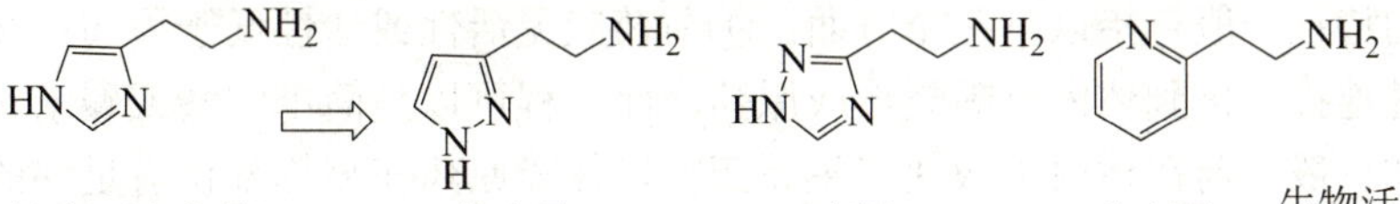

官能团反转：哌替啶 ⇒ 4-哌替醇丙酸酯　　镇痛活性增强5倍

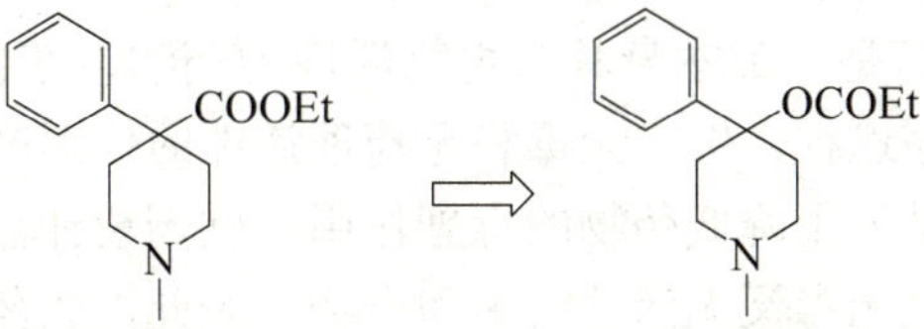

5. 优势结构与骨架跃迁

通过分析多种化合物的分子结构，人们认识到某些特定结构片段反复出现。1988 年，科学家 Evans 首次提出**优势结构（Privileged Structure）**概念，即把成功药物中最常出现的结构骨架抽提出来，以便用于先导化合物优化中骨架变换的参考。优势结构具有以下特征：骨架的尺寸较小，骨架上有多个可以连接或引入基团的位置，容易合成得到；一般为半刚性骨架，有比较固定的构象；一般不会发生自身的疏水-疏水相互作用；具有类药性等。

骨架跃迁（Scaffold Hopping）也称先导物跃迁，通过改变分子的核心结构以获得新颖的化学结构。骨架跃迁的概念最早在 1999 年由 Schneider 等人提出，用于鉴定具有显著不同分子骨架的同功能分子结构的技术。骨架跃迁可以发生在苗头化合物到先导化合物的演化过程，也可以发生在先导化合物到候选药物的优化过程。

骨架跃迁通过改变已有活性分子的分子骨架，一般可以达到以下目的：
① 将亲脂性的骨架用极性骨架替换，增加药物的溶解度；
② 调整骨架的亲水亲脂性，改变药物的脂水分配系数；
③ 将容易代谢、产生毒性或不良反应的骨架替换为代谢稳定、毒性低的骨架，从而提高药物的代谢稳定性、改善药代动力学性质；
④ 将一些柔性键过多的活性分子用刚性骨架替换，降低分子的柔性，改善结合力；
⑤ 某些骨架参与同受体的结合，改变骨架可以提高对受体的亲和力；
⑥ 核心骨架的改变会形成新型系列化合物，可获得自主知识产权。

骨架跃迁常用的方法有杂环替换、开环或闭环、肽模拟和基于拓扑的跃迁。随着计算机科学的发展，已逐步将创新算法应用于骨架跃迁中，通过对骨架跃迁后分子与受体的结合能力计算打分，可以比较精准地获得结构新颖、变换较大的活性分子。

6. 前药、软药、硬药及孪药设计

（1）**前药（Prodrug）设计**　前药是指一类在体外无活性或活性较小、在体内经酶或非酶作用下，释放出活性物质而产生药理作用的化合物。前药可分为载体前体药物（Carrier-Prodrug）与生物前体药物（Bioprecursor）。载体前体药物是将活性药物与某种无毒性化合物通过共价键连接而成；生物前体药物大部分是在研究作用机制时，发现其作用过程是经体内酶催化代谢而产生生物活性。前药设计可以达到多种特定目的，如改变药物的物理化学性质，提高药物对靶标部位作用的选择性，改善药物在体内的吸收、分布与代谢等药代动力学过程，延长作用时间，提高生物利用度，降低毒副作用，提高化学稳定性，增加水溶性及改善药物的不良气味等。

前药的特征一般包括以下三个方面：①前药应无活性或活性低于原药；②原药与载体一般以共价键连接，但到体内可断裂形成原药，此过程可以是简单的酸或碱水解过程或酶促转化过程；③一般前药在体内可快速产生原药，以保障原药在靶标部位有足够的药物浓度，但当修饰原药的目的是延长作用时间，则可设计代谢速率缓慢的前药。

（2）**软药（Soft Drug）设计**　软药是一类本身具有生物活性的药物，在体内起作用后，经人为设计的可预料的和可控制的代谢途径，生成无毒和无药理活性的代谢产物。软药设计常用于设计安全且温和的药物，通常是为了降低药物的毒副作用。软药设计需要研究药物在体内的代谢过程，发现药物可代谢为既无毒又无活性的中间产物。因此，软药可以用无活性的代谢物为先导化合物，或用硬药的软性类似物，或利用控释内源性物质来设计。

(3) 硬药（Hard Drug）设计 硬药是指在体内很难代谢和排出体外的活性药物。某些硬药在体内不能被代谢，可直接从胆汁或肾脏排泄；某些硬药在体内不易被代谢，需经过多步氧化或其他酶促反应而失活。硬药理念主要用于解决药物因代谢产生毒性产物的问题。

(4) 孪药（Twin Drug）设计 孪药是指将两个相同或不同的药物经共价键连接成一个新的分子，其经体内代谢后，产生具有协同作用的药物。孪药是一种特殊的前药。常利用拼合原理进行孪药设计：一是将两个作用类型相同的药物或同一药物的两个分子进行拼合，产生更强的作用，或降低毒副作用，或改善药代动力学性质；二是将两个不同类型的药物分子进行拼合，产生新的或联合作用。

第四节　定量构效关系

化学结构与生物活性之间的关系包括定性和定量构效关系，它们是药物化学的中心内容，其中定量构效关系（Quantitative Structure-Activity Relationship，QSAR）是研究系列化合物的化学结构或其理化性质与生物活性之间的量变规律，可采用回归分析方法或模型识别技术，以定量的方式构建化合物的化学结构与其生物活性之间的数学关系（模型）。其可以用数学表达式描述，也可以用图形描述，在不同层次上或在药物研发的不同阶段上，揭示药物的作用机理、作用方式或作用规律，更为重要的是可利用获得的数学模型预测未知化合物的活性，或进行药物分子设计。二维与三维定量构效关系反映了受体与配体的互补性特征，尤其在受体的三维结构已知的情况下，三维定量构效关系揭示配体的电性和立体性与受体活性部位的氨基酸残基的空间分布有密切的关联性。

一、二维定量构效关系

在受体的三维结构未知的情况下，定量构效关系得出的模型显示了受体对药物的结构要求，包括分子的形状在受体结合部位的空间取向、药效团的空间匹配、电性、疏水性、分子的大小及其空间立体分布等。

1. 二维定量构效关系的基本原理

定量构效关系分析的基本原理是将化合物的特定活性数据（IC_{50}，MIC，LD_{50}等）与结构数据（脂水分配系数 $LogP$，疏水常数 π，Hammet 常数 σ，立体参数 E_s 等）经过统计学方法处理，建立活性与结构之间的定量关系。首先将生物学数据与理化数据加工、剔除噪声并获取信息和知识模式图；然后在 n 个化合物样本中随机选出 m 个样本作为训练集（Training Set），并将生物活性数据和对应的结构数据输入到计算机中，经设定的程序处理，得到 QSAR 模型；最后用试验集（Test Set）$n-m$ 个化合物对模型加以验证及修正，将有用的构效关系信息与噪声及误差分开。该 QSAR 模型可以揭示受体结合部位对药物的结构要求，以及应用此模型设计新化合物或预测活性。

2. 二维定量构效关系模型

早在 1868 年就有人提出，药物的生物活性与其结构特征是函数关系，可用数学模型 A=f(C)表示（式中 A 为生物活性，C 为化合物的结构特征）。20 世纪 60 年代，有三个研究组分别建立了不同的二维定量构效关系研究方法，并在药物设计中发挥了重要作用。1964 年美国科学家 Hansch 和日本科学家 Fujita 共同开创了 Hansch-Fujita 分析法，该方法的特点是以热力学为基础，应用化合物的疏水性参数、电性参数和立体参数表达药物的结构特征，并分析结构与生物活性的关系。Free-Wilson 法是用数学加和模型表达药物的结构特征，并分析其定量构效关系。Kier 分子连接性方法是根据拓扑学原理用分子连接性指数作为化合物结构的参数。

（1）Hansch-Fujita 分析法　Hansch 和 Fujita 从热力学原理出发，认为药物分子从给药部位转运到作用部位并与受体发生作用，需要多次穿越细胞膜，发生与细胞膜或蛋白的吸附与解吸，以及在不同生物相之间的多次分配，最后药物在非均相的作用部位与受体作用。这是一个复杂的过程，难以对各个阶段的机理和热力学进行精确的微观解析，而只能做宏观的分析，这种宏观分析方法称为超热力学方法。

药物在体内的转运和与受体作用的过程中，药物分子的分配系数、电性参数、氢键形成能力和立体参数的变化，直接影响药物的转运速率和程度以及与受体作用结合的自由能变化。因此，Hansch 和 Fujita 提出了涵盖各种与自由能相关的参数普遍方程，形成了生物活性与药物的分配性、电性和立体性质的关系式：

$$\text{Log}(1/c) = a(\text{Log}P)^2 + b\,\text{Log}P + \rho\sigma + \delta E_s + C \tag{4-1}$$

如果系列化合物具有相同的结构骨架，只是变化了基本结构上的取代基，上述公式可变为：

$$\text{Log}(1/c) = a\pi^2 + b\pi + \rho\sigma + \delta E_s + C \tag{4-2}$$

式中，c 为给药部位的初始浓度；P 为分配系数；π 为取代基的疏水性常数，代表化合物或基团的疏水性对活性的影响；σ 为取代基电性常数，代表基团的电性对活性的影响；E_s 为基团立体参数，代表基团的立体因素与活性的关系；C 为常数，其与化合物类型、活性测定的方法相关；a、b、ρ、δ 是各项参数的系数，表征各个因素对活性影响的重要性。这些系数的大小取决于化合物的类型、生物系统和作用方式。在 Hansch-Fujita 分析法中，上述各项系数通过最小二乘法经多重回归分析求出，每个系数的显著性水平用统计学方法判断和验证。

（2）Free-Wilson 分析法　Free-Wilson 分析法是将一组化合物分解成不同位置和基团对生物活性的贡献，得到的方程是化合物母体骨架和不同位置的取代基与活性的定量关系。Free-Wilson 分析法的基本原理是化合物中基团对活性的贡献具有独立性和加和性，认为在相同母体骨架下的各个同源化合物，取代基对活性的贡献是恒定的、独立的和有加和性的，与分子中其他部位的基团变化无关。被分析的每一个化合物的生物活性 BA_i 是母体骨架对生物活性贡献 μ 与取代基对生物活性贡献 a_{jk} 之和，即：

$$\lg BA = \sum a_{jk}X_{jk} + \mu \tag{4-3}$$

式中，X_{jk} 为当基团 X_k 处于 j 位置上时，赋值为 1，j 位置无 X_k 时，X_{jk} 为 0；生物活性 BA 用物质的量浓度或摩尔剂量的倒数表示，如 $1/IC_{50}$ 或 $1/ED_{50}$，该数值越大，活性越高；能使活性提高的取代基，系数 a_{jk} 为正值，能使活性降低的取代基，系数 a_{jk} 为负值。

（3）Kier 分子连接性方法　分子连接性方法比 Free-Wilson 分析法更加依赖于结构本身的参量，既不靠物化参数的测定，也不需要对变换的位置和基团有特定的限制，是直接依靠结构本身的特征计算出拓扑学参数。这方面的研究最早由 Randic 根据图论将分子内各个原子连接的方式以及由此产生的拓扑学性质，用简单的数字串表征。进而 Kier 等人提出了分子连接性方法。分子连接性方法将分子连接性指数（Molecular Connectivity Index）作为化合物的拓扑学参数，用简单的数值表征化合物的结构特征，从而通过回归分析将化合物的活性与结构关联起来，即：

$$\text{Log}(1/c) = a^1X + b^1X^v + c^2X + \cdots + K \tag{4-4}$$

式中，^1X、$^1X^v$ 和 ^2X 等为分子连接性指数。

二、三维定量构效关系

与 2D-QSAR 相比，三维定量构效关系（3D-QSAR）所揭示的信息更加丰富，且更加真实地反映药物与受体之间的作用本质。3D-QSAR 是建立在以下观点的基础上：①分子的形状在一定程度上影响生物活性，分子的构象特别是活性构象是研究 3D-QSAR 的关键；②药物分子与受体的相互作用是借助可逆的、非共价结合的弱作用力实现，如静电引力、氢键、疏水作用和范德华力等。

1. 3D-QSAR 的一般特征

3D-QSAR 可以处理药物分子三维空间中静电分布、氢键形成的能力和取向、立体性匹配和疏水性分布等与生物活性之间的定量依存关系。这种方法不需要预先测定或计算化合物的理化性质参数或基团取代基常数，而是考察整体分子的性质，只要求化合物与受体的相同位点结合，不要求结构骨架相同。因此，3D-QSAR 不仅能够优化先导化合物，而且可以发现先导化合物。

3D-QSAR 与 Hansch-Fujita 分析法的共同之处在于都是以能量变化为依据，所描述的特征都是互补受体的立体和电性要求。它们分别用能量等势图和线性自由能方程表征受体的特征，方法可相互补充。

3D-QSAR 分析方法一般的操作步骤包括药效构象的确定和叠合、三维特征的计算、定量模型的建立、模型的验证。

2. 3D-QSAR 分析法

（1）最小拓扑差异法（MTD）　最小拓扑差异法是定量描述系列药物分子与受体结合部位之间立体的差异程度与活性间的关系，MTD 参数用于经典的 QSAR 分析，也可与 Hansch-Fujita 分析法的电性和疏水参数结合使用。

分子的 MTD 参数是由该分子的原子位置与参比超分子（包含 QSAR 训练集中所有分子所占据的位置）的原子相比较获得。超分子的产生方法是首先将分子逐个叠合，即各个化合物含有非氢原子的叠合，而不只局限于药效团的原子和基团。化合物的 MTD 值的算法是将处于不利位置的顶点数减去有利的顶点数，然后通过每次改变一个顶点的性质来反复精修受体图，从而改善活性与结构的匹配性。

（2）分子形状分析法（MSA）　分子形状分析法是通过研究化合物之间的三维结构形状的相似性、差异性与生物活性的关系，揭示三维结构与活性的定量构效关系。MSA 首先指定一个参比分子（一般为高活性化合物），然后采用分子形状指数表征各个化合物与参比分子的相似性和差异性，并经统计学分析分子形状指数与生物活性的关系，从而建立 QSAR 方程。其中分子形状指数包括与参比分子的重叠体积、共同重叠体积比例、非重叠体积比例以及与参比分子之间的体积差等。这些指数作为自变量描述与活性变化的相关性。

在运用 MSA 时,首先对化合物作构象分析,计算所有化合物的最低能量构象,然后选取其中一个化合物作为参比分子,而其余化合物分别与参比分子叠合。为了确定哪些参数与生物活性具有相关性,要进行多元回归或偏最小二乘法分析。在回归方程中可为一次项或平方项,重叠体积参数的系数为正值时,表明该分子与参比分子的相似性较大,预期的活性较高;非叠合体积系数为负值时,表明该分子与参比分子形状不相似,活性较弱。

(3)距离几何法(DGM) 距离几何法是通过配体分子中的特定原子或基团与受体相应结合位点的相互作用,以及受体的结合位点与一组配体分子的不同功能基之间的结合能力建立起活性的量变规律,从而预测新化合物的结合能力和生物活性。距离几何法中最简单的程序是 REMOTE DISC,是根据配体小分子二维结构和理化性质推演出受体分子的模拟。

(4)比较分子场分析法(CoMFA) 比较分子场分析法是一种广泛应用的 3D-QSAR 模型分析法,该方法是基于配体分子以相同方式与受体部位发生相互作用,因而认为化合物在受体结合部位应以大致相同的空间取向与受体结合,通过对各个配体分子的活性构象作适宜叠合,然后用分子场表示各个配体分子与受体的相互作用特征,各化合物周围分子场的差别反映生物活性的强弱。

CoMFA 的特点是将分子特征的表述、统计学方法和图形显示结合在一起,具有直观性和实用性,已经由 Tripos 公司开发成商业软件。CoMFA 模型可映射出受体的拓扑形状和与之结合药物的理化需求,可用来预测新化合物的活性。由于该方法的模型对预测未知化合物的活性比较准确,因而得到广泛的应用(图 4-5)。

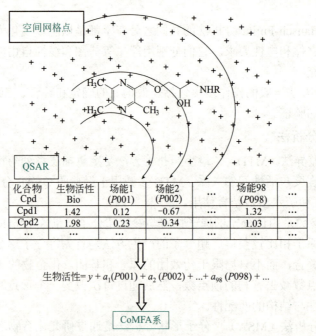

图 4-5 比较分子场分析法(CoMFA)步骤

(5)比较分子相似性指数分析法(CoMSIA) CoMFA 以 Lennard-Jones 势能函数表征立体性,以库伦势能函数描述静电场相互作用,但这两种势能函数具有一定的缺陷,即在接近分子的范德华表面时非常陡峭,以致在接近表面格点上的势能发生急剧的变化。此外,在原子中心还会产生奇异的性质。为了避免这些情况,求解势能函数通常限定在分子外的一定区域内，导致定义的截断值有相当大的随意性。基于此，Klebe 提出比较分子相似性指数分析法，该方法避免使用 Lennard-Jones 势能函数和库伦势能函数，而是采用与距离相关的高斯函数，通过计算分子在空间的相似性指数以克服上述缺陷，且无需定义能量的截断值。

CoMSIA 通过采用共同的探针，计算所叠合的各个分子在空间格点上的相似性指数，包括静电场、立体场、疏水场和氢键场等四种分子特征，其得到的力场值并非所有分子之间相似性的直接度量，而是通过计算各个分子与格点上探针的相似性间接地计算出相似性指数，并用偏最小二乘法优化分析处理得到的相似性指数。

第五节　计算机辅助药物设计

20 世纪 80 年代，随着计算机辅助分子模拟技术的发展，计算机辅助药物设计（Computer-Aided Drug Design，CADD）得以迅速发展。**CADD 技术以计算化学、药物作用靶标的三维结构为基础，通过计算机的模拟来预测配体与受体生物大分子之间的关系，从而进行先导化合物的优化与设计。CADD 技术可以大大缩短新药的开发周期，并降低开发成本。**CADD 已使新药的开发成为不同领域的新理论、新方法和新技术相组合的系统工程，包括蛋白组学、基因组学、计算化学、组合化学、结构生物学、生物信息学、化学信息学以及高通量筛选等相互渗透、紧密结合的多学科协同研究。受体-配体作用假说和分子模拟是 CADD 的理论基础，根据受体结构是否已知，可将 CADD 技术分为基于配体的药物设计和基于受体（结构）的药物设计两种方式（图 4-6）。

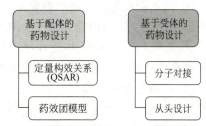

图 4-6　计算机辅助药物设计方法的分类

一、基于配体小分子的药物设计

当配体小分子缺乏与这些靶标受体的相互作用结合模式时，特别是对应靶标受体的结构未知（或虽然已知，但其结合位点未知）时，人们无法通过预测获得小分子配体与受体的相互作用特征，此时可采用基于配体的药物设计方法，对一个、多个或一系列存在结构类似性或结构统一性的配体进行模型构建与分析，然后应用于药物设计。

药物分子结构中含有多种基团，不同基团具有不同的理化特征，导致药物分子在空间中的电性、疏水性等存在差别，必然能够与对应靶标受体的某一或某几个区域（理化特征相似或互补的区域）发生特异性识别与结合，从而产生生物学效应（如激动、拮抗、变构等）。因此，**作用于相同靶标受体的药物分子，化学结构虽有不同，但其多个基团往往具有相似的结构特征，这些共同特征被统称为药效团（Pharmacophore）**。国际纯粹与应用化学联合会（IUPAC）将药效团定义为"分子中与特定生物靶标发生最佳相互作用并引起生物学效应所必需的空间和电子特征的集合"。药效团为药物分子发挥生物学效应所必需的特征基团，但并非药物分子的所有特征基团都属于药效团；药效团具有空间特征，该特征由药物分子和靶标受体的最佳相互作用模式决定。

在上一节中介绍的基于定量构效关系（QSAR）的药物设计方法，其也属于基于配体的药物设计方法，本节将重点介绍药效团模型法。

1. 药效团模型法

（1）药效团模型的构建　当所研究的配体分子具有与其对应靶标受体的共结晶晶体结构时，可根据晶体结构中的结合模式信息直接进行药效团模型的构建。通常，共结晶晶体结构可清晰地展示配体分子与其对应靶标受体的结合位置和结合特征信息，主要包括配体分子与靶标受体结合位置的口袋或表面大小形状、配体分子的结合构象、构象周围的受体氨基酸残基等。从晶体结构信息中可提炼出配体分子与受体氨基酸残基的所有相互作用。

当所研究的配体分子缺乏与其对应靶标受体的共结晶晶体结构时，需要生成配体分子的构象。生成构象的方法主要包括：系统搜索方法、随机搜索方法和模拟退火方法等。通常情况下，结合位置的配体构象为配体的能量较低构象，一般采用结构优化后的能量极低构象来代表配体分子的生物学活性构象，基于该能量极低构象进行药效团模型构建。对于一系列具有相似化学结构的配体分子，可认为其对靶标受体具有相似的结合模式，可采用结构优化方法生成该系列配体的构象，然后进行分子叠合，分析空间上共有的药效团特征，继而获得合理的药效团模型。

（2）药效团模型方法在药物设计中的应用

① 药效团模型能够在三维空间中清晰地反映配体分子发挥生物学效应的关键特征，从而能够建立比较明确的构效关系（SAR），以指导配体分子的结构设计。

② 若靶标受体或配体-受体结合位点未知，通过药效团模型可以预测配体分子与靶标受体的结合位点特征，进而判断该位点的空间及电性特征（如可能含有哪类氨基酸残基）。

③ 可通过药效团模型对化合物库进行虚拟筛选，以缩小目标分子的数量范围，进而发现对特定靶点具有潜在生物学活性的新分子。

（3）药效团模型构建的软件　目前用于药效团模型构建的商用软件品种较多，如 DISCO 和 DISCOtech、CATALYST、MOE 等。DISCO 又称距离比较，是 SYBYL 操作系统的一个模块，更新版本为 DISCOtech，当受体结构未知时，以一组已知的配体为训练集，从分子的一系列构象出发，分析有活性的构象，产生多种药效团模型并进行优化，然后利用该药效团模型对三维数据库进行检索，搜寻新的配体。

CATALYST 是 Accelrys 公司开发的软件，采用 Insight Ⅱ 操作系统。该软件可以确立正确的药效团模型；利用该药效团模型及受体信息形成约束条件，对化合物库进行检索；还可以对检索得到的化合物进行活性预测及评价。

MOE 软件于 1996 年由加拿大 Chemical Computing Group 公司开发。MOE 软件的功能包括同源建模、虚拟分子库设计、定量构效关系研究、药效团模型、分子对接和分子动力学模拟及全新药物设计等。

（4）药效团模型构建的基本步骤　药效团模型构建的基本步骤包括：①选取一组活性化合物（结构多样化、活性较好）作为训练集；②分析训练集中分子的多种合理构象，并搜索最低能量构象及合理的其他构象；③将训练集分子的构象按一定规则叠合，识别出属于同一活性级别的化合物的共同结构模式，建立分子的三维药效团模型，计算识别药效团的描述符（氢键供体、氢键受体、疏水中心、亲水中心、负电荷中心、正电荷中心、几何约束特征等）；

④选择一组活性化合物作为测试集，对药效团进行必要及合理的修正；⑤用修正的药效团模型搜寻数据库并获得化合物，并预测化合物的活性。

例如，利用 MOE 软件时，为更加形象地展示配体在活性位点的相互作用模式，可运用 MOE 生成相互作用二维图示。二维图示展现了配体与受体分子的多种相互作用，并配有各图形的具体释义、直观定义与疏水相互作用相关的药效团特征等（图 4-7）。

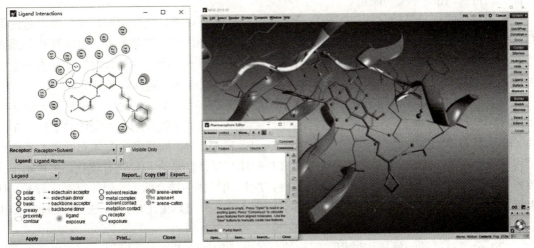

图 4-7　受体-配体相互作用二维图示及定义/修改药效团特征

2. 其他定量构效关系方法

除上一节介绍的二维及三维定量构效关系方法外，目前还发展了 4D-QSAR（化合物构象的总体形象作为第四维）、5D-QSAR（受体与配体的诱导-契合作为第五维）及 6D-QSAR（相互作用中发生的水合和去水合溶剂化效应作为第六维）方法。多维定量构效关系方法充分考虑了药物与受体相互作用的更多影响因素，更具合理性，但目前该类方法的发展还需要更多的研究加以完善。

二、基于结构的药物设计

基于结构的药物设计（Structure-Based Drug Design，SBDD）又称为全新药物设计（*De Novo* Drug Design）或直接药物设计。基于结构的药物设计依赖于 X 射线晶体学、核磁共振（NMR）波谱学或同源建模等方法，获得生物靶标的三维结构，然后根据受体结合口袋的形状和性质研究药物与受体的相互作用，设计新的药物。目前，受体的三维结构数据可以通过蛋白质数据库（Protein Date Bank，PDB）查询并下载。研究中通过分析受体与药物结合部位的性质（如静电场、疏水场、氢键作用等结合位点信息）以及构象和化学结构特征，进行数据库搜寻，获得并分析与受体作用部位形状和理化性质相匹配的分子。该方法的合理运用，可设计新的先导化合物或优化先导化合物。基于结构的药物设计常用方法有分子对接法和从头设计法。

1. 分子对接

分子对接（Docking）是指通过计算机软件模拟药物分子和受体大分子相互匹配、相互识别而产生相互作用的过程,是获得小分子(或蛋白质等)与生物大分子(蛋白质、酶、DNA等)相互作用模式的一种预测方法。对于"锁-钥模型",在给定生物大分子结构(构象)的情况下,分子对接主要通过对小分子进行一系列的构象生成,然后将这些构象置于大分子活性位点进行匹配,以发现和获得匹配模式较好的小分子构象,并进行输出。对于"诱导-契合模型",则额外考虑了生物大分子的构象自由度。通常情况下,匹配要素包括但不限于空间特征(几何)、化学环境和能量。

分子对接的理论基础包括:①药物分子产生药效需要与靶标充分接近,并采取合适的取向,在必要的部位相互匹配(互补);②药物与受体的互补性包括立体互补、电性互补和疏水性的互补等;③受体与小分子通过适当的构象调整,得到一个稳定的复合物构象;④分子对接过程是用来确定复合物中两个分子正确的相对位置、取向和特定的构象。

(1) 分子对接软件　用于分子对接的专业软件较多。第一个分子对接程序是 Kuntz 小组于 1982 年开发的 Dock,早期的版本以刚性对接为主,从 4.0 版开始考虑配体的柔性。半柔性(刚性受体-柔性配体)对接程序还有 AutoDock、FlexX 等。同时考虑配体和受体柔性的对接程序主要有 FlexiDock,它采用遗传算法来对配体和受体的结合构象进行优化,在初始条件较好的情况下,FlexiDock 可以比较精确地确定配体和受体的结合状态,但计算时间较长。代表性的分子对接软件有 AutoDock、AutoDock Vina、LeDock、rDock、UCSF Dock、DS CDOCKER、Glide、GOLD、MOE Dock 和 Surflex-Dock 等。

(2) 分子对接的一般操作过程　不同的分子对接软件的操作有所区别,一般包括如下操作过程:①受体蛋白的选取、载入及预处理;②定义受体的结合位点;③运行对接程序,将配体分子对接入受体结合位点;④对接程序按照几何互补性、能量互补性以及化学环境互补性的原则,评价化合物与受体相互作用的强弱,并通过打分函数打分;⑤分析对接结果,确定最佳结合模式;⑥针对化合物数据库进行分子对接筛选。例如分子对接软件 Discovery Studio 的分子对接模块 CDOCKER 的操作界面如图 4-8 所示。

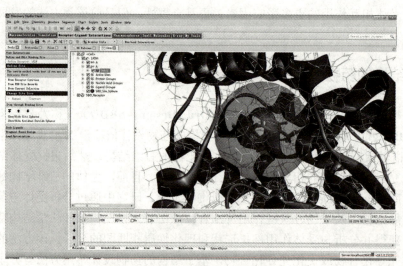

图 4-8　Discovery Studio 软件定义对接位点

分子对接的目的是将配体合理放置到受体中,从而预测二者的结合模式。Surflex-Dock,拥有精确的结合构象预测能力、准确的平衡解离常数(K_d)打分以及较快的计算速度。Surflex-

Dock 采用经验打分函数和专利搜索引擎把配体对接到蛋白的结合位点。这个方法在排除假阳性分子方面特别优秀,因此可以极大地缩小筛选库的规模而同时不减少潜在活性分子的数目。Surflex-Dock 进行分子对接的基本流程如图 4-9 所示。

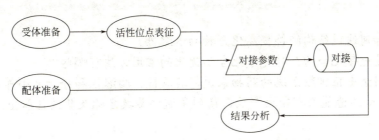

图 4-9　Surflex-Dock 分子对接操作的基本流程

2. 从头设计

从头设计是指从分析受体蛋白的结构出发,通过分析其活性口袋周围氨基酸残基的结构特征,得到受体和配体结合的作用特点,并按照这些特点,从一个片段开始,生长出新的结构。其最大的优点是可以产生结构全新的药物。

从头设计法一般包括如下操作过程:①根据受体的活性口袋定义配体的活性位点,这些活性位点可以用不同的描述符表述,如疏水位点、氢键位点、电性特征以及空间约束;②根据活性位点的特征,产生相应的配体分子片段,并用一定的连接方法将这些片段连接或生长;③对配体分子的活性进行评价预测,在打分高的结构中选取一部分进行化学合成及活性测定,验证设计方法的准确性(图 4-10)。

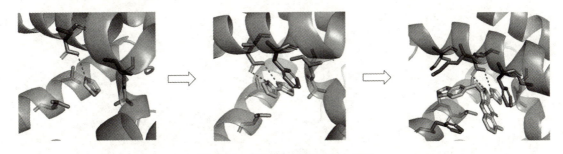

图 4-10　药物从头设计的基本过程

目前,伴随着分子对接技术的发展,药物设计领域已发展出一系列新的评价受体与配体相互作用的研究方法,使其对结合模式的研究更加趋于精准,并已成功地应用于药物设计或药物作用机理研究中。如分子动力学模拟(**Molecular Dynamics Simulation,MDS**)、**QM/MM**方法、**MM/PBSA** 方法、**MM/GBSA** 方法和 **FEP** 方法等。

21 世纪是科学技术蓬勃发展的世纪,生命科学、信息科学以及超级计算机科学的发展将为复杂生物体系的理论计算和药物设计创造有利条件。计算机技术和创新算法的迅猛发展必将引起计算化学、计算生物学以及计算机辅助药物设计等领域的革命性变化。计算机辅助药物设计技术与组合化学技术相结合将显示巨大威力,而基于结构的药物设计将向基于作用机理的药物设计方向发展。未来,生物信息学、组合化学与高性能并行计算等将与药物设计紧密结合，以快速、高效发现新靶标和活性化合物，为疾病的防治提供更多更好的药物及研究方法。

> **思考题**
>
> 1. 列举如何通过结构修饰提高化合物的水溶性。
> 2. 什么是先导化合物？对先导化合物优化的常用方法有哪些？
> 3. 对作用于中枢神经系统的药物来说，其氢键、脂溶性和分子大小等理化性质对化合物的血脑屏障通透能力有较大影响，请列举这些参数名称及其最佳取值范围。

第五章
药物的合成路线与质量控制

扫码获取
资源

学习目标

掌握：药物合成路线的设计策略；药物合成路线的评价与选择的依据；药物合成中原料和中间体的质量控制方法。

熟悉：药物不同研发阶段合成路线的设计原则；药物合成过程中的工艺控制；药物合成终产物的质量控制。

了解：人工智能与药物合成路线设计；药物中致突变杂质的分类及控制措施；药物终产品的特定检测。

第一节 药物合成路线的设计策略

在新药研发的过程中，**从药物的作用靶点到先导化合物再到候选药物的研究过程称为设计-制造-测试-分析（Design–Make–Test–Analyze，DMTA）过程**。其中药物的合成贯穿于药物研发的各个阶段以及生产的整个过程。在完成药物的结构设计得到目标分子结构后，如何对目标分子的合成路线进行设计，提高合成的工作效率，是药物化学研究的重要任务。

一、药物不同研发阶段合成路线的设计

药物合成路线是化学药物合成的理论基础，对药物的产品质量、合成速度有着至关重要的影响。在不同的药物研发阶段，其任务目标和技术特征不同，药物合成路线也会有所不同。

在药物研发的初始阶段，药物化学家设计了多种结构各异的目标化合物，这些化合物需要尽快制备出来用于活性筛选。它们作用靶点相同、化学结构高度类似，具有显著共性，所需样品量较少，通常为毫克级或克级，但要求的制备周期较短。此阶段的合成路线一般以能够制备少量的多种结构类似化合物为基础进行设计，**重点考虑能否在较短的时间内获得结构正确、质量良好的化合物样品，以满足生物活性筛选的需要**。无需过多考虑合成路线的长短、

技术手段的难易、制备成本的高低等问题。

随着研究的不断深入，当某个目标化合物经过系统的临床前评价被确定为具有实际开发前景的候选药物时，合成路线会有所调整。该阶段制备样品用于Ⅰ、Ⅱ和Ⅲ期临床试验研究，用量通常为千克级。此时样品需要严格控制其质量，与此对应，需要设计一条适合于批量制备、产品质量稳定可控的合成路线。该合成路线虽然具备一定的实用价值，但在设计过程中对经济因素、安全因素和环境因素的考虑依然有所欠缺，很少能被直接用于药物的商业化生产。

在药物研发的后期阶段，一旦某个候选药物在临床试验中呈现出良好的成药性，有望成为新化学实体（New Chemical Entity，NCE），药物研发企业就需要开发合成该NCE的优化路线，为新药的注册和上市作好准备。此时需要对合成路线进行大量的研究和论证，设计出质量可靠、经济有效、过程安全、环境友好且具有明确工业化价值的合成路线，并适时为该工艺申请发明专利，为新药的商品化奠定技术基础。

对专利即将到期的药物或者产量大、应用广泛的药物进行合成路线改进和优化，提高产品质量、降低成本、减少环境污染，可为企业带来良好的经济效益和社会效益。

二、药物合成路线的设计策略

1. 逆合成分析法

逆合成分析法（Retrosynthetic Analysis）又称切断法（Disconnection Approach），是药物合成路线设计中最基本、最常用的方法。20世纪60年代，1990年的诺贝尔化学奖获得者E.J.Corey正式提出逆合成分析法，并运用此方法完成了百余个复杂天然产物的全合成。

逆合成分析法是一种逆向的逻辑思维方法，其设计思路与药物合成路线的实际过程相反，从剖析目标分子（Target Molecule，TM）的化学结构入手，采用逆向切断、连接、重排和官能团的引入、转换和消除等化学操作，直至将目标分子拆解、变换、倒推为合成子（Synthon）、等价试剂（Equivalent Reagent）或等价中间体（Equivalent Intermediate），因此被称为"逆"合成或"反"合成法（图5-1）。在逆合成分析的过程中，有时需要进行官能团的转换（Functional Group Interconversion，FGI），即由一种官能团转换成另一种或几种官能团、引入官能团和消除官能团来实现好的切断的目的。

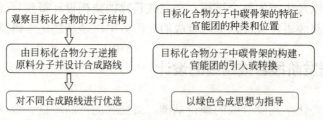

图5-1 逆合成路线的设计

运用逆合成分析法进行合成路线的设计时，对化合物结构切断位点的选择决定了合成路线的质量。好的切断位点应当是产率高和成功率高的反应，且有合适的反应机理作为理论支撑，切断后所得的合成子有与之对应且廉价的等价试剂。切断的基本原则：①在确保药物纯度等关键指标的前提下，合成步骤应尽量短；②切断处的逆反应应该是产率高和成功率高的反应；③优先切断C—Z键和与C—X相邻的C—C键（其中C—Z键包括酰胺键、酯键和醚键等；C—X 为 C—OH 等），尤其是在双基团切断时和影响选择性的基团切断时；④充分考虑分子中官能团的相互关系，确定 C—C 键的切断；⑤官能团的转换有时可以使切断变得容易，应当首先考虑分子中不稳定部分；⑥无论是购买还是制备，切断后合成子的等价原料应易于获得。

托品酮（Tropinone）是从颠茄等茄科植物中分离得到的生物碱，为阿托品类生物碱合成的重要中间体。其最早报道的合成路线是以环庚酮为起始原料，经 10 余步反应制得托品酮（图 5-2），由于步骤较多，总收率仅为 0.75%。

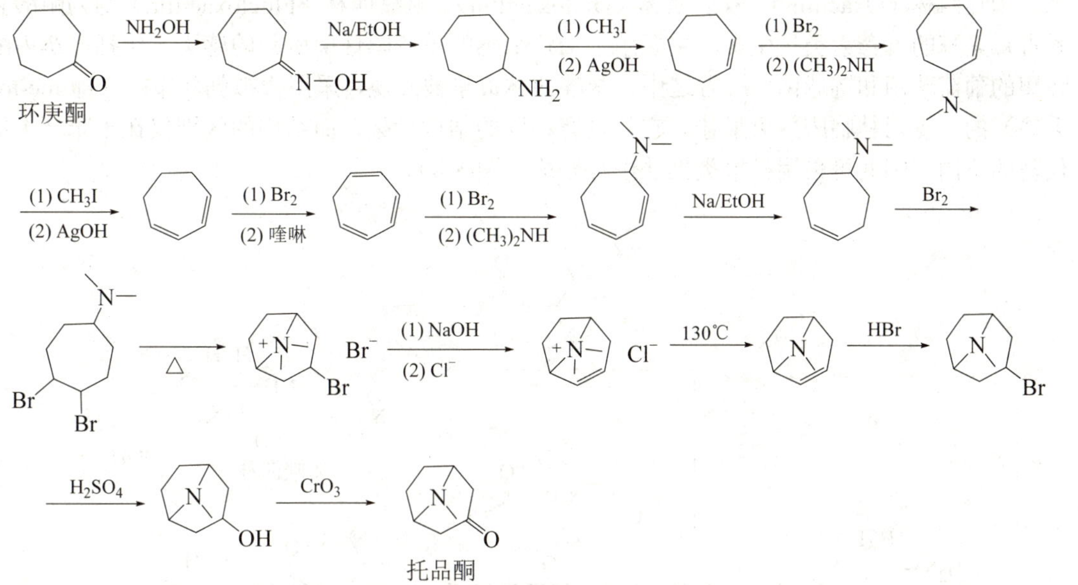

图 5-2　以环庚酮为原料合成托品酮

1917 年，R. Robinson 根据托品酮的分子结构特点，通过逆合成分析，以丁二醛、甲胺和丙酮为原料经 Mannich 反应进行合成。在改进后的合成路线中，Robinson 选择了更容易发生反应的 3-氧代戊二酸为等价试剂，在中性水溶液中与丁二醛、甲胺发生 Mannich 反应后经加热脱羧完成托品酮的合成（图 5-3）。此合成路线反应步骤大大缩减，收率可达 92.5%。Robinson 托品酮合成法是应用逆合成分析方法进行有机合成路线设计的经典成功案例。

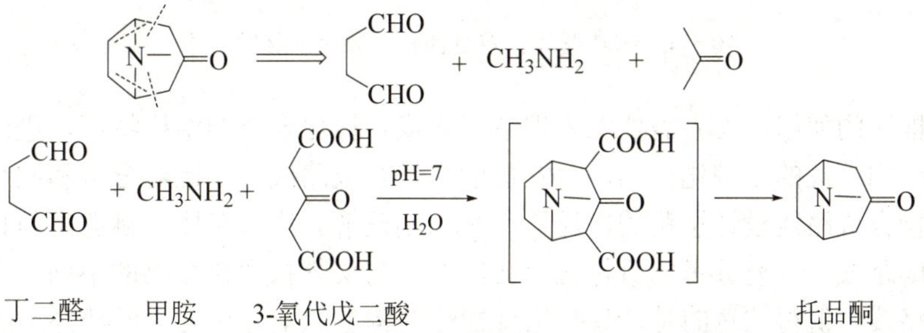

图 5-3　逆合成分析方法设计托品酮的合成路线

采用逆合成分析法进行合成路线的设计，需要设计者熟悉常用的化学反应，掌握化学反应知识越全面、越熟练，其合成路线的设计思路就越开阔、手段就越多样。

2. 模拟类推法

进行药物合成路线设计时，如果目标化合物的原创性很强，缺乏类似结构的报道，建议采用以逆向逻辑思维为核心的逆合成分析法。首个化合物的合成路线取得成功后，当需要合成大量结构类似的化合物时，建议采用以类比思维为核心的模拟类推法。与先导化合物结构高度类似的 me-too 或 me-better 类药物也可以参考其先导化合物的合成路线，用模拟类推法进行化合物的路线设计。

苯唑西林（Oxacillin）、双氯西林（Dicloxacillin）、氟氯西林（Flucloxacillin）均为耐酸且耐青霉素酶的青霉素类抗生素，主要用于治疗敏感的革兰阳性菌引起的感染，包括产β-内酰胺酶的葡萄球菌和链球菌。三者之中，苯唑西林最早被发现，采用模拟创新策略（即 me-too 策略）的氟氯西林临床效果最佳。它们具有相同的结构骨架，而结构的区别仅在于苯环上取代基的不同，因此可采用模拟类推法进行合成（图 5-4）。

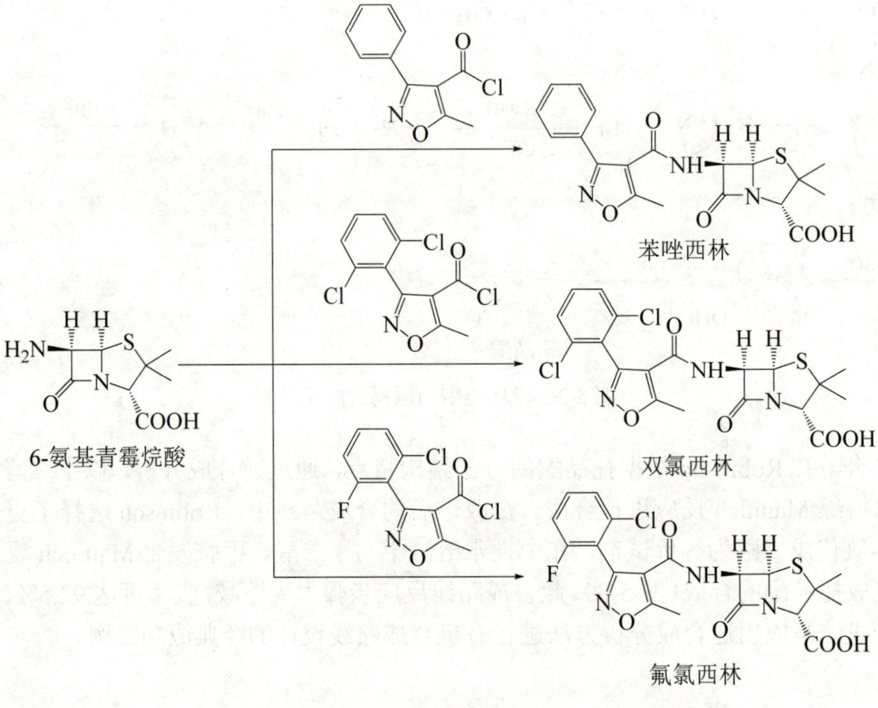

图 5-4　苯唑西林、双氯西林、氟氯西林的合成

模拟类推法的使用，首先需要深入理解所合成目标化合物的结构特征，进而通过文献查阅具有同样结构特征的多种化合物，对它们的多条合成路线进行比对分析和归纳整理，逐步形成对类似物合成路线设计思路的广泛认识和深刻理解。通过对比，挑选出与目标化合物最为适配的合成路线，并充分考虑目标化合物的结构与文献报道化合物的不同，设计出目标化合物的合成路线。值得注意的是，某些化合物的结构看似十分相近，但是并不能对其合成路线生搬硬套、强行模拟类推。

喹诺酮类（Quinolones）抗菌药物是一类具有 1,4-二氢-4-氧代喹啉-3-羧酸结构的化合物，通过抑制细菌 DNA 促旋酶进而干扰细菌 DNA 的合成而产生抗菌活性。诺氟沙星

（Norfloxacin）、环丙沙星（Ciprofloxacin）的母核部分均为1,4-二氢-4-氧代喹啉-3-羧酸，6位均为氟取代，7位皆带有哌嗪环。二者的结构不同之处主要体现在1位N原子的取代基上。如果以诺氟沙星为模拟对象，采用模拟类推法对环丙沙星进行合成路线设计，则需要将原路线中的溴乙烷替换为溴代环丙烷。但溴代环丙烷的溴原子离去后生成的环丙基碳正离子不稳定，易转化为烯丙基碳正离子，导致反应不能正常进行。因此，诺氟沙星与环丙沙星有着不同的合成路线（图5-5）。

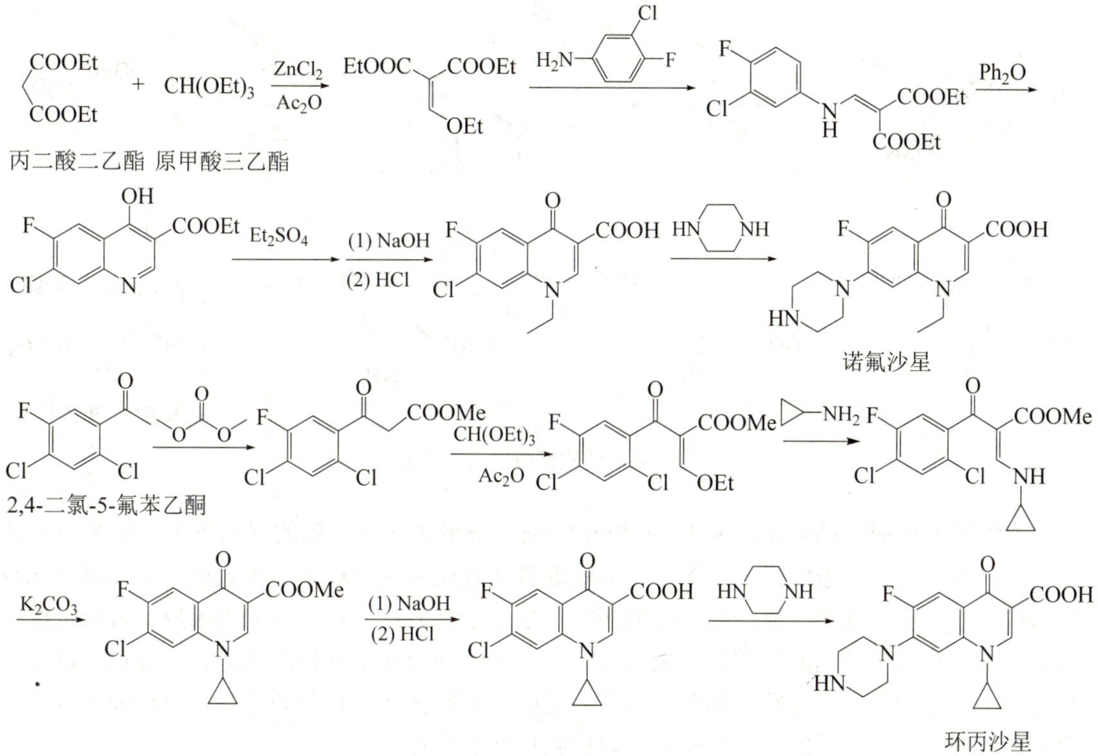

图5-5 诺氟沙星与环丙沙星的合成

采用模拟类推法进行药物合成路线设计时，要找出模拟对象和目标化合物共同的结构特征，利用模拟对象合成路线中的相同和相似反应。当路线中所要引入的结构部分或需要的原料没有相似的路线参考时，则应采取逆合成分析法，独立思考并设计新的反应路线，并在理解反应机理的基础上优化路线。

3. 药物半合成路线的设计策略

按照起始原料的来源，药物合成路线可分为全合成（Total-Synthesis）路线和半合成（Semi-Synthesis）路线。**全合成是以化学结构简单的化工产品为起始原料，经过一系列化学反应和物理处理制得复杂化合物的过程；半合成是由具有一定基本结构的天然产物经化学结构改造和物理处理制得复杂化合物的过程。**

磷酸奥司他韦（Oseltamivir）是由罗氏公司开发的神经氨酸酶抑制剂，主要用于禽流感、A型流感病毒和B型流感病毒的预防和治疗。磷酸奥司他韦是以来源于木兰科植物八角中的莽草酸为起始原料进行半合成得到的（图5-6）。Cloudius等人报道了采用连续流动合成技术成功合成了磷酸奥司他韦。与传统工艺相比，大大缩短了反应时间，总收率提升到了 48%（图 5-6）。

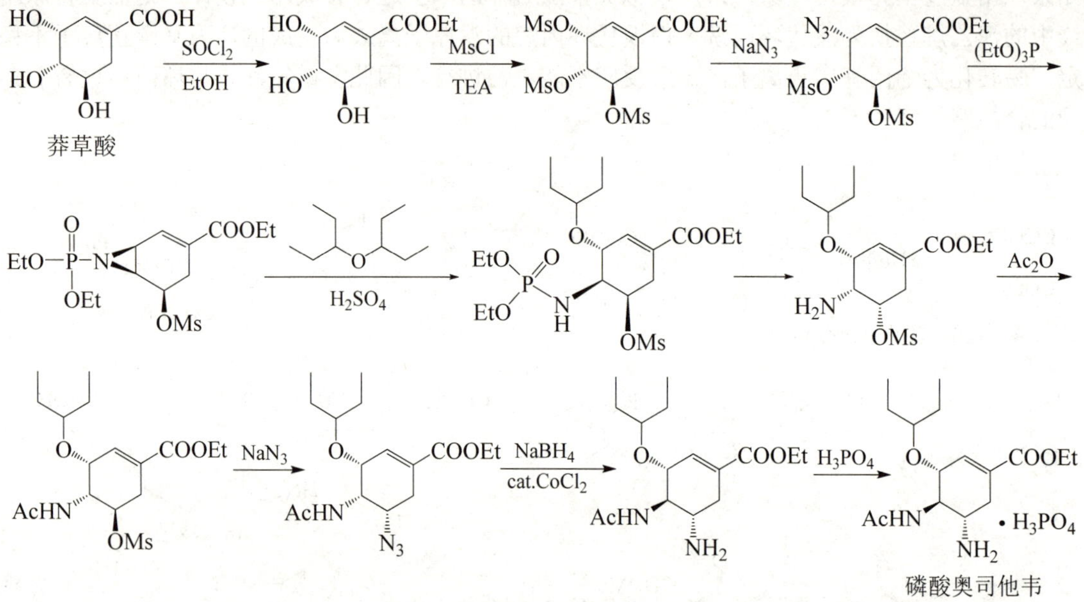

图 5-6 磷酸奥司他韦的合成

连续流动合成（Continuous-Flow Synthesis）是指在连续流动的状态下进行化学反应的过程，分别以适当流速将两个或多个物料经混合装置充分混合后泵入管式反应器、填充床反应器或微通道反应器中，流经反应器的同时发生化学反应，并在出口处收集反应液或继续泵入下一工序。与传统的间歇式反应模式相比，连续流动反应中物料的输送、反应进程以及产品分离、后处理都是在连续流动的状态下完成的，具有传热与传质效率高、反应安全性高、自动化程度高、反应时间短以及反应参数控制精准等优点。

除了抗感染药物，抗肿瘤药物和激素类药物中也有很大一部分采用半合成路线制备。采用半合成路线能够合成出较为复杂的药物分子，且有助于提高合成效率，降低成本。半合成路线的原料应选取来源广泛、价格低廉且质量可靠的天然产物，这些原料多为微生物代谢产物，亦可来自植物或动物。目前，青霉素类抗生素大多采用 6-氨基青霉烷酸（6-APA）为原料进行合成，而头孢菌素类则采用 7-氨基头孢烷酸（7-ACA）、7-氨基去乙酰氧基头孢烷酸（7-ADCA）或 7-氨基-3-乙烯基-4-头孢烷酸（7-AVCA）等进行合成。半合成路线的设计者必须熟悉所用天然产物原料的性质，依据原料的相关性质和化学反应活性特征设计出合理、高效的半合成路线。

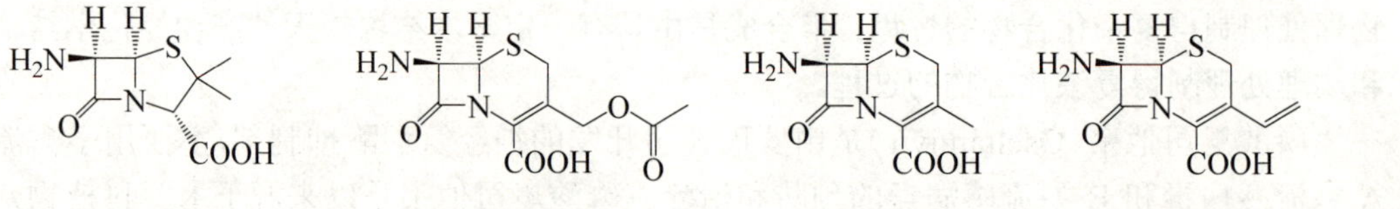

6-APA　　7-ACA　　7-ADCA　　7-AVCA

4. 手性药物合成路线的设计

手性（Chirality）是指实物与其镜像不能重叠的现象，是自然界三维物体的基本特征之一。**手性分子（Chiral Molecules）是指与其镜像对称而又不能互相重合的具有一定构型或构象的分子。如果药物分子结构中具有手性中心，将有一对互为实物与镜像不可重叠的立体异构体，后者称为对映异构体（Enantiomer）。以单一立体异构体存在并注册的，称为手性药物（Chiral Drugs）**。大多数天然药物和半合成药物都是手性药物，在目前临床使用的药物中，一半以上具有手性结构。对于手性药物，其中一个异构体可能发挥主要治疗作用，而另一个异构体可能效果较差、无效甚至具有毒副作用。**采用单一异构体的手性药物往往具备药效高、副作用小的特点，已成为创新药物研究的主要方向之一。**

在设计手性药物合成路线的过程中，除了考虑分子骨架构建和官能团转换外，还必须考虑手性中心的形成。按照使用原料性质的不同，手性药物合成方法主要包括普通化学合成、手性源合成（Chirality Pool Synthesis）和不对称合成（Asymmetric Synthesis）。

普通化学合成是指先得到外消旋体，再将其拆分制备手性药物。拆分方法分为直接结晶法（Direct Crystallization Resolution）、非对映异构体盐结晶法（Diastereomer Crystallization Resolution）、动力学拆分法（Kinetic Resolution）和色谱拆分法（Chromatographic Resolution）等。使用外消旋体进行拆分，合成路线的设计过程可采用常规的设计方法，而拆分方法必须高效且可靠。

手性源合成是指以廉价易得的天然或合成的手性化合物为原料，通过化学修饰方法转化为手性产物。 在涉及手性中心的反应步骤中，其手性中心的构型可能保持，也有可能发生翻转或转移。在设计手性药物的合成路线时，要对手性中心的构建，后续各步化学反应以及分离、纯化过程细致考虑，保证手性中心的构型不被破坏，最终获得较高纯度的手性产物。

不对称合成是指在化学试剂、催化剂、溶剂或物理因素的作用下，底物分子中的非手性单元以不等量地生成立体异构产物的途径转化为手性单元的合成方法。 根据不对称因素的来源，不对称合成方法可分为以下 4 种类型。

① 手性底物控制法：底物分子中的潜手性单元（S）在邻近的手性结构片段（G*）的影响下，与非手性试剂（R）反应，得到含有新手性中心（P*）的产物（P*-G*）。

$$S-G^* \xrightarrow{R} P^*-G^*$$

② 手性辅剂控制法：无手性的底物（S）通过与手性辅剂（A*）反应后得到产物（S–A*），通过手性辅剂的诱导，与非手性试剂（R）反应生成含有手性中心的产物（P*–A*），反应后经脱除辅剂（A*），得到手性产物（P*）。

$$S \xrightarrow{A^*} S-A^* \xrightarrow{R} P^*-A^* \longrightarrow P^* + A^*$$

③ 手性试剂控制法：无手性的底物（S）与化学计量的手性试剂（R*）反应，直接转化为手性产物（P*）。

$$S \xrightarrow{R^*} P^*$$

④ 手性催化剂控制法：无手性的底物（S）与非手性试剂（R）在低于化学计量的手性催化剂（C*）的催化下获得手性产物（P*）。

$$S \xrightarrow[C^*(cat.)]{R} P^*$$

上述不对称合成方法各有利弊,总体来看,手性催化剂控制法使用手性原料的用量最少,具有条件温和、立体选择性好、易于生产、潜手性底物来源广泛的特点,适用于大量手性化合物的制备。

5. 人工智能与药物合成路线设计

计算机辅助合成设计(**Computer-Assisted Synthesis Planning, CASP**)有着悠久的历史,早在20世纪60年代,Corey小组研发并报道了基于逆合成分析的LHASA(Logic and Heuristics Applied to Synthetic Analysis)软件。受制于当时计算机发展水平,该软件并不具备机器学习(Machine Learning)能力,因此开发者录入了化学规则。当时只录入了300个规则,并不能满足药物合成的需要。

随后Grzybowski用自动化平台开发了软件Syntaurus。手动编码了20000条化学规则,这些规则涉及不能共存的基团、保护基策略以及键长键角的细微差别等。但是依然不能实现机器学习,因此其功能受到了较大的限制。

2016年,波兰科学院Bartosz Grzybowski团队开发了名为Chematica的软件。它建立在"深度学习"基础上,可以在短时间内预测反应,利用逆合成分析提供未被文献报道的分子合成途径。

近年来,美国麻省理工大学化学工程系的Coley和Jensen团队与阿利斯康、巴斯夫、拜耳、葛兰素史克、礼来、默克、诺华、辉瑞和药明康德等十余家大型制药与生物科技公司合作,成立了"药物发现与合成机器学习联盟"(MLPDS),旨在促进药物自动化发现与合成软件的开发。目前该联盟的开源智能药物合成设计软件ASKCOS处于全球领先水平,该软件套件受到Reaxys数据库和美国专利及商标局数百万个反应的培训,能够通过机器学习应用逆合成转化,确定合适的反应条件并评估反应。该软件利用了Reaxys中1250万个单步反应归结出大约164000个可靠规则,然后训练一个神经网络(NN)模型来预测这些规则中最能够转化应用到目标分子结构上的规则,最终可以将目标化合物追溯为可从供应商获得且廉价的小分子。目前成员公司在药物合成领域应用ASKCOS,并对ASKCOS的功能提出反馈,进一步促进ASKCOS的开发。

此外,全球最大的CAS化学反应数据库(CASREACT,涵盖1840年至今的超过1.3亿条单步和多步反应)的最新产品SciFinder中整合了逆合成路线设计工具CAS Retrosynthesis Tool,该工具结合先进算法与人工智能,综合原子经济性、收率、绿色和成本等多种因素,为已被报道/未被报道分子提供实验验证或预测的逆合成路线。

著名出版商Wiley开发了一款建立在"大数据"和"机器学习"基础上的化学合成软件Chemplanner。它可以通过云计算帮助化学家在多种合成路线中筛选出简洁高效的最优路线。该系统不局限于已有的文献报道,而是利用精选的合成规则预测反应路线,从而完成从目标产物到可获取的起始原料间的逆合成分析。Chemplanner还可以根据需要(如成本控制、有无催化剂等)重新设计路线。

ChemSynther是北京深度智耀科技有限公司自主研发的一款基于人工智能的智能化学合成路径分析系统,可预测和推荐药物合成路线。通过输入分子的名称或结构式等,一键快速智能生成多条合成路径,具有新颖性、低成本、高准确性等优势,为加速新药研发提供了有力的帮助。

目前为止，CASP 只能使用已知的反应，能够在一定程度上帮助化学合成人员设计合成路线。但对很难合成的一些复杂分子还不能提供很好的合成路线，也不能用于根据已知结果预测全新的合成步骤。CASP 只是药物合成的辅助工具，目前并不能够完全代替优秀的药物合成化学家。

三、药物合成路线的评价与选择

1. 药物合成路线的评价

如何在新设计的多条合成路线中选择一条适应当前研究阶段实际情况的合成路线，是合成成败的关键，必须通过深入细致的综合比较和充分论证才能确定。优选的药物合成路线应具有以下特征。

（1）合成路线易衍生化　在药物研发的初期，药物化学家针对同一靶点所设计的化合物多为同一母核或具有类似结构的化合物。此时目标化合物的需求量较少、结构较为相似，但需要的化合物数目较多。为了满足上述需求，所设计的药物合成路线要有利于模拟类推，尽可能在路线的末端实现化合物的衍生化，方便采用同一条路线的模拟类推得到多个结构各异的目标化合物。

（2）反应步骤简捷高效　合成路线中反应步骤的多少是评价工艺路线的最为简单、最为直观的指标。反应步骤较少的合成路线往往具有采用物料少、制备周期短、成本低和杂质少等优点。以尽量少的步骤完成目标物制备是合成路线设计的追求，而简捷、高效的合成路线通常更是精心设计的结果。充分利用串联反应（Tandem Reaction）和多组分反应（Multi-Component Reaction，MCR）是减少化学反应步骤的有效策略。

串联反应是指将两个或多个属于不同类型的反应串联进行，在同一反应容器内完成。通过精心设计一些反应的顺序，在一步反应中实现两种（甚至多种）化学转化是减少反应步骤的常见思路。

多组分反应是由两种以上的反应物按照一定的次序相结合，其中起始物料中大部分原子得到保留，形成高选择性的产物。以 Passerini 反应、Ugi 反应、Biginelli 反应等为代表的多组分化学反应具有操作简单、资源利用率高和原子经济性好等特点。

（3）采用汇聚式合成策略　传统的药物合成路线多为"线性合成（Linear Synthesis）"，即通过一步一步反应增加目标分子新的结构单元，最后得到整个药物分子。"汇聚式合成法（Convergent Synthesis）"，指分别以不同的起始物料合成目标分子的多种中间体，并使这些中间体在合成路线的末端相互反应，完成目标化合物的合成。

与线性合成相比，汇聚式合成法有以下优点：可以同时展开多个中间体的合成工作，提高工作效率；由于各个中间体的合成路线较短，在制备过程中一旦出现差错，损失相对较小；中间体需求量减少，需要的物料变少，反应收率提高，成本降低。

（4）参与反应的物料价廉易得，供应稳定　原辅材料的供应和质量对药物合成影响巨大。在评价药物合成路线时，应明确药物合成路线中所用的各种反应底物、反应试剂、溶剂和催化剂等物料的来源、规格和供应情况，同时要考虑到物料的稳定性、储存和运输等问题。对于商业化的物料，应联系多家供应商，防止出现供应问题。对于没有商业化的物料则需考虑自行生产。对于选用的药物合成路线，需列出各种原辅材料的名称、规格、单价以及计算单耗（生产 1kg 产品所需各种原料的数量），得出各种原辅材料的成本和总成本。

（5）反应条件容易实现，反应参数有较大的设计空间　药物合成路线应尽量使用常规设备，各步骤反应条件应比较温和，易于达到、易于控制，避免使用特殊种类、特殊材质和特殊型号的设备。光电化学、超声、微波、超高温或超低温、剧烈放热、快速淬灭、严格控温、高度无水、超强酸碱和超高压力等都需要借助特殊设备来达到反应条件。例如，降低反应温度是提高反应选择性的重要手段之一，-78℃的反应条件在实验室中可以较为方便地借助干冰或液氮实现，但若在工业生产中采用低温条件，必须使用大功率的制冷设备，并需要长时间的降温过程，这将导致生产成本的大幅上升。

理想的药物合成路线各步反应都应稳定可靠，产品的收率和质量均有良好的重现性。尽可能采用平顶型（Plateau-Type）反应，即物料纯度、加料量、加料时间、反应温度、反应时间、溶剂含水量及反应体系的 pH 等工艺参数在较宽的操作范围，这样即使某个工艺参数稍偏离最佳条件，产品的收率和质量也不会受到太大的影响。尖顶型（Point-Type）反应工艺参数设计区间较小，反应条件稍有变化就会导致产品收率和质量显著下降。

（6）后处理过程简捷高效　后处理和纯化过程是药物合成路线中的重要组成部分，减少后处理的步骤或简化后处理的过程能够有效地减少物料的损失、降低污染物的排放、节省工时、节约设备投资并降低操作者的劳动强度。

对于转化率高、选择性好的反应，当所使用的溶剂和试剂以及产生的副产物对下一步反应的影响较小时，其后处理过程简化的常用方法是"一锅烩"（One-Pot Operation），即反应结束后产物不经分离、纯化，直接进行下一步反应，或者将几个反应连续操作步骤相串联，实现多步反应在同一步骤完成。如果使用得当，有望提升整个反应路线的总收率和生产效率。但需要注意的是，如果盲目采用"一锅烩"，可能会导致最终产物或重要中间体纯度的下降，加大分离和纯化的难度，甚至可能影响终产物的质量。

（7）合成路线绿色化　坚持人与自然和谐共生就必须树立和践行"绿水青山就是金山银山"的理念，坚持节约资源和保护环境的基本国策。从根本上解决药物合成污染问题的关键是采用绿色化学（Green Chemistry）的理念，使其对环境的影响趋于最小化，从源头上减少甚至避免污染物的产生，同时减少副产物或废弃物的生成。

绿色化学又称环境无害化学（Environmentally Benign Chemistry）、环境友好化学（Environmentally Friendly Chemistry）、清洁化学（Clean Chemistry），是由耶鲁大学 P. T. Anasta 教授在 1992 年提出的，即减少或消除危险物质的使用和产生的化学品及过程的设计。药物合成路线的设计过程中既要关注反应产物的质量和收率，也要评价合成路线中的"绿色度（Greenness）"，其中原子经济性是绿色化学中的重要概念。

化学家 B. M. Trost 于 1991 年提出原子经济性（Atom Economy），是指在药物合成过程中，采用的合成方法应尽可能地把反应过程中所用的所有原材料的原子都转化到最终产物中。原子经济性越高，反应产生的废弃物越少，对环境造成的污染也越少。

从化学反应的角度考虑，与反应效率密切相关的是转化率与选择性。转化率是指在反应中反应物反应的量与反应物的总量之比。如果反应的转化率低，说明一部分原料并未参与反应，没有转化。选择性包括化学选择性、区域选择性和立体选择性（含对映选择性）。如果反应选择性差，一部分原料不会生成期望的产物，反而产生杂质，会降低产物的收率和质量，造成原子经济性下降。因此提高反应的转化率和选择性可以有效减少废弃物的产生。

从化学反应的类型评估，加成反应不产生其他副产物，原子利用率最高。取代反应中部分原子离去，而一部分试剂中的原子融入产物中，原子经济性较为一般。然而有些取代反应原子经济性较差，如制备伯胺的 Gabriel 反应和构建 C═C 的 Wittig 反应，虽然反应的转化率、选择性和收率均较优，但从绿色化学角度来看，由于反应产生的副产物分子量大，导致大量的废弃物生成。在反应路线中采用保护基的合成策略也会降低原子经济性，路线中的保护-脱保护的过程中将会产生大量废弃物。路线中采用催化反应也是较好的选择，催化剂的用量较低，在反应过程中也不损耗，有些催化剂可以回收套用，因此具有较好的原子经济性。药物合成路线中所涉及的各种试剂、溶剂应该是毒性小、易回收的绿色化学物质，最大限度地避免使用易燃、易爆、剧毒、强腐蚀性以及具有遗传毒性的化学品。

2. 药物合成路线的选择

在药物合成路线选择的实际操作中，研发初期的合成速度和后期的经济因素都起着关键性作用。要根据不同研究阶段的任务目标和技术特征，参考上述评价路线的主要技术指标，对合成路线的优劣做出客观、准确的评价，然后进行比对和权衡，再经过研究和论证，最后确定药物合成路线。

在药物研究的初级阶段，主要任务和目的是迅速得到多种结构不同的目标化合物，此时的药物合成路线应重视易于衍生化和模拟类推，以加快前期研究的速度，不需要过多考虑经济因素。药物商品化后要在保证产品质量、过程安全和环境友好的前提下，选择综合成本最低的工艺路线应用于工业生产。药物综合成本的构成比较复杂，既包括原料、试剂、溶剂等物料的成本，也包括设备投资、能源消耗、质量控制、安全措施、"三废"处理等成本，还包括人工以及管理等成本。不同的药物、同一药物的不同合成工艺路线的成本构成的侧重点并不相同，即使同一工艺路线在不同市场环境下、在不同生产规模下实际成本也有区别。

第二节　药物的质量控制

近年来，随着我国药品监督管理局加入国际人用药品注册技术协调会（The International Council for Harmonisation of Technical Requirements for Pharmaceuticals for Human Use，ICH）并当选为 ICH 管理委员会成员，我国药企和研发机构对药品质量管理的理念也在不断发生变化，对药品质量控制的理念先后经历了从"检验决定质量"模式到"生产决定质量"模式并逐渐向"质量源于设计（Quality by Design，QbD）"模式发展。"药品质量是通过良好的设计而生产出来的"这一理念，将药品质量控制的支撑点更进一步前移至药品的设计与研发阶段，以消除药品因其生产工艺设计不合理而可能对产品质量带来的不利影响。在药物合成的设计与研发阶段，需要及时消除引起质量不合格和不稳定的因素，通过充分的优化、筛选和验证来制定控制策略，以确定合理可行的药品合成工艺，为商业化后的药品质量打下基础。

控制策略（Control Strategy）是为确保工艺性能和产品质量而计划进行的一系列控制，来自于当前对产品和合成工艺的了解。药物合成过程中，所使用的各种原料以及各步反应所制得中间体的质量必须达到要求，各步化学反应及后处理过程应稳定可控，最终产品应执行较为全面且严格的质量标准。

质量标准（Quality Standard）是由一系列的检测项目、相应的分析方法和合理的可接受标准组成，这些可接受标准以限度值、范围或其他描述来表示。质量标准建立了一套原料、中间体、原料药和制剂都必须遵循的、与其用途相适应的可接受标准。符合标准是指原料药和/或制剂按照给定的分析方法检测，其结果符合标准要求。质量标准通常由生产商对反映药物安全性、有效性的检测项目提出并论证后，由监管机构批准并作为批准产品的依据。

一、药物合成中原料和中间体的质量控制

药物合成中的原料是通过反应构成目标化合物分子部分结构的化合物，原料、中间体的质量与下一步反应及最终产品质量密切相关。若不对原料、中间体质量加以控制，不仅影响反应收率，甚至可能导致反应无法正常进行，最终影响药品质量和疗效，甚至造成药害事件。因此必须对采用的原料和中间体进行质量控制并制定质量标准。原料和中间体通常需要进行以下常规检测。

（1）性状　指对原料和中间体的状态（如固体、液体）和颜色的定性描述。如果任何一种性质在贮藏时发生变化，应进行调查，并采取相应措施。

（2）鉴别　应当根据原料和中间体的结构与性质，通过化学反应、仪器分析或测定物理常数等手段来判断真伪。理想的鉴别试验应能很好地区分可能存在的结构相似的化合物。鉴别试验主要从化学反应考虑，根据药品的类别反应或特征反应，与某种试剂生成特异性颜色或产物，有时需要结合紫外光谱（UV）或红外光谱（IR），帮助鉴别检品是否与品名相符。仅通过色谱保留时间作为鉴别的依据往往并不具备较好的专属性，需要两种不同分离原理的色谱方法或用一种色谱方法与其他试验相结合的检测方法，如：高效液相搭配二极管阵列检测器（HPLC-DAD）、高效液相-质谱联用（HPLC-MS）或气相-质谱（GC-MS）联用等。此外也可以采用红外光谱（IR）、核磁共振（NMR）以及高分辨质谱（HR-MS）等多种手段进行鉴别。如果原料或中间体具光学活性，也需进行专属性鉴别或进行手性含量测定。

（3）含量　当原料或中间体的含量发生变化，如果继续按照原有配料比投料，就会造成反应物的配比不符合操作规程要求，影响产物的质量或收率。因此有必要对原料或中间体的含量进行检测进而计算出准确的投料量。原料或中间体的含量测定方法应选择精密度高、准确、简便、快速的分析方法。常用的方法主要有重量分析法、滴定分析法、电化学分析法、分光光度法和各种色谱分析法等。在进行含量检测的方法学开发时，应重点关注其专属性。当含量测定采用非专属的方法时，则应该用另一种分析方法来补充完善其整体专属性。例如采用专属性不强的滴定法测定含量，则需要同时选用适当的方法测定杂质。

（4）杂质　杂质是指存在于原料或中间体中但化学结构与其不同的成分。原料或中间体如果含有杂质，可能对反应产生不利的影响。如果合成过程中有对水高度敏感的步骤，原辅材料或中间体所含水分超过限量，会导致反应异常或影响收率；在催化氢化反应中，若原料中带进少量的催化毒物，会使催化剂中毒而失去催化活性；有的杂质或其反应后的产物在后续的分离纯化步骤中清除效率低下，导致最终产物不合格。对于关键的起始物料和中间体，有必要针对工艺路线相关杂质制定相关控制策略，有效保证合成工艺的稳定性及杂质的可控性。另外，应对其合成路线中可能产生的杂质进行充分研究，明确其杂质谱，参考相关国内外标准制定能够准确定量的方法。如果所用起始物料的生产工艺或来源发生变更，必须严格检验后，才能投料。对于所用的反应试剂和溶剂，应当针对反应的特点和需要，制定相应的关于杂质的控制策略。

二、药物合成中的工艺过程控制

工艺过程控制（In-Process Controls，IPCs）是指在工艺研究和生产过程中采用分析技术，对反应进行适时监控，确保工艺过程达到预期目标。 药物合成研究过程中需要采用多种分析方法和技术，对反应条件、反应过程、后处理及产物纯化过程进行监控，确保药物合成过程达到预期目标。对药物合成过程进行控制是保证反应完成预期工艺过程的关键。

1. 反应前的监控

在反应前应当监控底物和反应试剂的浓度和纯度，避免杂质对反应的影响。另外应当对所用酸碱进行标定，确保酸碱的浓度在允许范围内。对于对水敏感的反应，应当对反应体系中水的含量进行控制，通常采用卡尔·费休（Karl Fischer）滴定法对底物、反应试剂以及溶剂进行水分含量的检测，避免水对反应进行、产物结晶以及其他方面的影响。

监控 pH 有时很有必要，通常在反应前使用 pH 计监测反应液是否已经达到预定的 pH，以提示反应物料是否已全部投入反应器，保证反应在适当的 pH 条件下进行，或者提示后处理过程中有机相中是否所有杂质都被去除。

2. 反应过程的监控及反应终点的确认

理想的反应过程监控是实现在线分析，随时对反应过程进行监控。通常采用各种具有不同功能的探针插入反应器，监测其中各种物质或参数随反应时间的变化。在线监测有许多优势：可以在实际反应条件下，实时监测化学组分浓度变化和反应过程；提供快速实时分析，可测定化学动力学参数进而推断反应机制，优化路线；在线监测过程中无需取样，因此可消除取样的干扰，提高安全性。

pH 测定仪和傅里叶变换红外光谱（FT-IR）都是在线分析最常用的技术。pH 测定仪用来测定在水中进行或含有水成分（如水溶液萃取）的反应。FT-IR 用于检测连续反应或对空气和实验室温度变化不耐受的反应，如高温反应、低温反应、有气体（高压反应）或剧毒原料（如环氧乙烷）的反应及某些必须在惰性条件下进行的反应。在线分析方便、快速，无需制备样品，但是对设备和仪器的要求高。

反应终点的标志是起始物料完全消耗或者近乎完全消耗，适量产物生成或杂质生成量不超过允许范围的上限。反应终点可采用薄层色谱（TLC）、高效液相色谱（HPLC）、气相色谱（GC）和红外光谱（IR）等手段进行监测。

3. 后处理及产物纯化过程的监控

在产物纯化过程中，经常通过蒸馏将原有的反应溶剂替换成另一种高沸点的重结晶溶剂。由于产物中原有溶剂有可能成为结晶溶剂，因此原有溶剂的残留程度即溶剂替换的程度，对于重结晶产率和产品质量常常比较重要。一般采用气相色谱法定量检测残留溶剂的含量。

在滤饼的洗涤过程中应当分别对滤液或滤饼进行检测，采用高效液相色谱法检测分析滤液和滤饼中有机杂质的含量，有助于分析滤饼是否被彻底清洗。如果产物含有无机盐，从水溶液中结晶时可采用电导仪检测无机盐的含量。

由于药品的质量标准中对水分和残留溶剂有严格的要求，因此需要对产品的干燥程度进行监测，通常可以通过 Karl Fischer 滴定法测定水分，通过气相色谱或差热分析仪（Differential Scanning Calorimetry，DSC）来分析产品中的残余溶剂，也可以用干燥失重分析法（Loss On

Drying，LOD）检测产品的干燥程度。

对于吸入给药的药物，药物的结晶粒度对药物的生物利用度至关重要，因此在重结晶阶段，可以通过插入特殊的探针对原料药的结晶情况进行实时粒径与粒数分析，有助于对原料药粒径有较高要求的重结晶工艺的开发。

三、药物合成终产物的质量控制

对于药品生产，需要制定原辅材料、中间体、半成品和成品等的质量标准并规定杂质的最高限度。企业需要有自己的内部标准，并进行化学原料药质量的考察工作，才能不断改进生产工艺，完善车间操作规程，提高产品质量。

当创新药物首次提出质量标准时，应对每一个检测方法和每一个可接受标准进行论证。论证包括有关的研究开发数据、药典标准、用于毒理和临床研究的原料药及制剂的检测数据、加速试验和长期稳定性研究的结果。另外还应考虑分析方法和生产可能波动的合理范围。

1. 终产物的稳定性试验

药品的稳定性（Stability）是指原料药及制剂保持其物理、化学、生物学和微生物学性质的能力。稳定性测试（Stability Testing）目的是考察原料药或制剂的性质在不同温度、湿度和光线等条件的影响下随时间变化的规律，这些温度、湿度、光线等条件的设置应充分考虑到药品在储存、运输及使用过程中可能遇到的环境因素，为药品的生产、包装、储存、运输条件和有效期的确定提供科学依据，以保障临床用药安全有效。《中国药典》（2020年版）规定的原料药与制剂稳定性试验包括影响因素试验、加速试验与长期试验。在进行新原料药申报时至少应提供三个注册批原料药的正式稳定性研究数据。这三批的批量至少应达到中试规模，其合成路线应与最终生产工艺相同，用于正式稳定性研究的各批次的样品质量应能代表规模化生产时的产品的质量。

原料药的影响因素试验有助于确定可能的降解产物，而这些降解产物有助于帮助了解降解途径和分子内在的稳定性，并论证使用的分析方法是否能反映产品的稳定性。加速试验的目的是通过加速药物的化学或物理变化，探讨药物的稳定性，为制剂设计、包装、运输和贮存提供必要的依据。长期试验是在接近药物的实际贮存条件下进行，其目的是为制定药物的有效期提供依据。

药物的稳定性除了与活性成分本身的理化性质有关外，有些原料药与辅料之间的相互作用可能也会影响药物的稳定性，因此，原料药具有良好的稳定性并不能保证制剂也具有良好的稳定性，制剂的稳定性研究也很重要。

2. 终产物的杂质研究

与药物合成中的原料和中间体相似，新的原料药也需要进行性状、鉴别、含量、杂质检查等常规检测，而对杂质的检查更为细致和严格。需要检查的杂质项目，是根据生产该药品所用的原料、制备方法、贮存容器与贮存过程以及可能发生的变化等情况考虑可能存在的杂质，再联系这些杂质的毒性，经综合考虑而提出的。《中国药典》（2020年版）和《ICH Q3A：新原料药中的杂质》将药物中的杂质分为有机杂质、无机杂质和残留溶剂，此外还包括不应该存在于原料药中的外源性污染物。

（1）有机杂质　有机杂质可能是在新原料药的生产过程和/或储存期间产生的，它的来源包括反应起始物、副产物、中间体、降解产物、试剂、配体和催化剂等。其中化学结构与活性成分类似或具渊源关系的有机杂质，通常称为有关物质。有关物质的来源多为工艺过程（包括合成中未反应完全的反应物及试剂、中间体、反应物及试剂中混入的杂质）和降解过程。

从杂质来源看，完全除去药品中的杂质几乎不可能，而且一般也没有必要。在不影响药物疗效和不发生与杂质相关的毒副反应的前提下，通过系统全面的研究，将杂质控制在安全合理的范围内是杂质研究的最终目的，这一允许的范围称为杂质限度（Limit of Impurity）。

确定杂质限度的基本原则是尽可能低（As Low As Reasonable Practicable，ALARP），考虑要素主要包括：①杂质的活性或毒性是评估杂质可接受水平的核心要素，也是限度确定的首要依据；②生产工艺，大生产中的正常波动和制备工艺反映出的产品的批内一致性和批间重复性；③分析方法，能达到的检测水平和可接受的误差和精密度；④稳定性，产品储运过程中控制降解的方法和措施，以及在拟定贮藏条件下能够使产品保持其规定质量指标的有效期。

应结合杂质的不同特点对分析方法进行系统研究和验证，使建立的分析方法适合于相应检测的要求；通过对特定杂质与非特定杂质的确认、毒性（生物活性）杂质与一般杂质的确认和杂质谱分析等研究工作，为杂质控制及限度确定提供依据；在综合杂质的特性、可接受水平、大生产能达到的水平基础上制订安全合理的限度；根据杂质研究结果，通过原辅料的源头控制、制备工艺的过程控制、稳定性控制（贮藏条件、有效期确定）等措施使杂质控制在安全合理范围。

分析方法是获取杂质信息的手段，直接关系到对药物杂质把握的准确性，因此，杂质研究的首要问题是选择合适的分析方法。杂质检测的实质是根据药物杂质的化学结构和特点，采用物理或化学等手段将杂质信号放大，易于辨认和定量。杂质的微量性和复杂性使得检测方法的专属性和灵敏度十分关键。杂质检测方法选择和研究需要从化合物结构特征、理化性质、剂型特征、工艺过程和标准要素等方面综合设计、严谨研究并规范验证。分析方法各有局限，需关注不同原理分析方法间的相互补充和验证。

（2）致突变杂质　致突变杂质（Mutagenic Impurity）是指在很低浓度下即可诱导基因突变并导致染色体的断裂与重排，具有潜在致癌性的杂质。在新药合成、纯化等生产过程中所用到的原料、试剂，产生的副产物或工艺杂质等，以及原料药和制剂产品储存运输（与包装物接触）过程可能产生致突变杂质，这类杂质含量的高低直接影响到药品使用的安全性。除抗肿瘤药物外，有必要对致突变杂质进行深入细致的研究，在药物开发过程中需要特别注意。

通过对数据库和文献的检索获取杂质致癌性或细菌致突变试验（Ames试验）数据，进而对实际和潜在杂质进行初步分析，将其归为1类、2类或5类。如果无法获得这样的分类数据，则应通过计算机软件预测Ames试验的构-效关系（SAR）评估。根据评估结果将杂质归为3类、4类或5类。如表5-1所示。

表5-1　根据致突变性和致癌性对杂质进行分类及控制

分类	定义	拟定的控制措施
1	已知致突变致癌物	控制不超过该化合物特定的可接受限度
2	致癌性未知的已知致突变物（细菌致突变阳性，但无啮齿动物致癌性数据）	控制不超过可接受限度
3	有与原料药结构无关的警示结构，无致突变性数据	控制不超过可接受限度或进行细菌致突变实验；如无致突变性，归为5类；如有致突变性，归为2类

续表

分类	定义	拟定的控制措施
4	有警示结构,且与经测试无致突变性的原料药及其相关化合物(例如,工艺中间体)具有相同的警示结构	按非致突变杂质控制
5	无警示结构,或虽有警示结构但有充分的数据证明无致突变性或无致癌性	按非致突变杂质控制

致突变杂质的警示结构是指药物杂质的结构中的某些特殊基团或亚单位,这些特殊的结构单元具有与遗传物质发生化学反应的能力,可以与生物体内功能性大分子发生反应,从而诱导基因突变或染色体重排或断裂的情况发生,具有潜在的致癌风险。注意,含有警示结构并不意味着该杂质一定具有致突变性,而有致突变性的物质也不一定会产生致癌作用。这是因为杂质的理化性质和其他结构特点(如分子量、亲水性、分子对称性/空间位阻、反应活性以及生物代谢速率等)会对其毒性产生抑制或调节作用。警示结构的重要性在于它提示了可能存在的致突变性和致癌性,为进一步的杂质安全性评价和控制策略的选择指明方向。如果一个杂质具有警示结构,且该杂质的 **Ames** 试验结果为阳性时,一般认为该化合物具有致突变性,需要开展进一步的危害评估和/或采取控制措施;若 Ames 试验结果为阴性,该杂质可能不具有致突变性,不建议进一步评估其遗传毒性。根据报道,将致突变和具有致癌性的警示结构进行总结归纳,如表 5-2、表 5-3 所示。

表 5-2 致突变杂质的警示结构

名称	结构	备注
酰卤	R-C(=O)-X	R=除—OH、—SH 之外的任何原子/基团 X=Br, Cl, F, I
烷基或苯基磺酸酯	R¹-S(=O)₂-O-R	R=C 数量<5 的烷基(包括卤代烷基)或苯基 R¹=除—OH、—SH、—O—、—S—之外的任何原子/基团
烷基或苯基膦酸酯	R-O-P(=O)(R)-R¹	R=C 数量<5 的烷基(包括卤代烷基)或苯基 R¹=除—OH、—SH、—O—、—S—之外的任何原子/基团
N-羟甲基衍生物	R₂N-CH₂-OH	R=任何原子/基团
单卤代烯烃	R²R³C=CR¹X	R¹~R³=氢或烷基 R², R³=除卤素外的任何原子/基团 X=Br, Cl, F, I
硫芥	X¹-CH₂CH₂-S-CH₂CH₂-X²	X¹, X²=Br, Cl, F, I
氮芥	X¹-CH₂CH₂-N(R)-CH₂CH₂-X²	R=任何原子/基团 X¹, X²=Br, Cl, F, I
丙酸内酯	β-丙内酯	含有该结构单元的任何物质
丙磺酸内酯	1,3-丙磺酸内酯	含有该结构单元的任何物质
环氧和氮丙啶类	环氧乙烷 或 氮丙啶	R=任何原子/基团

续表

名称	结构	备注
卤代烷烃	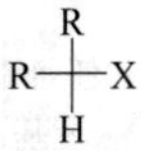 R-CHX-H	R=任何原子/基团 X=Br, Cl, F, I
烷基亚硝酸酯	R—O—N=O	R=任何原子/基团
不饱和酮	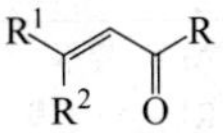 $R^1R^2C=CR-C(=O)-R$	R^1, R^2=任何原子/基团（芳基和C数量>5的烷基除外） R=任何原子/基团（—OH，—O—除外）
小分子脂肪或芳香醛	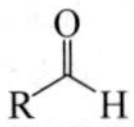 R-C(=O)-H	R=烷基，芳基；不饱和醛除外
醌	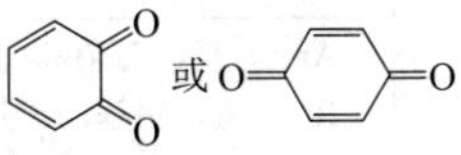 （邻醌或对醌结构）	含有该结构单元的任何物质
肼	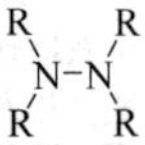 R₂N—NR₂	R=任何原子/基团
偶氮或偶氮氧化物	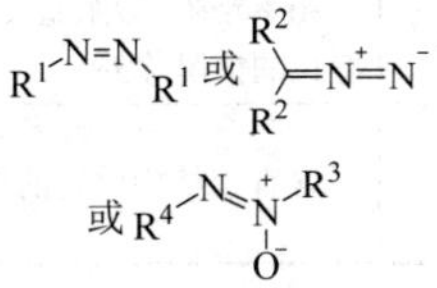 $R^1-N=N-R^1$ 或 $R^2R^3C=N-N^-$ 或 $R^4-N=N^+(O^-)-R^3$	R^1=氢，烷基 R^2, R^3=任何原子/基团 R^4=烷基
异氰酸酯	R—N=C=O	R=任何原子/基团
氨基（硫）甲酸酯	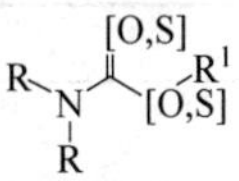 R₂N—C(=[O,S])—[O,S]—R¹	R=氢，烷基 R^1=烷基
多（杂）环芳烃	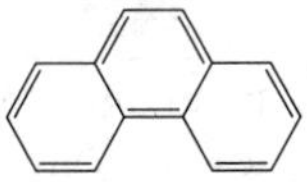 （菲结构）	3个或3个以上的稠（杂）环芳烃
N-亚硝基取代物	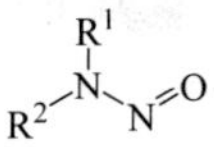 $R^1R^2N-N=O$	R^1=烷基，芳基 R^2=任何原子/基团
叠氮化合物	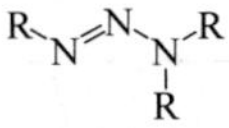 R—N=N—N—R	R=任何原子/基团
三氮烯化合物	$R-N=N^+=N^-$	R=任何原子/基团
N-硝基取代物	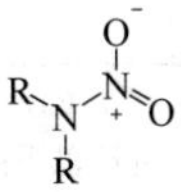 R_2N-NO_2	R=氢，烷基
不饱和烷氧基取代物	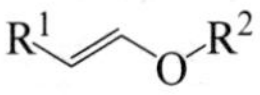 $R^1-CH=CH-O-R^2$	R^1=烷基 R^2=烷基，芳基
亚硝基芳香化合物	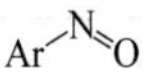 Ar—N=O	Ar=芳基，芳杂基
N-氧化芳香化合物	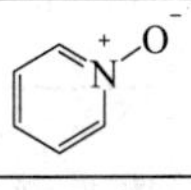 （吡啶N-氧化物）	含有该结构的任何物质
硝基取代芳香化合物	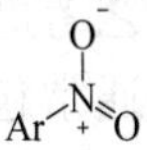 $Ar-NO_2$	Ar=芳基，芳杂基

名称	结构	备注
一级芳胺或能生成芳胺的基团，芳基取代的羟胺及其衍生酯	Ar—NH₂ 或 Ar—N=CH₂ 或 Ar—N=C=O； R−N(Ar)−OH 或 Ar−O−C(=O)−R（N取代）	R = 任何原子/基团 Ar = 芳基，芳杂基。以下情况除外： 邻位双取代或邻位有羧基取代； 与氨基相同的芳环上有磺酸基取代
单（双）取代芳胺	Ar−N(R¹)(R²)	Ar = 芳基，芳杂基 R¹ = 氢，甲基，乙基 R² = 甲基，乙基。以下情况除外： 邻位双取代或邻位有羧基取代； 与氨基相同的芳环上有磺酸基取代
芳胺的酰化物	Ar−N(R¹)−C(=O)R²	Ar = 芳基，芳杂基 R¹ = 氢，甲基，乙基 R² = 甲基，乙基。以下情况除外： 邻位双取代或邻位有羧基取代； 与氨基相同的芳环上有磺酸基取代
芳基取代的偶氮化物	Ar−N=N−Ar	Ar = 芳基，芳杂基；与偶氮基相连的芳环上同时有磺酸基取代的情况除外
（呋喃并）香豆素类衍生物	香豆素结构	含有该结构单元的任何物质

表 5-3 非致突变致癌物的警示结构

名称	结构	备注
磺酰基衍生物	R−N(R¹)−C(=S)−N(R)(R¹) 或 R−N−C(=S)−C(R³)(R¹)(R²)	R，R¹，R² = 任何原子/基团 R³ = 除 —OH，—SH，—O—，—S— 之外的任何原子/基团；氨基硫甲酸酯除外
多卤代（多）环烷烃	六氯环己烷结构	3 个或 3 个以上的卤素原子连接在同一个环烷烃上
卤代苯	X−C₆H₅	X = F，Cl，Br，I 不包括以下两种情况： 2 个取代卤素原子呈邻位或间位； 含有 3 个以上的羟基取代
卤代多环芳烃	Ar−[Br,Cl,F,I]	Ar = 萘基或联苯基
卤代二苯并三噁烷	卤代二苯并二噁英结构	X = F，Cl，Br，I

（3）无机杂质 在药物的开发阶段应根据合成工艺考虑是否需要制订对无机杂质的检测及其可接受的标准。无机杂质多来源于生产过程中，通常包括试剂、配体、催化剂、重金属

或其他残留金属、无机盐等，也包括助滤剂、活性炭等物质。无机杂质通常按药典或其他适当的方法来检测和定量。在新药的研制过程中应重点对遗留在原料药中的催化剂进行评估，讨论是否将该无机杂质检查项目纳入质量标准。无机杂质的限度应根据药典标准或已知的安全性数据制定。

为了保证药品的安全性，需要对药品中的重金属元素进行研究和控制。2018年1月1日开始，美国FDA规定所有美国药典药品，无论是市售的、审评中的还是将要申报的，都要满足美国药典（USP）元素杂质限度控制通则的要求。对于非美国药典药品必须满足《ICH Q3D：元素杂质指导原则》的要求。

传统的元素杂质研究方法通常采用硫化物沉淀法以及目视比色法来检测重金属的含量，这些方法的灵敏度不高、无选择性、重现性低，且实验可操作性差。目前常用电感耦合等离子体（Inductively Coupled Plasma，ICP）法进行无机元素杂质的控制。该方法可以同时分析多种元素，分析速度快，所需样品量少，检测限低，准确度好，操作简单，且化学干扰少。

根据元素的每日允许暴露量（Permitted Daily Exposure，PDE）及其在药品中出现的可能性，通常将元素分为三类，如表5-4所示。

表5-4 元素杂质的每日允许暴露量

元素名称	分类	口服PDE /（μg/天）	注射PDE /（μg/天）	吸入PDE /（μg/天）
镉 Cd	1	5	2	3
铅 Pb	1	5	5	5
砷 As	1	15	15	2
汞 Hg	1	30	3	1
钴 Co	2A	50	5	3
钒 V	2A	100	10	1
镍 Ni	2A	200	20	5
铊 Tl	2B	8	8	8
金 Au	2B	100	100	1
钯 Pd	2B	100	10	1
铱 Ir	2B	100	10	1
锇 Os	2B	100	10	1
铑 Rh	2B	100	10	1
钌 Ru	2B	100	10	1
硒 Se	2B	150	80	130
银 Ag	2B	150	10	7
铂 Pt	2B	100	10	1
锂 Li	3	550	250	25
锑 Sb	3	1200	90	20
钡 Ba	3	1400	700	300
钼 Mo	3	3000	1500	10
铜 Cu	3	3000	300	30
锡 Sn	3	6000	600	60
铬 Cr	3	11000	1100	3

（4）残留溶剂　药物中的残留溶剂（Residual Solvents）是指在药物的生产过程中产生或使用的、但不能完全除尽的有机挥发性化合物。由于残留溶剂无治疗效果，因此应尽可能除去所有残留溶剂，以符合质量标准、药品生产质量管理规范（GMP）或其他质量要求。《中国药典》（2020年版）和人用药品注册技术要求国际协调会（ICH）颁布的《Q3C杂质：残留溶剂的指导原则》将残留溶剂分为4类，如表5-5所示。

对于毒性大的残留溶剂的浓度限度可以通过下面的公式计算：**浓度限度=1000×PDE/剂量**。其中PDE的单位为mg/天；剂量的单位为g/天；浓度限度单位为ppm（$1\text{ppm}=1\times10^{-6}$）。

表5-5　常见的残留溶剂分类及限度

溶剂名称	英文名称	PDE/（mg/天）	限度值/ppm	溶剂类别
苯	Benzene	0.02	2	1
四氯化碳	Carbon tetrachloride	0.04	4	1
1,2-二氯乙烷	1,2-Dichloroethane	0.05	5	1
1,1-二氯乙烷	1,1-Dichloroethane	0.08	8	1
1,1,1-三氯乙烷	1,1,1-Trichloroethane	15	1500	1
乙腈	Acetonitrile	4.1	410	2
氯苯	Chlorobenzene	3.6	360	2
氯仿	Trichloromethane	0.6	60	2
环己烷	Cyclohexane	38.8	3880	2
1,2-二氯乙烯	1,2-Dichloroethylene	18.7	1870	2
二氯甲烷	Dichloromethane	6.0	600	2
1,2-二甲氧基乙烷	1,2-Dimethoxyethane	1.0	100	2
N,N-二甲基乙酰胺	N,N-Dimethylacetamide	10.9	1090	2
N,N-二甲基甲酰胺	N,N-Dimethylformamide	8.8	880	2
1,4-二氧六环	1,4-Dioxane	3.8	380	2
2-乙氧基乙醇	2-Ethoxyethanol	1.6	160	2
乙二醇	Glycol	3.1	310	2
甲酰胺	Formamide	2.2	220	2
正己烷	n-Hexane	2.9	290	2
甲醇	Methanol	30.0	3000	2
2-甲氧基乙醇	2-Methoxylethanol	0.5	50	2
甲基丁基酮	Methylbutyl ketone	0.5	50	2
甲基环己烷	Methylcyclohexane	11.8	1180	2
N-甲基吡咯烷酮	N-Methylpyrrolidone	5.3	5300	2
硝基甲烷	Nitromethane	0.5	50	2
吡啶	Pyridine	2.0	200	2
四氢噻吩	Tetrahydrothiophene	1.6	160	2
四氢化萘	Tetrahydronaphthalene	1.0	100	2
四氢呋喃	Tetrahydrofuran	7.2	720	2
甲苯	Toluene	8.9	890	2
1,1,2-三氯乙烯	1,1,2-Trichloroethylene	0.8	80	2
二甲苯	Dimethylbenzene	21.7	2170	2
乙酸	Acetic acid		5000	3
丙酮	Acetone		5000	3

续表

溶剂名称	英文名称	PDE/（mg/天）	限度值/ppm	溶剂类别
甲氧基苯	Methoxybenzene		5000	3
正丁醇	n-Butanol		5000	3
2-丁醇	2-Butanol		5000	3
乙酸丁酯	n-Butyl acetate		5000	3
叔丁基甲基醚	tert-Butyl methyl ether		5000	3
异丙苯	Cumene		5000	3
二甲亚砜	Methyl sulfoxide		5000	3
乙醇	Ethanol		5000	3
乙酸乙酯	Ethyl acetate		5000	3
乙醚	Ether		5000	3
甲酸乙酯	Ethyl formate		5000	3
甲酸	Formic acid		5000	3
正庚烷	n-Heptane		5000	3
正己烷	n-Hexane		5000	3
乙酸异丁酯	Isobutyl acetate		5000	3
乙酸异丙酯	Isopropyl acetate		5000	3
乙酸甲酯	Methyl acetate		5000	3
3-甲基-1-丁醇	3-Methyl-1-butanol		5000	3
丁酮	Methy ethyl ketone		5000	3
甲基异丁基酮	Methyl isobutyl ketone		5000	3
异丁醇	Isobutyl alcohol		5000	3
正戊烷	n-Pentane		5000	3
正戊醇	n-Amyl alcohol		5000	3
正丙醇	n-Propanol		5000	3
异丙醇	Isopropanol		5000	3
乙酸丙酯	Propyl acetate		5000	3
1,1-二乙氧基丙烷	1,1-Diethoxypropane			4
1,1-二甲氧基甲烷	1,1-Dimethoxymethane			4
2,2-二甲氧基丙烷	2,2-Dimethoxypropane			4
异辛烷	Isooctane			4
异丙醚	Isoproyl ether			4
甲基异丙基酮	Methyl isoproyl ketone			4
甲基四氢呋喃	Methyl tetrahydrofuran			4
石油醚	Petroleum ether			4
三氯乙酸	Trichloroacetic acid			4

1 类溶剂：此类溶剂为人体致癌物、疑为人体致癌物或环境危害物。此类溶剂由于具有不可接受的毒性或对环境造成严重危害，原则上在原辅料及制剂生产过程中禁止使用，除非当药品具有显著治疗优势而不得不使用时，但要经过论证，否则应进行控制。对于 1 类溶剂中的苯、四氯化碳、1,2-二氯乙烷、1,1-二氯乙烷，由于其明显的毒性，无论在合成过程中任何步骤使用，均需将其残留量检查订入质量标准，浓度限度需符合规定。1,1,1-三氯乙烷因危害环境而视为 1 类溶剂，其限度 1500ppm 是基于安全性数据而定的。

2 类溶剂：此类溶剂为非遗传毒性致癌物，可能导致其他不可逆神经毒性或者致畸，毒性低于 1 类溶剂，因此以限制为主。

3 类溶剂：此类溶剂为低毒性溶剂，对人体危害很小，其 PDE 控制在每日 50mg（或 0.5%）以下即可。如果能够反映生产能力和 GMP 的实际情况论证后 PDE 也可以更大些，但有些溶剂在生产中可能会引起爆炸造成安全风险，因此在 GMP 中需要进行控制。

4 类溶剂：此类溶剂尚无足够的毒理学数据，故无 PDE 值。

残留溶剂通常采用药典规定的残留溶剂测定方法（如气相色谱法）测定。如果药品中只存在 3 类溶剂，也可以采用专属性不强的干燥失重法来检查。

3. 终产物的特定检测

除上述常规检测外，可根据新原料药的具体情况考虑加入特定检测项目。当发现某个检测项目对新药的批间质量控制有影响时，应将该项检测及标准要求纳入质量标准中。

（1）理化性质　对于新原料药的检测，需要收集和记载被测物质的各种物理化学性质，一般包括外观色泽、溶解度、晶型、熔点、相对密度、密度、折射率和吸光系数等特性，根据这些性质可以初步判断是否为预想的被测物质。理化性质的测定方法通常为各国药典规定的特异性较强的通用方法，如毛细管测熔点、阿贝折射仪测折射率等，具体检测过程无需在质量标准中详细描述。

（2）粒度　原料药中粒子的大小称为粒度。一般颗粒的大小以直径表示，故也称为粒径。样品中的各个颗粒大小不同，这时要用粒度分布才能较全面地描述样品颗粒的整体大小。粒度分布指一系列不同粒径区间颗粒分别占样品总量的百分数，用表格或曲线的形式来表示。除药物的化学性质外，药物的粒度及其粒度分布对药物的有效性、稳定性及安全性都具有重要影响。光散射法是新原料药测定粒度较好的方法，具有操作简便、速度快和测定准确的优点。

（3）多晶型　新原料药往往存在多晶型或者溶剂化物，不同晶型的物理性质如密度、硬度、熔点、溶解度、溶出速度和稳定性等都会有差异，进而影响生物利用度。有些情况下，晶型的不同可能影响新药制剂的质量或性能。一定压力和温度下，多晶型中只有一种晶型是热力学稳定的，其溶解度最小，化学稳定性好，其他均为亚稳型。亚稳型最终可转变为稳定型，但这一过程很缓慢。

在药品开发和生产过程中，一般将热力学稳定的晶型作为首选。但是，某些药物热力学稳定的晶型通常晶格能较高、溶解性差、生物利用度低，不能满足临床需要；而亚稳型通常表观溶解度高、生物利用度好，更适合作为目标晶型。研发前期如果未对药物的晶型进行充分评估，可能会在临床后期发生所选晶型变化，从而导致药物延期上市而蒙受巨大的经济损失。如果上市后因为选择晶型变化而导致药物被迫撤市，损失更为惨重。因此，药物的多晶型研究已成为药物质量控制、剂型确定及申报审批过程中的重要环节。

目前晶型的鉴别方法主要是针对不同晶型的理化性质和其独特的光谱学特征进行开发。主要的鉴别方法包括熔点、固态红外光谱、粉末 X 射线衍射、热分析法、拉曼光谱、光学显微镜、固态核磁共振光谱。

① 熔点。有些药物晶型不同，熔点可能会有差异，通过测试药物的熔点研究多晶型的存在也是常用方法之一。通常来说，晶型越稳定，熔点越高，通过两种晶型的熔点差距大小可初步估计出它们之间稳定性的关系。

② 红外光谱法。同一药物的晶型不同，共价键所处的电环境不同，某些化学键键长

和键角会有所不同，导致其运动跃迁能级不同，从而红外光谱的一些特征吸收峰的频率、峰形和强度均会出现差异。但同一药物的不同晶型也可能会有相同的红外光谱。虽然红外光谱法应用简便、快速，但对样品纯度、晶体大小、制备样品过程中晶型是否转变都有着一定的要求。

③ X射线衍射法。X射线衍射（XRD）可用于研究晶体中原子的排列，是分析药物分子晶型的主要手段。利用X射线的散射作用，可以获得晶体中电子密度的分布情况，从中分析原子的位置信息，即晶体结构，进而区别晶体和非晶体以及化合物和混合物。

单晶X射线衍射法（SXRD），检测对象为一颗晶体；多晶（粉末）X射线衍射法（PXRD），检测对象为众多随机取向的微小颗粒，它们是晶体或非晶体固体样品。**单晶X射线衍射法是公认的确认晶体空间结构的最准确的方法，但有机药物通常很难得到大小合适、纯度高的单晶，因此，多采用粉末衍射法。** 多晶（粉末）X射线衍射法主要用于结晶药物的鉴别和纯度测定，不同晶型的晶胞参数（如晶面距离、晶面夹角）不同，即得到不同的衍射光谱。多晶（粉末）X射线衍射法适用于对晶态物质或非晶态物质的定性鉴别与定量分析，常用于固体物质的结晶度定性检查，多晶型种类、晶型纯度等分析。

④ 热分析法。热分析法主要包括差示扫描量热法（DSC）、差热分析法（DTA）和热重分析法（TGA）。DSC是利用不同晶型物质特有的热力学性质，通过检测吸热峰或放热峰的数量、位置、形状、吸热量（或吸热焓）等参量变化实现对晶型物质状态的鉴别。该方法适用于不同晶型物质的熔融吸热峰值存在较大差异或样品中含有不同数量和种类结晶溶剂（或水）的晶型物质的鉴别。DTA是程序控制温度下，测量物质和参比物的温度差和温度关系的一种技术，利用差热曲线的吸热或放热峰来表征当温度变化时引起样品发生的任何物理或化学变化，晶型不同，其差热曲线就会有所差异。TGA是利用样品不同晶型物质特有的质量-失重百分数与温度关系参量的变化，鉴别样品中含有的不同数量和种类结晶溶剂（或水）。热分析法研究药物多晶型具有方法简单、所需样品量少、灵敏度高、重现性好的特点，是常见的药物多晶型研究的方法。

⑤ 固态核磁共振光谱法。利用样品不同晶型物质的同一原子核局部化学环境的差异而引起的相应原子核磁共振吸收峰的化学位移、偶合常数、积分值等差异实现对晶型物质状态的鉴别。

偏光显微镜或电子扫描显微镜法、拉曼吸收光谱法等方法均可以用于晶型鉴别研究。对多晶型药物的研究是综合应用各种研究方法确证其结构，确定分子中原子的组成、分布及连接方式，以及其在不同晶格中的填充、排列方式。对多晶型的检测应采取多重分析手段联合应用，尽可能多地获取样品的晶型信息。

（4）手性检测　对于被开发为单一对映体的手性原料药，需要对另一对映体进行控制。手性药物的质量标准中应包含光学特异性的含量测定方法。在开发分析方法时，可以采用手性含量测定方法将非手性含量测定与控制对映体杂质结合。当原料药为单一对映异构体时，其鉴别试验应能区分两种对映体和其外消旋体混合物。对于外消旋体的原料药，如果外消旋体被对映体取代的可能性极大，或者所选择的结晶工艺可能产生不需要的非外消旋体混合物，才需要进行立体特异性鉴别试验。

（5）水分　如果终产物易吸湿、吸湿后易降解或原料药含结晶水，对原料药中的水分检测就显得尤为重要。可以根据结晶水或吸湿性影响数据来确定可接受标准。在新原料药的制备过程中，没有使用液体试剂或溶剂的情况下可以采用干燥失重测定；但是如果残留溶剂干扰，则应选择专属性好的 Karl Fischer 滴定法测定。

（6）微生物限度　需要按照药典规定对需氧菌总数、酵母菌和霉菌总数和不得检出的特定致病菌（如金黄色葡萄球菌、大肠埃希菌、沙门菌、铜绿假单胞菌）进行测定。应根据新原料药性质、生产方式和制剂预期用途确定微生物检测的种类和可接受标准。对于无菌原料药可能需要设定无菌检测；对于用于注射剂的原料药，需要设定细菌内毒素检测。

思考题

1. 药物合成路线的评价标准有哪些？
2. 药物的常规检测和特殊检测包括哪些内容？
3. 优质的药物合成路线应该具备哪些特点？

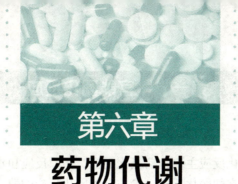

第六章
药物代谢

扫码获取资源

> **学习目标**
>
> **掌握**：药物代谢的定义及分类；氧化反应的反应机理、分类及代谢产物。
>
> **熟悉**：还原反应、水解反应的反应机理及代谢产物；结合反应的定义、分类、反应机理及代谢产物。
>
> **了解**：药物代谢研究在药物开发中的应用。

药物的活性成分（Active Pharmaceutical Ingredient，API）进入体内后，与预期的靶标相互作用会产生相应的治疗效果，而与非预期靶标相互作用则可能产生毒副作用。同时，在体内各种酶的作用下，其结构发生一系列化学变化，倾向于生成极性大或水溶性大的分子，最终排出体外，这个过程称为**药物代谢**（Metabolism）。药物代谢是机体表现出的自我保护能力，以减轻或消除外源性物质对机体的损害。

肝脏由于存在大量特异性/非特异性的酶及丰富的血流，成为药物代谢的主要器官。此外，肺、肾脏和胃肠道中也会由于相关酶的存在而发生一些特定结构药物的代谢。药物结构多样，体内代谢酶系统繁杂，导致药物在体内的结构变化非常复杂。**药物代谢所涉及的化学反应分为两大类，即官能团转化反应和结合反应**。官能团转化反应也称为第 1 阶段代谢反应（Phase Ⅰ Metabolism）或Ⅰ相生物转化，是药物分子在相应酶的作用下发生氧化、还原和水解等化学反应，在药物分子中引入或转化成极性较大的官能团，如羟基、羧基、氨基和巯基等，使极性增加。结合反应也称为第 2 阶段代谢反应（Phase Ⅱ Metabolism）或Ⅱ相生物转化，是指含有极性基团的原形药物或其Ⅰ相代谢产物与内源性的小分子如葡萄糖醛酸、硫酸、谷胱甘肽及氨基酸等发生结合反应，生成极性和水溶性进一步增大的代谢产物，有利于随尿液、汗液或粪便排出体外。

药物在体内的代谢结果与其体内药效、毒副作用等有着密切的联系，药物的代谢产物大多无活性或者活性降低，也有可能药理活性增强（代谢活化）或者毒性增加。对药物的体内代谢进行研究，阐明药物在体内的代谢过程，对理解药物的药效强弱、药效维持时间、药物产生毒副作用的机制以及指导临床安全用药及新药设计具有重要的意义。

第一节 官能团化反应

药物在体内的官能团化反应主要包括氧化反应、还原反应和水解反应，其中，氧化反应是药物在体内进行的主要官能团化反应。参与官能团化反应的酶系可以分为微粒体混合功能氧化酶系和非微粒体混合功能氧化酶系。微粒体混合功能氧化酶系主要指细胞色素 P450 酶系，其为体内重要的代谢酶，可以催化氧化反应及还原反应；非微粒体混合功能氧化酶系包括醇脱氢酶、醛脱氢酶、黄嘌呤氧化酶、单胺氧化酶、羧酸酯酶和酰胺酶等，催化相应的氧化反应、还原反应及酯和酰胺的水解反应。

一、氧化反应

细胞色素 P450（Cytochrome P450，CYP450）酶系是催化药物发生氧化反应的重要酶系，1958 年首次在肝脏细胞微粒体中被发现，后发现其在哺乳动物体内广泛分布，在肝细胞内质网膜上分布最多。1993 年 Nelson 等根据 CYP450 基因超家族（CYP450 酶系统组成复杂，由基因多样性控制，称为 CYP450 基因超家族）内的进化关系制定了 CYP450 的统一命名法。氨基酸同源性大于 40%的为同一家族，以 CYP 后面第一个阿拉伯数字表示，CYP1、CYP2、CYP3 是与药物代谢相关的 3 个家族；氨基酸同源性大于 55%的为同一亚族，以数字后面的大写字母表示；单个酶以亚族字母后面的阿拉伯数字表示。涉及药物代谢的 CYP450 酶主要有 7 种：CYP1A2、CYP2A6、CYP2C9、CYP2C19、CYP2D6、CYP2E1、CYP3A4。其中 50%以上的药物代谢为 CYP3A4 催化。

CYP450 酶系属于亚铁血红素-硫醇盐蛋白超家族，发挥催化作用时需要血红素蛋白（P450）、黄素蛋白（还原型烟酰胺腺嘌呤二核苷磷酸 NADPH-细胞色素 C 还原酶）以及磷脂（磷脂酰胆碱）共同参与（图 6-1）。

CYP450 催化的氧化反应包括芳环的氧化、烯烃的氧化、烷烃和环烷烃的氧化、胺及醚（硫醚）的脱烷基化、胺的脱氨反应或转化为 N-氧化物/羟胺/亚硝基化合物，以及卤代烃脱卤素等反应。

黄素单加氧酶（Flavin Monooxygenase，FMO）是一类需要还原型烟酰胺腺嘌呤二核苷磷酸 NADPH 和分子氧参与的微粒体氧化酶，它能催化杂原子（N，S）发生氧化，如将叔胺和肼的 N 原子氧化成 N-氧化物、仲胺氧化成羟胺、羟胺氧化成硝基化物以及硫醚氧化成亚砜和砜等。

此外，过氧化物酶、醇脱氢酶、醛脱氢酶、黄嘌呤氧化酶、单胺氧化酶等均能催化氧化具有某些特定结构的药物，生成极性官能团，从而利于进行结合反应以及排泄。

1. 芳环的氧化

含有芳环的药物进行氧化代谢时，首先被氧化成环氧化物中间体，进一步重排得到芳环羟基化产物（酚）（图 6-2），通常发生在已有取代基的对位。

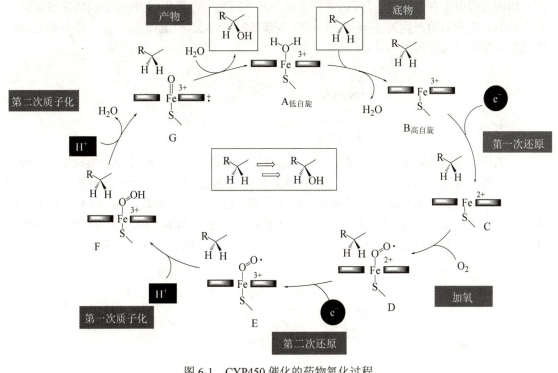

图 6-1 CYP450 催化的药物氧化过程

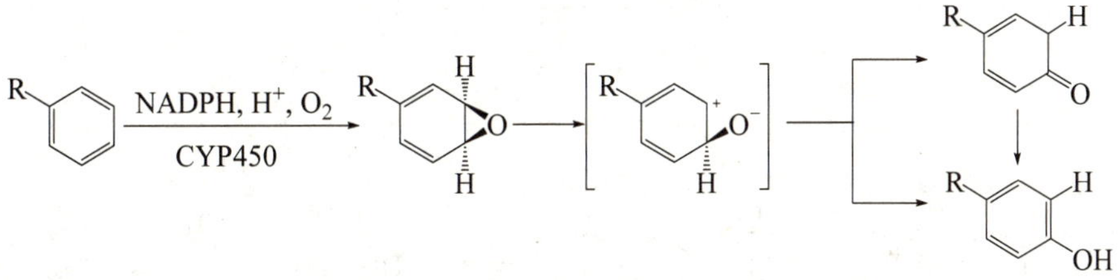

图 6-2 芳环氧化羟基化的机理

芳环的氧化反应主要受到位阻因素和电子云密度的影响，位阻小、电子云密度高的区域容易发生羟基化。如抗精神病药物氯丙嗪，由于无氯原子取代的苯环电子云密度要高于含有氯原子取代的苯环，因此氧化代谢产物是 7-羟基化合物，而含氯原子的苯环则不易被氧化。

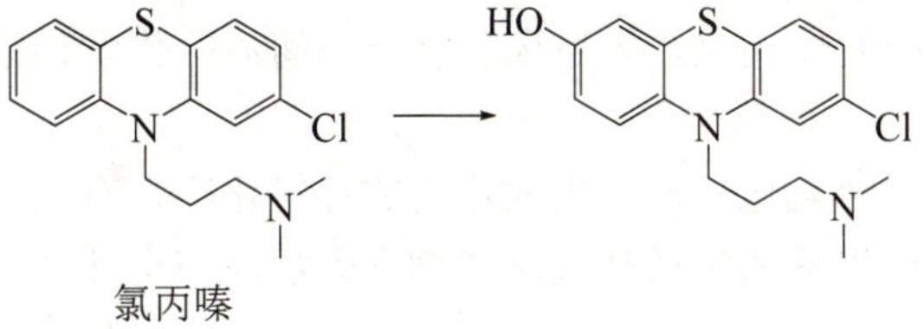

氯丙嗪

芳环上有吸电子取代基时，不易发生芳环上的羟基化反应，如苯环上含有 2 个氯原子的可乐定及结构中含有羧基和磺酰基的丙磺舒。

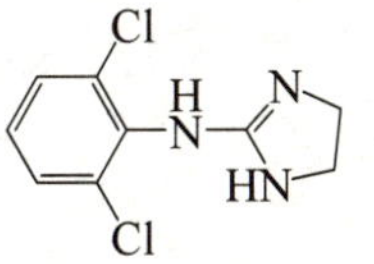

可乐定 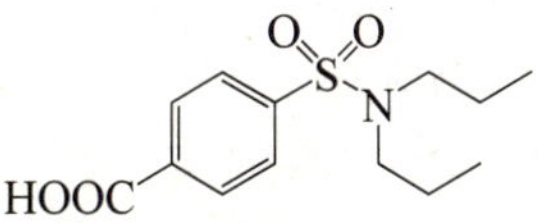　　　　　　　丙磺舒

药物结构中含有两个芳香环,通常只有一个芳香环发生羟基化,如抗癫痫药物苯妥英钠。苯妥英钠氧化代谢的产物为 5-(4-羟基苯基)-5-苯基咪唑烷-2,4-二酮钠盐,进一步与葡萄糖醛酸发生Ⅱ相结合反应排出体外。

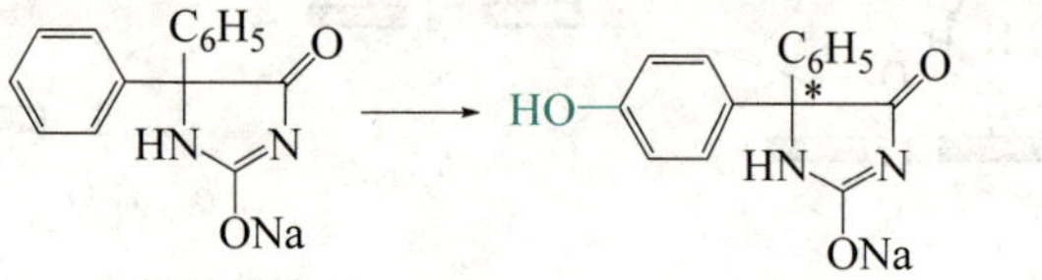

环氧化物中间体除了可以重排得到酚,还可以在环氧化物水解酶作用下生成反式二醇;也可与谷胱甘肽发生结合反应。这些代谢产物的极性或水溶性增加,有利于被排出体外。但**芳香环的环氧化物中间体亲电活性很高,可与生物大分子上的亲核基团如 DNA、RNA 上的碱基以共价键结合,从而对机体产生毒性**。如苯并[a]芘进入体内后生成的环氧化物中间体活性非常强,可以与脱氧核苷等发生共价结合,产生强烈的致癌、致畸和致突变作用。

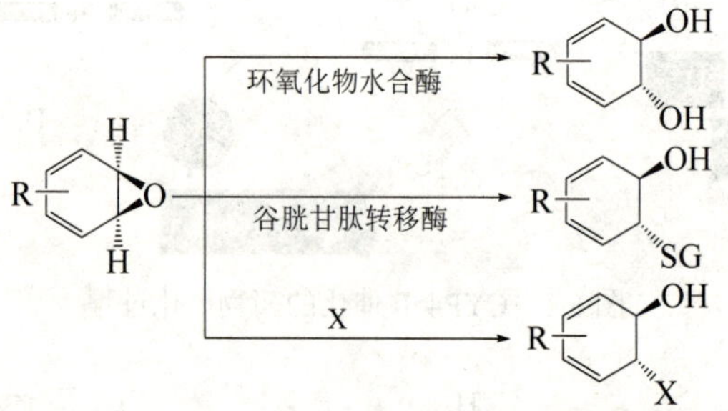

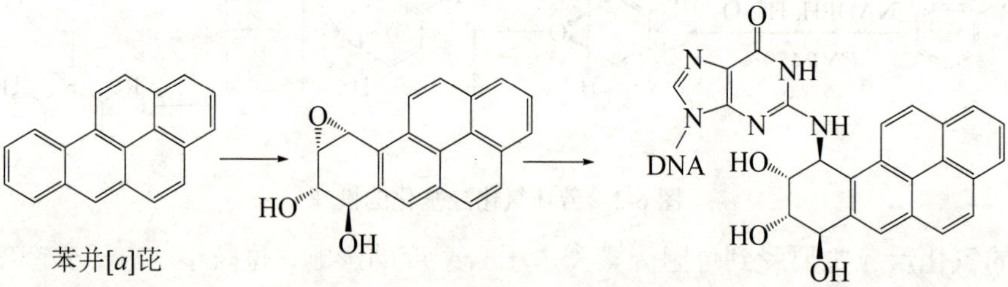

2. 烯烃的氧化

含有烯烃的药物在 **CYP450** 催化下,生成环氧化物中间体,进一步水解生成反式二醇化合物。与芳烃环氧化物中间体相比,烯烃环氧化物中间体的化学稳定性良好,甚至能被分离鉴定,因此其毒性较小。

抗癫痫药物卡马西平经氧化代谢后生成稳定的环氧化物,有抗惊厥作用,同时有一定的副作用和毒性,进一步产生的邻二羟基代谢产物则无活性和毒性。

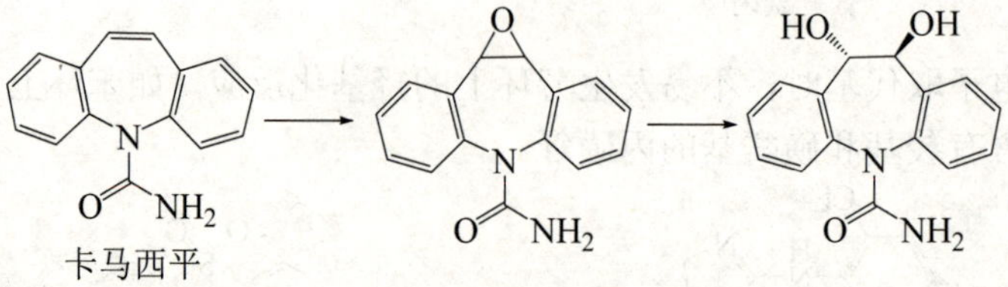

3. 烃基的氧化

sp^2 中心邻位烃基碳原子容易被氧化生成醇,如苄位、烯丙位、羧基或者亚胺的 α 位,生成的醇可继续被氧化为醛、酮、羧酸，或直接与葡萄糖醛酸结合。如β_1-受体阻滞剂美托洛尔的代谢即发生在苄位上，得到的两个异构体活性不同。镇静催眠药地西泮的羰基邻位碳原子易被氧化，代谢后生成替马西泮，可直接与葡萄糖醛酸结合排出体外，半衰期较短，是短效的镇静催眠药物。雄激素以及孕甾烷类激素（如睾酮）的 6 位烯丙位代谢成羟基后，活性丧失。

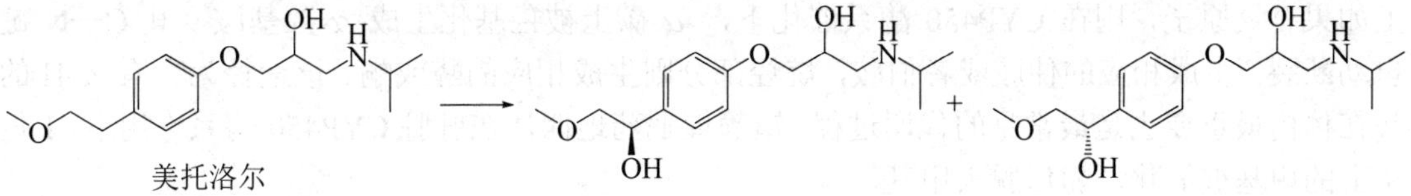

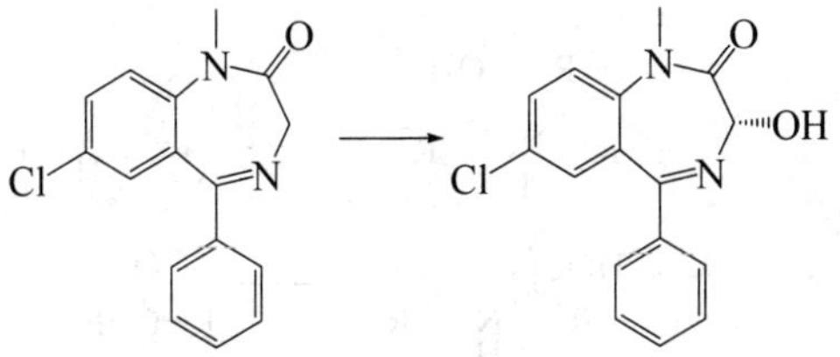

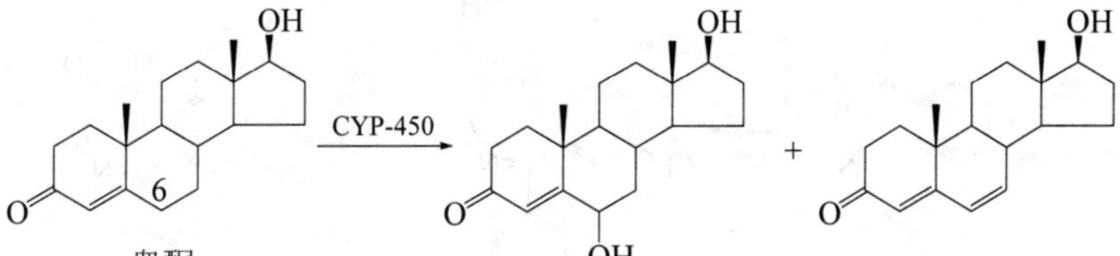

长的直链烃基一般不容易被氧化，烷基侧链末端倒数第二个碳原子容易发生羟基化反应（ω-1 氧化），末端碳原子也会发生羟基化反应（ω氧化），如抗癫痫药物异戊巴比妥侧链的异戊基可以发生ω-1 氧化、ω氧化。

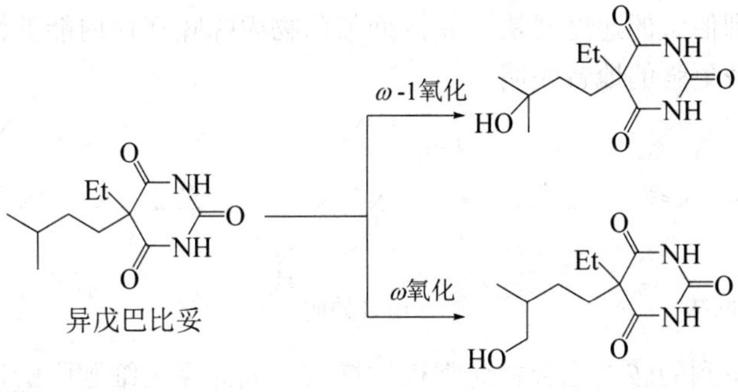

4. 脂环烃的氧化

含有脂肪环或者杂环的药物，也可以在环上发生羟基化，且产物可能具有立体选择性。如口服降糖药物格列吡嗪的代谢产物为环己烷环的对位上发生羟基化，代谢产物以无活性的反式构型为主。

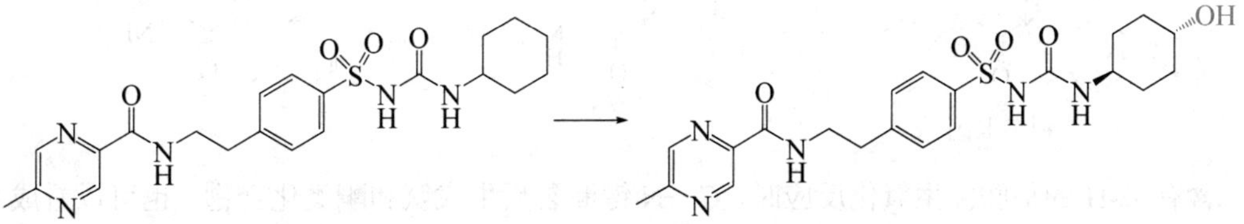

5. 胺的氧化

胺的种类包括脂肪胺（伯胺、仲胺、叔胺）、芳香胺、酰胺，体内代谢方式复杂，主要以 *N*-脱烷基化、*N*-氧化、*N*-羟基化等途径代谢。

（1）*N*-脱烷基化反应　叔胺和仲胺化合物中与氮原子相连的烷基碳原子（即 α-碳原子）上如果有氢原子，则在 CYP450 酶系催化下，α-碳上被羟基化生成 α-羟基胺，其 C—N 键自动断裂，生成相应的仲胺或者伯胺，烷烃部分则生成相应的醛或酮。该途径为含有 α-H 的胺在体内最重要也是最常见的代谢过程。镇静催眠药地西泮在肝脏 CYP450 酶系作用下，1 位 N 上的甲基被氧化，随后脱去甲基。

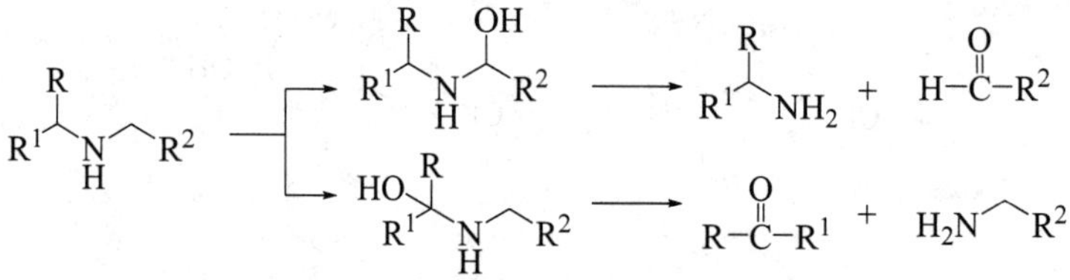

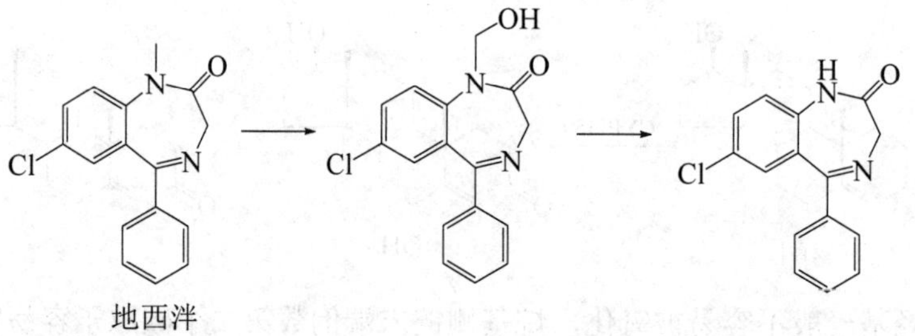

地西泮

N-脱烷基化反应脱去的基团通常是甲基、乙基、丙基、异丙基、丁基、烯丙基和苄基以及其他含有 α-H 的基团等。一般来讲，体积小的取代基容易脱去，叔胺脱烷基得到仲胺的速度比仲胺脱烷基得到伯胺的速度要快。如抗抑郁药物丙咪嗪在体内能够快速脱去一个甲基，生成起效更快、药效更强的地昔帕明。

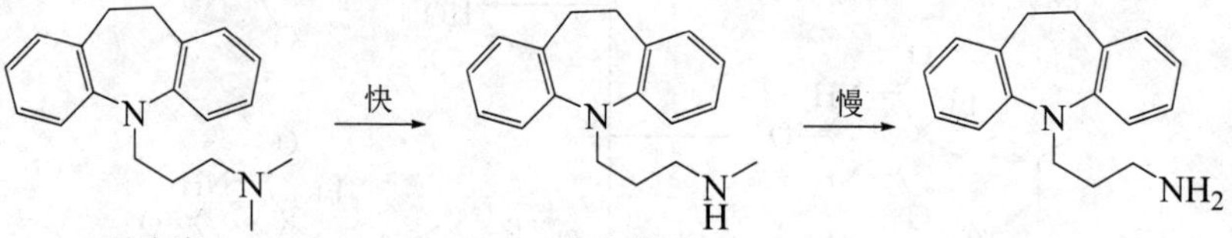

丙咪嗪　地昔帕明

N-脱烷基化后得到的胺类化合物通常极性增大，因此穿过细胞膜的速率减慢，如果代谢产物有活性或者毒性，就会产生更强的药效或者毒副作用。局麻药利多卡因脂溶性较大，可以进入中枢神经系统，其脱掉乙基的代谢物极性增大，不能再透过血脑屏障排出，因此在中枢神经系统中蓄积而产生中枢毒性。

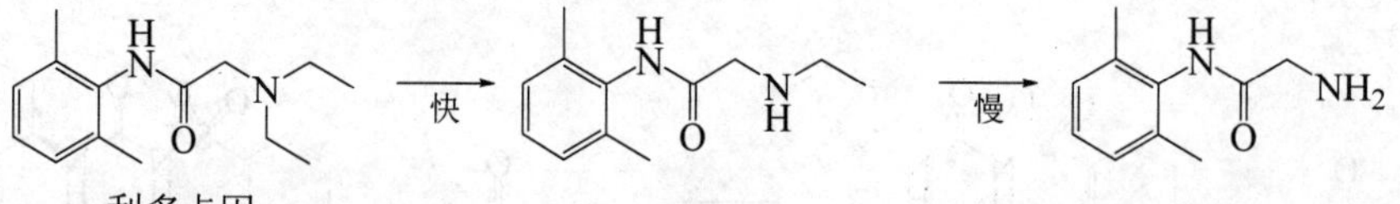

利多卡因

含有 α-H 的伯胺发生氧化反应时，C—N 键断裂后生成氨和酮类化合物，也可以看成是脱氨基的反应。如具有中枢兴奋作用的苯丙胺，在体内经氧化代谢得到无活性的脱氨代谢产物。

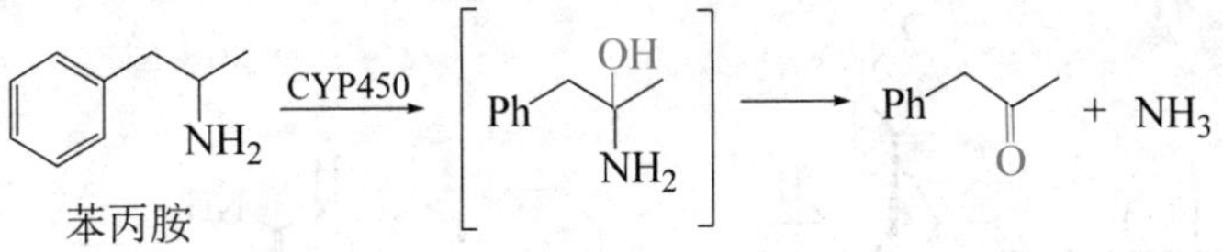

$$\text{苯丙胺} \xrightarrow{\text{CYP450}} [\text{PhCH}_2\text{C(OH)(NH}_2)\text{CH}_3] \longrightarrow \text{PhCH}_2\text{COCH}_3 + \text{NH}_3$$

（2）*N*-氧化反应　伯胺、仲胺和酰胺可在体内黄素单加氧酶（FMO）作用下发生氮原子上的氧化反应，生成羟胺衍生物。脂肪族伯胺的 *N*-羟基化产物可以进一步氧化为亚硝基化合物，但在体内不能氧化得到硝基化合物。芳香伯胺的 *N*-羟基化产物可以进一步氧化为亚硝基、硝基。

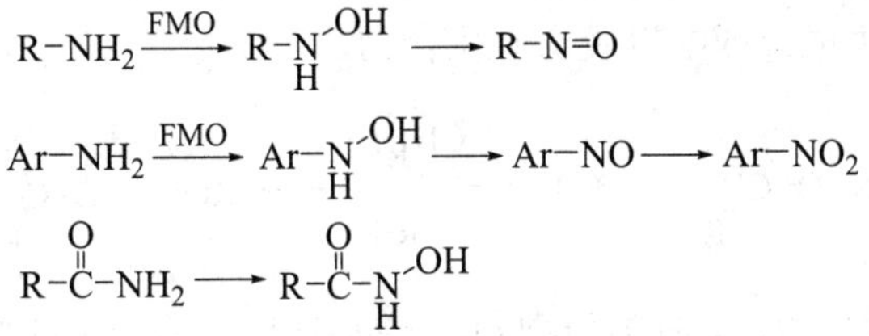

$$R-NH_2 \xrightarrow{FMO} R-N(H)OH \longrightarrow R-N=O$$

$$Ar-NH_2 \xrightarrow{FMO} Ar-N(H)OH \longrightarrow Ar-NO \longrightarrow Ar-NO_2$$

$$R-CO-NH_2 \longrightarrow R-CO-N(H)OH$$

含有 *α*-H 的脂肪伯胺除了发生氧化脱氨、*N*-氧化反应外，还能够通过其他反应生成亚胺，进一步氧化成肟，再经重排后生成亚硝基化合物，如具有中枢兴奋作用的苯丙胺的代谢。

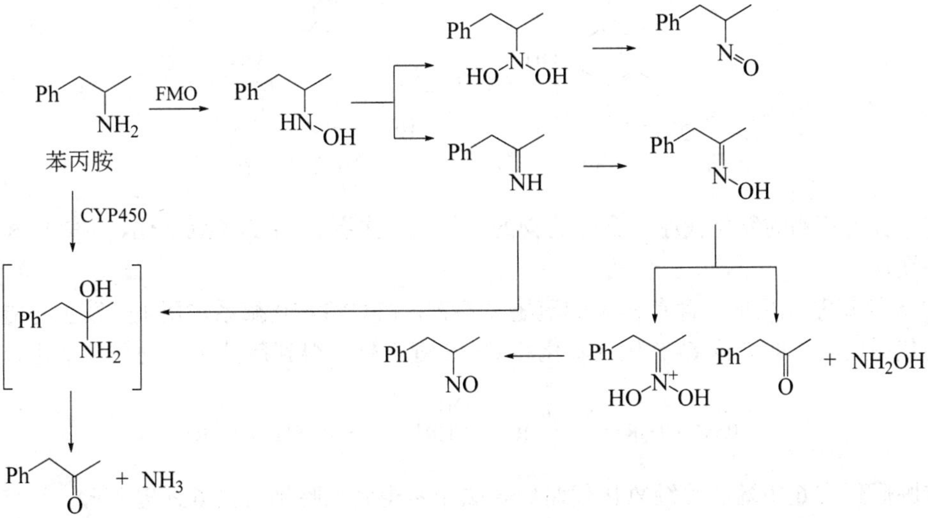

苯胺类药物经氧化代谢生成 *N*-氧化物（羟胺类化合物），其在磺酰基转移酶作用下生成磺酸酯，后者的 N—O 键极易断裂生成高反应活性的代谢产物，进而与生物大分子中的亲核基团产生共价结合，从而导致严重的细胞毒性。如对乙酰氨基酚、甲氧苄啶等芳香胺类药物。

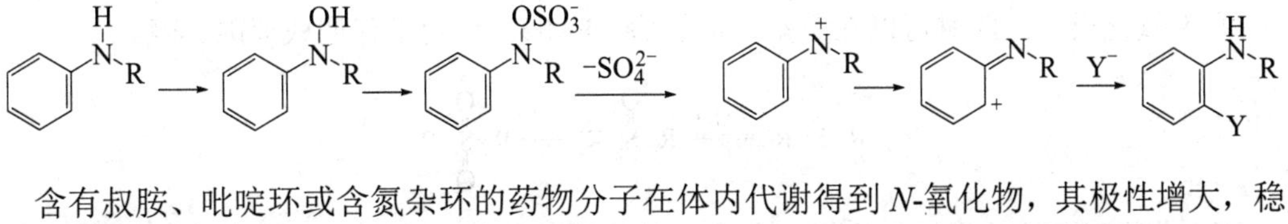

含有叔胺、吡啶环或含氮杂环的药物分子在体内代谢得到 *N*-氧化物，其极性增大，稳定性增加，该反应通常为可逆反应。如镇痛药吗啡和抗高血压药物胍乙啶的 *N*-氧化代谢。

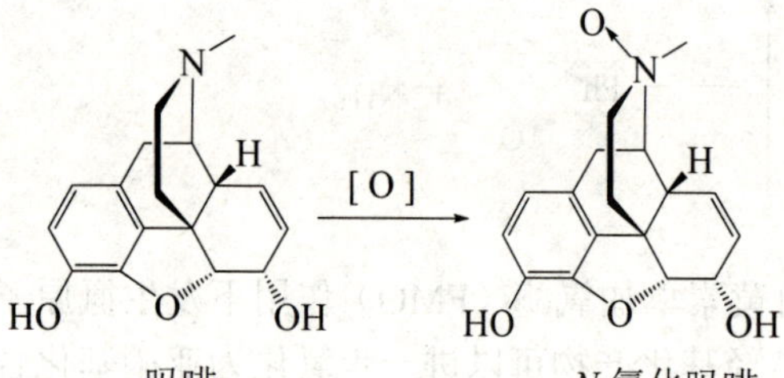

6. 醚和硫醚的氧化

(1) 醚的氧化　氧原子邻位烷烃 C 原子上有氢原子的醚类药物，其 α-碳原子易发生氧化反应，C—O 键断裂，生成醇或酚以及羰基化合物。

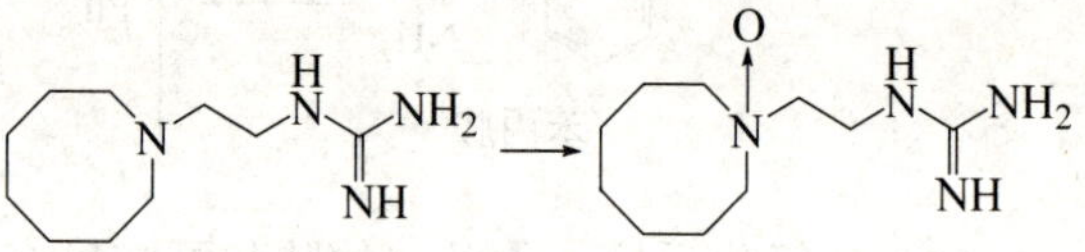

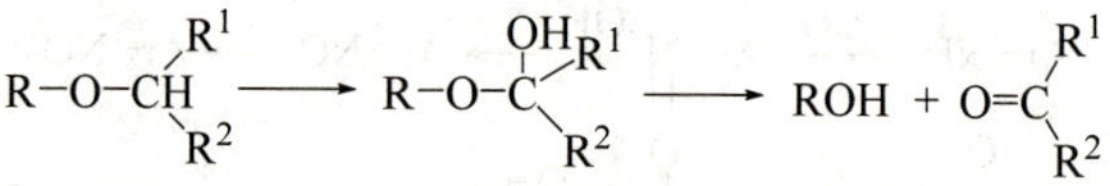

$$R-O-CH\begin{matrix}R^1\\R^2\end{matrix} \longrightarrow R-O-C\begin{matrix}OH\\R^1\\R^2\end{matrix} \longrightarrow ROH + O=C\begin{matrix}R^1\\R^2\end{matrix}$$

与 N-脱烷基化的规律相似，醚类药物 O-脱烷基化也是体积小的烷基脱去速度较快，若是较大烷烃，一般发生 ω 氧化或 ω-1 氧化。如抗抑郁药物文拉法辛，在体内发生 O-脱甲基化代谢，得到活性代谢产物地文拉法辛。

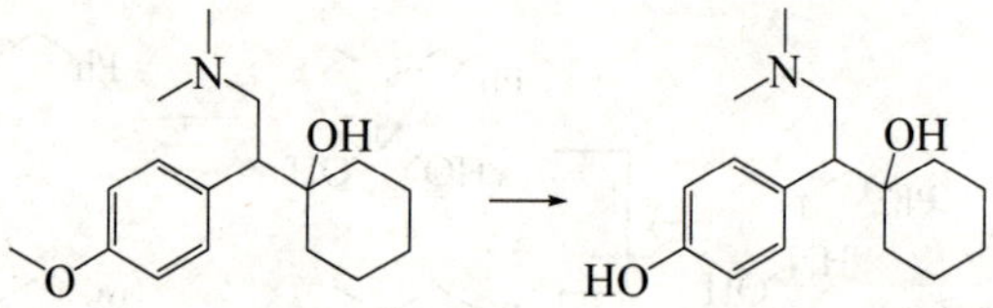

文拉法辛　　　地文拉法辛

(2) 含硫药物的氧化代谢　含硫药物的氧化代谢主要包括 S-脱烷基化、S-氧化和氧化脱硫三种途径。

① S-脱烷基化反应。含有 α-氢的硫醚类药物，在 CYP450 酶系作用下，发生与醚类药物相似的代谢过程，即邻位 C-氧化羟基化和 C—S 键断裂，得到巯基化合物和羰基化合物。

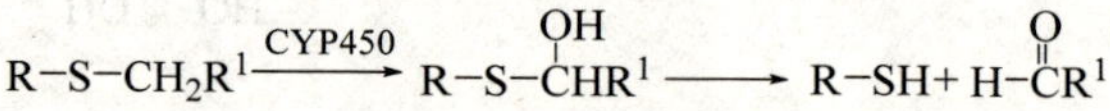

$$R-S-CH_2R^1 \xrightleftharpoons{CYP450} R-S-CHR^1(OH) \longrightarrow R-SH + H-C(=O)R^1$$

抗肿瘤药物 6-甲巯嘌呤经氧化代谢后 S-去甲基得到嘌呤拮抗剂 6-巯基嘌呤。

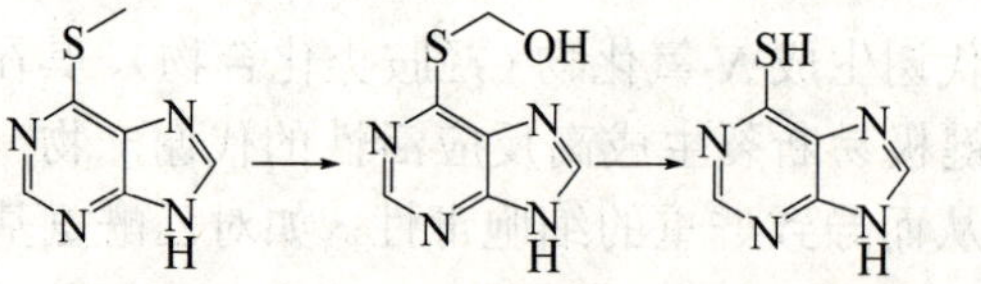

6-甲巯嘌呤　　　6-巯基嘌呤

② S-氧化反应。硫醚可以在黄素单加氧酶（FMO）作用下代谢成亚砜、砜。

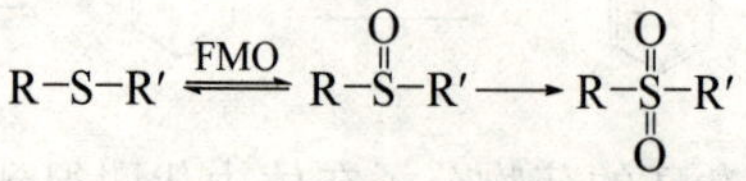

$$R-S-R' \xrightleftharpoons{FMO} R-S(=O)-R' \longrightarrow R-S(=O)_2-R'$$

驱虫药物阿苯达唑经氧化代谢可生成亚砜和砜类化合物，其中，亚砜的生物活性较原形药物活性更强,而砜类化合物没有活性。

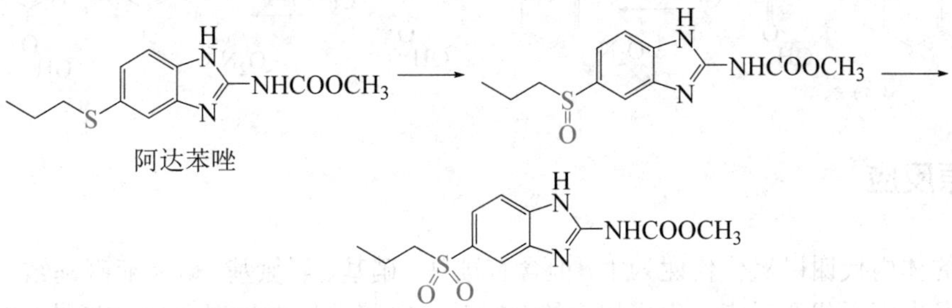

阿达苯唑

③ 氧化脱硫。含有硫代羰基结构的药物在体内可以进行氧化脱硫反应,得到羰基化合物,得到的产物通常脂溶性降低。如镇静催眠药硫喷妥,在体内经氧化代谢后得到脱硫的代谢产物。

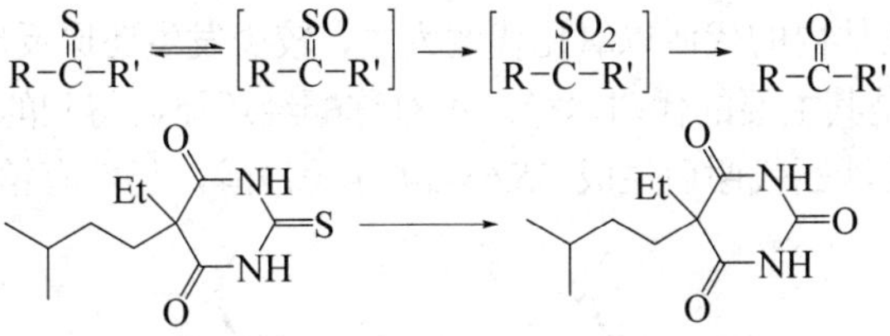

$$R-\overset{S}{\underset{}{C}}-R' \rightleftharpoons \left[R-\overset{SO}{\underset{}{C}}-R'\right] \longrightarrow \left[R-\overset{SO_2}{\underset{}{C}}-R'\right] \longrightarrow R-\overset{O}{\underset{}{C}}-R'$$

硫喷妥

7. 醇、醛的氧化

含有醇羟基的药物可以直接发生结合反应排出体外,也可以发生氧化反应生成羰基化合物(醛或酮);醛不稳定,可以在醛脱氢酶作用下进一步氧化成羧酸。

$$RCH_2OH \rightleftharpoons RCHO \rightleftharpoons RCOOH$$

维生素 A 在体内可被氧化成视黄醛,进一步氧化成维生素 A 酸,药理作用与维生素 A 相似。

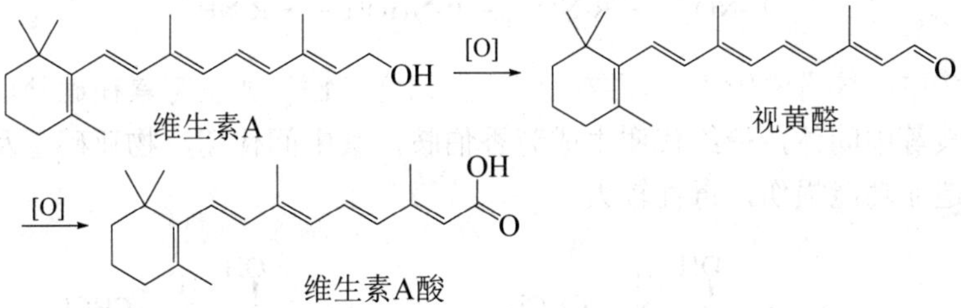

维生素A → [O] → 视黄醛

[O] → 维生素A酸

8. 氧化脱卤素反应

在体内卤代烃一部分可与谷胱甘肽形成结合代谢物排出体外(Ⅱ相结合反应),其余部分在体内经氧化脱卤素反应和还原脱卤素反应进行代谢。

氧化脱卤素反应是许多卤代烃常见的代谢途径。CYP450 酶系催化氧化卤代烃生成过渡态的偕醇,然后再消除卤化氢得到羰基化合物(醛、酮、酰卤等),这一反应需要被代谢的分子中至少有一个卤素和一个 a-H 原子。偕三卤代烃如氯仿比相应的偕二卤代烃及单卤代烃更易被氧化代谢成酰卤,继续水解生成羧酸或者无毒的碳酸,或者和组织中蛋白质分子反应,产生毒性。如广谱抗菌药物氯霉素,其在体内的氧化代谢产物为酰氯,能对 CYP450 酶等中的脱辅基蛋白发生酰化,是氯霉素产生毒性的主要根源。

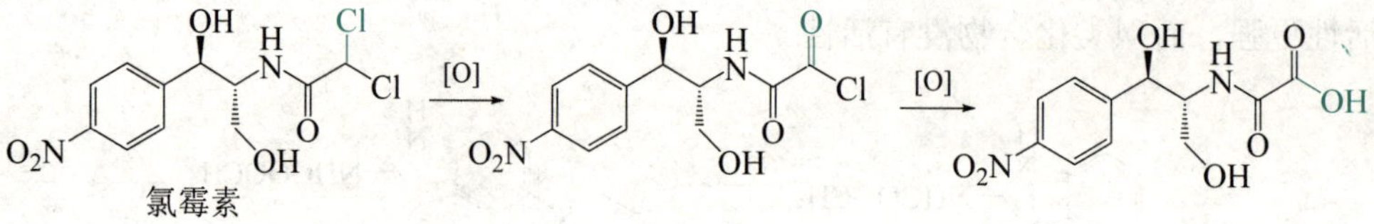

二、还原反应

药物的体内代谢以氧化代谢为主,但含有羰基、硝基、偶氮基、砜及亚砜基结构的药物,在体内可发生还原代谢反应,生成相应的含羟基、氨基的极性代谢产物,有利于进一步进行 Ⅱ 相结合反应,排出体外。

1. 羰基的还原

含有羰基结构(醛或酮)的药物可在 CYP450 或其他还原酶催化下还原成相应的伯醇或仲醇代谢物。醛易被氧化,在体内的代谢以氧化代谢为主,较少发生还原反应。酮羰基是药物结构中的常见基团,还原代谢是其主要的代谢途径。不对称酮经还原后得到的醇通常具有立体选择性,如中枢镇痛药物 S-(+)-美沙酮代谢后生成 3S,6S-α-(−)-美沙醇,仍然有镇痛活性,且半衰期更长。

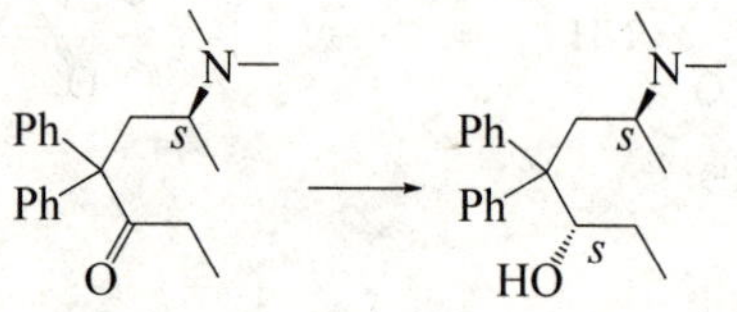

2. 硝基和偶氮基的还原

结构中含有硝基和偶氮基的药物可在体内 CYP450 酶系或者消化道中细菌的硝基还原酶等催化下,经多步转化生成胺类代谢产物。硝基一般先被还原为亚硝基、羟胺,再转化为伯胺。

$$R\text{-}NO_2 \longrightarrow R\text{-}NO \longrightarrow R\text{-}NHOH \longrightarrow R\text{-}NH_2$$

其中,**羟胺中间体毒性较大,可致癌或产生细胞毒性**。如氯霉素在硝基还原酶催化下生成亚硝基、羟胺等中间体,最终代谢生成芳香伯胺,其中间代谢产物亚硝基及羟胺代谢产物可引起骨髓和造血功能损伤,毒性较大。

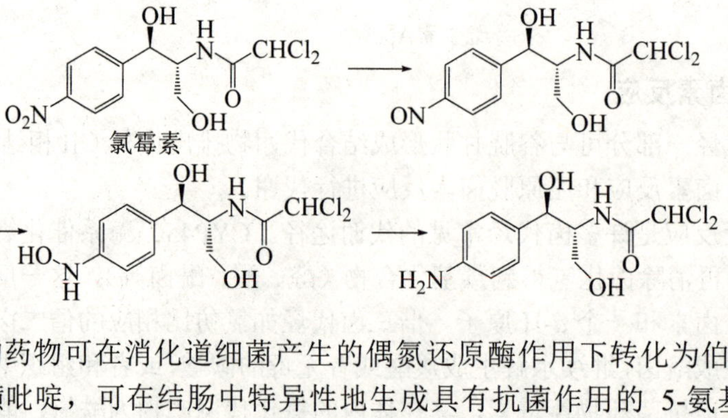

含有偶氮基的药物可在消化道细菌产生的偶氮还原酶作用下转化为伯胺,如抗溃疡性结肠炎药物柳氮磺吡啶,可在结肠中特异性地生成具有抗菌作用的 5-氨基水杨酸和磺胺吡啶。

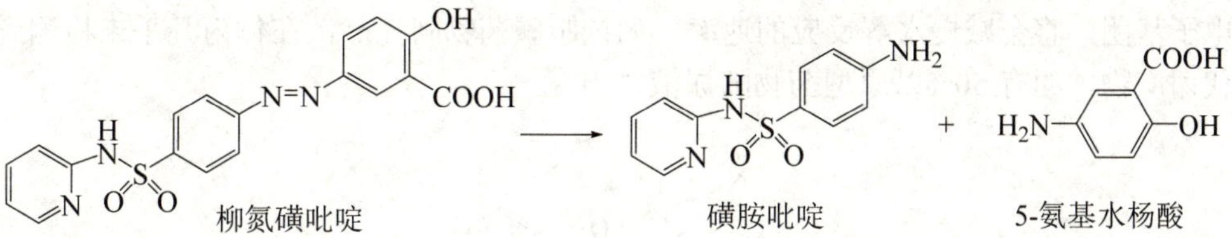

[柳氮磺吡啶 → 磺胺吡啶 + 5-氨基水杨酸]

3. 亚砜的还原

含有亚砜结构的药物可经过氧化代谢生成砜，也可以经还原生成硫醚。如非甾体抗炎药舒林酸，除了可以发生氧化代谢生成没有活性的砜外，还可以生成活性代谢产物硫醚，减少对胃肠道的刺激。

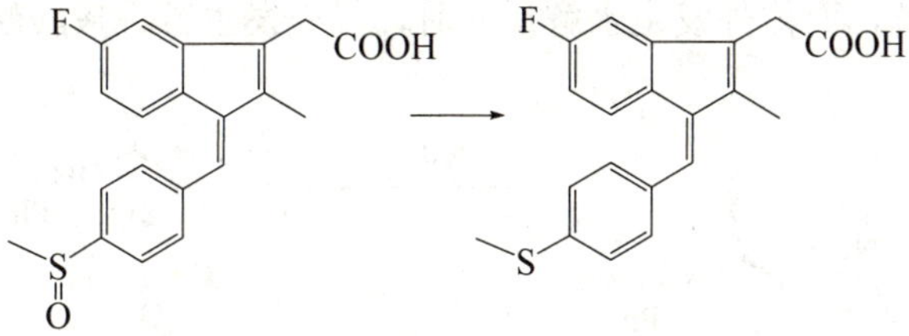

[舒林酸结构式 → 硫醚代谢物]

4. 还原脱卤素反应

还原脱卤素反应主要发生在多卤代烃中，经单电子转移还原得到自由基负离子，然后脱除卤素，生成自由基。该自由基可以从体内得到一个质子生成还原产物；或接受一个电子形成碳负离子，进一步转化为烯烃或者卡宾；或和氧分子反应生成过氧自由基。还原脱卤素反应一般是脱氯或脱溴反应，而碳-氟键较为牢固，不易脱氟。如四氯化碳经还原代谢后可生成氯仿、卡宾和过氧自由基，而生成的自由基易引起肝脏损伤和免疫反应。

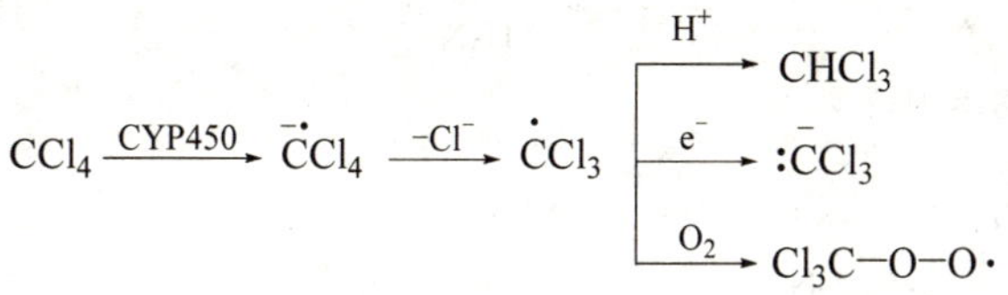

$$CCl_4 \xrightarrow{CYP450} \overset{-}{\cdot}CCl_4 \xrightarrow{-Cl^-} \overset{\cdot}{C}Cl_3 \begin{array}{l} \xrightarrow{H^+} CHCl_3 \\ \xrightarrow{e^-} :CCl_3 \\ \xrightarrow{O_2} Cl_3C-O-O\cdot \end{array}$$

三、水解反应

含有酯或酰胺结构的药物在体内以水解反应为主要代谢途径。这些药物容易被肝脏、血液等部位的水解酶及非酶催化水解成羧酸、醇（酚）和胺等极性增大的代谢产物，以利于进行结合反应。如阿司匹林在水解酶作用下水解成水杨酸和乙酸。

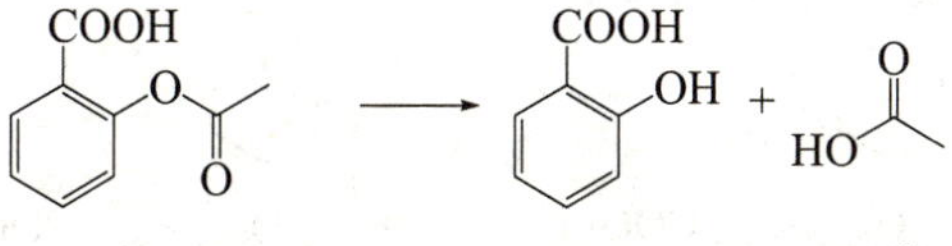

[阿司匹林 → 水杨酸 + 乙酸]

水解反应受空间效应和电子效应的影响较大，酯键或酰胺键邻近位置有较大的空间位阻及供电子基团,将会减慢水解反应的速率。如抗胆碱药物阿托品,在体内几乎未检测到酯水解的代谢产物,约有 50%以原型药物随尿液排出。

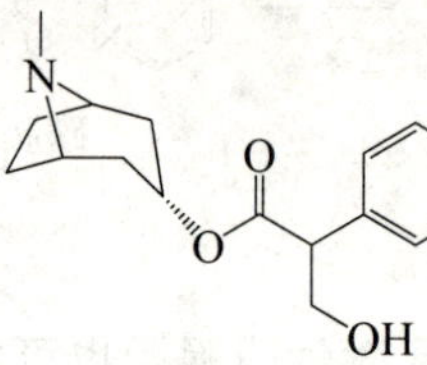

阿托品

体内酯酶水解时具有一定的选择性,有些只有脂肪族酯发生水解,有些只有芳香族酯发生水解,但大部分酯酶特异性低,对底物酯没有明显的选择性。如可卡因在体内的水解代谢只发生脂肪羧酸酯水解,而体外发生水解反应时,优先发生芳香羧酸酯水解。

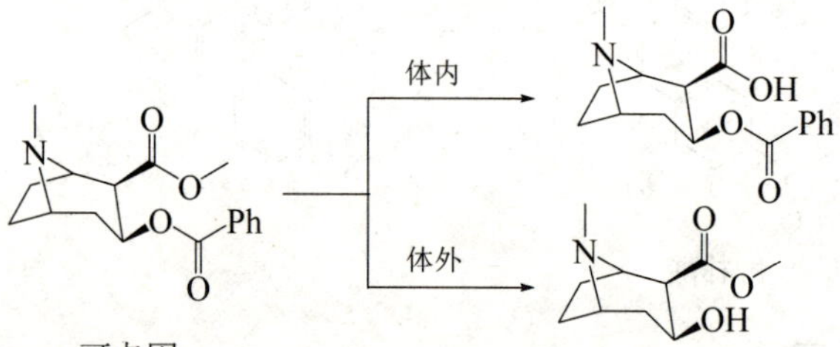

可卡因

酰胺进行水解反应的速率比酯水解慢。 如局麻药物普鲁卡因在体内可迅速水解生成羧酸而失活,因此普鲁卡因只能注射使用,而酰胺类药物普鲁卡因胺不易水解,约 60%以原型药物从尿中排出,可口服用作抗心律失常药物。

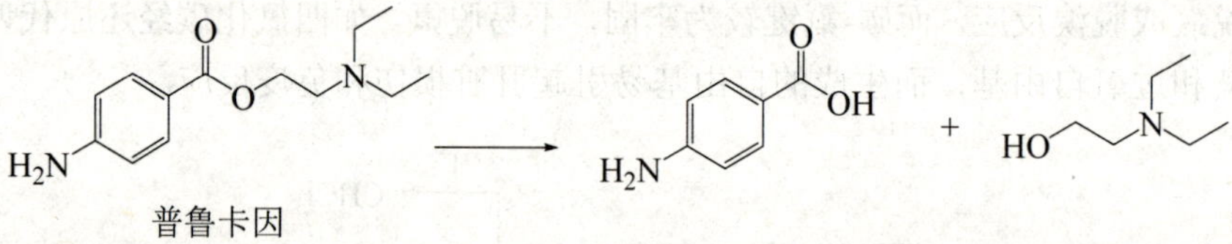

普鲁卡因

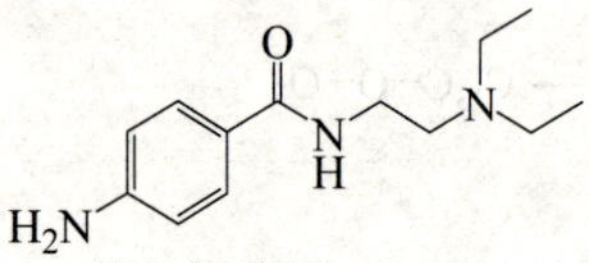

普鲁卡因胺

利用酯在体内容易发生水解反应的性质,将含有羧基、羟基的药物设计成酯型前药,经体内广泛分布的水解酶作用水解,释放出原型药物发挥药效,从而达到调节药物极性、增加稳定性、延长作用时间以及提高靶向性、降低毒性等目的。如神经氨酸酶抑制剂奥司他韦,在体内水解成羧酸化合物发挥抗病毒作用。

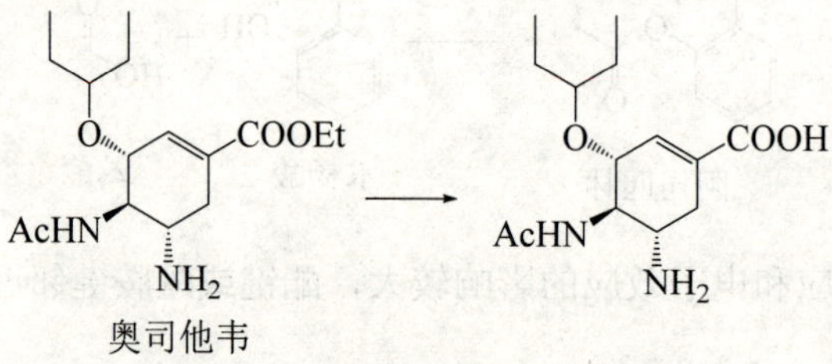

奥司他韦

第二节　结合反应

药物在体内的第Ⅱ阶段代谢反应，即结合反应，是指在酶的催化下，将内源性的小分子（葡萄糖醛酸、硫酸、氨基酸、谷胱甘肽、乙酰基、甲基等）转移到药物分子或Ⅰ相代谢产物的极性基团（羟基、羧基、氨基、巯基等）上。Ⅱ相代谢后的产物一般无活性或水溶性增大，有利于后续排出体外，其中与葡萄糖醛酸、硫酸、氨基酸及谷胱甘肽的结合产物通常水溶性增大且活性丧失；而引入乙酰基和甲基化的代谢产物，并不能增加其水溶性，但通常是代谢失活的产物，因此，也把乙酰化反应和甲基化反应归到第Ⅱ阶段代谢反应中。

参与体内第Ⅱ阶段代谢反应的酶依据其活化内源性底物的不同，主要包括葡萄糖醛酸转移酶、磺基转移酶、谷胱甘肽转移酶、酰基转移酶和甲基转移酶等。内源性的小分子首先在辅酶作用下转换成其活化形式，然后在各种转移酶作用下与药物或Ⅰ相代谢产物中的极性官能团以共价键结合，得到水溶性增大或无活性的结合产物，排出体外。药物结构中通常有能发生多种结合反应的基团，因此可以得到不同的结合物。如抗结核药对氨基水杨酸，其结构中的氨基可以与葡萄糖醛酸结合，也可以发生乙酰化反应；羧基可以与葡萄糖醛酸结合，也可以与甘氨酸结合；酚羟基可以发生葡萄糖醛酸化，也可以发生硫酸化。

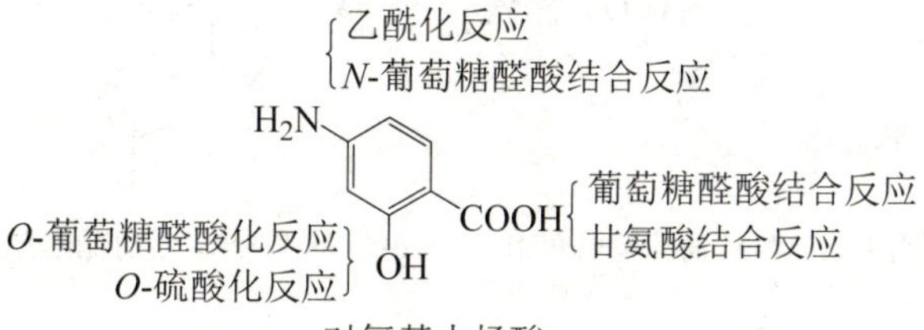

一、葡萄糖醛酸结合反应

体内的葡萄糖醛酸被活化后，以尿苷二磷酸葡萄糖醛酸（Uridine Diphosphate Glucuronic Acid，UDPGA）的形式作为辅酶存在，在尿苷二磷酸葡萄糖醛酸转移酶催化下，葡萄糖醛酸部分转移到羟基、氨基、羧基及巯基等官能团上，葡萄糖醛酸化，得到相应的结合产物。该反应为亲核取代反应，得到的产物构象发生翻转，产物均为β-构型糖苷键。

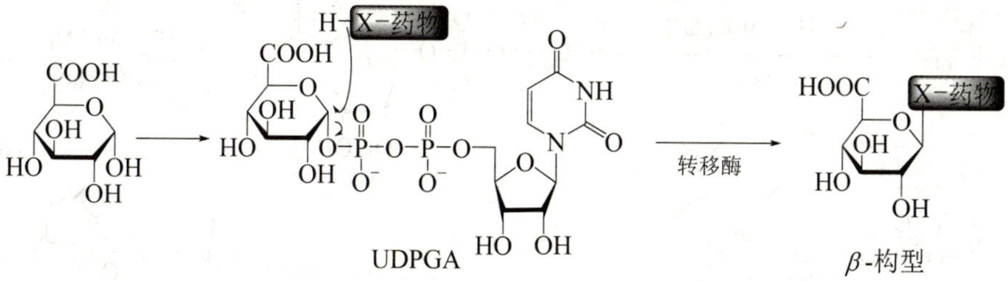

体内葡萄糖醛酸的含量丰富，能与几乎所有的极性官能团（羧基、羟基、氨基、巯基、叔胺）结合，是体内最常见也是最重要的第Ⅱ阶段代谢反应。葡萄糖醛酸的结合产物通常水溶性增大，活性丧失，最终以尿液及胆汁途径排出体外，当机体葡萄糖醛酸结合代谢紊乱时，

可导致药物在体内蓄积，产生相应毒性。

含有羟基的化合物与葡萄糖醛酸结合得到醚型苷结合物，如吗啡的酚羟基与葡萄糖醛酸的结合；含有羧基的化合物与葡萄糖醛酸结合可得酯型苷结合物，如布洛芬的羧基与葡萄糖醛酸的结合。

肝脏的转移酶体系随着人体的生长逐渐趋向完善，新生儿体内肝脏的葡萄糖醛酸转移酶功能尚未健全，服用药物时要特别注意。如抗生素氯霉素主要通过结构中的羟基发生葡萄糖醛酸化后水溶性增大排出体外，婴儿如果服用氯霉素，则会造成氯霉素在体内蓄积，引起"灰婴综合征"，而成年人一般不会出现类似毒副反应。

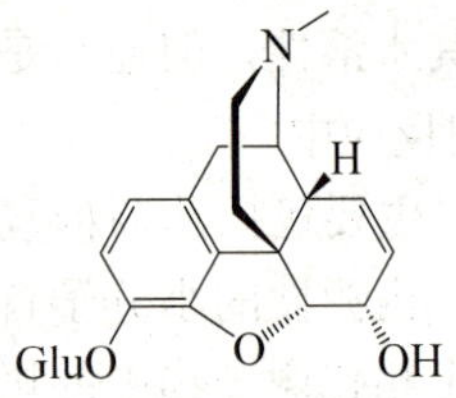

醚型糖苷键 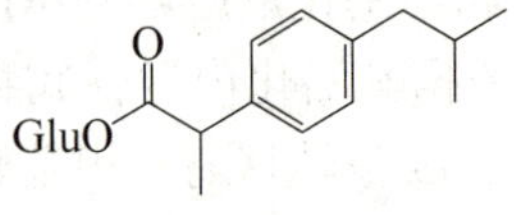　　　　　酯型糖苷键 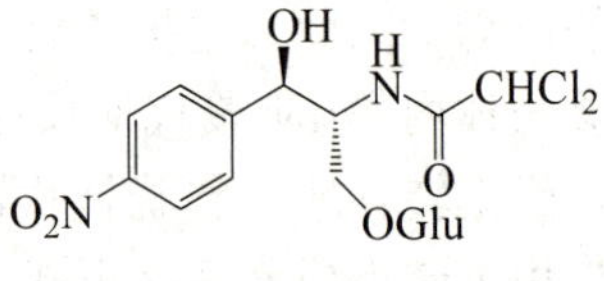　　　　　氯霉素-葡萄糖苷化

含有氨基和巯基的药物也可以与葡萄糖醛酸结合，生成 N-葡萄糖醛酸苷结合物和 S-葡萄糖醛酸苷结合物，如磺胺甲噁唑和 6-巯基嘌呤的结合产物。N-、S-葡萄糖醛酸苷结合物通常稳定性较差，且胺类更容易发生氧化反应及乙酰化代谢。

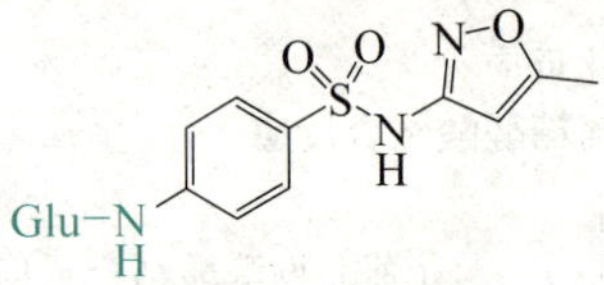

磺胺甲噁唑-N-葡萄糖醛酸化 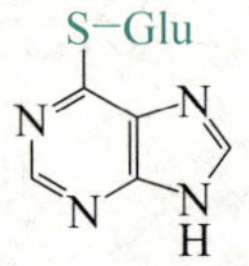　　　　　6-巯基嘌呤-S-葡萄糖醛酸化

二、硫酸结合反应

体内的硫酸盐与 ATP 在镁离子参与下，经 ATP 硫酸化酶催化，生成腺苷-5′-磷酰基硫酸酯（APS），后者在 APS 磷酸激酶催化下其 3′位发生磷酸化生成活性的 3′-磷酸腺苷-5′-磷酰基硫酸酯（PAPS），最后，在硫酸转移酶作用下，其硫酸基转移到羟基、氨基等官能团上，得到硫酸结合物。

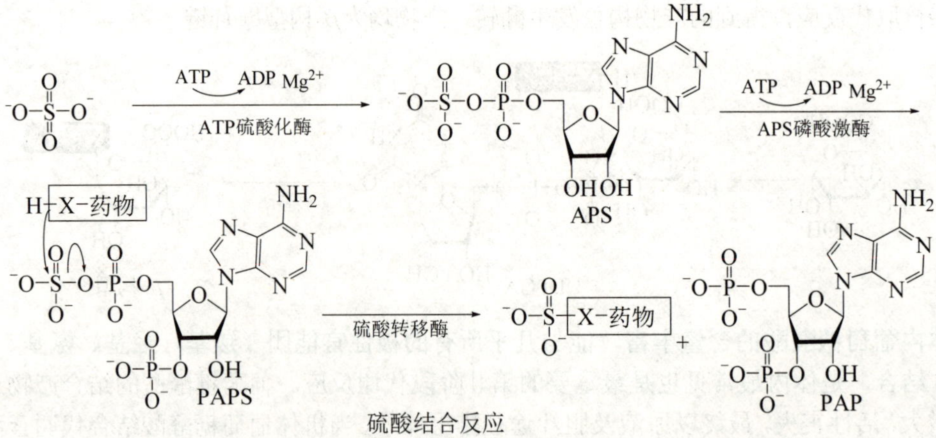

硫酸结合反应

含有羟基、氨基及羟胺的化合物可以与硫酸发生结合反应，生成相应的硫酸酯及磺酰胺进行代谢。体内硫酸的来源不如葡萄糖醛酸丰富，且同一底物的葡糖糖醛酸化和硫酸化存在竞争关系，前者在高浓度时优先发生，后者在低浓度时优先发生。因体内的硫酸酯酶活性高，生成的硫酸酯代谢物容易分解，故药物在体内生成硫酸结合物不如生成葡萄糖醛酸苷结合物普遍。

脂肪醇生成的硫酸酯稳定性差，很容易被水解为原来的物质；酚和胺类化合物生成的硫酸化产物性质稳定，体内内源性物质类固醇、儿茶酚和甲状腺素等的酚羟基硫酸化是其重要的代谢途径。与这些内源性物质结构类似的甾体类药物和儿茶酚胺类药物中的相应基团也能与硫酸形成稳定的结合物，如β_2-受体激动剂沙丁胺醇结构中有三个羟基，只有酚羟基生成硫酸酯结合物，其他两个羟基则生成葡萄糖醛酸苷结合物。

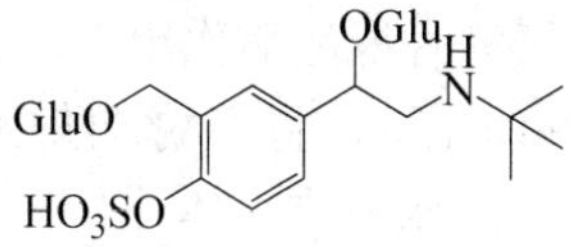

沙丁胺醇-羟基结合物

羟胺尤其是酰基羟胺是磺基转移酶较好的底物，形成硫酸酯后，很容易消除生成正电中心，增加药物的毒性和致癌性。如解热镇痛药物非那西汀的体内代谢产物乙酰基羟胺中间体，与硫酸成酯后，极易与生物大分子结合而产生肝脏、肾脏毒性。

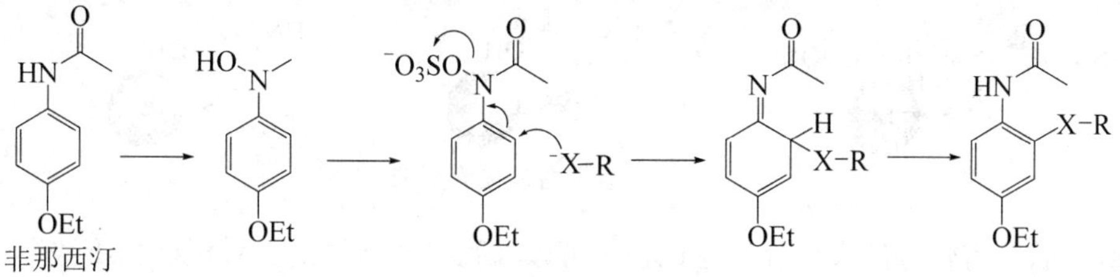

三、氨基酸结合反应

药物或代谢物中的羧基先与辅酶 A（CoASH）成酯活化为活性的酰基辅酶 A，再在氨基酸-N-酰基转移酶的作用下与氨基酸结合。

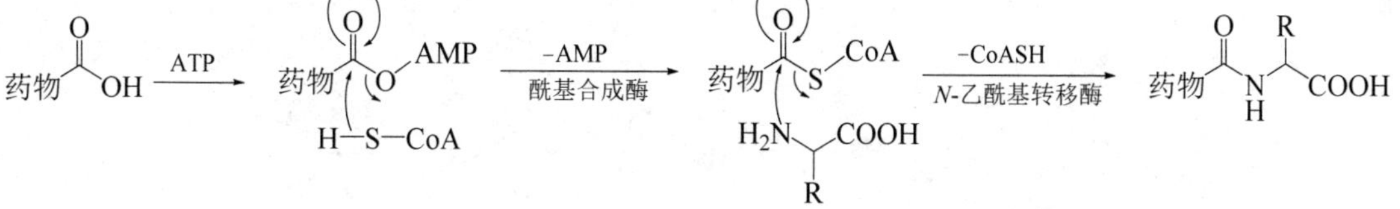

氨基酸结合反应

体内参与结合反应的氨基酸以甘氨酸最常见，其他的氨基酸如精氨酸、天冬氨酸、丙氨酸等在特定条件下也能发生结合反应。与氨基酸结合的底物主要是各种羧酸类药物及羧酸类代谢物，包括芳香酸、杂环羧酸以及脂肪酸等，与氨基酸以酰胺键结合。如解热镇痛药物阿司匹林进入体内后在酯酶作用下水解成水杨酸，再与甘氨酸结合后经肾脏排出体外。

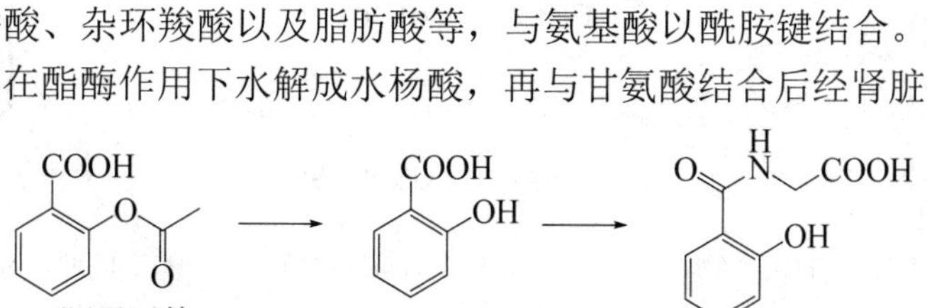

体内可发生结合反应的氨基酸来源较少,且与葡萄糖醛酸存在竞争性结合,药物与氨基酸的结合代谢不是特别普遍。

四、谷胱甘肽结合反应

谷胱甘肽(Glutathione,GSH)是由谷氨酸、半胱氨酸和甘氨酸组成的三肽,在哺乳动物体内广泛存在。与葡萄糖醛酸和硫酸的结合不同,谷胱甘肽的结合不需要活化,其结构中半胱氨酸的巯基具有较强的亲核作用,与药物或代谢物的亲电基团(E)在谷胱甘肽-*S*-转移酶作用下生成结合产物。该结合产物分子量大,脂溶性大,通常经过胆汁排泄;结合物也可以继续在γ-谷氨酰基转移酶和半胱氨酰甘氨酸酶作用下,分别脱去谷氨酸和甘氨酸,得到半胱氨酸结合物,最后在 *N*-乙酰化酶催化下,将乙酰辅酶 A 的乙酰基转移到半胱氨酸的氨基上,生成小分子的巯基尿酸结合物,经尿液排出体外。

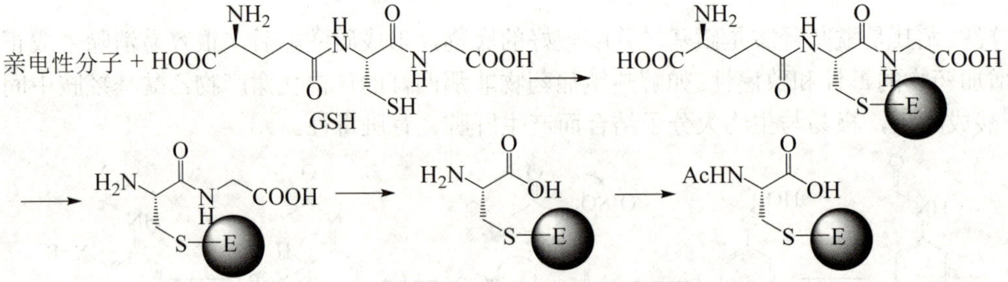

谷胱甘肽结合反应

谷胱甘肽具有较强的亲核性和还原性,可以与强亲电性物质及氧化性物质结合,对正常细胞产生保护作用。谷胱甘肽可以发生亲核取代反应,如抗肿瘤药物白消安的结合代谢;芳环氧化代谢时,会生成毒性较强的环氧化物中间体,与谷胱甘肽结合后得到无活性的结合产物,如与 COX-2 抑制剂伐地昔布的结合;与酰卤的结合反应,如多卤代烃(三氯甲烷)在体内代谢成酰卤或光气,对体内生物大分子进行酰化,产生毒性,与谷胱甘肽结合后则失去活性;与烯烃发生 Michael 加成反应,如吗啡的结合代谢产物。**谷胱甘肽结合代谢具有重要的解毒作用。**

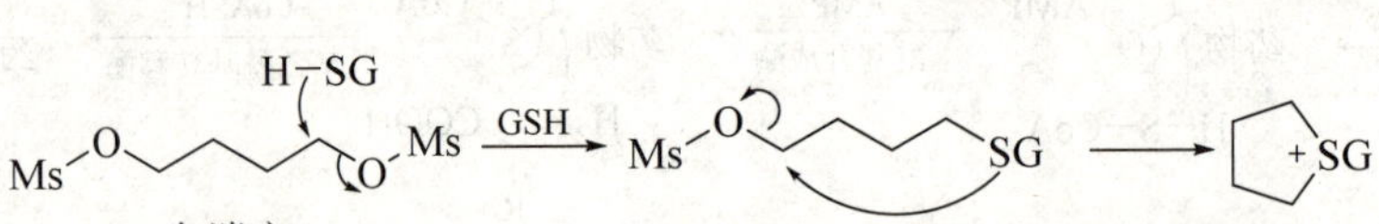

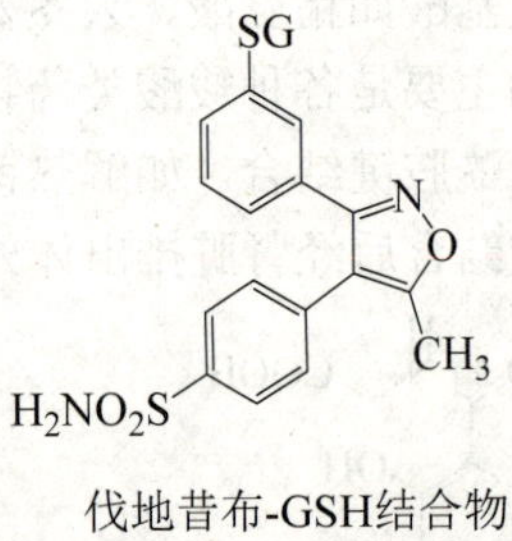

伐地昔布-GSH结合物 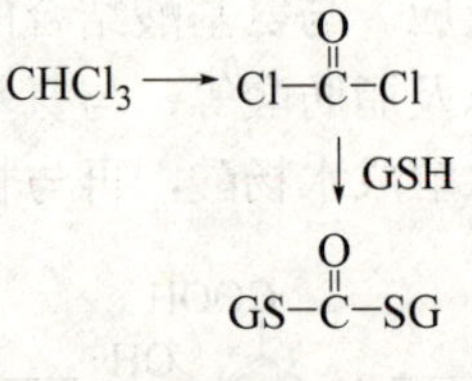   酰氯-GSH结合物 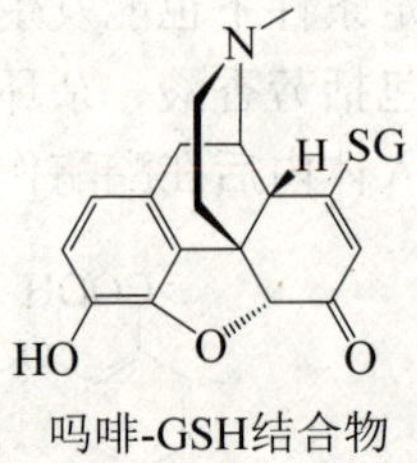   吗啡-GSH结合物

五、乙酰化结合反应

体内的乙酰化结合分两步进行：乙酰辅酶 A 对 N-乙酰转移酶上的氨基酸残基乙酰化，然后将乙酰基转移到被酰化代谢物的氨基上，形成乙酰化代谢物。乙酰化结合是含芳香伯胺、氨基酸、磺酰胺、肼、酰肼等基团的药物或代谢物的重要代谢途径。

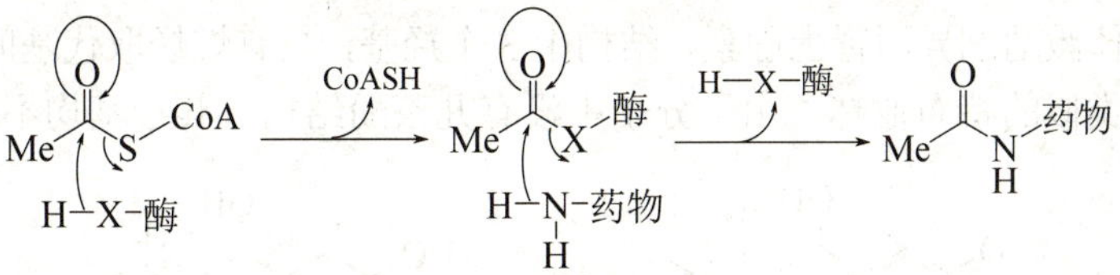

脂肪族伯胺和仲胺由于碱性较强，很少发生乙酰化反应；大多数芳香伯胺（药物或者代谢产物）容易发生乙酰化反应，如对氨基水杨酸的 N-乙酰化；酰肼也可以发生乙酰化反应，如抗结核药物异烟肼的乙酰化；芳香羟胺也能进行乙酰化反应，主要得到 O-乙酰化产物。

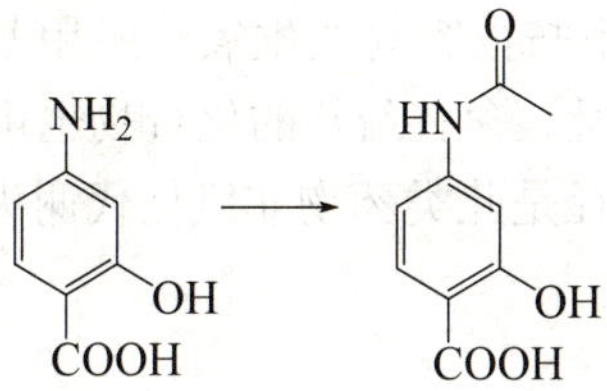

对氨基水杨酸 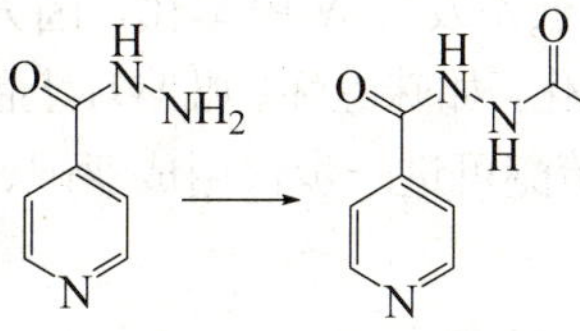　　　　异烟肼

药物的乙酰化结合是极性变小的代谢，不能促进药物经肾脏排泄，且通常是代谢失活的过程。 N-乙酰基转移酶的活性受基因调控影响较大，因此，体内的 N-乙酰化过程个体差异较大，可能会影响临床用药。

六、甲基化结合反应

体内的甲基化结合反应是以 S-腺苷-L-甲硫氨酸（S-Adenosyl-Methionine，SAM）为活性辅酶，在甲基转移酶催化下，将甲基转移到底物分子的 O、N、S 等原子上。

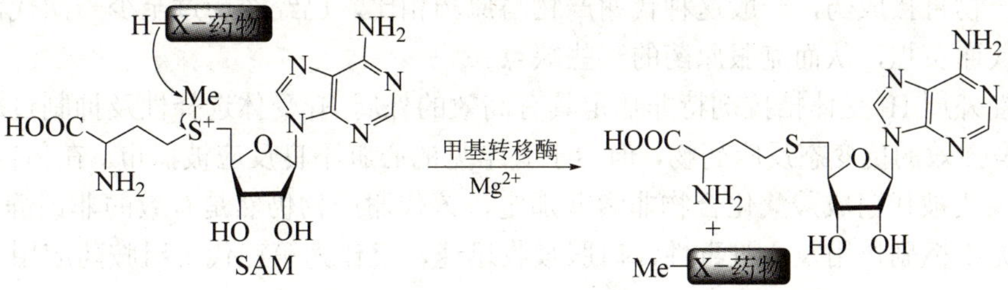

除了吡啶环和叔胺上的氮原子甲基化后形成季铵，其极性和水溶性都增加，有利于排泄，其他基团的甲基化都不会增加分子的水溶性。甲基化代谢是体内非常规的一类结合反应，但对一些内源性的小分子胺（如多巴胺、去甲肾上腺素、5-羟色胺、组胺等）的代谢以及一些生物大分子的代谢至关重要。

儿茶酚-O-甲基转移酶（Catechol-O-Methyltransferase，COMT）是催化儿茶酚结构发生 O-单甲基化的重要酶，是内源性儿茶酚胺类神经递质代谢失活的重要途径，如肾上腺素、去甲肾上腺素、多巴胺的甲基化代谢。

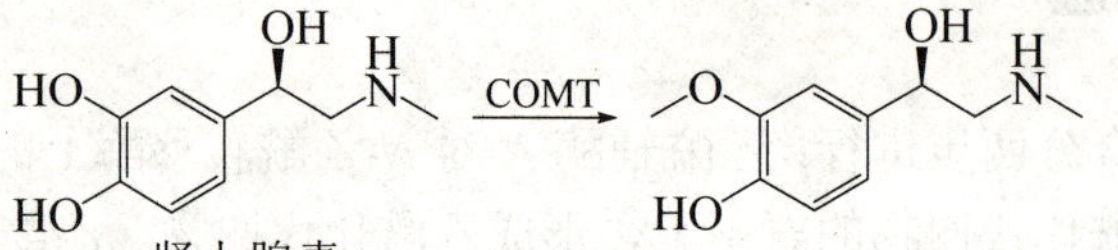

肾上腺素 —COMT→

具有儿茶酚胺结构的药物进入体内后，在 COMT 作用下，发生选择性的间位羟基甲基化，如肾上腺素β-受体激动剂异丙肾上腺素，结构中 3 个羟基，只有烷烃取代基间位的酚羟基甲基化，而与其结构类似的特布他林，由于分子中没有儿茶酚结构，其羟基均不发生甲基化代谢。

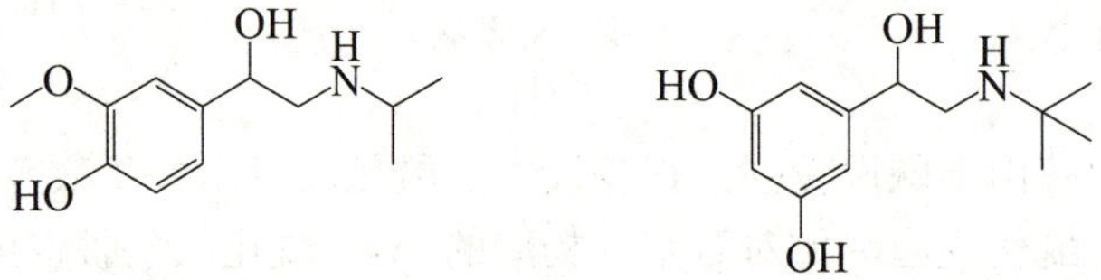

异丙肾上腺素-甲基化代谢物   特布他林

胺类药物一般不发生 N-甲基化，因为生成的甲胺很容易发生氧化脱甲基反应。杂环氮原子容易发生甲基化，如咪唑环、吡咯环上的 N-甲基化。含有巯基的化合物也可以发生 S-甲基化反应，生成的甲硫醚可进一步代谢成亚砜、砜，该途径是此类药物非氧化代谢失活的途径之一。

第三节　药物代谢研究在新药研究中的应用

药物代谢研究是药物研究过程的重要环节，在新药设计与发现的过程中起着重要的作用。

一、开发新药

如果药物在体内的代谢产物仍然有活性，甚至活性更强，且满足成药的要求，则可将该活性代谢产物直接成药，一般这种代谢产物与原药相比，已经经历过至少一次代谢过程，可减轻体内代谢负担，从而克服原药的一些缺点。

选择性外周 H_1 受体拮抗剂特非那定具有高效的外周 H_1 受体选择性及抑制过敏介质释放的作用，是强效的抗变态反应药物，但由于其罕见的心脏不良反应被撤市。在体内，99.5%的特非那定很快被代谢成羧酸化合物非索非那定，该代谢产物仍然是有效的非镇静类 H_1 受体拮抗剂，无中枢副作用及心脏毒性，口服吸收迅速，已作为第三代抗组胺药应用于临床。

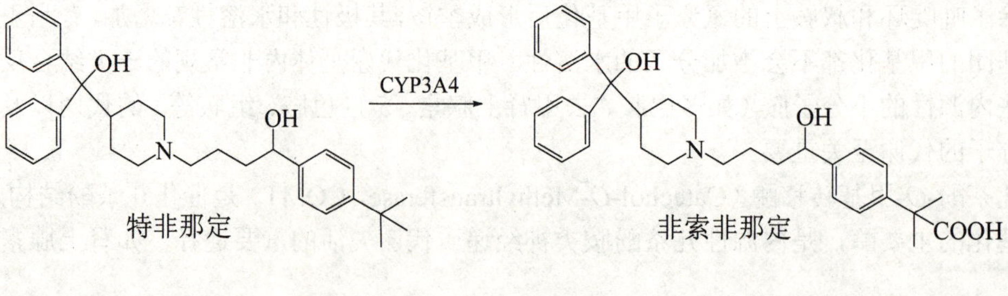

特非那定 —CYP3A4→ 非索非那定

二、前药设计

在活性分子结构上进行修饰，可以得到药代动力学性质良好，且在体内快速代谢活化为原先的活性分子的药物，这一新药设计方法即为前药设计或药物的潜伏化。前药设计的实例很多，比如神经氨酸酶抑制剂 GS4071，在体外表现出强烈的抑制神经氨酸酶活性，但口服吸收差，其乙酯奥司他韦，药代动力学性质良好，起效快，在体内酯酶作用下，迅速水解生成活性代谢产物 GS4071，产生强大的抗流感病毒作用。

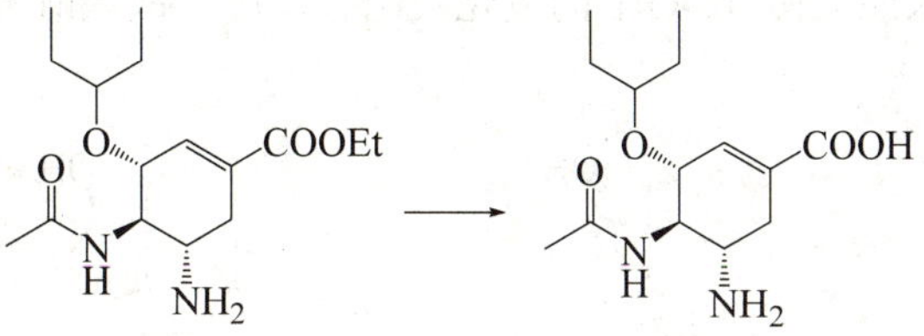

奥司他韦 → GS4071

三、降低药物的毒副作用

在药物设计中为降低药物的毒副作用，可根据已知的药物代谢规律进行"软药"设计，即活性药物发挥药效后以可控或可预知的途径经一步代谢失活，达到降低毒副作用的目的。如糖皮质激素类药物氯替泼诺，代谢快、系统毒性低、代谢产物无活性，与氢化可的松相比，其治疗指数提高了 20 倍。

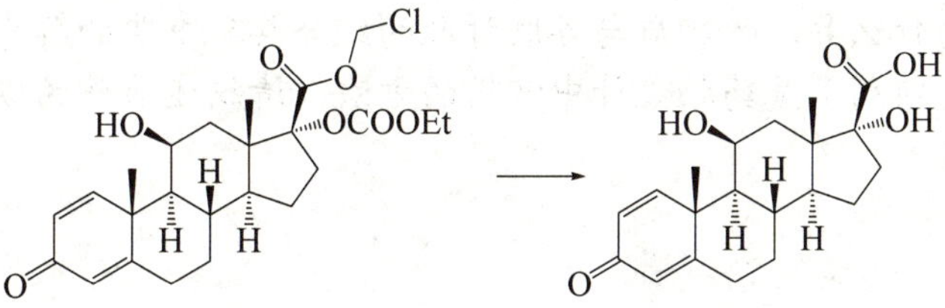

氯替泼诺 → 无活性代谢产物

为了降低药物的全身性毒副作用，也可以利用药物的首过代谢，改变给药方式，使其快速代谢失活，从而降低毒性。如首过效应显著的糖皮质激素丙酸倍氯米松，以喷雾剂吸入式给药，可以控制哮喘发作症状，且给药量极小，并选择性集中在口腔、气管和肺部产生抗炎作用。少部分通过胃肠道吸收或通过肺部进入血液的药物可在肝脏被代谢失活，大大降低了糖皮质激素的全身毒副作用，治疗指数提高。

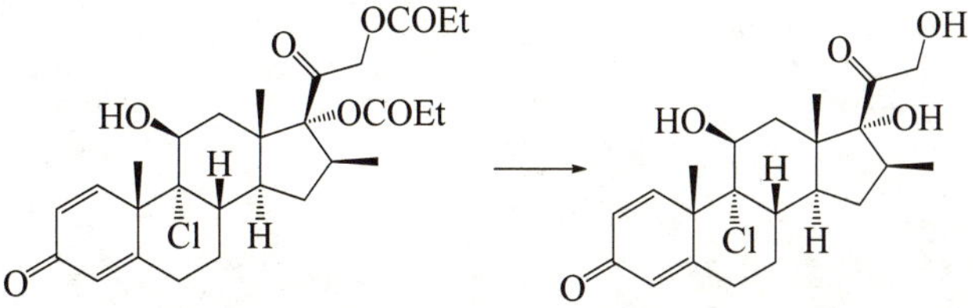

丙酸倍氯米松 → 无活性代谢产物

四、增加药物的代谢稳定性

在药物分子中容易代谢失活的位置引入一些基团，在不影响其活性的同时，能阻止该位点的代谢，增加药物分子的体内代谢稳定性，延长其体内作用时间。这种药物设计思想被称为"硬药"设计。

天然雌激素雌二醇活性很强，但不能口服给药，主要原因是在肝脏中其分子中的 17-OH 被氧化导致活性降低或者发生结合反应而失活。在其 17 位引入 α-乙炔基得到炔雌醇（乙炔雌二醇），乙炔基的引入能减慢 17-OH 的氧化及结合反应，故炔雌醇口服有效，其口服活性是雌二醇的 15～20 倍。

雌二醇　　　　　炔雌醇

> 思考题

1. 药物在体内代谢的反应类型有哪些？并说明哪些类型的代谢反应产物极性减小。
2. 举例说明为什么异源性物质与谷胱甘肽的结合具有重要的解毒作用。
3. 前体药物（前药）是药物设计中常用的方法，请叙述前药的概念以及前药设计的目的，并举例说明。

第七章

镇静催眠药、抗癫痫药和抗精神失常药

扫码获取资源

学习目标

掌握：苯并二氮䓬类药物的基本结构、作用机制、代谢和构效关系；巴比妥类药物的基本结构、作用特点和构效关系；地西泮、艾司唑仑的结构、化学特征、代谢、合成及用途。奥沙西泮、苯巴比妥、苯妥英钠的结构、化学特征、代谢及用途。吩噻嗪类抗精神病药物的构效关系；盐酸氯丙嗪、氯氮平的结构、化学特征、合成、代谢及用途；盐酸阿米替林的结构、代谢及用途。

熟悉：抗癫痫药物的结构类型、作用机制及代表药物；巴比妥类同型物的结构类型；褪黑素受体激动剂的概述；酒石酸唑吡坦、雷美替胺、卡马西平、奥卡西平的结构、化学特征、代谢及用途。抗抑郁药物的作用机制及分类、代表药物；奋乃静、氯普噻吨、氟哌啶醇、舒必利、奥氮平、吗氯贝胺、丙米嗪、地昔帕明、氟西汀、帕罗西汀、米氮平和盐酸文拉法辛的结构、化学特征及用途。

了解：镇静催眠药的发展及分类；二苯并氮杂䓬类、GABA类似物、脂肪羧酸类和其他结构的抗癫痫药物的概述；咪达唑仑、佐匹克隆、普瑞巴林、丙戊酸钠、拉莫三嗪的结构、化学特征及用途。抗精神病药物的发展及其分类、吩噻嗪类抗精神病药物与受体的作用方式；硫杂蒽类、丁酰苯类、苯甲酰胺类、二苯并二氮䓬类及其衍生物、苯甲酰胺类抗精神病药物和非经典的抗精神病药物的概述。抗焦虑药和抗躁狂药的概述。

第一节 镇静催眠药

镇静催眠药（Sedative-Hypnotic Drugs）是一类对中枢神经系统有广泛抑制作用，可产生镇静、催眠作用的药物。镇静药和催眠药之间并无明显界限，药物使用剂量不同而产生不同药效。小剂量用药可产生镇静作用，使患者安静，减轻或消除激动、焦虑不安等；中等剂量用药可引起近似生理性睡眠；大剂量用药时因产生深度抑制而起到抗惊厥、麻醉作用。本类药品长期使用可引起药物依赖性及耐受性等不良反应，突然停药则产生戒断症状。

第一代镇静催眠药为巴比妥类（Barbitals），代表药物有苯巴比妥（Phenobarbital）、硫喷妥钠（Thiopental Sodium）等。巴比妥类药物可导致肝脏、肾脏、骨髓抑制及皮疹等副作用，且具有耐药性和依赖性，已被列入第二类精神药品。目前较少应用于镇静催眠，仅有苯巴比妥用于抗癫痫，故将巴比妥类药物放在抗癫痫药物中介绍。

第二代镇静催眠药为苯并二氮䓬类（Benzodiazepines，BDZs），代表药物有氯硝西泮（Clonazepam）、地西泮（Diazepam）、劳拉西泮（Lorazepam）、艾司唑仑（Estazolam）和阿普唑仑（Alprazolam）等。本类药物镇静催眠的剂量与引起昏迷及呼吸抑制的剂量相差数十倍，具有安全性高、起效快、耐受性良好等特点，目前在临床上应用较为广泛。但此类药物有一定成瘾性，长期或大量使用易产生依赖性及戒断症状。

第三代镇静催眠药为新型非苯并二氮䓬类药物，包括佐匹克隆（Zopiclone）、唑吡坦（Zolpidem）和扎来普隆（Zaleplon）等。该类药物能明显缩短入睡时间，增加睡眠时间，提高睡眠质量，与苯并二氮䓬类药物相比具有高效、低毒和成瘾性小的特点，并且半衰期短，因此不会产生次日的"宿醉"现象。2005年，雷美替胺（Ramelteon）作为第一个人工合成的褪黑素受体激动剂在美国上市，为催眠药增加了新的类型。

本节将按照苯并二氮䓬类药物、非苯并二氮䓬类药物和褪黑素受体激动剂进行介绍。大部分镇静催眠药由于具有成瘾性和耐受性，分别被列为第一类和第二类精神药品，本章在重点药物名称后标注为"精Ⅰ"或"精Ⅱ"。

一、苯并二氮䓬类药物

氯氮䓬是20世纪50年代发现的第一个苯并二氮䓬类药物，临床上用于治疗失眠，但其毒性较大，长期使用可产生耐受性与依赖性。为发现更好的苯并二氮䓬类药物，以氯氮䓬为先导化合物，设计并合成了一系列1,4-苯并二氮䓬类化合物。构效关系研究发现氯氮䓬分子中的胫基结构和4-位氮上的氧为非活性必需结构，对其进行结构修饰后得到了催眠活性增强且毒性降低的地西泮（图7-1）。进一步研发了一系列苯并二氮䓬类药物，如奥沙西泮、硝西泮、氯沙唑仑、三唑仑和阿普唑仑等。

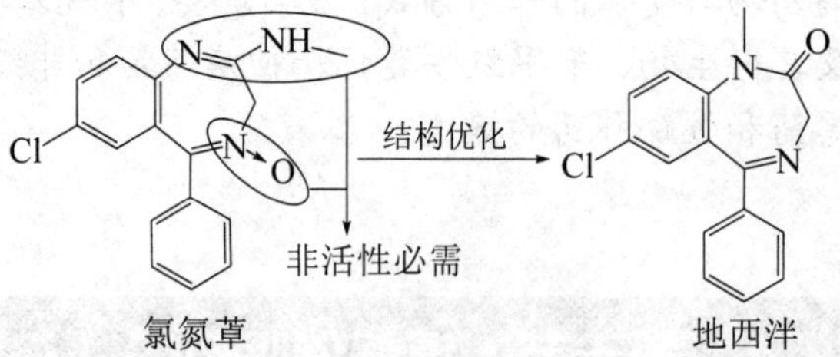

图7-1 地西泮的合成

1. 作用机制

γ-氨基丁酸（GABA）是中枢神经系统的抑制性递质。GABA受体有三种亚型，分别是$GABA_A$、$GABA_B$和$GABA_C$受体。其中$GABA_A$受体存在于人体脑内多种神经元中，当GABA

与 GABA$_A$ 受体结合时，可形成 GABA-Cl⁻通道大分子复合物，使 Cl⁻通道打开，Cl⁻从突触后膜外内流引起突触后膜超极化，抑制神经元放电，从而产生中枢神经抑制作用。

苯并二氮䓬类药物是通过调节大脑内神经递质 GABA 的受体 GABA$_A$ 产生镇静催眠作用。GABA$_A$ 受体的 α 亚基因有特异性的苯并二氮䓬类药物结合位点，常被称为苯并二氮䓬受体（BZ 受体）。苯并二氮䓬类药物与 BZ 受体结合后，可形成苯并二氮䓬-Cl⁻通道大分子复合物，该复合物可增加 GABA 与 GABA$_A$ 受体的亲和力，增强 GABA 抑制神经元放电活性从而产生镇静催眠、抗焦虑等药理作用（图 7-2）。

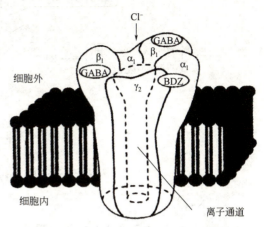

图 7-2 GABA$_A$ 受体 Cl⁻通道作用模型

2. 基本结构和构效关系

苯并二氮䓬类药物的结构特征为具有苯环和七元亚胺-内酰胺环骈合的 **1,4-苯并二氮䓬结构**。早期临床上常用的苯并二氮䓬类药物及构效关系如表 7-1 所示。

表 7-1 早期 1,4-苯并二氮䓬类镇静催眠药物及构效关系

药物名称	R¹	R²	R³	R⁴	X
地西泮 Diazepam	Cl	CH$_3$	H	H	O
奥沙西泮 Oxazepam	Cl	H	OH	H	O
替马西泮 Temazepam	Cl	CH$_3$	OH	H	O
劳拉西泮 Lorazepam	Cl	H	OH	Cl	O
硝西泮 Nitrazepam	NO$_2$	H	H	H	O
氯硝西泮 Clonazepam	NO$_2$	H	H	Cl	O
氟西泮 Flurazepam	Cl	CH$_2$CH$_2$N(C$_2$H$_5$)$_2$	H	F	O
氟地西泮 Fludiazepam	Cl	CH$_3$	H	F	O
氟托西泮 Flutoprazepam	Cl	H$_2$C—◁	H	F	O
夸西泮 Quazepam	Cl	CH$_2$CF$_3$	H	F	S

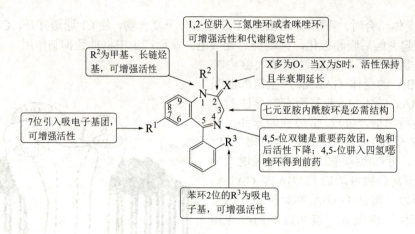

地西泮（Diazepam）（精Ⅱ）

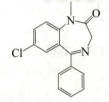

▲7-氯-1,3-二氢-1-甲基-5-苯基-2H-1,4-苯并二氮杂䓬-2-酮
▲7-Chloro-1,3-dihydro-1-methyl-5-phenyl-2H-1,4-benzodiazepin-2-one

本品（又名安定）为白色或类白色结晶性粉末；无臭，味微苦；微溶于水，溶于乙醇和乙醚，易溶于氯仿和丙酮；m.p. 130～134 ℃。

地西泮遇酸或碱在加热的条件下可同时发生 **1,2** 位和 **4,5** 位的水解。地西泮口服后在胃酸作用下（**pH=0.9～1.8**）其 **4,5** 位发生水解反应，当开环化合物进入肠道后（**pH=7.4**），因 **pH** 升高，可以重新环合生成地西泮（图 7-3）。

图 7-3 地西泮的水解反应过程

地西泮主要在肝脏代谢，其代谢途径主要包括 *N*-去甲基、1,2 位开环、C-3 位羟基化等，羟基代谢产物可与葡萄糖醛酸结合排出体外（图 7-4）。其中，C-3 经羟基化形成羟基安定，后来成为临床常用的镇静催眠药替马西泮；地西泮 *N*-去甲基和 C-3 位羟基化产物为奥沙西泮，其毒性低，副作用小，更适用于老年人和肾功能不良患者。

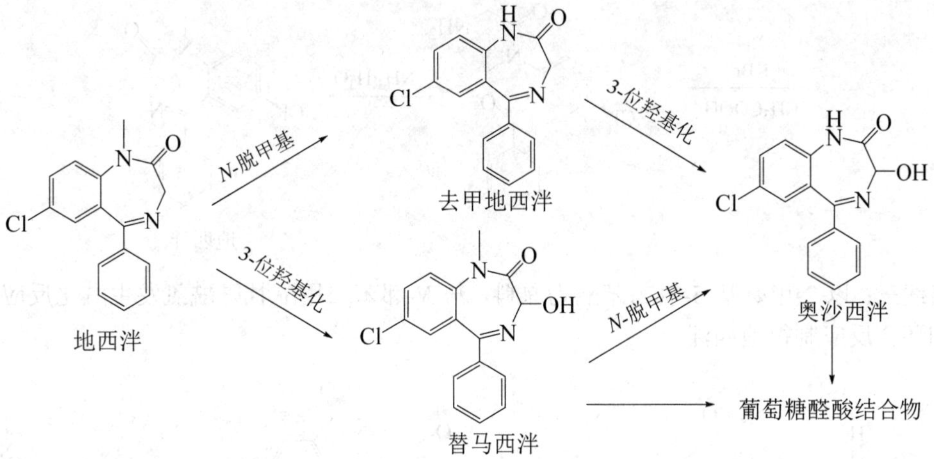

图 7-4　地西泮的代谢途径

本品的合成有三条路线。

路线一：以 5-氯-3-苯基-苯并[c]异噁唑为原料，经甲基化、还原以及酰化反应制得 2-(*N*-甲基氯乙酰氨基)-5-氯二苯甲酮，最后经 Delépine 反应和环合反应制得地西泮。

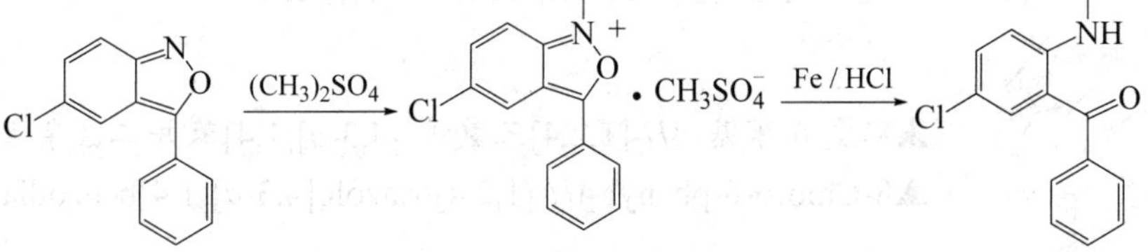

5-氯-3-苯基-苯并[2,1]异噁唑

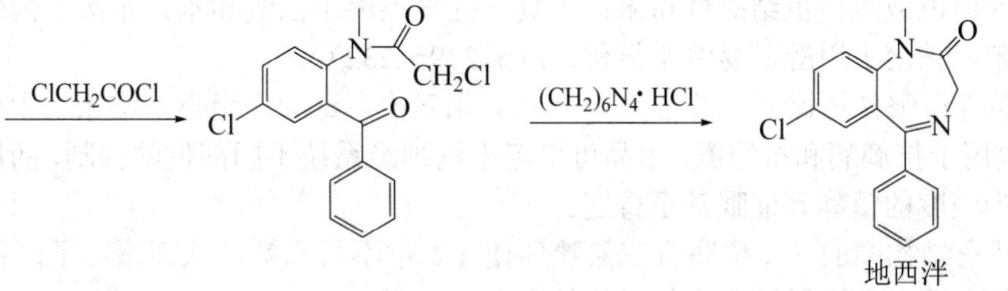

地西泮

路线二：以苯甲酰氯与 4-甲氨基氯苯为原料，通过 Friedel-Crafts 反应生成 2-甲氨基-5-氯二苯酮，再与 *N*-苄氧羰基甘氨酸缩合，然后脱除苄氧羰基，最后经环合反应制得地西泮。

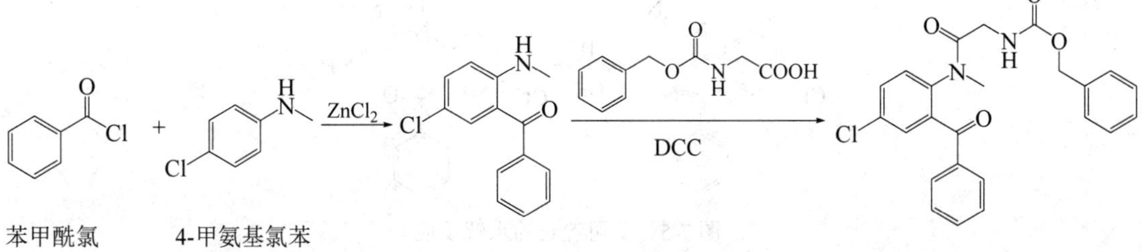

苯甲酰氯　　4-甲氨基氯苯

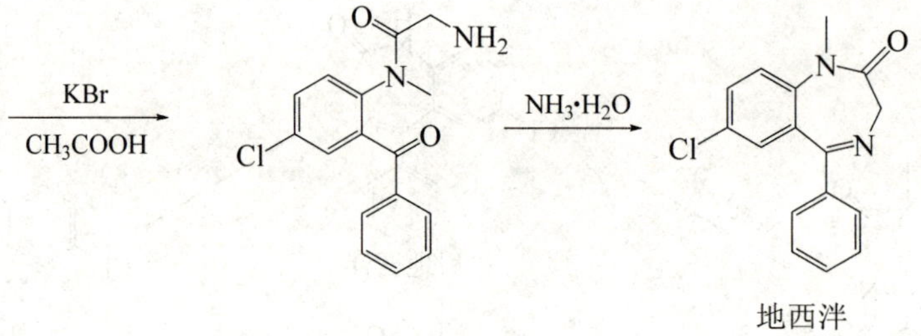

路线三：以 2-甲氨基-5-氯二苯酮为原料，与 N-邻苯二甲酰甘氨酰氯发生酰化反应，再经肼解和环合反应制得地西泮。

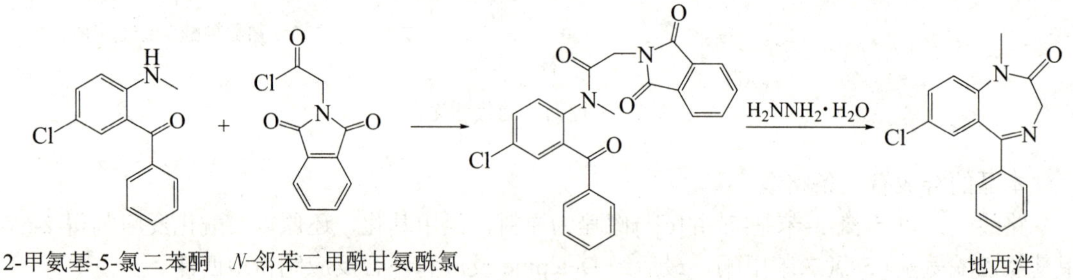

2-甲氨基-5-氯二苯酮　N-邻苯二甲酰甘氨酰氯　　　　　　　　　　　　　　　　　　地西泮

艾司唑仑（Estazolam）（精Ⅱ）

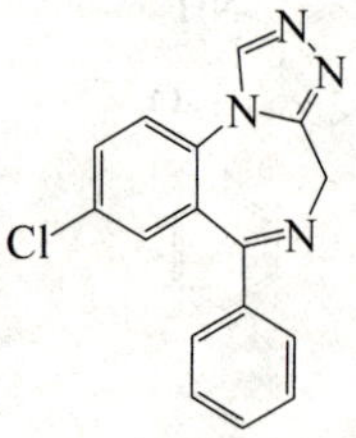

▲8-氯-6-苯基-4H-[1,2,4]三氮唑-[4,3-a][1,4]苯并二氮杂䓬
▲8-Chloro-6-phenyl-4H-[1,2,4]triazolo[4,3-a][1,4]benzodiazepine

本品为白色或类白色结晶性粉末；无臭；几乎不溶于乙醚和水，难溶于丙酮、乙醇、乙酸乙酯和苯，稍溶于甲醇，易溶于氯仿；m.p. 229~232℃。

本品镇静催眠作用比硝西泮强 2.4~4 倍，用量少，毒副作用小。临床上主要用于抗焦虑和失眠，也用于抗癫痫和抗惊厥。本品可引起中枢神经系统不同部位的抑制，随用量的加大，临床表现为轻度的镇静到催眠甚至昏迷。

艾司唑仑结构中的 1,2 位骈合三氮唑环使 1,2 位不易水解，从而增加了药物的化学稳定性和代谢稳定性，也增强了药物与受体的亲和力。

与地西泮相似，艾司唑仑的 5,6 位亚胺键不稳定，在酸性条件下，室温即可发生 5,6 位的水解，但在碱性条件下会可逆性地闭环，故不影响药物的生物利用度（图 7-5）。

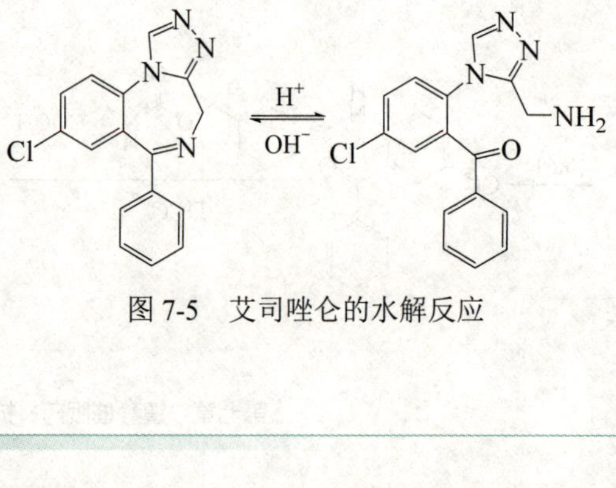

图 7-5　艾司唑仑的水解反应

阿普唑仑（Alprazolam）（精 Ⅱ）

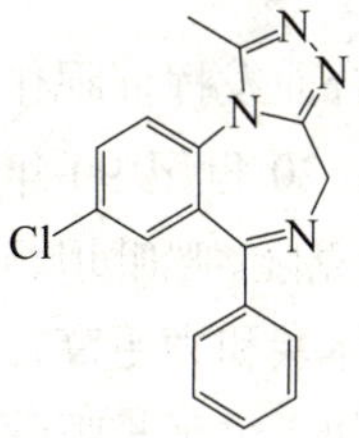

▲1-甲基-6-苯基-8-氯-4H-[1,2,4]三氮唑[4,3-α][1,4]]苯并二氮杂䓬
▲1-Methyl-6-phenyl-8-chloro-4H-[1,2,4]triazolo[4,3-α][1,4]benzodiazepine

本品为白色或类白色结晶性粉末；几乎不溶于水或乙醚，略溶于乙醇或丙酮，易溶于氯仿；m.p. 228.0～228.5℃。

本品**镇静和催眠作用分别为地西泮的 25～30 倍和 3.5～11 倍，并有抗抑郁作用**。主要用于治疗失眠、焦虑症、抑郁症等精神神经症。本品口服吸收迅速且完全，1～2h 血药浓度达到峰值，血浆半衰期为 12～18h，2～3 天血药浓度达稳态。吸收后分布于全身，并可透过胎盘屏障，乳汁中亦有药物。其经肝脏 CYP3A4 酶系代谢为活性物质 α-羟基阿普唑仑和 4-羟基阿普唑仑，但其体内浓度较低，无临床意义。最后经肾脏排出体外，体内蓄积量极少，停药后清除快。

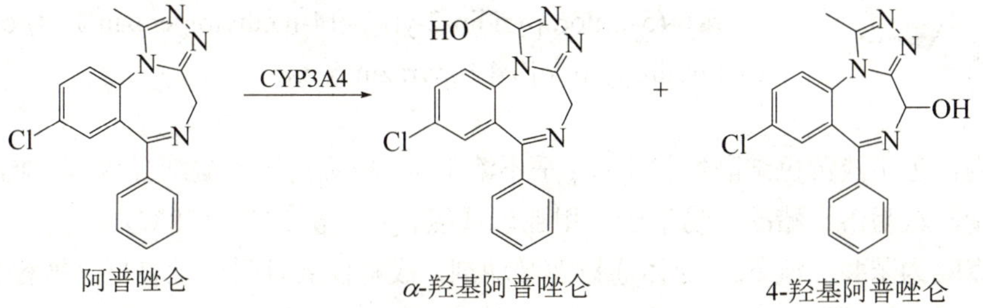

本品的合成是以 5-氯-3-苯基苯并[c]异噁唑为原料，经还原、酰化、Delépine 反应和环合反应制得中间体 7-氯-5-苯基-1,4-苯并二氮杂䓬-2 酮，再经硫化、肼解和环合反应制得阿普唑仑（图 7-6）。

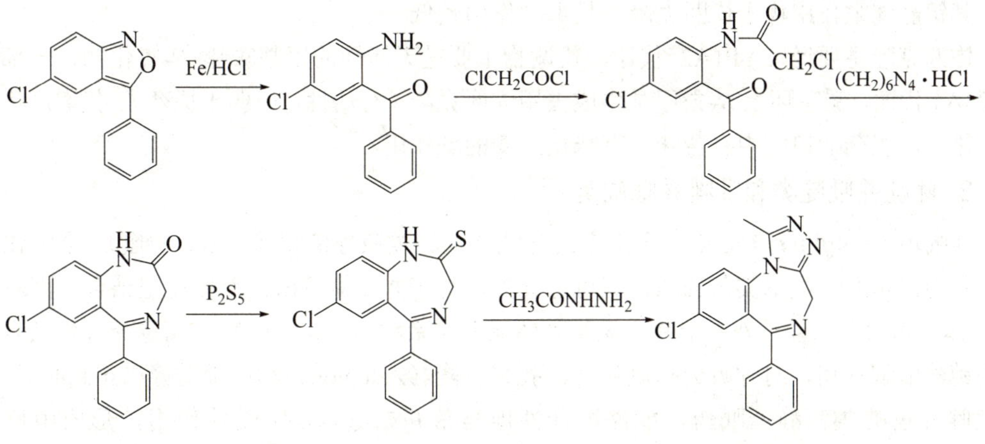

图 7-6 阿普唑仑的合成

二、非苯并二氮䓬类药物

苯并二氮䓬类药物非选择性与 GABA-苯并二氮䓬类 BZ_1 和 BZ_2 受体结合而发挥催眠作用，因此会引起多种神经系统不良反应，包括耐药性、宿醉和反跳性失眠等。20 世纪 90 年代，出现了一类具有更高选择性的非苯并二氮䓬类镇静催眠药，主要包括佐匹克隆、唑吡坦、扎来普隆和茚地普隆等。与苯并二氮䓬类药物相比，该类药物对 $GABA_A$ 受体亲和力更高，且具有选择性作用于 GABA 受体上 BZ_1 受体等特点。临床用药后，患者入睡快、可延长睡眠时间且醒后无宿醉感，不易产生耐药性和依赖性。**非苯并二氮䓬类药物按化学结构主要分为吡咯烷酮类、咪唑并吡啶类和吡唑并嘧啶类。**

1. 吡咯烷酮类

佐匹克隆（Zopiclone）

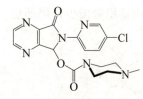

▲6-(5-氯吡啶-2-基)-7-[(4-甲基哌嗪-1-基)甲酰氧基]-5,6-二氢吡咯并[3,4-b]吡嗪-5-酮

▲6-(5-Chloropyridin-2-yl)-7-((4-methylpiperazin-1-yl)formyloxy)-5,6- dihydropyrrolo[3,4-b]pyrazin-5-one

本品为白色至淡黄色结晶性粉末；几乎不溶于水，极难溶于乙醚或异丙醇，难溶于甲醇、丙酮或乙腈，较易溶于醋酸，易溶于二甲亚砜或氯仿；m.p. 175～178℃。

佐匹克隆为苯并二氮䓬ω_1受体选择性激动剂，成瘾性低且耐受性良好，被称为"第三代催眠药"，具有起效快、半衰期短、停药无反弹及成瘾性低等特点。

佐匹克隆结构中含有一个手性碳原子，药用为消旋体。研究表明，S-佐匹克隆对苯并二氮䓬受体的亲和力是 R-佐匹克隆的 50 倍，S-佐匹克隆的半数致死量 LD_{50} 值为 1500mg/kg，R-佐匹克隆为 300mg/kg，而消旋体为 850mg/kg。2004 年，S-佐匹克隆（艾司佐匹克隆）上市，其镇静催眠作用优于佐匹克隆，且毒副作用较低。

佐匹克隆主要经 CYP1A2 代谢，代谢物主要是无活性的甲基哌嗪 N-氧化物，一部分经 CYP3A4 代谢，哌嗪环上 N-去甲基生成去甲佐匹克隆（有活性，但弱于原药）。代谢产物从唾液中排泄，服药后口腔中有苦味，有味觉改变的副作用。

2. 咪唑并吡啶类和吡唑并嘧啶类

唑吡坦（Zolpidem）是第一个上市的咪唑并吡啶类镇静催眠药。尽管唑吡坦对 GABA 受体亲和力比苯并二氮䓬类药物弱，但可选择性地与苯并二氮䓬BZ_1受体亚型结合，而对 ω_2、ω_3 受体亲和力弱，且对外周苯并二氮䓬受体亚型无亲和力。该类药物的高选择性使其具有较强的镇静催眠作用，对呼吸无抑制作用。扎来普隆（Zaleplon）和茚地普隆（Indiplon）均属于吡唑并嘧啶类镇静催眠药，能够选择性地与苯并二氮䓬BZ_1受体作用，形成中枢神经 $GABA_A$ 受体 Cl^- 通道复合物，副作用低，无精神依赖性。

酒石酸唑吡坦（Zolpidem Tartrate）（精Ⅱ）

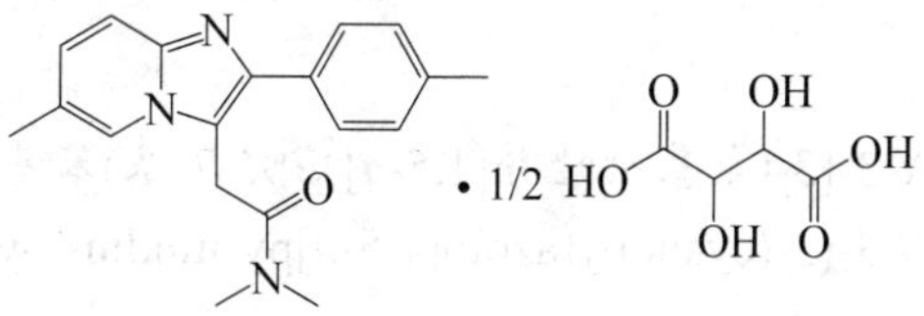

▲ *N*,*N*-二甲基-2-[6-甲基-2-(4-甲基苯基)咪唑并[1,2-*a*]吡啶-3-基]乙酰胺半酒石酸盐
▲ *N*,*N*-Dimethyl-2-(6-methyl-2-(4-methylphenyl)imidazo[1,2-*a*]pyridine-3-yl) acetamide hemitartrate

本品为白色至灰白色结晶性粉末；无臭；略有引湿性；在氯仿或二氯甲烷中几乎不溶，在水或乙醇中微溶，在甲醇中略溶，在 0.1mol/L 盐酸溶液中溶解；m.p. 193～197℃。

本品小剂量时，能缩短入睡时间，延长睡眠时间，在正常治疗周期内，极少产生耐受性和成瘾性；较大剂量时，第 2 相睡眠、慢波睡眠（Slow-Wave Sleep，第 3 和第 4 相睡眠）时间延长，快动眼（Rapid Eye Movement）睡眠时间缩短。

唑吡坦口服后 1.6h 起效，半衰期约 2.5h，停药后无反弹现象。其代谢主要是在 CYP3A4 作用下芳甲基发生羟基化，进一步形成无活性的羧酸代谢物（图 7-7）。

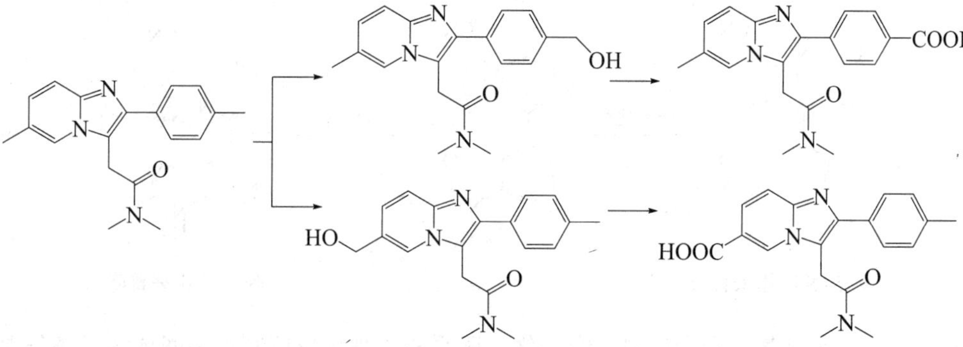

图 7-7　唑吡坦的代谢途径

本品的合成是以 6-甲基-2-(4-甲基苯基)咪唑并[1,2-*a*]吡啶为原料，经草酰氯酰化、成甲酯、再经 Wolff-Kishner-黄鸣龙还原得到 6-甲基-2-(4-甲基苯基)咪唑并[1,2-*a*]吡啶-3-乙酸（唑吡坦酸），唑吡坦酸与二甲胺缩合得到唑吡坦，最后与 L-(+)-酒石酸成盐制得酒石酸唑吡坦。

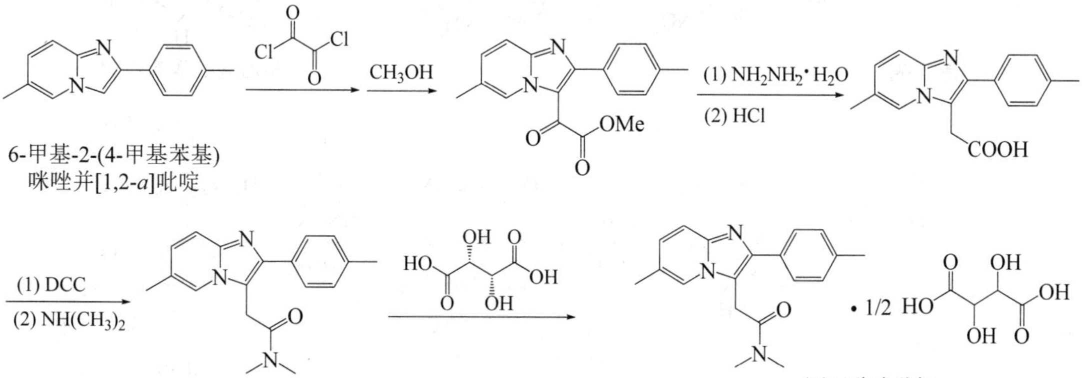

第七章　镇静催眠药、抗癫痫药和抗精神失常药

扎来普隆（Zaleplon）（精Ⅱ）

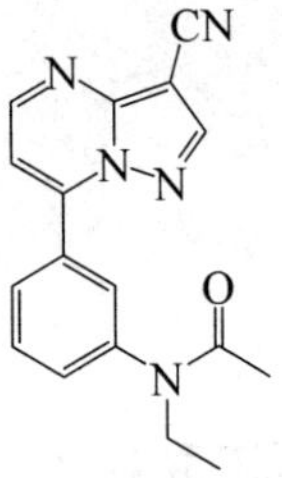

▲*N*-3-[3-(氰基吡唑并[1,5-*a*]嘧啶-7-基)苯基]-*N*-乙基乙酰胺

▲*N*-3-(3-(cyanopyrazolo[1,5-*a*]pyrimidin-7-yl)phenyl)-*N*-ethylacetamide

本品为白色或类白色结晶性粉末；几乎不溶于水、0.1mol/L 盐酸溶液或 0.1mol/L 氢氧化钠溶液，略溶于甲醇、乙醇或丙酮，易溶于二氯甲烷；m.p. 185～188℃。

本品半衰期短，仅为 0.9～1.1h，且排泄迅速，体内无蓄积，不引起宿醉效应；不影响快波睡眠时间，不会产生对药物的依赖性；较少引起骨骼肌松弛和大脑行为方面的改变。主要用于入眠困难失眠症的短期治疗。本品主要在肝脏经醛氧化酶代谢成 5-氧代扎来普隆，少数经 CYP3A4 酶代谢形成脱乙基扎来普隆，极少部分（质量分数< 0.1%）以原药形式从尿液排出。

5-氧代扎来普隆　　　　脱乙基扎来普隆

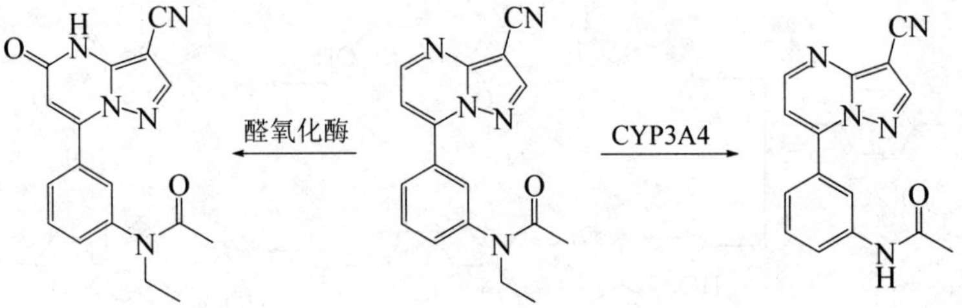

本品的合成是以苯乙酮为原料，经硝化、还原和乙酰化反应制得中间体 3-乙酰氨基苯乙酮，再经缩合、烃化和环合反应制得扎来普隆。

苯乙酮　　　　3-乙酰氨基苯乙酮

扎来普隆

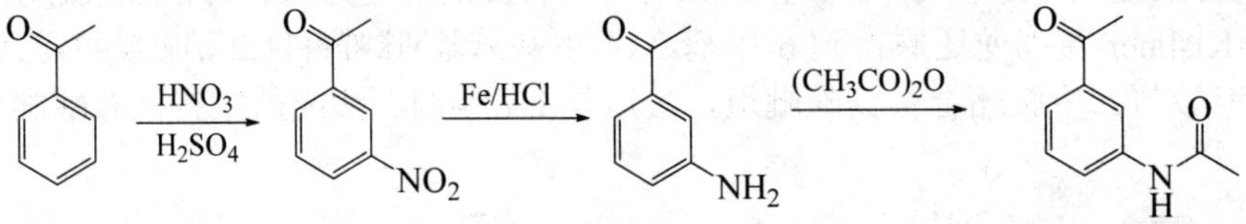

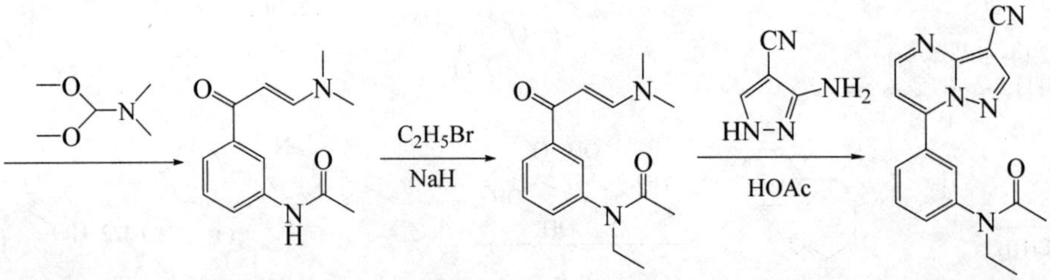

三、褪黑素受体激动剂

褪黑激素（Melatonin）又称褪黑素，是由哺乳动物和人脑部的松果体产生的一种胺类激素，其生物合成受光周期的制约。松果体在光神经的控制下，将色氨酸转化成 5-羟色氨酸，进一步转化成 5-羟色胺，在 N-乙酰基转移酶的作用下，再转化成 N-乙酰基-5-羟色胺，最后经甲基化合成褪黑激素。

体内褪黑素的含量呈昼夜性节律改变，夜间分泌量比白天多 5～10 倍，2:00 到 3:00 达到峰值。随着年龄的增长，体内自身分泌的褪黑素明显下降，导致睡眠紊乱以及一系列功能失调。研究发现，从体外补充褪黑素，可以调整和恢复昼夜节律，从而改善睡眠和提高睡眠质量。因此，褪黑素被开发成为一种新型催眠药物。

褪黑素对治疗睡眠障碍具有一定效果，但由于有引起低体温、释放过多泌乳素导致不孕、降低男性睾丸素水平等副作用，使其临床应用受到限制。以褪黑素为先导化合物，通过结构改造和优化，发展了一系列褪黑素受体激动剂用于治疗睡眠障碍，如雷美替胺（Ramelteon）、阿戈美拉汀（Agomelatine）和他美替安（Tasimelteon）等。

雷美替胺（Ramelteon）

▲ (S)-N-[2-(1,6,7,8-四氢-2H-茚并[5,4-b]呋喃-8-基)乙基]丙酰胺
▲ (S)-N-(2-(1,6,7,8-Tetrahydro-2H-indeno [5,4-b] furan-8-yl)ethyl) propionamide

本品为白色结晶性粉末；微溶于水；m.p. 113～115℃；$[\alpha]_D^{20} = -57.8°$（$C=1$，氯仿）。

雷美替胺用于治疗难以入睡型失眠症，对慢性失眠和短期失眠也有显著疗效。

本品对褪黑素 MT_1 和 MT_2 受体有较高的亲和力，与 MT_3 受体的亲和力很弱，故对 MT_1 和 MT_2 受体呈特异性完全激动作用。此外，该药不与 GABA 受体复合物等神经递质受体结合，因此，无注意力分散（可能导致车祸、跌倒骨折等）以及药物成瘾和依赖性等副作用。雷美替胺是首个未列入特殊管制的非成瘾性失眠症治疗药。

本品的合成是以茚并呋喃酮为原料，依次经 Witting-Horner 反应、双键还原、氰基还原制得关键中间体茚并呋喃丙胺，其经拆分后与丙酰氯反应制得雷美替胺。

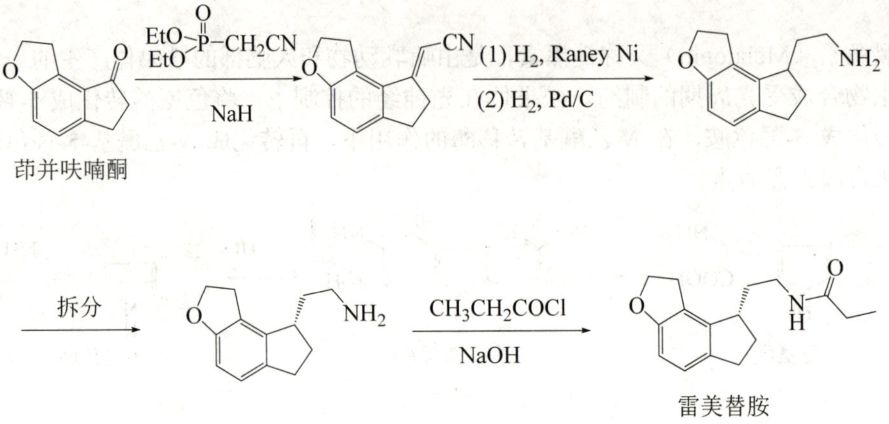

茚并呋喃酮

雷美替胺

第二节　抗癫痫药

癫痫（Epilepsy）是一种阵发性的暂时大脑功能失调综合征，以反复发作性、短暂性为特点，以刻板性的中枢神经系统功能失常为主要特征。其发病机制复杂，一般认为是由于大脑局部病灶神经元兴奋性过高，产生阵发性放电并向周围扩散。抗癫痫药主要抑制大脑神经的兴奋性，防止和控制癫痫发作。该类药物的作用机制包括延长 GABA 受体门控氯离子通道的开放时间，抑制神经元放电；或提高正常组织兴奋阈，从而减弱来自病灶的兴奋性扩散。

抗癫痫药的使用已有百余年历史。19 世纪中期，溴化钾被发现具有抗惊厥和镇静作用并成为治疗癫痫的首选药物。由于其治疗效果不明显、毒副作用大，后被镇静催眠药苯巴比妥所取代。苯巴比妥最初作为癫痫患者的镇静药物，临床应用发现其对控制癫痫发作有很好的效果，并于 1938 年作为抗癫痫药正式应用于临床。将苯巴比妥进行结构改造和优化，获得了一系列乙内酰脲类抗癫痫药，其中苯妥英钠（Phenytoin Sodium）代替苯巴比妥作为首选药物，用于预防部分和强直性癫痫发作和治疗急性癫痫和癫痫持续状态。20 世纪 50 年代，相继出现了一系列新型抗癫痫药，包括卡马西平（Carbamazepine）、扑米酮（Primidone）、乙琥胺（Ethosuximide）和丙戊酸钠（Sodium Valproate）等。20 世纪 70 年代出现了一系列其他抗癫痫药，包括氯巴扎姆（Clobazam）、氯硝西泮和吡拉西坦（Piracetam）。20 世纪 90 年代，陆续发展了拉莫三嗪（Lamotrigine）、非尔氨酯（Felbamate）、托吡酯（Topiramate）等新一代抗癫痫药物。

抗癫痫药按结构类型可分为巴比妥类、乙内酰脲类、二苯并氮杂䓬类、GABA 类似物、脂肪羧酸类和其他类型抗癫痫药。

一、巴比妥类药物

1. 巴比妥类药物的作用机制

巴比妥类药物是第一代镇静催眠药,长期用药可导致肝肾功能损伤、骨髓抑制及皮疹等副作用,且可产生耐药性和依赖性,用量大时可抑制呼吸中枢而造成死亡,目前已较少应用于镇静催眠,主要用于抗癫痫。

巴比妥类药物与 GABA 受体巴比妥结合位点结合,形成复合物,延长 Cl⁻通道开放时间,延长神经递质 GABA 的作用时间,抑制神经元放电从而产生中枢神经抑制作用;另一种作用机制认为,巴比妥类药物通过阻断脑干网状上行激活系统的传导机能,降低兴奋性神经突触后电位,抑制神经元去极化,降低神经冲动传导,从而产生镇静催眠和抗癫痫作用。

2. 巴比妥类药物的基本结构和构效关系

巴比妥类药物是环丙二酰脲(巴比妥酸,Barbituric Acid)衍生物。巴比妥酸本身无生理活性,只有当其 5 位的两个氢原子被烃基取代后才呈现活性。临床常用的巴比妥类药物结构及作用时间见表 7-2。

表 7-2 临床常用的巴比妥类药物结构及作用时间

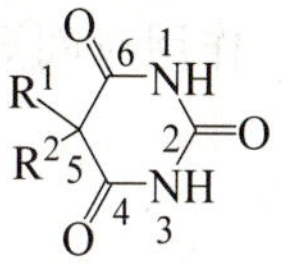

名称	R^1	R^2	pK_a	显效时间/min	维持时间/h
巴比妥酸(Barbituric Acid)	H	H	4.12	—	—
异戊巴比妥(Amobarbital)	C_2H_5	$CH_2CH_2CH(CH_3)_2$	7.9	45~60	6~8
戊巴比妥(Pentobarbital)	C_2H_5	$CH(CH_3)(CH_2)_2CH_3$	8.0	10~15	3~4
苯巴比妥(Phenobarbital)	C_2H_5	C_6H_5	7.29	30~60	10~16
司可巴比妥(Secobarbital)	$CH_2CH=CH_2$	$CH(CH_3)(CH_2)_2CH_3$	7.7	10~15	3~4
海索比妥(Hexobarbital)	CH_3	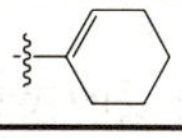 环己烯基	8.40	10~15	1

巴比妥类药物作用的强弱和起效快慢与药物的解离常数 pK_a、脂水分配系数 $LogP$ 等药物的理化性质有关;而药物作用时间的长短则与药物的体内代谢速度有关,因此属于结构非特异性药物。

① 酸性解离常数 pK_a 对活性的影响。巴比妥类药物分子中含有内酰胺结构,在不同 pH 条件下可发生内酰胺-单内酰亚胺-双内酰亚胺互变异构,如图 7-8 所示。巴比妥酸酸性较强(pK_a=4.12),5 位单取代后酸性也较强,如 5-苯基巴比妥(pK_a=3.75)。酸性较强的巴比妥酸类化合物在生理条件(pH=7.4)下,几乎全部电离成离子状态,难以透过 BBB 而发挥作用;临床上常用的 5,5-二取代巴比妥类药物,酸性减弱,pK_a 多在 7.1~8.1 之间,在生理条件下只有部分解离,有相当比例的分子型药物存在,易透过 BBB 进入大脑发挥镇静催眠作用。

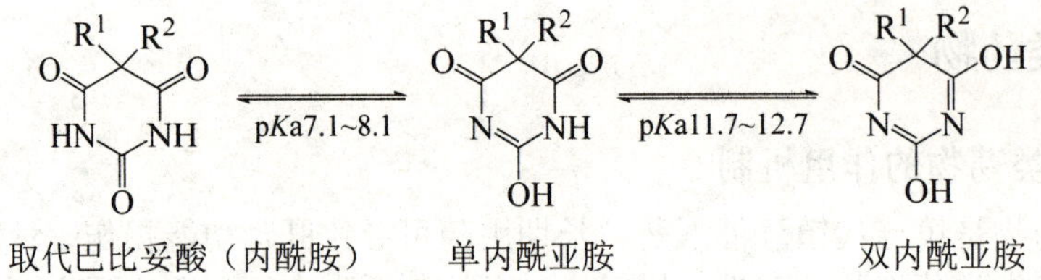

图 7-8 巴比妥类药物的互变异构

② 脂水分配系数 Log$P$ 对活性的影响。中枢神经系统药物需要透过 **BBB**，必须有一定的脂溶性；药物分子在体内的转运和分布又需要有一定的水溶性，因此，巴比妥类药物的脂水分配系数对活性有显著影响。无取代的巴比妥酸无镇静催眠作用，**5 位取代基的碳原子总数达到 4 时，开始产生镇静催眠作用**；碳原子总数为 7~8 时，镇静催眠作用最强；碳原子总数大于 10 时，镇静催眠作用下降并出现惊厥等副作用。

③ 体内代谢过程对作用时间的影响。巴比妥类药物的体内代谢过程影响药物的作用时间。巴比妥类药物主要在肝脏内代谢，代谢途径包括 5 位取代基的氧化、2 位脱硫、内酰胺水解开环等。

5 位取代基的类型是影响代谢速率的主要因素，当 5 位取代基为支链烷烃或不饱和烃时，如异戊巴比妥，支链烷烃易被氧化为醇，作用时间短，成为中、短效型催眠药。

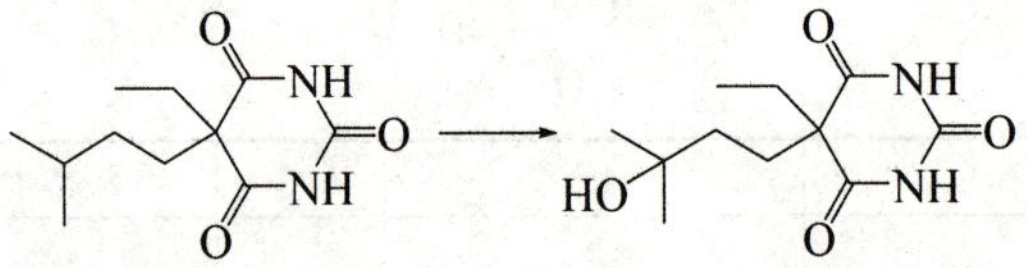

当 **5 位取代基为芳烃或饱和烷烃时不易被氧化，作用时间长**。如苯巴比妥，代谢较慢，其主要代谢途径为苯环的对位羟基化（图 7-9），该代谢产物无活性，与葡萄糖醛酸结合由尿排出；未发生代谢的原形药可通过肾小球吸收再发挥药理作用。

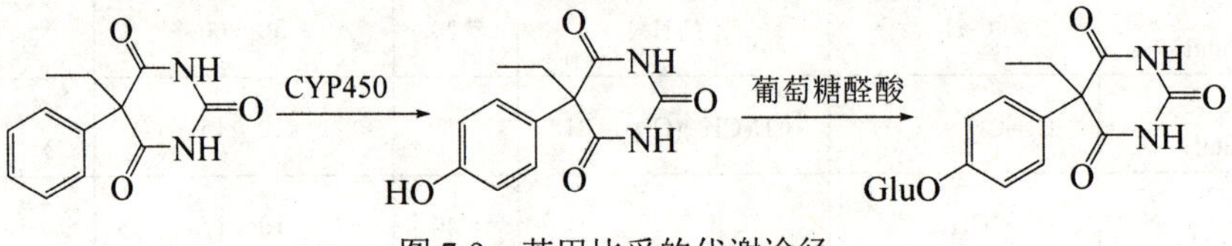

图 7-9 苯巴比妥的代谢途径

当分子中以硫原子代替 2 位羰基上的氧原子，称为**硫巴比妥类**。由于硫的亲脂性比氧大，使分子更易透过 BBB 进入中枢神经系统，所以药物起效快，但因其迅速再分布，所以持续时间短。如硫喷妥，30s 即可生效，作为麻醉前用药，在体内经脱硫生成戊巴比妥。

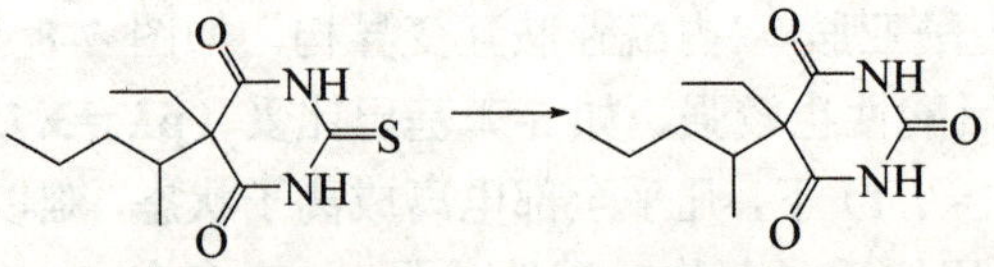

N 上有烷基取代的巴比妥类药物代谢的另一条途径是 *N*-脱烷基。此种代谢发生比较缓慢，

且排出也比较缓慢，所以为长效催眠药。如甲苯比妥（Mephobarbital），代谢产物是苯巴比妥。

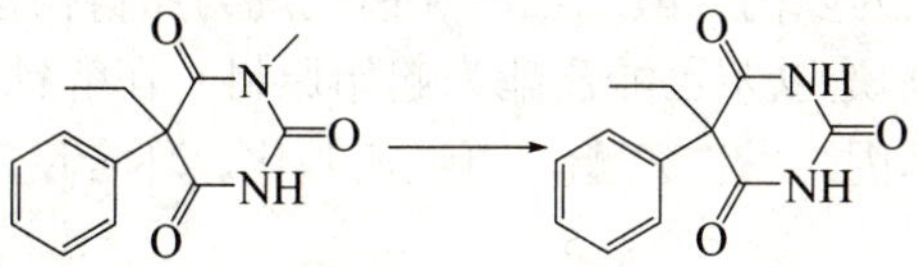

巴比妥类药物的另一代谢途径为水解开环，生成酰脲和酰胺类化合物。

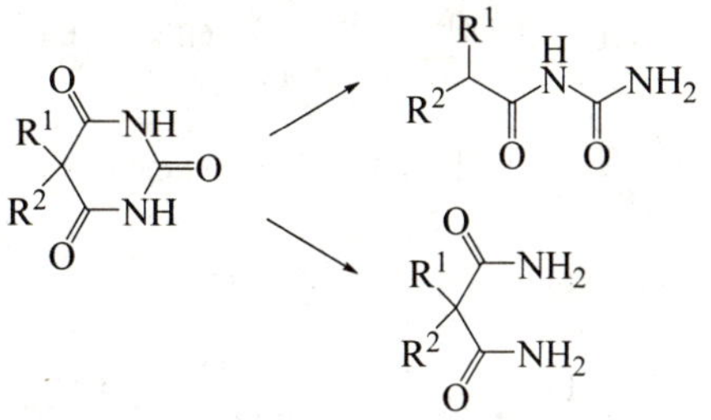

苯巴比妥（Phenobarbital）（精Ⅱ）

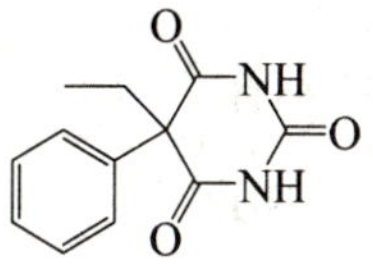

▲5-乙基-5-苯基-2,4,6-(1H,3H,5H)-嘧啶三酮
▲5-Ethyl-5-phenyl-2,4,6-(1H,3H,5H)-pyrimidinetrione

本品为白色有光泽的结晶性粉末；无臭，味微苦；在水中极微溶解，在氯仿中略溶，在乙醇、乙醚、氢氧化钠或碳酸钠溶液中溶解；m.p. 174.5～178℃。

苯巴比妥具有镇静催眠活性，但长时间使用可产生耐受性及依赖性，并且有再生障碍性贫血等副作用，目前临床上用于治疗癫痫大发作。

苯巴比妥的互变异构烯醇式呈弱酸性，可溶于氢氧化钠和碳酸钠溶液中生成钠盐（图7-10）。其钠盐水溶液放置易水解，为避免注射剂水解失效，须制成粉针剂，临用时配制。苯巴比妥钠露置于空气中，易吸潮，亦可发生水解现象（图7-11）。

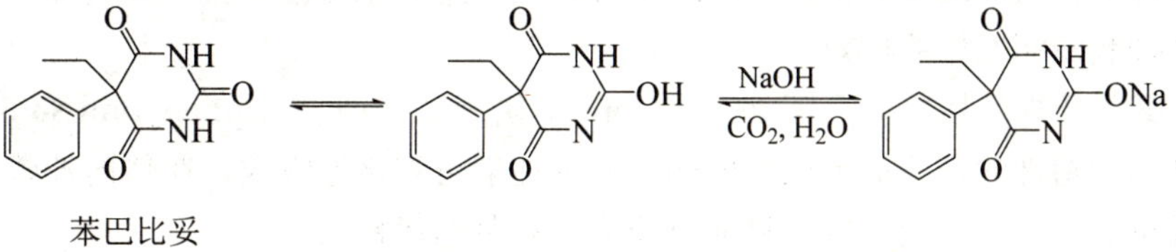

图 7-10　苯巴比妥的互变异构

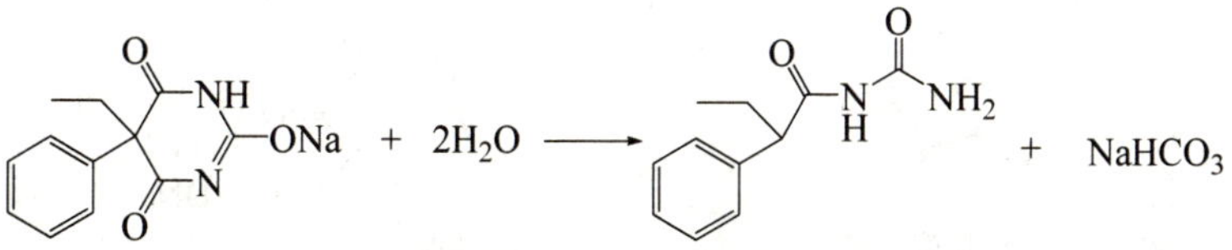

图 7-11　苯巴比妥钠的水解反应

第七章　镇静催眠药、抗癫痫药和抗精神失常药

巴比妥类药物合成通法为以丙二酸二乙酯和卤代烷为原料构建环丙二酰脲母核（图7-12）。苯巴比妥的合成（图7-13）是以苯乙酸乙酯为起始原料，在醇钠催化下与草酸二乙酯缩合，然后加热脱羧后得到2-苯基丙二酸二乙酯，再经乙基化、环合反应制得苯巴比妥。

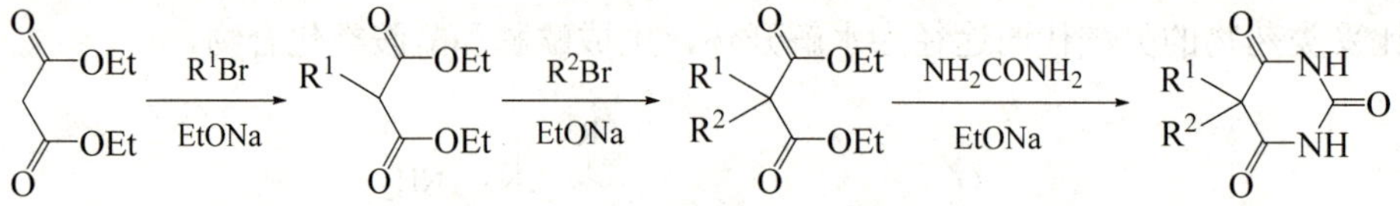

图7-12 巴比妥类药物合成通法

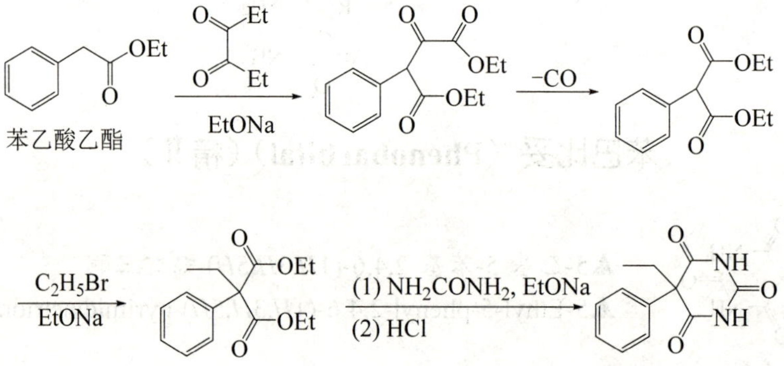

图7-13 苯巴比妥的合成

二、乙内酰脲类药物

将巴比妥类药物的丙二酰脲结构中—CONH—替换为—NH—得到乙内酰脲类化合物。苯妥英（Phenytoin）是第一个用于临床的乙内酰脲类药物，其抗惊厥活性强，是治疗癫痫大发作的重要药物，其作用机制为阻断电压依赖性的钠通道，降低 Na^+ 电流，并抑制突触前膜和后膜的磷酸化作用，减少兴奋性神经递质的释放，进而稳定细胞膜，抑制神经元反复放电活动，达到抑制癫痫发作的疗效。

乙内酰脲类药物包括乙苯妥英（Phenytoin）、磷苯妥英钠（Fosphenytoin Sodium）。其中磷苯妥英钠为水溶性的苯妥英磷酸酯前药，肌内注射可被迅速吸收，在体内被磷酸酯酶代谢后生成苯妥英而发挥抗癫痫药效，目前已成为苯妥英的代替品。

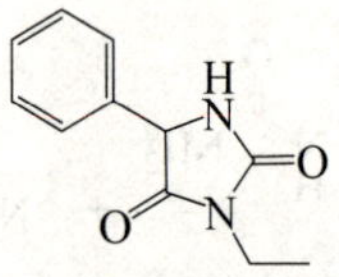

乙苯妥英

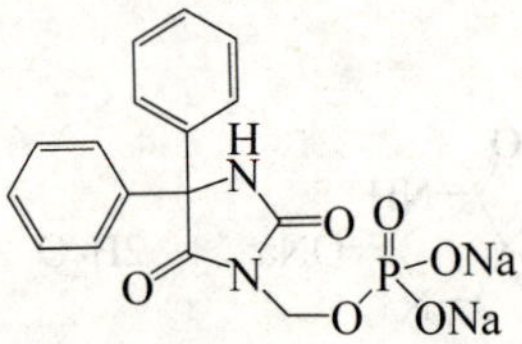

磷苯妥英钠

苯妥英钠（Phenytoin Sodium）

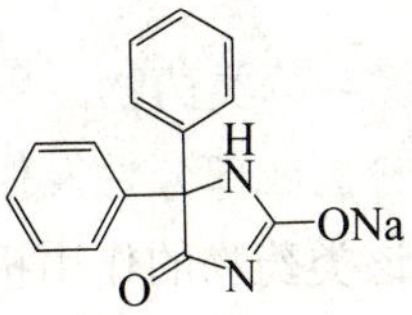

▲5,5-二苯基-2,4-咪唑烷二酮钠
▲5,5-Diphenyl-2,4-imidazolidinedione Sodium

本品为白色粉末；无臭，味苦；微有引湿性；在甲烷或乙醚中几乎不溶，在乙醇中溶解，在水中易溶。

苯妥英几乎不溶于水，呈弱酸性，其 pK_a 为 8.3，可溶于氢氧化钠溶液中生成苯妥英钠，其水溶液呈碱性，露置于空气中吸收二氧化碳析出游离的苯妥英。因此苯妥英钠及其水溶液应密闭保存或新鲜配制。

苯妥英钠在碱水中加热，其环状酰脲结构发生水解，先生成二苯基脲基乙酸，最后生成二苯基氨基乙酸，并释放出氨气，可供药物鉴别（图7-14）。

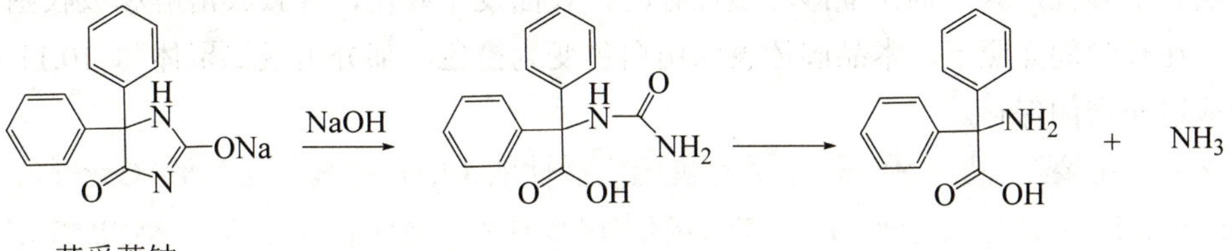

图 7-14 苯妥英的水解反应

苯妥英钠在体内被肝微粒体选择性氧化，生成羟基化代谢产物，进而与葡萄糖醛酸结合排出体外。其代谢具有"饱和代谢动力学"的特点，即用量过大会使代谢酶饱和，代谢速度显著减慢，产生蓄积毒性。另外，苯妥英钠还具有诱导CYP3A4和尿苷酸二磷酸葡萄糖醛酸基转移酶的作用，干扰与这两个代谢酶相关药物的代谢，从而产生药物相互作用。因此，临床上苯妥英钠仅作为治疗癫痫大发作和部分性发作的首选药。此外，苯妥英钠还能治疗洋地黄中毒引起的心律失常，还可用于治疗三叉神经痛。

苯妥英钠的合成是以苯甲醛为原料，发生安息香缩合反应制得2-羟基-1,2-二苯基乙酮，再经氧化以及与尿素环合制得苯妥英，最后成盐制得苯妥英钠（图7-15）。

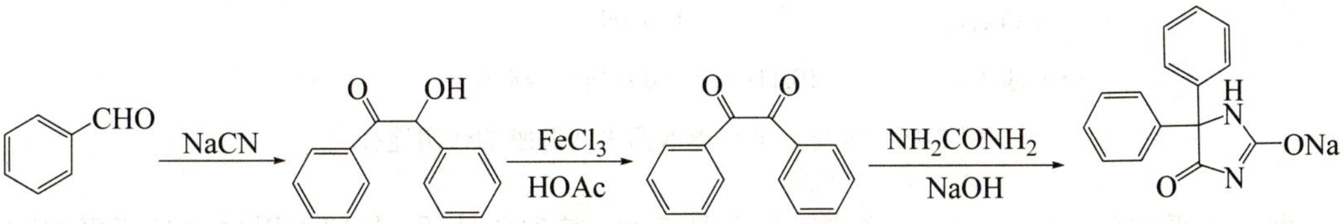

图 7-15 苯妥英钠的合成反应

三、二苯并氮杂䓬类药物

卡马西平（Carbamazepine，CBZ）是第一个上市的二苯并氮杂䓬类药物，用于苯妥英钠等其他药物难以控制的癫痫大发作、复杂部分性发作或其他全身性或部分性发作。该类药物还包括卡马西平的10-酮基衍生物奥卡西平（Oxcarbazepine）。该类药物的作用机制为通过激活外周苯并二氮䓬受体、阻断脑内电压依赖性的钠通道而产生抗癫痫作用。

卡马西平(Carbamazepine)

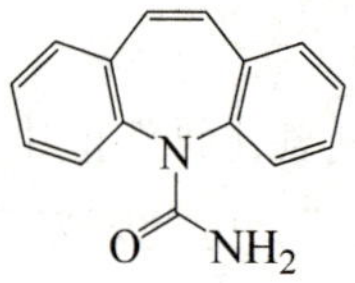

▲5H-二苯并[b,f]氮䓬-5-甲酰胺
▲5H-Dibenzo[b,f]azepine-5-carboxamide

本品为白色或类白色的结晶性粉末；几乎无臭；在水或乙醚中几乎不溶，在乙醇中略溶，在氯仿中易溶；m.p.189~193℃；在干燥和室温时较稳定。

本品有引湿性，其片剂在潮湿环境保存时，表面发生硬化，导致其溶解和吸收困难，药效降低。在长时间光照下，本品固体表面由白色变为橙色，部分生成二聚体和10,11-环氧化物，故应避光密闭保存。

卡马西平主要在肝脏内代谢，生成有抗癫痫活性的10,11-环氧卡马西平（Carbamazepine 10,11-epoxide），此活性代谢产物有一定的副作用和毒性，最终代谢生成无活性的10,11-二羟基卡马西平（图7-16）。

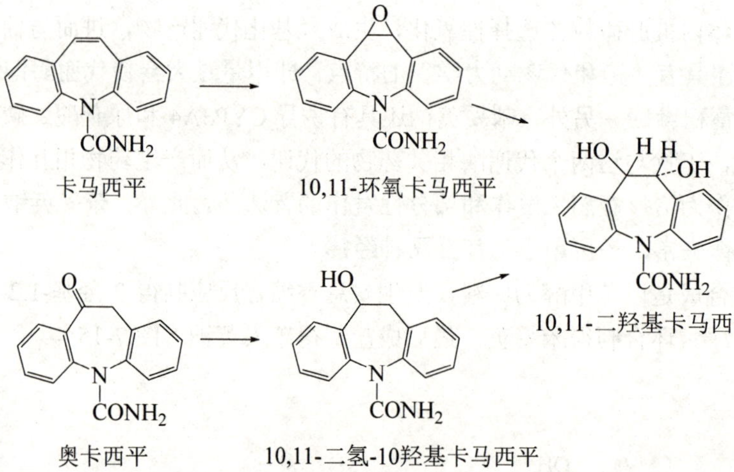

图7-16 卡马西平和奥卡西平在肝脏的代谢途径

奥卡西平（Oxcarbazepine），又称氧代卡马西平，其理化性质、药理作用与卡马西平相同，但易从胃肠道吸收。其体外无活性，在体内几乎全部经还原代谢生成10,11-二氢-10羟基卡马西平发挥作用。奥卡西平的副作用和不良反应均低于卡马西平。

四、GABA 类似物

癫痫发作的原因之一是 GABA 系统失调，GABA 含量过低，抑制性的递质减少。从 GABA 的结构出发，设计 GABA 类似物作为 GABA 转氨酶（GABA-T）的抑制剂，用于治疗癫痫、痉挛状态和运动失调等疾病。

临床常用的 GABA 类似物有加巴喷丁（Gabapentin）、卤加比（Halogabide）、氨己烯酸（Vigabatrin）、普瑞巴林（Pregabalin）等。

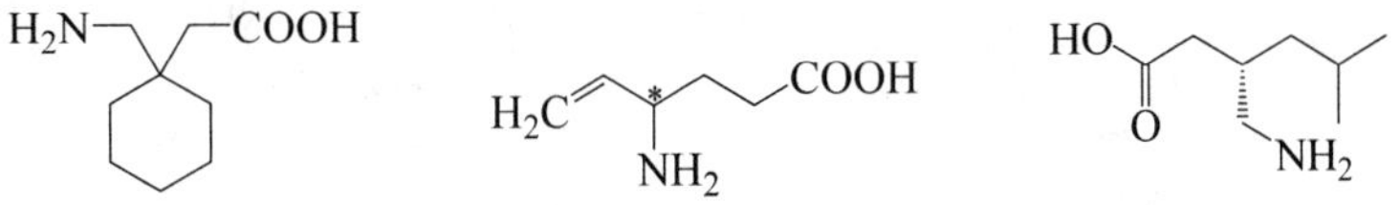

加巴喷丁　　　　氨己烯酸　　　　普瑞巴林

卤加比可看作 GABA 的前药，其载体部分为二苯亚甲基，增加了 γ-氨基丁酰胺的亲脂性，促使药物向脑内分布，然后经氧化脱氨基或转氨基代谢，继而亚胺键断裂，形成二苯甲酮衍生物和 γ-氨基丁酸（图 7-17）。

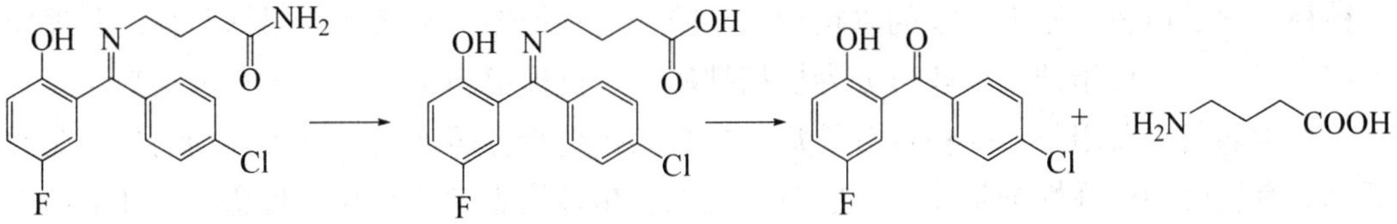

图 7-17　卤加比的代谢途径

五、脂肪羧酸类和其他类型药物

1963 年，科研人员在筛选抗癫痫药物时发现丙戊酸（Valproic Acid, VPA）具有很强的抗癫痫作用，在此基础上，发展了一类具有脂肪羧酸结构的抗癫痫药物。

1964 年，丙戊酸钠作为首个脂肪羧酸类抗癫痫药物在临床使用。构效关系研究发现，如果把分支碳链延长到 9 个碳原子，则产生镇静作用；如果将分支链变成直链脂肪酸，则其抗癫痫作用大大减弱。丙戊酸钠的作用机制是通过增加 GABA 的合成和减少 GABA 的降解，从而提高 GABA 的浓度，降低神经元的兴奋性而抑制癫痫发作。本品对肝脏有损害，能通过胎盘，可致畸，孕妇慎用。丙戊酰胺（Valpromide）是广谱抗癫痫药，比丙戊酸的作用强 2 倍。

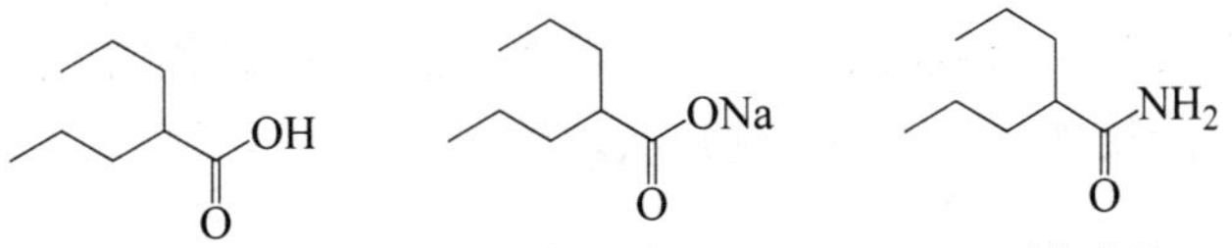

丙戊酸　　　　丙戊酸钠　　　　丙戊酰胺

其他类抗癫痫药物包括磺酰胺类和近年来发展的氨基甲酸酯类以及苯基三嗪类药物。磺酰胺类代表药物包括唑尼沙胺（Zonisamide）、托吡酯（Topiramate）、舒噻美（Sultiame）等。氨基甲酸酯类代表药物为非尔氨酯（Felbamate），苯基三嗪类代表药物为拉莫三嗪（Lamotrigine）。

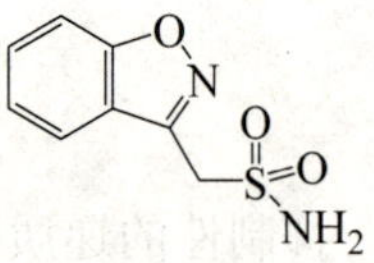

唑尼沙胺 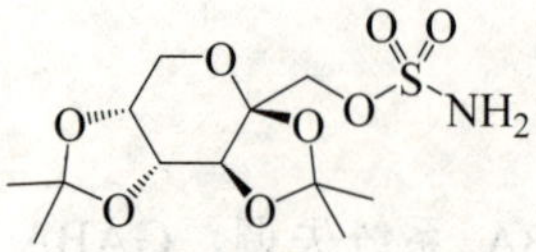　　　　托吡酯 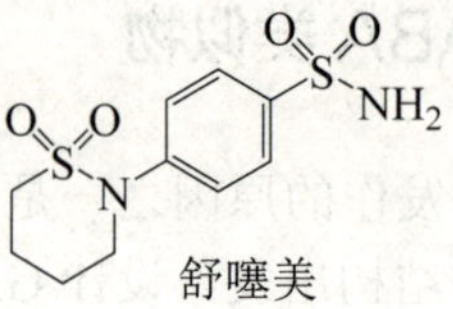　　　　舒噻美

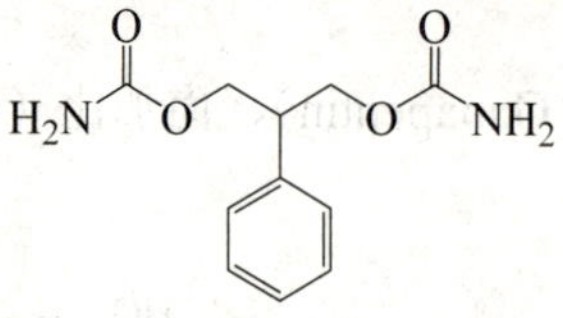

非尔氨酯 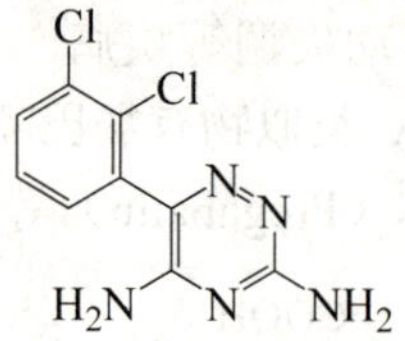　　　　拉莫三嗪

第三节　抗精神病药

精神失常是由多种原因引起的以精神活动障碍为特征的一类疾病。根据药物的药理作用特点和作用机制，抗精神失常药可分为抗精神病药、抗抑郁药、抗焦虑药和抗躁狂药。

抗精神病药主要用于治疗精神分裂症，也称为抗精神分裂症药。该类药物的特点是对神经活动具有较强的选择性抑制作用，能有效地控制精神病患者的激动、敌意、好斗情绪以及改善妄想、幻想、思维或者感觉错乱症状，使患者适应社会生活，通常在治疗剂量下不影响患者的智力和意识。

抗精神病药物的作用机制复杂，根据作用机制不同，可分为经典的抗精神病药物和非经典的抗精神病药物。经典的抗精神病药物作用机制是拮抗中脑-边缘和中脑-皮质通路的多巴胺受体（尤其是 D_2 受体）。该类药物可发生锥体外系副作用，表现为急性张力障碍、静坐不能和帕金森样症状等，部分副作用可用抗胆碱能药物逆转。非经典的抗精神病药作用机制与经典的抗精神病药不同，且锥体外系的不良反应较少。

经典的抗精神病药按化学结构分为吩噻嗪类（Phenothiazines）、硫杂蒽类（Thioxanthenes）、丁酰苯类（Butyrophenones）、苯甲酰胺类（Benzamides）、二苯并二氮䓬类（Dibenzodiazepines）和其他类。其中，吩噻嗪类、硫杂蒽类、二苯并二氮䓬类统称为三环类。

抗精神病药与多巴胺 D_2 受体的相互作用不能完全解释该类药物的抗精神病活性，在新型抗精神病药氯氮平的启示下，其作用可能涉及其他中枢神经系统的神经递质（例如：乙酰胆碱、组胺、去甲肾上腺素、5-羟色胺等）。非经典的抗精神病药物氯氮平也具有抗胆碱能作用，此作用有利于控制精神分裂症的阴性症状。

一、吩噻嗪类药物

1. 吩噻嗪类药物的发展

吩噻嗪类药物的发现和发展起源于 20 世纪 40 年代。在研究吩噻嗪类抗组胺药异丙嗪

（Promethazine）的构效关系时发现，将其侧链的异丙基用正丙基代替，抗组胺作用减弱，产生抗精神病的作用；在吩噻嗪的2位引入氯原子，其抗组胺作用消失，抗精神病作用增强，从而得到第一个吩噻嗪类抗精神病药物氯丙嗪（Chlorpromazine）。后续发现氯丙嗪可产生催眠作用且导致病人对周围事物淡漠。1951年首次单独应用氯丙嗪治疗精神病。临床常用吩噻嗪类抗精神病药物的活性及副作用见表7-3。

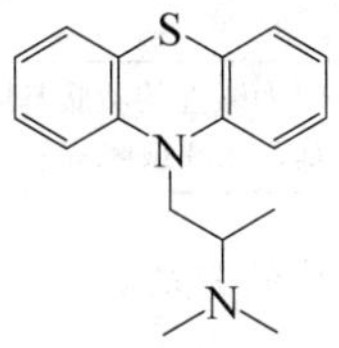

异丙嗪 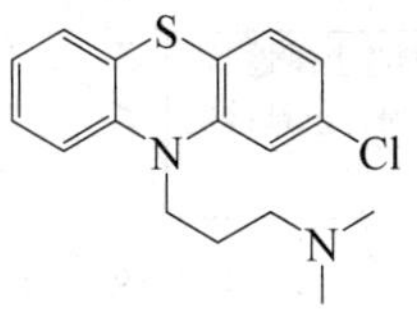　　　　　　　氯丙嗪

表 7-3　临床常用吩噻嗪类抗精神病药物的活性及副作用

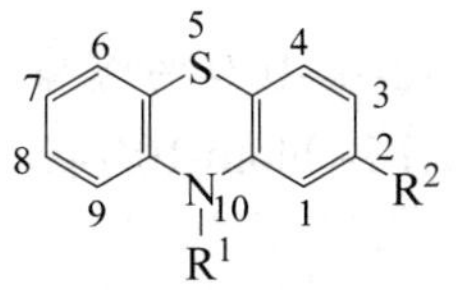

药物	R^1	R^2	作用剂量/(mg/天)	镇静作用强度	帕金森副作用强度
氯丙嗪（Chlorpromazine）	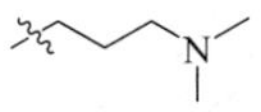 ～N(CH₃)₂ 丙链	Cl	300～800	+++	++
三氟丙嗪（Triflupromazine）	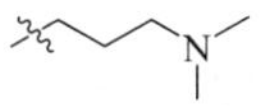 ～N(CH₃)₂ 丙链	CF₃	100～150	++	+++
奋乃静（Perphenazine）	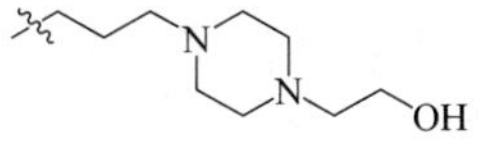 ～哌嗪-CH₂CH₂OH	Cl	8～32	++	+++
氟奋乃静（Fluphenazine）	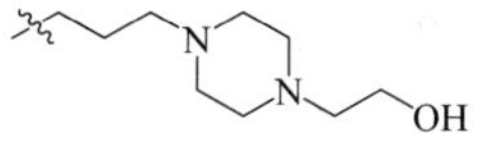 ～哌嗪-CH₂CH₂OH	CF₃	1～20	+	+
三氟拉嗪（Trifluoperazine）	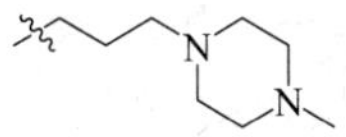 ～哌嗪-CH₃	CF₃	6～20	+	+
硫利达嗪（Thioridazine）	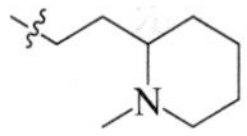 ～N-甲基哌啶乙基	SCH_3	200～600	+++	+
硫乙拉嗪（Thiethylperazine）	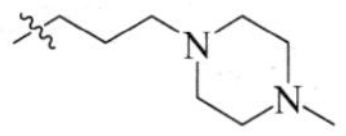 ～哌嗪-CH₃	SCH_2CH_3	10～30	+	+

2. 吩噻嗪类药物的构效关系

氯丙嗪具有较强的安定作用，临床上常用来治疗以兴奋症为主的精神病，但其副作用较大。为研发副作用小、治疗效果较优的抗精神病药物，以氯丙嗪为先导化合物，对其结构中吩噻嗪环上的2位、10位及吩噻嗪环进行了一系列结构优化，得到了三氟丙嗪、奋乃静等一系列吩噻嗪类药物（表7-2）。总结其构效关系如图7-18所示。

第七章　镇静催眠药、抗癫痫药和抗精神失常药

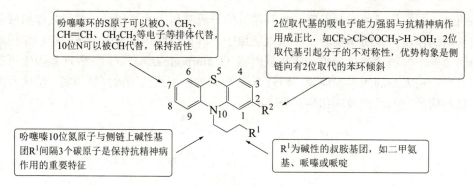

图 7-18 吩噻嗪类药物的构效关系

盐酸氯丙嗪（Chlorpromazine Hydrochloride）

▲ N,N-二甲基-2-氯-10H-吩噻嗪-10-丙胺盐酸盐
▲ N,N-Dimethyl-2-chloro-10H-phenothiazine-10-propylaminehydrochloride

本品为白色或乳白色结晶性粉末；微臭，味极苦，有引湿性；遇光渐变色；其水溶液显酸性反应；在乙醚或苯中不溶，在水、乙醇或氯仿中易溶；m.p. 194～198℃。

氯丙嗪的吩噻嗪环上的硫原子和氮原子都是良好的电子给予体，因此吩噻嗪环易被氧化。其注射液在日光作用下被氧化渐变为红棕色，pH 值下降，故应避光密闭保存。部分患者用药后可发生严重的光化毒反应，这是由于氯丙嗪在日光下发生氧化反应，2 位氯分解为自由基，可进一步与体内一些蛋白质相互作用，产生过敏反应。

氯丙嗪的代谢主要是氧化反应。5 位 S 被氧化生成亚砜，进一步被氧化生成砜；苯环的 7 位易被氧化生成酚，进一步与葡萄糖醛酸或硫酸结合而排出体外；10 位 N 或侧链 N 易发生脱烷基反应，其中，侧链 N 的脱烷基产物（单脱甲基氯丙嗪和双脱甲基氯丙嗪）为活性代谢产物，活性均低于氯丙嗪。

本品的合成是以间氯苯胺为原料，与邻氯苯甲酸经 Ullmann 反应制得 2-羧基-3′-氯-二苯胺，与铁粉加热脱羧后用硫环合，生成 2-氯吩噻嗪和少量 4-氯吩噻嗪，后者在氯苯中溶解度大，可用氯苯重结晶除去。2-氯吩噻嗪与 3-氯-*N,N*-二甲基丙胺取代得到氯丙嗪，最后成盐制得盐酸氯丙嗪。

盐酸氯丙嗪

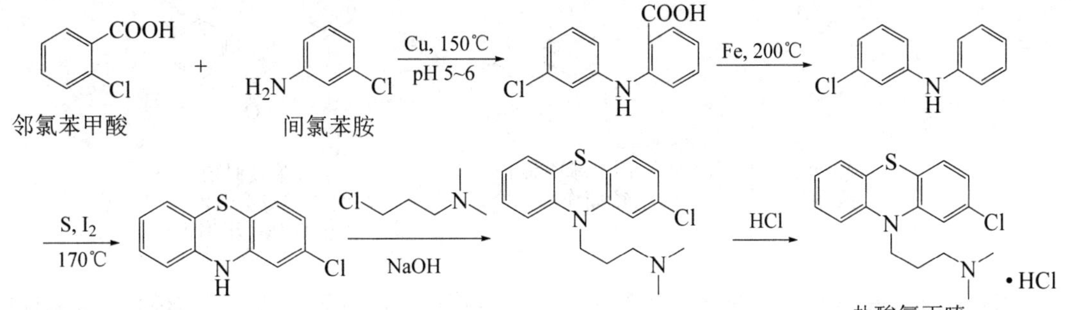

二、噻吨类药物

噻吨类（硫杂蒽类）药物的基本化学结构与吩噻嗪类相似，其代表药物为氯普噻吨。

将氯丙嗪环的氮原子替换为碳原子，并通过双键与侧链相连，得到氯普噻吨（Chlorprothixene）。与氯丙嗪相比，氯普噻吨抗精神病作用较弱，但镇静催眠作用增强，且对精神分裂症和神经官能症表现出较好疗效，毒性较低。氯普噻吨的侧链二甲氨基用羟乙基哌嗪取代，得到活性比氯丙嗪增强 20 倍的珠氯噻醇（Zuclopenthixol）。珠氯噻醇的反式异构体为氯哌噻吨（Clopenthixol）。该类药物还有氟哌噻吨、氨砜噻吨等。

氯普噻吨

珠氯噻醇

氟哌噻吨

替沃噻吨

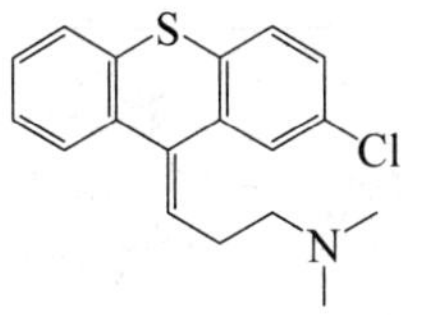

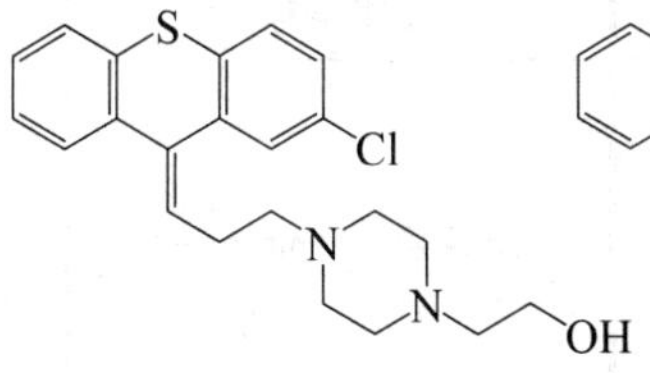

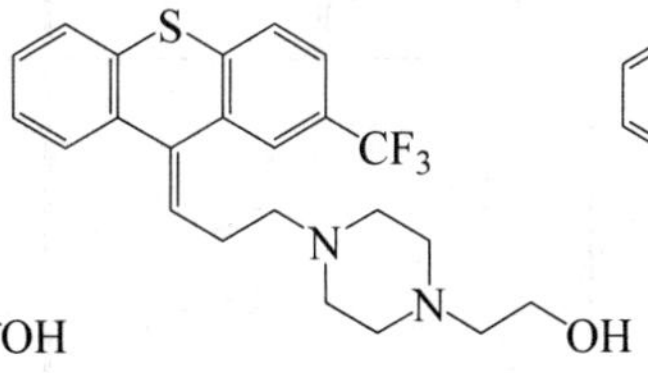

噻吨类药物顺式异构体的活性大于反式异构体，这可能是顺式异构体与氯丙嗪的优势构象类似，能与多巴胺分子的活性构象部分重叠，有利于与受体发生相互作用。

顺式(*Z*)

反式(*E*)

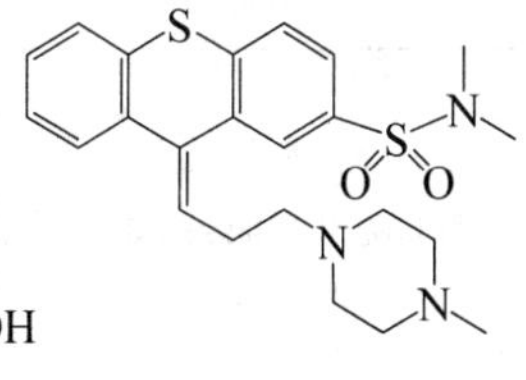

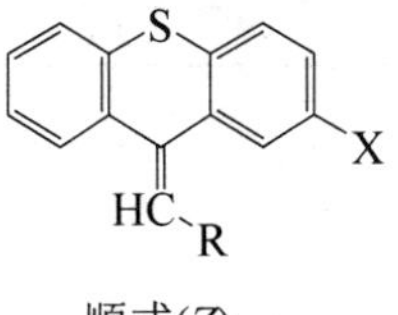

三、丁酰苯类药物

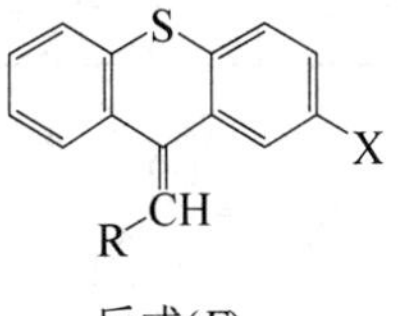

在对镇痛药哌替啶（Pethidine）衍生化过程中，合成了哌替啶的丙酰苯和丁酰苯同系物，发现将哌替啶 N 上的甲基用丙酰基取代后，镇痛作用下降，但具有抗精神病作用；继续延长碳链长度后，可消除吗啡成瘾性，同时增强抗精神病作用，从而发展了丁酰苯类抗精神病药物。

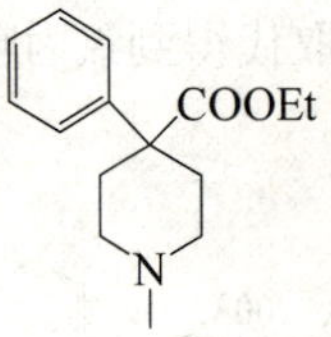

哌替啶
(镇痛药)

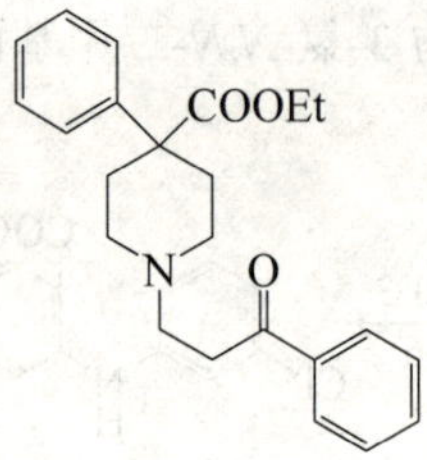

丙酰苯类似物
(镇痛作用下降)

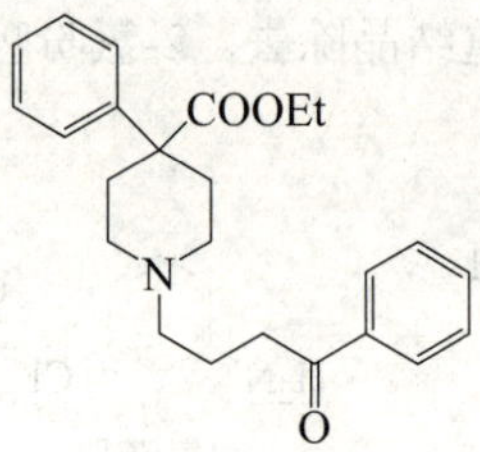

丁酰苯类似物
(吗啡样成瘾性消失
中枢抑制作用增强)

氟哌啶醇是最早应用于临床的丁酰苯类抗精神病药，现被列为国家基本药物。将氟哌啶醇哌啶环上的苯基以三氟甲基取代得到三氟哌多，其活性大幅增强。螺哌隆（Spiperone）是哌啶与咪唑啉酮的螺环化合物，活性也较强。丁酰苯类药物的锥体外系副作用较大，将氟哌利多侧链苯并咪唑酮的氧用硫代替，得到替米哌隆（Timiperone），其抗精神病作用增强，且锥体外系副作用减小，但其他方面的不良反应较多（表 7-4）。

表 7-4 临床常用的丁酰苯类药物

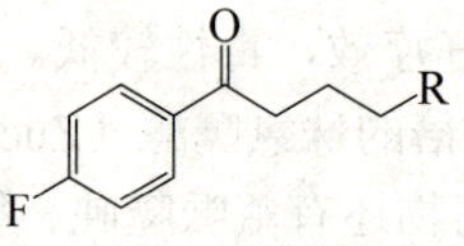

药物名称	R	药物名称	R
氟哌啶醇（Haloperidol）	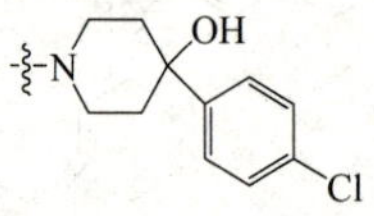 4-(4-氯苯基)-4-羟基哌啶	替米哌隆（Timiperone）	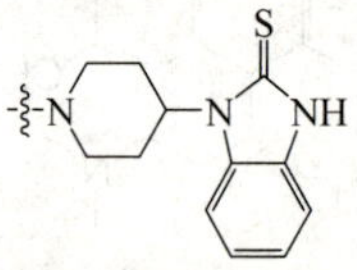 1-(2-硫代苯并咪唑基)哌啶
氟哌利多（Droperidol）	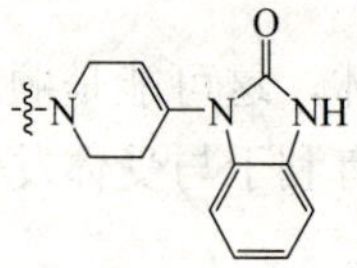 1-(2-氧代苯并咪唑基)-1,2,3,6-四氢吡啶	螺哌隆（Spiperone）	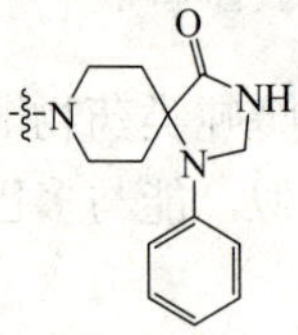 1-苯基-1,3,8-三氮杂螺[4.5]癸-4-酮
三氟哌多（Trifluperidol）	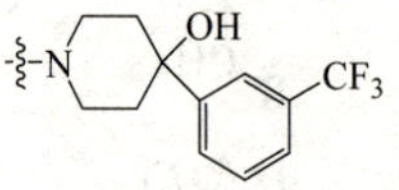 4-羟基-4-(3-三氟甲基苯基)哌啶		

用 4-氟苯基取代丁酰苯片断的酮羰基，发现了二苯丁基哌啶类（Diphenylbutylpiperidines）长效抗精神病药物。代表性药物有五氟利多（Penfluridol）、匹莫齐特（Pimozide）等。其中五氟利多口服吸收后可以先储存在脂肪组织中，经缓慢释放发挥药效，在体内作用时间长，口服 1 次能维持一周。匹莫齐特治疗急性精神病发作，每天口服 1 次。氟司必林（Fluspirilene）具有长效作用，深部肌内注射 1 次，可维持一周。

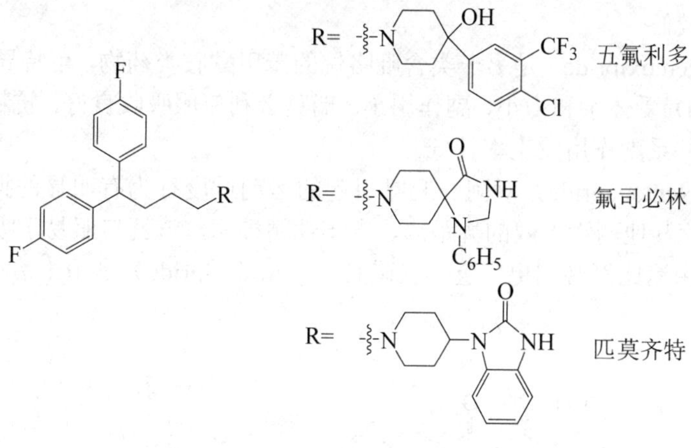

R= [piperidine-OH-C6H4-CF3/Cl 结构] 五氟利多

R= [spiro 结构含 C6H5] 氟司必林

R= [piperidine-benzimidazolone 结构] 匹莫齐特

氟哌啶醇（Haloperidol）

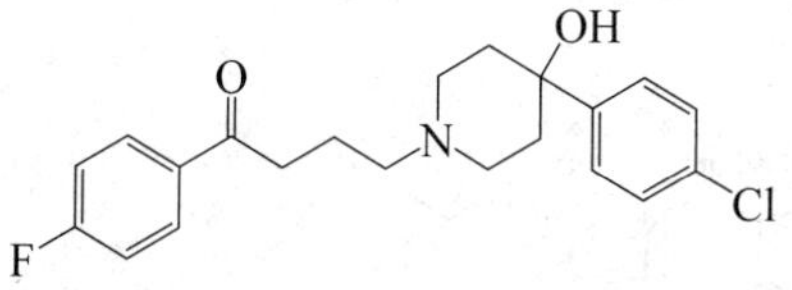

▲4-[4-(4-氯苯基)-4-羟基-1-哌啶基]-1-(4-氟苯基)丁烷-1-酮
▲4-(4-(4-Chlorophenyl)-4-hydroxy-1-piperidinyl)-1-(4-fluorophenyl)-1-butanone

本品为白色结晶性粉末；在水中几乎不溶，在乙醇中略溶，在氯仿中溶解；m.p.149～153℃。氟哌啶醇在105℃干燥时可发生脱水而降解。氟哌啶醇对光敏感，需避光保存。

氟哌啶醇镇静作用强于氯丙嗪，主要用于急慢性精神分裂、躁狂症、重症精神病；有锥体外系的副作用及致畸作用；作用时间短，可将其制成癸酸酯，每月注射1次。

氟哌啶醇的合成是以1-氯-4-异丙烯基苯为原料，与氯化铵、甲醛进行环合，再经盐酸加热脱水重排生成4-(4-氯苯基)-1,2,3,6 四氢吡啶，经溴化氢加成、水解生成4-(4-氯苯基)-4-哌啶醇，再与4-氯-1-(4-氟苯基)-1-丁酮经缩合反应制得氟哌啶醇。

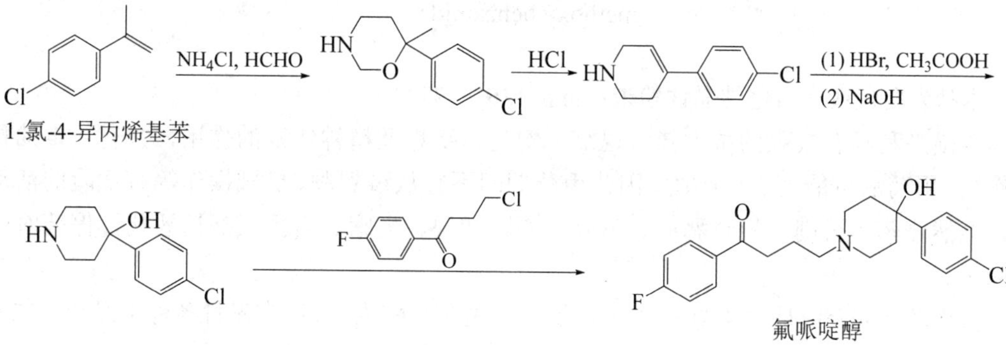

[合成路线图：1-氯-4-异丙烯基苯 →(NH4Cl, HCHO) 中间体 →(HCl) 4-(4-氯苯基)-1,2,3,6-四氢吡啶 →(1) HBr, CH3COOH (2) NaOH → 4-(4-氯苯基)-4-哌啶醇 + 4-氯-1-(4-氟苯基)-1-丁酮 → 氟哌啶醇]

四、苯甲酰胺类药物

20世纪70年代，研究人员发现苯甲酰胺类衍生物具有局部麻醉和止吐作用。在对局麻药普鲁卡因的结构改造中发现了甲氧氯普胺（Metoclopramide），具有很强的止吐作用且有轻微的镇静作用。深入研究发现，其作用机制与拮抗多巴胺受体有关，进一步对其结构进行研究，发现了以舒必利（Sulpiride）为代表的苯甲酰胺类（Benzamides）抗精神病药，该类药物作用强、副作用较低。

瑞莫必利（Remoxipride）是另一类含吡咯烷的苯甲酰胺类药物，可特异性拮抗多巴胺 D_2 受体而对多巴胺 D_1 受体亲和力小，副作用小。瑞莫必利口服吸收良好，抗精神病效能和作用强度较高，锥体外系副作用发生率较低。

奈莫必利（Nemonapride）对阿扑吗啡引起的运动过度行为有明显的抑制作用。硫必利（Tiapride）可治疗其他药物无效的舞蹈病、老年性精神病，该药口服易于吸收，1h 可达血药浓度峰值，临床用途比舒必利更广泛。氨磺必利（Amisulpride）是用于治疗急性和慢性精神病的一线药物。

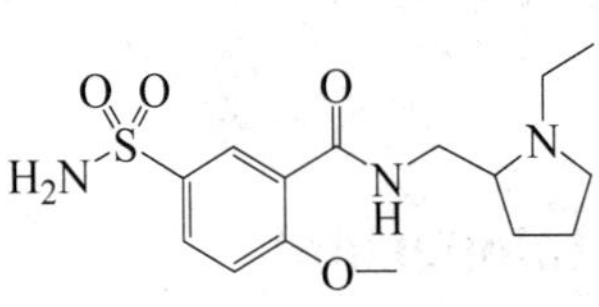

舒必利 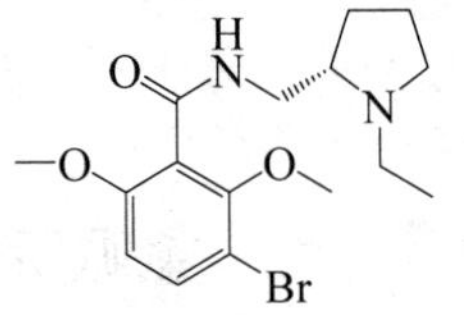　　　　　　　　瑞莫必利

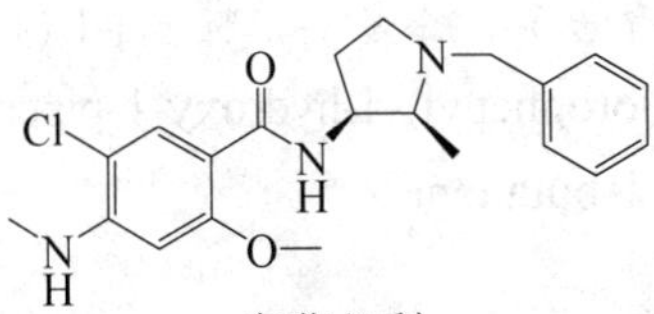

奈莫必利 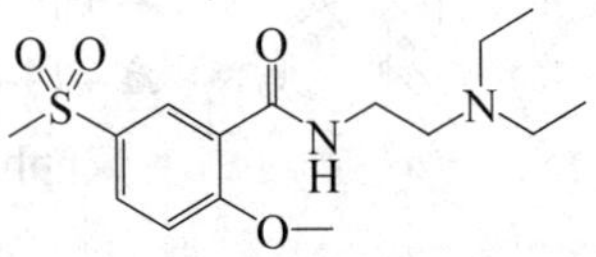　　　　　　　　硫必利

氨磺必利（Amisulpride）

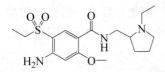

▲4-氨基-N-[(1-乙基-2-吡咯烷基)甲基]-5-(乙磺酰基)-2-甲氧基苯甲酰胺

▲4-Amino-N-((1-ethyl-2-pyrrolidinyl)methyl)-5-(ethylsulfonyl)-2-methoxy benzamide

本品为白色或类白色结晶性粉末；m.p. 126～127℃。

氨磺必利具有较强的抗木僵、退缩、幻觉、妄想及精神错乱的作用，并有一定的抗抑郁作用。用药后可能会引起嗜睡，因此用药期间不宜从事驾驶、机械操作等有危险的活动。不能突然停药，否则可导致恶心、呕吐、心跳加快、失眠、震颤或病情恶化，停药时应逐渐减量。

氨磺必利的合成是以 4-氨基-2-甲氧基-5-巯基苯甲酸为原料，在碱性条件下经硫酸二乙酯乙基化，再经氧化、与 N-乙基-2-氨甲基吡咯烷缩合制得氨磺必利。

4-氨基-2-甲氧基-5-巯基苯甲酸

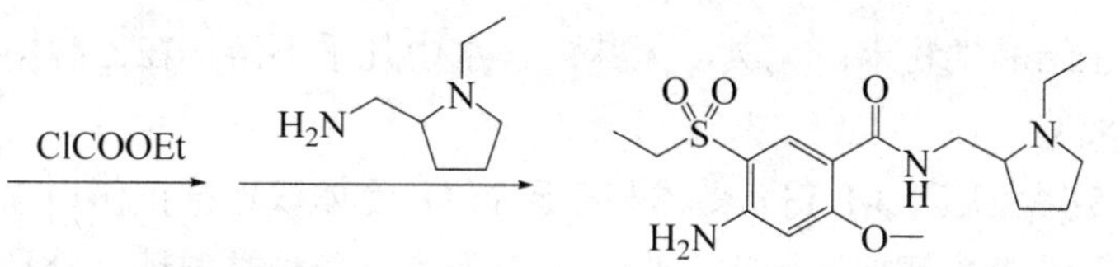

五、二苯并二氮䓬类及其衍生物

1966 年，将吩噻嗪类的噻嗪环扩大为二氮䓬环，得到氯氮平（Clozapine），作为首个二苯并二氮䓬类抗精神病药应用于临床，为广谱抗精神病药物，但发现其有严重的致粒细胞减少的副作用，因此美国 FDA 严格限制其使用。后续研究发现氯氮平为选择性多巴胺受体拮抗剂，特异性地作用于中脑-边缘系统的多巴胺受体，锥体外系副作用小，因此 1990 年又重新被批准使用，成为第一个非经典的抗精神病药物。

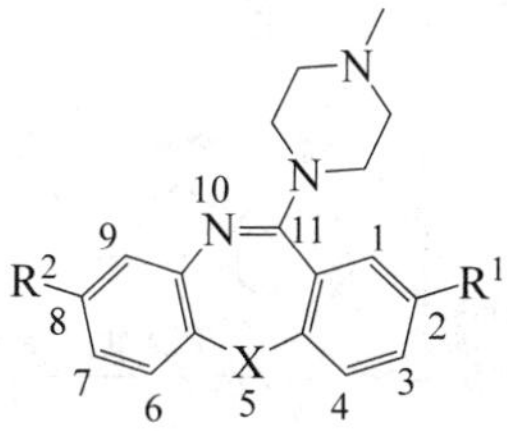

X=NH 二苯并二氮䓬类
X=O 二苯并氧氮杂䓬类
X=S 二苯并硫氮杂䓬类

构效关系研究表明，氯氮平的 5 位-NH 以生物电子等排体 O 或 S 代替时，可保留抗精神病作用。将氯氮平 5 位 NH 替换为 O 得到二苯并氧氮杂䓬类，其代表药物有洛沙平（Loxapine）、阿莫沙平（Amoxapine）。将氯氮平 5 位 NH 替换为 S 得到二苯并硫氮杂䓬类药物氯噻平（Clothiapine），具有很好的抗幻觉、妄想作用，可用于治疗精神分裂症（表 7-5）。

表 7-5 二苯并二氮䓬类抗精神病药物

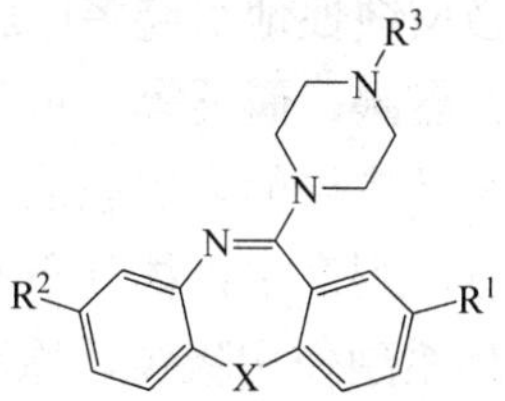

药物名称	X	R^1	R^2	R^3
氯氮平（Clozapine）	NH	H	Cl	CH_3
洛沙平（Loxapine）	O	Cl	H	CH_3
氯噻平（Clothiapine）	S	Cl	H	CH_3
阿莫沙平（Amoxapine）	O	Cl	H	H

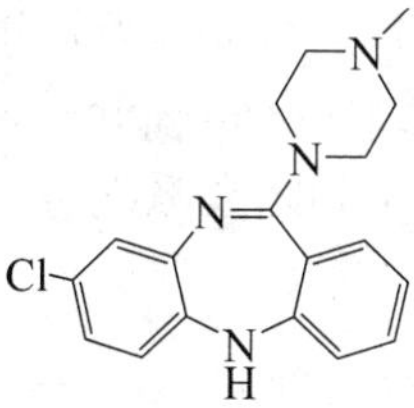

氯氮平 （Clozapine）

▲8-氯-11-(4-甲基-1-哌嗪基)-5H-二苯并[b,e][1,4]二氮杂䓬
▲8-Chloro-11-(4-methyl-1-piperazinyl)-5H-dibenzo[b,e][1,4]diazepine

本品为淡黄色结晶性粉末；无臭，无味；在水中几乎不溶，在乙醇中溶解，在氯仿中易溶；m.p. 181～185℃。

氯氮平具有 5-羟色胺（5-HT$_2$）受体和多巴胺 D$_2$ 受体双重拮抗作用，其锥体外系不良反应小于氟哌啶醇等经典抗精神病药物，临床上用于治疗多种类型精神分裂症。口服吸收好，有肝脏首过代谢，生物利用度为 50%，在体内发生 N-氧化、N-去甲基、去卤素等广泛代谢。

氯氮平的合成是以 4-氯-2-硝基苯胺和邻氯苯甲酸甲酯为原料，经两次取代、还原和环合反应制得。

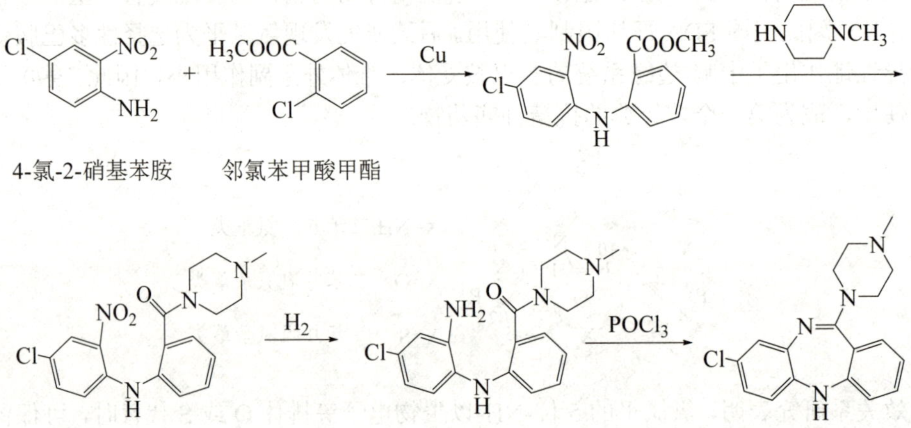

六、非经典的抗精神病药物

经典的抗精神病药物长期使用会反馈性地引起多巴胺受体反常增加，且都有锥体外系副作用，表现为运动障碍、坐立不安、震颤、僵硬等。近年来通过对锥体外系反应和迟发性运动障碍等深入研究发现，当边缘系统及皮层的多巴胺能系统抑制时，可产生抗精神病作用；而对黑质纹状体多巴胺能系统抑制时，则产生锥体外系不良反应。

苯甲酰胺类药物舒必利的锥体外系副作用极少，原因是它能特异性地拮抗多巴胺 D$_2$ 受体，只抑制边缘系统神经细胞，对纹状体和黑质中的多巴胺神经影响较小。氯氮平可以选择性抑制中脑皮层的多巴胺神经元，因而较少产生锥体外系副作用，基本不发生迟发性运动障碍。以上说明抗精神病作用与锥体外系副作用是可以分开的，从此发展了一类非经典的抗精神病药物。**与经典的抗精神病药相比，非经典的抗精神病药除了阻断多巴胺 D$_2$ 受体外，同时对 5-HT$_{2A}$ 受体具有拮抗作用，因此对 DA 受体阻断作用较经典的抗精神病药弱，而对 5-HT 受体的亲和力高于对多巴胺 D$_2$ 受体的结合力。**

氯氮平是第一个多靶点的非经典抗精神病药物。受氯氮平的启发，已有多种非经典抗精神病药物上市，代表药物有利培酮（Risperidone）、喹硫平（Quetiapine）、奥氮平（Olanzapine）、齐拉西酮（Ziprasidone）、阿立哌唑（Aripiprazole）等，其中利培酮、喹硫平和阿立哌唑被列入抗精神病的国家基本药物目录。

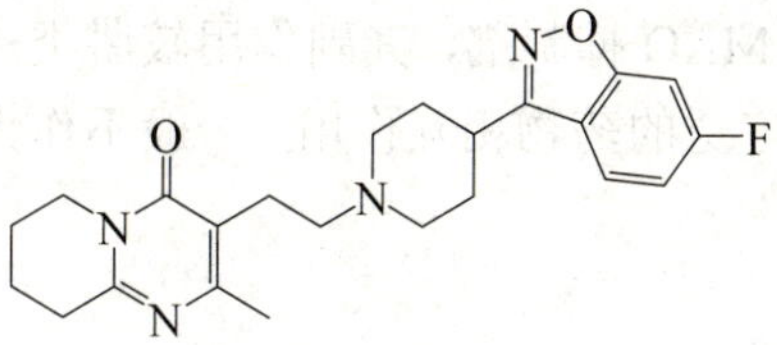

利培酮 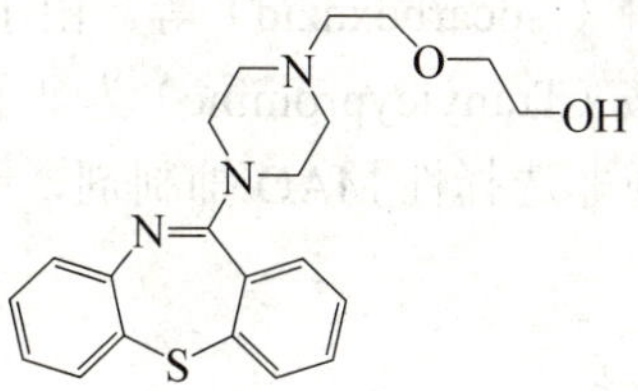　　　　　　　　喹硫平 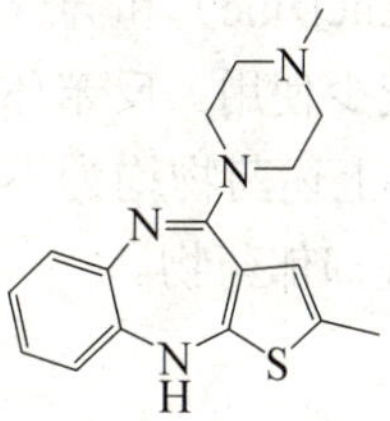　　　　　　　　奥氮平

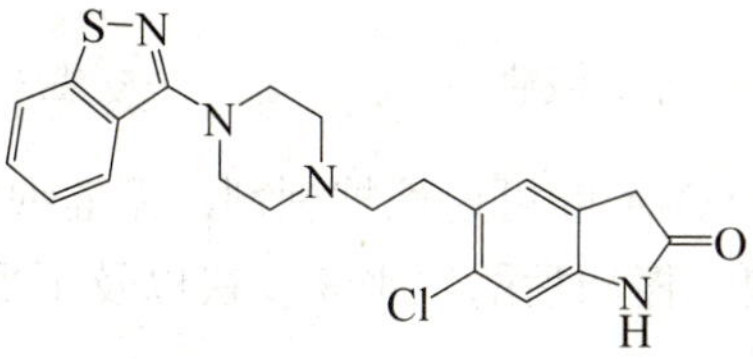

齐拉西酮 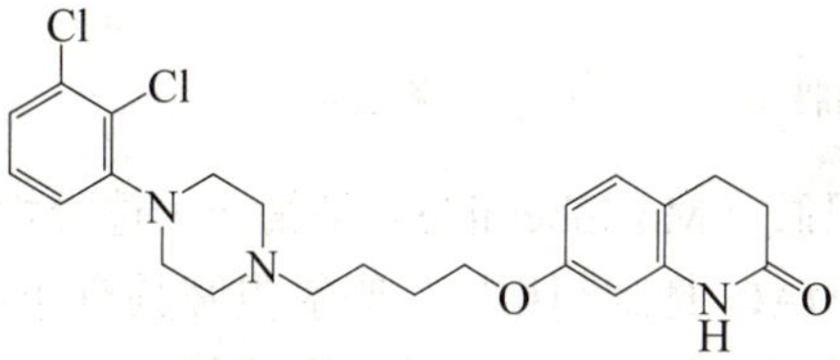　　　　　　　阿立哌唑

第四节　抗抑郁药

抑郁症是一种常见的精神障碍，发作期间，患者心情抑郁、悲伤、烦躁，最严重时可导致自杀，抑郁症已经成为世界性的严重健康问题。抑郁症的生理发病原因复杂，现被广泛接受的机制为抑郁症与脑部 5-羟色胺（5-Hydroxytryptamine，5-HT）和去甲肾上腺素（Norepinephrine，NE）等神经介质代谢失调所致，即当 5-羟色胺和去甲肾上腺素含量较低时，表现为抑郁症。抗抑郁药可以通过提高脑内 5-HT 和 NE 的含量达到治疗效果。根据作用靶点的不同，抗抑郁药分为四类：①单胺氧化酶抑制剂；②去甲肾上腺素再摄取抑制剂；③选择性 5-羟色胺再摄取抑制剂；④新型抗抑郁药。

一、单胺氧化酶抑制剂

单胺氧化酶（Monoamine Oxidase，MAO）是一种广泛分布于脑组织的单胺类神经递质代谢酶。MAO 存在两种亚型即单胺氧化酶 A（MAO-A）和单胺氧化酶 B（MAO-B），均可催化 NE、5-HT 和多巴胺等神经递质代谢失活。MAO-A 对 NE 和 5-HT 具有较大的亲和力，MAO-B 则优先催化苯乙胺脱氨代谢。单胺氧化酶抑制剂（MAOIs）通过抑制 MAO 活性减少脑内 5-HT 和 NE 的代谢，从而增加二者浓度发挥抗抑郁作用。其中，MAO-A 抑制剂主要用于抗抑郁治疗，MAO-B 抑制剂则用于治疗帕金森病和阿尔兹海默病等神经退行性疾病。

单胺氧化酶抑制剂是最早发展的一类抗抑郁药，二十世纪五十年代临床使用异烟肼（Isoniazid）治疗肺结核的过程中发现患者出现情绪明显提高等副作用。研究发现异烟肼具有强烈的抑制 MAO 作用,受此启发,药物化学家合成了多种肼类抗抑郁药,如苯乙肼(Phenelzine)和异卡波肼(Isocarboxazid)等。由于肼类药物的毒副作用较大,目前临床上已较少使用。反苯环丙胺(Tranylcypromine)为非肼类 MAO 抑制剂,其副作用较肼类药物小。上述药物均为不可逆非选择性 MAO 抑制剂,具有广泛的药物相互作用,一般不作为首选抗抑郁药物。

异烟肼　　　　苯乙肼　　　　异卡波肼　　　　反苯环丙胺

吗氯贝胺(Moclobemide)是第一个选择性 MAO-A 的可逆性抑制剂,无催眠等副作用。与不可逆 MAO 抑制剂相比,吗氯贝胺具有作用快、停药后酶水平恢复快以及不受食物和药物影响等优点,用于治疗各种类型抑郁症。

托洛沙酮(Toloxatone)是噁唑烷酮类 MAO-A 选择性抑制剂,作用机制与吗氯贝胺相同,但具有更快的口服吸收速度,起效更快。

吗氯贝胺　　　　托洛沙酮

二、去甲肾上腺素再摄取抑制剂

脑内神经末梢突触释放的去甲肾上腺素在发挥作用后,一部分被代谢失活,而另一部分则被再摄取进入神经细胞。再摄取过程将导致去甲肾上腺素含量降低进而引发抑郁症,因此阻断去甲肾上腺素再摄取过程是抗抑郁药物研究的重要策略。去甲肾上腺素再摄取抑制剂按照作用特点可分为非选择性抑制剂和选择性抑制剂。

1. 非选择性去甲肾上腺素再摄取抑制剂

该类抑制剂不仅对 NE 再摄取具有抑制作用,还可以抑制 5-HT 等神经递质的再摄取,在结构上具有较大的相似性,主要为三环结构。在该类抗抑郁药物的设计过程中,生物电子等排原理发挥了重要的作用。

采用生物电子等排原理将吩噻嗪类药物的硫原子以亚乙基替换,得到二苯并氮杂䓬类药物丙米嗪(Imipramine)。丙米嗪通过抑制神经前突触对 5-HT 和 NE 的再摄取,提高突触间隙中 5-HT 和 NE 含量而产生抗抑郁作用,其对 5-HT 的再摄取抑制作用强于对 NE 的再摄取抑制作用。丙米嗪口服吸收较快,但是发挥作用较慢,大多数患者在口服药物一周后起效,临床用于迟缓性抑郁症的治疗。丙米嗪在体内经去甲基后生成活性代谢产物地昔帕明(Desipramine),后者是选择性去甲肾上腺素再摄取抑制剂。

在丙米嗪的 2 位引入氯原子得到氯米帕明(Clomipramine),相较于丙米嗪,氯米帕明具有起效快的特点，对各种抑郁症均有效果，且具有抗焦虑作用。氯米帕明的侧链经甲基修饰后得到曲米帕明（Trimipramine），具有更强的 5-HT 再摄取抑制作用。

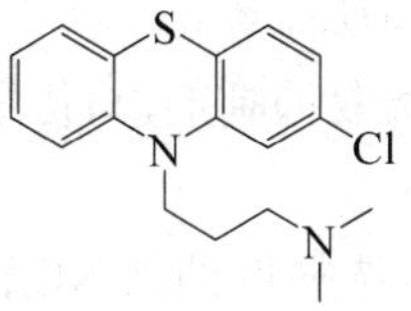

氯丙嗪 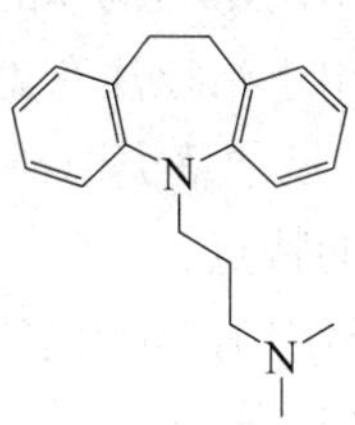　　　　　丙米嗪 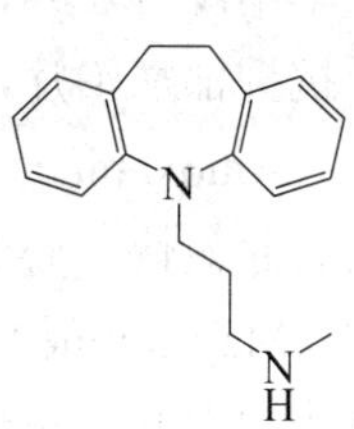　　　　　地昔帕明

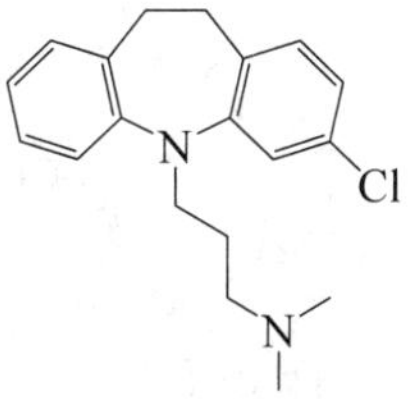

氯米帕明 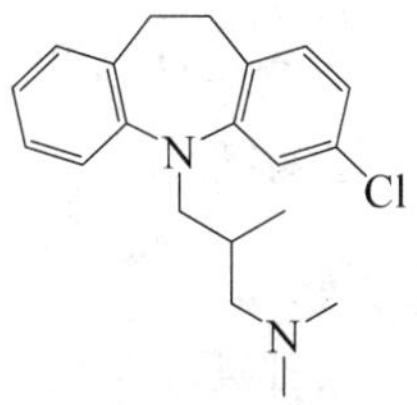　　　　曲米帕明

将硫杂蒽结构中 S 以—CH_2—O—片段替换得到二苯并噁庚英类药物多塞平（Doxepin）。多塞平不仅提高 5-HT 以及 NE 的含量，同时还具有抗焦虑和镇静作用。多塞平有一对顺反异构体，其中 E-异构体主要抑制 NE 再摄取，而 Z（cis）-异构体主要抑制 5-HT 再摄取。临床采用 E 和 Z 异构体的比例为 85∶15 的混合物给药。多塞平中氧原子被硫原子替换则得到度硫平（Dosulepin），与多塞平作用相当。

同样，将硫杂蒽类的硫原子以亚乙基替换得到二苯并庚二烯类药物阿米替林（Amitriptyline）。阿米替林对 5-HT 再摄取的抑制作用强于对 NE 再摄取的抑制作用，并具有较强的镇静与抗胆碱作用，其不良反应较轻，是临床较为常用的抗抑郁药物。临床上使用盐酸盐。阿米替林具有较好的口服生物利用度，血浆半衰期为 32~40h，主要代谢产物去甲替林仍具有抗抑郁活性，且对 NE 的再摄取抑制能力较强。

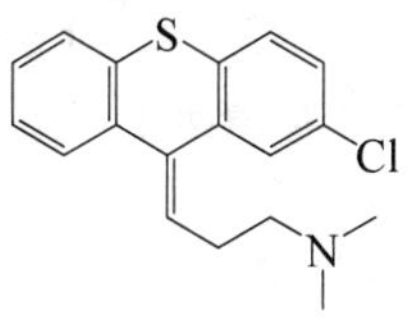

氯普噻吨 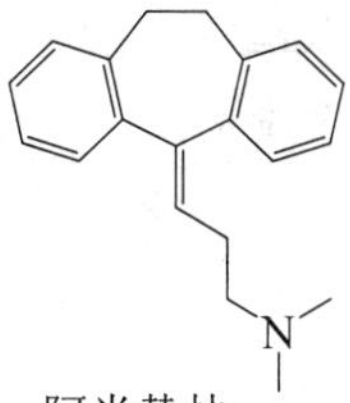　　　　阿米替林 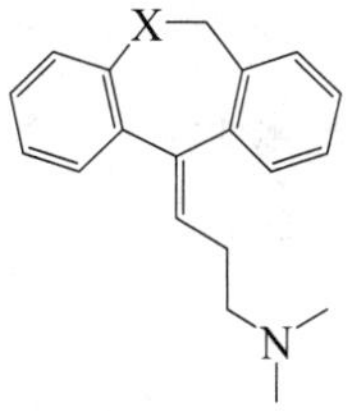　　　　多塞平　X = O
　　　　　　　　　　　　　　　　　度硫平　X = S

2. 选择性去甲肾上腺素再摄取抑制剂

选择性去甲肾上腺素再摄取抑制剂可选择性阻断 NE 的再摄取而不影响 5-HT 等神经递质的再摄取，副作用相对较小。

瑞波西汀（Reboxetine）和托莫西汀（Atomoxetine）均含有手性中心，瑞波西汀分子中含有两个手性碳，其（S,S）-异构体的抗抑郁活性强于（R,R）-异构体，而两个异构体的口服生物利用度和代谢基本没有差异，临床使用两个异构体的混合物。托莫西汀临床使用其 R 构型，上市初期用于抗抑郁症治疗，现在也用于治疗注意力缺陷多动障碍。

阿莫沙平（Amoxapine）是二苯并氮杂䓬类选择性 NE 再摄取抑制剂，与传统三环类抗抑郁药相比，具有起效快、心脏毒性小的特点。

马普替林（Maprotiline）具有四环结构，其脂溶性更高，可选择性抑制 NE 再摄取，其作用与阿米替林类似但起效更快，毒副作用较小。

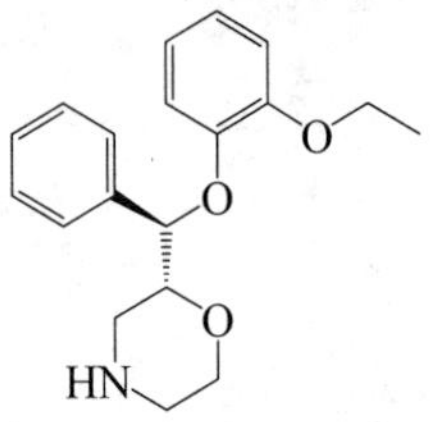

瑞波西汀 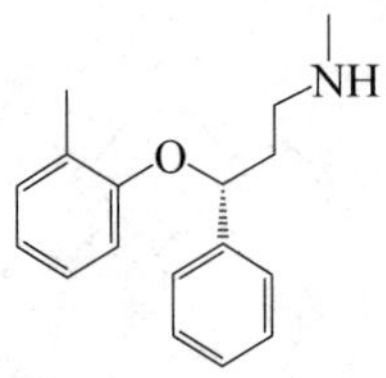　　托莫西汀 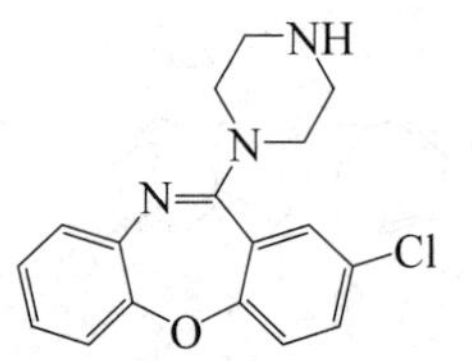　　阿莫沙平 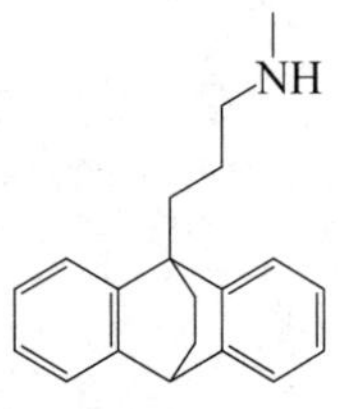　　马普替林

三、选择性 5-羟色胺再摄取抑制剂

该类药物对 5-HT 选择性高，对心血管和胆碱能受体作用较少，且半衰期较长。自 20 世纪 80 年代第一个选择性 5-HT 再摄取抑制剂氟西汀（Fluoxetine）上市后，相继有多种药物被开发并在临床广泛应用。目前，选择性 5-HT 重摄取抑制剂（SSRIs）类的 5 个产品被我国精神医学界形象地称为"五朵金花"，分别为氟西汀（Fluoxetine）、氟伏沙明（Fluvoxamine）、帕罗西汀（Paroxetine）、西酞普兰（Citalopram）和舍曲林（Sertraline）。

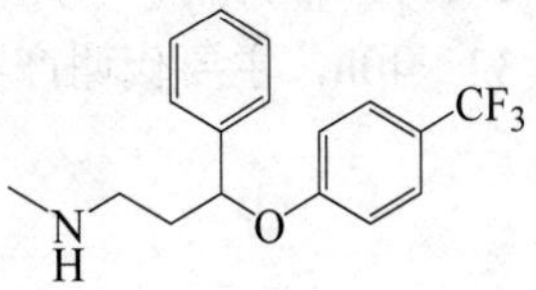

氟西汀 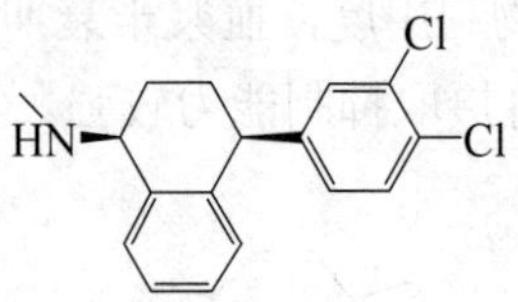　　舍曲林 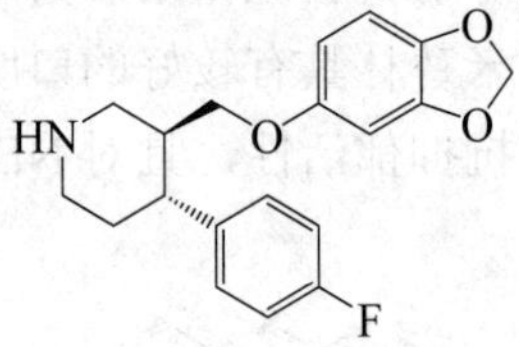　　帕罗西汀

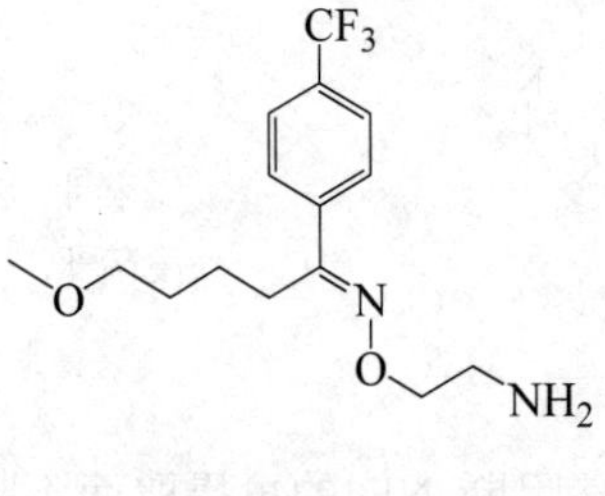

氟伏沙明 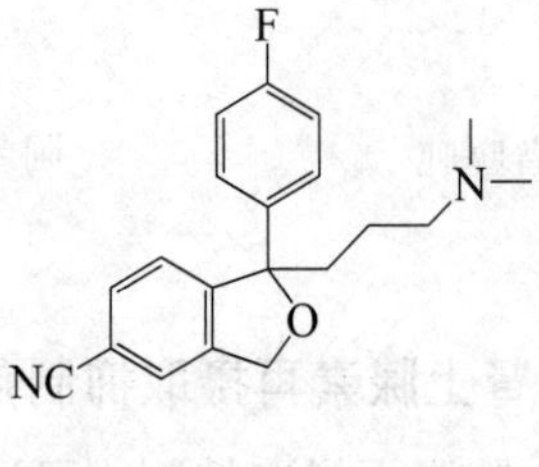　　西酞普兰

舍曲林 1S-cis(+)异构体的抗抑郁作用较强。体内代谢产物 N-去甲基舍曲林抗抑郁作用较弱，但半衰期较长，可发挥长效的弱抗抑郁作用。

氟伏沙明用于治疗强迫症和抑郁症，相比于其他抗抑郁药，其无兴奋和镇静作用。曲唑酮（Trazodone）为具有三氮唑并吡啶片段的抗抑郁药，同样可以选择性抑制 5-HT 再摄取，对 NE 再摄取抑制作用较弱，对心血管的毒性较小。

西酞普兰结构中含有一个手性中心，药用形式为外消旋体的氢溴酸盐。随着手性药物的不断发展，研究发现 S 构型即右旋西酞普兰具有高效的 5-HT 再摄取抑制作用，是左旋体的 100 多倍。R-异构体不仅活性较低，还竞争性抑制 S-异构体的转运。因此，开发了 S 构型的草酸艾司西酞普兰，2002 年上市。草酸艾司西酞普兰给药量相较于西酞普兰低，安全性更好。

盐酸氟西汀为非三环类抗抑郁药物，具有安全性好、口服生物利用度高以及疗效好等特点。氟西汀分子含有一个手性中心，S 异构体抗抑郁作用较强，但 R 异构体更加速效，临床上使用外消旋体的盐酸盐作为药用形式。氟西汀半衰期可达 70h，为长效的口服抗抑郁药，经肝脏代谢，主要代谢产物去甲氟西汀的活性与原药相同。

帕罗西汀（Paroxetine）

▲(3S,4R)-4-(4-氟苯基)-3-{[(3,4-亚甲二氧基)苯氧基]甲基}哌啶
▲(3S,4R)-4-(4-Fluorophenyl)-3-(((3,4-methylenedioxy)phenory)methyl)piperidine

本品为白色或类白色结晶性粉末；无臭；在 0.1mol/L 盐酸溶液中几乎不溶，在水中极微溶解，在丙酮中微溶，在乙醇中溶解，在甲醇中易溶。$[\alpha]_D^{25}=-88°\sim-91°$（c=1，甲醇）。

帕罗西汀具有两个手性中心，仅（3S,4R）型异构体活性最高。

帕罗西汀的合成是以(E)-N-叔丁氧羰基-N-[3-(4-氟苯基)烯丙基]苯胺为原料，在左旋司巴丁[(-)Spadeine]的存在下经缩合反应得到单一构型(S,S)的中间体，后经两步还原、Boc 保护氨基顺式环合，与芝麻酚（Sesamol）取代，脱 Boc 保护制得帕罗西汀（图 7-19）。

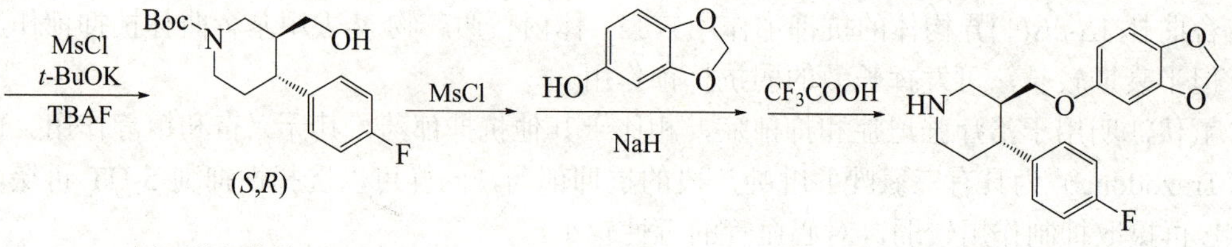

TBAF—四丁基氟化铵

图 7-19　帕罗西汀的合成

四、新型抗抑郁药

1. 双重再摄取抑制剂

双重再摄取抑制剂指同时抑制两个神经介质的再摄取，以提高突触间神经递质含量，从而起到抗抑郁作用的药物。主要包括 **5-HT 和 NE 再摄取抑制剂（SNRIs）**、多巴胺和 **NE 再摄取抑制剂（DNRIs）**。

目前已上市的 SNRIs 类抗抑郁药包括文拉法辛（Venlafaxine）、度洛西汀（Duloxetine）、米那普仑（Milnacipran）和去甲文拉法辛（Desvenlafaxine）。

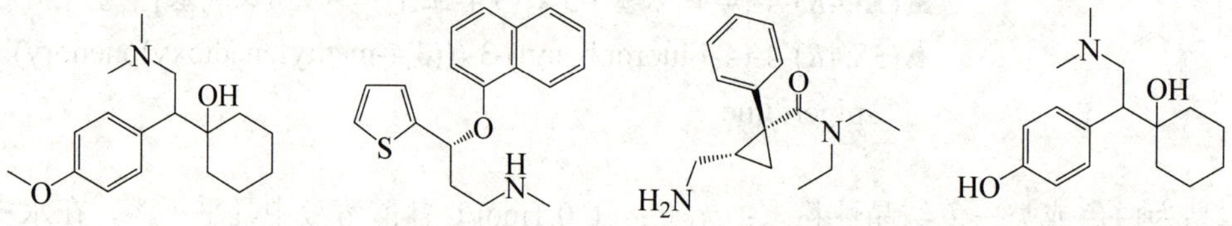

文拉法辛　　　度洛西汀　　　米那普仑　　　去甲文拉法辛

盐酸文拉法辛（Venlafaxine Hydrochloride）

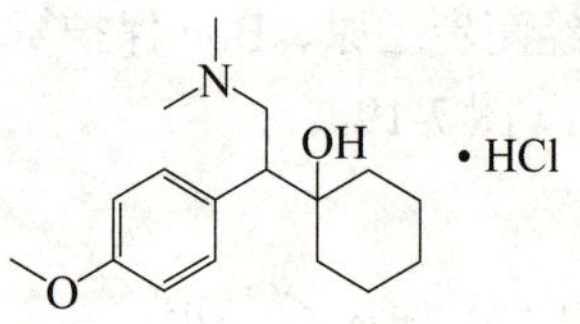

▲1-[2-(二甲氨基)-1-(4-甲氧苯基)乙基]环己醇盐酸盐
▲1-(2-(Dimethylamino)-1-(4-methoxyphenyl)ethyl)cyclohexan-1-ol hydroch-loride

本品为白色结晶性粉末；无臭；在乙醚中几乎不溶，在乙醇中溶解，在水和稀盐酸中易溶。

本品含有两个手性中心，不同构型的药理活性存在差异，右旋体主要抑制 5-HT 再摄取，左旋体对 5-HT 和 NE 再摄取都有抑制作用。盐酸文拉法辛是首个 5-HT 和去甲肾上腺素再摄取抑制剂，对其他受体和外周神经系统几乎无影响，不良反应较小，是目前抗抑郁症的一线用药。

盐酸文拉法辛在体内主要通过肝脏代谢（图 7-20），主要代谢产物 *O*-去甲文拉法辛（地文拉法辛）具有与盐酸文拉法辛类似的药理活性，2008 年上市用于成人重度抑郁症的治疗。

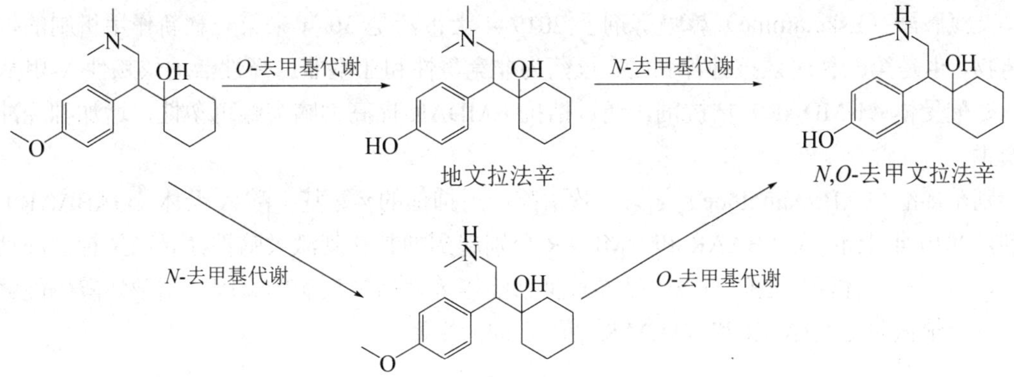

图 7-20 文拉法辛的代谢途径

安非他酮（Amfebutamone）是目前上市的唯一一个多巴胺和 NE 再摄取抑制剂，1996 年上市用于治疗抑郁症和辅助戒烟。

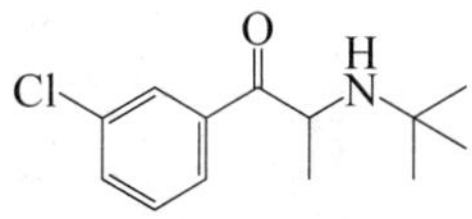

安非他酮

2. 去甲肾上腺素和特异性 5-HT 抗抑郁药

该类抑制剂又称 α_2 肾上腺素受体拮抗剂，通过阻断中枢 α_2 肾上腺素受体促进 NA 和 5-HT 的释放，不影响神经递质的再摄取。该类代表药物有米安色林（Mianserin）和米氮平（Mirtazapine）。

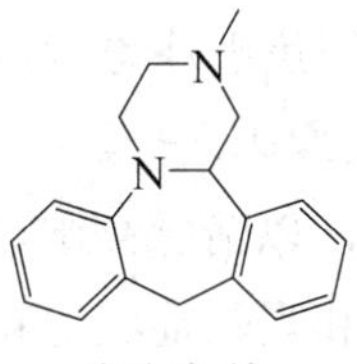

米安色林 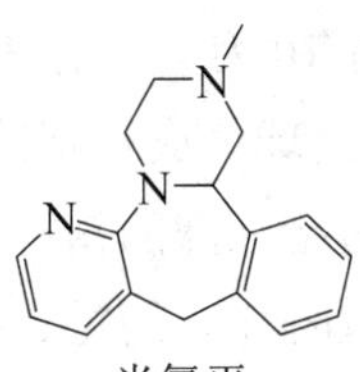 米氮平

米安色林是二苯并氮杂䓬类抗抑郁药，可以拮抗神经元上 α_2 肾上腺素受体，提高 NE 的释放，但其可导致患者粒细胞缺乏和白细胞减少等副作用。米氮平在米安色林的基础上将一个苯环以吡啶环替换，增加药物的极性，降低了粒细胞缺乏和白细胞减少等毒副作用。

米氮平含有一个手性中心，两个异构体均有抗抑郁活性，其中 S 异构体可阻断 α_2 肾上腺素受体和 5-HT$_2$ 受体，而 R 异构体阻断 5-HT$_3$ 受体的作用较强。

3. 其他类抗抑郁药

单一阻断 5-HT 再摄取导致突触间隙 5-HT 含量增加，而 5-HT 与 5-HT$_{1A}$ 自身受体结合后负反馈调节 5-HT 的合成与释放，导致突触间隙的 5-HT 含量未能明显增加。研究表明 5-HT$_{1A}$ 受体部分激动剂可激动树突 5-HT$_{1A}$ 自身受体下调（脱敏），从而恢复 5-HT 的合成释放，起到协同增敏 5-HT 再摄取抑制剂的作用。维拉佐酮（Vilazodone）是 5-HT 再摄取抑制剂和 5-HT$_{1A}$ 受体部分激动剂，于 2011 年获美国 FDA 批准上市用于治疗成人重度抑郁症。

艾氯胺酮（Esketamine）鼻喷雾剂于 2019 年上市，是 30 年来第一款新作用机制的抗抑郁药物，也是第一种速效抗抑郁药物。该药为非竞争性和亚型非选择性活动依赖性 N-甲基-D 天冬氨酸受体（NMDAR）拮抗剂，通过拮抗 NMDAR 提高大脑突触可塑性，增加神经冲动的产生。

别孕烯醇酮（Brexanolone）是第一款治疗产后抑郁的 γ-氨基丁酸 A 受体（GABAAR）调节剂，2019 年上市。GABAAR 和 NMDAR 分别起到抑制和刺激大脑神经元产生神经冲动的作用，这两种受体活性之间的失衡是导致抑郁症等多种精神疾病的原因。别孕烯醇酮能够有效和安全地恢复 GABAAR 和 NMDAR 活性之间的平衡。

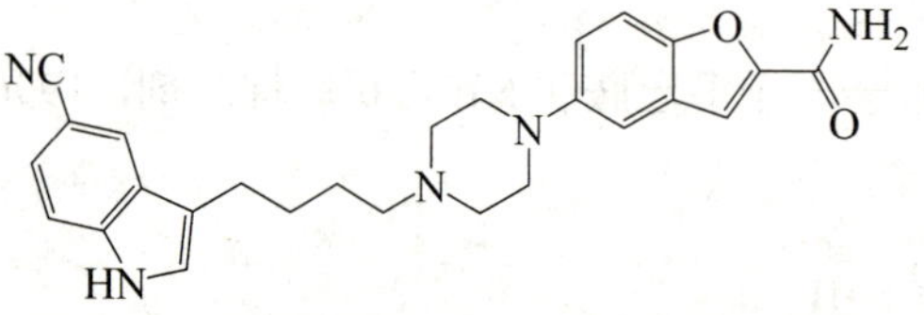

维拉佐酮 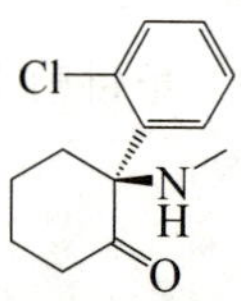　　　　　艾氯胺酮 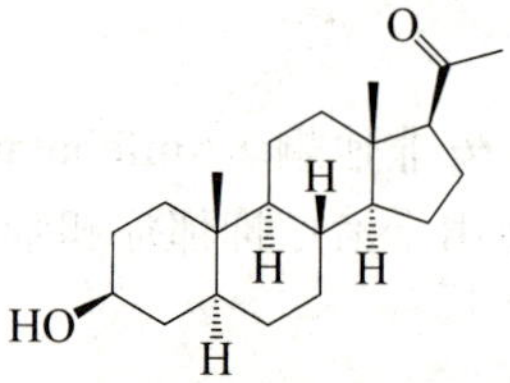　　　　　别孕烯醇酮

第五节　抗焦虑药和抗躁狂药

焦虑症（Anxious Neurosis）是一种以广泛和持续性焦虑或反复发作的惊恐不安为特征的神经症。据统计，2020 年，每 10 万人中有 3825 例焦虑症患者，2022 年我国焦虑症患者人数为 9500 万。焦虑症已经成了全球健康负担的主要原因之一。

躁狂症是一种病态的、情绪高涨的精神失常，以情感高涨或易激怒为主要临床表现，伴随言语增多、活动增多，严重时伴有幻觉、妄想和紧张症状等精神病症状。

一、抗焦虑药

焦虑症的发病机制尚不明确，多种神经递质、神经肽和促皮质素释放因子与焦虑的生理条件有关，其中 GABA、5-HT 和 NE 是与焦虑直接相关的神经递质。

早在 20 世纪前，溴剂和水合氯醛等已经用来治疗焦虑症，20 世纪初发现巴比妥类药物具有抗抑郁和焦虑的作用。苯并二氮䓬类药物的发现使焦虑的治疗方式进入了新阶段，如地西泮（Diazepam）、氯硝西泮（Clonazepam）、艾司唑仑（Estazolam）和氯巴占（Clobazam）都具有较好的抗焦虑作用。

丁螺环酮（Buspirone）为新型的抗焦虑药，一般认为其为特异性的突触 5-HT$_{1A}$ 受体激动剂，可加强 5-HT 系统的功能和提高 5-HT 的含量。

盐酸丁螺环酮（Buspirone Hydrochloride）

▲8-{4-[4-(嘧啶-2-基)-1-哌嗪基]丁基}-8-氮杂螺[4,5]癸烷-7,9-二酮盐酸盐

▲8-(4-(4-(Pyrimidin-2-yl)-1-piperazinyl)butyl)-8-azaspiro[4,5]decane-7,9-dione hydrochloride

本品为白色或类白色结晶性粉末；无臭；在乙醚中几乎不溶，在乙醇中溶解，在水、甲醇或氯仿中易溶；m.p. 202～206℃。

本品为第一个非苯并二氮䓬类抗焦虑药，起效快、效果好，无镇静催眠作用，适合从事驾驶以及危险作业等人员。其首过效应明显，生物利用度仅为4%，肝脏代谢物（图7-21）主要包括 1-(嘧啶-2-基)哌嗪、5-羟基丁螺环酮和 4-羟基丁螺环酮，4-羟基丁螺环酮与丁螺环酮药效相当，血药浓度却高出数十倍，所以通常认为盐酸丁螺环酮的抗焦虑药效主要来自其代谢产物 6-羟基丁螺环酮。

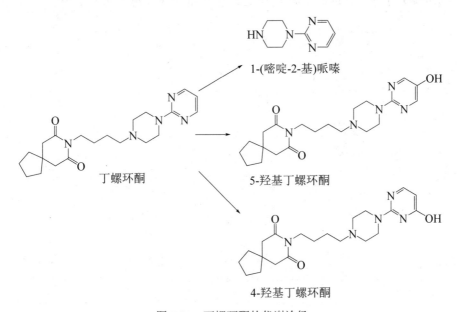

图 7-21　丁螺环酮的代谢途径

二、抗躁狂药

抗躁狂药（Antimanic Drugs）又称情绪稳定药（Mood Stabilizer），除抗躁狂外，还具有情绪稳定作用，可防止双相情感障碍的复发。

目前抗躁狂症的首选药物为碳酸锂（Li_2CO_3），碳酸锂对正常人精神活动没有影响，但可显著改善躁狂症或躁狂抑郁症患者失眠、多动等症状，使行为、言语恢复正常，亦可改善精神分裂症的情感障碍。

碳酸锂发挥药效的是锂离子，锂离子可以抑制脑内神经突触部位的 NE 和 DA（多巴胺）

释放，促进 NE 再摄取，锂离子还可以抑制腺苷酸环化酶，降低环磷腺苷的含量，下调多巴胺受体的敏感性。碳酸锂具有较好的口服生物利用度，但是进入脑部的时间较缓慢，因此显效较慢。

除了碳酸锂，临床上还采用卡马西平等抗癫痫药物治疗躁狂症。

思考题

1. 简述脂水分配系数、酸性解离常数如何影响巴比妥类药物镇静作用的强度和起效的快慢。
2. 从药物分子结构特点解释艾司唑仑的镇静催眠效果优于地西泮的原因。
3. 褪黑素结构中的 5-甲氧基易氧化代谢失活，但甲氧基又是重要的药效团。针对此，如何对褪黑素进行结构改造，以提升其代谢稳定性？
4. 苯巴比妥钠临床应用时，为什么需要制成粉针且在临用前配制？
5. 氯丙嗪分子中，2 位氯去掉是否还具有抗精神病作用？为什么？

第八章 镇痛药

扫码获取资源

学习目标

掌握：盐酸吗啡的结构、化学特征、化学稳定性及用途；合成镇痛药的结构类型及其代表药物；盐酸哌替啶、盐酸美沙酮的结构、化学特征、代谢、合成及用途。

熟悉：吗啡的结构修饰及其构效关系；喷他佐辛、枸橼酸芬太尼的结构、化学特征、合成及用途。

了解：吗啡的作用机制。

疼痛是指由创伤和疾病等多种原因引起的一种不愉快的感觉性和情绪性体验或损伤。剧烈的疼痛可引起生理功能紊乱甚至休克等严重的症状，是一种保护警觉性生理功能。**镇痛药是指能解除或缓解疼痛感觉的药物，主要包括两类：一类是作用于中枢神经系统阿片受体的镇痛药，即阿片类镇痛药（简称镇痛药）；另一类是作用于外周神经系统的解热镇痛药，即非甾体抗炎药。**

本章主要介绍阿片类镇痛药，该类药物的镇痛作用强，但长期使用后会产生成瘾性、耐受性以及呼吸抑制等严重的副作用，一旦停药还会产生戒断症状，因此，亦称为麻醉性或成瘾性镇痛药，应用时须遵循《麻醉药品和精神药品管理条例》相关规定。镇痛药按其结构和来源可分为吗啡及其衍生物、合成镇痛药和其他类药物。

第一节 吗啡及其衍生物

一、吗啡

阿片，又称鸦片，是罂粟未成熟的果实被划破后流出的白色浆汁干燥后形成的棕黑色膏状物，其活性成分为阿片生物碱。1805 年，Sertürner 从阿片生物碱混合物中提取分离出含量最多（10%～20%）的生物碱吗啡（Morphine），并于1847年确定其分子式。1923年，Gulland和Robinson确定了吗啡的化学结构。1952年，Gazte和Tschudi完成了吗啡的全合成工作，从而为吗啡的构效关系研究奠定了基础。1968年完成其绝对构型的研究。20世纪70年代后，逐渐阐明其作用机制。

吗啡　　　　吗啡的T型构象

吗啡是由5个环（A、B、C、D、E）稠合而成，含有5个手性中心（5R,6S,9R,13S,14R），A、B和C环构成部分氢化的菲环，C和E环构成部分氢化的异喹啉环。环的稠合方式为：B/C环呈顺式，C/D环呈顺式，C/E环呈反式。质子化的吗啡的立体构象呈"T"型。吗啡及其衍生物的镇痛作用与其立体构型密切相关，具有镇痛作用的天然吗啡为左旋体，而其右旋体则无镇痛及其他生理活性。临床常用其盐酸盐。

吗啡虽然镇痛效果显著，但其成瘾性和中枢性呼吸抑制等副作用严重，加之其结构复杂，合成困难。因此，开发镇痛作用显著、成瘾性小以及不良反应少的药物一直是研发新型镇痛药的目标。吗啡结构中含有五个重要的官能团，即3、6位的羟基，4、5位氧桥，7、8位双键和17位的叔胺。因此，早期吗啡的结构修饰主要针对以上官能团开展研究。

二、吗啡的半合成衍生物

1. 3、6位结构改造

吗啡3位酚羟基烷基化后得到可待因（Codeine）、乙基吗啡（Ethylmorphine）和苄基吗啡（Peronine）等一系列吗啡衍生物，其镇痛作用降低，成瘾性也相应降低。其中，可待因体外镇痛活性仅为吗啡的0.1%，而体内镇痛活性为吗啡的20%，临床上主要用作中枢镇咳药；将可待因直接注入中枢神经系统，没有生理活性，这表明可待因需在体内转化为吗啡而产生镇痛作用。乙基吗啡的镇痛作用与副作用介于可待因及吗啡之间。因此，3位酚羟基是保持镇痛作用的关键结构。

R= CH₃　　　可待因
R= C₂H₅　　乙基吗啡
R= CH₂C₆H₅　苄基吗啡

吗啡6位羟基烷基化或酰基化，通常镇痛作用增强且成瘾性等副作用增大。吗啡6位甲基化得异可待因（Heterocodeine），其镇痛作用为吗啡的5倍；6-去羟基吗啡的镇痛作用与吗啡相似；吗啡3、6位均乙酰化得到的双乙酸酯为海洛因（Heroin），其镇痛及麻醉作用为吗啡的2倍，毒性为吗啡的5～10倍，成瘾性也显著增加。由于海洛因的亲脂性较吗啡增强，静脉注射后更易透过血脑屏障到达中枢神经系统，而其代谢产物 6-乙酰基吗啡，对µ受体的激动作用强于吗啡，故欣快感更强。1874 年海洛因上市，但由于其显著的成瘾性、耐药性以及依赖性等副作用而被禁用。

2. 6 位氧化，7、8 位还原改造

吗啡 7、8 位双键还原及 6 位羟基氧化成酮得到氢吗啡酮（Hydromorphone），其镇痛作用为吗啡的 8 倍。在氢吗啡酮的 14 位引入羟基得到羟吗啡酮（Oxymorphone），镇痛作用显著增加，但其成瘾副作用同时提高。

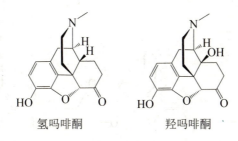

3. 17 位结构改造

吗啡 17 位的叔胺结构为活性必需基团。N-去甲基吗啡的镇痛作用下降 75%，N-氧化物或 N-季铵盐的镇痛作用消失。将吗啡 N-甲基用其他烷基取代，如从甲基到丁基，镇痛作用减弱；当为体积更大的芳烃基时，镇痛作用增强，其中苯乙基吗啡的镇痛作用为吗啡的 14 倍。

构效关系研究发现，将吗啡结构中的 17 位甲基换成烯丙基、环丙基甲基或环丁基甲基时，可成为吗啡拮抗剂。如将羟吗啡酮 17 位的甲基换成烯丙基或环丙基甲基分别得到阿片受体拮抗剂纳洛酮（Naloxone）和纳曲酮（Naltrexone）。纳曲酮拮抗作用为纳洛酮的 2～3 倍。二者为研究阿片受体拮抗剂的理想工具药，临床上用于吗啡类药物中毒的解毒剂。将纳曲酮的 17 位甲基化得到季铵衍生物溴化甲基纳曲酮（Methylnaltrexone Bromide），由于其不易通过血脑屏障，主要作用于外周µ受体，而对中枢µ受体的影响较小，因而作为外周性µ受体拮抗剂用于治疗由阿片类药物引起的便秘。

4. 对蒂巴因的结构改造

蒂巴因（Thebaine）于1835年从阿片中被分离得到，其麻醉性较吗啡强，镇痛作用较吗啡弱，毒性比吗啡大，易产生依赖性。其小剂量有中枢抑制作用，大剂量则产生痉挛和呼吸麻痹。蒂巴因的 C 环为双烯结构，可与单烯烃化合物发生 Diels-Alder 反应，形成一个新的稠环，再对 7 位进行结构修饰得到高效μ受体激动剂埃托啡（Etorphine）。埃托啡镇痛作用为吗啡的 2000～10000 倍，但其治疗指数低，副作用大。将埃托啡的亚乙烯基氢化得到二氢埃托啡（Dihydroetorphine），其镇痛作用强于埃托啡，但具有较强的精神和躯体依赖性，且易出现耐受性。临床仅限用于创伤、手术后及诊断明确的各种剧烈疼痛的止痛，包括对吗啡或哌替啶无效者。

将二氢埃托啡 17 位的甲基用环丙基甲基取代，7 位的正丙基以叔丁基代替时得到丁丙诺啡（Buprenorphine），为μ和κ受体的部分激动剂和δ受体的拮抗剂，为长效镇痛药。临床用于各类手术后疼痛、癌症疼痛、烧伤后疼痛、脉管炎引起的肢痛及心绞痛和其他内脏痛。丁丙诺啡的 R 基团用甲基代替得到二丙诺啡（Diprenorphine），为阿片受体拮抗剂，临床用于治疗各种癌性疼痛、手术后疼痛。

三、吗啡及其衍生物的构效关系

吗啡及其衍生物的构效关系如图 8-1 所示。

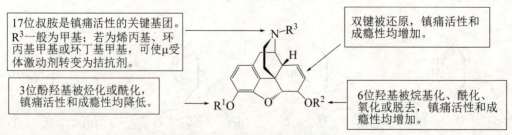

图 8-1 吗啡及其衍生物的构效关系

盐酸吗啡

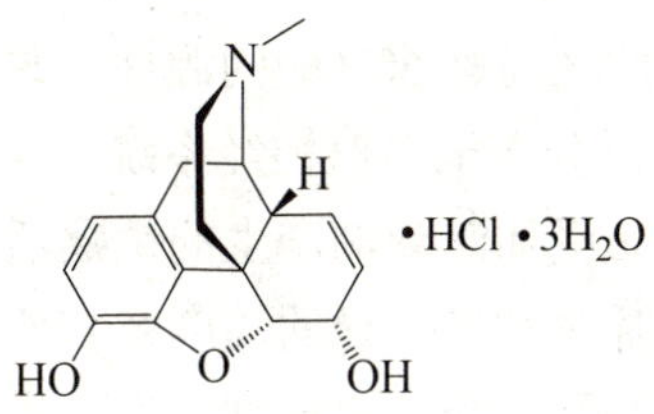

▲ 17-甲基-4,5α-环氧-7,8-二脱氢吗啡喃-3,6α-二醇盐酸盐三水合物

▲ 17-Methyl-4,5α-epoxy-7,8-didehydromorphinan-3,6α-diol hydrochloride trihydrate

本品为白色、有丝光的针状结晶或结晶性粉末；无臭，遇光易变质；几乎不溶于氯仿或乙醚，略溶于乙醇，溶于水；$[\alpha]_D^{25} = -113.5°$（$c=2.2$，水）。吗啡具有酸碱两性，即 **3 位酚羟基显弱酸性**，**17 位叔胺显碱性**，其 pK_a（HA）和 pK_a（HB）值分别为 9.9 和 8.0。

盐酸吗啡化学性质不稳定，遇空气和光照被氧化，生成毒性大的伪吗啡（Pseudomorphine，亦称双吗啡，Dimorphine）和 *N*-氧化吗啡（Morphine-*N*-Oxide）。故本品应避光、密封保存。

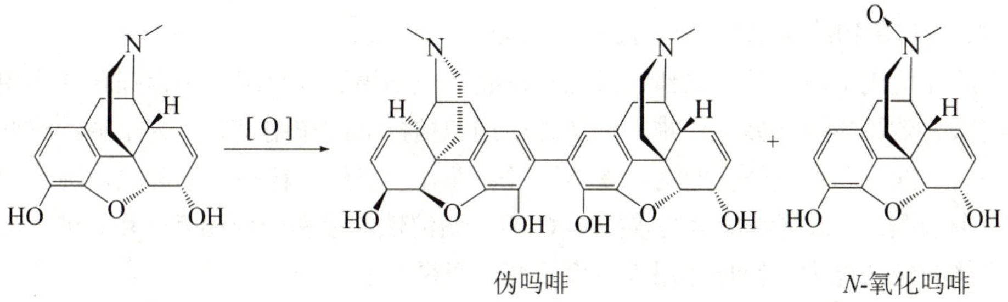

伪吗啡　　　　　　　*N*-氧化吗啡

盐酸吗啡水溶液的稳定性与溶液的 pH 值有关，在中性或碱性溶液中易被氧化，空气中的氧、日光和紫外线照射或铁离子均可促进此反应。配制吗啡注射液时，应调节 pH 值为 3～5，还需充入氮气、加入亚硫酸氢钠或焦亚硫酸钠等抗氧化剂。

盐酸吗啡在酸性溶液中加热易脱水并发生重排，生成阿扑吗啡（Apomorphine），阿扑吗啡可兴奋呕吐中枢，临床上用作催吐剂。阿扑吗啡具有邻苯二酚结构，极易被氧化，可用硝酸氧化成邻苯二醌显红色，用于鉴别。

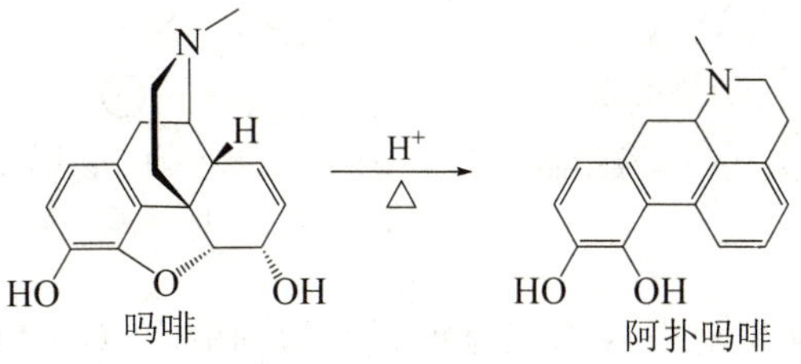

吗啡　　　　　　　阿扑吗啡

本品作用于阿片μ受体，产生镇痛、镇咳和镇静作用。用于减轻癌症、创伤或内脏引起的剧烈疼痛，也可用于麻醉前给药。吗啡具有成瘾性，容易耐受，且有呼吸抑制、便秘和体重减轻等副作用。

四、吗啡的作用机制

阿片受体是一类重要的 G 蛋白偶联受体γ-亚族的 A 类受体，在人类生理活动中起着重要作用。阿片类药物镇痛作用的高效性、选择性及立体专属性与其同阿片受体的亲和力密切相关。

中枢神经系统中，阿片受体可分为μ、κ、δ和σ四种类型，彼此之间有60%的同源性，并且可以进一步细分为$μ_1$、$μ_2$；$δ_1$、$δ_2$；$κ_1$、$κ_2$、$κ_3$等亚型。μ受体广泛分布于中枢神经系统，且在边缘系统、纹状体、下丘脑和中脑导水管周围灰质区分布显著，μ受体激动剂产生的镇痛活性最强，同时是产生成瘾性和副作用的关键，其中$μ_1$受体为调节痛觉神经传导的高度亲和位点，$μ_2$受体与呼吸抑制作用相关。κ受体主要分布于脊髓和大脑皮质，κ受体激动剂产生的镇痛作用介于μ受体和δ受体之间，并伴有明显的致焦虑作用。δ受体主要分布于大脑皮质、海马区、基底神经节和下丘脑等，δ受体激动剂产生的成瘾性小且镇痛作用不显著。

研究发现，**阿片类镇痛药物应存在一种类似的药效构象，并能与体内的阿片受体结构互补，从而发挥镇痛作用**。20世纪50年代，Becket等根据吗啡及合成镇痛药的共同药效构象提出了吗啡受体活性部位三点结合模型，即①一个平坦的结构，能与药物分子中平面的芳环结构通过范德华力相互作用；②一个凹槽，能与药物的哌啶环相适应；③一个负离子部位，**在生理pH下与药物的正电中心结合**。见图8-2。

以上研究促进了阿片类镇痛药的研究与发展，成功用于解释阿片类镇痛药的作用机制，但尚未阐明高效镇痛药（如埃托啡）以及激动剂和拮抗剂的作用机制。为了解释这些事实，研究者提出了四点和五点结合的阿片受体学说。即在三点结合模型的基础上，**阿片受体应该还存在一个亲脂区，该区域能够与埃托啡C环上脂溶性的烃基形成相互作用，进一步提高其与阿片受体的结合能力，镇痛作用大幅度提高**，见图8-3。

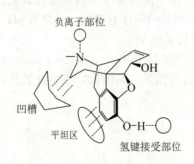 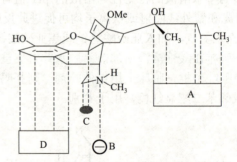

图8-2 吗啡与阿片受体的结合模型图　　图8-3 埃托啡与μ阿片受体的结合模型图
　　　　　　　　　　　　　　　　　　　　　A—亲脂区；B—负离子区；C—凹槽区；D—平坦区

羟吗啡酮17位的N-甲基用N-烯丙基取代后得到纳洛酮，从而由阿片受体的激动剂变为拮抗剂。Snuder等人认为，在三点结合模型的基础上还存在激动剂结合区和拮抗剂结合区。纳洛酮分子中的烯丙基处于哌啶环N原子的e键上，与拮抗剂结合区结合，成为拮抗剂。如烯丙基处于哌啶环N原子的a键上，则为激动剂。药物处于激动剂结合区与拮抗剂结合区之间的比率取决于纳洛酮的烯丙基处于a键与e键构象平衡的比率。14位羟基的存在产生空间位阻，阻止烯丙基向a键方向取代，使之完全处于e键位置。因此，纳洛酮为完全拮抗剂（图8-4）。

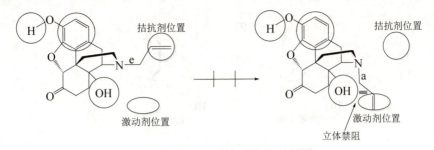

图 8-4　纳洛酮与受体的作用模型图

第二节　合成镇痛药

合成镇痛药是对吗啡进行结构简化所得到的非天然镇痛药物。按其化学结构类型分为吗啡烃类、苯并吗喃类、哌啶类、氨基酮类和其他类。

一、吗啡烃类

吗啡烃又称吗啡喃，为吗啡结构中去掉 4,5-醚键（D 环）后的衍生物，其立体结构与吗啡相同。其中，N-甲基吗啡喃（N-Methylmorphinan）镇痛作用较弱。在此基础上，将 N-甲基吗啡喃 3 位羟基化得到左啡诺（Levorphanol），为 μ 阿片受体激动剂，镇痛作用为吗啡的 4 倍，临床上以其酒石酸盐用药。将左啡诺的 17 位 N-甲基用环丁基甲基取代，并在 14 位引入羟基得到布托啡诺（Butorphanol），为 μ 受体拮抗剂（拮抗作用约为纳洛酮的 1/6）和 κ 受体激动剂（镇痛作用约为吗啡的 5 倍），此种具有激动-拮抗双重作用的药物也称为拮抗性镇痛药。

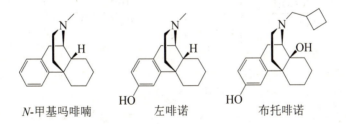

N-甲基吗啡喃　　左啡诺　　布托啡诺

二、苯并吗喃类

在吗啡烃类镇痛药的基础上，将其 C 环开环并保留开环处的甲基，得到苯并吗喃类衍生物，其镇痛作用增强。20 世纪 50 年代末，相继发现了非那佐辛（Phenazocine）和喷他佐辛（Pentazocine）。其中，非那佐辛为 μ 阿片受体激动剂，镇痛作用约为吗啡的 10 倍，镇静作用小，但口服首过效应大；喷他佐辛为拮抗性镇痛药，即 κ 阿片受体激动剂、μ 阿片受体的弱拮抗剂（结构中含 N-烯丙基），几乎无成瘾性，为第一个非麻醉性吗啡类镇痛药物。

喷他佐辛（Pentazocine）

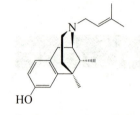

▲(2*R*,6*R*,11*R*)-1,2,3,4,5,6-六氢-6,11-二甲基-3-(3-甲基-2-丁烯基)-2,6-亚甲基-3-苯并吖辛因-8-醇

▲(2*R*,6*R*,11*R*)-1,2,3,4,5,6-Hexahydro-6,11-dimethyl-3-(3-methyl-2-butenyl)-2,6-methylene-3-benzazocin-8-ol

本品为白色至类白色粉末；无臭，味微苦；几乎不溶于水，微溶于苯或乙酸乙酯，可溶于甲醇、乙醇、乙醚或丙酮，易溶于氯仿；m.p. 145.2～147.2℃。

喷他佐辛为非麻醉药品，其镇痛作用约为吗啡的 1/6，成瘾性小，呼吸抑制作用约为吗啡的 1/2。 临床口服剂型为其盐酸盐，皮下、肌内注射或静脉注射给药剂型为其乳酸盐。主要用于癌症、创伤和手术等引起的疼痛。本品口服首过效应大，生物利用度仅为 20%～50%。

本品的合成是以丁酮和氰乙酸为原料，经缩合、脱羧反应，生成 3-甲基-3-戊烯腈和 3-甲基-2-戊烯腈，经催化氢化，分别生成 3-甲基-3-戊烯胺和 3-甲基戊胺。3-甲基-3-戊烯胺与对甲氧基苯基缩水甘油酸甲酯环合生成Ⅰ，再在 48% 的氢溴酸作用下，经脱水成烯、环合和脱甲基得到Ⅱ，再与 1-溴-3-甲基-2-丁烯缩合制得喷他佐辛。

三、哌啶类

20 世纪 30 年代末，Eisleb 等人对阿托品进行结构改造时发现哌替啶具有镇痛作用。**哌替啶的结构可以看作是保留吗啡结构的 A 环和 E 环的类似物，其产生镇痛作用的优势构象为苯环处于 a 键的构象，与吗啡结构中 A 环与 E 环所形成的构象一致。**

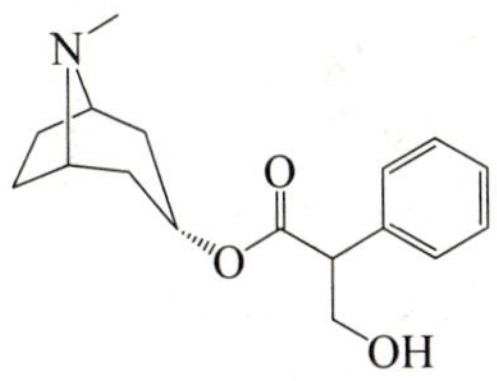

阿托品 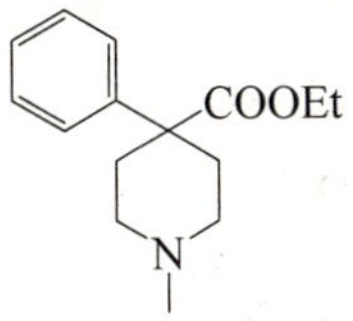　　　哌替啶 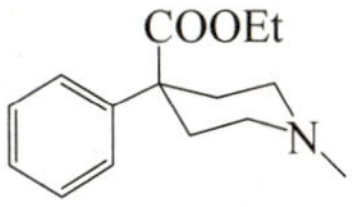　　　构象1（平伏）

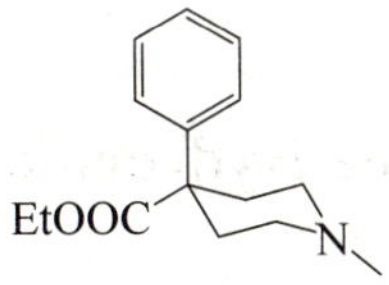

构象2（直立） 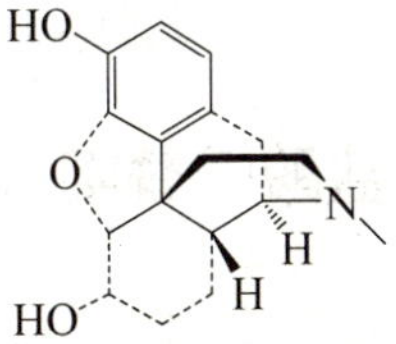　　　吗啡的4-芳基哌啶部分

哌替啶为 μ 阿片受体激动剂，镇痛作用为吗啡的 1/10～1/8。借鉴苯乙基吗啡的设计思想，将哌替啶结构中的 17 位甲基用苯烷基取代得到多种镇痛作用强、成瘾性弱的药物。如阿尼利定（Anileridine）、苯哌利定（Phenoperidine）和匹米诺定（Piminodine）等，均已应用于临床。

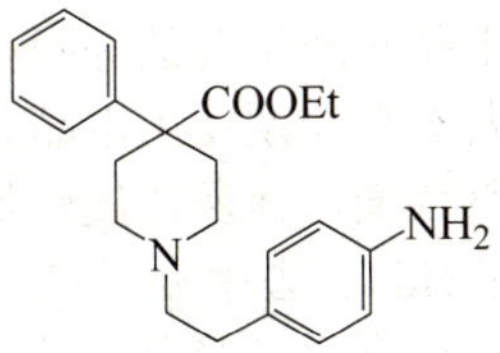

阿尼利定 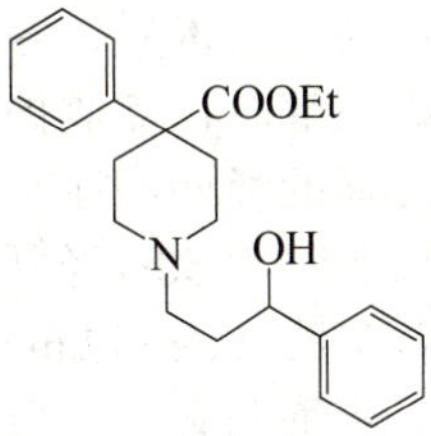　　　苯哌利定 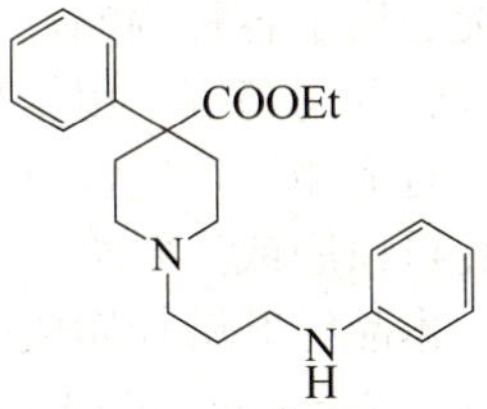　　　匹米诺定

利用生物电子等排原理，将哌替啶结构中的哌啶-4-甲酸乙酯"倒置"为 4-哌啶醇丙酸酯，并在其哌啶环的 3 位引入甲基得到阿法罗定（Alphaprodine, α-Prodine）及其差向异构体倍他罗定（Betaprodine, β-Prodine），前者的镇痛作用与吗啡相当，后者的镇痛作用是吗啡的 5 倍。由于两者在体内均能发生消除反应，生成类似神经毒剂的有害物质，临床上已经停止使用。

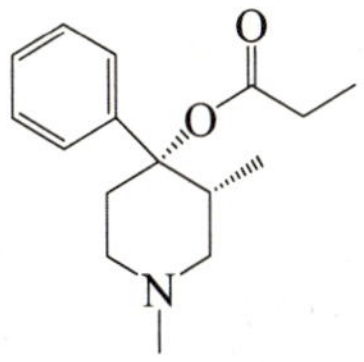

阿法罗定 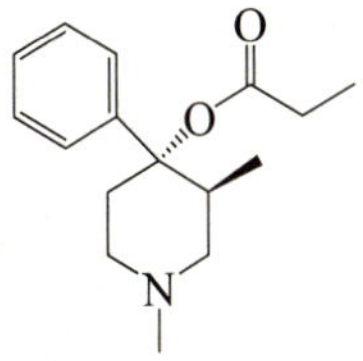　　　倍他罗定

进一步对哌啶的 4 位进行结构修饰，开发了 4-苯氨基哌啶类合成镇痛药，即用苯氨基取代苯基，同时将环上的酰基移至苯胺的 N 原子上形成酰胺。其中代表药物是芬太尼，为 μ 受

体激动剂，镇痛作用约为哌替啶的 500 倍、吗啡的 80 倍。在此基础上，针对其结构中哌啶的 1、4 位进行结构改造开发了一系列 4-苯氨基哌啶类药物。阿芬太尼（Alfentanil）对μ阿片受体的亲和力是芬太尼的 7～10 倍，治疗指数高达 25200，安全性好。阿芬太尼和舒芬太尼（Sufentanil）起效快，维持时间短，临床主要用作麻醉辅助用药。瑞芬太尼（Remifentanil）结构中的酯键可被酯酶水解，作用时间短，消除半衰期仅 6min，无累积性阿片样效应，停止给药后迅速复原，临床用于全麻诱导和全麻中维持镇痛。

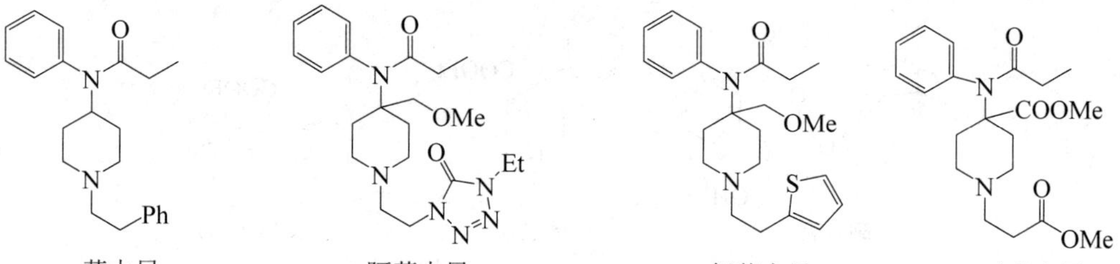

芬太尼　　　　阿芬太尼　　　　舒芬太尼　　　　瑞芬太尼

盐酸哌替啶（Pethidine Hydrochloride）

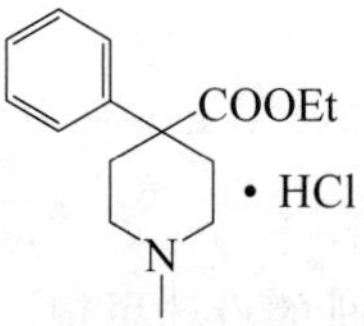

▲1-甲基-4-苯基-4-哌啶甲酸乙酯盐酸盐
▲1-Methyl-4-phenyl-4-piperidinecarboxylic acid ethyl ester hydrochloride

盐酸哌替啶为白色结晶性粉末；无臭或几乎无臭；几乎不溶于乙醚，可溶于氯仿，易溶于水或乙醇；m.p. 186～190℃。

盐酸哌替啶适用于各种剧痛，如创伤、手术后、癌症引起的剧痛，麻醉前用药或局麻与静吸复合型麻醉辅助用药等。用于分娩止痛时，需监护本品对新生儿的呼吸抑制作用。不良反应比吗啡轻，有成瘾性，慢性重度疼痛的晚期癌症病人不宜长期使用本品。

盐酸哌替啶可口服或注射给药。口服时约 50%经肝脏代谢，血药浓度较低，故通常采用肌内注射给药。本品经肝脏代谢成哌替啶酸（Pethidinic Acid）、去甲哌替啶（Norpethidine）和去甲哌替啶酸（Norpethidinic Acid），继而与葡萄糖醛酸结合后经肾脏排泄。去甲哌替啶的神经毒性作用强，且血浆半衰期长（24～48h），代谢缓慢，易蓄积而引起中毒，见图 8-5。

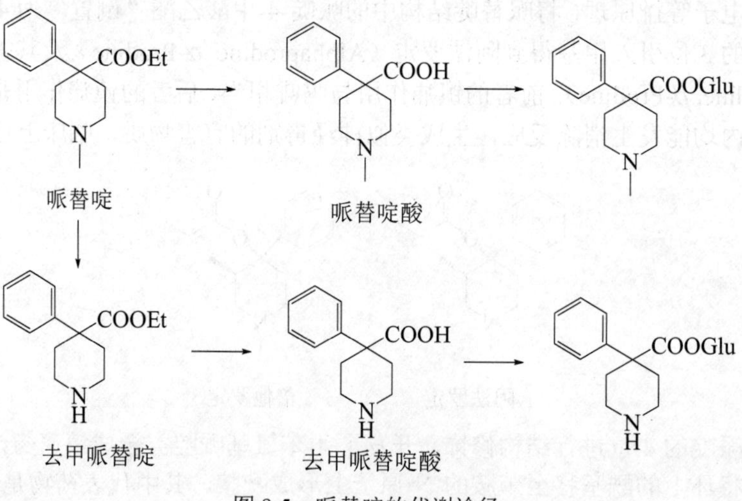

哌替啶　　　　哌替啶酸

去甲哌替啶　　　　去甲哌替啶酸

图 8-5　哌替啶的代谢途径

本品的合成是以苯乙腈为原料，在氨基钠存在下与 N,N-二(2-氯乙基)甲胺环合得 N-甲基-4-苯基-4-氰基哌啶，后经酸性水解、酯化和成盐反应制得盐酸哌替啶。

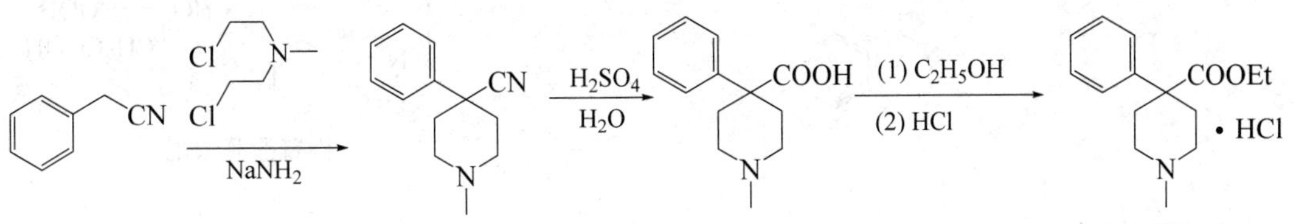

苯乙腈 → 盐酸哌替啶

枸橼酸芬太尼（Fentanyl Citrate）

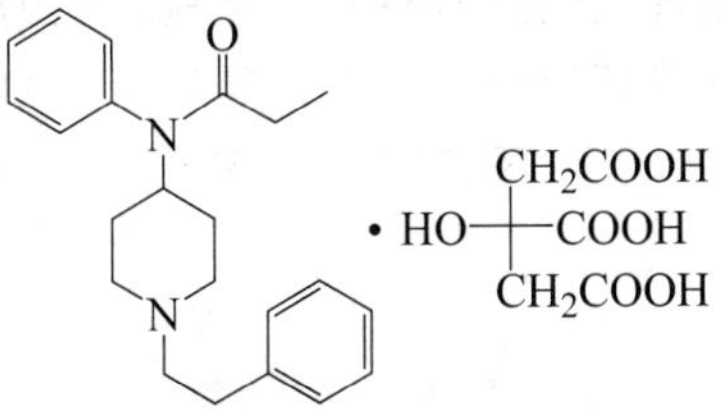

▲N-[1-(2-苯乙基)-4-哌啶基]-N-苯基丙酰胺枸橼酸盐
▲N-(1-(2-phenylethyl)-4-piperidinyl)-N-phenyl-propanamide citrate

本品为白色结晶性粉末；味苦；略溶于水或氯仿，可溶于甲醇，易溶于热异丙醇；m.p. 148～151℃。

本品主要用于手术前后及术中等各种剧烈疼痛和麻醉前给药及诱导麻醉，并作为辅助用药与全麻及局麻药合用于各种手术等。不良反应一般为眩晕、视物模糊、恶心、呕吐、低血压等，严重时为呼吸抑制。本品有成瘾性，但较哌替啶轻。本品口服经胃肠道吸收，但临床一般采用注射给药，主要在肝脏代谢，代谢产物与约 10%的原药由肾脏排出。

本品的合成是以苯乙腈为原料，经催化氢化还原后与丙烯酸甲酯加成，得到 N,N-二(β-甲氧羰乙基)苯乙胺，在甲醇钠作用下环合成 1-苯乙基-3-甲氧羰基-4-哌啶酮，经盐酸水解和脱羧反应生成 1-苯乙基-4-哌啶酮。后经哌啶催化与苯胺缩合、催化氢化、丙酰化得芬太尼，最后在异丙醇中与枸橼酸成盐制得枸橼酸芬太尼。

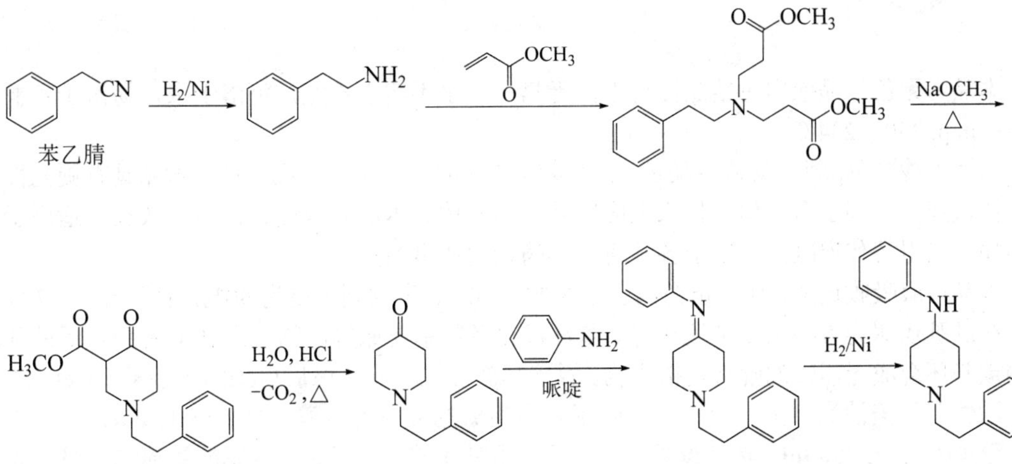

第八章 镇痛药

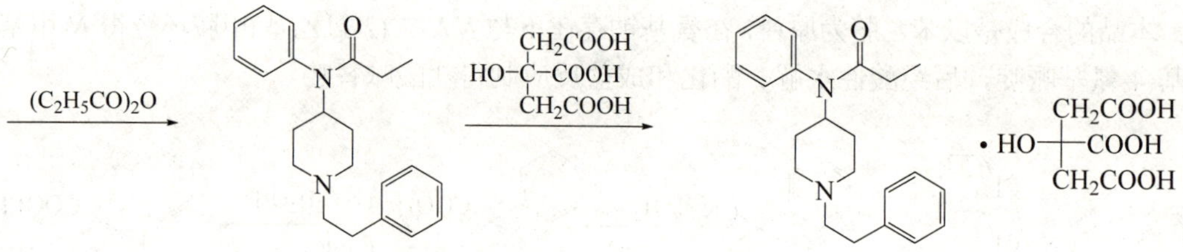

$$\xrightarrow{(C_2H_5CO)_2O} \text{[中间体]} \xrightarrow{\begin{array}{c}CH_2COOH\\HO-C-COOH\\CH_2COOH\end{array}} \text{枸橼酸芬太尼}$$

枸橼酸芬太尼

四、氨基酮类

20 世纪 40 年代，在研究具有碱性侧链的芴-9-羧酸酯类化合物构效关系时，发现了以美沙酮（Methadone）为代表的一系列氨基酮类药物。美沙酮与哌替啶的结构有较大区别，但仍具有镇痛作用。研究发现，**美沙酮分子中叔胺 N 原子质子化后带有部分正电荷，能与羰基 O 原子上的孤对电子相互吸引，通过非共价键的相互作用保持类似于哌替啶的药效构象，从而产生镇痛作用。**

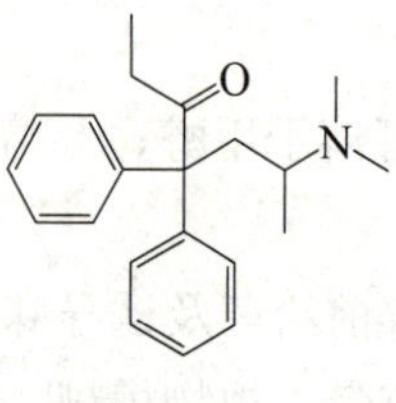

美沙酮 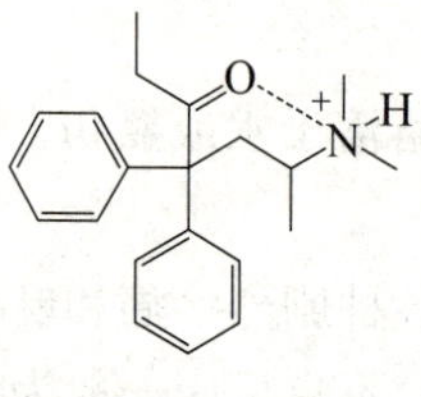　　质子化的美沙酮 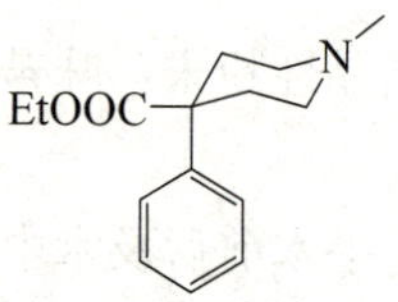　　哌替啶

盐酸美沙酮 （Methadone Hydrochloride）

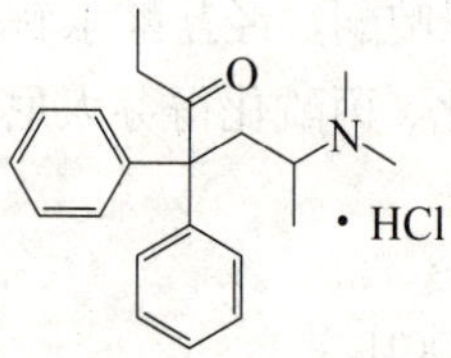

▲6-二甲氨基-4,4-二苯基-3-庚酮盐酸盐
▲6-Dimethylamino-4,4-diphenyl-3-heptanone hydrochloride

本品为无色结晶或白色结晶性粉末；无臭；几乎不溶于乙醚，可溶于水，易溶于乙醇或氯仿；m.p. 230～234℃。

盐酸美沙酮为 μ 阿片受体激动剂，镇痛效果与吗啡相当，强于哌替啶。本品具有旋光性，左旋体镇痛作用强于右旋体，临床上应用其外消旋体。本品起效慢、作用时效长，适用于慢性疼痛。采用替代递减法，用于各种阿片类药物的戒毒治疗。

本品口服吸收迅速，血浆蛋白结合率 87%～90%，生物利用度为 90%，血浆 $t_{1/2}$ 约 7.6h。主要在肝脏代谢为 N-氧化、N-脱甲基、苯环羟化及羰基还原等产物，其中 N-脱甲基后的仲胺与酮羰基环合成无活性的吡咯烷衍生物。**而羰基被醇脱氢酶还原后得到的美沙醇（Methadol），镇痛活性弱于美沙酮，美沙醇进一步脱甲基后生成的去甲美沙醇（Normethadol）和二去甲美沙醇（Dinormethadol）具有镇痛活性，且作用时间较长，因而美沙酮的镇痛作用时效长**，见图 8-6。

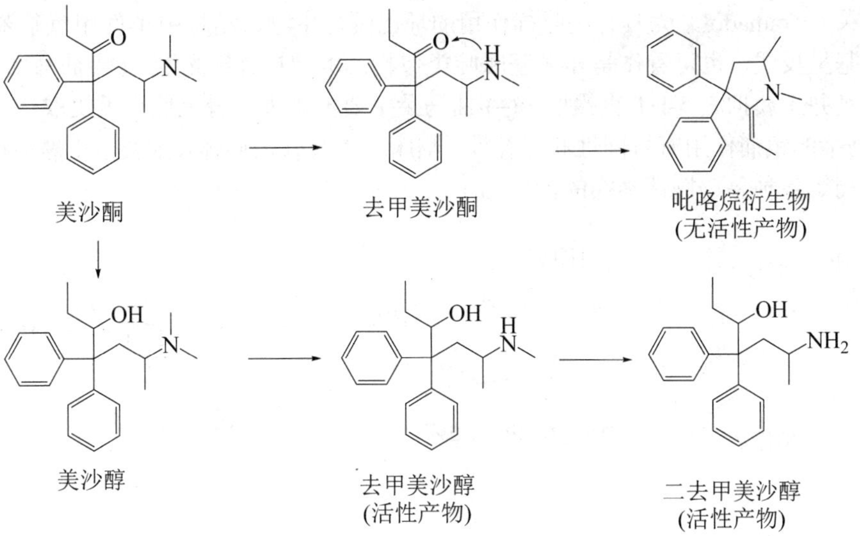

图 8-6 美沙酮的代谢途径

本品的合成是以二苯基乙腈为原料，在氨基钠作用下与 2-氯-*N,N*-二甲基丙胺反应生成几乎等量的 2,2-二苯基-4-二甲氨基戊腈及异构体 2,2-二苯基-4-二甲氨基-3-甲基丁腈。二者经与乙基溴化镁进行 Grignard 反应后经酸水解，分别得到消旋的美沙酮和异美沙酮，二者在乙醇中与氯化氢成盐，再经重结晶分离制得盐酸美沙酮（图 8-7）。

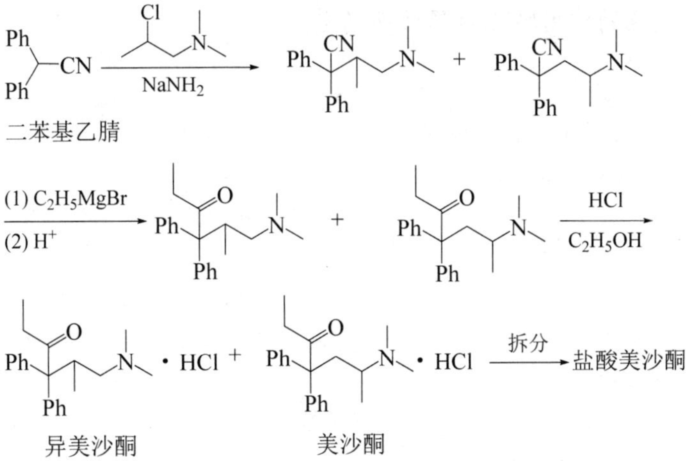

图 8-7 盐酸美沙酮的合成

五、其他类

地佐辛（Dezocine）为氨基四氢萘类镇痛药，其结构可看作保留了吗啡 A、B 环的类似物，且 β-取向的氨基相当于吗啡 17 位的叔胺。本品为κ阿片受体激动剂和μ阿片受体拮抗剂。用于治疗手术后中等至剧烈疼痛、内脏绞痛及晚期癌症患者的疼痛。该类药物还包括氢溴酸依他佐辛，临床主要用于各种疼痛，尤其是癌痛及手术后疼痛。

曲马朵（Tramadol）为具有吗啡样作用的环己烷衍生物，结构中 1-间甲氧基苯基与 2-二甲氨基甲基呈反式，也可看作是 4-苯基哌啶类似物。本品具有旋光性，(+)-曲马朵为μ受体选择性激动剂并主要抑制 5-HT 重摄取，(−)-曲马朵主要抑制去甲肾上腺素重摄取，二者的作用对(±)-曲马朵的镇痛作用有协同性和互补性，临床应用其外消旋体，主要用于癌症疼痛、骨折或术后疼痛等各种急、慢性疼痛的治疗。

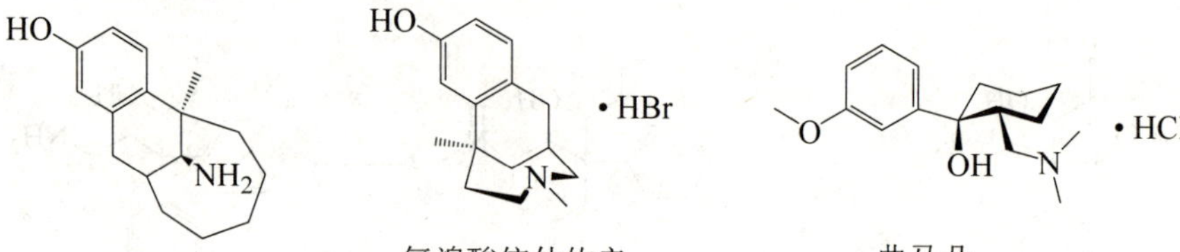

地佐辛　　　氢溴酸依他佐辛　　　曲马朵

思考题

1. 可待因是中枢镇咳药。试解释为何口服可待因具有弱的镇痛活性，而如果直接注入中枢神经系统则无镇痛活性。
2. 试从盐酸美沙酮的体内代谢途径，解释其镇痛作用时间较长的原因。
3. 简述以纳洛酮为代表的药物对阿片受体产生拮抗作用的原因。
4. 试从瑞芬太尼的作用特点解释软药的定义。

第九章 非甾体抗炎药

扫码获取资源

> **学习目标**
>
> **掌握**：解热镇痛药的分类及其代表药物；对乙酰氨基酚、阿司匹林的结构、化学稳定性、代谢、合成、杂质、用途和副作用；芳基丙酸类非甾体抗炎药的构效关系；布洛芬的结构、化学特征、代谢、合成及用途。
>
> **熟悉**：贝诺酯的结构和设计原理；非选择性非甾体抗炎药的结构类型及其代表药物；选择性环氧合酶-2抑制剂的作用机制和发展；吲哚美辛、双氯芬酸钠、舒林酸、萘丁美酮、芬布芬、萘普生、吡罗昔康、塞来昔布、艾瑞昔布的结构、化学特征及用途。
>
> **了解**：花生四烯酸的代谢途径；非甾体抗炎药的作用机制和作用靶标。

临床上对于炎症的治疗，主要有甾体抗炎药和非甾体抗炎药（Nonsteroidal Antiinflammatory Drugs，NSAID）两大类。其中甾体抗炎药主要为糖皮质激素类药物，具有强效的抗炎效果，但长期使用会产生依赖性，且容易引起肾上腺皮质功能衰退等严重的副作用。非甾体抗炎药无皮质激素样副作用，临床上以抗炎为主，兼具解热和镇痛作用。

第一节 非甾体抗炎药的作用机制

一、炎症和炎症介质

炎症是机体的自动防御反应，是机体对各种炎性刺激引起组织损害而产生的一种常见病理过程。炎症反应由多种炎症介质介导，目前发现的炎症介质主要有组胺、5-羟色胺等生物胺类，激肽和炎症蛋白酶类，细胞因子和前列腺素、白三烯类等脂质。在炎症产生过程中，损伤因子会直接或间接造成组织和细胞破坏，但通过炎症充血及渗出反应，可稀释、杀伤和包围损伤因子，并通过实质和间质细胞的再生使受损组织得以修复和愈合。炎症的产生比较复杂，多种因素均能引起致炎物质的生成，其中一种机制与花生四烯酸（Arachidonic acid, AA）的体内代谢途径有关，即当细胞膜受到刺激时，花生四烯酸由磷脂酶 A_2 和磷脂酶 C 催化细胞膜磷脂的水解而释放，并可进一步转化为前列腺素、血栓素、白三烯等炎症介质。

二、花生四烯酸的代谢途径

花生四烯酸的代谢主要包括两条途径：①AA 在环氧合酶（Cycloxygenase, COX）催化下，首先被氧化形成不稳定的环内过氧化物 PGG_2，再经前列腺素过氧化物酶作用降解为 PGH_2，同时释放氧自由基，PGH_2 在不同组织和细胞内代谢为各种前列腺素（Prostaglandins, PGs）和血栓素（Thromboxanes, Txs），见图 9-1。前列腺素是一类含有 20 个碳原子的不饱和脂肪酸，分子中含有一个五元环和两条侧链，分为 PGA～PGI 九种，每种 PG 按侧链中双键数目的不

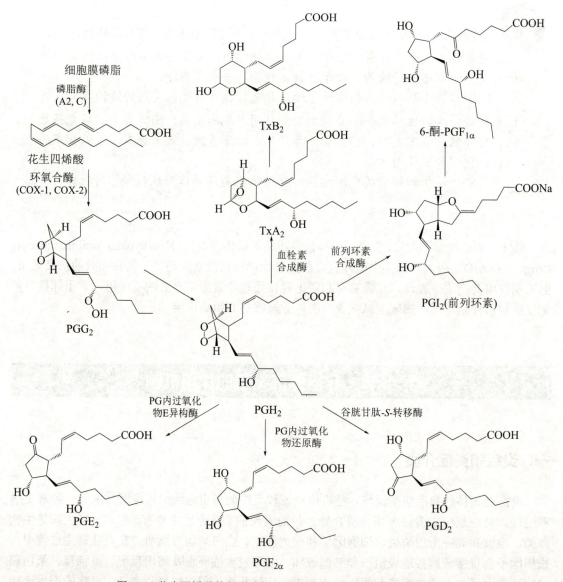

图 9-1 花生四烯酸的代谢途径：前列腺素和前列环素的生物合成

同用下角标数字进一步区分,其中 PGD_2、PGE_2 和 PGI_2(前列环素,Prostacyclin)能扩张血管,增加血管通透性,增强其他炎症介质的致炎作用;PGE_2 还能引起体温升高,促使疼痛敏感化。②**AA 在脂氧合酶(Lipoxygenase, LOX)催化下生成 5-过氧化氢二十碳四烯酸(5-HPETE)**,再经一系列代谢产生白三烯类物质(Leukotrienes, LTs),见图 9-2。LTs 能促进白细胞溶酶体酶的释放,导致炎症反应扩大与加剧;还能增强血管的通透性,使炎症部位水肿,其中 LTC_4、LTD_4 和 LTE_4 是过敏性反应物质的主要成分。

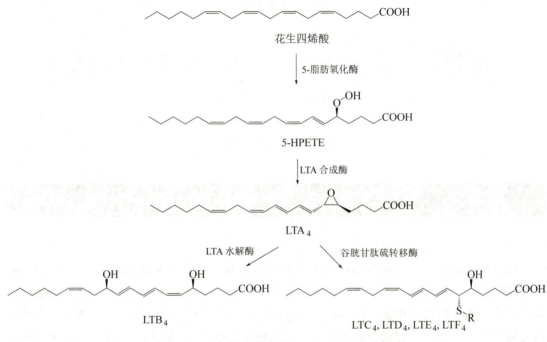

图 9-2　花生四烯酸代谢途径:白三烯的生物合成

三、非甾体抗炎药的作用靶标

环氧合酶存在两种同工酶:COX-1 和 COX-2。COX-1 存在于大多数组织中,是参与正常生理作用的结构酶,通过合成前列腺素来调节细胞的正常生理功能,对胃肠道黏膜起保护作用。COX-2 是一种诱导酶,在正常生理状态下,体内大多数组织中检测不到 COX-2,而在炎症因子的诱导下 COX-2 在炎症细胞中大量表达,继而促使多种前列腺素(PGE_1、PGE_2、PGI_2 等)的合成,并介导疼痛、炎症、发热等反应和组织损伤。因此,抑制 COX-2 的活性将对炎症的控制产生重要影响。

大部分非甾体抗炎药是 COX 抑制剂(图 9-3),**通过抑制前列腺素的合成而起到抗炎、解热和镇痛作用**,但此前临床上使用的很多 COX 抑制剂同时抑制 COX-1 和 COX-2,缺乏选择性。故**高选择性 COX-2 抑制剂的发现是抗炎药物研究的一个重要方向**。

部分非甾体抗炎药也有抑制 LOX 的作用(图 9-3)。LOX 为一种氧化还原酶,主要分布于肺、血小板和白细胞中,其结构中含有非血红素铁,能催化 AA 生成具有共轭双键的不饱和脂肪酸过氧化物。其中 5-LOX 可催化 AA 代谢形成不稳定的环氧合物白三烯 LTA4,进而水解成强致炎物质 LTB4,可导致急性肺损伤和哮喘等。

AA 的两种代谢途径具有平衡制约关系,当环氧合酶代谢途径受阻时,会引起更多的 AA 通过脂氧合酶途径代谢,增加了白三烯的合成,导致炎症进一步发展。

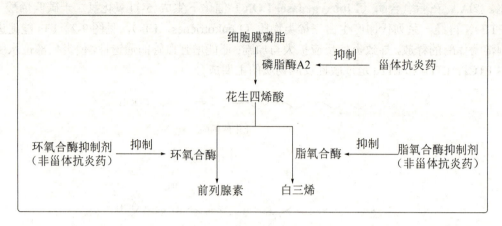

图 9-3　抗炎药的作用靶标

第二节　解热镇痛药

解热镇痛药是一类具有解热镇痛作用的药物,且大多数(苯胺类除外)还具有抗炎、抗风湿等作用。其解热作用主要是通过作用于下丘脑的体温调节中枢,使发热患者的体温降至正常。该类药物对头痛、神经痛和关节痛等常见的慢性钝痛效果较好,而对创伤性剧痛及内脏平滑肌痉挛引起的绞痛无效。解热镇痛药根据其化学结构分为苯胺类、水杨酸类和吡唑酮类。

一、苯胺类

1886 年,发现乙酰苯胺(Acetanilide)具有很强的解热镇痛作用,因此又被称为"退热冰"。但高剂量使用时易导致高铁血红蛋白血症和黄疸等严重毒性反应,后被停用。将乙酰苯胺的对位引入乙氧基得到非那西丁(Phenacetin),其解热镇痛效果显著,曾广泛应用于临床,但后来发现其对肾脏、视网膜有毒性,并可导致胃癌,因此逐渐被各国弃用,在我国于 1983 年被淘汰。

对乙酰氨基酚(Paracetamol,扑热息痛),早在 1893 年就用于解热镇痛,但直到 50 年后才发现对乙酰氨基酚实际上是乙酰苯胺和非那西丁的体内代谢产物,其毒性及副作用均较低。该药成为苯胺类解热镇痛药中唯一在临床应用的药物。

对乙酰氨基酚（Paracetamol）

▲*N*-(4-羟基苯基)乙酰胺
▲*N*-(4-Hydroxyphenyl)acetamide

本品为白色结晶或结晶性粉末；无臭，味微苦；略溶于水，溶于丙酮，易溶于热水或醇；m.p. 168～172℃，pK_a 为 9.51。

对乙酰氨基酚显弱酸性，在干燥空气及 pH=6 的水溶液中稳定，但在酸或碱性水溶液中易水解生成对氨基苯酚，在潮湿条件也易发生水解，并可被进一步氧化为亚胺醌类化合物，导致产品颜色逐渐变深。本品主要用于解热镇痛，尤其适用于对阿司匹林过敏或不敏感的人群。

乙酰苯胺、非那西丁和对乙酰氨基酚的代谢过程如图 9-4 所示。乙酰苯胺和非那西丁的

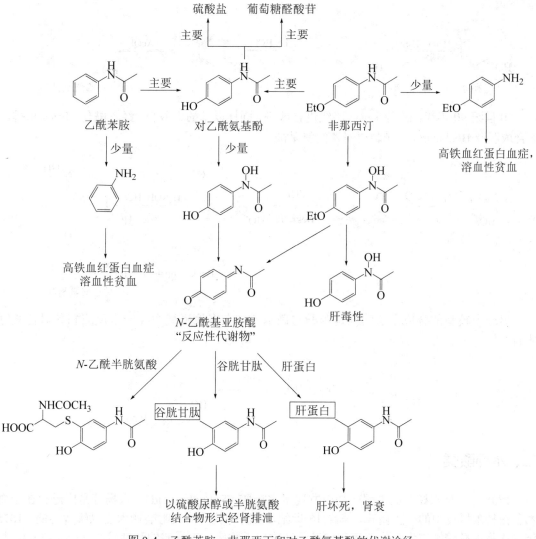

图 9-4 乙酰苯胺、非那西丁和对乙酰氨基酚的代谢途径

主要代谢产物为对乙酰氨基酚。此外，乙酰苯胺和非那西丁通过水解作用分别产生苯胺和对乙氧基苯胺，它们均可引起高铁血红蛋白血症和溶血性贫血。对乙酰氨基酚结构中有羟基，主要代谢途径为Ⅱ相结合反应，在小儿体内的代谢产物主要是 *O*-硫酸化产物，在成人体内的代谢产物主要是 *O*-葡萄糖醛酸苷化产物。非那西丁和对乙酰氨基酚的次要代谢途径是在 **CYP450** 酶系作用下氧化代谢形成 *N*-羟基酰胺化产物，并进一步转化为具有毒性的"反应性代谢产物" *N*-乙酰基亚胺醌。

N-乙酰基亚胺醌是非那西丁和对乙酰氨基酚产生肾和肝毒性的主要原因。正常情况下，肝脏中谷胱甘肽与 *N*-乙酰基亚胺醌共价结合而解毒，但在大量或过量服用后，肝脏贮存的谷胱甘肽被过量消耗，且生成的过量醌会进一步与肝蛋白的亲核基团（如巯基）共价结合从而产生肝毒性。因此，多种无毒的含巯基化合物可用作对乙酰氨基酚服用过量的解毒药，其中最常用的是 *N*-乙酰半胱氨酸，可作为谷胱甘肽的代替物。

对乙酰氨基酚早期的合成路线是以廉价易得的苯酚为起始原料，经硝化、还原生成对氨基苯酚，最后经冰醋酸乙酰化制得对乙酰氨基酚。由于对氨基苯酚毒性较大，合成工艺需要重点关注其在原料药中的残余情况。《中国药典》（2020 年版）规定，对氨基苯酚不得超过 **0.005%**（质量分数）。

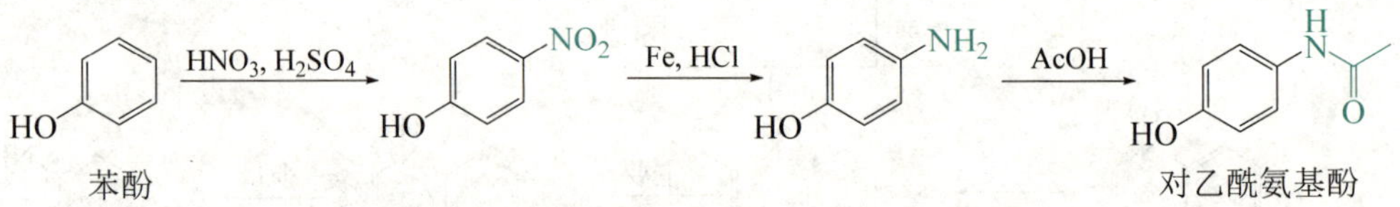

20 世纪 90 年代，研究者对此路线进行改进，同样以苯酚为原料，经乙酰化、Fries 重排、缩合成肟及 Beckmann 重排制得对乙酰氨基酚。

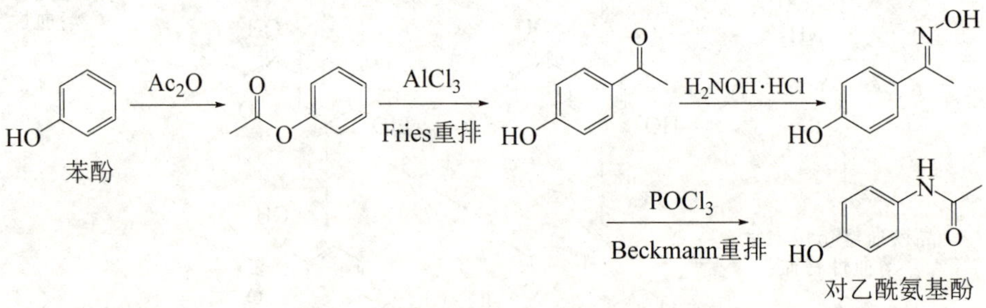

另一个较新的合成方法同样是苯酚与硝基乙烷在多聚磷酸中经一步反应制备对乙酰氨基酚。

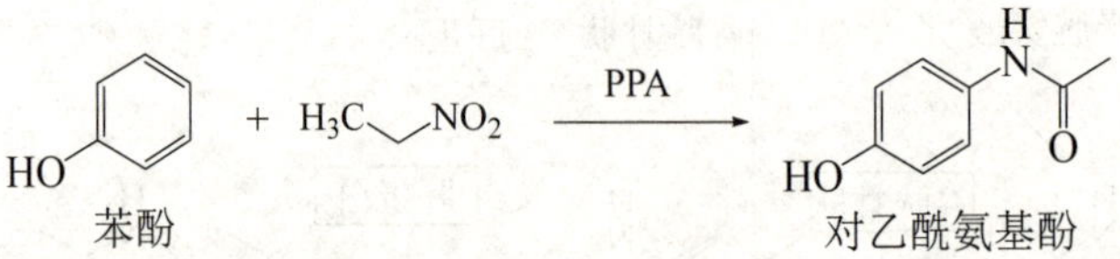

二、水杨酸类

1838 年，从水杨苷的水解产物中发现了水杨酸（Salicylic Acid）。水杨苷是广泛存在于柳木和白杨木树皮中的一种糖苷。早在 15 世纪，古医师就让病人咀嚼柳木皮以缓解疼痛。1875 年首次将水杨酸钠作为解热镇痛和抗风湿药物用于临床；水杨酸的酸性较强（pK_a = 3.0），其对胃肠道刺激性较大。

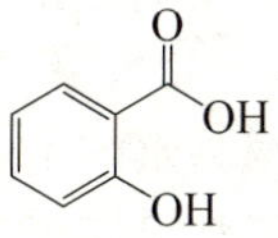

水杨酸 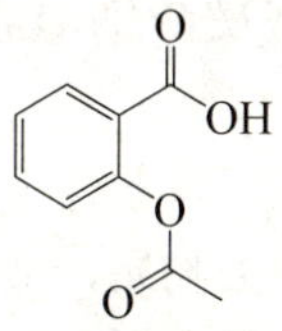　　　　　乙酰水杨酸（阿司匹林）

1899年乙酰水杨酸（Acetylsalicylic Acid）应用到临床，并命名为阿司匹林（Aspirin）。**阿司匹林的 pK_a 为 3.5**，其酸性弱于水杨酸，解热镇痛作用强于水杨酸，副作用相对较小，但大剂量或长期使用仍然对胃黏膜具有刺激性，可引起胃出血及胃穿孔。

水杨酸类药物除了具有解热镇痛和抗炎活性外，还具有许多其他生理作用。如水杨酸酯类药物可用于痛风性关节炎的治疗；阿司匹林可以在血小板膜上抑制前列腺素环氧合酶的作用，从而不可逆地阻断血小板凝聚因子血栓素 A2 的形成，在心血管疾病防治中具有重要作用；此外，阿司匹林对结肠癌也具有预防作用。

利用阿司匹林和水杨酸中羧基的酸性，得到一系列盐以及衍生物，如水杨酸钠、水杨酸镁、阿司匹林铝、赖氨匹林和水杨酰胺等。此外，**利用药物拼合原理，将阿司匹林和对乙酰氨基酚缩合得到贝诺酯（Benorilate，扑炎痛），该药物口服对胃无刺激作用，可在体内水解为两个母体药物，共同发挥解热镇痛作用。**在水杨酸的 5 位引入 2,4-二氟苯基得到二氟尼柳（Diflunisal），该药于 1982 年在美国上市，主要用于风湿性关节炎及骨关节炎的治疗，其抗炎和镇痛活性均强于阿司匹林，而副作用更小。该药口服后吸收迅速，2～3h 血药浓度达到峰值。

大多数水杨酸酯类药物经口服后可以被快速吸收。由于呈弱酸性，它们主要在小肠以非离子化的分子形式通过被动扩散进入血液。

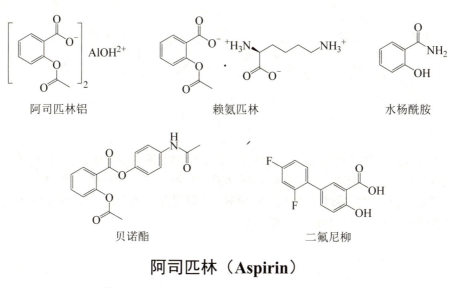

阿司匹林铝　　　赖氨匹林　　　水杨酰胺

贝诺酯　　　二氟尼柳

阿司匹林（Aspirin）

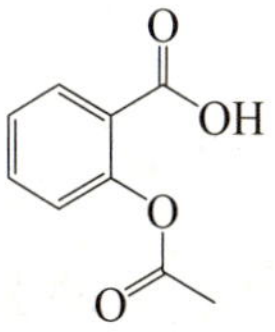

▲2-(乙酰氧基)苯甲酸
▲2-(Acetyloxy)benzoic acid

本品为白色结晶或结晶性粉末；无臭或微带醋酸臭，味微酸；微溶于水，溶于乙醚、氯仿，也溶于氢氧化钠溶液或碳酸钠溶液，同时水解，易溶于乙醇；m.p. 135~140℃，pK_a 为 3.5。

阿司匹林具有弱酸性，在干燥条件下十分稳定，遇湿易水解生成水杨酸和醋酸。由于水杨酸存在酚羟基易被氧化成醌类物质，故在空气中阿司匹林可逐渐变为淡黄色至红棕色甚至深棕色，碱、光照、温度及微量金属离子均可促进该氧化过程。

阿司匹林经口服后，主要在胃和前段小肠被吸收，进入血液后很快被血浆酯酶水解成水杨酸，一般在给药 2h 后血药浓度达到峰值。生成的水杨酸约有 10% 直接经尿液排出，其余大部分和甘氨酸（约 75%）或葡萄糖醛酸（约 15%）结合排出体外，仅一小部分氧化为 2,3-二羟基苯甲酸、2,5-二羟基苯甲酸（龙胆酸）和 2,3,5-三羟基苯甲酸，见图 9-5。

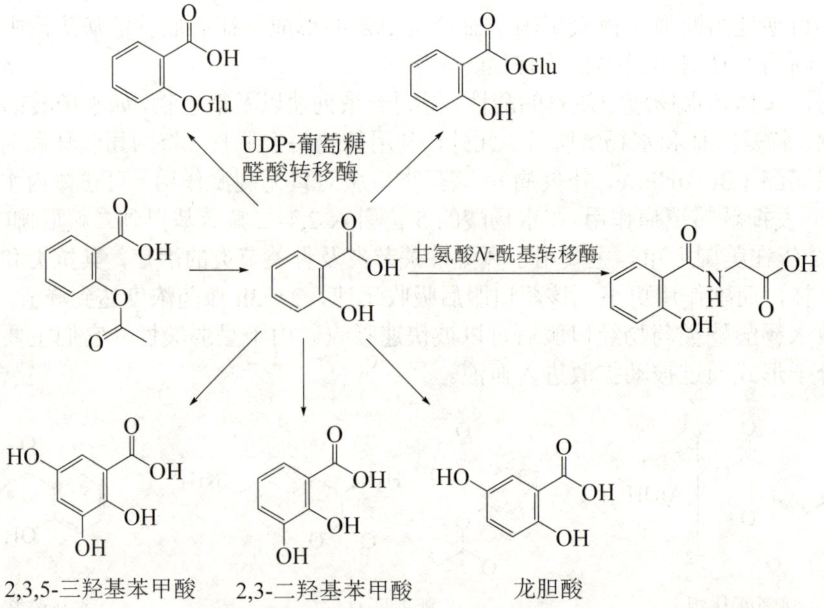

图 9-5 阿司匹林的代谢途径

本品的合成是以水杨酸与乙酸酐为原料，在催化剂的作用下发生酯化反应，催化剂主要包括浓硫酸、柠檬酸、碳酸盐等。在阿司匹林的合成中会产生少量的副产物乙酰水杨酸酐，若产品中该副产物的含量超过 0.003%（质量分数）可引起过敏反应，故阿司匹林的质量标准中规定该副产物的含量应控制在此限量以下。

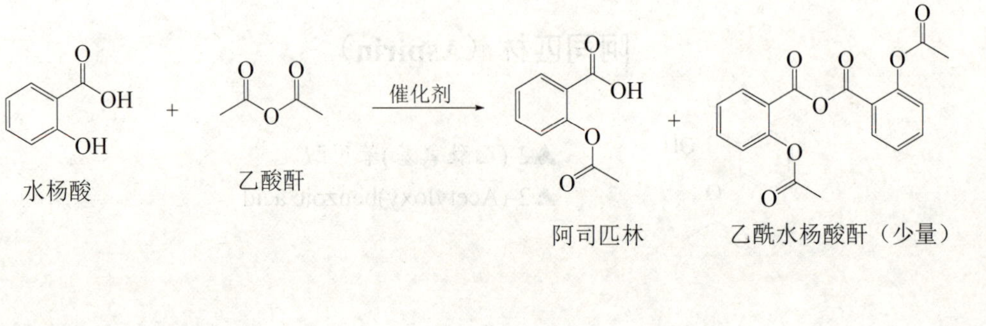

三、吡唑酮类

1884 年,在研究抗疟药奎宁类似物的过程中偶然发现了安替比林,并发现其具有一定的解热镇痛活性,但毒性较大,未在临床上使用。1893 年,在安替比林的 4 位引入二甲氨基得到氨基比林,其解热镇痛作用比安替比林持久,且对胃肠道的刺激小,于 1897 年上市,但由于该药可引起白细胞减少及粒细胞缺乏症等,后被淘汰。在氨基比林的二甲氨基中的一个甲基上引入磺酸钠基团得到安乃近,其水溶性显著提升,可以用于注射,且作用强而迅速,曾在临床上广泛应用,但仍然会引起粒细胞的减少,对造血系统毒性较大,目前在很多国家已禁止使用。我国国家药品监督管理局于 2020 年 3 月 10 日发布公告,决定停止安乃近相关药品在我国的生产、销售和使用,并注销药品注册证书。

随后科学家们进一步合成了一系列 5-吡唑酮类化合物,如异丙基安替比林和烟酰氨基安替比林等,它们的解热镇痛作用较强、毒性较低。

安替比林　　氨基比林　　安乃近　　异丙基安替比林　　烟酰氨基安替比林

第三节　非选择性的非甾体抗炎药

非甾体抗炎药是全球用量较大的一类药物,以抗炎作用为主。其研究始于 19 世纪末水杨酸钠的使用。**早期的非甾体抗炎药大部分为非选择性环氧合酶抑制剂,即对环氧合酶两个亚型(COX-1 和 COX-2)均有抑制作用,易产生胃肠道不适及胃损伤等副作用**,称为非选择性非甾体抗炎药。目前非选择性非甾体抗炎药按照化学结构主要分为四类:3,5-吡唑烷二酮类、芳基烷酸类(芳基乙酸类与芳基丙酸类)、邻氨基苯甲酸类(灭酸类)和 1,2-苯并噻嗪类(昔康类)。

一、3,5-吡唑烷二酮类

吡唑酮类解热镇痛药大部分存在毒副作用。后续研究发现,当吡唑环上有两个羰基存在时(3,5-吡唑烷二酮类),由于分子的酸性增强,其抗炎活性增强。1949 年发现了保泰松(Phenylbutazone),其抗炎活性较强,并具有促尿酸排泄作用,但镇痛作用较弱。保泰松的酸性与阿司匹林相似,对胃肠道的刺激较大,而且长期服用对肝脏、肾脏、心脏和神经系统等都会有不良影响。1961 年发现保泰松的代谢产物羟布宗(Oxyphenbutazone)也具有抗炎抗风湿作用且用于临床，2020 年发现其有致癌毒性而被停用。而另一代谢产物 γ-酮基保泰松（γ-Ketophenylbutazone）也有较强的抗炎、镇痛和促尿酸排泄作用。

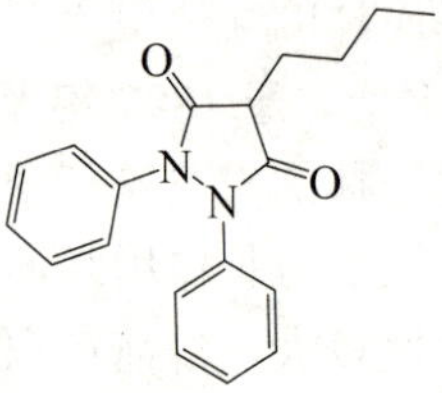

保泰松 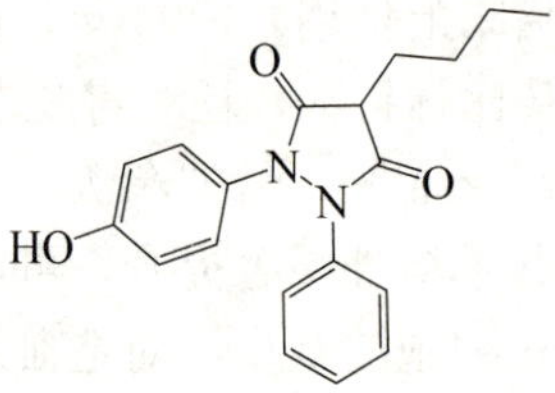　　　　　　　　羟布宗 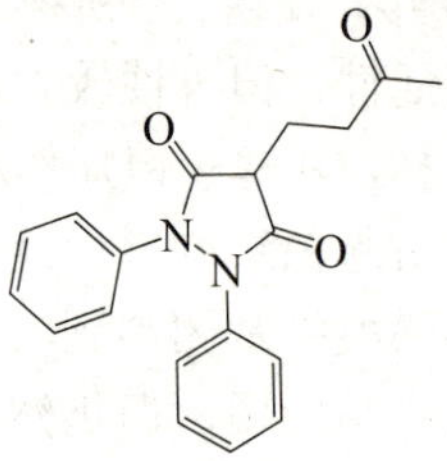　　　　　　　　γ-酮基保泰松

为了降低 3,5-吡唑烷二酮的酸性，将保泰松的 4 位氢改为 4-羟甲基并形成琥珀酸单酯得到琥布宗（Suxibuzone），其通过口服吸收后在体内水解而发挥作用，胃肠道的刺激性较小。保泰松的异戊烯基衍生物非普拉宗（Feprazone），抗炎镇痛作用均强于保泰松，不良反应较小。将保泰松吡唑环的 1,2-位稠环成芳杂环得到阿扎丙宗（Azapropazone），其抗炎镇痛作用强于保泰松，且毒性降低。

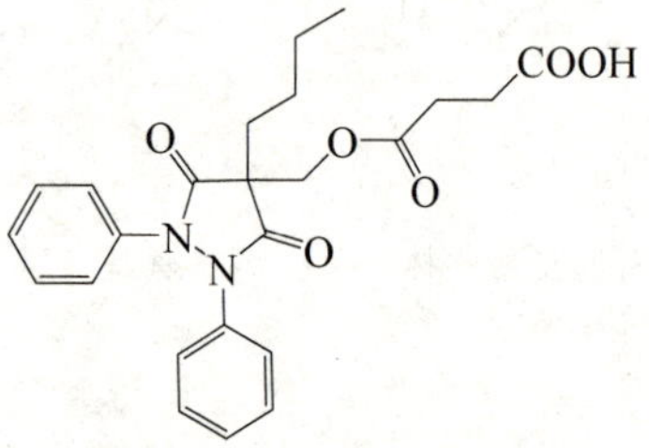

琥布宗 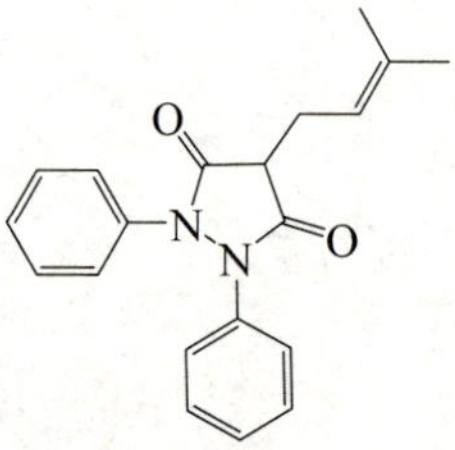　　　　　　　　非普拉宗 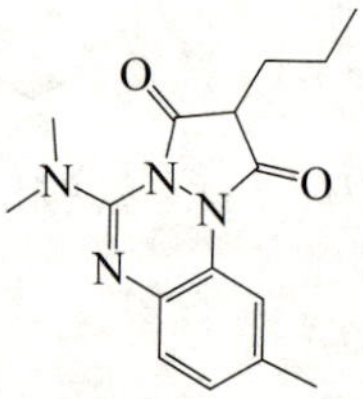　　　　　　　　阿扎丙宗

二、芳基烷酸类

芳基烷酸类非甾体抗炎药是 20 世纪 50 年代开始出现的一类数量最大的抗炎药物。根据化学结构可分为芳基乙酸类和芳基丙酸类。

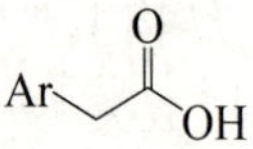

芳基乙酸类 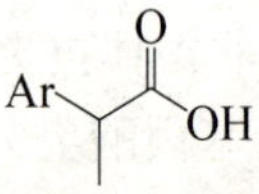　　　　　　芳基丙酸类

1. 芳基乙酸类

5-羟色胺（5-Hydroxy Tryptamine, 5-HT）是重要的炎症介质之一，其在体内来源于色氨酸（Tryptophan）。前期研究发现吲哚乙酸具有抗炎作用，考虑到 5-羟色胺与吲哚乙酸均含有吲哚母体结构，因此合成了大量的吲哚乙酸类似物，以期从中找到抗炎药物。1961 年，从 350 个吲哚乙酸衍生物中筛选获得具有极高解热与抗炎活性的药物吲哚美辛（Indomethacin），其抗炎活性比甾体抗炎药可的松强 5 倍、比保泰松强 2.5 倍。虽然吲哚美辛是基于 5-羟色胺而设计的，但后续研究发现其并不会抑制 5-羟色胺的分泌，而是与其他大多数非甾体抗炎药一

样，作为环氧合酶抑制剂，通过抑制前列腺素的生物合成而发挥抗炎活性。

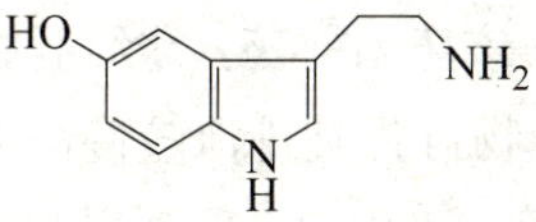

5-羟色胺 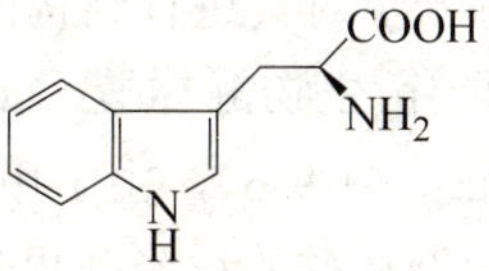　　　　　色氨酸

吲哚美辛（Indomethacin）

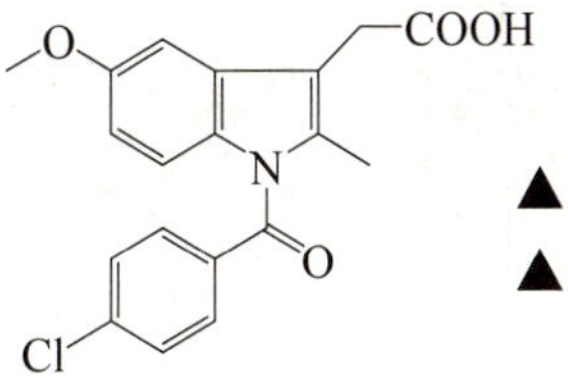

▲2-甲基-1-(4-氯苯甲酰基)-5-甲氧基-1H-吲哚-3-乙酸
▲2-Methyl-1-(4-chlorobenzoyl)-5-methoxy-1H-indol-3-acetic acid

本品为类白色或微黄色结晶性粉末；无臭，无味；几乎不溶于水，极微溶于甲苯，略溶于甲醇、乙醇、氯仿和乙醚，溶于丙酮；m.p. 158～162℃，pK_a 为 4.5。在空气中稳定，但对光敏感；在 pH 值为 2～8 的水溶液中较为稳定；在强酸或强碱条件下易发生水解。

吲哚美辛口服吸收较好，2～3h 血药浓度达到峰值，半衰期为 2.6～11.2h，在体内与血浆蛋白高度结合，代谢产物主要为 O-脱甲基产物及其进一步与葡萄糖醛酸共价结合产物。

吲哚美辛缓解炎症疼痛效果明显，属强效前列腺素合成抑制剂，但其副作用较大，尤其对中枢神经系统的影响最为显著，表现为精神抑郁、精神错乱和幻觉等，对肝功能与造血系统也有一定的毒性，还可引起过敏反应和胃肠道反应等。因此临床上主要用作对水杨酸类有耐受性、疗效不显著时的代替药物，也用于急性痛风和炎症发热。

本品的合成是以对甲氧基苯胺为起始原料，经重氮化、还原得到对甲氧基苯肼，然后与乙醛缩合得到腙，再经酰化、水解得到 N-(4-甲氧基苯基)-4-氯苯甲酰肼，最后与 4-氧代戊酸环合制得吲哚美辛。

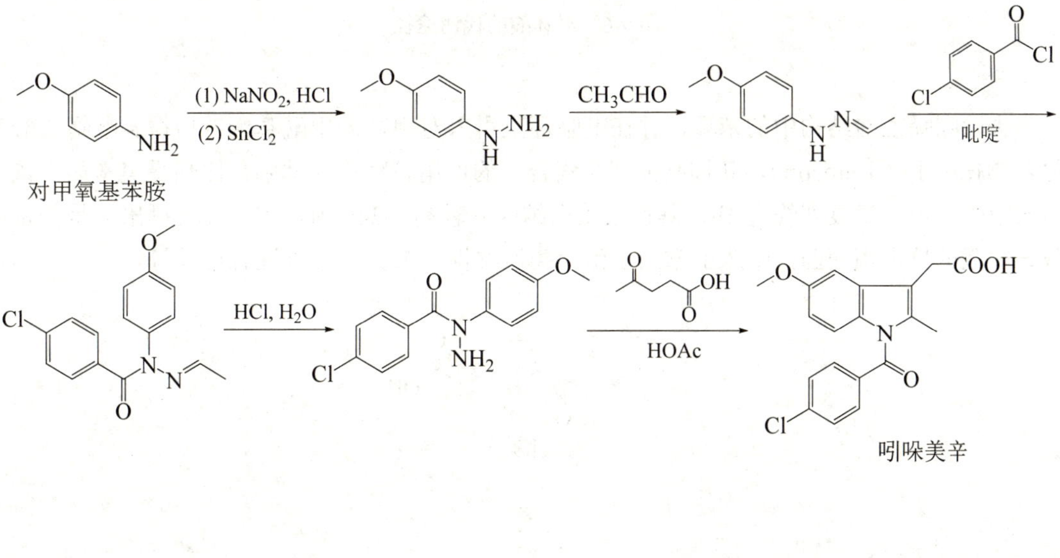

由于吲哚美辛酸性较强（pK_a = 4.5），对胃肠道刺激较大，对肝功能和造血系统也有影响，因此研究人员进一步对其进行结构改造，**利用生物电子等排原理将吲哚"N"原子替换为"CH"后得到茚类衍生物舒林酸（Sulindac）。该药为前药，需经肝脏代谢为甲硫基化合物后才具有生物活性**（图 9-6），由于甲硫基化合物自肾脏排泄较慢，因而舒林酸的半衰期长，作用持久。虽然舒林酸的抗炎效果只有吲哚美辛的 1/2，但其引起的不良反应较小，耐受性好。

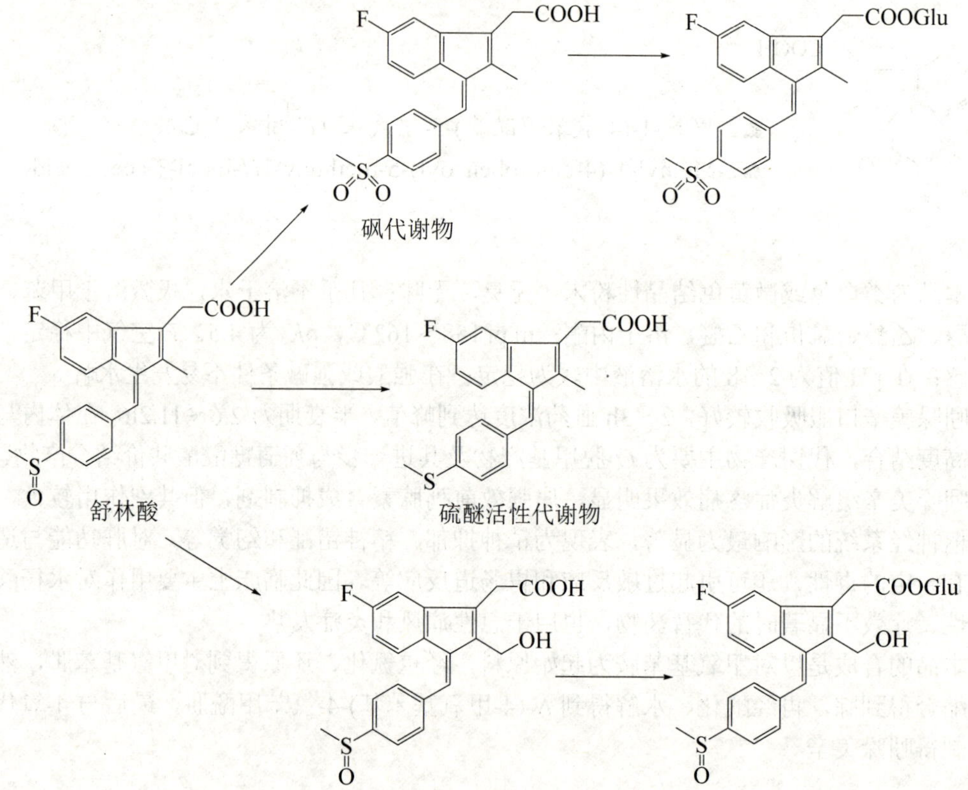

图 9-6　舒林酸的代谢途径

去除吲哚乙酸结构中的苯环，并在吡咯环上引入对甲基苯甲酰基侧链后得到吡咯乙酸类化合物托美丁（Tolmetin），其抑制前列腺素合成的作用较阿司匹林强，比吲哚美辛弱。该药口服吸收完全，半衰期约为 1h，其血浆蛋白结合率较高，24h 内可完全经肾排出，是一种速效、短效的抗炎镇痛药。临床上常用于治疗类风湿性关节炎、强直性脊椎炎等。

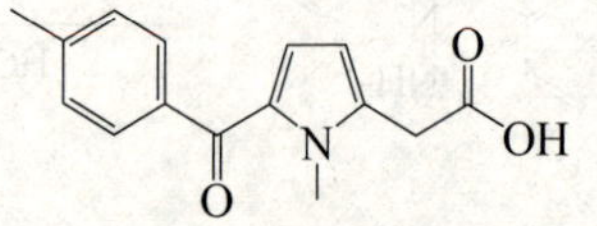

双氯芬酸钠具有芳基烷酸类和邻氨基苯甲酸类非甾体抗炎药的结构特征，在临床上作为解热、镇痛和抗炎药物使用。作为抗炎药，其活性是吲哚美辛的 2 倍、阿司匹林的 450 倍；作为解热药，其活性是吲哚美辛的 2 倍、阿司匹林的 350 倍；作为镇痛药，其活性是吲哚美辛的 6 倍、阿司匹林的 40 倍。本品是目前世界上应用最广的非甾体抗炎药之一，主要用于治疗风湿性关节炎、骨关节炎、强直性脊柱炎等。

双氯芬酸钠（Diclofenac Sodium）

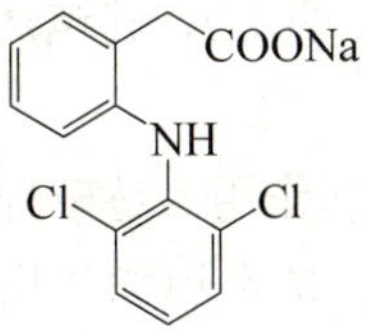

▲2-(2,6-二氯苯基)氨基苯乙酸钠
▲2-(2,6-Dichlorophenyl)amino phenyl acetic acid sodium salt

本品为米白色或类白色结晶性粉末；无臭；不溶于氯仿，略溶于水，易溶于乙醇；m.p. 283～285℃。

双氯芬酸钠口服后基本完全吸收，1.5～2.5h 后血药浓度达到峰值，口服生物利用度为 50%～60%，其游离酸与血浆蛋白具有很强的结合力。双氯芬酸钠主要有四种芳环羟基化代谢产物：主要代谢产物是 4'-羟基代谢产物，占 20%～30%；5-羟基、3'-羟基、4',5-二羟基代谢产物占 10%～20%，其余部分以硫酸酯形式排出（图 9-7）。

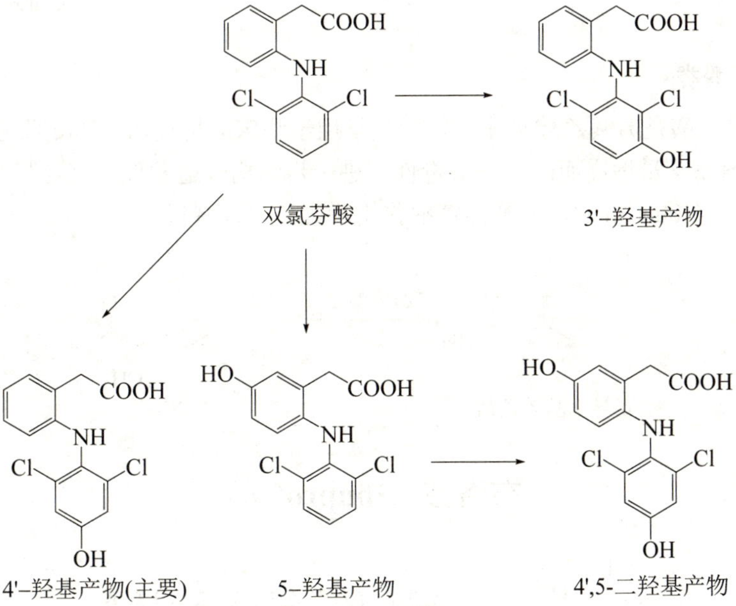

图 9-7 双氯芬酸的代谢途径

双氯芬酸钠的作用机制主要包括：①通过抑制 COX 抑制花生四烯酸的代谢，从而减少前列腺素的合成和血小板的生成；②在一定程度上抑制 LOX 从而减少白三烯、缓激肽等产物的生成，特别是对 LTB_4 的抑制作用更为明显，从而起到解热镇痛消炎作用；③抑制花生四烯酸的释放和刺激花生四烯酸的再摄入，降低花生四烯酸的含量。

依托度酸（Etodolac）为吡喃羧酸类非甾体抗炎药，于1991年在美国上市，用于骨关节炎及镇痛，抗炎活性是阿司匹林的50倍、舒林酸的3倍、吲哚美辛的1.5倍。该药的主要作用机制为抑制前列腺素的生物合成，而对LOX通路没有影响。因此，尽管依托度酸的活性与其他非甾体抗炎药相比并没有突出的特点，但具有胃肠道不良反应小的明显优势。

萘丁美酮（Nabumetone）为非甾体抗炎药中的非酸性前药，在吸收后很快经肝脏代谢生成活性代谢产物6-甲氧基-2-萘乙酸。萘丁美酮因本身不具酸性，不会对胃肠道产生原发性损伤。萘丁美酮的抗炎活性是阿司匹林的13倍、吲哚美辛的1/3、双氯芬酸的1/2，其镇痛作用为阿司匹林的1/2。临床上主要用于类风湿性关节炎的治疗。

芬布芬（Fenbufen）为酮酸类前药，在体内代谢生成联苯乙酸而发挥作用，是一种长效的非甾体抗炎药。其能抑制环氧合酶使前列腺素的合成减少而起作用；抗炎镇痛作用比吲哚美辛弱，但比阿司匹林强。口服芬布芬可以避免直接服用联苯乙酸对胃肠道产生的原发性损伤，临床上主要用于类风湿性关节炎、风湿性关节炎、牙痛、术后疼痛及外伤疼痛等的治疗。

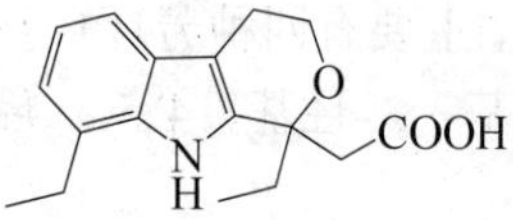

依托度酸 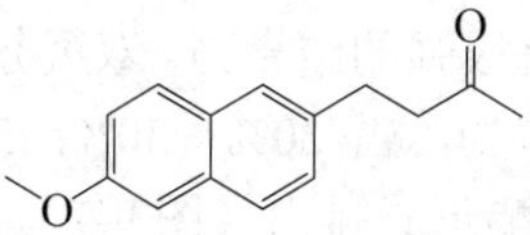　　　　　萘丁美酮 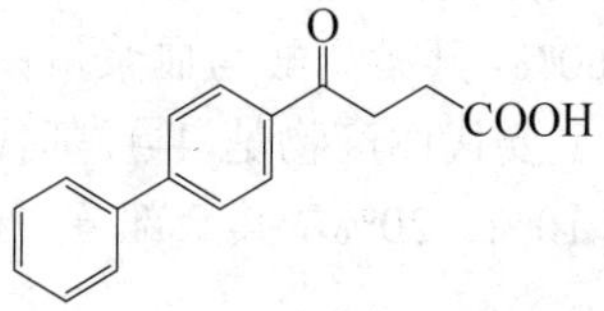　　　　　芬布芬

2. 芳基丙酸类

4-异丁基苯乙酸是芳基乙酸类化合物中最早用于临床的抗炎药，但长期或大剂量使用后，会导致谷草转氨酶含量增高而产生肝脏毒性。进一步结构改造发现，在羟基的α-位引入甲基后，即得布洛芬（Ibuprofen），其解热镇痛作用增强，毒性降低。

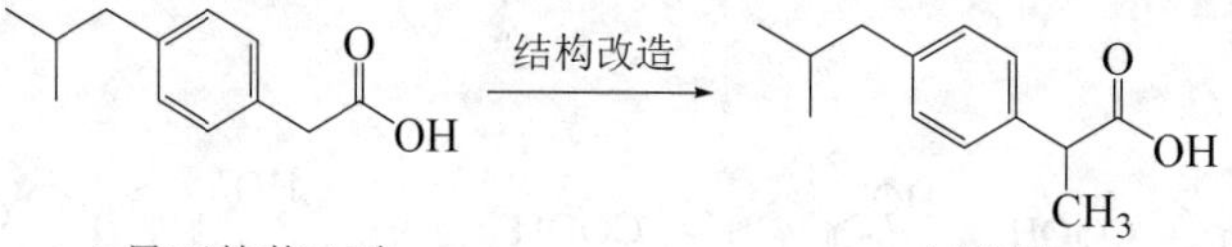

4-异丁基苯乙酸　　结构改造　　布洛芬

布洛芬（Ibuprofen）

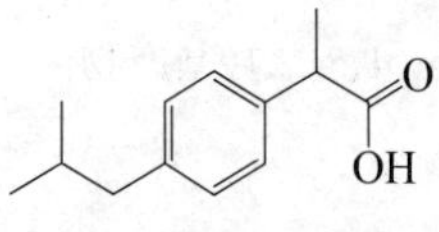

▲2-[4-(2-甲基丙基)苯基]丙酸
▲2-(4-(2-Methylpropyl)phenyl)propionic acid

本品为白色结晶性粉末，略有特异臭味；几乎不溶于水，易溶于乙醇、丙酮、氯仿或乙醚以及氢氧化钠或碳酸钠水溶液；m.p. 74.5～77.5℃，pK_a为5.2。

布洛芬是 OTC（Over The Counter, 非处方药）非甾体抗炎药，一直沿用至今。其抗炎、解热和镇痛作用是阿司匹林的 16～32 倍，且胃肠道副作用小，对肝、胃及造血系统无明显副作用。临床上广泛用于类风湿性关节炎、风湿性关节炎等的治疗。

布洛芬口服后吸收较快，约 2h 后血药浓度达到峰值。布洛芬与血浆蛋白的结合率较高，体内代谢清除迅速，代谢方式主要是异丁基首先被氧化为醇，进一步氧化为羧酸，代谢产物均无活性（图 9-8）。

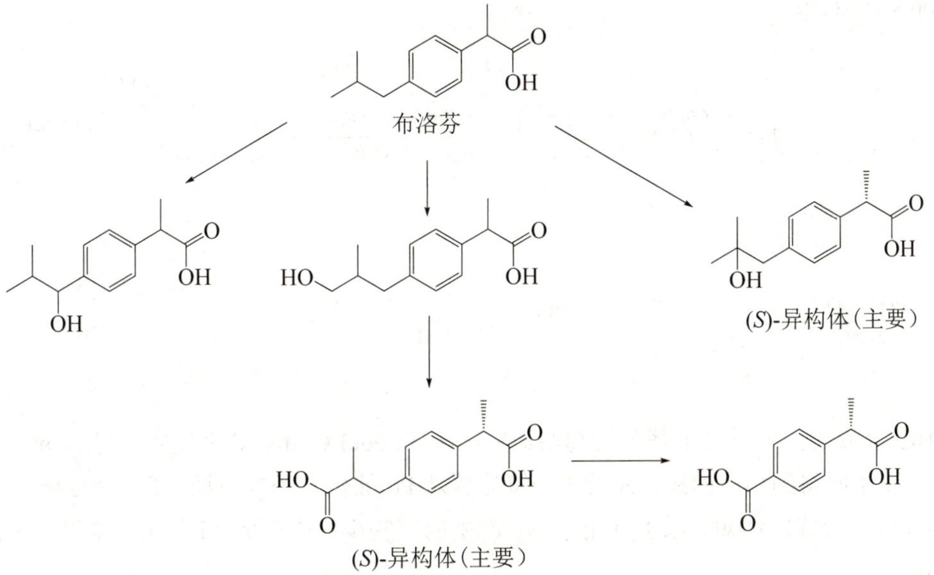

图 9-8 布洛芬的代谢途径

虽然布洛芬的药理活性主要由 *S*-异构体产生，但无效的 *R*-布洛芬在体内经酶的催化下，通过形成辅酶 A 硫酯中间体而发生构型翻转，转变为 *S*-布洛芬。布洛芬在消化道滞留的时间越长，其 *S:R* 的比值就越大，故通常布洛芬以外消旋体形式应用。考虑到患者机体差异对这种构型翻转的影响，目前有 *S*-布洛芬上市，其用药剂量仅为消旋体的 1/2。

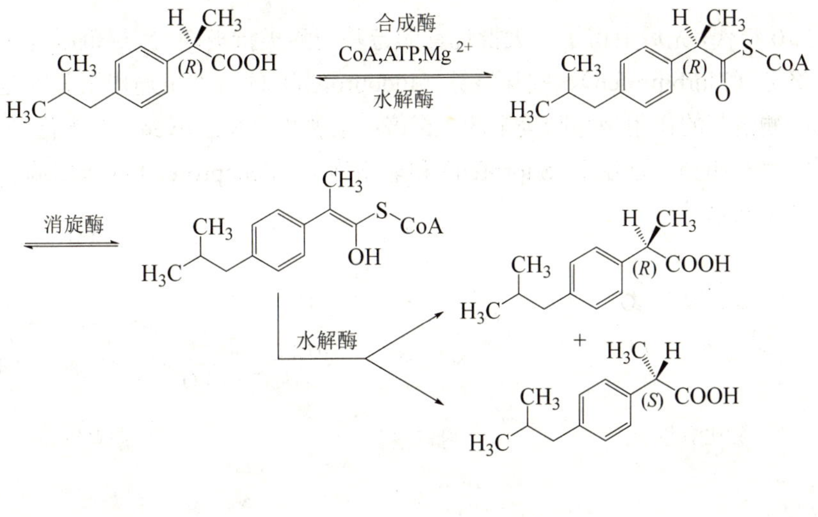

本品的合成方法较多，但目前已经实现工业化生产的方法仅有 **Boots** 合成法及乙醇羰化法（**BHC** 合成法）。

Boots 合成法以异丁基苯为起始原料，经 Friedel-Crafts 酰化反应制得 4-异丁基苯乙酮，后者与氯乙酸乙酯进行 Darzens 缩合生成 3-(4-异丁基苯基)-2,3-环氧丁酸乙酯，再经水解、脱羧、重排为 2-(4-异丁基苯基)丙醛，最后在碱性溶液中经氧化得到布洛芬。该方法的优点是原料易得；缺点是步骤繁琐，有安全隐患，原子利用率低、成本高、耗能大、污染重。

Boots 合成法：

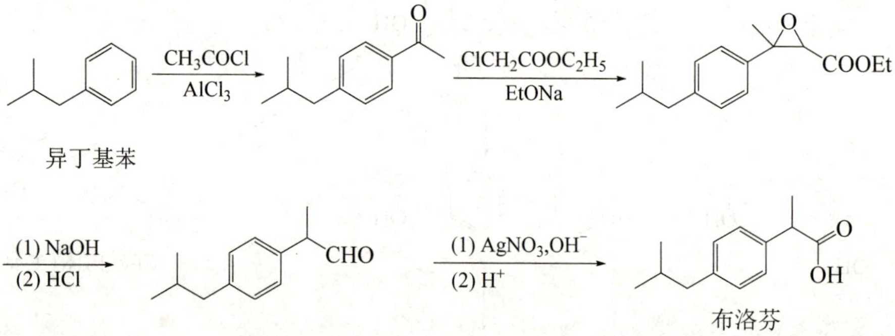

BHC 合成法同样以异丁基苯为起始原料，经 Friedel-Crafts 酰化反应制得 4-异丁基苯乙酮，然后经还原得到相应的醇，最后在一氧化碳及 Pd 催化下经羰基插入反应得到布洛芬。该方法的优点是合成路线短、原子利用率高、产生的废物少；缺点是 Pd 催化剂难以分离回收和循环利用。

BHC 合成法：

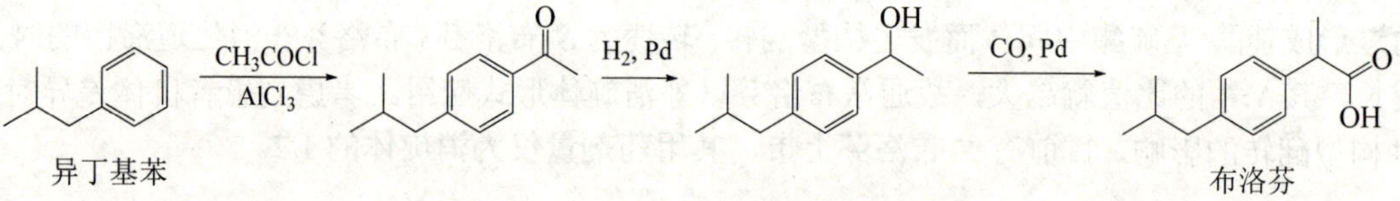

20 世纪 70 年代，先后上市了一大批优良的芳基丙酸类抗炎药，应用范围与布洛芬类似。其中，氟比洛芬（Flurbiprofen）、吲哚洛芬（Indoprofen）的抗炎镇痛作用分别是吲哚美辛的 5 倍和 2 倍；酮洛芬的作用是吲哚美辛的 1.5 倍；萘普生（Naproxen）和吡洛芬（Pirprofen）的作用与吲哚美辛相当，舒洛芬（Suprofen）和非诺洛芬（Fenoprofen）的作用弱于吲哚美辛，但强于或相当于布洛芬。

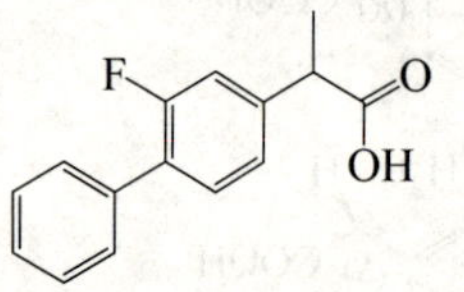

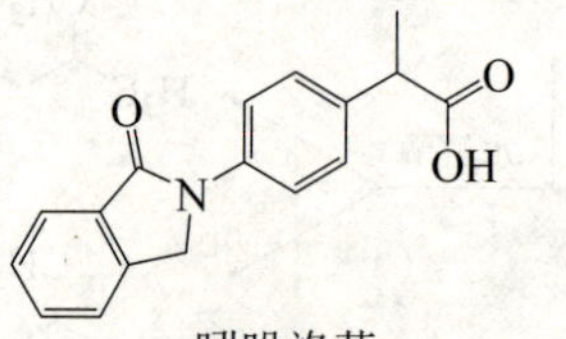

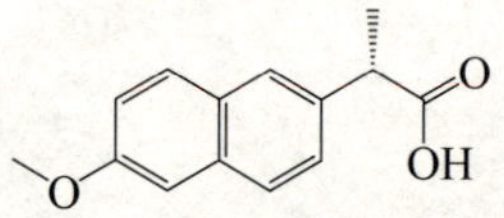

吡洛芬　　　　　　　非诺洛芬　　　　　　舒洛芬

经过对大量芳基丙酸类药物的构效关系研究，可得出以下结论：

疏水基团：烷基、环烷基、芳环等。

芳香基团：芳环、芳杂环等，且可在其间位引入吸电子的 F、Cl 等原子。

羧基部分：与芳环相距 1~2 个碳原子，S-异构体活性高，α 碳原子可以为取代的甲基或乙基等。

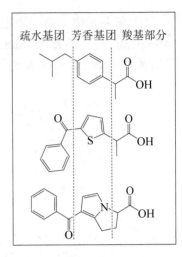

疏水基团　芳香基团　羧基部分

三、邻氨基苯甲酸类

采用生物电子等排原理，将水杨酸的羟基变为电子等排体"NH"得到邻氨基苯甲酸类药物。20 世纪 60 年代，Parke-Davis 研究小组首次报道了一类被称为灭酸的 N-取代邻氨基苯甲酸衍生物。该类药物具有较强的抗炎镇痛作用，临床上用于风湿性及类风湿性关节炎的治疗。但该类药物并未显示出优于水杨酸类药物的疗效，并表现出较多副作用，目前在临床上应用较少。

1967 年，甲芬那酸（Mefenamic Acid）作为镇痛药上市，只有中等程度的抗炎活性，其抗炎作用为保泰松的 1.5 倍。甲氯芬酸（Meclofenamic Acid）抗炎作用为甲芬那酸的 25 倍，作为抗风湿性药和镇痛药。邻氨基苯甲酸也可以用 2-氨基-3-吡啶甲酸替换，且 2 位 N-取代芳环的 2,3,6-位尤其是 2,3-位有合适取代基时活性较高，当 2-位取代基使两个芳环不共平面时，更有利于与受体的结合，如氯尼辛（Clonixin）和氟尼辛（Flunixin）。

甲芬那酸　　　　甲氯芬酸　　　　氯尼辛　　　　氟尼辛

四、1,2-苯并噻嗪类

20 世纪 70 年代，通过筛选不同结构的苯并杂环化合物得到一系列 1,2-苯并噻嗪类化合物，即昔康类抗炎药（Oxicams）。该类药物没有羧基，但由于含有烯醇结构，显弱酸性（pK_a 为 4~6），表现出较强的抗炎活性。

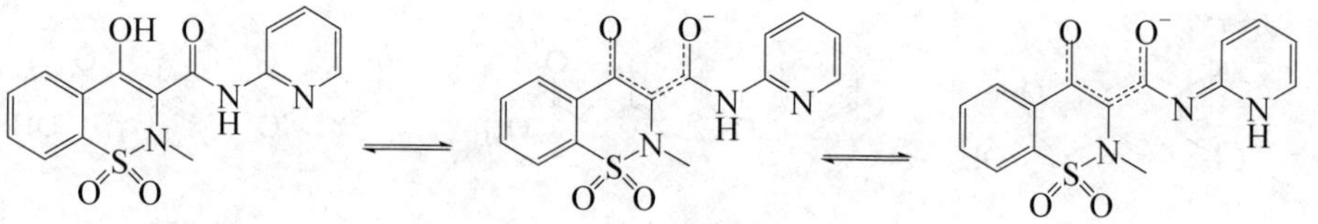

吡罗昔康　　　　　　　　　A异构体　　　　　　　　　B异构体

1,2-苯并噻嗪类第一个上市的药物是吡罗昔康（Piroxicam），其他药物包括美洛昔康（Meloxicam）、舒多昔康（Sudoxicam）、辛诺昔康（Cinnoxicam）、安吡昔康（Ampiroxicam）、替诺昔康（Tenoxicam）及氯诺昔康（Lornoxicam）等。

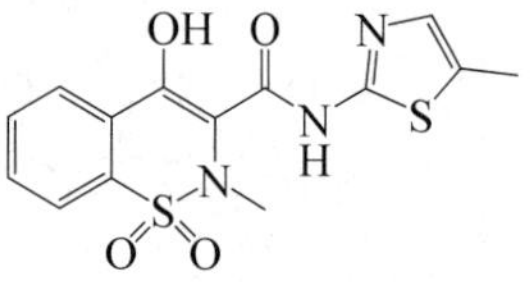

美洛昔康 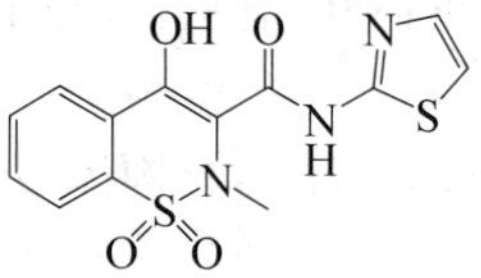　　　　　　　舒多昔康 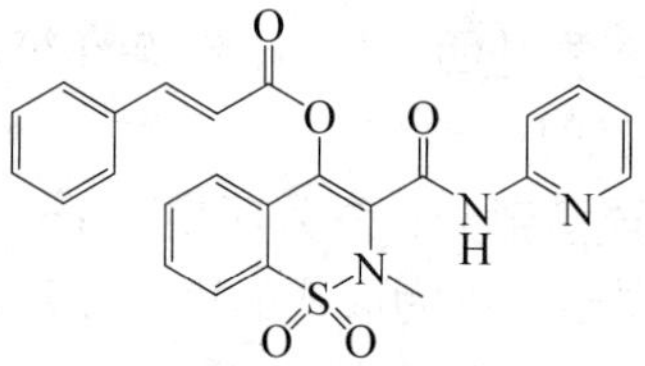　　　　　　　辛诺昔康

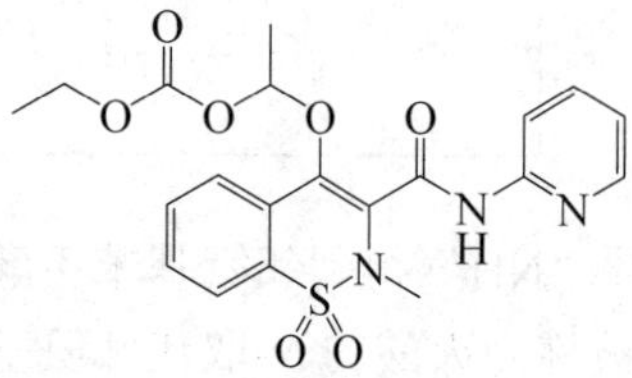

安吡昔康 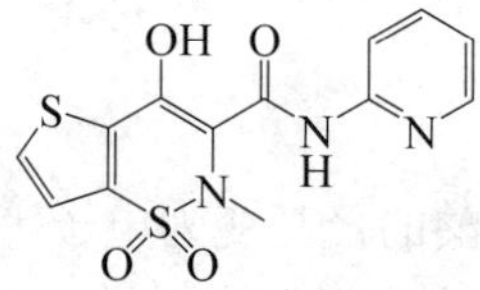　　　　　　　替诺昔康 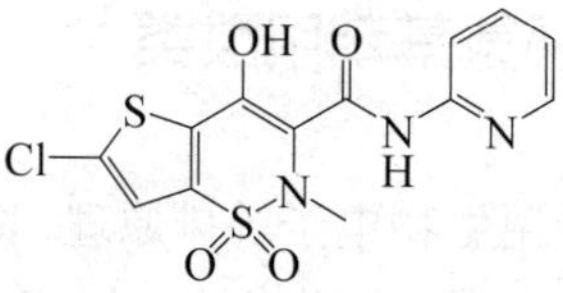　　　　　　　氯诺昔康

该类药物具有抗炎和镇痛作用。吡罗昔康的抗炎作用与吲哚美辛相似，具有显效迅速、长效、长期服用耐受性好及副作用小等特点。辛诺昔康、安吡昔康均为吡罗昔康的4-羟基修饰前药，口服后在胃肠道中转化为吡罗昔康而产生作用，胃肠道耐受性较好，副作用比原药低。美洛昔康抗炎活性强于吲哚美辛、萘普生等，用药剂量小，具有良好的药效学和药动学特性，对COX-2具有一定的选择性，因而胃肠道不良反应小，临床上主要用于类风湿性关节炎和骨关节炎的治疗。舒多昔康口服吸收快，胃肠道耐受性好。利用生物电子等排原理，将吡罗昔康的苯环替换为噻吩或2-氯噻吩得到替诺昔康和氯诺昔康，均为长效抗炎药物。

吡罗昔康（Piroxicam）

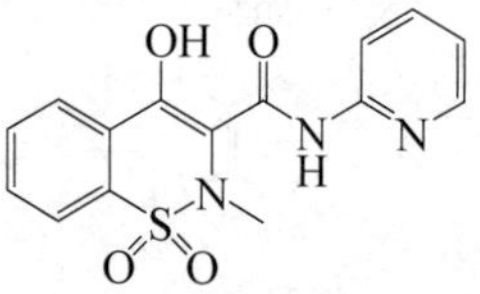

▲2-甲基-4-羟基-N-(2-吡啶基)-2H-1,2-苯并噻嗪-3-甲酰胺-1,1-二氧化物

▲2-Methyl-4-hydroxy-N-(2-pyridinyl)-2H-1,2-benzothiazine-3-carboxamide-1,1-dioxide

本品为类白色至黄绿色结晶性粉末；易溶于氯仿，难溶于水，微溶于乙醇和乙醚，略溶于碱，溶于酸；m.p. 198～202℃，pK_a为6.3。

吡罗昔康口服后快速吸收，约2h后血药浓度达到峰值，其与血浆蛋白结合力较强，血浆半衰期为38h，可一天给药一次。食物对吡罗昔康的生物利用度没有影响，但在低剂量时会影响其血药浓度，高剂量时则无明显影响。

本品在不同种属之中的代谢有较大的差异，在人、鼠、犬及恒河猴中的代谢途径比较相似。人体中的代谢只有约 5%的药物以原形排出体外，主要代谢产物是吡啶环羟基化后与葡萄糖醛酸结合的产物，还可发生酰胺键水解、脱羧等代谢，得到少量糖精（图 9-9）。不同的昔康类药物具有不同的代谢过程，如舒多昔康，主要是噻唑环经羟基化然后开环。

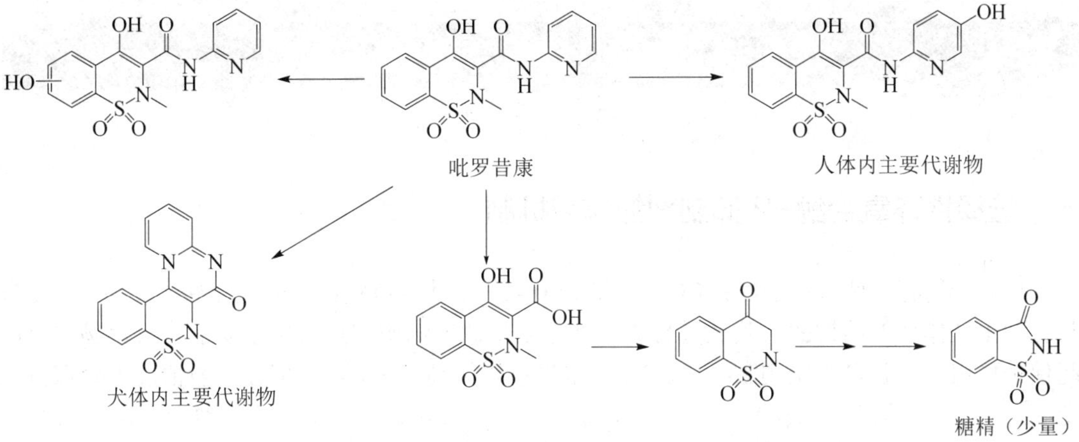

图 9-9　吡罗昔康的代谢途径

本品的合成为糖精钠与 α-氯代乙酸乙酯反应得到 N-乙氧羰基甲基糖精，然后经 Gabriel-Colman 重排反应扩环后，再依次经硫酸二甲酯甲基化及与 2-氨基吡啶缩合制得吡罗昔康。

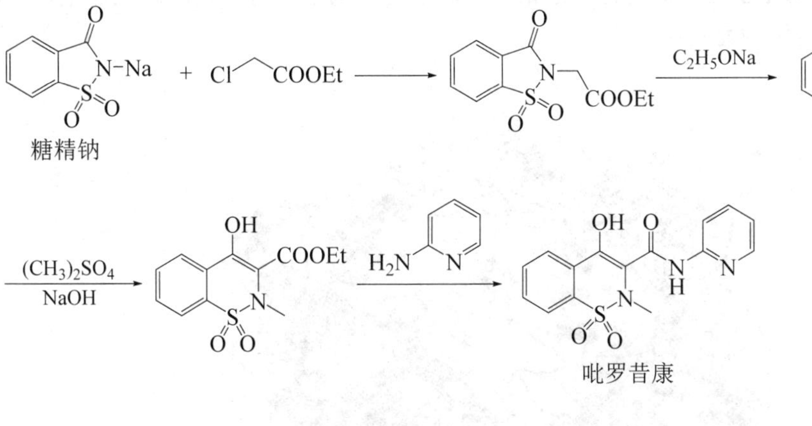

美洛昔康（Meloxicam）

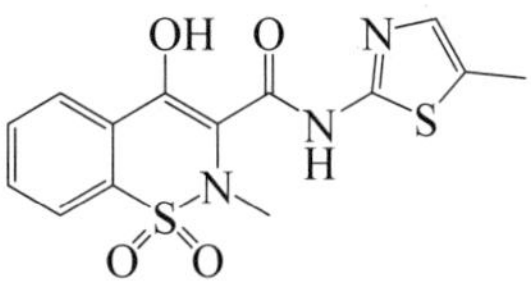

▲2-甲基-4-羟基-N-(5-甲基-2-噻唑基)-2H-1,2-苯并噻嗪-3-甲酰胺-1,1-二氧化物

▲2-Methyl-4-hydroxy-N-(5-methyl-2-thiazolyl)-2H-1,2-benzothiazine-3-carboxamide-1,1-dioxide

本品为微黄色至淡黄色或微黄绿色至淡黄绿色的结晶性粉末；几乎不溶于水，极微溶于甲醇或乙醇，微溶于丙酮，溶于 DMF。

第九章　非甾体抗炎药

美洛昔康经口服后可以很快被吸收，与血浆蛋白具有较高的结合力。体内主要在肝中被 CYP2C 和 CYP3A4 酶系代谢。本品的合成与吡罗昔康类似，同样以糖精钠为起始原料，区别在于最后一步反应用 2-氨基-5-甲基噻唑代替 2-氨基吡啶制得美洛昔康。

第四节　选择性环氧合酶-2 抑制剂

一、选择性环氧合酶-2 抑制剂的作用机制

环氧合酶存在两种同工酶：COX-1 和 COX-2。其中 COX-1 存在于大多数组织中，是参与正常生理作用的结构酶，其通过合成前列腺素来调节细胞的正常生理功能，对胃肠道黏膜起保护作用；尽管在介质刺激下，COX-1 水平可以提高 2~4 倍，但在一般情况下会保持稳定。**COX-2** 是一种诱导酶，在正常生理状态下，体内大多数组织中检测不到 **COX-2**，而在炎症因子的诱导下在炎症细胞中大量表达，继而促使各种前列腺素（**PGE$_1$、PGE$_2$、PGI$_2$** 等）的合成，并介导疼痛、炎症、发热等反应和组织损伤。

X-射线晶体衍射研究表明，COX 以同源二聚体的形式存在（图 9-10），COX-1 和 COX-2 分别由位于不同染色体上的独立基因编码，二者在序列长度上极为相似，分子量介于 70~74kDa。COX-1 和 COX-2 在形状上有一定相似性，空间结构中均有一长的疏水通道，可以让花生四烯酸进入并转化为前列腺素。

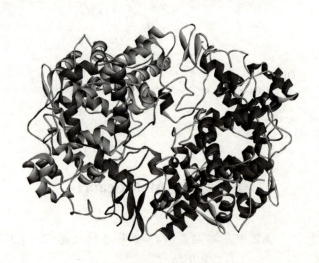

图 9-10　环氧合酶的晶体结构

COX-1 和 COX-2 的主要区别为：①COX-2 在 N 端较 COX-1 少一段含 17 个氨基酸残基的片段，而在 C 端较 COX-1 多一段含 18 个氨基酸残基的片段；②在通道一侧的 523 位残基 COX-1 和 COX-2 分别为异亮氨酸和缬氨酸，由于缬氨酸的结构相对较小，故在 COX-2 通道上形成额外空隙，能与相对较大的底物结合；③在通道开口处的 513 位残基，COX-1 为组氨

酸、COX-2 为柔性更好的精氨酸，使得底物与 COX-2 结合更容易。这些蛋白结构上的差异对 COX-2 选择性抑制剂的设计具有重要的指导意义。

二、选择性环氧合酶-2 抑制剂的发展

已上市的 COX-2 选择性抑制剂主要为二苯基取代杂环类，也是研究比较多的一类药物。这类抑制剂具有以下结构特征：在芳杂环或不饱和脂肪环的邻位连接有两个苯环，类似于顺式二苯乙烯结构；其中一个苯环的对位连接甲磺酰基或氨磺酰基，这是选择性抑制剂必需的药效团。进一步通过抑制剂与 COX-2 的蛋白共晶结构研究表明，甲磺酰基或氨磺酰基可以作用于 COX-2 通道上由缬氨酸 523（Val523）所形成的侧袋。

塞来昔布（Celecoxib）为首个上市的选择性 COX-2 抑制剂，临床上主要用于骨关节炎和风湿性关节炎的治疗，其对 COX-2 的抑制作用是 COX-1 的 400 倍。其经口服后在胃肠道可以很快被吸收，约 3h 后血药浓度达到峰值。

塞来昔布（Celecoxib）

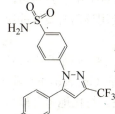

▲4-[5-(4-甲基苯基)-3-(三氟甲基)吡唑-1-基]-苯磺酰胺
▲4-(5-(4-Methylphenyl)-3-(trifluoromethyl)pyrazol-1-yl)benzene slufonamide

本品为白色或浅黄色粉末；不溶于水，溶解性随碱性的增强而增加，溶于甲醇、乙醇及二甲亚砜等溶剂；m.p. 160～163℃。

塞来昔布的代谢主要为苯环上甲基的氧化代谢，即氧化成醇、羧酸及其葡萄糖醛酸化代谢产物（图 9-11），代谢产物均无活性，经尿液或粪便排出体外，仅有约 3%的药物以原药形式直接排出，清除半衰期为 8～12h。主要在肝中经细胞色素 CYP2C9 代谢。塞来昔布也可以抑制 CYP2D6，因此其可能会改变其他与该酶作用药物的药代动力学性质，从而引起药物-药物相互作用。

图 9-11　塞来昔布的代谢途径

本品的合成是将 4-甲基苯乙酮与三氟乙酸甲酯经 Claisen 酯缩合后，再与盐酸 4-氨磺酰基苯肼盐酸盐环合制得塞来昔布。由于环合时存在两种反应方式，因此会导致副产物生成，经分离纯化制得塞来昔布。

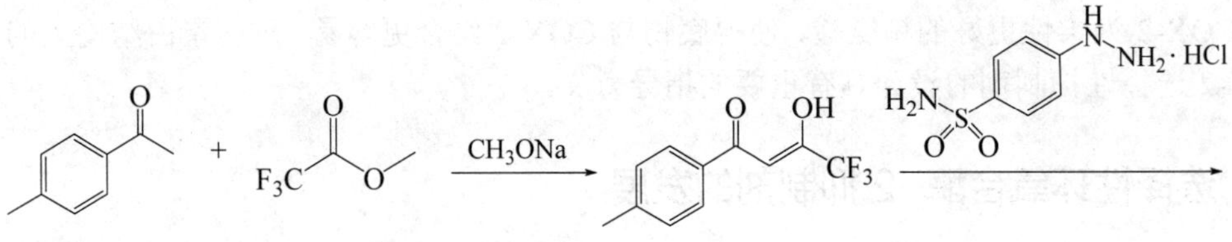

[反应式：4-甲基苯乙酮 + 三氟乙酸甲酯 —CH₃ONa→ 中间体 —对氨基磺酰基苯肼盐酸盐→ 塞来昔布 + 副产物 —分离→ 塞来昔布]

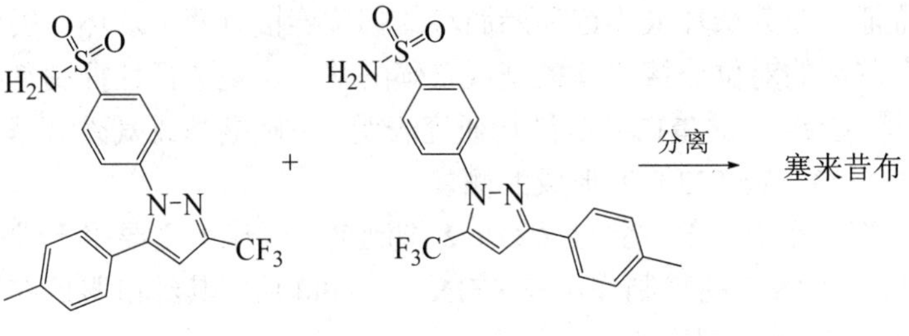

临床应用发现长期使用塞来昔布会增加心血管疾病及中风风险，曾于 2004 年 9 月撤市，直到 2005 年 2 月经美国 FDA 专家顾问委员会讨论、投票表决通过继续使用该药必要性的决议，并再次进入市场。

随后，其他制药公司又开发了第二代 COX-2 选择性抑制剂，其主要包括伐地考昔（Valdecoxib）、帕瑞考昔（Parecoxib）、依托考昔（Etoricoxib）和艾瑞昔布（Imrecoxib）等。伐地考昔在临床应用中出现了之前未曾观察到的严重全身和皮肤过敏反应。将伐地考昔磺酰胺丙酰化且成钠盐后得到其前药帕瑞考昔，可注射给药，并对 COX-2 具有高选择性，临床上主要用于手术后的疼痛治疗。依托考昔是一种选择性 COX-2 抑制剂，适用于治疗骨关节炎急性期和慢性期的症状和体征，也可以治疗急性痛风性关节炎。艾瑞昔布是我国自主研发的一类新药，用于治疗骨关节炎疼痛。

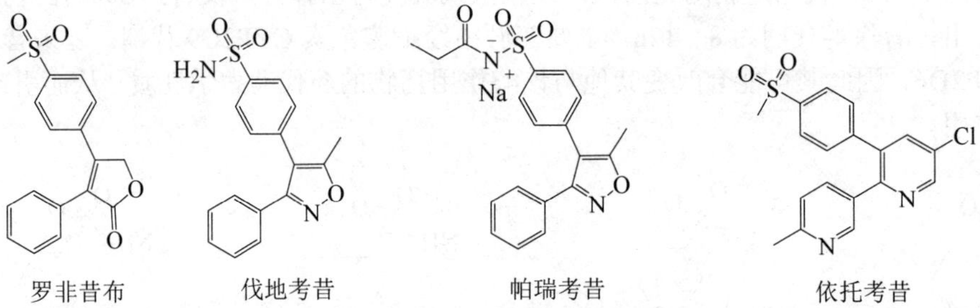

[结构式：罗非昔布、伐地考昔、帕瑞考昔、依托考昔]

艾瑞昔布（Imrecoxib）

[艾瑞昔布结构式]

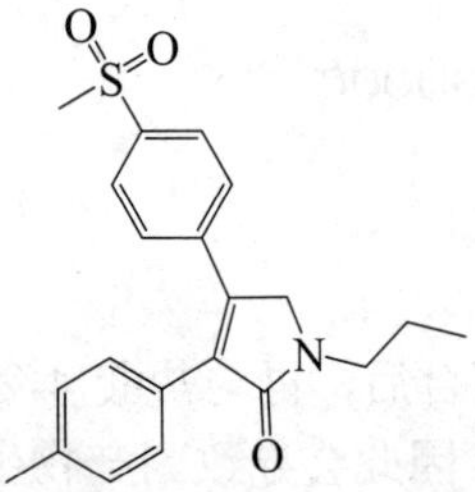

▲4-(4-甲磺酰基苯基)-3-(4-甲基苯基)-1-丙基-2,5-二氢-1*H*-吡咯-2-酮

▲4-(4-Methanesulfonylphenyl)-3-(4-methylphenyl)-1-propyl-2,5-dihydro-1*H*-pyrrol-2-one

本品为白色结晶性粉末；微溶于水，溶于甲醇、乙醇等溶剂；m.p. 181.5~183℃。

郭宗儒团队根据两种 COX 酶在正常和炎症状态下的生理作用，结合非甾体抗炎药引起胃肠道刺激的副作用，认为过度扰乱体内 COX-1 与 COX-2 酶活性的平衡会导致胃肠道或心血管系统的损伤，高选择性 COX-2 抑制剂由于抑制体内前列环素的合成，会造成心血管损伤的不良反应。基于此，**提出了"适度抑制"理念作为研制选择性 COX-2 抑制剂的策略**。在此理论指导下，同时兼顾化合物的理化性质、药代动力学性质以及安全性，最后得到艾瑞昔布（对 COX-1 和 COX-2 的 IC_{50} 值分别为 115nmol/L 和 18nmol/L），2011 年 5 月在我国批准上市，用于缓解骨关节炎的疼痛症状。

艾瑞昔布在人体内主要经 CYP2C9 代谢，苯环上甲基经氧化代谢生成醇、羧酸及其葡萄糖醛酸化代谢产物（图 9-12），代谢产物无活性，经尿液或粪便排出体外。

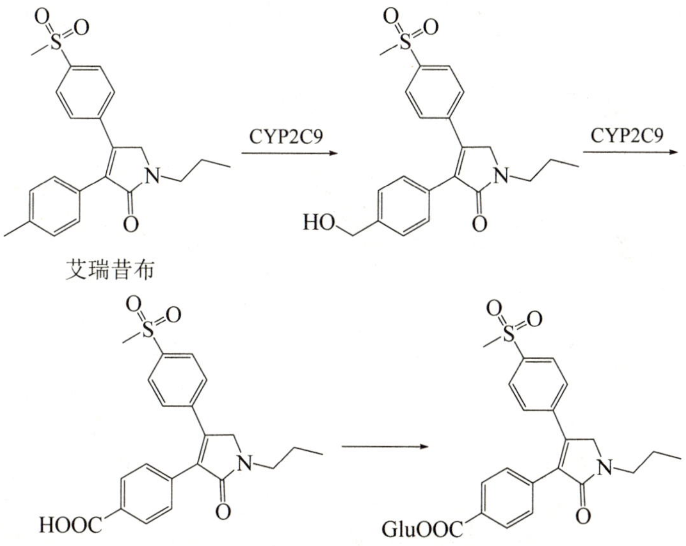

图 9-12　艾瑞昔布的代谢途径

本品的合成是首先将 2-溴-1-(4-甲磺酰基)苯乙酮与对甲基苯乙酰氯在碱性条件下缩合，再经正丙胺氨解制得艾瑞昔布。

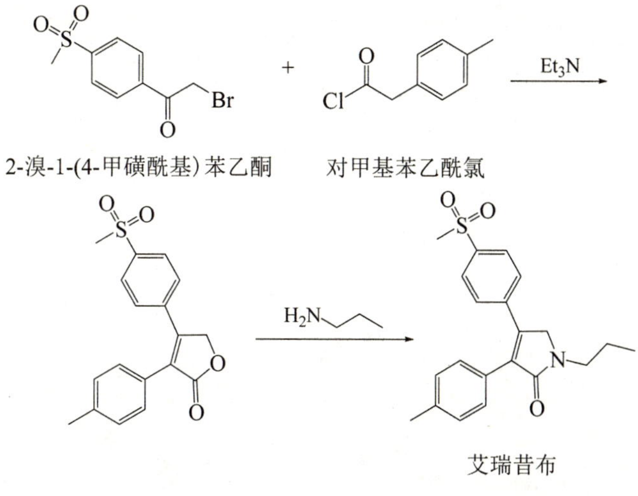

> 思考题

1. 简述对乙酰氨基酚的主要代谢途径，并指出其主要的毒性代谢物以及其解毒药物。
2. 阿司匹林在合成以及储存过程中可能生成的副产物和杂质有哪些？
3. 简述布洛芬的旋光异构体在体内代谢的差异，说明 S-布洛芬临床应用的优点。

第十章
甾体激素类药物

扫码获取资源

学习目标

掌握：雌二醇、睾酮、黄体酮、氢化可的松的结构、化学特征、代谢及用途；炔雌醇、甲睾酮、苯丙酸诺龙、醋酸地塞米松的设计原理、结构、化学特征及用途；己烯雌酚、左炔诺孕酮、米非司酮的结构、化学特征、合成及用途。

熟悉：选择性雌激素受体调节剂氯米芬、他莫昔芬和雷洛昔芬的结构、化学特征及用途；黄体酮类及19-去甲睾酮类孕激素的化学特征和设计思想；醋酸甲地孕酮、炔诺酮的结构、化学特征及用途。

了解：甾体激素的化学结构、作用机制与生物合成；甾体激素的半合成原料及中间体。糖皮质激素和盐皮质激素的主要药理作用；雌激素受体调节剂的概述；抗雄激素药物的研究概述；局部用肾上腺皮质激素、吸入及鼻腔给药的皮质激素、肾上腺皮质激素拮抗剂的研究概述。

甾体激素类药物（Steroid Hormone Drugs）是指分子结构中含有甾体结构的激素类药物，主要包括性激素和肾上腺皮质激素两大类。性激素包括雄激素和蛋白同化激素、雌激素及孕激素等。

第一节 甾体激素的概述

一、甾体激素的化学结构

甾体（Steroids）是自然界中广泛存在的一类天然化学成分。甾体化合物在结构上都具有环戊烷并多氢菲的基本骨架结构，分别命名为 A 环、B 环、C 环和 D 环，通常带有 2 个角甲基和一个含有不同碳原子数的侧链或含氧基团如羟基、羰基等。

甾体结构中有 6 个手性碳原子（C5、C8、C9、C10、C13 和 C14），在天然甾体激素中，A/B、B/C、C/D 环均为全反式稠合构型（图 10-1）。其他甾体激素中，B/C 环也总是反式稠合，C/D 环除强心苷为顺式稠合外，其他均为反式稠合，而 A 环与 B 环之间可以为反式或顺式稠合。

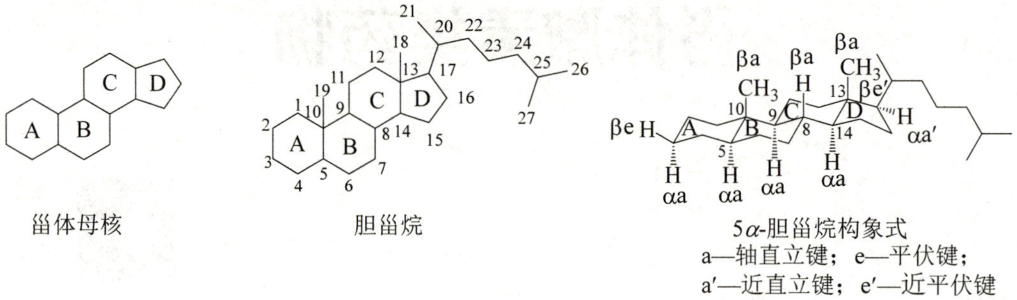

图 10-1　甾体激素的基本结构单元

甾体激素类药物的基本母核包括雌甾烷（Estrane）、雄甾烷（Androstane）和孕甾烷（Pregnane）。区别在于 C10、C13 和 C17 位上的取代基不同：雌甾烷仅具有 C13 甲基取代，雄甾烷具有 C10、C13 二甲基取代，孕甾烷具有 C10、C13 二甲基取代及 C17 乙基取代。

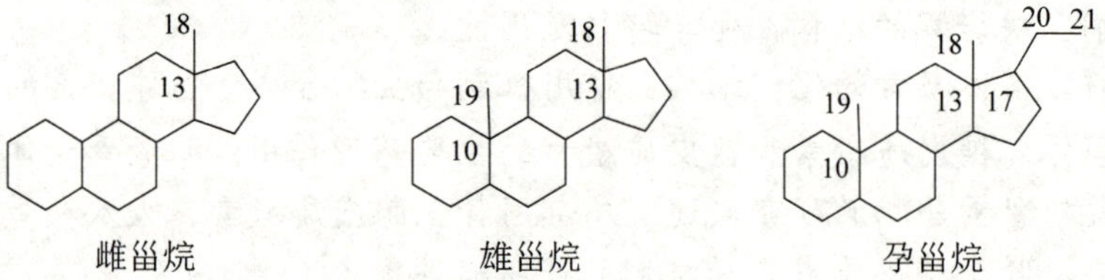

甾体激素类药物的化学命名一般包括母核及取代基。取代基除了表明所在的位置，还需要添加立体构型的表述。例如，"α"表示取代基在甾环平面下，相应的键画成虚线，而"β"表示在平面之上，相应的键画成实线；"a"代表直立键，"e"代表平伏键；此外，常用"Δ"表示环上的双键，并上标数字表示双键的位置（如 Δ^3 表示甾体 3,4 位的双键）。

二、甾体激素的作用机制与生物合成

甾体激素在体内表达的浓度极低，通常为 0.1~1.0nmol/L，对敏感组织具有很强的生理作用。甾体激素通过形成甾体-受体复合物作用于靶细胞来调节基因表达和蛋白质的生物合成。亲脂的甾体激素进入血液后，大部分与血浆蛋白可逆性结合。游离的甾体激素经扩散透过细胞膜进入细胞，一部分在细胞质中与激素受体结合成复合物，另一部分进入细胞核与细胞核内受体结合成复合物，而在细胞质内形成的激素-受体复合物也会进入细胞核。在细胞核内，甾体-受体复合物聚合成二聚体并与 DNA 上特定的核苷酸序列相互作用引发 DNA 序列的转录、诱导 mRNA 的合成，mRNA 水平的提升导致内质网特异蛋白的增加，从而产生激素效应。

胆固醇是甾体激素生物合成的主要前体，两性的性腺分别合成性激素，肾上腺的皮质部分既合成肾上腺皮质激素，也合成少量的性激素。甾体激素的生物合成途径如图 10-2 所示。

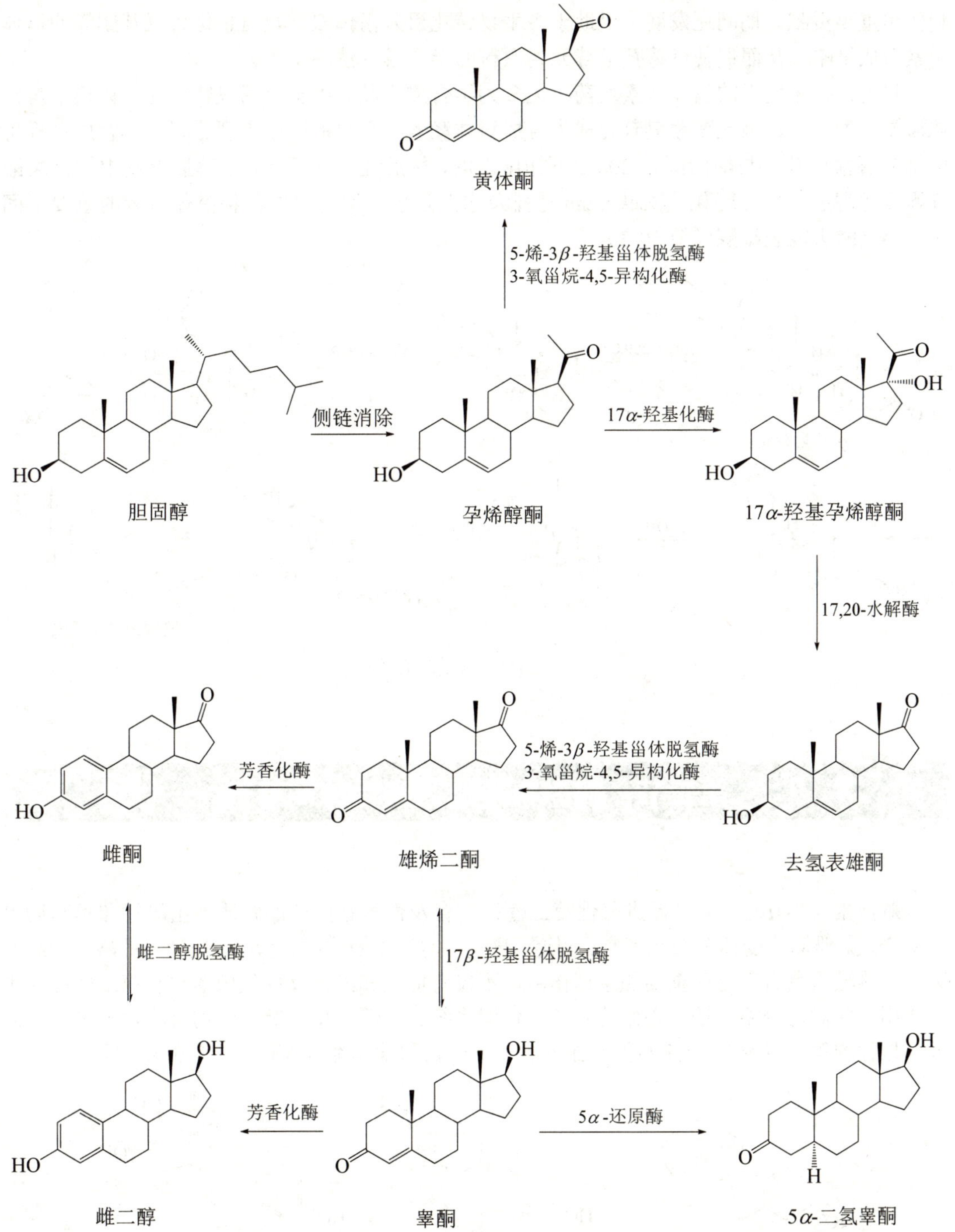

图 10-2 甾体激素的生物合成途径

三、甾体激素的合成

1940 年,发现以薯蓣皂苷元(Diosgenin)为原料可半合成多种甾体激素类药物,极大地促进了甾体激素类药物的发展。20 世纪 50~60 年代,甾体避孕药研发成功,为人类生育控制作出重要贡献。期间还发展了借助于微生物转化引入甾体双键及 11 位含氧基团等的甾体激素合成策略,从而促使以薯蓣皂苷元为原料的半合成方法趋于完善。

目前,临床使用的甾体激素类药物大多为半合成产品。由于薯蓣皂苷元的立体构型与甾体激素构型一致,因此薯蓣皂苷元成为合成甾体激素类药物的一个重要原料。其合成过程可概括为薯蓣皂苷元与醋酸酐在 200℃下加压裂解,然后经氧化开环、水解后得到中间体醋酸妊娠双烯醇酮,再经肟化、Beckmann 重排及水解反应,得到合成各种甾体激素的重要中间体——醋酸去氢表雄酮(图 10-3)。

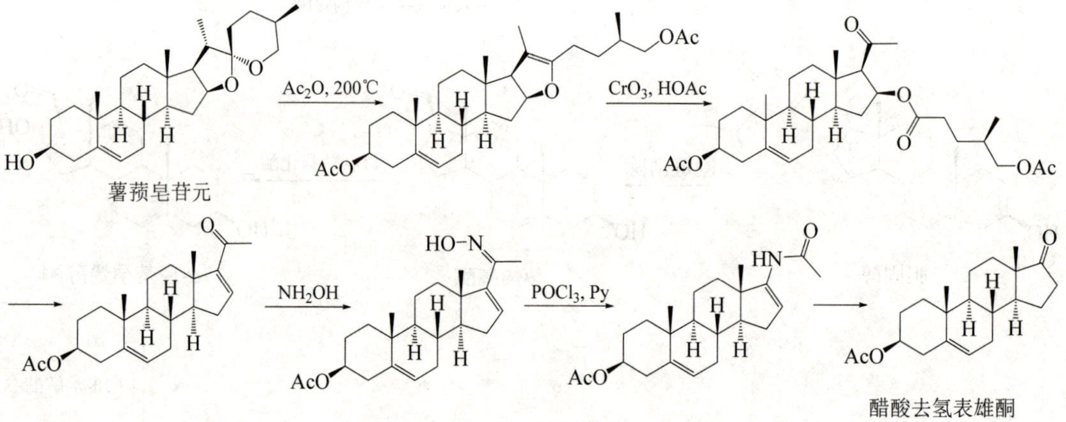

图 10-3　甾体激素的半合成途径

第二节　雌激素及雌激素受体调节剂

雌激素(Estrogen)**是促进雌性第二性征发育及性器官成熟的物质,由雌性卵巢和胎盘分泌产生。**雌激素受体分布在子宫、阴道、乳房、盆腔以及皮肤、膀胱、尿道、骨骼和大脑。因此,雌激素具有广泛而重要的生理作用,不仅有促进和维持女性生殖器官和第二性征的生理作用,并对内分泌系统、心血管系统、代谢系统、骨骼、皮肤等方面均有明显的影响。此外,雄性的睾丸以及雌/雄性的肾上腺皮质、下丘脑和垂体都可以合成少量的雌激素。

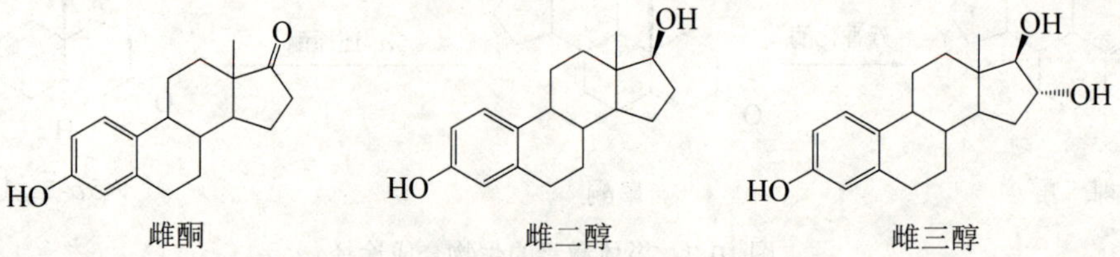

雌酮　　　　　雌二醇　　　　　雌三醇

一、甾体雌激素与非甾体雌激素

1. 雌酮、雌二醇和雌三醇

20 世纪 30 年代，先后从孕妇尿液中分离出雌酮（Estrone）、雌二醇（Estradiol）和雌三醇（Estriol）的结晶纯品。进一步的研究发现雌酮与雌二醇为内源性雌激素，直接从卵巢分泌。雌二醇是最强效的内源性雌激素，口服给药后，雌二醇在肠道内迅速发生结合反应，并在肝脏中发生氧化代谢，因此其口服生物利用度差，主要代谢产物为 2-羟基雌二醇，并主要与硫酸或葡萄糖醛酸形成结合物排出体外。

胆固醇是甾体激素生物合成的主要前体。当组织受到促性腺激素刺激时，胆固醇可以转化为雌激素、黄体酮和雄激素。在卵巢中，促卵泡激素（FSH）主要作用于排卵期卵泡，刺激雌激素的生物合成。

内源性雌酮与雌二醇可在雌二醇脱氢酶的作用下相互转化。雌二醇和雌酮均由雌二醇脱氢酶（CYP450 酶）和 16α-羟化酶转化为雌三醇，其在尿液中主要以葡萄糖醛酸化的形式存在[见图 10-4（a）]。由于首过代谢，天然雌激素口服生物利用度很低。雌激素经雌激素 2/4-羟化酶（CYP3A3）代谢后生成 2-羟基雌激素和 4-羟基雌激素，二者在体内很不稳定，迅速转换为 2-甲氧基雌激素和 4-甲氧基雌激素以及它们的葡萄糖醛酸、硫酸及谷胱甘肽结合物[见图 10-4（b）]。雌酮与雌二醇主要由肝脏代谢，大部分以水溶性的葡萄糖醛酸苷和硫酸酯结合物形式排出，硫酸化和再次硫酸化可造成雌激素药物的蓄积。

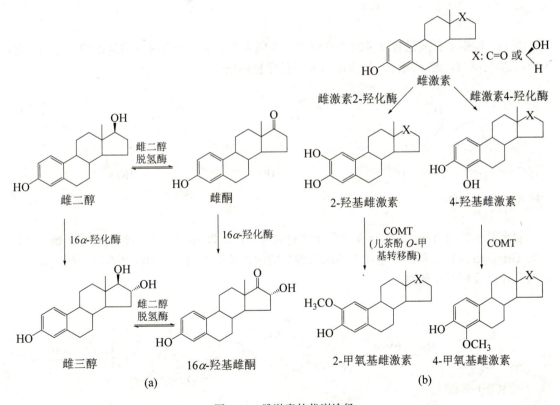

图 10-4 雌激素的代谢途径

第十章 甾体激素类药物

雌二醇（Estradiol）

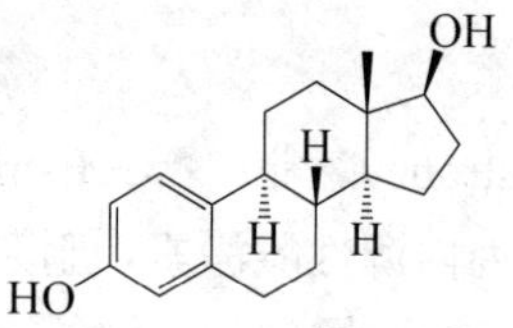

▲雌甾-1,3,5(10)-三烯-3,17β-二醇
▲1,3,5(10)-Estratriene-3,17β-diol

本品为白色或类白色结晶性粉末；不溶于水，微溶于乙醇，溶于二氧六环、丙酮；m.p. 175~180℃；$[\alpha]_D^{25}$= +76.0°~+83.0°（c=1，二氧六环）。

雌二醇吸收后在肠道中可被微生物破坏，且在肝脏中被快速代谢失活，因此口服无效，临床主要采用经皮肤、黏膜、肌肉和腔道等途径给药，可制成透皮贴剂或栓剂以局部释放雌二醇。雌二醇表现出高蛋白结合率，特别是与性激素球蛋白或白蛋白的结合，雌激素可以诱导钙蛋白的合成。

本品的合成可由雌酮经还原制得。

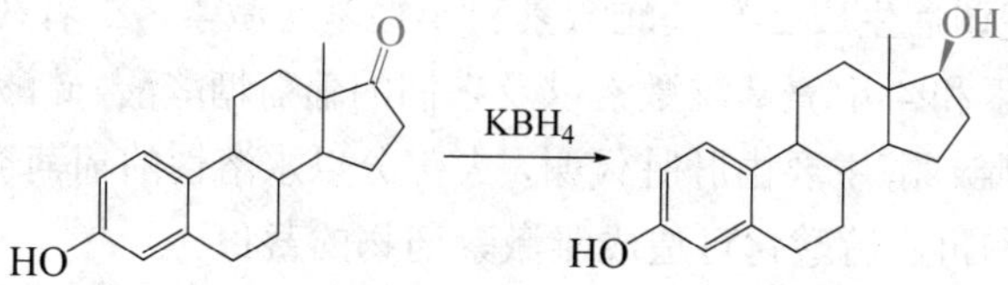

雌酮 —KBH₄→ 雌二醇

目前，雌酮的合成已有改进的半合成或全合成生产方案。半合成方法是以雄甾-1,4-二烯-3,17-二酮为原料，经缩酮化、芳构化和水解反应制得雌酮。

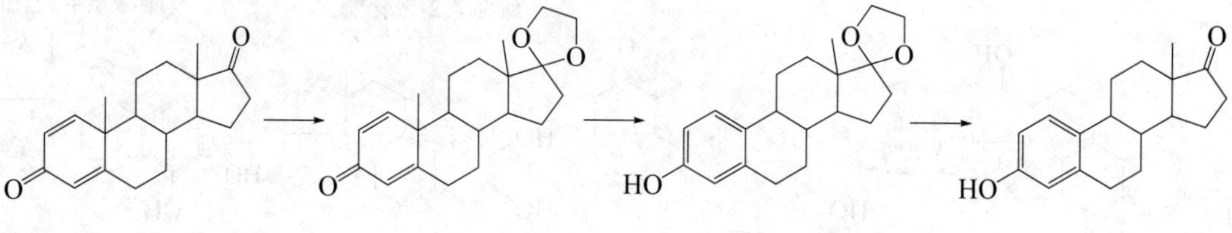

雄甾-1,4-二烯-3,17-二酮 → → → 雌酮

目前基本采用 Torgov 全合成法进行雌酮的合成，即以 6-甲氧基-1-萘满酮为起始原料，先经 Grignard 反应、与 2-甲基-1,3-环戊二酮加成制得关键中间体，再经环合、催化氢化、氧化及脱甲基反应制得雌酮。

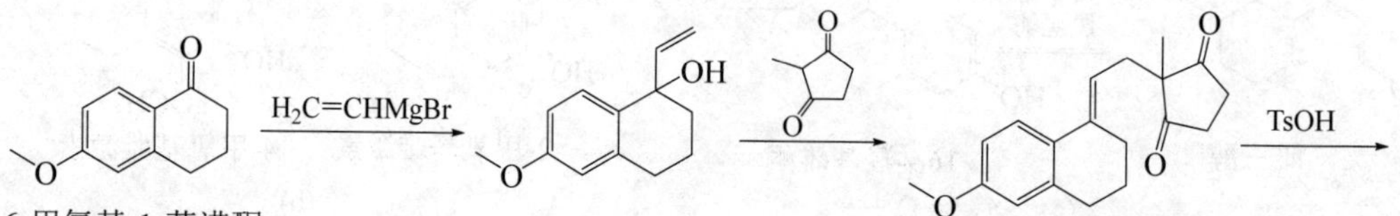

6-甲氧基-1-萘满酮 —H₂C=CHMgBr→ → —TsOH→

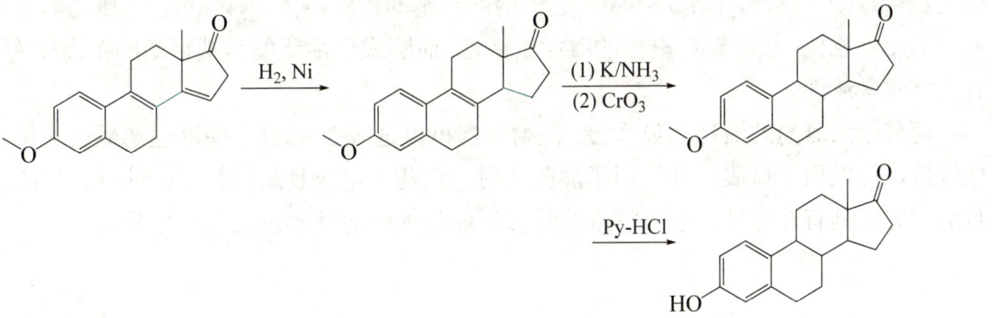

雌酮

2. 炔雌醇、炔雌醚和雌二醇酯

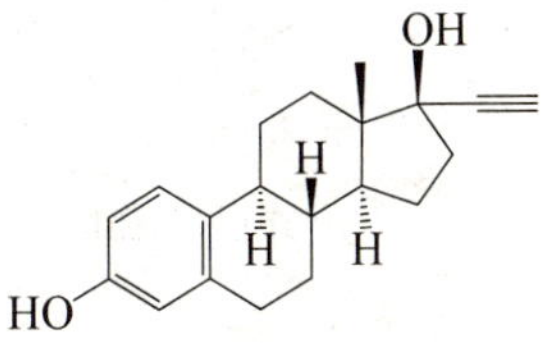

炔雌醇 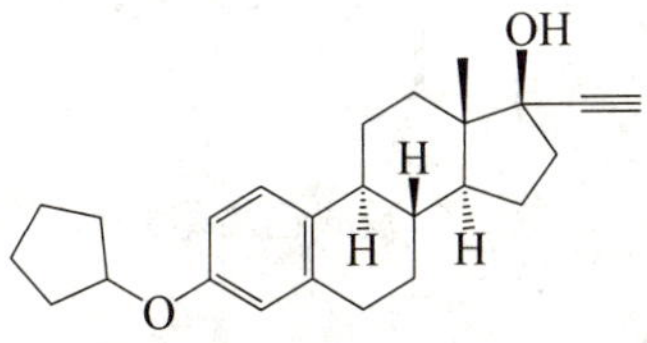　　　　　炔雌醚 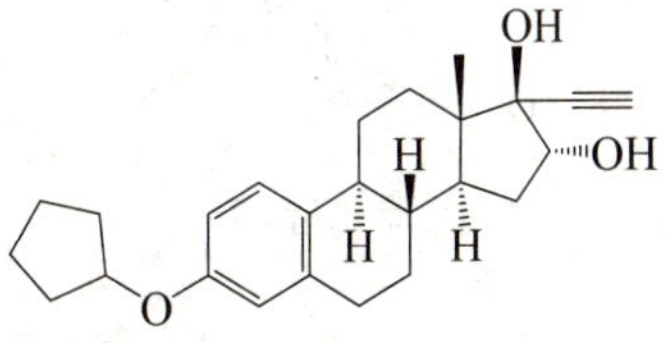　　　　　尼尔雌醇

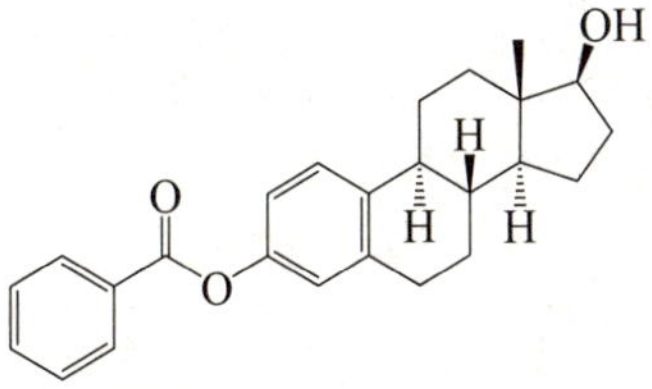

雌二醇苯甲酸酯 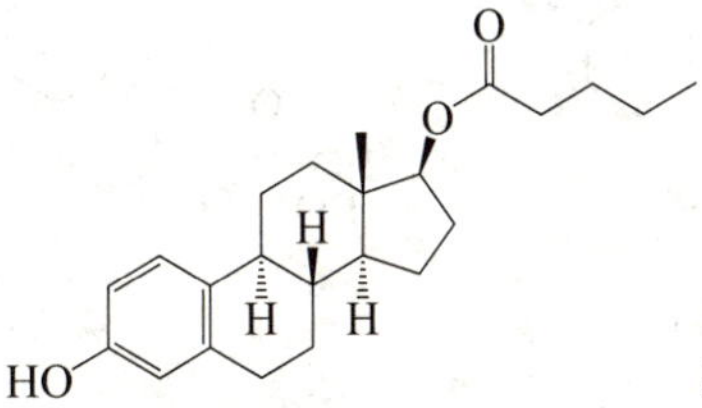　　戊酸雌二醇 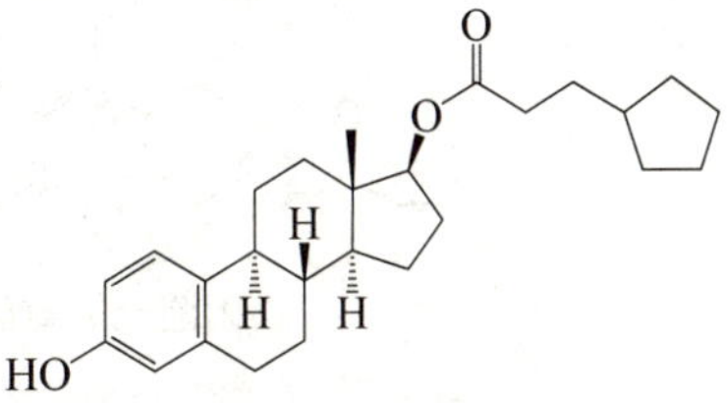　　　环戊基丙酸雌二醇

雌二醇的活性较高，在 $10^{-10} \sim 10^{-8}$ mol/L 浓度下即可产生生理作用，因此其结构改造主要考虑衍生物的代谢稳定性，以获得药效持久、作用专一或副作用少的药物。雌二醇在肝脏中被 17β-羟基脱氢酶迅速氧化失活生成雌酮，因此将雌二醇的 17 位乙炔化得到炔雌醇（Ethynyl Estradiol）。由于乙炔基的引入，避免了 17β-羟基的氧化代谢，并阻碍了 17β-羟基与硫酸的结合，代谢稳定性显著提升。炔雌醇口服有效，其活性是雌二醇的 15～20 倍。

将炔雌醇 3 位酚羟基转化为环戊醚，得到炔雌醚（Quinestrol），其稳定性进一步提升。由于五元脂肪环的引入，增加了在脂肪球中的溶解度，经口服后可以储存在体内脂肪中，然后缓慢释放、代谢为炔雌醇而发挥药效，其药效可以维持一个月以上。此外，尼尔雌醇（Nilestriol）为乙炔雌三醇的环戊醚衍生物，口服且长效。

当患者需要长期雌激素治疗时，一般优先考虑雌二醇和雌激素的酯类化合物（雌二醇酯）。目前用于临床的有 17β-戊酸酯（戊酸雌二醇）和 17β-环戊基丙酸酯（环戊基丙酸雌二醇）。这些酯均为前药，经肌内注射给药后在体内缓慢水解，其中戊酸雌二醇的作用时间为 14～21 天，环戊基丙酸雌二醇的作用时间为 14～28 天。

在雌激素工业化生产之前，人们倾向于寻找结构简单、制备方便雌激素替代品。经过大量的筛选发现 100 多种非甾体化合物具有雌激素活性，其中最常用的是二苯乙烯类化合物。**反式己烯雌酚（Diethylstilbestrol）分子两端羟基间的距离为 1.45nm，与雌二醇结构中两个羟基的距离相同，从而表现出强的雌激素活性**；而顺式己烯雌酚两端羟基的距离仅为 0.72nm，故无雌激素活性。

丙酸己烯雌酚的油针剂吸收慢，注射一次可以延效 2～3 天；磷酸己烯雌酚成钠盐后水溶性较好，可以用于口服，亦可用于静脉注射，该药作用快且耐受性好。此外，磷酸己烯雌酚对前列腺癌具有选择性，进入癌细胞后被磷酸酶水解而释放出己烯雌酚显效。

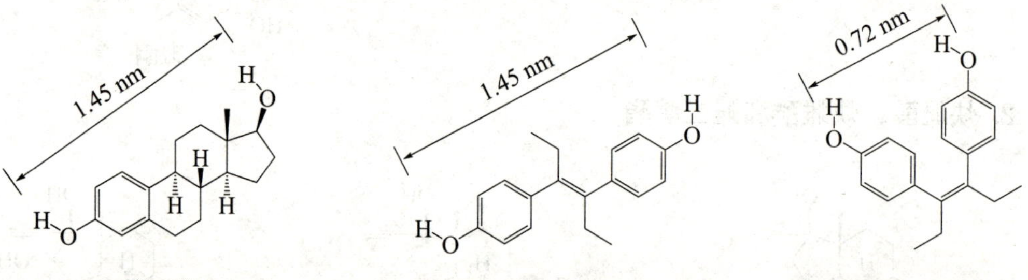

雌二醇　　　　　反式己烯雌酚　　　　　顺式己烯雌酚

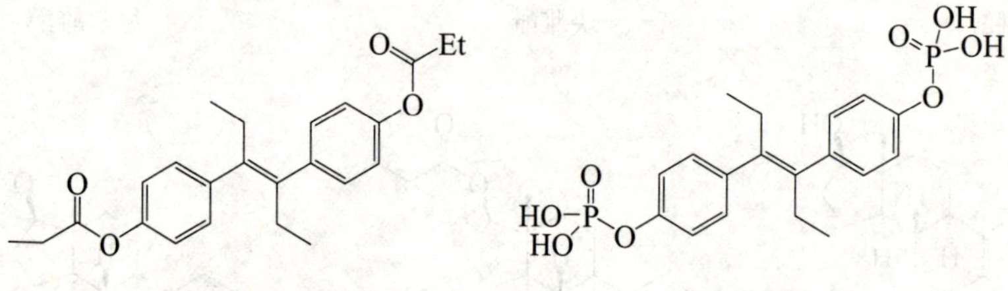

丙酸己烯雌酚　　　　　磷酸己烯雌酚

己烯雌酚（Diethylstilbestrol）

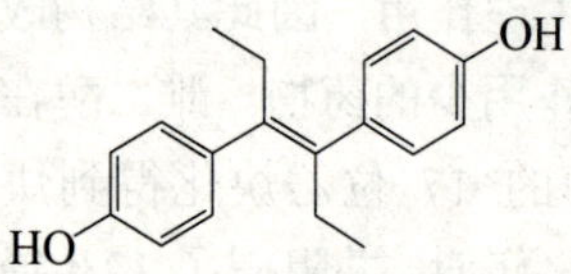

▲4,4'-[(3E)-己-3-烯-3,4-二基]双苯酚
▲4,4'-((3E)-Hex-3-ene-3,4-diyl)diphenol

本品为白色结晶性粉末；不溶于水，溶于乙醇、氯仿、乙醚和脂肪油等溶剂，也溶于稀氢氧化钠溶液；m.p. 169～172℃。

己烯雌酚能产生与天然雌二醇相同的药理作用，且活性更强。本品口服有效，在肝脏中代谢较慢，临床上主要用于雌激素低下症及激素平衡失调引起的功能性出血、闭经，有时作为事后紧急避孕药。

本品的合成是以对甲氧基苯甲醛为起始原料，首先通过安息香缩合反应得到 2-羟基-1,2-二(4-甲氧基苯基)乙酮，然后经还原、烷基化得到 1,2-二(4-甲氧基苯基)丁酮，再经 Grignard 反应、脱水、脱甲基反应制得己烯雌酚。

己烯雌酚

二、雌激素受体调节剂

雌激素受体调节剂主要用于妇女生育过程、更年期等某些疾病的治疗，如雌激素依赖的乳腺癌、骨质疏松等。雌激素受体调节剂一般可以分为三类：选择性雌激素受体调节剂（SERMs）、选择性雌激素受体下调剂（SERDs）和芳构化酶抑制剂。

1. 选择性雌激素受体调节剂

雌激素受体包括 ERα 和 ERβ 两种亚型，二者的结构相似，但分布和作用不同。选择性雌激素受体调节剂一般为人工合成的非激素类衍生物，能特异性结合雌激素受体，对女性体内不同的雌激素靶组织具有选择性调节作用，发挥雌激素样作用。1997 年，科学家首次获得了雌二醇与 ERα 的复合物晶体结构（图 10-5），在此基础上设计并合成了系列新型选择性雌激素受体调节剂，目前已广泛应用于雌激素依赖型乳腺癌和骨质疏松等疾病的治疗。

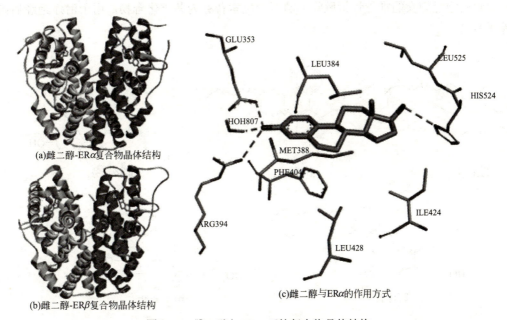

(a) 雌二醇-ERα复合物晶体结构

(b) 雌二醇-ERβ复合物晶体结构

(c) 雌二醇与 ERα 的作用方式

图 10-5　雌二醇与 ERα/β 的复合物晶体结构

目前，依据靶组织和激素内环境的不同，选择性雌激素受体调节剂表现为雌激素激动剂和（或）雌激素拮抗作用，根据化学结构分为：①三苯乙烯类化合物；②苯并噻吩类化合物；③吲哚类化合物。

在二苯乙烯类化合物中再引入苯环得到三苯乙烯类化合物，其雌激素活性很弱，但有明显的抗雌激素活性。 原因可能是二苯乙烯类化合物的双键上引入大位阻的苯环后，产生立体障碍，从而影响其与受体的结合。因此，三苯乙烯类化合物在靶细胞中可竞争性地阻断雌激素与细胞质受体的结合，形成生物活性较低的配体-受体复合物，而不激发雌激素活性。由于干扰了雌激素受体的循环，使细胞质不能及时得到受体的补充，从而表现出抗雌激素作用。

乳腺癌患者可分为雌激素依赖型与非雌激素依赖型两种。其中，雌激素依赖型乳腺癌的癌细胞中存在大量雌激素受体，使用抗雌激素药物治疗疗效显著。 此外，抗雌激素药物能阻断雌激素的负反馈，有促使排卵的作用，可用于不孕症。他莫昔芬（Tamoxifene）和氯米芬（Clomifene）为三苯乙烯类化合物。他莫昔芬对乳腺雌激素受体亲和力较大，主要用于治疗雌激素依赖型乳腺癌，能降低乳腺癌发生率及避免骨质疏松引起的骨折，但长期使用有可能提高子宫内膜癌的发生率。氯米芬对卵巢雌激素受体亲和力较大，主要用于不孕症的治疗，其诱发排卵成功率高达 20%～80%。雷洛昔芬（Raloxifene）和阿佐昔芬（Arzoxifene）均为苯并噻吩类药物。雷洛昔芬是第一个被批准用于预防和治疗女性绝经后骨质疏松症的选择性雌激素受体调节剂，其对骨、脂肪代谢和脑组织具有雌激素激活作用，而对乳腺和子宫则具有雌激素拮抗作用，属于第二代选择性雌激素受体调节剂。阿佐昔芬是第三代选择性雌激素受体调节剂，对乳腺卵巢和子宫内膜的雌激素受体具有强拮抗活性；也可提高患有骨质疏松症的绝经妇女腰椎和髋关节等处的骨质密度，主要用于防治骨质疏松症和预防乳腺癌。巴多昔芬（Bazedoxifene）为吲哚类化合物，其主要适应证是预防和治疗绝经期后骨质疏松，能显著降低骨质疏松绝经妇女的椎骨骨折风险。酒石酸拉索昔芬为萘类化合物，用于治疗绝经后妇女的骨质疏松。

氯米芬

他莫昔芬

雷洛昔芬

阿佐昔芬

巴多昔芬

枸橼酸氯米芬（Clomifene Citrate）

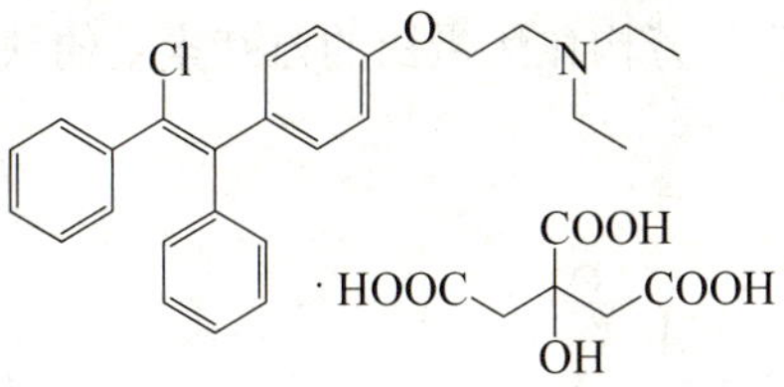

▲ (E,Z)-2-[4-(2-氯-1,2-二苯基乙烯基)苯氧基]-N,N-二乙基乙胺枸橼酸盐

▲ (E,Z)-2-(4-(2-Chloro-1,2-diphenylethenyl)phenoxy)-N,N- diethylethanamine citrate

本品为白色或类白色粉末；在水和氯仿中微溶；氯米芬有两种异构体，其中 Z 型氯米芬（珠氯米芬，Zuclomifene）具有雌激素样活性，而 E 型氯米芬（恩氯米芬，Enclomifene）具有抗雌激素活性。药用氯米芬为两种异构体的混合物，反式异构体占 30%～50%，为部分激动剂。

2. 选择性雌激素受体下调剂

选择性雌激素受体下调剂为一类雌激素完全拮抗剂，能抑制雌激素受体的配体依赖性转激活功能域，完全阻断雌二醇的活性，进而阻断获得性内分泌耐药性乳腺癌的发生。

氟维司群（Fulvestrant）是 7α-烷基化的雌二醇类似物，是选择性雌激素受体下调剂的代表药物，能抑制他莫昔芬耐药性雌激素受体阳性（ER$^+$）乳腺癌细胞生长，用于治疗转移性乳腺癌。氟维司群也可用于在抗雌激素辅助治疗后或治疗过程中复发的，或是在抗雌激素治疗中进展的绝经后雌激素受体阳性的局部晚期或转移性乳腺癌。

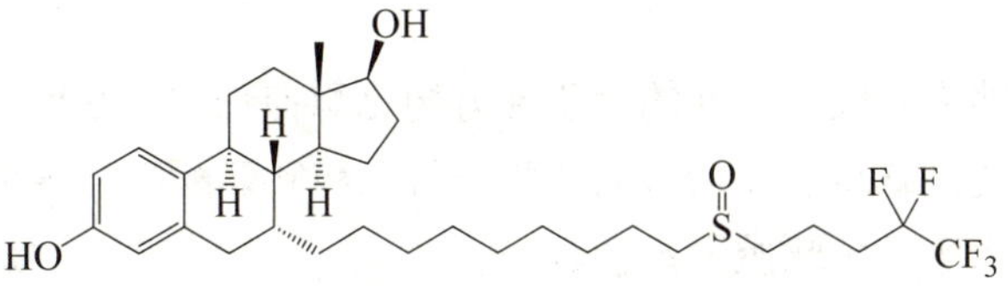

氟维司群

3. 芳构化酶抑制剂

芳构化酶属于 CYP 酶系，可将雄烯二酮和睾酮分别转化为雌酮和雌二醇，是雌激素生物合成的关键酶。芳构化酶抑制剂能特异性导致芳构化酶失活，阻断芳构化反应，抑制雌激素生成，降低血液中雌激素水平，可用于治疗雌激素依赖型疾病如雌激素依赖型乳腺癌。研究表明，有三分之二的乳腺癌是雌激素依赖型的，能在雌激素减少后得以消退。

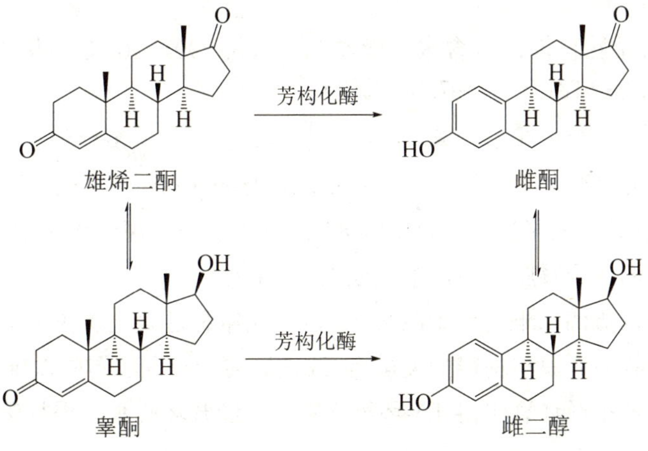

雄烯二酮 →芳构化酶→ 雌酮

睾酮 →芳构化酶→ 雌二醇

芳构化酶抑制剂按结构可以分为甾体和非甾体两类。依西美坦（Exemestane）和福美司坦（Formestane）属于甾体芳构化酶不可逆抑制剂。阿那曲唑（Anastrozole）和来曲唑（Letrozole）属于非甾体芳构化酶抑制剂，二者结构中均含有三唑环，可与芳构化酶蛋白的血红素基的铁原子配位结合而抑制芳构化酶。

依西美坦　　　　　　福美司坦

阿那曲唑　　　　　　来曲唑

阿那曲唑和来曲唑为高度选择性的竞争性芳构化酶抑制剂，在所有组织中均可选择性地抑制睾酮向雌激素转变，减少了血清中的雌酮、雌二醇和雌酮硫酸酯的浓度，但并不影响肾上腺皮质类固醇、醛固酮及甲状腺激素的合成。

福美司坦（Formestane）

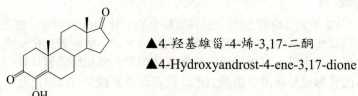

▲4-羟基雄甾-4-烯-3,17-二酮
▲4-Hydroxyandrost-4-ene-3,17-dione

本品为白色结晶性粉末；从含水甲醇结晶，m.p. 199～202℃；从乙酸乙酯结晶，m.p. 203.5～206℃；$[\alpha]_D^{20}=+181.0°$（$c=7.7$，氯仿）。

福美司坦为第一个上市的甾体芳构化酶抑制剂，主要用于治疗绝经后晚期乳腺癌，对前列腺癌也有效。福美司坦为注射剂，单次注射本品 250mg 后 1～2 天达血浆峰浓度，用药 3～4 天后达稳态血药浓度，血浆蛋白结合率为 82%～86%，在肿瘤组织中的浓度比血药浓度高 5 倍。主要在肝脏代谢，经肾脏排泄，半衰期为 5～6 天。

本品的合成是以雄烯二酮为起始原料，在四氧化锇和过氧化氢作用下被氧化成 4α,5α-二羟基雄甾-3,17-二酮，后者脱水制得福美司坦。改进后的合成方法同样以雄烯二酮为起始原料，在碱性过氧化氢溶液中经环氧化得 4,5-环氧化物，再经开环脱水制得福美司坦。

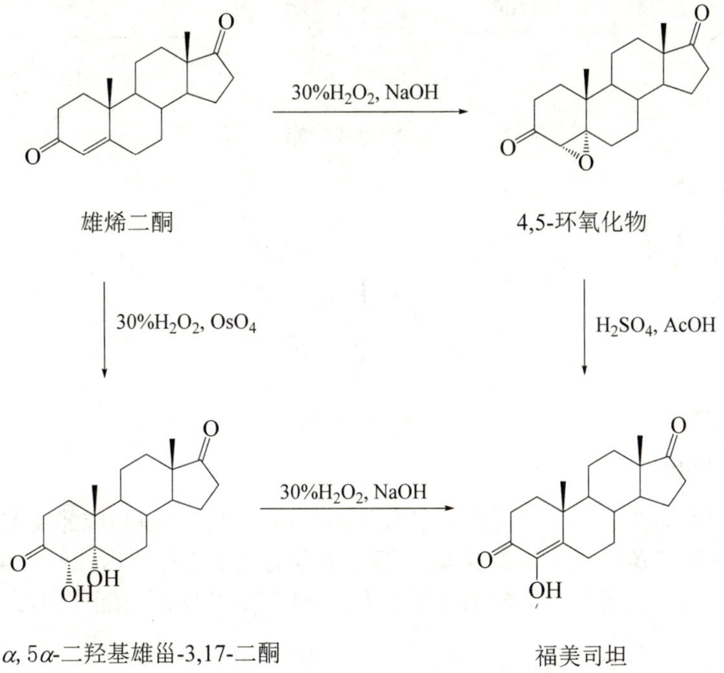

雄烯二酮 → 4,5-环氧化物

4α,5α-二羟基雄甾-3,17-二酮   福美司坦

第三节　雄激素、蛋白同化激素和抗雄激素药物

雄激素是促进雄性及雄性第二性征发育和维持的激素，且具有蛋白同化作用，即促使体内蛋白质的合成代谢作用，使肌肉发达，体重增加。睾酮是主要的雄激素。目前已知的某些睾酮衍生物虽然雄激素作用很弱，却具有较强的蛋白同化作用，被称为蛋白同化激素。

一、雄激素及其作用机制

（一）雄激素

1. 睾酮

睾酮在体内的生物转化过程如下：雄烯二酮经 17β-脱氢酶还原成睾酮，睾酮和雄烯二酮在代谢上可以相互转化。在雄激素的靶组织前列腺中，睾酮被 5α-还原酶转化为二氢睾酮，它是睾酮最强效的内源性代谢物。在卵巢和脂肪组织中，睾酮 19 位甲基由芳香化酶氧化消除，A 环芳香化生成雌二醇。睾酮口服后在肝脏中大部分药物经首过效应代谢失活仅有少量药物到达体循环。

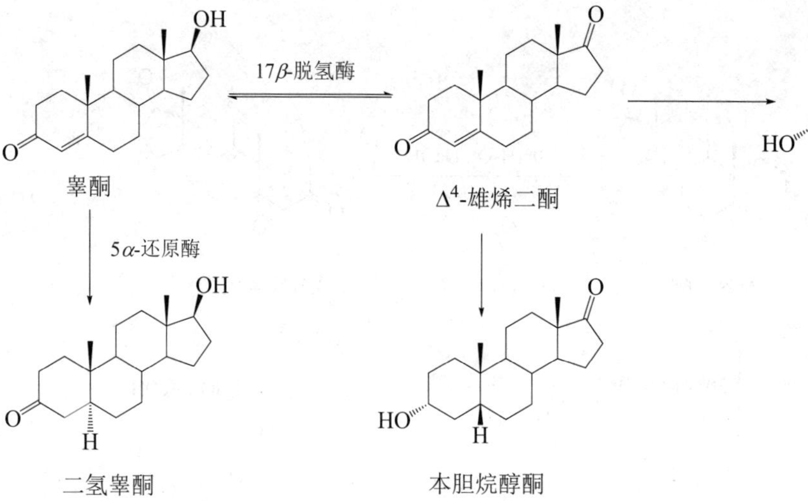

[结构式：睾酮 — 17β-脱氢酶 ⇌ Δ⁴-雄烯二酮 → 雄甾酮]

[结构式：睾酮 —5α-还原酶→ 二氢睾酮；Δ⁴-雄烯二酮 → 本胆烷醇酮]

2. 睾酮衍生物

由于睾酮口服后绝大部分因肝脏首过代谢而失活，故将睾酮制成酯类前药（如17β-丙酸酯，17β-庚酸酯和17β-环戊丙酸酯等），并溶于适合的油中进行肌内注射，再经缓慢的水解释放出睾酮，使作用时间延长。睾酮的17β-庚酸酯和17β-环戊丙酸酯作用可达2～4周。

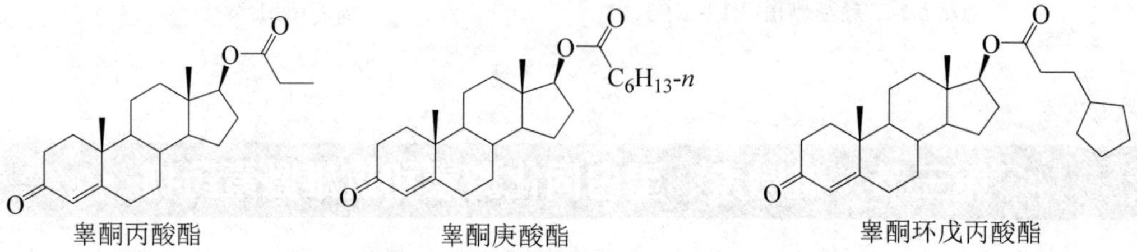

[结构式：睾酮丙酸酯、睾酮庚酸酯、睾酮环戊丙酸酯]

在睾酮的17β位引入取代基可以提升代谢稳定性，如17α-甲基睾酮由于甲基的影响，降低了肝脏氧化代谢速率，其口服吸收快，生物利用度高，半衰期为3h，现作为常用的口服雄激素。每日口服17α-甲基睾酮10～50mg相当于400mg睾酮的口服剂量。但在17α位增加烷基侧链长度时，活性降低，而17α位炔基取代使化合物产生孕激素活性。在17α-甲基睾酮9α位进行氟代后得到氟羟甲睾酮，与17α-甲基睾酮相比，其具有20倍的蛋白同化作用和10倍的雄激素作用，半衰期为9h。

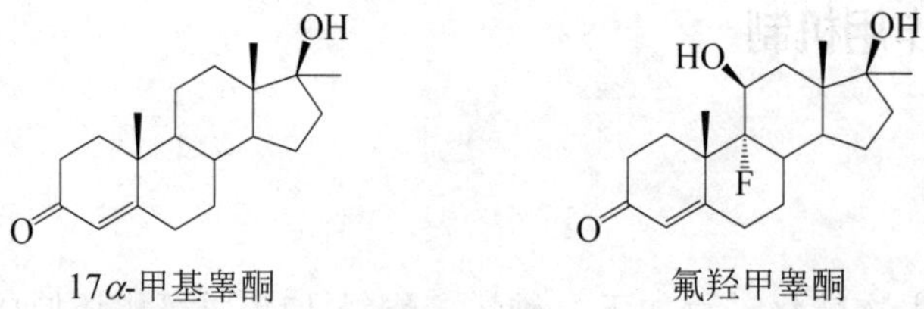

[结构式：17α-甲基睾酮、氟羟甲睾酮]

（二）雄激素的作用机制

雄激素通过形成甾体-受体复合物调控靶细胞的蛋白合成。睾酮在前列腺中首先被5α-还原酶转化为5α-二氢睾酮(DHT)，随后DHT与受体结合并进入前列腺细胞的核区特定区域，DHT-受体复合物与靶细胞的染色体作用并引起mRNA产生增加，进而引起蛋白合成增加，继而刺激细胞的增长和分化。

雄性激素在临床上主要用于内源性雄激素不足患者的替代疗法，如治疗去睾症和类无睾症，恢复和保持雄性第二性征。对妇女而言，雄激素可以用于乳房肿胀、不可手术的乳腺肿瘤、性欲低下及慢性囊性乳腺炎等。作为蛋白同化剂，雄激素可以用于所有患者，以增加成人和儿童的体重，逆转由于外伤和消耗性疾病引起的蛋白丢失。由于雄激素的钙潴留作用，也可用于老年人群的骨质疏松症。但雄激素使用不当会对人体产生诸多副作用，如引起电解质潴留，造成水肿；对妇女可以引起雄性化、面部毛发生长、声音改变、身体肌肉组织发育等。

二、蛋白同化激素

对雄激素化学结构改造可获得多类蛋白同化激素。由于雄激素的结构保守性较强，对睾酮的结构稍加改造（如 **19-去甲基、A 环取代、A 环并环**等）可使雄激素活性降低及蛋白同化作用增强。男性化副作用是该类药物的主要缺点。蛋白同化激素药物按结构可分为四类：睾酮及甲睾酮类、氢睾酮及氢甲睾酮类、19-去甲睾酮类、雄甾杂环与扩环类。

蛋白同化激素同化作用的大小常用两个药理实验指标来进行比较，即**以去势雄大鼠提肛肌重量的增加为同化活性指标（Myotrophic Effect, M）和以前列腺或储精囊增重的总和表示雄激素活性指标（Androgenicity, A）**，两者的比值被称为分化指数。一般将睾酮丙酸酯和 17α-甲基睾酮的分化指数定为 **1.0**，分化指数越大表示同化活性越强。蛋白同化激素中分化指数较大的药物有司坦唑醇（Stanozolol，$M/A = 120$）、乙雌烯醇（Ethylestrenol，$M/A = 15$）、羟甲烯龙（康复龙，Oxymetholone，$M/A = 10.5$）和苯丙酸诺龙（Nandrolone Phenylpropionate，$M/A = 10$）等。

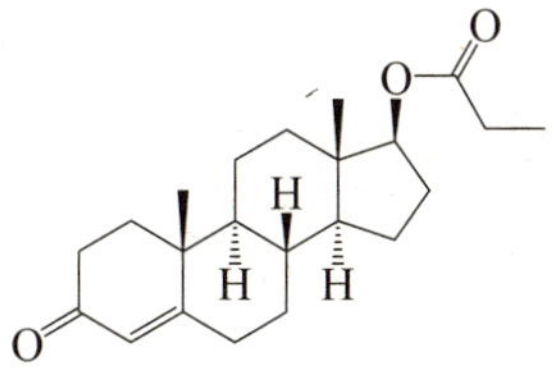

睾酮丙酸酯　　　　　　17α-甲基睾酮 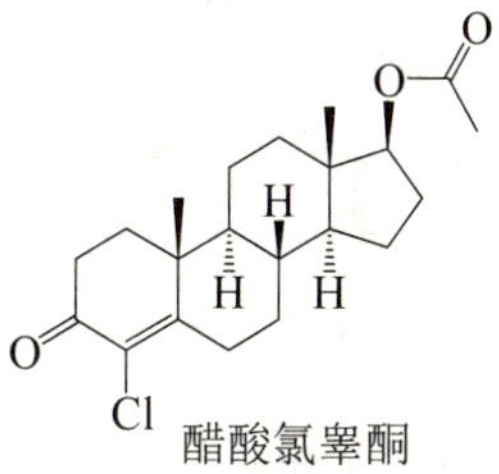　　　　　　醋酸氯睾酮

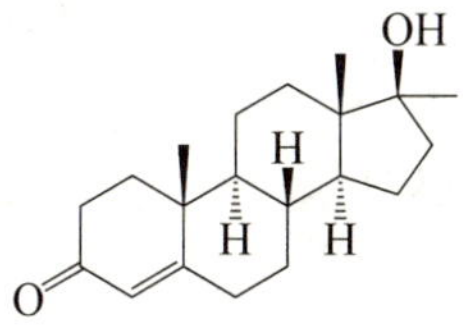

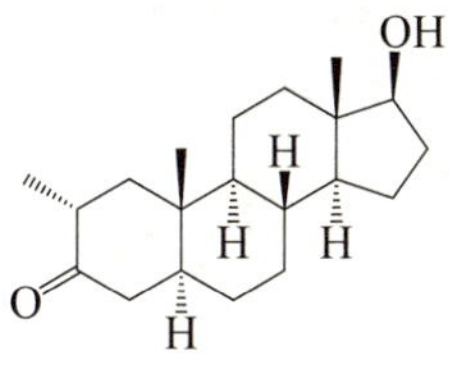

屈他雄酮 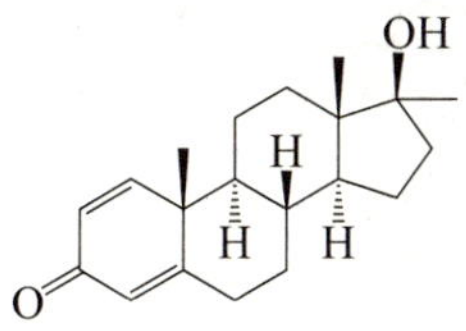　　　　　　美雄酮 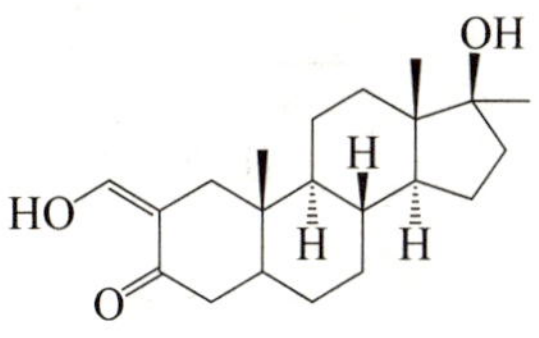　　　　　　羟甲烯龙

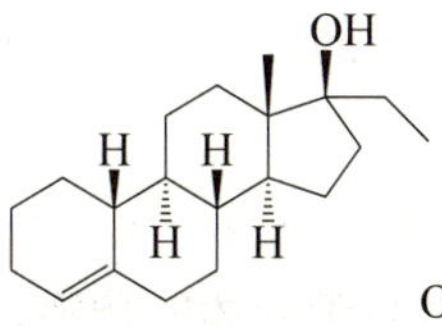

乙雌烯醇 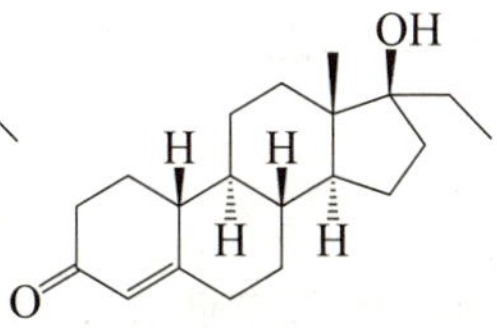　　　　　诺乙雄酮 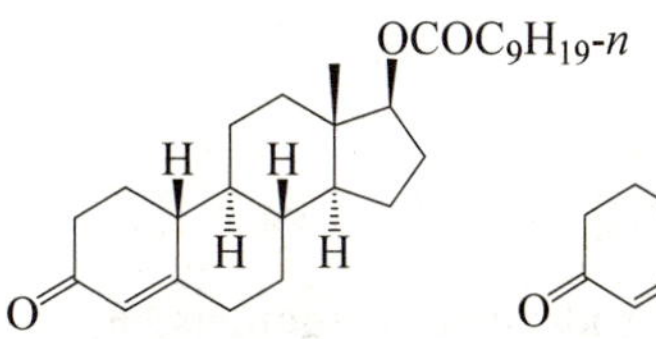　　　　　癸酸诺龙 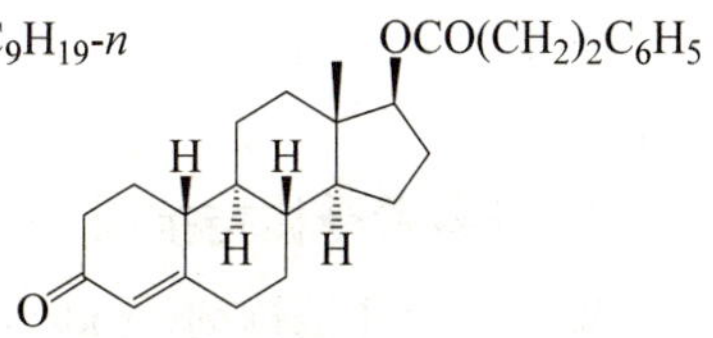　　　　　苯丙酸诺龙

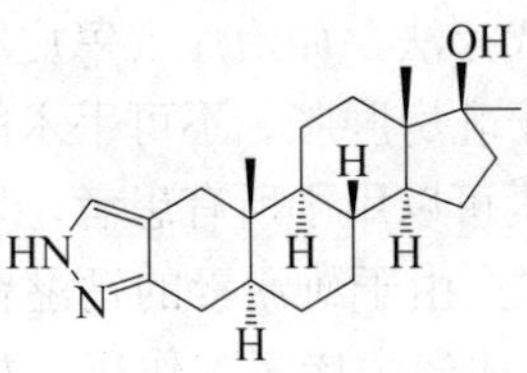

司坦唑醇 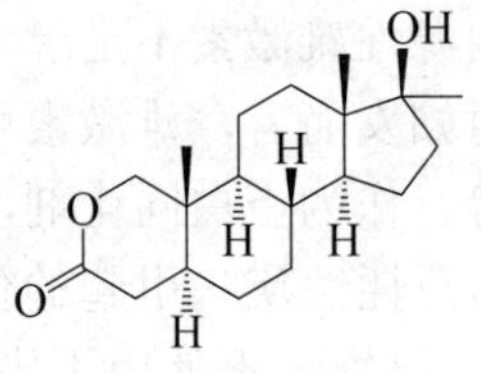　　　　　　　氧甲氢龙 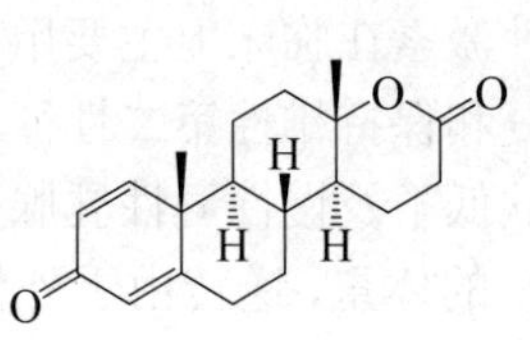　　　　　　　睾内酯

苯丙酸诺龙（Nandrolone Phenylpropionate）

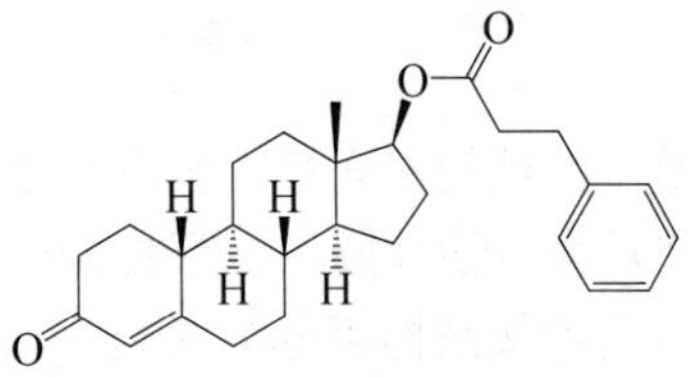

▲17β-羟基雌甾-4-烯-3-酮苯丙酸酯
▲17β-Hydroxyestr-4-en-3-one phenylpropionate

本品为白色或乳白色结晶性粉末，有特殊臭味；不溶于水，溶于乙醇和植物油中；m.p. 93～99℃；$[\alpha]_D^{25}=$ +48.0～+51.0°（$c=1$，二氧六环）。

苯丙酸诺龙是 19-去甲睾酮类同化激素，19-甲基的去除可以减少其雄激素活性而保留其蛋白同化激素活性。其主要副作用是男性化及肝脏毒性。

本品的合成是以雌甾-4-烯-3,17-二酮为起始原料，先将 3 位羰基成缩酮保护（反应中 17-位羰基因邻位甲基的位阻效应而不能成缩酮），然后经硼氢化钾还原得到 17β-羟基衍生物，最后经苯丙酰氯酰化及盐酸脱保护制得苯丙酸诺龙。

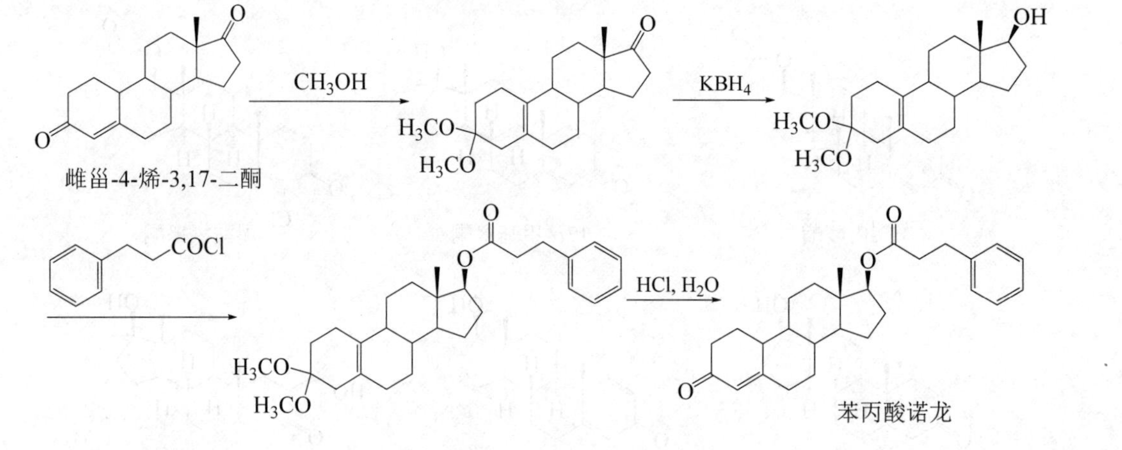

雌甾-4-烯-3,17-二酮

苯丙酸诺龙

三、抗雄激素药物

抗雄激素药物按作用机制分为雄激素受体拮抗剂和抑制雄激素生物合成的 5α-还原酶抑制剂。

1. 雄激素受体拮抗剂

雄激素受体拮抗剂（Androgen Antagonists）是一类能与二氢睾酮竞争雄激素受体的药物，可减少或阻止雄激素对靶组织的作用。临床上常用于治疗痤疮、前列腺增生和前列腺癌。根据雄激素受体拮抗剂的化学结构，可将其分为甾体类和非甾体类。甾体类的代表药物有醋酸环丙孕酮（Cyproterone Acetate）；非甾体类种类较多，如氟他胺（Flutamide）、羟基氟他胺（Hydroxyflutamide，氟他胺代谢产物）、尼鲁米特（Nilutamide）、比卡鲁胺（Bicalutamide）等。因为非甾体类药物抗雄激素的活性较好，不存在甾体类药物的激素样副作用，所以在临床上更为常用。

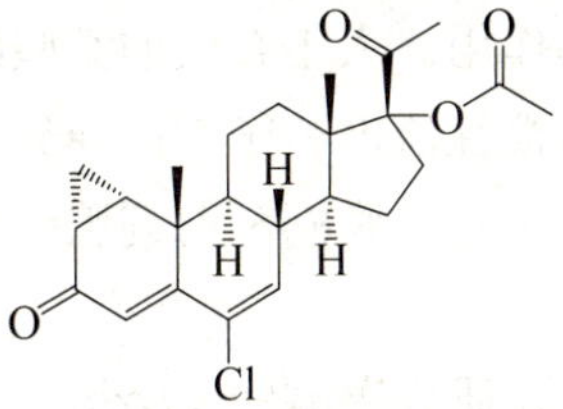

醋酸环丙孕酮 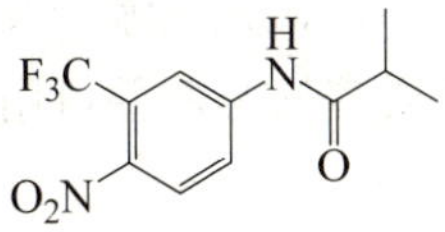　　　　　氟他胺 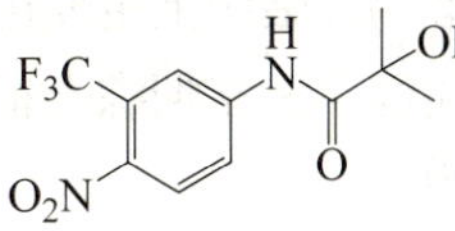　　　　　羟基氟他胺

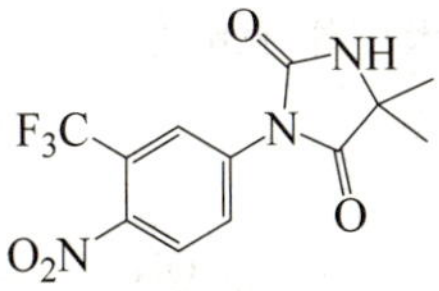

尼鲁米特 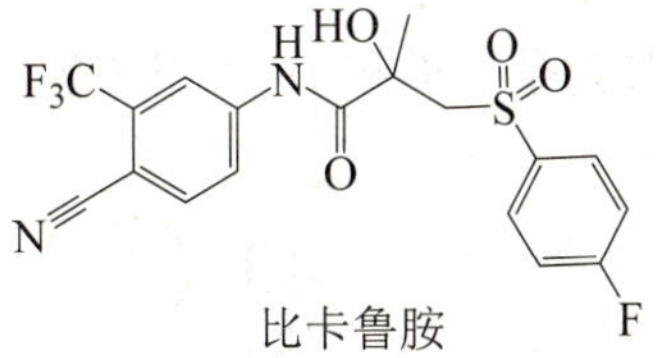　　　　　比卡鲁胺

2. 5α-还原酶抑制剂

5α-还原酶（5α-Reductase）的功能为催化睾酮转化为二氢睾酮，包括Ⅰ型和Ⅱ型两种同工酶，分别主要分布于皮肤和前列腺体。5α-还原酶抑制剂通过抑制 5α-还原酶的活性减少二氢睾酮的生成，用于治疗雄激素依赖性疾病以及良性前列腺增生症。5α-还原酶抑制剂包括甾体和非甾体两类。甾体类 5α-还原酶抑制剂包括非那雄胺（Finasteride）、度他雄胺（Dutasteride）和依立雄胺（Epristeride）。非甾体类 5α-还原酶抑制剂大多是通过去除甾体结构中的一个或多个环，并加以进一步的结构修饰而得到的。

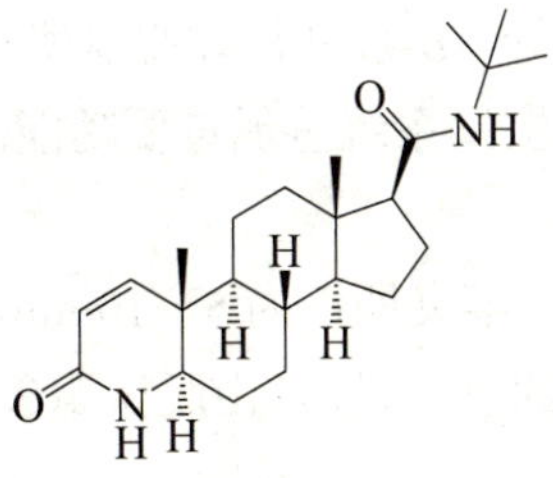

非那雄胺 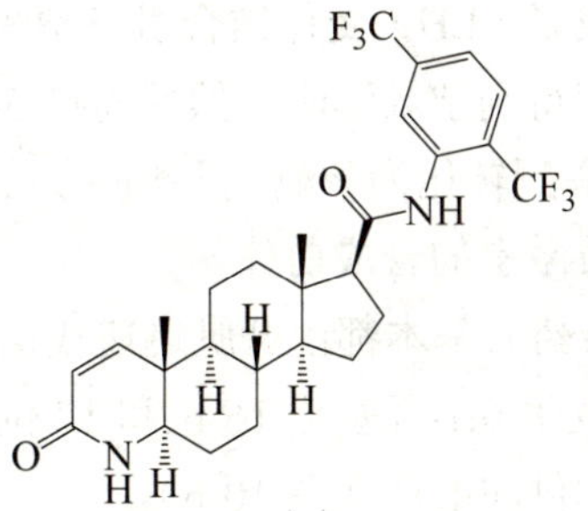　　　　　度他雄胺 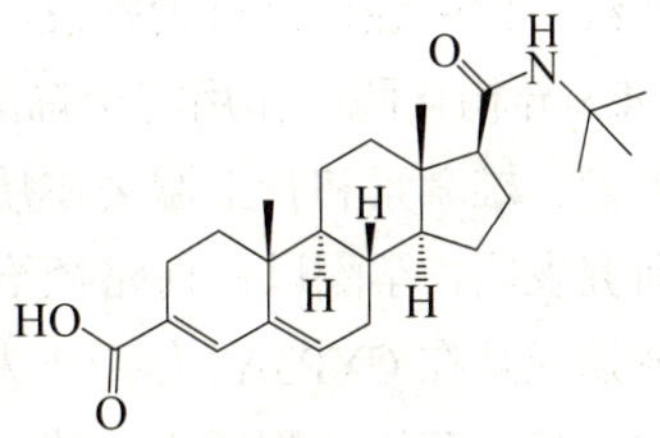　　　　　依立雄胺

第四节　孕激素和抗孕激素药物

孕激素是由卵巢黄体细胞分泌的一种类固醇激素，包括孕酮、17α-羟孕酮、20α-羟孕酮，

其中孕酮（黄体酮，Progesterone）为生物活性最强的天然孕激素，对子宫内膜的分泌转化、蜕膜化、维持月经周期及保持妊娠等均起重要作用，也是女用甾体避孕药的主要成分。

孕激素的生理功能为：①抑制排卵，促使子宫内膜变化，以利于受精卵植入，并降低子宫肌肉兴奋度，保证妊娠的安全进行。②促进乳腺腺泡的生长，为泌乳作准备。③提高体温并使血管和消化道平滑肌松弛。④由于孕激素是雄激素、雌激素、肾上腺皮质激素等生物合成的重要前体，因此其在不同程度上具有上述各类激素的作用。人工合成的某些雌激素和孕激素及其类似物在临床上主要用于不孕症、先兆流产及习惯性流产、子宫内膜异位、功能性子宫出血、闭经、更年期综合征、骨质疏松等，并可用于子宫内膜癌和前列腺癌及癌症化疗时升高白细胞。

由于孕激素独特的作用机制，口服避孕药应运而生。在研究睾酮的 17α 衍生化过程中偶然发现，在睾酮 17α 位引入乙炔基得到炔孕酮（Ethisterone），其雄激素活性减弱，但表现出一定的孕激素活性，且口服有效，据此发现了一类 19-去甲睾酮的孕激素药物。按照化学结构可将孕激素类药物分为孕酮类和 19-去甲睾酮类。

孕酮（黄体酮）　　　　炔孕酮

一、孕酮类孕激素

1. 孕酮

在生殖周期的黄体期，孕酮由卵巢中的黄体分泌和生源合成。黄体化激素、腺垂体前叶糖蛋白激素与细胞表面的黄体生成素（LH）受体结合引发孕酮的生源合成。细胞中游离的胆固醇在线粒体中经过侧链消除反应得到孕烯醇酮，然后通过 5-烯-3β-羟基甾体脱氢酶和 3-氧-甾体-4,5-异构化酶的作用将孕烯醇酮转化为孕酮。孕酮除了在生殖系统呈现重要功能外，还是雌激素、雄激素和肾上腺类皮质激素的合成前体。

研究表明，孕酮以任何路径给药后基本都由肝脏迅速代谢，半衰期仅为 5~10min，其主要代谢途径是在 CYP3A4 作用下发生 6α-羟基化 16 位和 17 位的氧化，以及由脱氢酶参与 20-酮还原为醇。药用孕酮通常以油剂供注射用（图 10-6）。

孕酮具有怀孕期间阻止排卵的能力，可以作为天然避孕剂。然而孕酮口服生物利用度较低，因此往往采用非胃肠道给药。对其进行改造的主要目的是希望得到具有可供口服的避孕药。

2. 孕酮衍生物

根据孕酮代谢失活的主要途径，其结构改造主要是在 6 位及 17 位引入基团。17α-乙酰氧基孕酮口服后有一定的活性，且具有长效作用。对其 6 位进行修饰，可得到长效的口服孕激素，如 6α-甲基衍生物醋酸甲羟孕酮（Medroxyprogesterone Acetate），Δ^6-甲基衍生物醋酸甲地

图 10-6　孕酮的代谢途径

孕酮（Megestrol Acetate）和 Δ^6-氯代衍生物醋酸氯地孕酮（Chlormadinone Acetate），它们的活性分别是炔诺酮的 20 倍、12 倍和 50 倍，是目前最常用的口服避孕药。

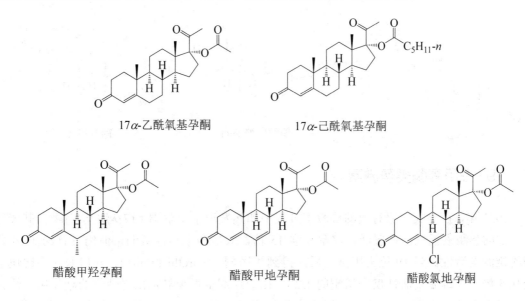

醋酸甲地孕酮（Megestrol Acetate）

▲17α-羟基-6-甲基孕甾-4,6-二烯-3,20-二酮-17-醋酸酯
▲17α-Hydroxy-6-methylpregna-4,6-diene-3,20-dione acetate

本品为白色或浅黄色结晶性粉末，无臭；不溶于水，溶于甲醇、乙醇、苯甲醇、丙酮、乙酸乙酯、乙醚和氯仿等溶剂；m.p. 216~219℃；$[\alpha]_D^{24}=+5.0°$（$c=1$，氯仿）。

甲地孕酮为强效口服孕激素，由于Δ^6-甲基的取代，使其不易发生 6-羟基化代谢而失活，故口服有效，亦可经注射或通过皮肤、黏膜吸收。无雌激素、雄激素或同化激素活性，常作为各种长效、缓释、局部使用的避孕药主药。进入体内后，主要以葡萄糖醛酸结合物的形式从尿液中排出。

本品的合成方法是以 17α-羟基黄体酮醋酸酯为起始原料，先与原甲酸三乙酯在对甲苯磺酸（TsOH）催化下反应得到烯醚，然后在甲醛与 N-甲基苯胺的作用下得到 6 位次甲基化衍生物，再经 Pd/CaCO$_3$ 催化，以环己烯为供氢体进行氢化转位，即制得醋酸甲地孕酮。本品可经进一步催化氢化制得醋酸甲羟孕酮。

二、19-去甲睾酮类孕激素

1937 年，在寻找口服有效的雄激素过程中偶然发现了炔孕酮（17α-炔基睾酮），其表现出一定的孕激素活性，口服活性比孕酮强 15 倍，其雄激素活性减弱，但仍具有约 1/10 睾酮的雄激素活性。当 19 位去甲基之后，得到炔诺酮（Norethisterone），其口服活性比炔孕酮强 5 倍，且雄激素活性仅为睾酮的 1/20，在治疗剂量很少显示出男性化的副作用。炔诺酮的发现推动了人们对 19-去甲睾酮衍生物的广泛与深入研究，随后发展了一批强效的 19-去甲睾酮类孕激素。异炔诺酮（Norethyondrel）促孕作用是炔诺酮的 1/10；双醋炔诺酮（Ethynodiol Diacetate）雄激素活性更低；醋炔诺酮（Norethisterone Acetate）与醋炔醚（Quingestanol Acetate）均可与炔雌醇环戊醚配伍，可作为每月服用一片的长效口服避孕药；醋炔诺酮肟（Norethiserone Oxime Acetate）为醋炔诺酮的 3 位酮基成肟衍生物，其活性是炔诺酮的 100 倍；此外还有左炔诺孕酮（Levonorgestrel）、依托孕烯（Etonogestrel）和诺孕酯（Norgestimate）等。

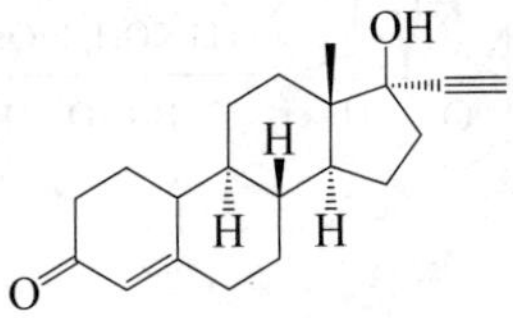

炔诺酮 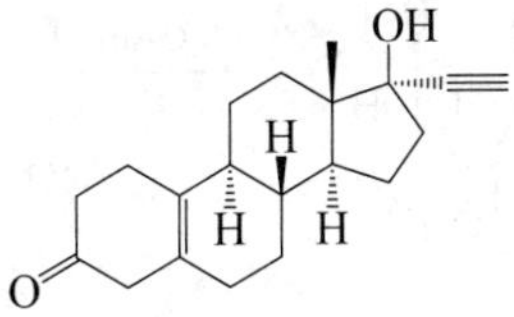　　　　　　　异炔诺酮 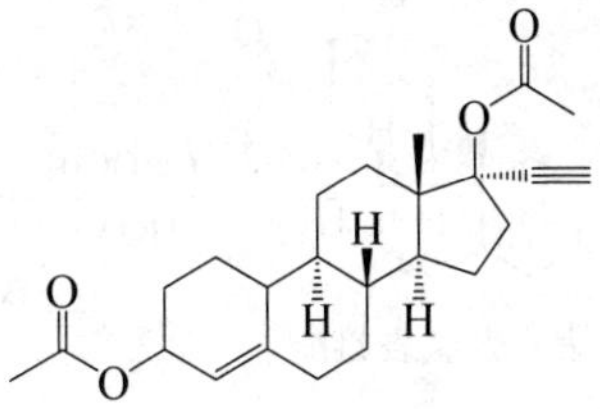　　　　　　　双醋炔诺酮

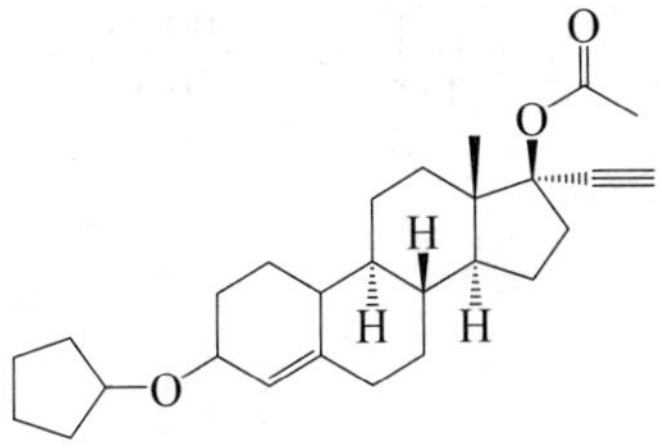

醋炔醚 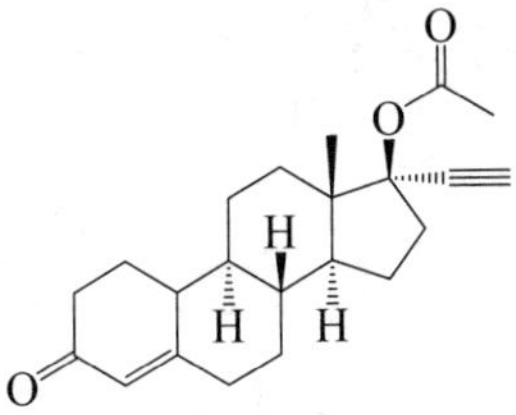　　　　　　　醋炔诺酮 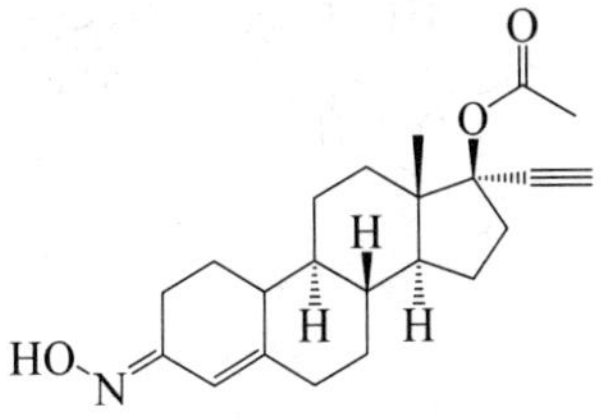　　　　　　　醋炔诺酮肟

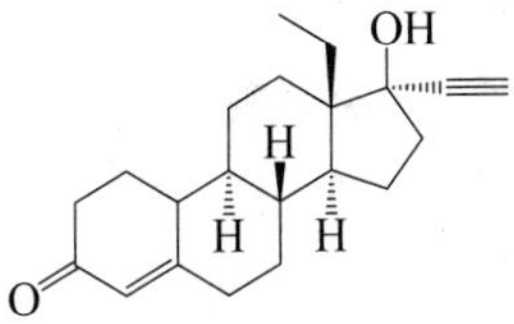

左炔诺孕酮 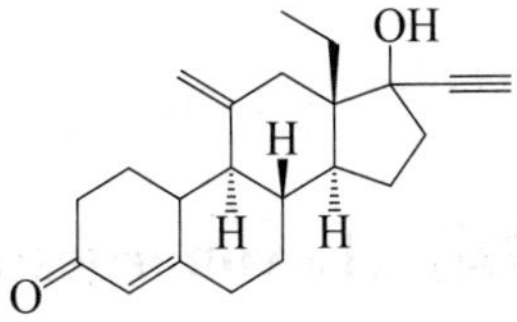　　　　　依托孕烯 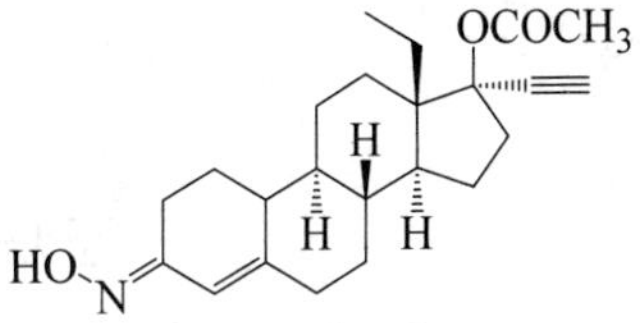　　　　　　　诺孕酯

炔诺酮（Norethisterone）

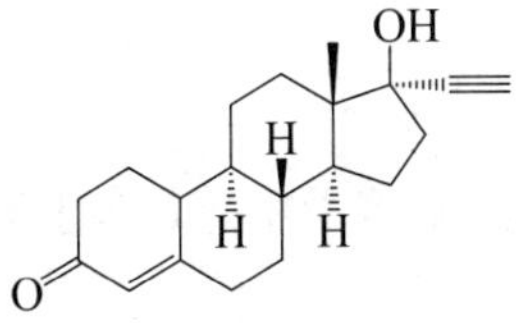

▲17β-羟基-19-去甲-17α-孕甾-4-烯-20-炔-3-酮
▲17β-Hydroxy-19-nor-17α-pregn-4-en-20-yn-3-one

本品为白色或乳白色结晶性粉末；无臭，味微苦；不溶于水，略溶于丙酮，溶于氯仿；m.p. 202～208℃；$[\alpha]_D^{20}=-25.0°$（$c=1$，氯仿）。

本品为口服有效孕激素，其抑制排卵作用强于孕酮。炔诺酮临床上主要用于功能性子宫出血、痛经和子宫内膜异位等孕激素相关的适应症。单独服用较大剂量炔诺酮时，可作为速效探亲避孕药。将其17位羟基酯化后得到长效孕激素如庚酸炔诺酮，在油性溶剂中溶解制成长效针剂，注射一次可以延效一个月。

本品口服易吸收，经0.5～4h血药浓度达峰值。半衰期为5～14h，血浆蛋白结合率约80%，作用时间在24h以上。生物利用度平均为64%。药物经肝脏代谢，大部分与葡萄糖醛酸结合，经尿液排出。

本品的合成是以醋酸去氢表雄酮为起始原料，首先在冰醋酸中用漂白粉氯代生成加成物，然后用四醋酸铅在碘催化下氧化成环醚，再经铬酸氧化、碱性条件脱氯化氢成烯、锌粉还原开环成C-19甲醇、铬酸氧化成C-19羧酸、脱羧得到19-去甲基甾体（也是合成蛋白同化激素苯丙酸诺龙的原料），最后经乙炔化后制得炔诺酮。

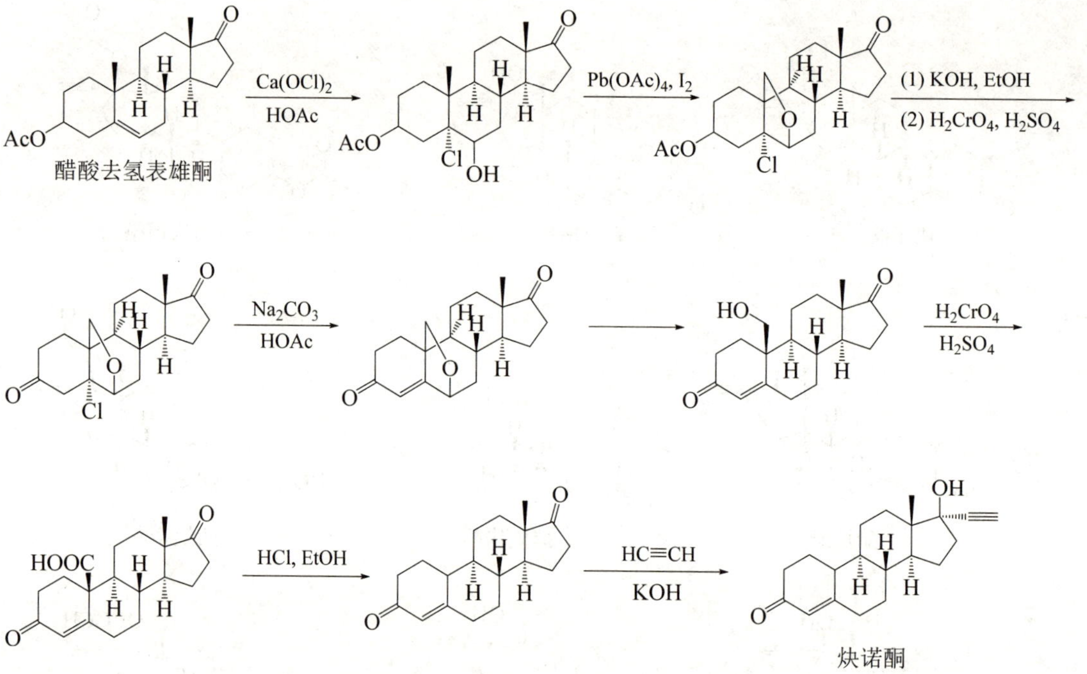

左炔诺孕酮（Levonorgestrel）

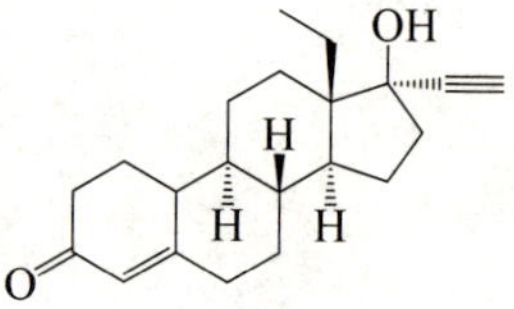

▲ D-(-)-(17α)-13β-乙基-17-羟基-18,19-二去甲孕甾-4-烯-20-炔-3-酮
▲ D-(-)-(17α)-13β-Ethyl-17-hydroxy-18,19-dinorpregn-4-en-20-yn-one

本品为白色或乳白色结晶性粉末；无臭、无味；不溶于水，略溶于甲醇，溶于氯仿，m.p. 232~236℃；$[\alpha]_D^{20}=-32.4°$（$c=0.496$，氯仿）。

本品为炔诺酮的类似物，即 18-甲基炔诺酮，且只有 D-型有活性，而 L-型无效。左炔诺孕酮为全合成的强效孕激素，主要作用于下丘脑和垂体，使月经中期促卵泡激素（FSH）和黄体生成素（LH）水平的高峰明显降低或消失，导致卵巢不排卵，表现出明显的抗雌激素活性，比炔诺酮强 10 倍左右，几乎不具有雌激素活性。临床上本品与雌激素合并使用，用作探亲避孕药和紧急避孕药。也可用于治疗月经不调、子宫功能性出血及子宫内膜异位症等。左炔诺孕酮与炔雌醇组成复合片或双相片、三相片，用作短效口服避孕药，通过改变剂型可用作多种长效避孕药。

左炔诺孕酮口服后吸收迅速而完全，服药后 0.5~2h 内可达血药峰值，几乎无首过效应，半衰期为 8.8~11h。

本品的合成结合了生物合成和不对称合成技术。以 6-甲氧基-1-萘满酮为起始原料，经 Grignard 反应、与 2-乙基-1,3-环戊二酮加成得到关键中间体，然后通过啤酒酵母菌进行不对称还原解决 C-13 和 C-17 的手性问题，再经关环反应、催化氢化、Oppennauer 氧化及乙炔化制得左炔诺孕酮。

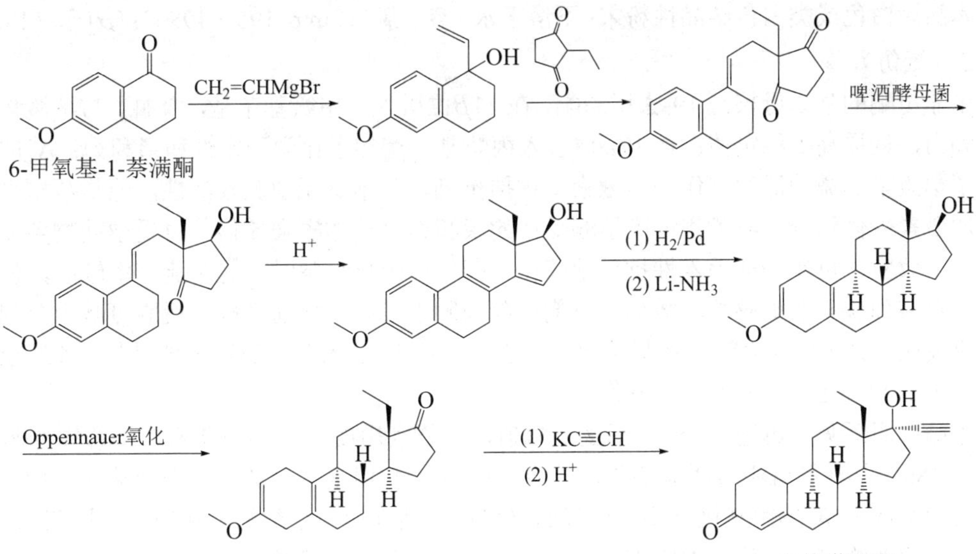

三、抗孕激素药物

抗孕激素药物具有拮抗孕激素的作用，可与孕酮竞争其作用受体。目前用于抗早孕、终止妊娠和乳腺癌等方面的治疗。该类药物的选择性好，副作用较小。1982 年，法国 Roussel-Uclaf 公司首次推出米非司酮（Mifepristone）作为抗早孕药物。

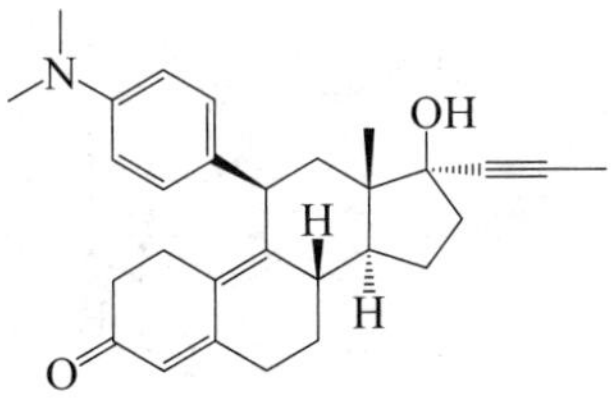

米非司酮 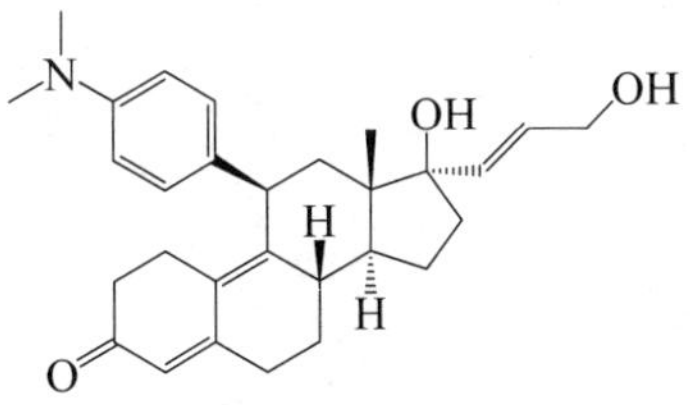　　　　　　　　利洛司酮

利洛司酮（Lilopristone）与米非司酮的化学结构相近，但结构上的微小变化很好地分化抗孕激素与抗糖皮质激素活性。本品抗孕激素作用为米非司酮的 1~3 倍，而抗糖皮质激素活性仅为米非司酮的 10%。利洛司酮不具孕激素样作用，它与雌、雄激素受体及盐皮质激素受体几乎无亲和力，因此不显示相应的激素及抗激素活性。利洛司酮能促进早孕妇女子宫蜕膜腺细胞前列腺素的合成与释放，抑制前列腺素的分解代谢，使局部前列腺素含量增高，发挥抗早孕作用。

米非司酮（Mifepristone）

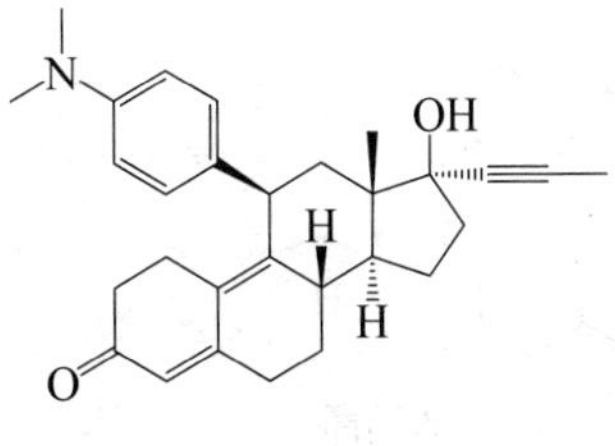

▲11β-(4-二甲氨基苯基)-17β-羟基-17-(1-丙炔基)雌甾-4,9-二烯-3-酮

▲11β-(4-(Dimethylamino)phenyl)-17β-hydroxy-17-(1-propynyl)estra-4,9-dien-3-one

本品为白色或类白色结晶性粉末；不溶于水，溶于氯仿；m.p. 195～198℃；$[\alpha]_D^{20}$=+138.5° (c=0.5，氯仿)。

米非司酮的基本母核是 19-去甲睾酮，在 11β 位引入二甲氨基苯基，增加了与孕激素受体的亲和力，且提高了稳定性；在 17α 位引入丙炔基，增加了化学稳定性和亲和力；Δ^9 的引入减弱了孕激素的激动活性。作为孕激素受体拮抗剂，其本身无孕激素活性，能与孕酮受体及糖皮质激素受体结合，对子宫内膜孕酮受体的亲和力比黄体酮强 5 倍，对受孕动物各期妊娠均有引产效应，可作为非手术性抗早孕药。该药单用于抗早孕时不完全流产率较高，但能增加子宫对前列腺素的敏感性，故加用小剂量前列腺素（如米索前列醇）后既可减少前列腺素的不良反应，又可使完全流产率显著提高（达 95%以上）。米非司酮用于抗早孕、催经止孕、胎死宫内引产，还用于妇科手术操作。

本品口服后吸收迅速，1～3h 后达到峰值，生物利用度 70%，血浆蛋白结合率 98%，半衰期约 18h。其在肝脏中有明显的首过效应，代谢时 N-甲基首先被氧化为羟基化合物，继而脱去羟甲基成为 N-单甲基化合物，该代谢物仍保持活性但与孕酮的亲和力只有原药的 2/3；N-单甲基代谢物进一步代谢生成 N-双去甲基和丙炔基羟基化合物。

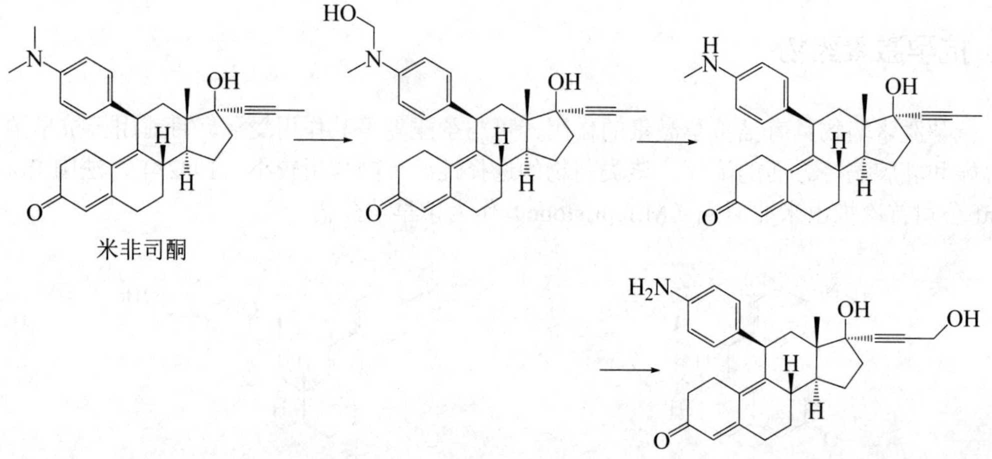

本品的合成以 4,9-雌甾二烯-3,17-二酮为起始原料，经 5～7 步反应制得米非司酮。虽然路线比较短，但起始原料需要从薯蓣皂苷历经 14 步反应制得。

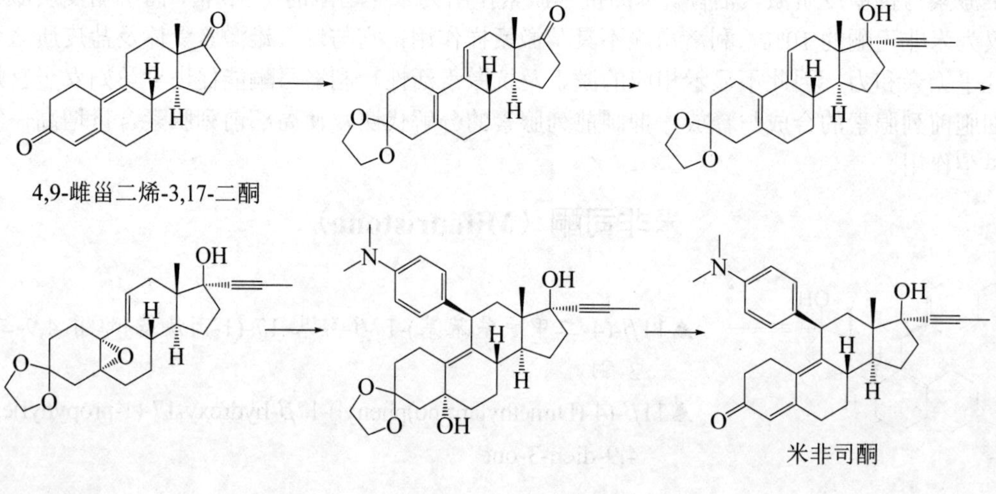

第五节　肾上腺皮质激素

一、肾上腺皮质激素的发现与发展

肾上腺皮质激素是肾上腺皮质受脑垂体前叶分泌的促肾上腺皮质激素刺激所产生的一类激素，对维持生命具有重要意义。20 世纪初，人们从动物的肾上腺提取物中逐步分离出一系列天然皮质激素，如可的松（Cortisone）、氢化可的松（Cortisol）、皮质酮（Corticosterone）、11-去氢皮质酮（11-Dehydroxycorticosterone）、17α-羟基-11-脱氧皮质酮、醛固酮（Aldosterone）等，它们均具有孕甾烷的母核、Δ^4-3,20-二酮和 21-羟基，大都在 11 位为羟基或羰基。根据化学结构特征，一般将 17 位含有羟基的化合物称为可的松类，17 位不含羟基的化合物称为皮质酮类。

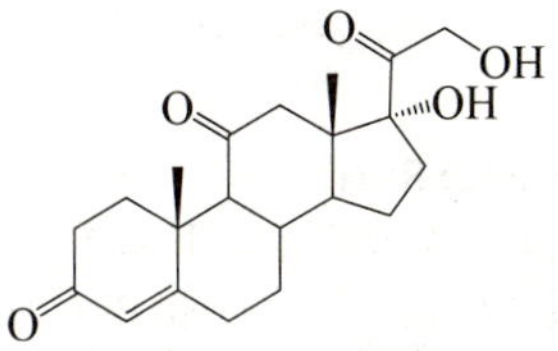

可的松 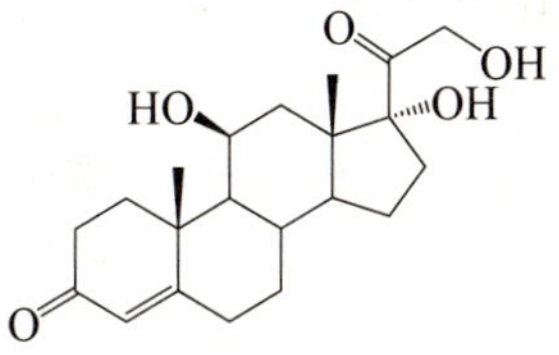　　　　氢化可的松 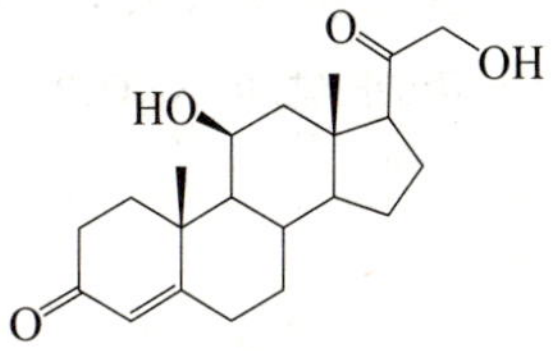　　　　皮质酮

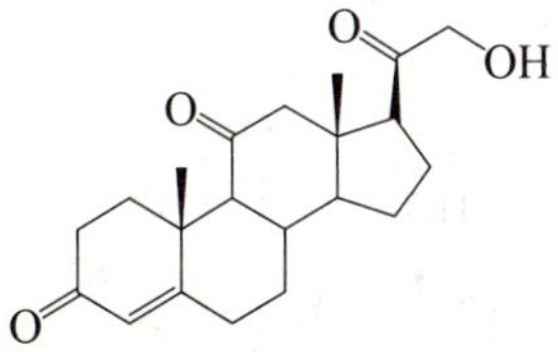

11-去氢皮质酮 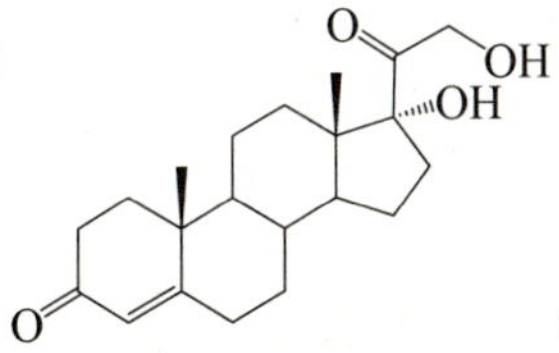　　17α-羟基-11-脱氧皮质酮 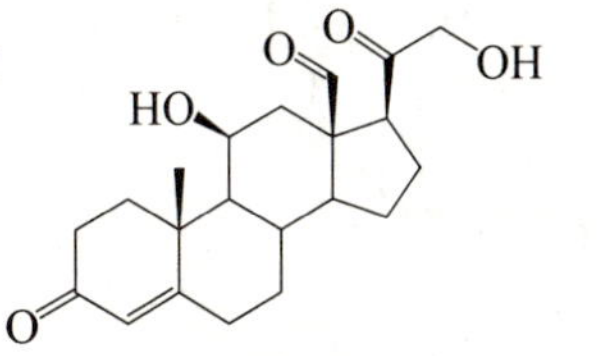　　醛固酮

肾上腺皮质激素按其生理作用特点分为糖皮质激素（**Glucocorticoids**）和盐皮质激素（**Mineralocorticoids**）。二者在结构上有明显区别：通常同时具有17α-羟基和 11-羟基或氧代的为糖皮质激素；而不同时具有 17α-羟基和 11-羟基或氧代的为盐皮质激素。

糖皮质激素主要与糖、脂肪、蛋白质代谢和生长发育等密切相关，对机体的发育、生长、代谢以及免疫功能等起着重要作用，是机体应激反应最重要的调节激素，也是临床上使用最为广泛而有效的抗炎和免疫抑制剂。糖皮质激素具有影响水、盐代谢的作用，可使钠离子从体内排出困难而发生水肿，因此针对该类激素进行结构优化的目的主要是如何将糖皮质激素与盐皮质激素两种活性分开。

盐皮质激素主要调节机体水、盐代谢和维持电解质平衡。因只限于治疗慢性肾上腺皮质功能不全，其临床用途较少。

二、肾上腺皮质激素药物

1. 全身性皮质激素

临床上只有为数不多的皮质激素以口服方式给药，包括氢化可的松、泼尼松、氢化泼尼松、甲基氢化泼尼松和地塞米松（图10-7）。这些药物都具有吸收好、肝脏首过效应小和口服生物利用度大于70%等特点，按照半衰期的长短和作用的持续时间可分为短效、中效和长效三类。

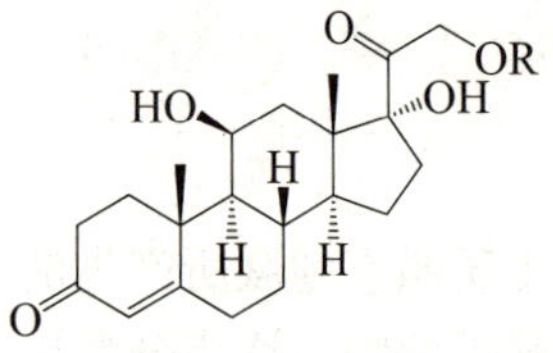

氢化可的松：R=H
氢化可的松醋酸酯：R=CH$_3$CO
氢化可的松丁酸酯：R=C$_3$H$_7$CO
氢化可的松丁丙酸酯：R=C$_2$H$_5$CO;17α-C$_3$H$_7$CO
氢化可的松环戊丙酸酯：R= (cyclopentylpropanoyl)
氢化可的松琥珀酸酯钠：R=NaOOCCH$_2$CH$_2$CO
氢化可的松磷酸酯钠：R=Na$_2$O$_3$P

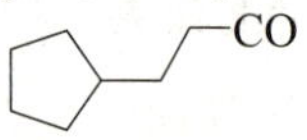

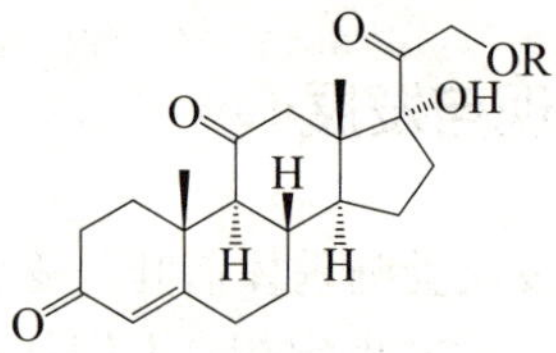

可的松：R=H
可的松醋酸酯：R=CH$_3$CO

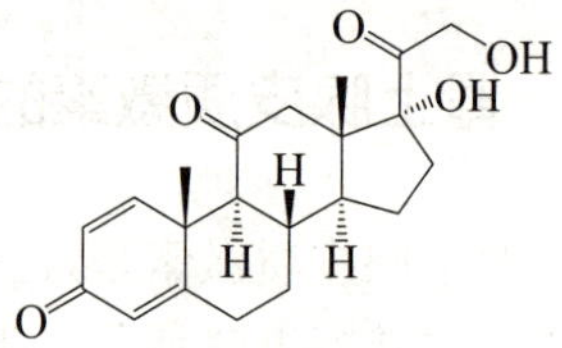

泼尼松

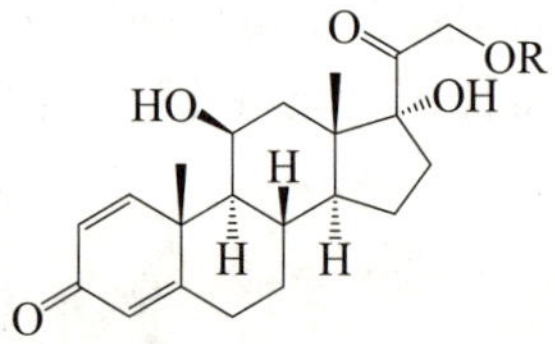

氢化泼尼松：R=H
氢化泼尼松醋酸酯：R=CH$_3$CO
氢化泼尼松叔丁基醋酸酯：R=(CH$_3$)$_3$CCH$_2$CO
氢化泼尼松磷酸酯钠：R=Na$_2$O$_3$P

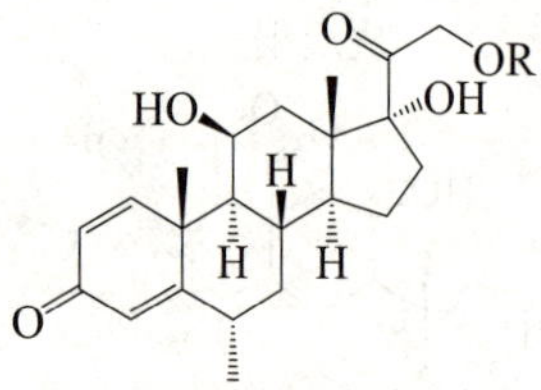

甲基氢化泼尼松：R=H
甲基氢化泼尼松21-醋酸酯：R=CH$_3$CO
甲基氢化泼尼松琥珀酸酯钠：R=NaOOCCH$_2$CH$_2$CO

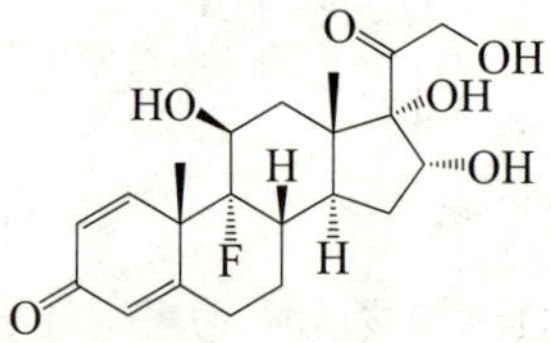

曲安西农

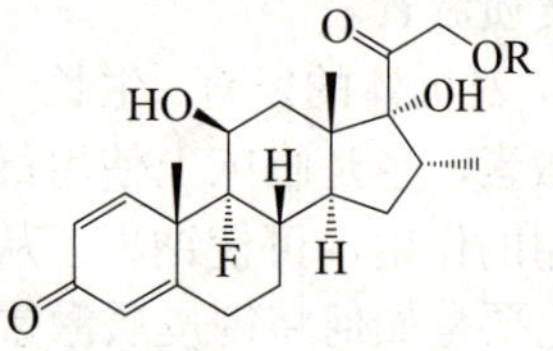

地塞米松：R=H
地塞米松21-醋酸酯：R=CH$_3$CO
地塞米松磷酸酯钠：R=Na$_2$O$_3$P

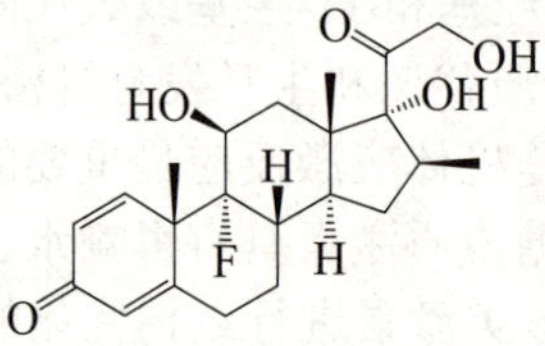

倍他米松

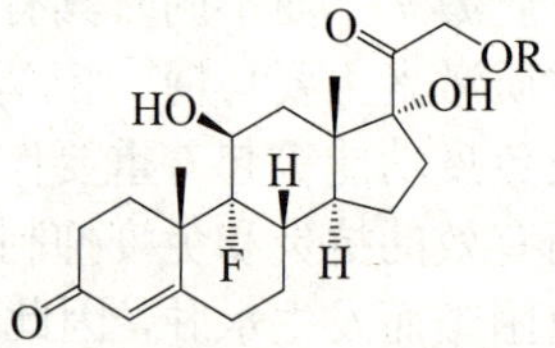

氟氢可的松：R=H
氟氢可的松醋酸酯：R=CH$_3$CO

图10-7　全身性肾上腺皮质激素

（1）可的松、氢化可的松及其类似物　当病人肾上腺皮质机能减退，可采用可的松或氢化可的松进行皮质激素的替代治疗。常采用醋酸可的松口服或肌内注射给药。氢化可的松口服能够完全吸收,生物利用度大于 95%,半衰期为 1~2h。醋酸可的松从肌内注射位点缓慢吸收,可持续 24~48h,适用于不能口服给药的病人。其他醋酸酯衍生物肌内注射给药稳定性增加,作用时间延长。

（2）泼尼松、氢化泼尼松及其类似物（Δ^1-肾上腺皮质激素） 泼尼松和氢化泼尼松分别为可的松和氢化可的松的 1-脱氢衍生物,比可的松和氢化可的松的作用强 3~4 倍,且抗炎活性也有所增加,而电解质潴留作用并没有增加。一般认为是由于 A 环构型从半椅式变为平船式构象（图 10-8）,增加了与受体的亲和力,并且改善其药代动力学性质。研究表明,Δ^1-肾上腺皮质激素可以长时间用于类风湿性关节炎病人的治疗,不会导致胃肠道危害。

氢化泼尼松磷酸酯钠是具有水溶性的 21-磷酸酯的钠盐形式,在磷酸酯酶的作用下能够快速水解,其半衰期小于 5min,注射给药 10min 后达到血药浓度的峰值。

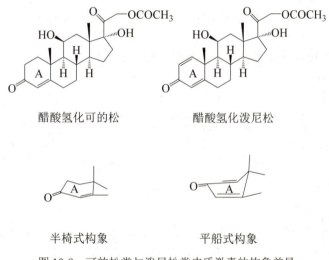

图 10-8 可的松类与泼尼松类皮质激素的构象差异

（3）曲安西龙、地塞米松及倍他米松 1958 年,研究人员将 16α-羟基引入 9α-氟代氢化可的松中得到曲安西龙,其含有Δ^1-肾上腺皮质激素和 9α-氟代肾上腺皮质激素的结构特征。其糖皮质激素作用与氢化泼尼松相当,但是其盐皮质激素作用明显降低。但具有厌食、体重减轻、肌无力、恶心和轻度情绪反常等副作用。

地塞米松结构与曲安西龙相似,其 16 位为甲基取代。研究发现,16α-甲基可提高甾体化合物在体外人血浆中的代谢稳定性;与 16α-羟基衍生物不同的是,甲基通过增加脂溶性、提高受体的亲和力而增强抗炎活性。地塞米松同样可显著降低肾上腺皮质激素的钠潴留。地塞米松磷酸酯钠能够被血浆磷酸酯酶水解,其静脉注射给药后半衰期小于 10min,10~20min 后即达到血药浓度峰值。

倍他米松与地塞米松的区别在于 C-16 位甲基的构型不同,即倍他米松具有 16β-甲基。倍他米松具有与地塞米松相当或略强的效果,也用于类风湿病和皮肤病的治疗。

醋酸地塞米松（Dexamethasone Acetate）

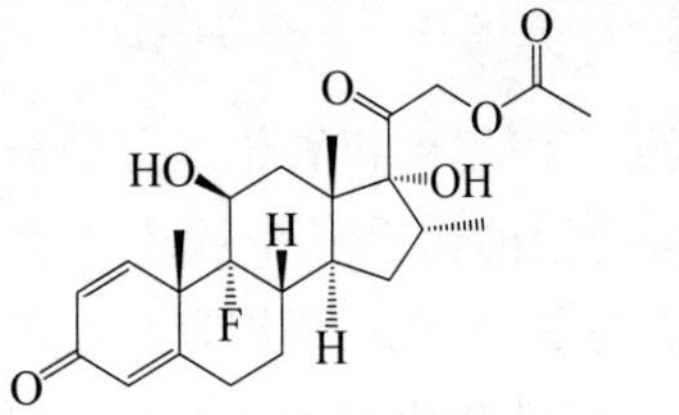

▲16α-甲基-11β,17α,21-三羟基-9α-氟孕甾-1,4-二烯-3,20-二酮-21-醋酸酯

▲9α-Fluoro-11β,17α,21-trihydroxy-16α-methylpregna-1,4-diene-3,20-dione acetate

本品为白色或类白色结晶或结晶性粉末；不溶于水，略溶于乙醇和氯仿，溶于甲醇和丙酮；m.p. 223～233℃；$[\alpha]_D^{25}$=+75.0° （c=1，二氧六环）。

醋酸地塞米松可口服和外用。口服血浆半衰期为200min，主要用于治疗风湿热、类风湿性关节炎、红斑狼疮和白血病等。外用与醋酸氟轻松相同，用于湿疹、皮炎等皮肤病。地塞米松抗炎活性不强，但21-羟基酯化后，由于亲脂性增加，当药物分子接触皮肤后，可很快渗过表皮到达血管而发挥作用。

本品的合成是以醋酸妊娠双烯醇酮为起始原料，先经Grignard反应、环氧化反应及水解反应得到16α-甲基-17α-羟基中间体。再经CrO_3氧化、甲基碘代、取代、水解、C-11位氧化与消除、C-1与C-2位成烯及C-9位氟化制得醋酸地塞米松。

醋酸妊娠双烯醇酮

16-甲基-17α-羟基化合物　16-甲基-Δ^4-3-酮

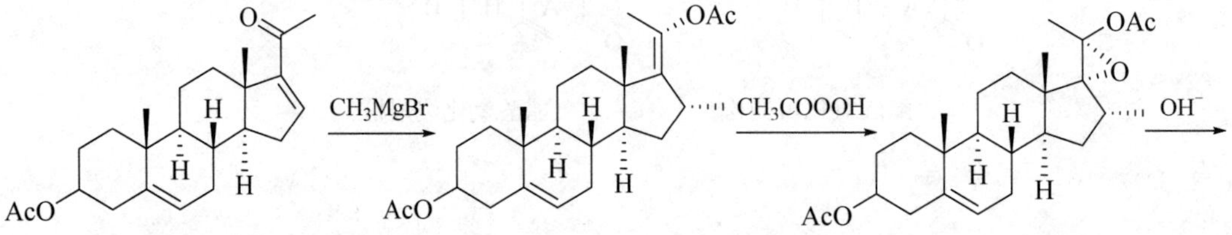

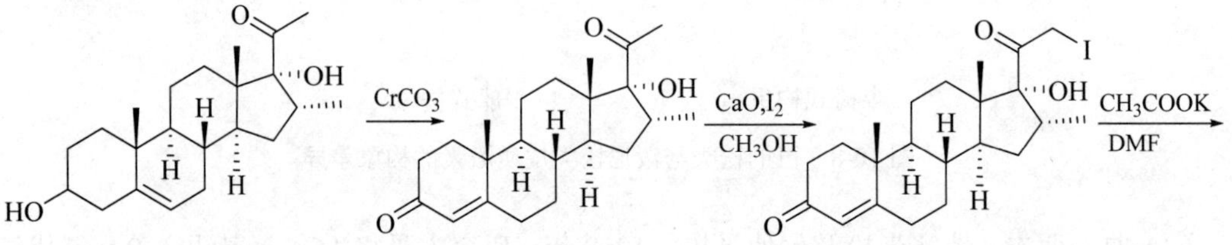

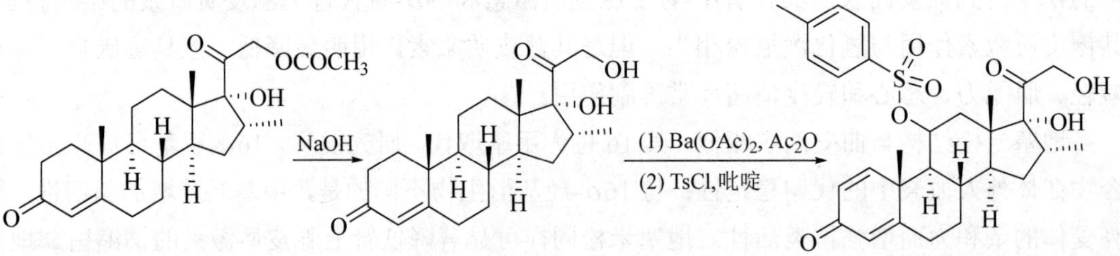

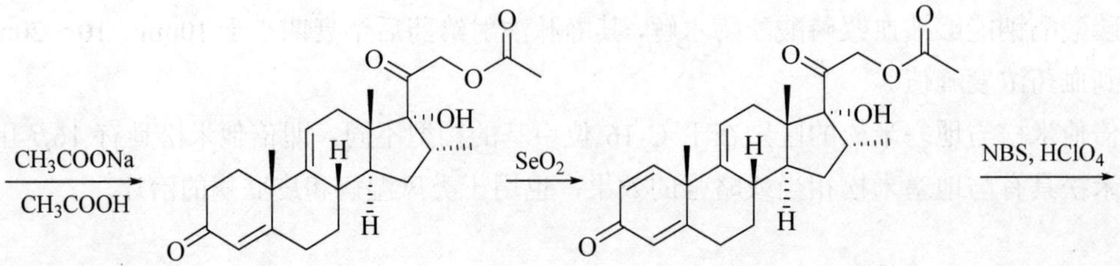

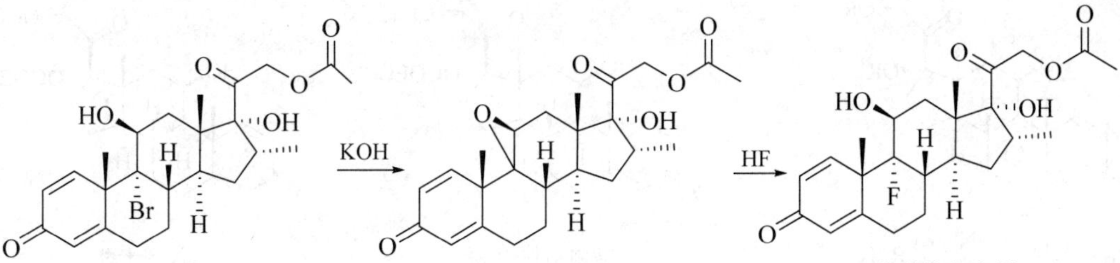

[反应式：含Br的化合物 —KOH→ 环氧化合物 —HF→ 醋酸地塞米松]

2. 局部用肾上腺皮质激素

局部用肾上腺皮质激素也能够被全身吸收，但吸收程度较小。一旦透皮吸收后，其代谢途径与全身给药皮质激素相似。局部用肾上腺皮质激素体内的循环水平一般远低于能够检测出的水平，但是也不能忽略其因全身作用带来毒副作用的危险性。

局部用肾上腺皮质激素的结构见图10-9。低效的局部用肾上腺皮质激素具有中等的抗炎活性，长期使用安全；中等效应的用于治疗中等炎症的皮肤病，只在限制期限内使用；高效的用于治疗严重的皮肤病，只能够短期使用；而超高效的只作为全身皮质激素治疗的替代品，对局部范围很小的皮肤表面进行短期治疗。

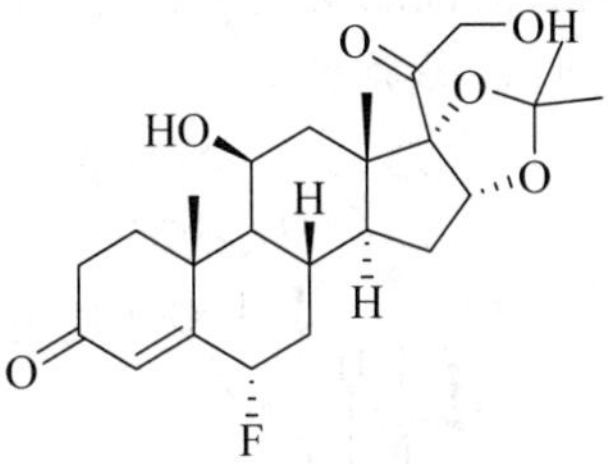

氟羟可舒松

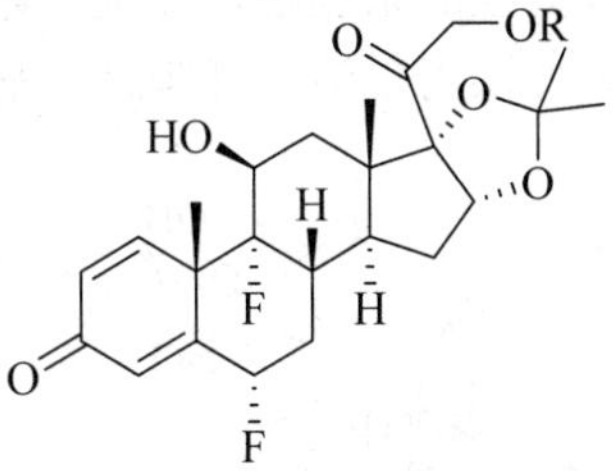

氟西奈德　　(R=H)
醋酸氟轻松　(R=CH_3CO)

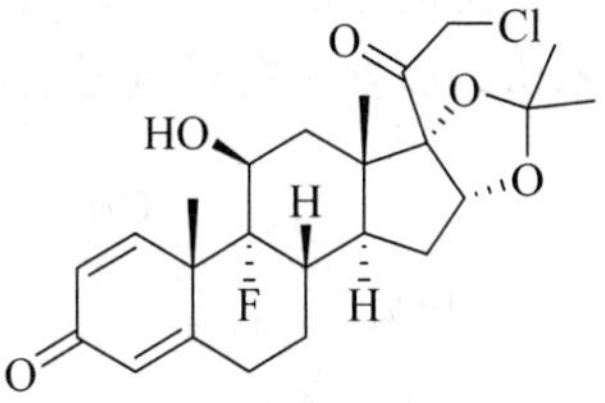

哈西奈德

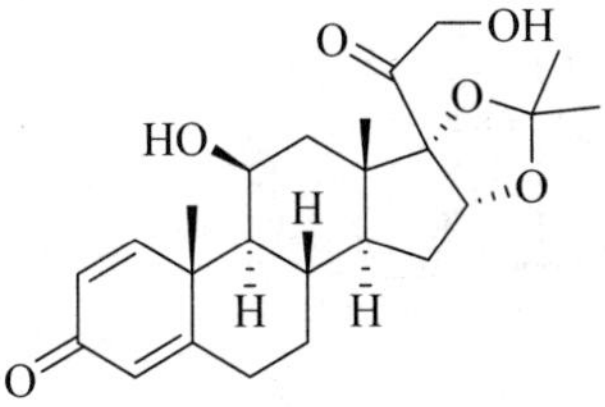

丙缩羟强龙

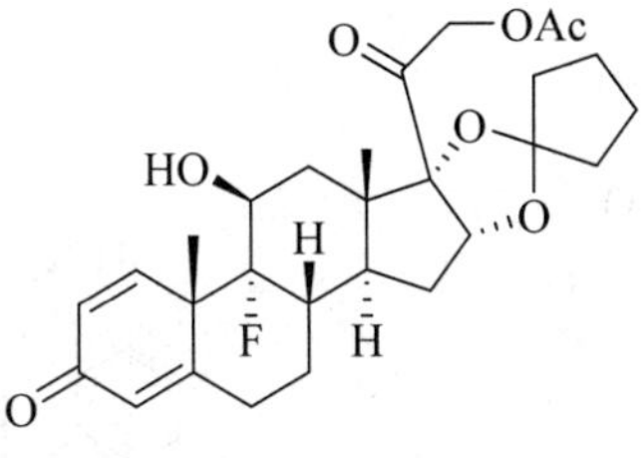

安西奈德

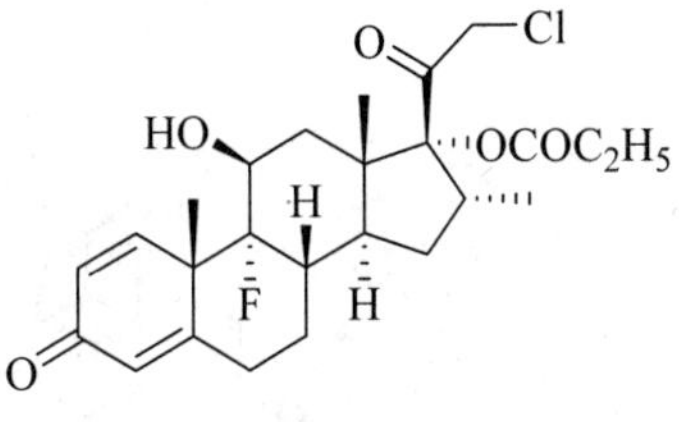

丙酸氯倍他松

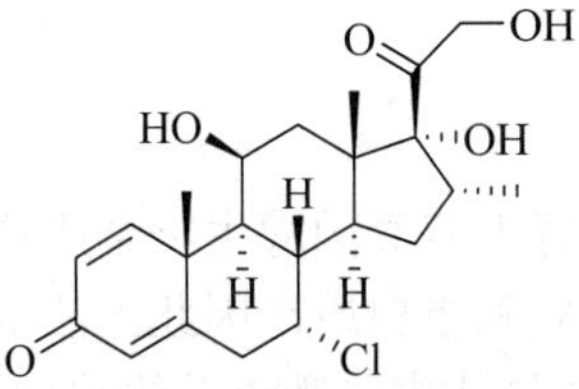

别氯地米松

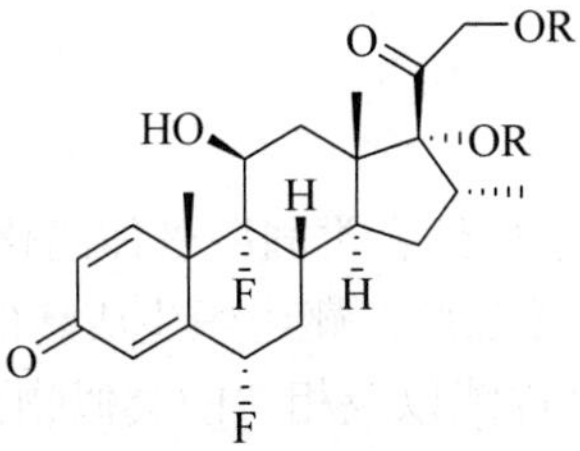

二氟拉松　　(R=H)
双醋二氟拉松　(R=CH_3CO)

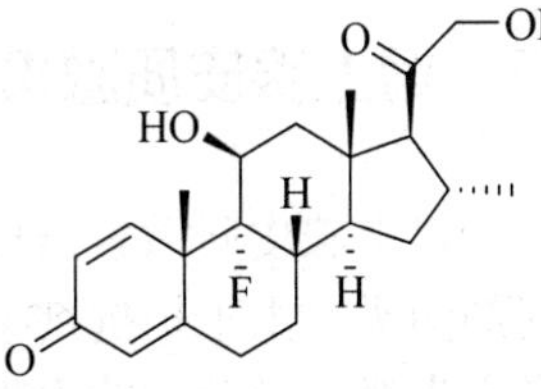

去羟米松

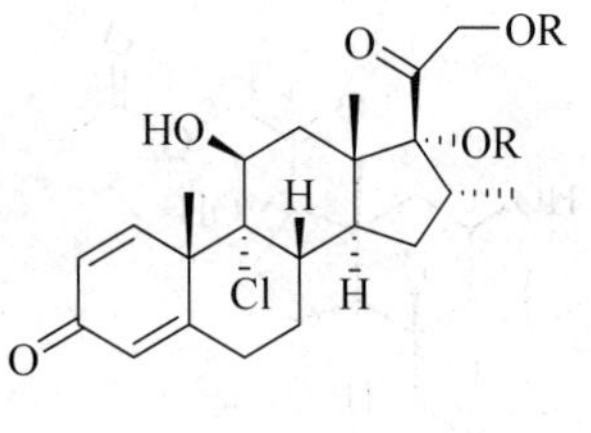

倍氯米松　　　　R=H
倍氯米松二丙酸酯　R=EtCO

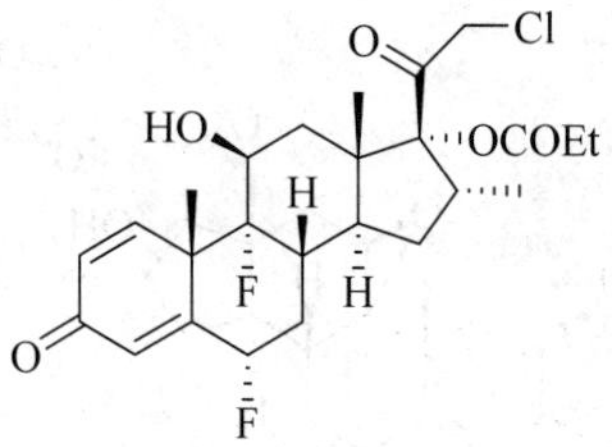

丙酸卤倍他松

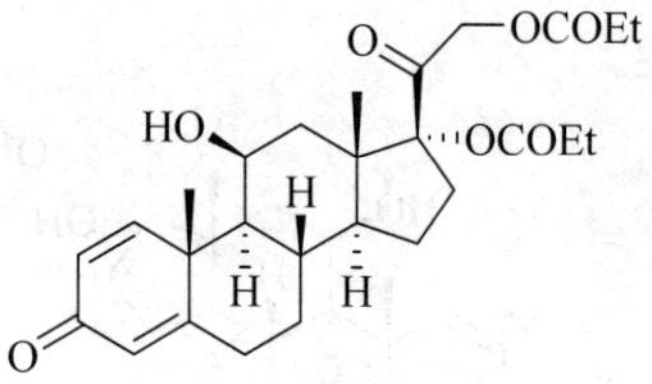

泼尼卡酯

图 10-9　局部用肾上腺皮质激素

3. 吸入及鼻腔给药的皮质激素

通常来说，在受体水平上糖皮质激素的抗炎活性和副作用无法区分开。由于肺部和鼻腔组织具有很大表面积，药物可以在此吸收而进入全身循环。药物在肺内和鼻腔的药代动力学性质决定皮质激素是否产生全身性副作用。因此，吸入或鼻腔给药的皮质激素药物需要具有快速的全身清除率、半衰期短、活性代谢物少、与皮质激素受体的亲和力高等特点。

目前通过结构改造得到了一系列吸入或鼻腔给药的皮质激素，如曲安奈德、氟尼缩松、丙酸氟替卡松、布地奈德、糠酸莫米松等。其中糠酸莫米松、布地奈德和丙酸氟替卡松与口服和全身治疗的皮质激素相比具有更强的亲脂性，比地塞米松具有更高的受体亲和力。糠酸莫米松、曲安奈德和氟尼缩松等还可以用于治疗呼吸性疾病如哮喘、鼻炎等。

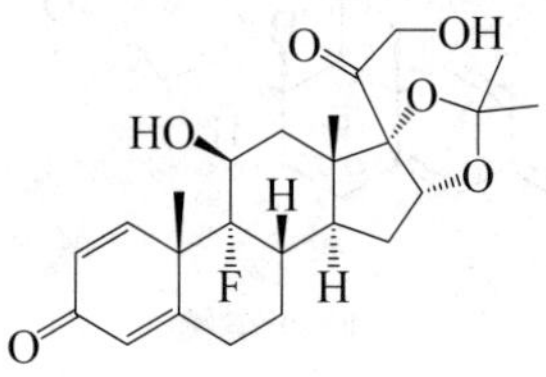

曲安奈德

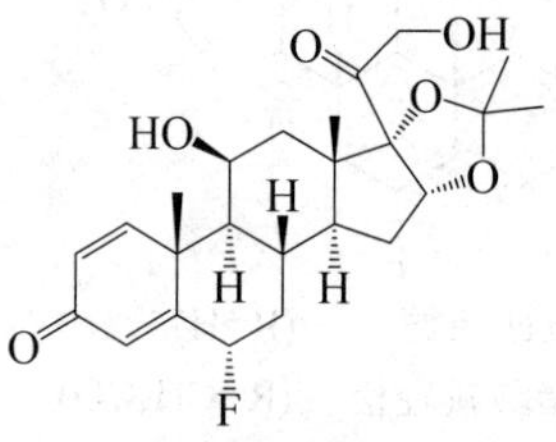

氟尼缩松

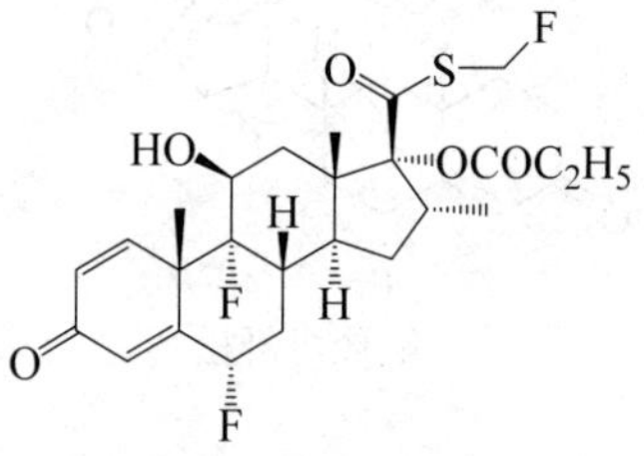

丙酸氟替卡松

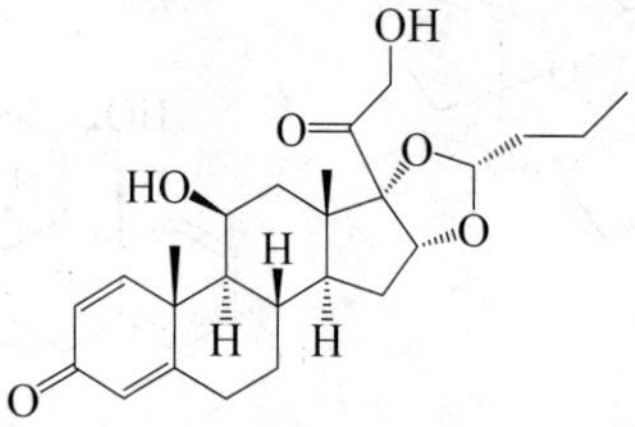

布地奈德

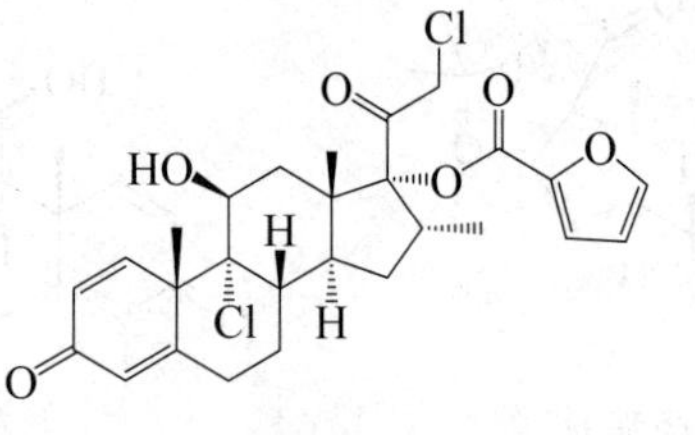

糠酸莫米松

三、肾上腺皮质激素拮抗剂

肾上腺皮质激素拮抗剂包括竞争性结合类固醇受体的化合物和肾上腺类固醇生物合成抑制剂两类。由于拮抗剂-受体络合物无法刺激靶组织生成新的 mRNA 和蛋白质，因此无法诱导产生激素激动剂的生物学应答。螺内酯以及相关的类似物在肾脏中与盐皮质激素受体结合，产生利尿反应，使 Na^+ 外排以及 K^+ 潴留增加。研究表明，A 环的 3-酮-4-烯结构是这种拮抗剂所必需的药效团，且内酯环的开环会使活性大幅降低；7α-取代可使活性提高。

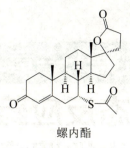

螺内酯

思考题

1. 雌二醇口服后在肝脏内迅速代谢失活。简述雌二醇的体内代谢途径。如何对其进行结构改造，以得到具有口服活性的雌激素药物？

2. 睾酮口服后在肝脏内迅速代谢失活。如何对其进行结构改造，以得到具有口服活性的雄激素药物？

3. 对氢化可的松进行成酯改造时，哪一个羟基容易发生酯化？并解释其原因。

4. 通过吸入或鼻腔途径给药的皮质激素药物应具有什么特点？

第十一章

抗变态反应药物和抗消化性溃疡药物

扫码获取资源

学习目标

掌握：H_1 受体拮抗剂的结构类型、代表药物及用途；经典的 H_1 受体拮抗剂的缺点及非镇静性 H_1 受体拮抗剂的设计原理；马来酸氯苯那敏、盐酸赛庚啶、盐酸西替利嗪、氯雷他定的结构、化学特征、合成及用途；西咪替丁的结构、化学特征及用途；奥美拉唑的结构、化学特征、代谢、作用机制、合成及用途。

熟悉：组胺 H_1 受体拮抗剂的构效关系；组胺 H_2 受体拮抗剂的构效关系；非索非那定的结构、代谢及用途；组胺 H_2 受体拮抗剂的发现历程和结构类型；不可逆质子泵抑制剂的作用机制、分类和构效关系；艾司奥美拉唑的结构及用途。

了解：组胺、组胺受体与变态反应的概述；胃酸分泌机制和抗溃疡药物的作用机制；可逆型质子泵抑制剂的概述。

变态反应又称为过敏反应，是人类常见的多发疾病之一。消化性溃疡同样为常见多发病，严重影响人类的生活质量。这两类疾病都与机体内重要的化学递质——组胺（Histamine）关系密切，组胺通过激动组胺受体产生相应的生理或病理效应。早期研究的抗变态反应药物和抗消化性溃疡药物均为组胺 H 受体拮抗剂，后续才不断研发出作用于其他靶点的各种药物。

第一节 抗变态反应药物

一、组胺、组胺受体与变态反应

1. 组胺及组胺受体

组胺（Histamine）的化学名为 4(5)-(2-氨乙基)咪唑，是组氨酸在组氨酸脱羧酶的催化下，脱羧形成的一种内源性的生物活性物质。组胺既存在于外周组织，也存在于神经中枢，作为重要的化学递质参与一系列复杂的生理过程。通常，组胺以复合物形态存在于肥大细胞和嗜碱性粒细胞的颗粒中，不具有活性；在内源性或外源性刺激下释放进入细胞间液，并与组胺受体产生作用而发挥生物效应。组胺的分子存在互变异构现象，在水溶液中80%以 $N^τ$-H 的形式（Ⅰ），20%以 $N^π$-H 的形式（Ⅲ）存在，通过质子化中间体（Ⅱ）达到互变异构平衡（图 11-1）。组胺有三个碱性值：$N^π$ pK_a = 5.80，$N^α$ pK_a = 9.40，$N^τ$ pK_a = 14.0。

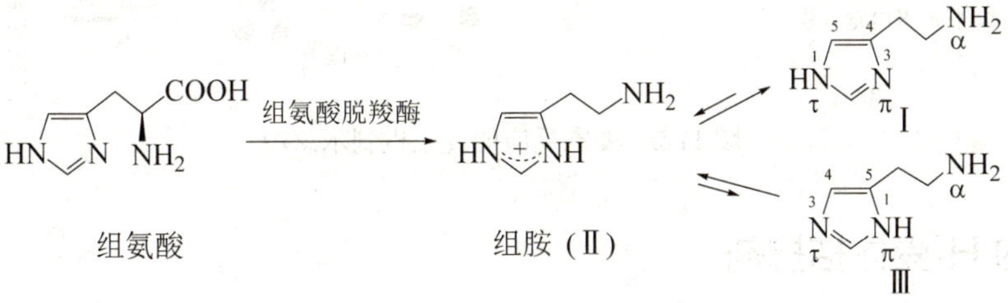

图 11-1 组胺的结构及其互变异构体

目前，已发现组胺受体有 H_1、H_2、H_3 和 H_4 等亚型，在人体组织中的分布和对应的生理功能各不相同（表 11-1）。

表 11-1 组胺 H 受体及亚型特点

受体亚型	体内分布	生理功能
H_1	呼吸道、肠道和生殖泌尿道平滑肌、血管平滑肌、血管内皮细胞、脑、视网膜、肝和肾上腺髓质等	收缩肠道、子宫、支气管等器官的平滑肌，严重时导致支气管平滑肌痉挛而呼吸困难；引起毛细血管舒张，血管壁渗透性增加，产生水肿和痒感，参与变态反应的发生
H_2	胃黏膜腺体、心肌、血管平滑肌等	胃酸和胃蛋白酶分泌增加，与消化性溃疡的形成有密切关系
H_3	中枢和外周神经末梢突触前膜	反馈抑制组胺的合成和释放，还能抑制去甲肾上腺素、乙酰胆碱和神经肽的释放，对心功能、胃酸分泌、过敏反应、睡眠和觉醒、认知和记忆、惊厥抽搐等均有调节作用
H_4	小肠、脾、甲状腺和免疫活性细胞	调节免疫功能

2. 变态反应与抗变态反应药物

当外源性抗原与肥大细胞和粒细胞上的抗体免疫球蛋白（Immunoglobulin E, IgE）结合，即可释放出组胺和其他过敏介质；组胺可激活分布于组织器官的 H_1 受体，通过 G 蛋白-磷脂酶 C 通路，促使细胞内 Ca^{2+} 浓度增加，引起毛细血管舒张、血管壁渗透性增强，导致血浆渗出、局部组织红肿和发痒以及支气管和胃肠道平滑肌收缩等一系列变态反应，产生过敏症状（图 11-2）。H_1 受体拮抗剂通过竞争性阻断组胺的 H_1 效应，临床上主要用于变态反应疾病，某些药物还可用于止吐、防治晕动病、镇静催眠和预防偏头痛等。

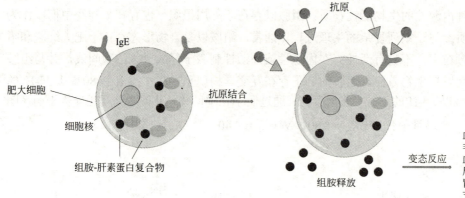

图 11-2　变态反应的发生机制示意图

二、经典的 H_1 受体拮抗剂

H_1 受体拮抗剂的研究始于 20 世纪 30 年代，经过大量的结构改造和系统的构效关系研究，一大批经典的抗过敏药物陆续上市，在药学发展史上被称为第一代抗组胺药。按化学结构可分为乙二胺类、氨烷基醚类、哌嗪类、丙胺类和三环类。这些药物由于脂溶性较高，容易通过血脑屏障进入中枢，从而产生较为显著的中枢抑制、精神不振等副作用，故又称为镇静性抗过敏药物。

1. 乙二胺类

芬苯扎胺（Phenbenzamine）是第一个有临床应用价值的乙二胺类 H_1 受体拮抗剂。采用生物电子等排策略对芬苯扎胺进行结构改造，用芳杂环对苯环进行替换，得到了多个活性更强和中枢镇静副作用更小的乙二胺类抗过敏药。如曲吡那敏（Tripelennamine）的抗过敏作用强而持久，且副作用较少；西尼二胺（Thenyldiamine）则更优于曲吡那敏。

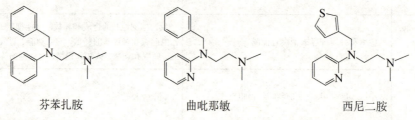

芬苯扎胺　　　　　　曲吡那敏　　　　　　西尼二胺

2. 氨烷基醚类

用 Ar(Ar′)CHO—代替乙二胺类的 ArCH$_2$N(Ar′)—部分，即得到氨烷基醚类 H_1 受体拮抗剂。本类药物的结构特征是分子中通过间隔 2 个碳原子连接氮原子和氧原子，代表药物是盐酸苯海拉明（Diphenhydramine Hydrochloride）。苯海拉明能竞争性阻断组胺 H_1 受体，临床上主要用于荨麻疹、过敏性鼻炎、皮肤瘙痒等皮肤、黏膜变态性疾病，还可预防晕动病及治疗妊娠呕吐，但中枢抑制作用较强。为了克服苯海拉明的嗜睡和中枢抑制副作用，将其与具有中枢兴奋作用的嘌呤衍生物 8-氯茶碱（8-Chlorotheophylline）结合成盐，即为茶苯海明（**Dimenhydrinate**，晕海宁），为常用的抗晕动病药物。

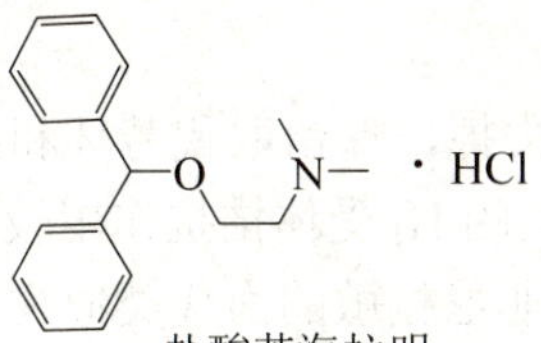

盐酸苯海拉明 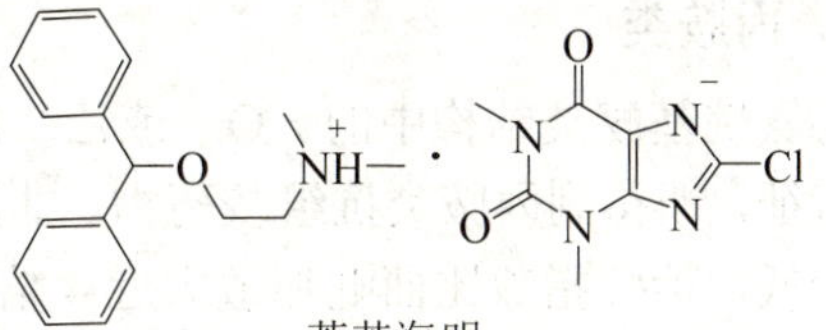　　　　　　　　　　　　茶苯海明

为了延缓苯海拉明在体内的代谢，在其分子中一个苯基的对位引入甲氧基或溴原子，得到甲氧拉敏（Medrylamine）和溴苯海拉明（Bromodiphenhydramine），可延长作用时间。

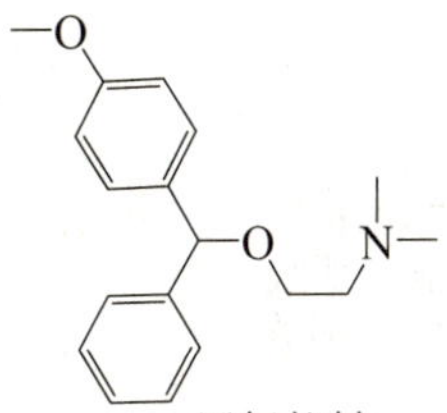

甲氧拉敏 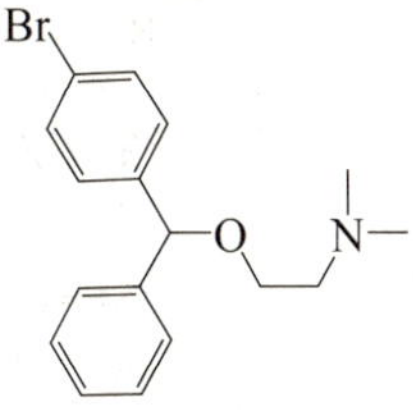　　　　　　　　　　　　溴苯海拉明

采用生物电子等排策略对苯海拉明进行结构改造，得到了活性更优的氨烷基醚类抗过敏药，如卡比沙明（Carbinoxamine）和氯马斯汀（Clemastine）。改造后获得的分子中含有手性中心，对受体的作用存在立体选择性。卡比沙明具有一个手性中心，优映体是 $S(+)$ 体，ER（Eudismic Ratio，优/劣对映体活性比）为 30。氯马斯汀具有两个手性中心，R,R 和 R,S 构型活性好，优映体是 R,R 构型，说明与苯环相连的手性碳原子的立体构型对活性影响较大。氯马斯汀对外周 H_1 受体有较高的选择性，故中枢副作用小，是氨烷基醚类中第一个非镇静性 H_1 受体拮抗剂，属于第二代抗组胺药物。氯马斯汀不仅作用强，且起效快，服用 30min 后见效，作用可维持 12h，并具有显著的止痒作用，临床用于治疗过敏性鼻炎、荨麻疹和湿疹等。

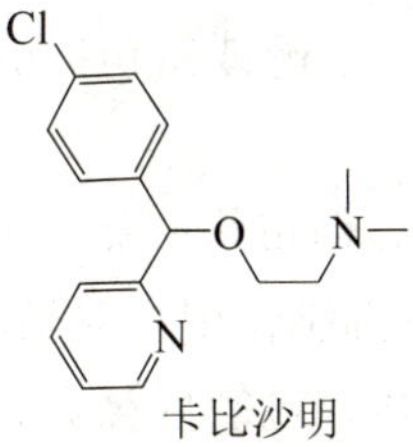

卡比沙明 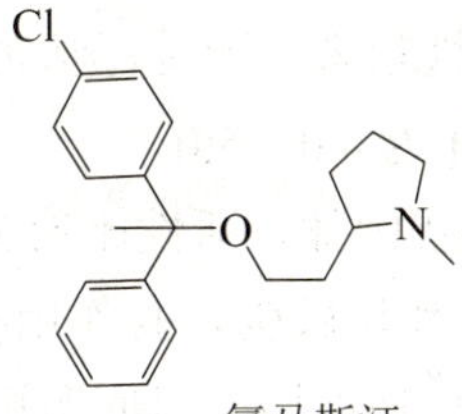　　　　　　　　　　　　氯马斯汀

3. 哌嗪类

将乙二胺结构中末端的二甲基氨基结构环化成哌嗪环后，既能增强抗组胺作用的强度，又能延长作用时间。代表药物有氯环利嗪（Chlorcyclizine）和布克利嗪（Buclizine），后者还具有抗晕动作用。在哌嗪环末端引入亲水性基团羧甲氧甲基，得到西替利嗪（Cetirizine）。该药分子在体内呈两性离子形式，不易透过血脑屏障，故镇静作用大大减少，属于第二代非镇静性 H_1 受体拮抗剂。西替利嗪的左旋体（R 构型）称为左西替利嗪（Levocetirizine），作用选择性增强，不良反应更少，成为第三代 H_1 受体拮抗剂。

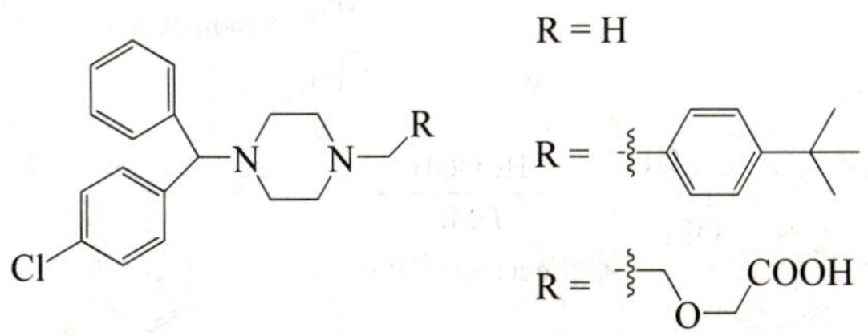

R = H　　　　　氯环利嗪
R = 　　　　　布克利嗪
R = 　COOH　　西替利嗪

第十一章　抗变态反应药物和抗消化性溃疡药物

4. 丙胺类

将氨烷基醚类结构中的—O—或乙二胺类结构中的—N=去掉,保留取代芳环和叔胺的结构特征,即得到丙胺类抗组胺药物。非尼拉敏(Pheniramine)的 H_1 受体拮抗作用较弱,但毒性较低,治疗指数比曲吡那敏大近 4 倍。此后,相继发现了非尼拉敏的卤代类似物氯苯那敏(Chlorphenamine)和溴苯那敏(Bromphenamine)。这三个药物的优映体均为 $S(+)$ 体。与乙二胺类和氨烷基醚类抗组胺药相比,丙胺类药物的抗组胺作用较强而中枢镇静作用较弱,产生的嗜睡副作用较轻。

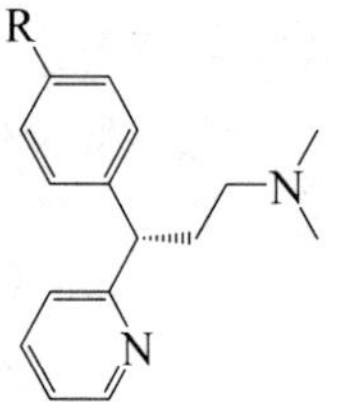

R=H 非尼拉敏
R=Cl 氯苯那敏
R=Br 溴苯那敏

马来酸氯苯那敏(Chlorphenamine Maleate)

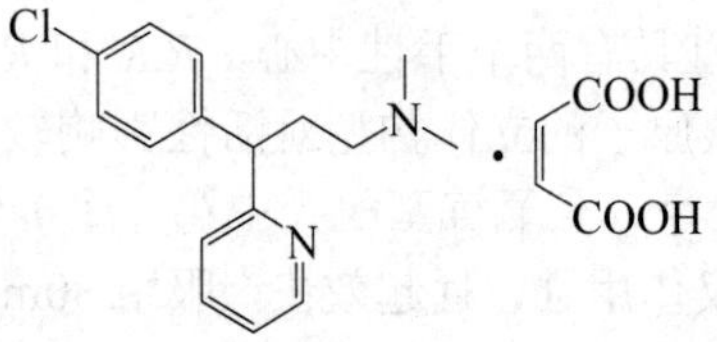

▲3-(4-氯苯基)-N,N-二甲基-3-(2-吡啶基)丙胺顺丁烯二酸盐
▲3-(4-Chlorophenyl)-N,N-dimethyl-3-(2-pyridinyl)-propanamine-(Z)-2-butenedioate

本品为白色结晶性粉末;无臭,味苦;易溶于水、乙醇或氯仿;m.p. 131~135℃,有升华性;其水溶液的 pH 为 4.0~5.0。

$S(+)$-氯苯那敏为优映体,活性比消旋体强约 2 倍,但市售产品多为消旋体。本品对组胺 H_1 受体的竞争性阻断作用较强,且作用持久;对中枢抑制作用相对较轻,嗜睡副作用较小,抗胆碱作用也较弱,可适度用于日间服用,治疗荨麻疹、过敏性鼻炎、花粉症、接触性皮炎和食物过敏等,也常用在多种抗感冒复方制剂和化妆品中。

本品的合成以 2-甲基吡啶为原料,经氯代、与苯胺缩合和 Sandmeyer 反应得到 2-对氯苄基吡啶,然后与溴代乙醛缩二乙醇进行 C-烷基化反应,再与 N,N-二甲基甲酰胺和甲酸经 Leuckart 反应缩合得到氯苯那敏。后两步反应在工业上已采用"一勺烩"方法,两步反应连续进行,收率较高。最后与马来酸成盐制得马来酸氯苯那敏。

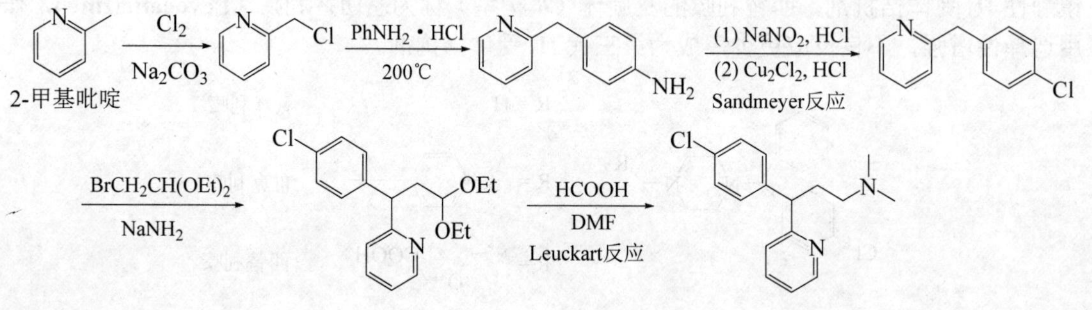

马来酸氯苯那敏

研究发现，在丙胺类药物分子中引入不饱和双键后，同样表现出很好的抗组胺活性，如曲普利啶（Triprolidine）和阿伐斯汀（Acrivastine）。它们的顺、反几何异构体的 H_1 受体拮抗活性显著不同，E 型活性一般高于 Z 型。E 型曲普利啶的 H_1 受体活性比 Z 型异构体大 1000 倍。阿伐斯汀结构中的丙烯酸片断使其亲水性提高而难以进入中枢系统，故无镇静作用，也无抗 M 胆碱作用，属非镇静 H_1 受体拮抗剂。临床用于治疗过敏性鼻炎、花粉病、枯草热和风疹热等。

5. 三环类

将氨烷基醚类、乙二胺类和丙胺类 H_1 受体拮抗剂的两个芳环的邻位以不同基团相连，形成三环结构，基本上保持了 H_1 受体拮抗剂的特征，由此发展了一系列三环类抗过敏药。

吩噻嗪类是最早发现的三环类抗组胺药，如异丙嗪（Promethazine，又名非那根）。该药作用强而持久，可用于皮肤黏膜变态反应疾病、瘙痒性皮肤病以及缓解咳嗽、感冒症状等，但其镇静和安定副作用较明显，会产生困倦、嗜睡、口干、心律失常、皮肤过敏、光敏反应等副作用。

吩噻嗪母核的氮原子被 sp^2 杂化的碳原子代替后，得反式（E 型）构型的氯普噻吨（Chlorprothixene），仍保持了抗组胺活性。顺式（Z 型）构型的氯普噻吨的安定作用比反式（E 型）大，为抗精神病药。

将氯普噻吨的硫原子以生物电子等排体—CH═CH—替换，并引入 N-甲基-4-哌啶基，得到赛庚啶（Cyproheptadine），除具有抗组胺活性外，还有抗 5-羟色胺的作用。

将赛庚啶的—CH═CH—用—CH_2CH_2—替换、一个苯环用吡啶环代替即得到阿扎他啶（Azatadine），其 H_1 受体拮抗作用为氯苯那敏的 3.4 倍。

在阿扎他定的 8 位引入氯原子，将哌啶上甲基替换为乙氧羰基，即为强效选择性非镇静 H_1 受体拮抗剂氯雷他定（Loratadine）。该药对 H_1 受体选择性强，无抗胆碱能活性和中枢神经系统抑制作用，口服起效快，作用持久，适用于减轻过敏性鼻炎的症状和治疗荨麻疹和过敏性关节炎。

酮替芬（Ketotifen）为阿扎他定的生物电子等排体，即以噻吩代替吡啶并在乙撑基上引入一个羰基。该药具有 H_1 受体拮抗剂作用，还有过敏介质释放抑制作用，多用于治疗哮喘、过敏性鼻炎和皮炎、结膜炎及荨麻疹等，但有较强的中枢抑制、嗜睡副作用。

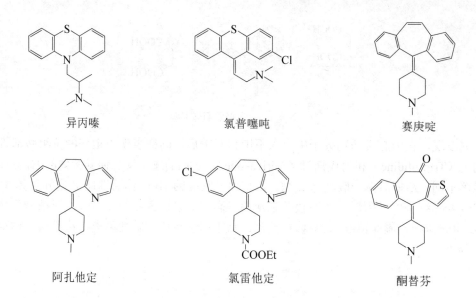

盐酸赛庚啶（Cyproheptadine Hydrochloride）

▲1-甲基-4-(5H-二苯并[a,d]环庚三烯-5-亚基)哌啶盐酸盐倍半水合物

▲1-Methyl-4-(5H-dibenzo[a,d]cyclohepten-5-ylidene)piperidine hydrochloride sesquihydrate

本品为白色至微黄色结晶性粉末；几乎无臭，味微苦；几乎不溶于乙醚，微溶于水，略溶于乙醇，溶于氯仿，易溶于甲醇；m.p. 183～198℃。

本品对 H_1 受体的拮抗作用强于异丙嗪和氯苯那敏，可治疗荨麻疹、湿疹、过敏性和接触性皮炎、过敏性鼻炎和支气管哮喘等。此外，本品还有一定的抗 5-羟色胺和抗胆碱作用，可抑制促肾上腺皮质激素的分泌，因此也用于治疗偏头痛、肾上腺皮质功能亢进症等。

赛庚啶的制备相对复杂，主要难点是三环结构的构建。常用的方法是采用苯乙酸与邻苯二酸酐反应得亚苄基酞，经水解、还原、脱水、氢化、环合等反应制得二苯并环庚酮，再经溴代、消除、格氏反应和脱水反应制得赛庚啶。

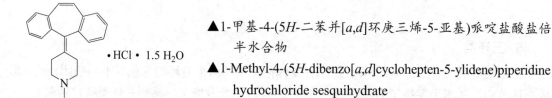

6. 经典的 H_1 受体拮抗剂的构效关系

经典的 H_1 受体拮抗剂结构具有类似性，大多数乙二胺类、氨烷基醚类、哌嗪类和丙胺类药物可用以下通式表示。

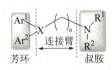

（1）Ar^1 为苯环、芳杂环或取代芳杂环，Ar^2 为另一芳环或芳甲基，Ar^1 和 Ar^2 可桥连成三环类化合物。

（2）—NR^1R^2 一般为叔胺，也可以是环的一部分，常见的有二甲氨基、吡咯烷基、哌啶基和哌嗪基。

（3）X 为 sp^2 或 sp^3 杂化的碳原子、氮原子，或连接氧原子的 sp^3 碳原子。

（4）连接臂的碳链长度 $n=2\sim3$，通常 $n=2$。叔胺与芳环中心的距离一般为 0.5～0.6nm。

三、非镇静性 H_1 受体拮抗剂

经典的 H_1 受体拮抗剂结构中均含脂溶性较强的基团，易通过血脑屏障而进入中枢，从而产生中枢抑制和镇静作用；在结构上，它们与局部麻醉药、安定药、抗胆碱药相近，故 H_1 受体作用的专一性不强，常呈现不同程度的局部麻醉、抗肾上腺素能、拟交感、镇痛和抗 5-羟色胺等作用，有的还由于抗胆碱作用出现胃肠道不适或口干等副作用；此外，多数药物作用时间较短，也使临床应用受到限制。提高药物对 H_1 受体的选择性以及限制药物进入中枢是解决上述问题的关键。20 世纪 80 年代后开发的第二代 H_1 受体拮抗剂，具有 H_1 受体选择性高、无镇静作用等特点，称为非镇静性 H_1 受体拮抗剂。

1. 基于调整脂水分配系数发现的非镇静性 H_1 受体拮抗剂

抗组胺药物有无中枢副作用取决于药物的结构及其药动学特征。前述的阿伐斯汀和西替利嗪均是通过引入亲水性基团和增加其氢键的键合能力，使药物难以通过血脑屏障而克服中枢镇静副作用。

盐酸西替利嗪（Cetirizine Dihydrochloride）

▲(2-{4-[(4-氯苯基)苯甲基]-1-哌嗪基}乙氧基)乙酸二盐酸盐

▲(2-(4-((4-Chlorophenyl)phenylmethyl)-1-piperazinyl)ethoxy)acetic acid dihydrochloride

本品为白色或类白色结晶性粉末；在水中溶解，几乎不溶于丙酮和二氯甲烷，溶于乙醇或甲醇，易溶于水；m.p. 225℃。应予密闭容器中避光保存。

西替利嗪可选择性拮抗 H_1 受体，抑制组胺介导的早期反应，同时还可明显减少嗜酸细胞向过敏反应部位的迁移及炎症介质的释放，从而抑制后期过敏反应，还具有一定的抗胆碱作用。本品不易通过血脑屏障，对中枢无镇静作用，适用于过敏性鼻炎、过敏性结膜炎、荨麻疹等。偶见嗜睡、头晕等副反应。口服吸收快，1.5h 后起效，可维持 24h，在体内基本不代谢，以原药排出。

本品的合成是以氯苯为原料，经傅-克酰化、Leuckart 反应、水解得中间体，再经环化、脱保护、*N*-烷基化、与盐酸成盐制得盐酸西替利嗪。如将中间体 1-（4-氯苯基）-1-苯基甲胺拆分，可制备左西替利嗪。

本品用于治疗呼吸系统、皮肤和眼睛等处的过敏性疾病，如过敏性鼻结膜炎、过敏性皮肤病、过敏性哮喘等。西替利嗪有轻度的中枢神经系统抑制作用，主要是其右旋体与脑内相关受体有一定的亲合性有关。左西替利嗪副作用更少，起效快、抗过敏作用强，在体内很少被代谢，药物相互作用较少，是理想的 H_1 受体拮抗剂，被列为第三代抗过敏药物，成为西替利嗪的替代品。

2. 基于活性代谢物发现的非镇静性 H_1 受体拮抗剂

特非那定（Terfenadine）是从抗精神病药物研究中发现的新型选择性外周 H_1 受体拮抗剂，由于不进入中枢，故无镇静作用，不影响精神运动行为。体外试验证明其对肾上腺素 α 和 β 受体、乙酰胆碱 M 受体以及 H_2 受体的亲和力很低；动物试验表明其具有微弱或几乎无抗 5-羟色胺能、抗胆碱能和抗肾上腺能活性；与受体结合、解离均较缓慢，药效持久。临床用于治疗过敏性鼻炎、皮肤病（如荨麻疹）和哮喘。但特非那定可导致严重的心脏不良反应，已撤市。

特非那定在体内被代谢成羧酸化合物和二苯基-（4-哌啶基）甲醇，后者无拮抗 H_1 受体活性，而羧酸代谢物具有较强的拮抗 H_1 受体活性，之后被开发为新型抗组胺药非索非那定（Fexofenadine）。

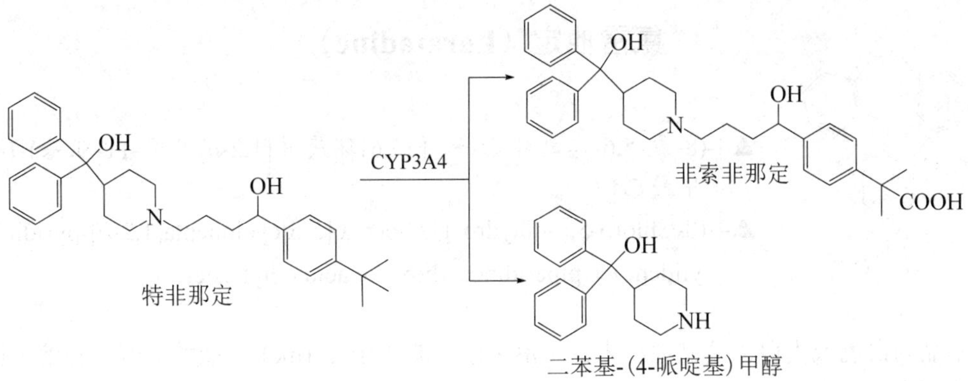

[特非那定 经 CYP3A4 代谢生成 非索非那定 和 二苯基-(4-哌啶基)甲醇 的结构式]

非索非那定能选择性阻断 H_1 受体，具有良好的抗组胺作用，且无抗 5-羟色胺、抗胆碱和抗肾上腺素作用。本品呈酸碱两性，不能通过血脑屏障，因此无镇静作用及其他中枢神经系统作用。本品不抑制心肌 K^+ 通道，无心脏毒性，无肝脏首过效应，对肝毒性小，很少与通过 CYP450 代谢的药物发生竞争性拮抗。本品口服吸收迅速，口服后 1～1.5h 血药浓度达峰值，血浆蛋白结合率为 60%～70%。本品还具有抑制肥大细胞释放各种过敏性介质的作用。非索非那定适用于缓解季节过敏性鼻炎和慢性特发性荨麻疹引起的症状，如打喷嚏，流鼻涕等。

依巴斯汀（Ebastine）是特非那定分子中二苯羟甲基替换为二苯甲氧基的生物电子等排体，也属于非镇静性抗过敏药，较特非那定更有效且作用持续时间更长，可治疗包括鼻炎、结膜炎、荨麻疹等过敏性疾病。

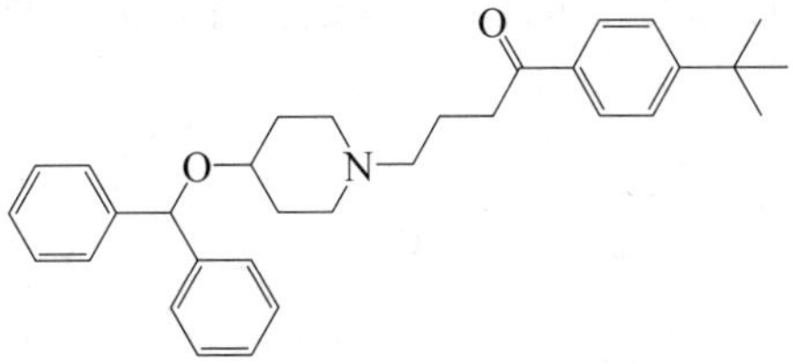

[依巴斯汀 结构式]

阿司咪唑（Astemizole）含苯并咪唑胺结构，因较难通过血脑屏障，为无中枢镇静和无抗胆碱作用的强效 H_1 受体拮抗剂，曾被广泛使用。但后期发现阿司咪唑存在严重的心脏不良反应，表现为心律失常和过敏性休克等，1999 年已撤市。阿司咪唑在肝脏中代谢生成的去甲阿司咪唑（Desmethyl Astemizole）和诺阿司咪唑（Norastemizole）均有抗组胺作用，后者对 H_1 受体选择性更高，作用强度相当于阿司咪唑的 40 倍，已开发成药物上市。

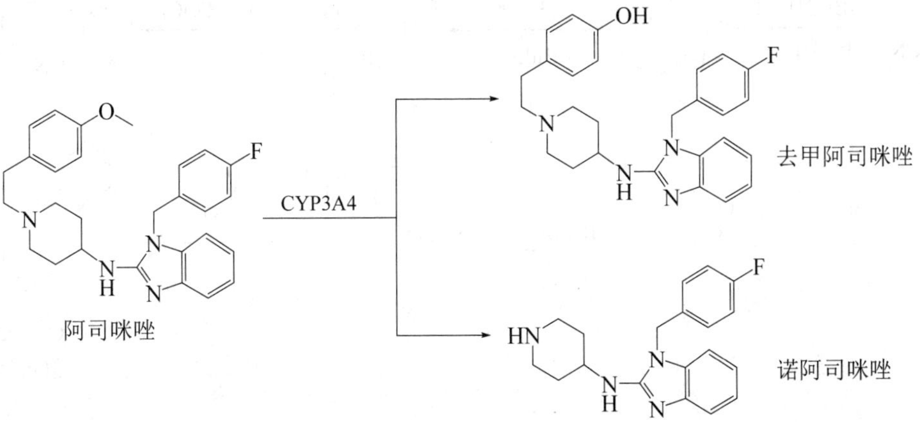

[阿司咪唑 经 CYP3A4 代谢生成 去甲阿司咪唑 和 诺阿司咪唑 的结构式]

第十一章 抗变态反应药物和抗消化性溃疡药物

氯雷他定（Loratadine）

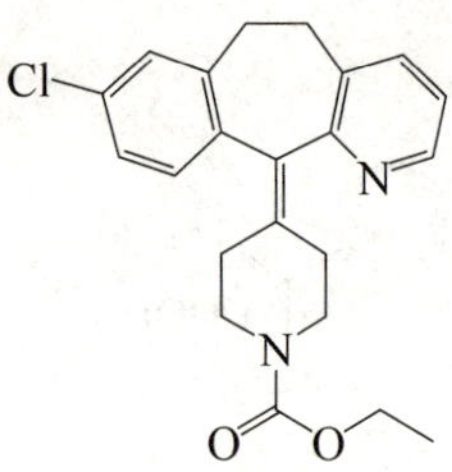

▲4-(8-氯-5,6-二氢-11H-苯并[5,6]环庚并[1,2-b]吡啶-11-亚基)-1-哌啶甲酸乙酯

▲4-(8-Chloro-5,6-dihydro-11H-benzo[5,6]cyclohepta[1,2-b]-pyridine-11-ylidene)-1-piperidinecarboxylic acid ethyl ester

本品为白色或类白色结晶性粉末；不溶于水，略溶于 0.1mol/L 盐酸溶液，易溶于甲醇、乙醇或丙酮。m.p. 134～136 ℃。

氯雷他定为强效、长效、选择性拮抗外周 H_1 受体的非镇静类 H_1 受体拮抗剂，为第二代抗组胺药。本品无抗肾上腺素能和抗胆碱能活性及中枢神经抑制作用，同时还具有抗过敏介质血小板活化因子（Platelet Activating Factor，PAF）的作用。临床上用于治疗过敏性鼻炎、慢性荨麻疹及其他过敏性皮肤病。本品口服吸收迅速，1～3h 起效，持续时间达 24h 以上，半衰期 8.4h，血浆蛋白结合率 98%，不能通过血脑屏障。抑制肝药物酶活性的药物能使本品的代谢减慢。无明显镇静作用，罕见嗜睡、肝功能改变等不良反应。

本品在体内产生的主要代谢物为去乙氧羰基氯雷他定，对 H_1 受体选择性更好，药效更强，现已开发成地氯雷他定（**Desloratadine**）上市，无心脏毒性，且起效快、效力强、药物相互作用少，临床用于过敏性鼻炎和慢性荨麻疹的治疗，因安全性好更适用于儿童。

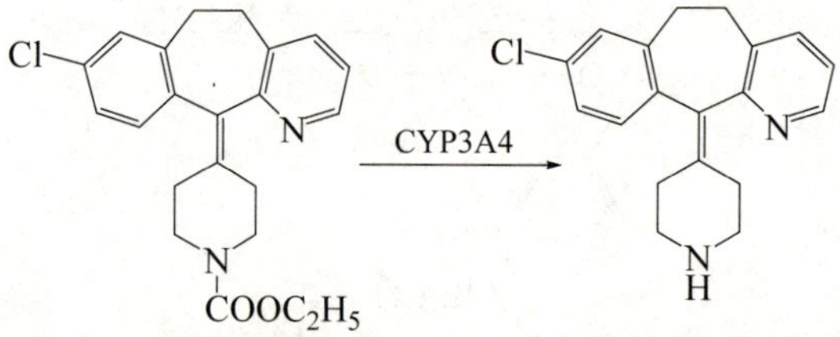

氯雷他定的合成是以 2-氰基-3-甲基吡啶为原料，经醇解、烷基化、消除、格氏反应、环合和乙氧羰基化制得。氯雷他定经氢氧化钾水解可得到地氯雷他定。

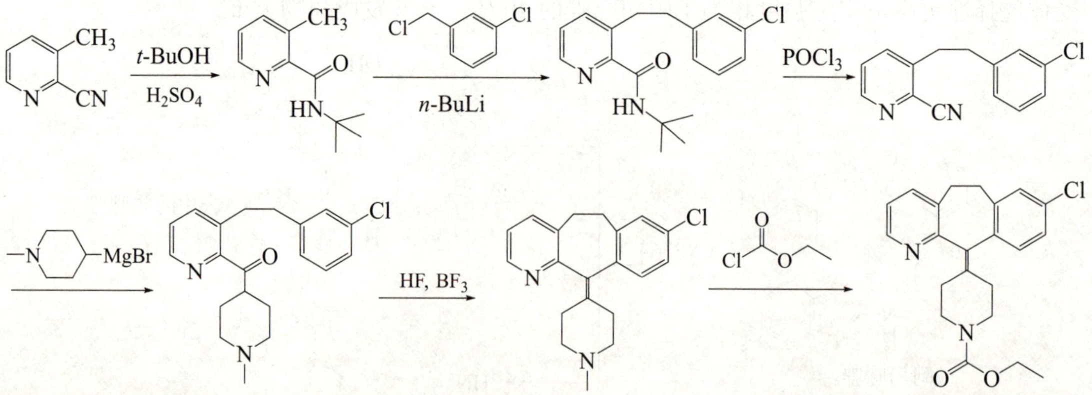

$$\xrightarrow[\text{H}_2\text{O / EtOH}]{\text{KOH}}$$

地氯雷他定

虽然第二代抗组胺药在药效学和药动学均有极大的优点，但仍有一些不良反应如一定程度的嗜睡，并有明显的心脏毒性，这与抗组胺药的药物相互作用和个体差异等有关。许多第三代 H_1 受体拮抗剂是第二代 H_1 受体拮抗剂的体内活性代谢物，如非索非那定、地氯雷他定和诺阿司咪唑，还有一些是第二代 H_1 受体拮抗剂的活性光学异构体，如左卡巴斯汀和左西替利嗪。第三代 H_1 受体拮抗剂表现出了更多的优点：对 H_1 受体的选择性更高；无镇静作用；同时具有抗过敏介质作用；无肝脏首过效应，很少与通过 CYP450 代谢的药物发生竞争性拮抗。

第二节　抗消化性溃疡药物

消化性溃疡发生在胃幽门和十二指肠处，主要的致病原因是由胃液的消化作用导致了黏膜损伤，部分病变可穿透至黏膜肌层导致严重胃部损伤。作为消化系统的主要器官，胃自身处于消化和被消化的动态平衡中。胃酸、胃蛋白酶和幽门螺杆菌可以损伤胃壁，属于损伤因子；胃黏液细胞分泌的黏液和前列腺素可以保护胃壁，属于保护因子。在正常情况下，两种因子处于动态平衡状态，当某些因素破坏了这一平衡机制，使保护性因素降低；或者使侵袭性因素增强，就会导致胃酸或胃蛋白酶侵蚀黏膜而造成溃疡。

临床上使用的抗溃疡药（Anti-ulcer Agents）主要通过抑制损伤因子或增强保护因子或两者兼而有之而发挥作用。根据作用机制可分为：①中和过量胃酸的抗酸药；②加强胃黏膜抵抗力的黏膜保护药；③抑制胃酸分泌的抑酸药；④抗幽门螺杆菌感染的药物。

胃酸的过量分泌是引起消化性溃疡的主要原因。胃壁细胞的泌酸过程与组胺 H_2 受体、乙酰胆碱 M 受体和胃泌素受体有关。当组胺、乙酰胆碱或胃泌素刺激胃壁细胞底边膜上相应的受体时，产生受体激动作用。激动胃泌素受体和乙酰胆碱受体可引起 Ca^{2+} 增加，激动 H_2 受体可使腺苷酸环化酶增加，从而增加 cAMP 的量。经 Ca^{2+} 和 cAMP 介导，刺激信息由细胞内向细胞顶端传递，在刺激下细胞内的管状泡与顶端膜内陷形成的分泌性微管融合，原位于管状泡处的 H^+/K^+-ATP 酶（即质子泵）移至分泌性微管，将 H^+ 从胞质泵向胃腔，与从胃腔进入胞浆的 K^+ 发生交换，H^+ 与顶膜转运至胃腔的 Cl^- 形成了胃酸的主要成分——盐酸（图 11-3）。在这一过程中，前列腺素 E（PGE）能够使腺苷酸环化酶失活，具有抑制胃酸分泌的作用。

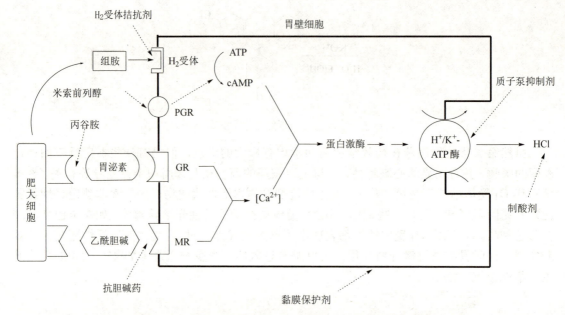

图 11-3 胃壁细胞泌酸机制和抗消化性溃疡药物作用示意图

PGR—前列腺素受体；GR—胃泌素受体；MR—M胆碱受体；┈┈┈—抑制作用

一、H₂受体拮抗剂

1. H₂受体拮抗剂的发现与发展

药物化学家在了解到组胺与胃酸分泌有密切联系之后，尝试通过对组胺结构的改变，获得具有组胺 H₂ 受体拮抗活性的化合物。首先，保留咪唑结构而改变组胺的侧链，发现 N^α-胍基组胺是组胺部分激动剂，大剂量使用时具有拮抗胃酸分泌的作用。后续研究发现，分子侧链的长度会影响激动活性和拮抗活性。H₂ 受体中咪唑结合位点与产生拮抗作用的结合位点间隔约 4 个原子。

将极性较大但不带电荷的非碱性基团硫脲代替强碱性的胍基，在此基础上，为提高亲脂性对硫脲基进行 N-甲基化修饰，得到高度选择性的 H₂ 受体拮抗剂布立马胺（Burimamide），其对 H₂ 受体拮抗作用比 N-胍基组胺强 100 倍，但口服活性小，难以应用于临床。

布立马胺咪唑环侧链的 β 位亚甲基（—CH₂—）以电子等排体–S–代替，增加了侧链的柔性，得到硫代布立马胺（Thiaburimamide），其拮抗活性增强；在咪唑环的 5 位引入供电子的甲基，得到了甲硫米特（Metiamide），其抑制胃酸分泌的作用比布立马胺强 10 倍。但高剂量慢性毒性试验发现，甲硫米特对肾脏有损害作用，并能引起粒细胞减少，这一副作用可能由分子中的硫脲基所致。进一步优化中，用性质类似的胍基来代替硫脲基，并在胍基上引入吸电子的氰基使碱性降低，最后得到氰基胍衍生物西咪替丁（Cimetidine），其抑制胃酸活性强，且无甲硫米特的毒副作用。**西咪替丁成为第一个上市的强效 H₂ 受体拮抗剂。**

N^α-胍基组胺　　布立马胺　　硫代布立马胺

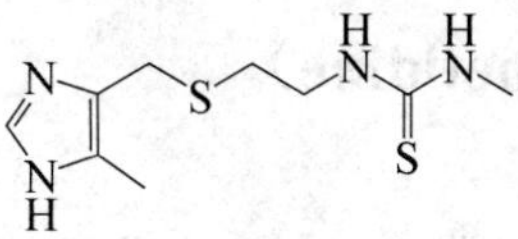

甲硫米特 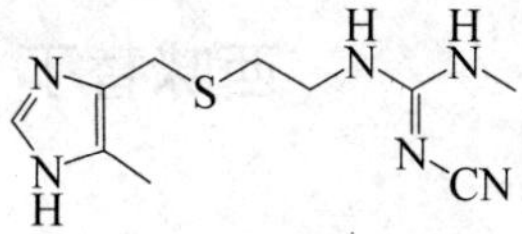　　　　　　　　西咪替丁

西咪替丁的发现，是药物合理设计的一个成功范例。运用生物电子等排和拼合等药物设计原理进一步对西咪替丁分子进行改造，将咪唑以呋喃、噻唑或氨烷基苯等替换，或改变侧链及末端基团，得到了一系列新结构类型的 H_2 受体拮抗剂，对 H_2 受体选择性及疗效更优，且毒副作用更小（表 11-2）。

表 11-2　临床常见的 H_2 受体拮抗剂

药物名称	药物结构	药物作用特点
西咪替丁（Cimetidine）	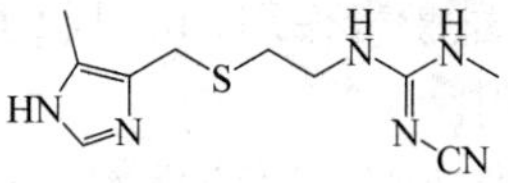	第一个上市的 H_2 受体拮抗剂，治疗十二指肠溃疡、胃溃疡等
雷尼替丁（Ranitidine）	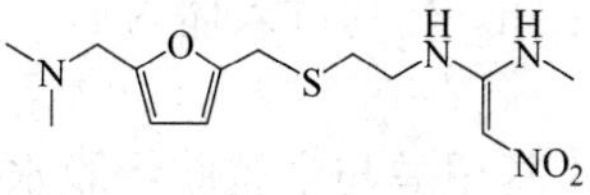	活性较西咪替丁强 5~8 倍，无抗雄激素作用
鲁匹替丁（Lupitidine）	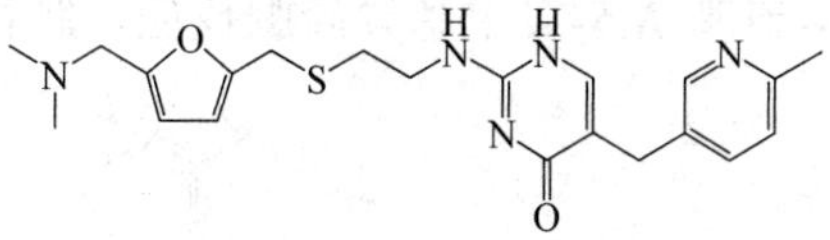	脂溶性高，活性高于雷尼替丁
尼扎替丁（Nizatidine）	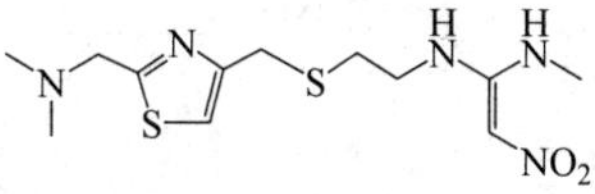	活性与雷尼替丁相仿，生物利用度高达 95%
硫替丁（Tiotidine）	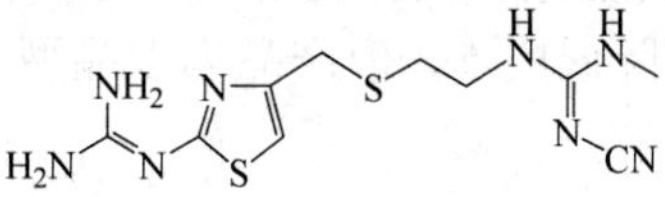	活性较西咪替丁提高 10 倍
法莫替丁（Famotidine）	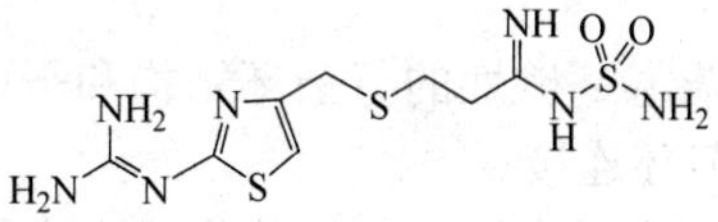	选择性高，作用强，为临床首选的 H_2 受体拮抗剂
乙溴替丁（Ebrotidine）	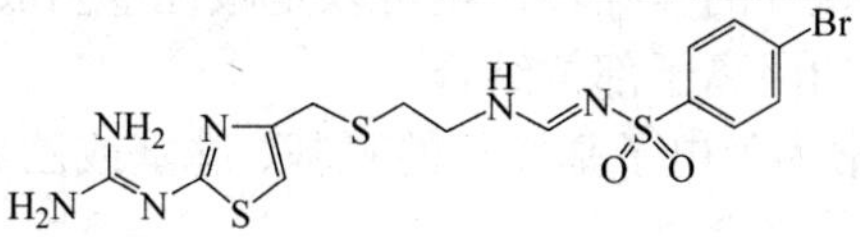	活性与雷尼替丁相当，具抗幽门螺杆菌活性
兰替丁（Lamtidine）	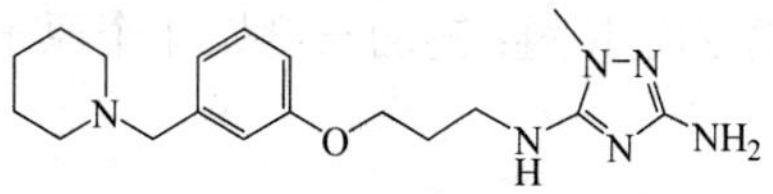	活性较雷尼替丁强 8 倍，作用持续时间达 24h
罗沙替丁醋酸酯（Roxatidine Acetate）	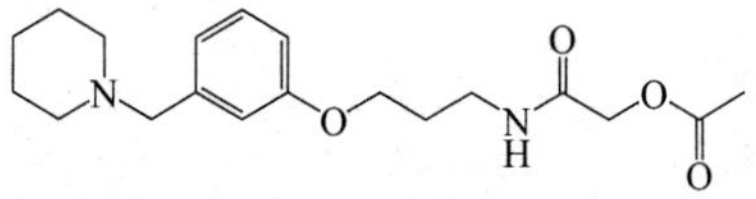	作用快，用量小，不良反应少，复发率低

西咪替丁（Cimetidine）

▲N-氰基-N'-甲基-N''-(2-{[(5-甲基-1H-咪唑-4-基)甲基]硫代}乙基)胍

▲N-Cyano-N'-methyl-N''-(2-(((5-methyl-1H-imidazol-4-yl)methyl) thio)ethyl)guanidine

本品为白色或类白色结晶粉末；几乎无臭，味苦；微溶于水，略溶于异丙醇，溶于乙醇，易溶于甲醇、稀盐酸；m.p. 139～144℃。

西咪替丁能抑制基础胃酸分泌和各种刺激引起的胃酸分泌，亦可防止应激状态下的胃黏膜出血和胃黏多糖成分减少。临床用于治疗胃及十二指肠球部溃疡。由于中断用药后复发率高，故需维持治疗。但长期应用有抑制雄激素作用，可引起男性轻微性功能障碍和乳房发育、妇女溢乳，还可引起精神紊乱等副作用。

本品口服吸收迅速，生物利用度为70%，服药后45～90min血药浓度达高峰，血浆蛋白结合率为15%～20%，半衰期为2～2.5h。药物进入体内后，一半代谢为无活性的亚砜，另一半以原形从尿中排出。

本品的合成由 5-甲基-1H-咪唑-4-基甲醇与半胱胺经脱水制得关键中间体 2-[(5-甲基-1H-咪唑-4-基)甲硫基]乙胺，再与 N-氰基-N,S-二甲基异硫脲反应，制得西咪替丁。

本品有 A、B、C、Z、H 等多种晶型。从有机溶剂中可得 A 晶型（m.p. 139～144℃），生物利用度及疗效最佳。用水结晶可降低成本，但产品为混晶型（m.p. 136～144℃），影响产品质量和疗效。

2. H_2受体拮抗剂的构效关系

H_2 受体拮抗剂具有两个药效部位：碱性的芳杂环结构和平面的极性基团。两个药效基团可通过柔性的链状连接或刚性的芳环连接。

（1）碱性芳杂环：可以是碱性的咪唑环，也可以是碱性基团取代的呋喃、噻唑等其他芳杂环，能够形成阳离子与受体的阴离子部位结合。

（2）平面的极性基团：通常为吸电子基取代的胍基、脒基或乙烯二胺，在生理pH条件下可部分离子化，通过氢键与受体结合。

（3）柔性的四原子链或芳环作为连接链：链的长度以 4 个原子为宜，为组胺侧链的 2 倍，此部分结构需具有一定的柔性。

二、质子泵抑制剂

1. H^+/K^+-ATP 酶

胃 H^+/K^+-ATP 酶（质子泵）是胃壁细胞上的一种跨膜蛋白，由 α、β 两个亚基组成。质子

泵有 E_1 和 E_2 两种形式，可以互相转化。E_1 型 H^+/K^+-ATP 酶的离子结合位点在细胞内的胞浆侧，与 H^+ 亲和作用强，与 K^+ 亲和力弱；E_2 型的离子结合位点在细胞膜外侧，与 K^+ 有很强的亲和力，与 H^+ 亲和作用弱。E_1 型与胞浆内 H^+ 结合的同时也与 ATP 结合形成磷酶结合物（E_1P），为质子泵由 E_1 型转化为 E_2 型提供能量。E_1P 将 H^+ 从胞浆转移至细胞膜顶端的分泌性微管内，并释放出 H^+，此时质子泵转化为磷酸化的 E_2 型。E_2 型的质子泵再与分泌性微管内 K^+ 结合，将其转运至胞浆侧，同时去磷酸化，重新转化为 E_1 型。由此，胃壁细胞通过质子泵的两种形式的相互转化完成了泌酸过程。

质子泵抑制剂（Proton Pump Inhibitors，PPIs）通过抑制 H^+ 与 K^+ 的交换，阻止胃酸的形成。因其作用于胃壁细胞泌酸过程的最后一个环节，所以对各种刺激引起的胃酸分泌都有抑制作用。另一方面，H_2 受体体内分布广泛，不但存在于胃壁细胞，还存在于其他组织，而质子泵仅存在于胃壁细胞表面。因此，与 H_2 受体拮抗剂相比，质子泵抑制剂具有作用专一、选择性高和副作用较小等优点。

根据药物与 H^+/K^+-ATP 酶的结合方式，质子泵抑制剂可分为不可逆型和可逆型质子泵抑制剂。**不可逆型质子泵抑制剂在胃壁细胞内转化为活性的次磺酸或次磺酰胺后，与 H^+/K^+-ATP 酶胞浆侧的半胱氨酸残基通过二硫键结合，阻止酶与胞浆内 H^+ 或 K^+ 结合，实现抑酸分泌作用。**此类 PPIs 通过共价键与质子泵结合，因此对其抑制作用是不可逆的。可逆型质子泵抑制剂又称为钾竞争性酸阻滞剂（Potassium-Competitive acid Blockers，P-CAB）或酸泵抑制剂，其与 H^+/K^+-ATP 酶上的 K^+ 结合位点以离子键结合，通过抑制 K^+ 与酶的结合而抑制胃酸的分泌。在酸性环境下，P-CABs 易于离子化，通过离子型结合而抑制质子泵，迅速升高胃内 pH 值，离解后酶的活性随即恢复，故对质子泵的抑制作用是可逆的。

2. 不可逆型质子泵抑制剂

不可逆型质子泵抑制剂为弱碱性化合物，容易通过细胞膜。到达胃壁细胞后，在酸性环境下被 H^+ 激活，形成活性形式在胃中泌酸小管口与质子泵发生共价结合，因此这一结合为不可逆。现在临床使用的大部分不可逆质子泵抑制剂均为苯并咪唑类。

在筛选抗病毒药物过程中发现吡啶硫代酰胺类化合物具有一定抑制胃酸分泌作用，但肝毒性较大；将毒性来源的硫代酰胺基团以亚砜结构代替，得到抗胃酸分泌作用较强的替莫拉唑（Timoprazole），但其可导致甲状腺对碘的摄取障碍；在替莫拉唑的苯环和吡啶环上引入适当的取代基以消除此副作用，得到了吡考拉唑（Picoprazole）。对其作用机制研究，发现了 H^+/K^+-ATP 酶在胃酸分泌过程中的作用，由此开辟了抗消化性溃疡药物的新领域。

吡啶硫代酰胺　　替莫拉唑　　吡考拉唑

奥美拉唑(Omeprazole)

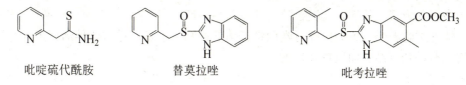

▲5-甲氧基-2-([(4-甲氧基-3,5-二甲基-2-吡啶基)甲基]亚磺酰基)-1H-苯并咪唑

▲5-Methoxy-2-(((4-methoxy-3,5-dimethyl-2-pyridinyl-)methyl)sulfinyl)-1H-benzimidazole

本品为白色结晶，无臭，遇光易变色，不溶于水，微溶于丙酮，略溶于甲醇或乙醇，m.p. 156℃，具备弱酸和弱碱两性，常制成钠盐或镁盐，剂型多为肠溶片。

本品主要治疗胃和十二指肠溃疡，在临床愈合率、症状缓解程度、疗程长短、耐受性以及复发率等方面的效果均优于 H_2 受体拮抗剂西咪替丁和雷尼替丁。口服本品生物利用度可达 54%，半衰期为 1h，给药 16h 后几乎全部以代谢物形式从体内排出。本品还可抑制幽门螺杆菌 Hp，可用于三联或四联治疗中的组方。

本品的工业化生产路线为：首先制备 3,5-二甲基-2-氯甲基-4-甲氧基吡啶和 2-巯基-5-甲氧基苯并咪唑，再将二者缩合得到硫醚中间体，最后以间氯过氧苯甲酸（*m*-CPBA）或过氧化氢将硫醚选择性氧化成亚砜，即制得奥美拉唑。

奥美拉唑的抑酸作用机制独特。奥美拉唑的分子具有弱碱性，口服吸收后可富集于强酸性的胃壁细胞泌酸小管口，在 H^+ 对苯并咪唑环上 N 原子的催化下，发生分子内的亲核反应（即 **Smiles** 重排），形成两种活性形式——次磺酸和次磺酰胺，再与质子泵上半胱氨酸的巯基发生共价结合，形成二硫键连接的酶-抑制剂复合物，从而阻断质子泵分泌 H^+ 的作用。因此，奥美拉唑可看成是两种活性物的前药（生物前体），表现出专一选择性的抑制胃酸分泌作用。此外，酶-抑制剂复合物在 pH<6 时比较稳定，但可被谷胱甘肽或半胱氨酸等内源性巯基化合物通过竞争反应而复原，复原生成的代谢物经碱催化的 **Smiles** 重排重新转为硫醚化合物，在肝脏可再被氧化成奥美拉唑。奥美拉唑的这种体内循环（图 11-4），称为前药循环（Prodrug Cycle）。体外试验表明，奥美拉唑对幽门螺杆菌的抑制，也是通过这两种活性形式与该菌脲酶上半胱氨酸的巯基结合而发挥作用的。

奥美拉唑分子中亚砜的 S 原子为不对称原子，具有光学活性，临床使用其外消旋体。奥美拉唑在体内的 *R*-型和 *S*-型异构体代谢成同一种活性体，产生作用强度相同的抑酸分泌作用。但是与 *R*-型相比，*S*-型在体内的代谢较慢，并且经体内循环更易重复生成，导致血药浓度较高，作用时间更长，因此表现出更优的药效，被开发为艾司奥美拉唑（Esomeprazole，埃索美拉唑）上市。艾司奥美拉唑可以奥美拉唑为原料通过手性拆分制得，或者以奥美拉唑的硫醚中间体在异丙氧基钛和 *D*(−)-酒石酸二乙酯的催化下，经过氧化氢不对称氧化可制得艾司奥美拉唑。

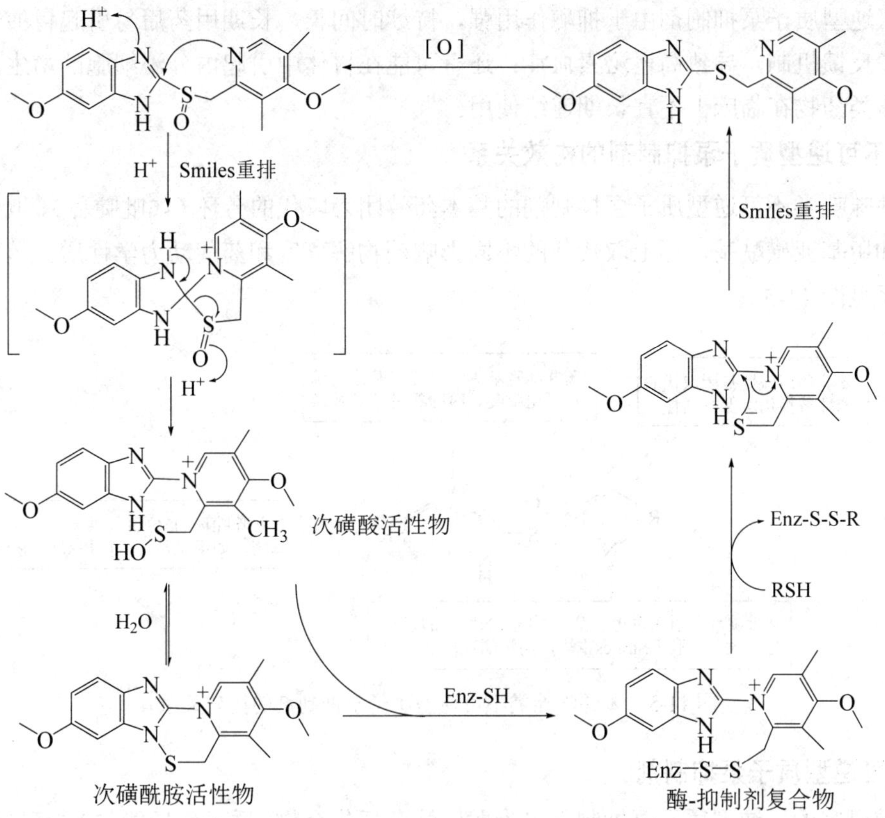

图 11-4 奥美拉唑的体内循环作用示意图

Enz-SH— H^+/K^+-ATP；RSH—谷胱甘肽或半胱氨酸；[O]—肝脏中氧化

奥美拉唑的 me-too 类药物有兰索拉唑（Lansoprazole）、泮托拉唑（Pantoprazole）、雷贝拉唑（Rabeprazole）和来明拉唑（Leminoprazole）等。兰索拉唑与奥美拉唑有相似的抑酸分泌作用，但其稳定性和口服生物利用度更好，体外试验表明其清除幽门螺杆菌能力提高 4 倍，临床上能更快地缓解溃疡和反流症状，治愈率更高。雷贝拉唑的抑酸活性比奥美拉唑强，还具有幽门螺杆菌抑制活性。泮托拉唑在疗效、稳定性和对胃壁细胞的选择性方面较兰索拉唑更优，而且它与 CYP450 相互作用少，配伍应用面广。来明拉唑在体内稳定性较好，因此作用时间较长，还具有胃黏膜保护作用。

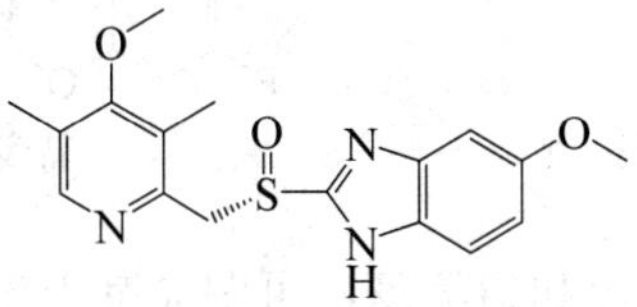

艾司奥美拉唑

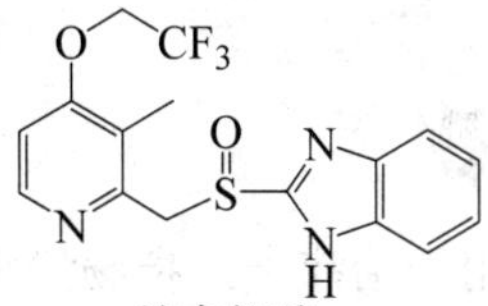

兰索拉唑

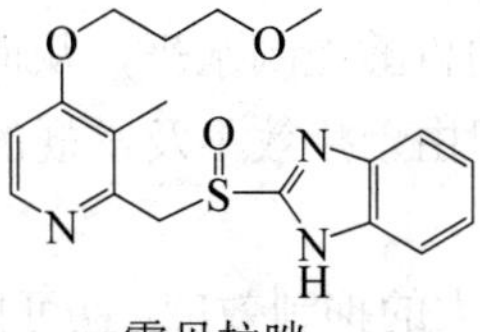

雷贝拉唑

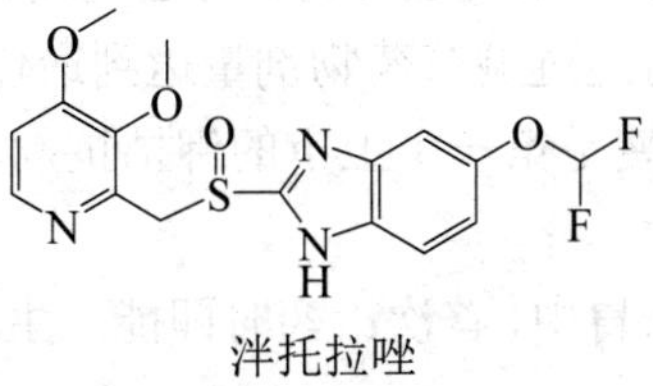

泮托拉唑

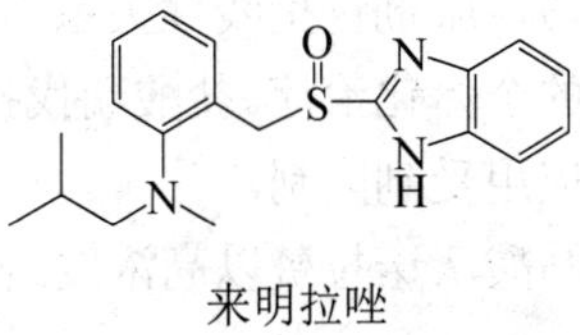

来明拉唑

第十一章 抗变态反应药物和抗消化性溃疡药物

不可逆型质子泵抑制剂由于抑酶作用强，持续时间长，长期用药后易引起胃酸缺乏，会诱发胃窦反馈机制，导致高胃泌素血症；还有可能在胃体中引起内分泌细胞的增生，形成类癌。故该类药物在临床上不宜长期连续使用。

3. 不可逆型质子泵抑制剂的构效关系

苯并咪唑类不可逆型质子泵抑制剂的基本药效团为取代的芳环（如吡啶环）、取代的苯并咪唑环和甲基亚磺酰基。环上取代基的不同影响药物解离度和药代动力学性质。该类药物的构效关系见图11-5。

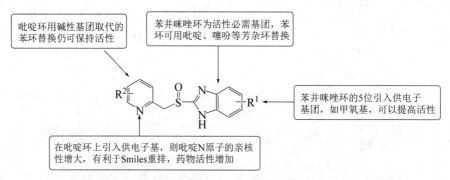

图11-5 苯并咪唑类不可逆型质子泵抑制剂的构效关系

4. 可逆型质子泵抑制剂

目前研究的可逆型质子泵抑制剂多为弱碱性杂环化合物，质子化后能与K^+可逆性地竞争质子泵上的K^+高亲和部位，抑制酶的活性，从而阻断胃酸分泌。因此该类抑制剂又称为K^+拮抗剂。它对质子泵的抑制是可逆的，持续时间短，能调节性减少胃酸的分泌，而不会造成过度抑制，因此能避免不可逆型质子泵抑制剂造成的胃酸缺乏症，减少相应的副作用。近年来，可逆型质子泵抑制剂成为抑制胃酸分泌药物研发的重要领域。目前已经上市的药物有瑞伐拉赞（Revaprazan）、沃诺拉赞（Vonoprazan）和特戈拉赞（Tegoprazan）。

瑞伐拉赞　　　　　沃诺拉赞　　　　　特戈拉赞

盐酸瑞伐拉赞用于治疗十二指肠溃疡、胃炎和胃溃疡，可明显减少夜间酸突破的发生。本品起效迅速，给药后1.3~2.5h血药浓度达峰值，可迅速缓解胃酸过量分泌引起的症状。本品药效与口服剂量呈线性关系，可通过调节药物剂量达到最佳的胃酸控制水平，从而满足不同患者的个体化治疗。盐酸瑞伐拉赞是第一个上市的钾拮抗剂，但由于疗效不及常规的PPIs，其临床应用受到限制。

富马酸沃诺拉赞以高浓度进入胃中，首次给药时即能产生最大的抑制效应，且可持续24h。

本品抑酸作用强，20mg/d 剂量表现出和兰索拉唑 30mg/d 剂量相当的胃溃疡及十二指肠溃疡治愈率。其在酸中稳定，无需优化制剂配方设计，药效起效剂量在不同患者中的差异并不显著。这些优点使得本品逐渐成为治疗幽门螺杆菌感染、胃食管反流、消化性溃疡、十二指肠溃疡、胃溃疡疾病的一线用药。

特戈拉赞用于治疗胃食管反流病、糜烂性食管炎和胃溃疡。本品服用后可在 0.5~1.5h 迅速达到吸收高峰，平均半衰期在 3.5~5.5h。临床数据显示，特戈拉赞 50mg/d 剂量对于胃食管反流病和胃溃疡的治疗效果良好，其疗效与艾司奥美拉唑类似，安全性和耐受性更优，适用于 PPIs 类药物反应较差的患者。

思考题

1. 经典 H_1 受体拮抗剂有何突出的不良反应？第二代 H_1 受体拮抗剂如何克服了这一缺点？
2. 第三代 H_1 受体拮抗剂较第一代和第二代 H_1 受体拮抗剂有显著的优点。如果一名飞行员出现过敏反应，在服用第三代 H_1 受体拮抗剂后，是否可以进行正常的飞行作业呢？并阐述理由。
3. 奥美拉唑的活性形式并无光学活性，试解释为什么艾司奥美拉唑的使用效果优于奥美拉唑？
4. 为什么质子泵抑制剂比传统的 H_2 受体拮抗剂作用更强、治愈率更高、治愈速度更快？
5. 相较于不可逆型质子泵抑制剂，可逆型质子泵抑制剂具有哪些优势？

第十二章
肾上腺素受体激动剂与拮抗剂

扫码获取资源

学习目标

掌握：肾上腺素、盐酸麻黄碱、硫酸沙丁胺醇的结构、化学特征、合成及用途。肾上腺素受体激动剂的构效关系；盐酸哌唑嗪、盐酸普萘洛尔的结构、化学特征、合成及用途。β受体拮抗剂的构效关系。

熟悉：α受体激动剂、β受体激动剂的分类及其代表药物；去甲肾上腺素、甲基多巴、异丙肾上腺素的结构、化学特征及用途；盐酸可乐定、盐酸多巴酚丁胺、酒石酸美托洛尔的结构、化学特征、合成及用途。

了解：肾上腺素受体的分类、分布和效应；肾上腺素和去甲肾上腺素的体内合成及代谢；β受体拮抗剂的药物-受体作用模型；α、β受体拮抗剂的概述。

肾上腺素受体（Adrenergic Receptor）作为一类最具代表性的 G 蛋白偶联受体，可与交感神经递质去甲肾上腺素或肾上腺素结合，参与人体内多种功能调节。**肾上腺素受体激动剂**（Adrenergic Agonists）是指与肾上腺素受体结合后产生与去甲肾上腺素相似作用的药物，也被称为拟肾上腺素药物；**肾上腺素受体拮抗剂**（Adrenergic Antagonists）是指与肾上腺素受体结合后通过阻断去甲肾上腺素与受体结合而产生与去甲肾上腺素相反作用的药物，也被称为抗肾上腺素药物。

第一节 肾上腺素受体概述

一、肾上腺素受体的分类及效应

肾上腺素受体作为 G 蛋白偶联受体超家族中的重要一员，由受体蛋白、G 蛋白、效应器酶系或离子通道三部分组成。根据 G 蛋白偶联受体属性和生理效应等，可分为 α_1、α_2 和 β_1、β_2、β_3 等多种亚型（表 12-1）。

表 12-1　肾上腺素受体的分类、分布和效应

受体亚型	分布	激动后效应	激动剂	拮抗剂
α_1	心脏、血管平滑肌、脂肪、肝脏等组织	收缩平滑肌、增加心收缩力、升压、缩瞳、毛发竖立	去氧肾上腺素	哌唑嗪
α_2	中枢神经系统、血小板、血管平滑肌	心血管调节、降压、血小板凝集、抑制脂肪分解	可乐定	育亨宾
β_1	心脏、肾脏、脑干	增强心脏功能，升压	多巴酚丁胺	美托洛尔
β_2	子宫、气管、胃肠道、血管壁、肝脏效应细胞	舒张支气管、子宫和血管平滑肌，平喘，加强糖原分解	特布他林	—
β_3	脂肪组织	分解脂肪，增加氧耗	米拉贝隆	—

二、肾上腺素和去甲肾上腺素的体内合成及代谢

肾上腺素和去甲肾上腺素是交感神经系统中重要的两类神经递质，均具有与多巴胺类似的邻苯二酚（儿茶酚）结构，在人体内的合成代谢途径均与多巴胺的合成代谢途径相似（图 12-1）。

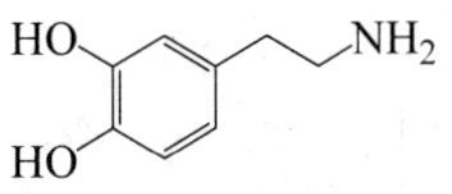

多巴胺 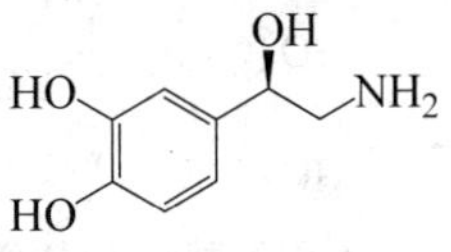　　　　　去甲肾上腺素 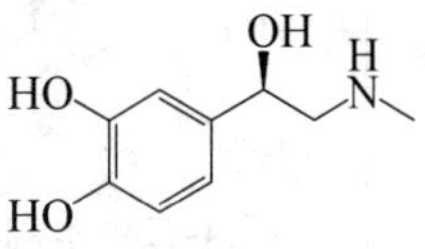　　　　　肾上腺素

人体内 L-酪氨酸在酪氨酸羟化酶和多巴脱羧酶作用下形成多巴胺。多巴胺经多巴胺-β-羟化酶转化为去甲肾上腺素，并在苯乙醇胺-N-甲基转移酶的作用下进一步形成肾上腺素。肾上腺素和去甲肾上腺素储存于囊泡中。当机体受到刺激时，神经末梢释放肾上腺素和去甲肾上腺素，此两类物质与肾上腺素受体结合后，活化与受体偶联的腺苷酸环化酶系统，进而引发一系列生理效应。释放到突触间隙的去甲肾上腺素和肾上腺素，主要通过再摄取的方式消除，其余约 1/5 被儿茶酚-O-甲基转移酶（Catechol-O-Methyltransferase，COMT）或单胺氧化酶（Monoamine Oxidase，MAO）降解失活（图 12-2）。虽然路径略有不同，但肾上腺素、去甲肾上腺素的代谢产物均是 3-甲氧基-4-羟基苯乙二醇及 3-甲氧基-4-羟基扁桃酸。

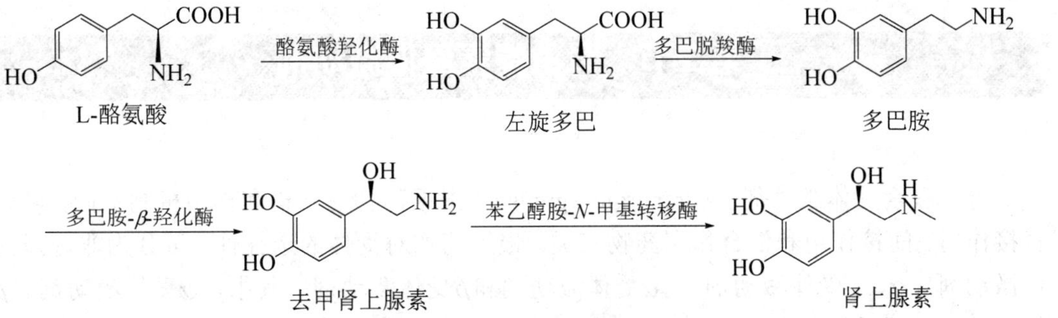

L-酪氨酸　→(酪氨酸羟化酶)→　左旋多巴　→(多巴脱羧酶)→　多巴胺

→(多巴胺-β羟化酶)→　去甲肾上腺素　→(苯乙醇胺-N-甲基转移酶)→　肾上腺素

图 12-1　去甲肾上腺素和肾上腺素的合成

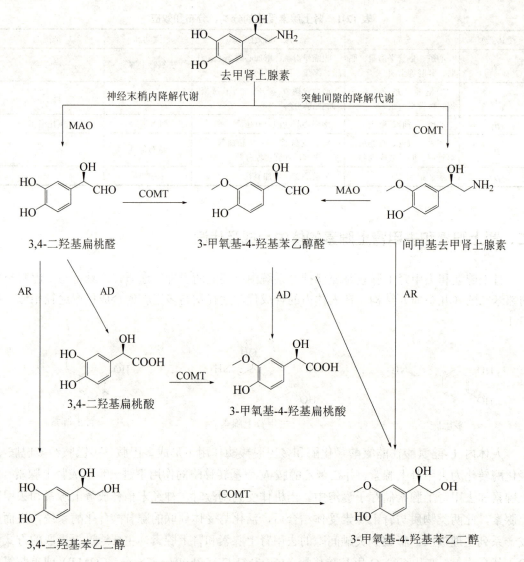

图 12-2　去甲肾上腺素的代谢

MAO—单胺氧化酶；AR—醛还原酶；COMT—儿茶酚胺-O-甲基转移酶；AD—醛脱氢酶

第二节　肾上腺素受体激动剂

肾上腺素受体激动剂（Adrenergic Agonists）根据药物的结构和作用机制不同，可分为直接作用、间接作用和混合作用药物三类。根据药物对受体的选择性，可分为非选择性受体激动剂（α、β受体激动剂）、α受体激动剂和β受体激动剂。其中，α受体激动剂和β受体激动剂根据受体亚型可进一步分为$α_1$受体激动剂、$α_2$受体激动剂、$β_1$受体激动剂、$β_2$受体激动剂和$β_3$受体激动剂。$α_1$受体激动剂药物如去氧肾上腺素，临床上用于防止低血压和抗休克等；α_2受体激动剂如可乐定，临床上用于降低血压和鼻黏膜充血等；β_1受体激动剂药物如多巴酚丁胺，临床上用于治疗心力衰竭及周围血管疾病；β_2受体激动剂药物如克仑特罗，临床上用于治疗哮喘和支气管痉挛；β_3受体激动剂如米拉贝隆，临床上用于治疗膀胱过度活动症。

一、α, β 受体激动剂

α, β 受体激动剂具有兴奋 α 和 β 受体的双重作用，主要包括肾上腺素、麻黄碱、多巴胺等。

多巴胺（Dopamine）作为内源性神经递质，负责调节与中枢神经相关的多项生理功能。多巴胺对 α 和 β 受体同时具有激动作用，可增强心肌收缩力，增加心排血量；对周围血管有轻度收缩作用，可扩张血管并增加动脉压。与其他血管收缩或扩张类药物相比，多巴胺对心率无显著影响。临床上常使用多巴胺盐酸盐和氢溴酸盐，治疗心力衰竭等多种原因引发的休克。

肾上腺素 (Epinephrine)

▲ (R)-4-[1-羟基-2-(甲氨基)乙基]-1,2-苯二酚
▲ (R)-(4-(1-Hydroxy-2-(methylamino)ethyl)-1,2-benzenediol

本品为白色或类白色结晶性粉末；无臭；在乙醇、氯仿、乙醚、脂肪油、挥发油或氨溶液或碳酸钠溶液中不溶，在水中极微溶解，在无机酸或氢氧化钠溶液中易溶；m.p. 206~212℃，熔融时同时分解；$[\alpha]_D^{25} = -50.0° \sim -53.5°$（$c=4$, 1mol/L 盐酸）。

肾上腺素具有邻苯二酚结构，与空气、氧化剂等接触后易被氧化为肾上腺素红，并聚合成棕色多聚体。肾上腺素在中性或碱性水溶液中不稳定，遇碱性肠液分解，故口服无效。临床上使用形式为盐酸肾上腺素注射液。其水溶液加热或室温放置后可发生消旋化而降低疗效，储存时需注意避光及避免与空气接触。

本品的合成是以邻苯二酚为原料，在三氯氧磷作用下，与氯乙酸反应生成 α-氯-3,4-二羟基苯乙酮，再经甲胺胺化、氢化还原得到消旋的肾上腺素，最后用 D-酒石酸拆分制得肾上腺素。

肾上腺素作为一类内源性肾上腺素受体激动剂，可同时激动α和β受体。作为一类强效的心脏兴奋药，肾上腺素可加强心肌收缩性，舒张冠状血管，改善心肌的血液供应；可通过作用于血管平滑肌$β_2$受体，扩张血管，降低周围血管阻力而降低舒张压；可通过兴奋$β_2$受体，松弛支气管平滑肌，扩张支气管，解除支气管痉挛；可通过兴奋α受体，收缩皮肤、黏膜血管及内脏小血管。肾上腺素口服吸收很差，且易在胃肠道代谢，临床上多采用皮下注射方式，用于多种意外导致的心脏骤停、过敏性休克和支气管哮喘的急性发作，药效持续时间可达1h左右。但大量使用时，可导致心律失常甚至出现心室纤颤；局部重复注射可引起注射部位组织坏死。

盐酸麻黄碱 (Ephedrine Hydrochloride)

▲(1R,2S)-2-甲氨基-1-苯基-1-丙醇盐酸盐
▲(1R,2S)-2-Methylamino-1-phenyl-1-propanol hydrochloride

本品为白色针状结晶或结晶性粉末；无臭；在氯仿或乙醚中不溶，在乙醇中溶解，在水中易溶；m.p. 217～220℃；$[α]_D^{20}=-33°～-35.5°$（$c=5$，水）。

本品化学性质较稳定，水溶液遇光或空气不易被氧化破坏；遇碱析出游离麻黄碱，可在光照下分解。与肾上腺素相比，麻黄碱结构中无儿茶酚结构，不易被 COMT 及 MAO 氧化；α位有甲基取代，使氨基不易被 MAO 氧化，性质较稳定。

麻黄碱口服易吸收，体内半衰期为3～4 h，约79%以原形经尿液排泄，小部分在体内发生脱氨反应或 N-去甲基化。本品可透过血脑屏障发挥中枢兴奋作用，其产生的拟肾上腺素作用较肾上腺素弱，但更加持久，易产生脱敏效应。

麻黄碱（Ephedrine）具有与肾上腺素类似的药理作用，可直接或间接激动α和β受体。麻黄碱含有4个光学异构体，药用麻黄碱为(1R,2S)型。临床上使用的伪麻黄碱为(1S,2S)型，无直接作用，其拟上肾上腺素作用比麻黄碱稍弱，但中枢副作用小，广泛用作鼻黏膜出血肿胀引起的鼻塞，是很多复方感冒药的主要成分。

(−)-麻黄碱 (1R,2S)-ephedrine
(−)-伪麻黄碱 (1R,2R)-pseudoephedrine
(+)-麻黄碱 (1S,2R)-ephedrine
(+)-伪麻黄碱 (1S,2S)-pseudoephedrine

在临床上，麻黄碱的使用形式包括盐酸麻黄碱片、盐酸麻黄碱注射液和盐酸麻黄碱滴鼻剂，用于治疗慢性低血压症、缓解荨麻疹和血管神经性水肿等过敏反应，也可缓解支气管哮喘的发作。因其大剂量或长期使用时可引起精神兴奋、震颤、焦虑和失眠等不良反应，对前列腺肥大者可引起排尿困难，现已少用。

盐酸麻黄碱为制造冰毒的重要原料，已被纳入易制毒化学品管理，属二类精神药品。为防止非法买卖、套购含麻黄碱类复方制剂制造毒品，含有盐酸麻黄碱成分的药品制剂已逐渐被选择性β受体激动剂取代。

二、α受体激动剂

α受体激动剂根据对α受体选择性的不同，可分为非选择性α受体激动剂、选择性α_1受体激动剂和选择性α_2受体激动剂。该类药物大部分具有苯乙胺类结构或芳烷基咪唑结构，通过调节苯基、氨基及侧链上取代基，可改变药物对受体的亲和性及药代动力学性质。

1. 非选择性α受体激动剂

去甲肾上腺素（Noradrenaline）对α_1和α_2受体均有较强的激动作用，对β_1受体的激动作用较弱。临床上常使用其重酒石酸盐，静脉给药以治疗急性心肌梗死、休克、药物中毒性等引起的低血压及消化道出血等疾病。

间羟胺（Metaraminol）可直接作用于α受体，通过置换作用促使囊泡释放所储存的去甲肾上腺素，从而发挥拟交感作用。该药具有较强的收缩周围血管和中度增加心肌收缩力作用。由于其结构中不含有儿茶酚结构，因此不被COMT代谢，其药效较肾上腺素等儿茶酚胺类药物持久。间羟胺口服可吸收，但其有效剂量较大且起效慢。临床上使用其重酒石酸盐作为低血压和休克的辅助治疗药物。

萘甲唑林（Naphazoline）是一类直接作用的非选择性α受体激动剂，对β受体无影响。该药可收缩鼻内扩张的小动脉，临床上用于治疗各种原因引起的急慢性过敏性鼻、眼、咽黏膜充血，对麻黄碱耐受者可选用。

去甲肾上腺素　　　　　　间羟胺　　　　　　萘甲唑啉

2. 选择性α_1受体激动剂

去氧肾上腺素（Phenylephrine）对α_{1A}、α_{1B}、α_{1D}等亚型均具有作用，其β-碳上的醇羟基为该激动剂的活性部位，其激动作用弱于去甲肾上腺素，但更为持久。临床上常使用其盐酸盐或重酒石酸盐治疗阵发性室上性心动过速以及防止麻醉引起的低血压。此外，去氧肾上腺素可兴奋瞳孔扩大肌，临床上可用于散瞳以检查眼底。

甲氧明（Methoxamine）作为一类直接作用的α_1受体激动剂，对受体选择性较高。该药可通过提高外周阻力发挥收缩血管和升高血压的作用。与去氧肾上腺素相比，甲氧明不作用于α_{1D}亚型而对冠脉血流影响较小。临床上用于治疗大出血、创伤、外科手术等引起的低血压，也可用于脊髓麻醉前以预防低血压症、室上性阵发性心动过速，以及治疗手术后循环衰竭和因周围循环衰竭引起的低血压休克。

去氧肾上腺素　　　　　　　　甲氧明

3. 选择性 α_2 受体激动剂

选择性 α_2 受体激动剂通过作用于突触后膜的 α_2 受体，降低外周交感神经功能进而降低血压。根据结构可分为 2-氨基咪唑啉类药物、甲基多巴等。2-氨基咪唑啉类药物包括可乐定、溴莫尼定和替扎尼定等。

盐酸可乐定 (Clonidine Hydrochloride)

▲*N*-(2,6-二氯苯基)-4,5-二氢-1*H*-咪唑-2-胺盐酸盐
▲*N*-(2,6-Dichlorophenyl)-4-5-dihydro-1*H*-imidazole-2-amine hydrochloride

本品为白色结晶性粉末；无臭；在乙醚中几乎不溶，在氯仿中极微溶解，在水或乙醇中溶解；m.p. 305~308℃，游离碱 m.p. 130~132℃。

可乐定 2-氨基咪唑啉结构中存在亚胺和氨基的互变异构，中性条件下主要以亚胺型存在。其 pK_a 为 8.3，在生理 pH 条件下约 80%电离成阳离子形式。由于芳基邻位取代基的位阻效应，咪唑环与芳环处于非共平面结构。

氨基型　　　　　　　　亚胺型

本品用于治疗高血压（不作为一线用药）、高血压急症、偏头痛、绝经期潮热、痛经以及解决阿片成瘾症状，其不良反应轻微，并随用药过程逐渐减轻。长期使用时，可导致耐药性，降压作用减弱。可乐定亲脂性较强，可透过血脑屏障快速发挥药效，体内半衰期约为 12h。可乐定大量使用时可导致休克、心率缓慢甚至造成呼吸循环衰竭而死亡，现阶段临床上已较少使用。

盐酸可乐定口服迅速吸收，生物利用度达 95%以上。大部分在肝脏代谢，主要代谢产物为无活性的 4-羟基可乐定及其葡萄糖醛酸酯和硫酸酯。

本品的合成是以 2,6-二氯苯胺为原料，经甲酰化、氯代得 *N*-二氯亚甲基-2,6-二氯苯胺；进一步与乙二胺环合，再经成盐制得盐酸可乐定。

2,6-二氯苯胺　　　　　　　　　　　　　　　　　　　　　　　　盐酸可乐定

莫索尼定（Moxonidine）和利美尼定（Rilmenidine）为第二代中枢性降压药，通过作用于 I_1 咪唑啉受体和肾上腺素 α_2 受体而发挥降压作用，副作用小于可乐定。莫索尼定可通过激动延髓咪唑啉受体，降低外周交感神经活性，进而扩张血管，降低外周血管阻力，临床上主要用于轻中度原发性高血压的治疗。利美尼定临床上主要用于高血压、室性心律失常和心力衰竭的治疗。

美托咪定（Medetomidine）对 α_2 受体的亲和力较可乐定高 8 倍，其右旋体对 α_2 受体选择性更强，可通过激动突触前膜 α_2 受体，抑制去甲肾上腺素的释放进而降低血压和心率；也可与脊髓内的 α_2 受体结合产生镇痛作用，降低麻醉剂的用药剂量，改善手术中血流动力学的稳定性和降低心肌局部缺血的发生率。因此，临床上常使用盐酸右美托咪定用于全身麻醉的手术患者气管插管和机械通气时的镇静，具有见效快，作用短，兼具镇静、镇痛作用等优点。

莫索尼定　　　　利美尼定　　　　美托咪定

甲基多巴（Methyldopa）可透过血脑屏障进入中枢神经系统，然后在芳香族氨基酸脱羧酶作用下转化为 α-甲基多巴胺，再经多巴胺 β-羟化酶的氧化生成 α-甲基去甲肾上腺素，后者作用于中枢突触后膜的 α_2 受体而降低血压。临床上多使用甲基多巴治疗中重度高血压，尤其适用于肾性高血压或肾功能减退的高血压。

甲基多巴　　→芳香族氨基酸脱羧酶→　α-甲基多巴胺　　→多巴胺β羟化酶→　α-甲基去甲肾上腺素

三、β 受体激动剂

异丙肾上腺素（Isoprenaline） 是最早使用的一类 β 肾上腺素受体激动剂，可同时激动 β_1 和 β_2 受体，达到松弛平滑肌的作用，临床上可用于治疗支气管哮喘、心源性或感染性休克以及完全性房室传导阻滞、心搏骤停。但是，以异丙肾上腺素为代表的早期 β 受体激动剂，选择性较差且作用时间短，并因同时兴奋 β_1 和 β_2 受体，易产生心悸、心动过速等副作用。目前，临床上主要以选择性 β 受体激动剂为主，可分为选择性 β_1、β_2 和 β_3 受体激动剂。

盐酸异丙肾上腺素

1. 选择性 β_1 受体激动剂

盐酸多巴酚丁胺（Dobutamine Hydrochloride）

▲4-(2-{[3-(4-羟基苯基)-1-甲基丙基]氨基}乙基)-1,2-苯二酚盐酸盐

▲4-(2-((3-(4-Hydroxyphenyl)-1-methylpropyl)amino)ethyl)-1,2-benzenediol hydrochloride

本品为白色或类白色结晶性粉末；几乎无臭；在氯仿中几乎不溶，在水或无水乙醇中略溶；m.p. 188～193℃，本品遇热及放置空气中稳定，但游离碱露置空气中及遇光颜色渐变深。

多巴酚丁胺可直接激动心脏 β_1 受体，增强心肌收缩力，并增加心排血量。多巴酚丁胺的光学异构体均具有 β_1 受体激动作用，但选择性不同。右旋多巴酚丁胺对 β_1 受体激动作用强于左旋体，且对 α_1 受体具有阻断作用；左旋多巴酚丁胺具有激动 α_1 受体的作用。

临床上使用盐酸多巴酚丁胺外消旋体，其 α_1 受体兴奋产生的血管收缩副作用可以平衡 β 受体兴奋产生的血管舒张作用，用于治疗器质性心脏病心肌收缩力下降引起的心力衰竭等，对心率和血压无影响。多巴酚丁胺口服无效，静脉注射后见效快但作用时间短，易产生耐受性，且伴有心悸、恶心、头痛等现象。

本品的合成是以茴香醛为起始原料，经与丙酮缩合、雷尼镍氢化还原得到 4-(4-甲氧基苯基)-2-丁酮，后者进一步与 3,4-二甲氧基苯乙胺发生缩合反应，再经钯碳氢化还原、氢溴酸脱甲基、成盐制得盐酸多巴酚丁胺。

普瑞特罗对肺及血管的 β_2 受体无明显作用，口服有效；静脉给药后，其正性肌力作用大于正性频率作用，不影响动脉血压；临床用于中、重度心力衰竭患者。

扎莫特罗选择性作用于心脏的 β_1 受体，兴奋心脏并增加心率，其药效弱于异丙肾上腺素，但具有产生正负性肌力的双重作用。当交感神经功能低下时，本品可产生正性肌力和正性频率作用；当交感神经功能亢进时，本品产生负性肌力作用，临床上适用于伴有心肌梗死的心

力衰竭，尤其适用于气喘及疲劳症状而活动受限的患者。

普瑞特罗

扎莫特罗

2. 选择性 β_2 受体激动剂

早期的 β 受体激动剂如异丙肾上腺素，可同时激动 β_1 和 β_2 受体，副作用较大。构效关系研究发现，苯乙胺结构中 N 原子上的取代基体积增大，可增加与 β_2 受体的亲和力。20 世纪 60 年代，出现了一批对 β_2 受体选择性较强、疗效好、副作用少的短效 β_2 受体激动剂。80 年代后期进一步研发了一批长效 β_2 受体激动剂，副作用大大减少，且每日给药次数减少至 1～2 次。近年来，具有更高选择性的 β_2 受体激动剂不断出现。当前，选择性 β_2 受体激动剂已成为缓解哮喘急性症状的首选药物。

第一代选择性 β_2 受体激动剂包括沙丁胺醇（Salbutamol）、氯丙那林（Clorprenaline）、丙卡特罗（Procaterol）、吡布特罗（Pirbuterol）等非儿茶酚胺类药物。此类药物对 β_2 受体的选择性强，对心脏的不良反应轻微，且不易被 COMT 及 MAO 酶代谢，属于中效平喘药。

硫酸沙丁胺醇（Salbutamol Sulfate）

▲(±)-2-叔丁氨基-1-(4-羟基-3-羟甲基苯基)乙醇半硫酸盐

▲(±)-2-(*tert*-Butylamino)-1-(4-hydroxy-3-hydroxymethyl-phenyl) ethanol hemisulfate

本品为白色或类白色的粉末；无臭；本品的水溶液显酸性，分子中含有酚羟基，遇三氯化铁显紫色，暴露在光和空气中可被氧化变色，故需避光密闭保存；在氯仿或乙醚中几乎不溶，在乙醇中极微溶解，在水中易溶。m.p. 157～158℃。

硫酸沙丁胺醇作为目前临床应用最广泛的平喘药物之一，其舒张支气管平滑肌作用强且持久，可用于缓解支气管哮喘或喘息型支气管炎伴有气管痉挛，其气雾剂可用于缓解哮喘或慢性阻塞性肺部病患的支气管痉挛、急性预防运动诱发的哮喘或其他过敏原诱发的支气管痉挛。本品长期使用易出现耐药性。

沙丁胺醇含有一对光学异构体，其中，左旋沙丁胺醇对 β_2 受体的亲和力分别是消旋体和右旋体的 2 倍和 100 倍，目前已作为平喘药物上市。

本品不易被消化道内的硫酸酯酶和组织中的 COMT 破坏，故口服有效。其口服生物利用度为 30%，半衰期为 3～5h，作用可维持 6h 以上。沙丁胺醇大部分在肠壁和肝脏代谢，代谢产物为 4-*O*-硫酸酯，进入血液循环的原形药物低于 20%。

本品的合成是以对羟基苯乙酮为起始原料，经氯甲基化、成酯得到 4-乙酰氧基-3-乙酰氧甲基苯乙酮，再经溴代、胺化、水解、催化、与硫酸成盐制得硫酸沙丁胺醇。该合成路线步骤较多，但反应可控性好、收率高。由于较多使用保护基，反应的原子利用率较低。

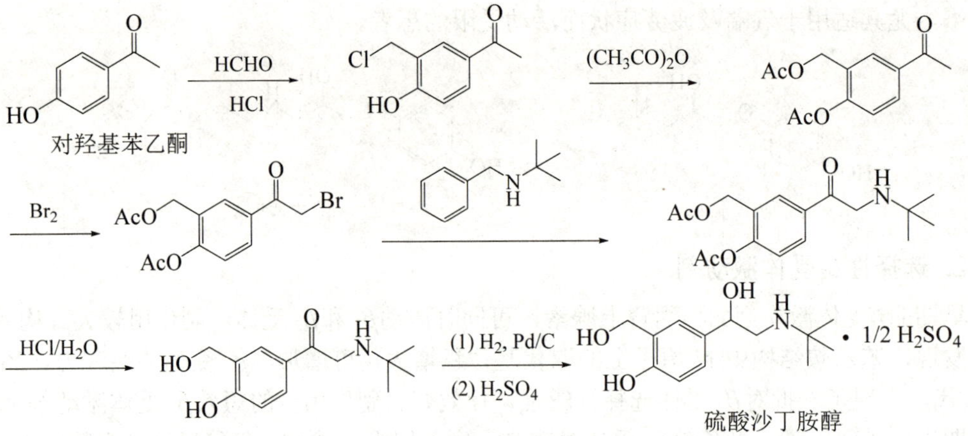

[合成路线图:对羟基苯乙酮 →(HCHO/HCl)→ 氯甲基中间体 →((CH₃CO)₂O)→ 双乙酰氧基中间体 →(Br₂)→ α-溴代酮 →(苄基叔丁胺)→ 胺基酮 →(HCl/H₂O)→ 脱乙酰中间体 →((1) H₂, Pd/C (2) H₂SO₄)→ 硫酸沙丁胺醇 · 1/2 H₂SO₄]

氯丙那林（Clorprenaline）对支气管具有明显扩张作用，其平喘作用略弱于异丙肾上腺素，但心脏毒性较异丙肾上腺素大大降低。氯丙那林临床上可有效抑制组胺等致过敏性物质的释放，防止支气管痉挛，适用于治疗支气管哮喘、喘息性支气管炎、支气管痉挛、肺气肿等疾病。

特布他林（Terbutaline）对支气管 β_2 受体的选择性较高，扩张支气管作用与沙丁胺醇相近，对心脏作用仅为异丙肾上腺素的 1/100。本品含有间苯二酚类结构，亲水性较强，不易透过血脑屏障，无中枢作用，口服生物利用度仅为 15%，作用时间为 4～7 h。临床上使用其硫酸盐，治疗支气管哮喘、喘息性支气管炎、肺气肿等。班布特罗（Bambuterol）是特布他林的前药，口服后经血浆丁基胆碱酯酶水解而释放特布他林，药效可持续 24 h 且副作用少，适用于夜间哮喘及老年哮喘的治疗。

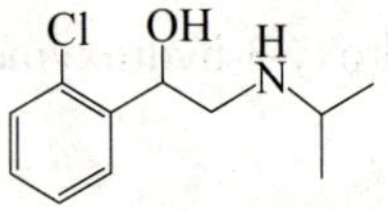

[结构式：氯丙那林、特布他林、班布特罗]

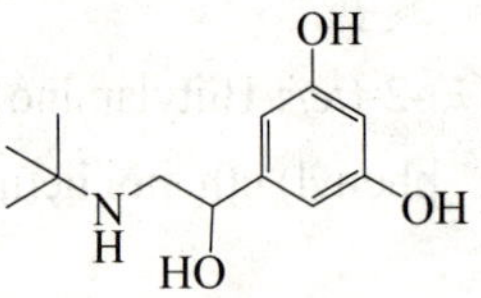

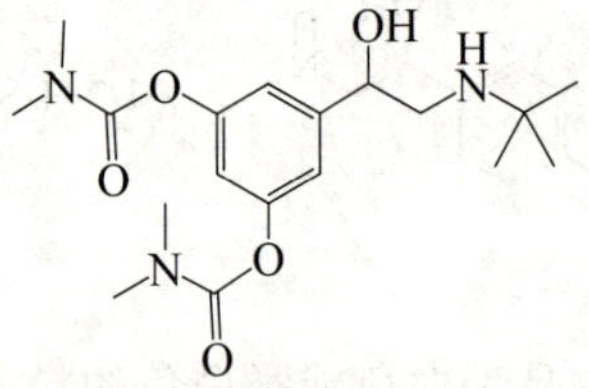

第二代选择性 β_2 受体激动剂的代表药物包括克仑特罗（Clenbuterol）、奥达特罗（Fenoterol）、福莫特罗（Formoterol）和沙美特罗（Salmeterol）等。与第一代药物相比，第二代药物对 β_2 受体的选择性更高、作用时间更长且可口服给药，作为一类长效平喘药，也用于缓解慢性阻塞性肺疾病患者的气道阻塞症状。

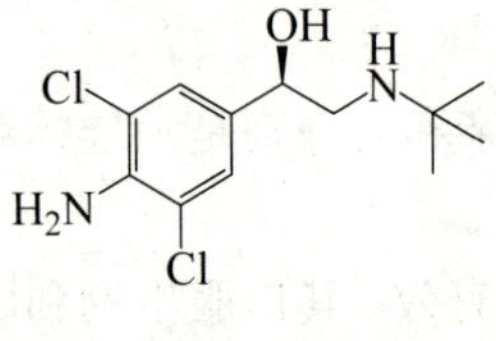

[结构式：克仑特罗、奥达特罗、福莫特罗、沙美特罗]

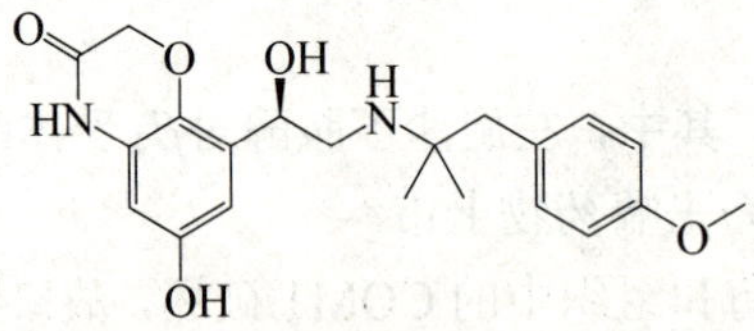

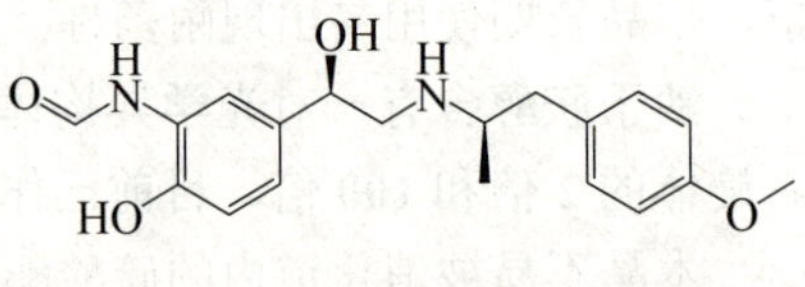

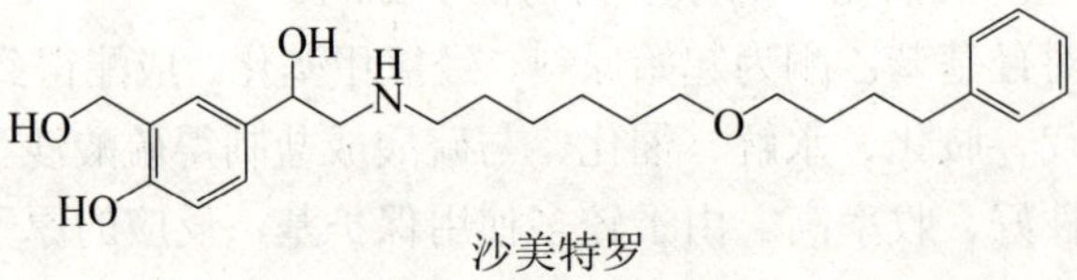

克仑特罗对支气管的扩张作用是特布他林的 170 倍，对心血管系统影响很小，可通过口服、雾化及直肠给药；临床上用于治疗支气管哮喘、喘息性支气管炎及肺气肿等引起的支气管痉挛。此外，克仑特罗可促进动物体内蛋白质合成，加速脂肪的转化和分解，提高瘦肉率，曾被用作饲养畜类中添加的瘦肉精。克仑特罗长期使用时，可引起染色体畸变进而诱发恶性肿瘤，现已禁用。

沙美特罗和福莫特罗吸入后可迅速扩张支气管并减少气道阻力，药效优于同剂量的沙丁胺醇，且抗哮喘作用持续时间更长。沙美特罗口服给药后对支气管扩张作用可维持 12h；福莫特罗口服后 30min 起效，约 4h 后达最大效应。这两个药物作为长效平喘药物，用于治疗哮喘、喘息性支气管炎和可逆性气道阻塞，尤其是夜间哮喘和运动诱发的哮喘。

3. β_3 受体激动剂

β_3 受体主要存在于脂肪组织、胆囊、小肠和膀胱中。其中，膀胱逼尿肌细胞和尿道上皮细胞的 β_3 受体占其所有 β 受体亚型的 97%。β_3 受体激动剂可促进白色脂肪组织脂解和棕色脂肪组织能耗、降低血糖且不影响食物摄入，现阶段已成为抗肥胖症和抗糖尿病的新药研发热点。

米拉贝隆是一类高选择性 β_3 受体激动剂，用于治疗成年人膀胱过度活动症。本品通过作用于膀胱逼尿肌中 β_3 受体，激活腺苷酸环化酶产生 cAMP，诱导下游信号通路从而松弛膀胱逼尿肌。米拉贝隆口服吸收迅速，生物利用度为 35%，体内半衰期为 3～5h，已于 2011 年上市。

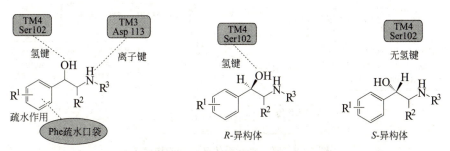

米拉贝隆

四、肾上腺素受体激动剂的构效关系

肾上腺素受体属 G 蛋白偶联受体，肽链以 α 螺旋 7 次跨越细胞膜，环绕排列成袋状以适合与配基的结合。肾上腺素受体激动剂大部分具有与肾上腺素类似的 β-苯乙胺结构。其中，苯环部分与受体中的苯丙氨酸残基形成疏水作用，N 原子与受体第 3 跨膜螺旋上的天冬氨酸残基通过离子键结合；β-碳原子上的醇羟基与受体第 4 跨膜螺旋（TM4）上的丝氨酸残基形成氢键，是决定药物活性的关键基团（图 12-3）。

图 12-3 肾上腺素受体激动剂与受体的结合模式

β-碳原子为手性碳，天然的肾上腺素受体激动剂通常为 R 构型，对受体的激动作用优于 S-异构体，如肾上腺素、去甲肾上腺素等。其原因是 R-异构体中 β-碳原子上的醇羟基与受体中丝氨酸残基形成氢键结合，增强了亲和作用力，而 S-异构体则无法结合。

侧链氨基上烷基取代基的大小对受体的选择性具有重要影响。在 β 受体中，与该 N 原子结合的位点处存在一亲脂性口袋，可容纳较大基团；而 α 受体中无此疏水口袋。当取代基团体积增大时，有利于药物分子通过疏水作用与 β 受体结合，增加其对 β 受体的激动活性，并相应减弱与 α 受体的作用（图 12-4）。例如，去甲肾上腺素和异丙肾上腺素在该位置的取代基分别为氢原子和异丙基，前者主要产生 α 受体激动效应，后者主要产生 β 受体激动效应。此外，该位置对 β 受体各亚型的选择性也具有一定的影响，当取代基团为叔丁基时可进一步增加药物对 β_2 受体的选择性，如特布他林和异丙肾上腺素。需要注意的是，该位置需与受体形成离子键结合，N,N-二取代物则无激动活性。

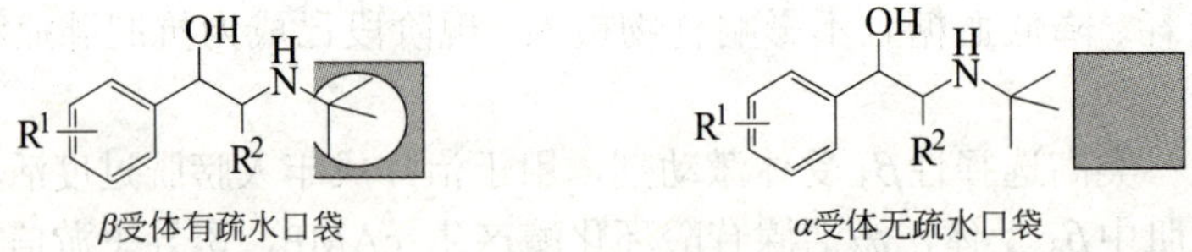

图 12-4 β 受体和 α 受体的疏水口袋

苯环上取代基团对活性具有一定的影响。儿茶酚胺类药物可通过 3,4-二羟基与受体的第 5 跨膜螺旋（TM5）上丝氨酸残基形成氢键，增强药物对受体的活性；但易被 COMT 和 MAO 代谢失活而不宜口服。如麻黄碱作用强度仅为肾上腺素的 1/100，但苯环上无酚羟基，药效较肾上腺素持久。3 位基团被羟甲基或氯原子取代后，可保留药物对 β 受体的活性，并增加药物代谢稳定性，延长作用时间，如克仑特罗。

侧链氨基的 α-碳上位置引入甲基后，将导致苯环与烷基之间的排斥力加大，影响药物与受体的结合，使得药物对 β 受体的活性下降。但是，甲基的引入可阻断 MAO 酶对氨基的氧化，延长药物的作用时间，如甲氧明、间羟胺等。此外，α 或 β 碳原子可被杂原子取代，或与侧链氨基氮原子共同构成杂环，如咪唑啉、噁唑啉类，对活性无明显影响。肾上腺素受体激动剂的构效关系如图 12-5 所示。

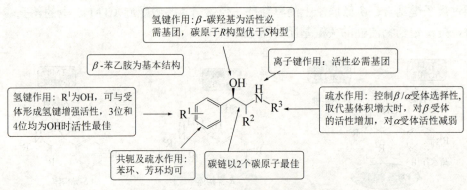

图 12-5 肾上腺素受体激动剂的构效关系

第三节 肾上腺素受体拮抗剂

肾上腺素受体拮抗剂与肾上腺素受体结合后，自身不产生或者较少产生拟肾上腺素作用，通过阻断肾上腺素能神经递质或外源性拟肾上腺素药物与受体作用而发挥药效。根据对 α 和 β 受体的选择性，肾上腺素受体拮抗剂可分为 α 受体拮抗剂和 β 受体拮抗剂。

一、α 受体拮抗剂

根据药物对 α 受体各亚型的选择性，α 受体拮抗剂可分为非选择性 α 受体拮抗剂、选择性 α_1 受体拮抗剂和 α_2 受体拮抗剂；根据药物作用持续时间可分为短效和长效 α 受体拮抗剂。其中，短效 α 受体拮抗剂可与儿茶酚胺类神经递质竞争性结合受体而发挥拮抗作用，起效快但药效时间短，也被称为竞争性 α 受体拮抗剂；长效 α 受体拮抗剂以共价键与 α 受体结合，起效慢，但阻断作用强且作用时间长，也被称为非竞争性 α 受体拮抗剂。

1. 非选择性 α 受体拮抗剂

非选择性 α 受体拮抗剂通过阻滞 α_1 受体降低血压，但同时阻滞了突触前的 α_2 受体，导致去甲肾上腺素释放，引起血压升高、心率和心肌收缩力增加，在一定程度上削弱了阻滞 α_1 受体产生的降压作用。因此，该类药物降压作用弱、药效时间短且不良反应多。

酚妥拉明（Phentolamine）和妥拉唑林（Tolazoline）均为短效、非选择性 α 受体拮抗剂，可显著降低外周血管阻力，增加血液和组织血容量，改善微循环。酚妥拉明口服吸收快但生物利用度低，体内作用时间为 3～4 h，临床上常以其甲磺酸盐治疗周边血管病症如肢端动脉痉挛症、手脚紫绀以及心力衰竭，也可用于嗜铬细胞瘤的诊断治疗。妥拉唑林药效弱于酚妥拉明，临床上用于治疗血管痉挛性疾病、闭塞性脉管炎、血栓栓塞性脉管炎、术后肠道麻痹、便秘和胃酸缺乏症。该两类药物结构中均含有组胺结构，可产生较强的组胺样作用，引起皮肤潮红、胃酸分泌增加、溃疡等不良反应。

酚苄明（Phenoxybenzamine）是长效、非竞争性 α 受体拮抗剂，其结构中含有一个 β-氯代乙氨基，该基团在人体内可形成吖丙啶鎓离子，进而与受体中的氨基酸残基发生烷基化形成共价键。酚苄明口服吸收不完全但作用持久，单次用药药效可持续 3～4 日。临床上用于治疗周围血管痉挛性疾病、休克及前列腺增生引起的尿潴留等。

妥拉唑啉　　　　酚妥拉明　　　　盐酸酚苄明

2. 选择性 α_1 受体拮抗剂

α_1 受体拮抗剂可选择性阻断突触后膜的 α_1 受体而不影响 α_2 受体，具有扩张外周血管、降低血压并防止交感神经张力反射性增加等作用。临床上常用于治疗高血压、充血性心力衰竭和心律失常等。α_1 受体可进一步划分为 α_{1A}、α_{1B}、α_{1D} 三种亚型；α_{1A} 受体主要分布于尿道及前列腺平滑肌，功能亢进时造成梗阻；α_{1D} 受体主要分布于膀胱，功能亢进时导致膀胱逼尿

肌不稳定。哌唑嗪（Prazosin）、特拉唑嗪（Terazosin）和多沙唑嗪（Doxazosin）均为喹唑啉类选择性α_1受体拮抗剂。

盐酸哌唑嗪（Prazosin Hydrochloride）

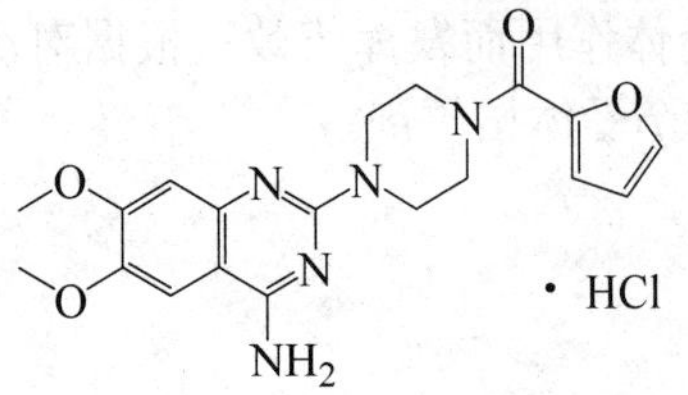

▲2-[4-(2-呋喃甲酰基)哌嗪-1-基]-6,7-二甲氧基喹唑啉-4-胺盐酸盐

▲2-(4-(2-Furanylcarbonyl)piperazine-1-yl)-6,7-dimethoxy quinazoline-4-amine hydrochloride

本品为白色或类白色结晶性粉末；无臭；在水中几乎不溶，在乙醇中微溶；m.p. 277～280℃。可产生α、β、γ和δ等多种晶型。不同晶型的稳定性、生物利用度和药理活性强度不同，其中以α晶型的抗高血压作用最好。

哌唑嗪作为首个选择性α_1受体拮抗剂，口服吸收完全，体内半衰期为1～3h，药效可维持10 h，临床上常使用盐酸哌唑嗪治疗各种病因引起的高血压和充血性心力衰竭。当与其他抗高血压药合用时，降压效果增强，但容易产生低血压，常与利尿药合用。

本品的合成是以2-氨基-4,5-二甲氧基苯甲酸为起始原料，经与氰酸钠反应生成取代的1,3-二羟基喹唑啉，再经三氯氧磷氯代、氨解，得4-氨基-2-氯-6,7-二甲氧基喹唑啉，进一步与1-(2-呋喃甲酰基)哌嗪反应后成盐制得盐酸哌唑嗪。

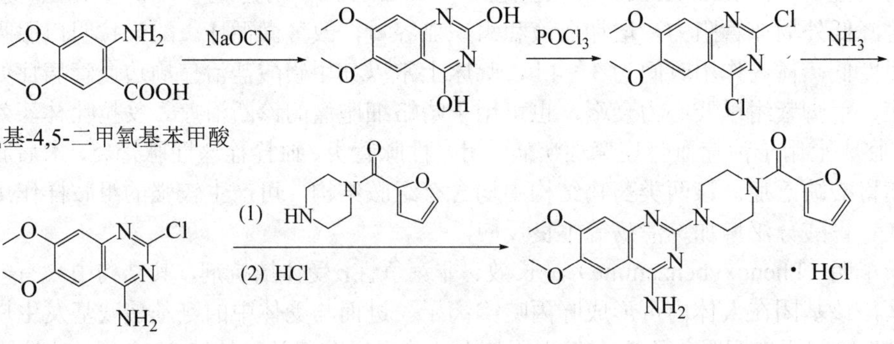

特拉唑嗪和多沙唑嗪的药代性质与哌唑嗪有较大差别。特拉唑嗪亲水性强，与α_1受体亲和力减小，毒性降低，半衰期约为12h，每日仅需服药1次。特拉唑嗪除具有扩张血管作用外，对前列腺平滑肌具有一定的舒张作用；临床上常使用盐酸特拉唑嗪用于治疗高血压、良性前列腺增生引起的尿潴留等。多沙唑嗪口服吸收良好，生物利用度约65%，药效作用持续24 h。临床上使用甲磺酸多沙唑嗪治疗与良性前列腺增生相关的高血压和尿潴留。

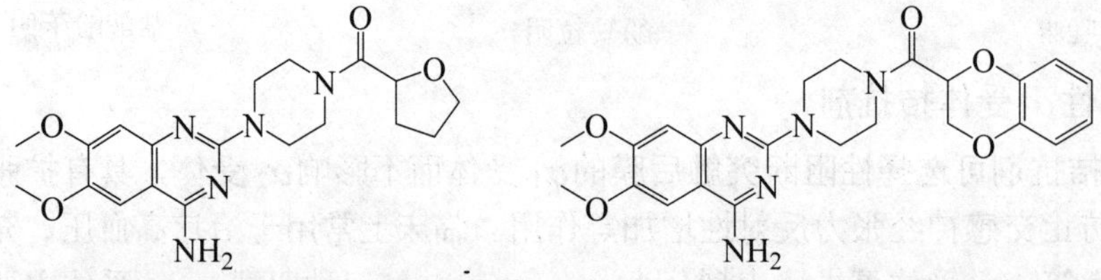

盐酸吲哚拉明（Indoramine Hydrochloride）在临床上用于治疗原发性高血压和肾性高血压等。但其对组胺 H_1 受体和 5-羟色胺受体同时具有拮抗作用，易产生组胺样作用，出现嗜睡、口干及头晕等副作用。

坦洛新(Ttamsulosin)对 α_{1A} 亚型选择性较高，而 α_{1A} 受体主要分布于尿道、膀胱颈部及前列腺中，因此本品对尿道、膀胱颈及前列腺平滑肌具有选择性拮抗作用，可改善由于前列腺增生所导致的患者排尿功能障碍。坦洛新抑制尿道内压上升的能力是抑制血管舒张压上升能力的 13 倍，可有效降低患者服药后发生体位性低血压的概率。临床上使用盐酸坦洛新缓释制剂治疗前列腺增生而致的异常排尿症状，尤其适用于轻、中度患者及未导致严重排尿障碍者。

坦洛新　　　吲哚拉明

3. 选择性 α_2 受体拮抗剂

育亨宾（Yohimbine）是一种从植物萝芙木根中提取的吲哚生物碱，作为选择性 α_{2A} 受体拮抗剂，可有效扩张血管平滑肌，增加外周副交感神经张力，降低交感神经张力，从而扩张阴茎动脉以及增加阴茎海绵体血流量，多用作研究 α_2 受体拮抗剂的工具药物。

育亨宾

二、β 受体拮抗剂

β 受体拮抗剂可竞争性结合于 β 受体，有效拮抗交感神经系统、肾素-血管紧张素-醛固酮系统和过度激活的神经体液因子，使心率减慢、心收缩力减弱、心输出量减少、心肌耗氧量下降，从而延缓或逆转心肌重构，改善心肌功能。此外，β 受体拮抗剂还通过降低交感神经张力而预防儿茶酚胺的心脏毒性作用。

β 受体拮抗剂多数具有苯乙醇胺类或芳氧丙醇胺类结构。根据对受体亚型亲和力的差异，β 受体拮抗剂可分为非选择性 β 受体拮抗剂和选择性 β_1 受体拮抗剂。根据半衰期长短可分为长效类、短效类和超短效类 β 受体拮抗剂。根据对心率、心功能和房室传导影响可分为内源性拟交感活性和无内源性拟交感活性 β 受体拮抗剂。根据脂溶性可分为亲脂性和亲水性 β 受体拮抗剂。

1. 非选择性β受体拮抗剂

非选择性β受体拮抗剂对β_1和β_2受体同时产生拮抗，广泛用于心绞痛、心肌梗死、高血压、心率失常等疾病的治疗。与选择性β_1受体拮抗剂相比，非选择性β受体拮抗剂可产生更强的抗高血压作用，但因同时阻断β_2受体，可产生支气管痉挛、哮喘和血糖降低等副反应，故禁用于哮喘和糖尿病患者。

临床上常用的非选择性β受体拮抗剂包括普萘洛尔（Propranolol）、噻吗洛尔（Timolol）、索他洛尔（Sotalol）、吲哚洛尔（Pindolol）、阿普洛尔（Alprenolol）等。

盐酸普萘洛尔(Propranolol Hydrochloride)

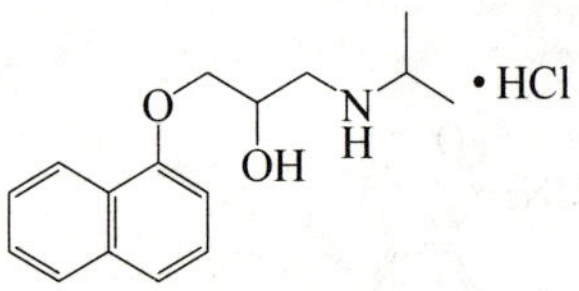

▲1-异丙氨基-3-(1-萘氧基)-2-丙醇盐酸盐
▲1-Isopropylamino-3-(1-naphthyloxy)-2-propanol hydrochloride

本品为白色或类白色结晶性粉末；无臭；在氯仿中微溶，在水或乙醇中溶解；m.p. 162～165℃，本品对热稳定，对光、酸不稳定，在酸性溶液中其侧链易被氧化分解；其水溶液与硅钨酸试液反应呈淡红色沉淀。

普萘洛尔含一个手性碳原子，其 *S* 构型对β受体的阻断作用是 *R* 构型的 40 倍左右。临床上用于治疗多种原因所致的心律失常、心绞痛、高血压等。

本品游离碱形式亲脂性较大（脂水分配系数为 20.40），口服后胃肠道吸收较完全，生物利用度为 30%，半衰期为 2～3h。主要在肝脏代谢，因此肝损伤者慎用。由于脂溶性强，可通过血脑屏障而产生中枢副作用。代谢物为α-萘酚并以葡萄糖醛酸形式排出；侧链可氧化生成 2-羟基-3-(1-萘氧基)丙酸排出。与食物共同服用，可延缓肝内代谢，提高生物利用度。

本品的合成以α-萘酚为原料，与环氧氯丙烷发生亲核取代反应，得中间体 1,2-环氧-3-(α-萘氧基)丙烷，再经胺化、成盐制得盐酸普萘洛尔。

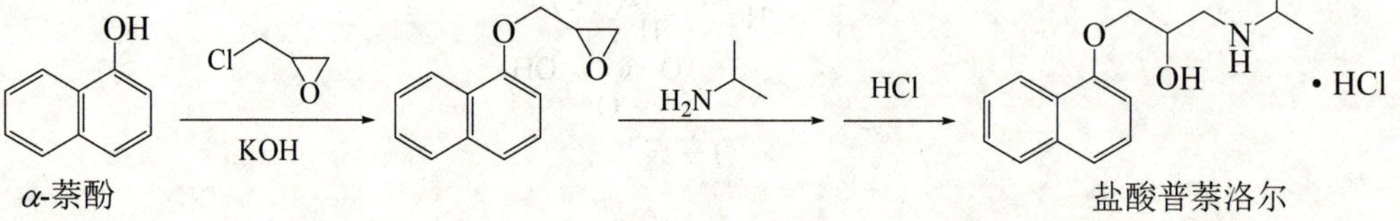

若优先将环氧氯丙烷与异丙胺反应得到 1-氯-3-异丙基氨基-2-丙醇，易发生异构化，生成β-羟甲基异构体副产物。

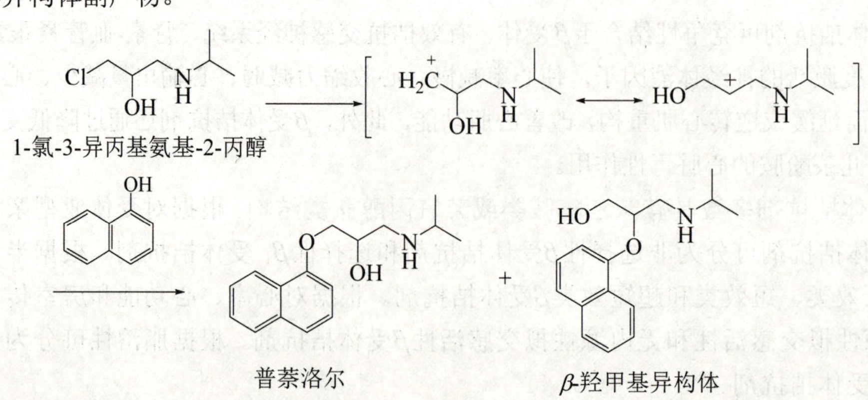

噻吗洛尔（Timolol）对β受体的拮抗作用为普萘洛尔的8倍，无内源性拟交感活性，无直接抑制心脏作用。本品口服后体内半衰期为2h，临床上用于治疗心绞痛和高血压。此外，噻吗洛尔具有降低眼压的作用，对房水畅流系数无影响却可减少房水生成量，临床上使用马来酸噻吗洛尔滴眼液用于原发性开角型青光眼及无晶体青光眼的治疗。

索他洛尔（Sotalol）无内源性拟交感活性，含有一个手性中心，仅L-索他洛尔对β受体具有拮抗作用，且药效弱于普萘洛尔。本品生物利用度可高达90%，体内半衰期为12h，不易透过血脑屏障。临床上使用消旋索他洛尔盐酸盐，用于预防室上性心动过速、治疗各种室性心律失常以及急性心肌梗死并发严重心律失常等。

吲哚洛尔（Pindolol）对β_1和β_2受体的阻断作用为普萘洛尔的6～15倍，存在较强的内在拟交感活性。本品口服易吸收，生物利用度高达90%，属长效β受体拮抗剂，每周服用1～2次即可有效降低血压。临床上用于治疗窦性心动过速、阵发性室上性和室性心动过速、室性早搏、心绞痛和高血压等。

(S)-噻吗洛尔　　　　索他洛尔　　　　吲哚洛尔

2. 选择性β_1受体拮抗剂

选择性β_1受体拮抗剂可有效减弱心脏收缩力，降低心率，对外周影响较小。临床上主要用于心绞痛、高血压等疾病的治疗。该类药物结构与普萘洛尔类似，均具有芳氧丙醇胺类结构。虽具有手性中心，但临床上多采用消旋体。

酒石酸美托洛尔 (Metoprolol Tartrate)

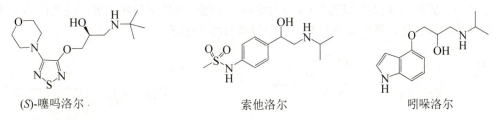

▲1-异丙氨基-3-[4-(2-甲氧乙基)苯氧基]-2-丙醇-L-(+)-酒石酸盐
▲1-Isopropylamino-3-(4-(2-methoxyethyl)phenoxy)-2-propanol-L-(+)-tartrate

本品为白色或类白色的结晶性粉末；无臭；在丙酮中极微溶解，在无水乙醇中略溶，在冰醋酸、乙醇或氯仿中易溶，在水中极易溶解；m.p. 120～124℃；$[\alpha]_D^{25}=+6.5°～+10.5°$（$c=2$，水）。

美托洛尔为第二代β受体拮抗剂，对β_1受体选择性好，可有效降低心率和心肌收缩力，无内源性拟交感活性。临床上常使用酒石酸美托洛尔用于高血压、心绞痛、心肌梗死以及心律失常的治疗等。

本品的口服生物利用度约为50%，半衰期为3.2 h。美托洛尔主要在肝内代谢，经肾排泄，尿内以代谢物为主，仅少量(<5%)为原形物。体内代谢主要发生在胺、苯环4位侧链的α碳和醚部分（图12-6）。

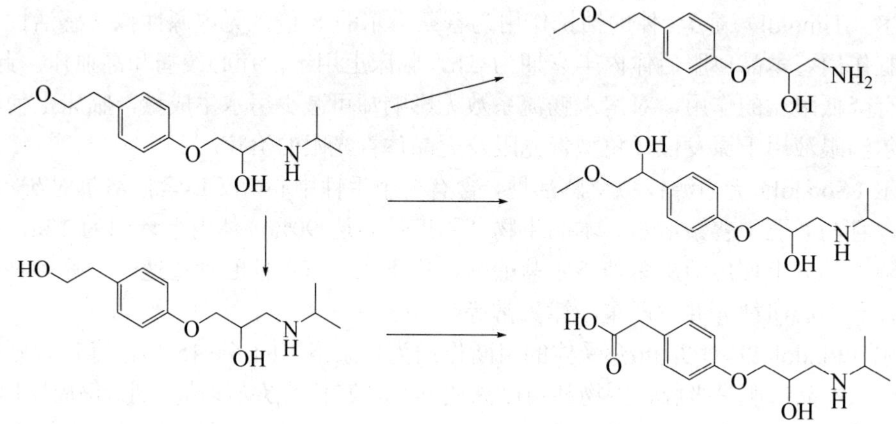

图 12-6 美托洛尔的代谢途径

本品的合成是以 4-(2-甲氧乙基)苯酚为原料,在碱性条件下与环氧氯丙烷进行 O-烃化反应,再经异丙胺胺化,继而与酒石酸成盐即得酒石酸美托洛尔。

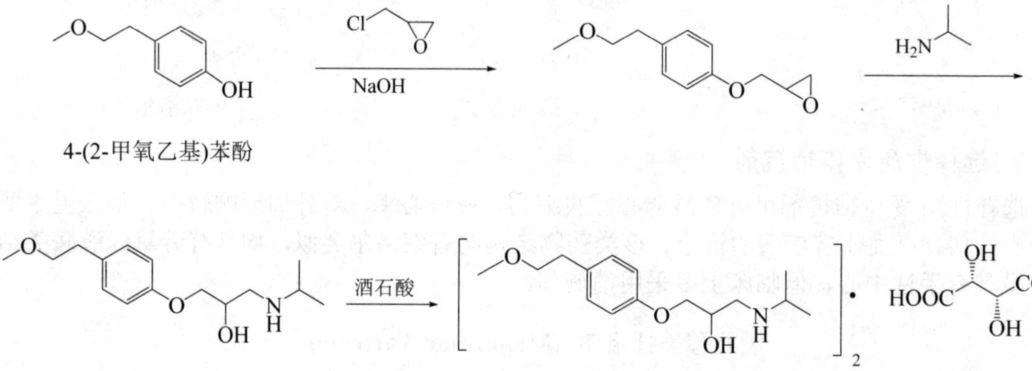

艾司洛尔(Esmolol)是一类短效β_1受体阻断剂,易被酯酶水解,血浆内半衰期约为 10min,停药 20min 内药效消失,具有见效快、药效持续时间短以及副作用小的特点。临床上用于治疗室上性快速心律失常、急性心肌缺血和术后高血压等。

阿替洛尔(Atenolol)和比索洛尔(Bisoprolol)均为心脏选择性β_1受体阻滞剂。阿替洛尔口服生物利用度为 50%,半衰期 6~9h,具有一定的透过血脑屏障能力,临床上用于治疗窦性心动过速及早搏、高血压、心绞痛和青光眼等。比索洛尔对β_1受体的选择性是阿替洛尔的 4 倍,口服生物利用度为 80%,半衰期为 9h 左右,临床上用于治疗高血压、充血性心力衰竭等。

倍他洛尔(Betaxolol)选择性阻断β_1受体的作用为普萘洛尔的 4 倍,对钙通道也具有拮抗作用,无内源性拟交感活性,有一定的膜稳定作用。本品口服后易吸收,生物利用度为 80%,半衰期为 14~22h。临床上用于治疗高血压和预防运动期间出现的心绞痛发作,其滴眼液用于开角型青光眼、手术后未完全控制的闭角型青光眼和高眼压症。

奈必洛尔(Nebivolol)为新一代选择性β_1受体拮抗剂,对β_1受体的拮抗作用分别是阿替洛尔的 15 倍、普萘洛尔的 2 倍;还可通过提高血管内皮细胞对一氧化氮的生物利用度而舒张血管和降低血压。本品不产生负性肌力作用,对心脏具有一定的保护作用,耐受性良好。临床上使用盐酸奈必洛尔用于轻至中度高血压的治疗。

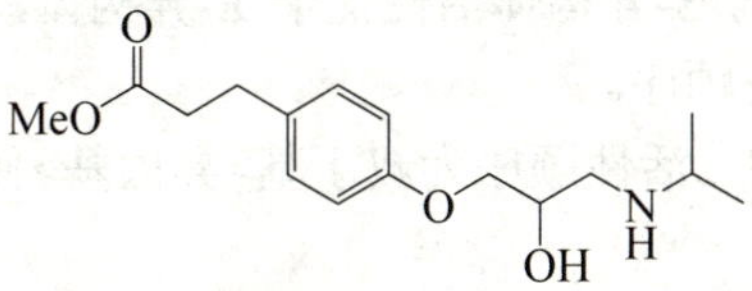

艾司洛尔

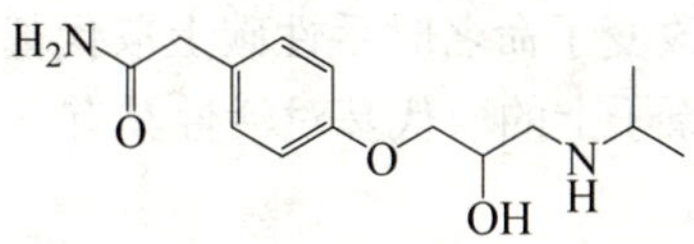

阿替洛尔

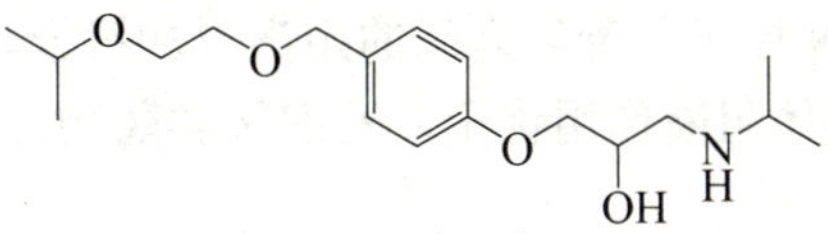

比索洛尔

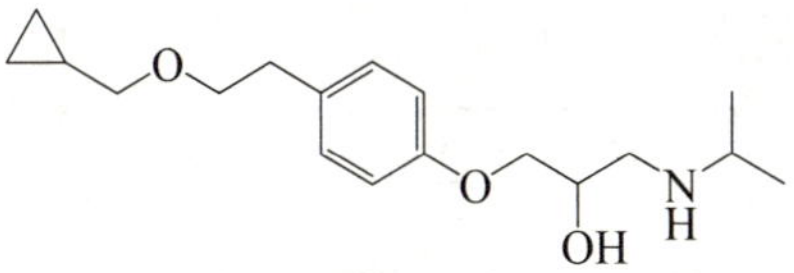

倍他洛尔

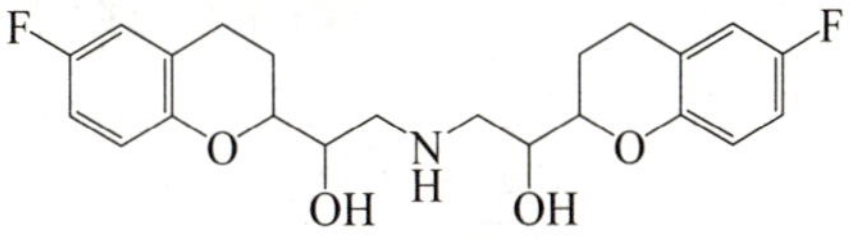

奈必洛尔

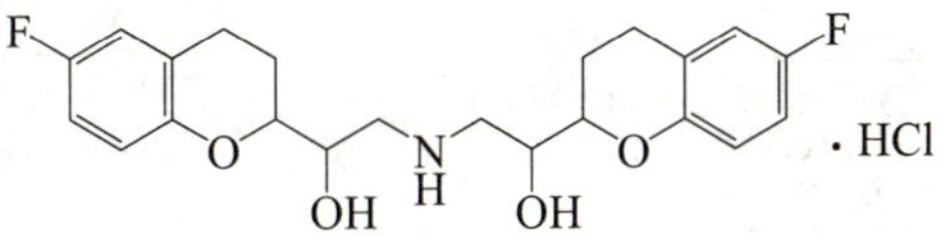

奈必洛尔

3. β受体拮抗剂的构效关系

β受体拮抗剂通常具有苯乙醇胺或芳氧丙醇胺结构，该两类结构的空间构象与内源性β受体拮抗剂异丙肾上腺素相似，符合与β受体结合的空间要求，β受体拮抗剂的构效关系如图12-7所示。

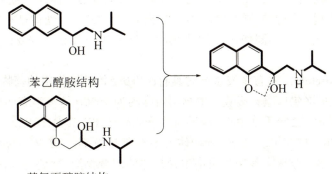

苯乙醇胺结构

芳氧丙醇胺结构

（1）芳环的种类及芳环上的取代基对药物阻断作用影响较小。苯环、芳稠环、杂环或不饱和杂环等均适用于该位置，但芳环体积过大或取代基数目过多则导致活性下降。此外，芳环上取代基的位置对β受体的选择性具有一定影响。当芳环为萘基或类似于萘的邻位取代苯基时，化合物为非选择性β受体拮抗剂，如普萘洛尔、噻吗洛尔等。在芳环的4位引入取代基后，将增强对$β_1$的受体选择性，如阿替洛尔、倍他洛尔等。

（2）α-碳原子被甲基取代时，对$β_2$受体的选择性增加。

（3）β-碳原子上的醇羟基为活性必需基团，该部分与β受体激动剂结合位点一致。β-碳原子作为手性碳，可产生2个光学异构体且活性差异较大。含有苯乙醇胺结构药物的 *R*-异构体活性优于 *S*-异构体；含有芳氧丙醇胺结构药物的 *S*-异构体活性优于 *R*-异构体，原因在于氧原子的插入改变了命名时手性碳上取代基的优先顺序。

（4）N原子上的取代基对活性具有一定影响，活性顺序为叔丁基>异丙基>仲丁基、异丁基、仲戊基。

（5）在芳氧丙醇胺类药物中，**2-**位醇羟基可与其邻近的氧原子、氮原子形成分子内氢键，增大了分子的刚性，并使得N原子与芳环之间的距离更加符合与β受体契合的空间要求。因此，芳氧丙醇胺类药物对β受体阻断作用优于苯乙醇胺类药物。

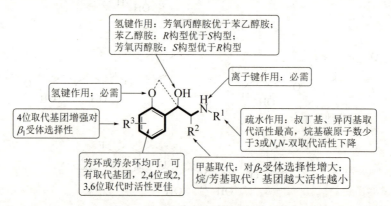

图12-7　β受体拮抗剂的构效关系

三、α, β受体拮抗剂

β受体拮抗剂通过阻滞β受体，减弱心脏收缩力，降低心率，降低血压，临床上可有效用于心律失常、高血压等心血管疾病的治疗。然而，当β受体被阻断后，将导致α受体收缩血管的效应失衡，增大外周血管阻力。临床研究证实，α受体拮抗剂哌唑嗪与β受体拮抗剂普萘洛尔合用具有协同作用，因此在此基础上进一步设计对α和β受体同时具有拮抗作用的药物。

拉贝洛尔（Labetalol）是首个发现同时具有α和β受体拮抗作用的药物，对心率和心输出量无显著影响。拉贝洛尔口服易吸收，生物利用度约为70%，体内半衰期约为3.5 h，药效可维持8 h。其结构中含有2个手性中心，具有4个光学异构体；其中，(*S*,*S*)-异构体和(*R*,*S*)-异构体无α、β受体拮抗作用；(*S*,*R*)-异构体为α₁受体拮抗剂；(*R*,*R*)-异构体对β受体的拮抗作用是α受体的3倍；临床上使用拉贝洛尔异构体的混合物治疗原发性高血压，尤其适用于妊娠高血压综合征。

拉贝洛尔　　　　　　　　　卡维地洛

卡维地洛（Carvedilol）为α₁和β受体拮抗剂，其对β受体阻断作用较强，并可抑制肾素分泌，阻断肾素-血管紧张素-醛固酮系统，产生降压作用；同时阻断突触后膜α受体，达到扩张血管、降低外周血管阻力的作用。此外，本品在高浓度时对钙通道还具有一定的阻断作用。本品口服易于吸收，生物利用度为25%，消除半衰期为6~10 h。卡维地洛在临床上用于治疗心力衰竭和原发性高血压。

卡维地洛（Carvedilol）

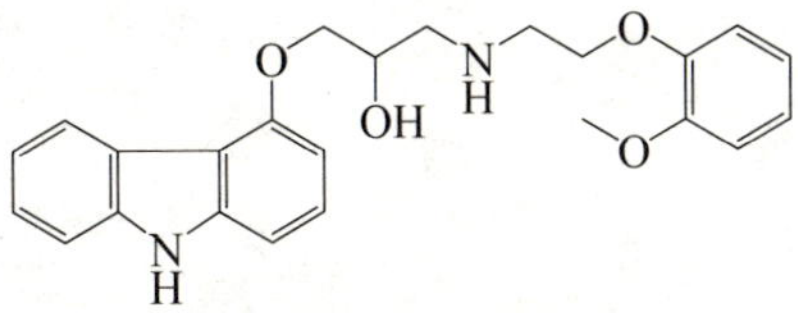

▲ (±)-1-(9H-咔唑基-4-氧基)-3-[2-(2-甲氧基苯氧基)乙氨基]-2-丙醇

▲ (±)-1-(9H-Carbazol-4-yloxy)-3-(2-(2-methoxyphenoxy)ethyl)amino-2-propanol

本品为白色或类白色结晶性粉末；无臭；在水中不溶，在甲醇或乙酸乙酯中略溶，在氯仿中溶解，在冰醋酸中易溶；m.p. 114~118℃。

卡维地洛用于治疗轻、中度高血压。可单独使用或与其他抗高血压药物特别是噻嗪类利尿剂联合使用。也可用于治疗轻、中度心功能不全。

本品在人体内代谢完全，半衰期为2h，代谢物主要经胆汁由粪便排出，小部分经肾脏排泄。

本品的合成是以 1,3-环己二酮为原料，经与苯肼反应、在氯化锌的作用下关环生成咔唑衍生物，再经催化脱氢、与环氧氯丙烷反应、与邻甲氧苯氧基乙胺反应制得卡维地洛。

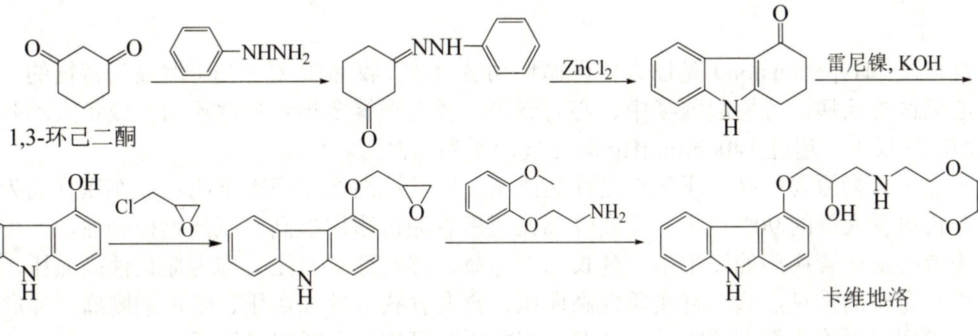

思考题

1. 简述肾上腺素的不稳定性，在制备其注射剂时应注意哪些事项？
2. 从结构出发，比较并解释肾上腺素和麻黄碱的药效和药代动力学的差异。
3. 外消旋体的盐酸多巴酚丁胺具有不同的药理作用，简述为什么临床上使用其外消旋体。
4. 简述芳氧丙醇胺类药物对β受体阻断作用比苯乙醇胺类药物更强的原因。

第十三章 抗高血压药

扫码获取资源

> **学习目标**
>
> **掌握**：ACE 抑制剂的分类、代表药物及构效关系；卡托普利、马来酸依那普利、氯沙坦钾的结构、化学特征、合成及用途；钙通道阻滞剂的结构类型及代表药物；1,4-二氢吡啶类钙通道阻滞剂的构效关系；硝苯地平、苯磺酸氨氯地平、地尔硫䓬的结构、化学特征、代谢、合成及用途。
>
> **熟悉**：抗高血压药物的作用机制及其分类；ACE 抑制剂的发现和设计思想；赖诺普利、福辛普利、盐酸维拉帕米的结构、化学特征及用途；AngⅡ受体拮抗剂的发现和构效关系。
>
> **了解**：作用于肾素-血管紧张素-醛固酮系统的抗高血压药物的作用机制、类型及代表药物；选择性醛固酮受体拮抗体的研究概述。

　　高血压（Hypertension）是以人体内循环动脉血压（收缩压/舒张压）增高为特征的一类多发性心脑血管疾病，可引起脑卒中、心力衰竭、肾衰竭等多种致死性疾病。成年人动脉血压（收缩压/舒张压）超过 140/90mmHg 即可被诊断为高血压。

　　高血压分为原发性高血压和继发性高血压。原发性高血压病因不明，以血压升高为主要特征，占患者人群的 90% 以上。原发性高血压患者通过服用抗高血压药物控制血压，可有效减少患者心脑血管疾病的发生率，延长患者寿命。继发性高血压又称为症状性高血压，伴有症状性高血压的常见疾病有肾实质性高血压、肾血管狭窄性高血压、嗜铬细胞瘤、库欣综合征等，当病因去除或得到控制后，继发性高血压即可被治愈或明显缓解。

　　近年来，抗高血压药物不断更新换代以达到降低血压、保护血管、减少心衰等心血管事件发生的多重功效。根据作用机制，抗高血压药物可分为作用于肾素-血管紧张素-醛固酮系统的药物、钙通道阻滞剂、作用于交感神经的药物、血管扩张药和利尿药等。

第一节　作用于肾素-血管紧张素-醛固酮系统的药物

　　作用于肾素-血管紧张素-醛固酮系统的药物包括肾素抑制剂、血管紧张素转化酶抑制剂、血管紧张素Ⅱ受体拮抗剂、醛固酮拮抗剂等，是目前治疗高血压和心力衰竭的重要药物。

一、肾素-血管紧张素-醛固酮系统

肾素-血管紧张素-醛固酮系统（Renin-Angiotensin-Aldosterone System，RAAS）是一个由多种蛋白酶和短肽组成的复杂网络调节系统，存在于循环系统和心脏、中枢、肾脏等多个组织中，负责调节人体的血压、电解质平衡以及动脉血压（图 13-1）。血管紧张素原（Angiotensinogen）是一种由肝脏合成和分泌的 452 个氨基酸通过肽键组成的 α_2 球蛋白，主要存在于血浆中。肾素（Renin）是由肾小球旁器中球旁细胞释放的一种蛋白水解酶，也被称为血管紧张素原酶。当肾血流量或血钠水平降低时，肾脏分泌肾素；血管紧张素原在肾素的作用下生成无活性的血管紧张素Ⅰ（AngiotensinⅠ，AngⅠ），并增加醛固酮（Aldosterone）的生成；AngⅠ在血管紧张素转化酶（Angiotensin Converting Enzyme，ACE）的作用下水解为有活性的血管紧张素Ⅱ（AngiotensinⅡ，AngⅡ）；AngⅡ进一步在氨基肽酶的作用下转化为 AngⅢ，继续被代谢失活。AngⅠ、Ⅱ、Ⅲ均具有生理活性，但主要以 AngⅡ为主。

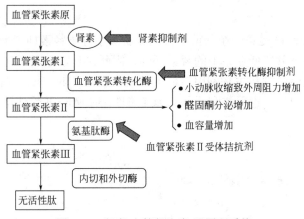

图 13-1 肾素-血管紧张素-醛固酮系统

肾素的释放受到血流动力学、神经元以及体液信号的影响，是决定血浆中血管紧张素浓度的关键性因素。AngⅡ作为一类强效肽类血管收缩剂，在心血管系统内广泛表达；与受体结合后可促进去甲肾上腺素从神经末梢释放，进而高效收缩血管。AngⅡ少量分泌时有利于维持血管张力，过量分泌则诱发和加重高血压，且增加心脏后负荷和加重心力衰竭。此外，AngⅡ可直接作用于肾脏，增加醛固酮或抗利尿激素的分泌，促进肾脏对水和 Na^+ 的重吸收，继而增加体液容量，使血压升高。肾素抑制剂、ACE 抑制剂、AngⅡ受体拮抗剂等药物通过作用于 RAAS，抑制 AngⅡ的生成，从而发挥降低血压的作用。

二、肾素抑制剂

肾素（Renin）是一种含有 340 个氨基酸的单链蛋白水解酶，由肾小球旁细胞分泌，其分泌量受肾小动脉压及流经致密斑原尿中的钠量等因素影响。肾血流量的减少和交感神经的兴奋均可使肾素分泌量增加。肾素抑制剂可通过降低肾素水平作用于血管紧张素原，从源头上减少 Ang Ⅱ 的生成，且不会导致 Ang Ⅰ 的堆积以及缓激肽水平的升高。与其他作用于 RAAS 的药物如 ACE 抑制剂、Ang Ⅱ 受体拮抗剂相比，肾素抑制剂不升高缓激肽水平，有效避免了其他类药物因缓激肽水平升高而引起的咳嗽等不良反应，具有更好的耐受性。

早期肾素抑制剂均为肽类或拟肽类化合物，如肾素抑制肽、依那吉仑和瑞米吉仑。这些药物虽然具有良好的肾素抑制作用，可明显降低血压，但存在口服生物利用度低、不易吸收、作用时间短等缺陷，临床应用受到极大限制。

依那吉仑　　　　　　　　瑞米吉仑

阿利吉仑（Aliskiren）是第一个获批上市的非肽类小分子肾素抑制剂，其对肾素的抑制活性达纳摩尔水平，可有效降低血浆中的肾素活性，阻断血管紧张素原向 Ang Ⅱ 的转化。阿利吉仑具有良好的口服吸收性和生物利用度，半衰期为 34~41h，每日仅需服用 1 次，耐受性良好且副作用小。可单用，也可与利尿药、ACE 抑制剂、Ang Ⅱ 受体拮抗剂联合用药而发挥协同作用。

阿利吉仑

三、血管紧张素转化酶抑制剂

血管紧张素转化酶抑制剂通过阻断 Ang Ⅰ 向高活性的 Ang Ⅱ 转化，进而发挥扩张血管、降低外周阻力和心脏负荷、增加肾血流量等作用，达到降低血压的目的。临床上用于治疗高血压，特别适用于伴有充血性心力衰竭、左心室功能障碍或肥大、急性心肌梗死以及糖尿病性肾病的高血压。

与传统降压药相比，ACE 抑制剂较少引起水钠潴留、心率加快、体位性低血压等副作用，且对心脏具有一定的保护作用。但 ACE 抑制剂由于阻止了缓激肽的分解，进而刺激呼吸道平滑肌分泌前列腺素、慢反应物质以及神经激肽 A 等，导致干咳等副作用的产生。

1. 含巯基的 ACE 抑制剂

1965 年，Ferreira 从巴西窍蝮蛇的毒液中分离纯化得到一类具有增强缓激肽作用的因子 BPFs，其结构为含有 5~13 个氨基酸残基的肽类，可抑制 Ang Ⅰ 向 Ang Ⅱ 的转化。从 BPFs 中分离出一种九肽即替普罗肽（Teprotide），对 ACE 具有较强的抑制作用，但因口服活性差而使其临床应用受到限制。

通过对替普罗肽及其类似物的研究，提出了 ACE 活性位点的假想模型：底物 Ang Ⅰ 带负电荷的羧基与 ACE 带正电荷的 Arg145 残基的氨基以离子键形式结合；ACE 中锌离子位于不稳定的肽键附近，可稳定带负电荷的四面体中间态；侧链 R^1 和 R^2 有助于增强总体结合亲和力；ACE 终端肽键可通过氢键与底物结合。

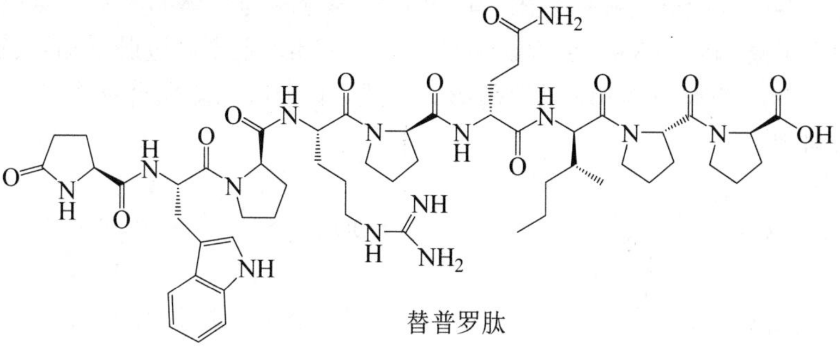

替普罗肽

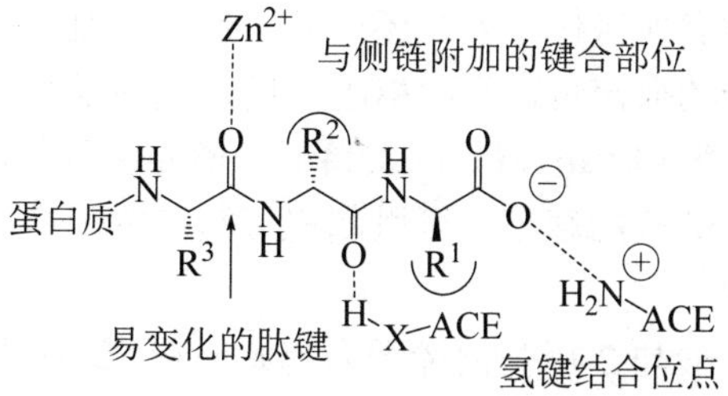

ACE 与底物的键合模型

替普罗肽及其他具有抑制 ACE 作用的蛇毒多肽的结构特点为 C 端氨基酸均为脯氨酸，因此设计的 ACE 抑制剂均含有脯氨酸片段。琥珀酰-L-脯氨酸（Succinate-L-proline）为第一个人工合成的 ACE 抑制剂，作用效果仅为替普罗肽的 1/500。在其 2 位上引入甲基，得到 D-2-甲基琥珀酰-L-脯氨酸(D-2-Methylsuccinyl-L-proline)，作用强度约为替普罗肽的 1/300；用巯基甲酸代替琥珀酸，得到 3-巯基丙酰基-L-脯氨酸(3-Mercaptopropionyl-L-proline)，其对 ACE 的 IC_{50} 值为 200nmol/L，其扩张血管和降低血压作用是替普罗肽的 10~20 倍。进一步在 3-巯基丙酰基-L-脯氨酸的 2 位引入甲基，得到卡托普利(Captopril)，其活性进一步提高，对 ACE 的 IC_{50} 值为 1.7nmol/L，成为第一个上市的竞争性 ACE 抑制剂。

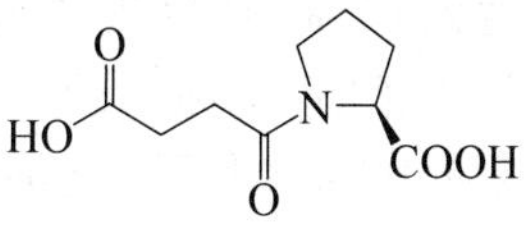

琥珀酰-L-脯氨酸 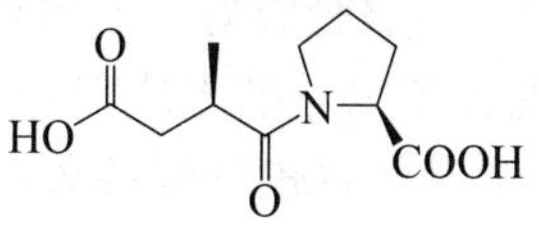　　　D-2-甲基琥珀酰-L-脯氨酸 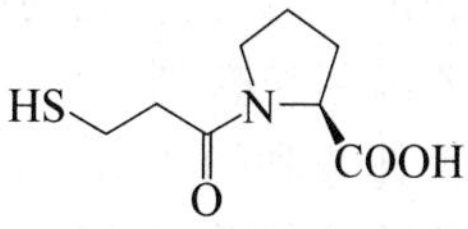　　　3-巯基丙酰基-L-脯氨酸 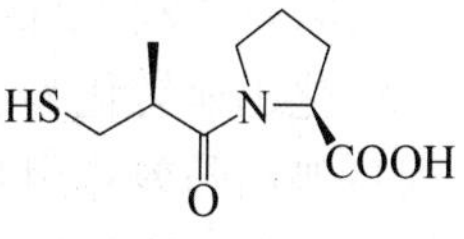　　　卡托普利

卡托普利 (Captopril)

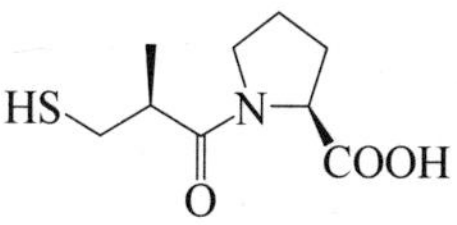

▲(2S)-1-[(2S)-2-甲基-3-巯基丙酰基]吡咯烷-2-羧酸
▲(2S)-1-((2S)-2-Methyl-3-sulfanylpropanoyl)pyrrolidine-2-carboxylic acid

第十三章　抗高血压药

本品为白色或类白色结晶性粉末；有类似蒜的气味；溶于水，易溶于甲醇、乙醇或氯仿。卡托普利有两种晶型：一种为不稳定型、熔点较低，m.p. 87~88℃；另一种为稳定型，熔点较高，m.p.105.2~105.9℃；$[\alpha]_D^{25}=-129.5°$（$c=1$，乙醇）。水溶液易通过巯基双分子键合为二硫化物，在强烈条件下酰胺可水解。

卡托普利是首个口服有效的非肽类特异性 ACE 竞争型抑制剂，其结构中的巯基与 ACE 的锌离子结合，2-甲基丙酰基和脯氨酸中的吡咯烷环分别与受体的关键位点结合。卡托普利口服吸收迅速，半衰期约为 3 h，单次给药可维持 3~8 h，主要通过肝脏和肾脏代谢，可被氧化生成二硫聚合物。在体内约 50%以原药形式排泄，剩余以二硫聚合物或卡托普利-半胱氨酸二硫化物形式排泄。

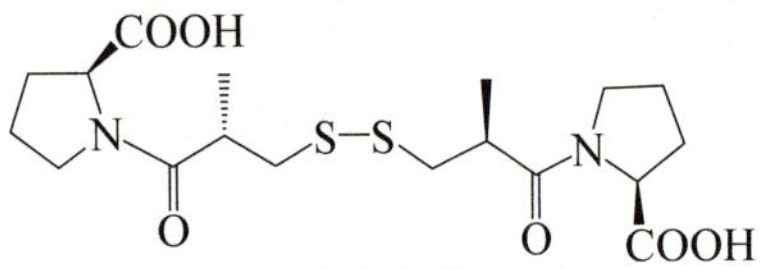

二硫聚合物

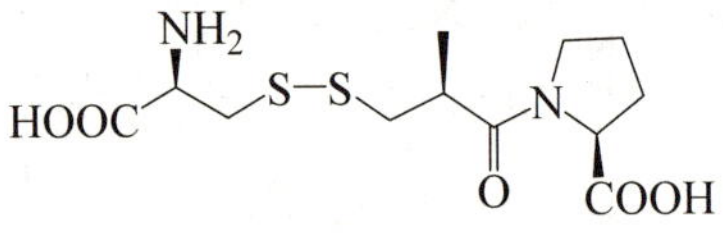

卡托普利-半胱氨酸二硫化合物

本品在临床上除具有抗高血压作用外，还可用于治疗充血性心力衰竭等。使用后无反射性心率加快，不减少脑、肾的血流量，无中枢副作用，无耐受性，停药后也无反跳现象。然而，该药可减少人体内缓激肽（Bradykinin）的降解，增加缓激肽浓度，出现干咳的副反应。此外，卡托普利结构中由于巯基的存在，可引起皮疹和味觉障碍。当卡托普利剂量减少或停药后，其副作用通常可消除。

本品的合成是以硫代乙酸与 2-甲基丙烯酸为起始原料，经加成后生成 2-甲基-3-乙酰硫基丙酸，再经氯化、与 L-脯氨酸缩合得到乙酰卡托普利，再与二环己胺成盐，经重结晶分离得到(S,S)-乙酰卡托普利，再经水解生成卡托普利。

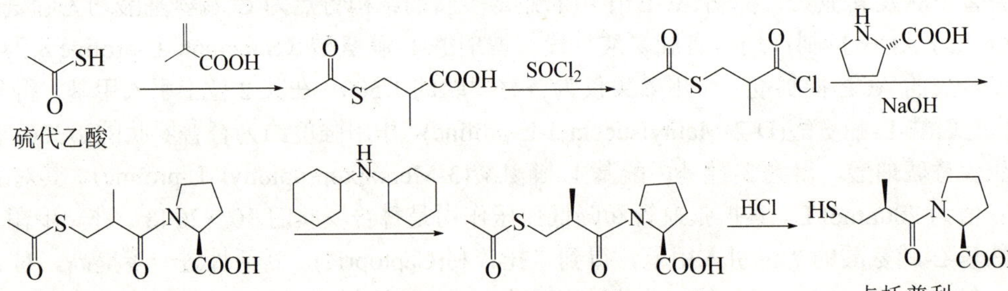

硫代乙酸

R,S体和S,S体

S,S体

卡托普利

阿拉普利（Alacepril）是卡托普利的前药，口服吸收好，生物利用度为 67%，在体内经去乙酰化迅速转化为去乙酰阿拉普利，进一步脱去苯丙氨酸生成卡托普利，二者均可发挥药效。阿拉普利药效作用是卡托普利的 3 倍，降压作用产生较慢但持久。临床上作为高血压、心肌缺血、心力衰竭等疾病治疗的首选药物。

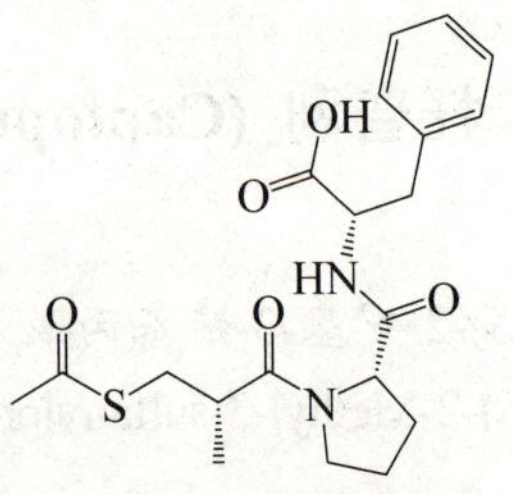

阿拉普利

2. 含双羧基的 ACE 抑制剂

与含巯基的 ACE 抑制剂相比，含双羧基的 ACE 抑制剂以羧基和 ACE 中的锌离子螯合，其结合作用虽弱于巯基，但可克服巯基所带来的副作用。临床上常用的含双羧基的 ACE 抑制剂包括依那普利（Enalapril）、赖诺普利（Lisinopril）、喹那普利（Quinapril）、雷米普利（Ramipril）、螺普利（Spirapril）、贝那普利（Benazepril）和培哚普利（Perindopril）等。

依那普利　　　　　　　赖诺普利　　　　　　　喹那普利

雷米普利　　　　　　　螺普利　　　　　　　　贝那普利

依那普利拉（Enalaprilat）对 ACE 的抑制活性是卡托普利的 8 倍以上，静脉注射能有效扩张周围血管从而降低血压；但其结构中的仲胺易质子化，与羧基形成两性离子而影响吸收，导致其口服生物利用度较低。将依那普利拉成乙酯得到依那普利（Enalapril），提高了口服生物利用度。依那普利是第二个获批上市的 ACE 抑制剂，药效强于卡托普利，作用缓慢而持久，口服后在人体肝脏内水解为依那普利拉，约 1h 血药浓度达峰值，降压作用可维持 24h 以上。临床上依那普利用于治疗原发性高血压、肾血管性高血压和恶性高血压等，还适用于充血性心力衰竭以及对卡托普利不耐受的患者。此外，依那普利可与利尿药双氢氯噻嗪形成复方制剂以提高其抗高血压疗效。

依那普利　　　$\xrightarrow{酯酶}$　　　依那普利拉

赖诺普利（Lisinopril）是依那普利拉的赖氨酸衍生物，可与血管内皮和肺中的 ACE 直接结合，其口服生物利用度为 25%，半衰期为 13 h，连续给药 3~4 天即可达到稳态血药浓度。该药无法透过血脑屏障，因此不产生中枢副作用。临床上用于治疗高血压、充血性心力衰竭和急性心肌梗死，不良反应与其他 ACE 抑制剂相似，但与卡托普利相比不良反应发生概率大大降低，用药更加安全。与依那普利相比，赖诺普利可直接发挥药效，作用较迟但持续时间长且效果平稳，尤其适合于肝功能不良患者。

贝那普利（Benazepril）作为新一代强效、长效 ACE 抑制剂，口服后迅速吸收，半衰期较长，每日给药 1 次，服药 2~3 日达到稳态血药浓度；本品在肝脏中几乎全部水解为贝那普利拉而发挥作用。

马来酸依那普利 (Enalapril Maleate)

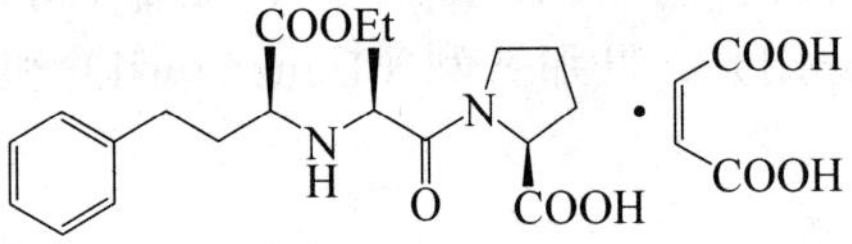

▲(2S)-1-[(2S)-2-{[(2S)-1-乙氧基-1-氧代-4-苯基-2-丁基]氨基}丙酰基]吡咯烷-2-羧酸马来酸盐

▲(2S)-1-((2S)-2-(((2S)-1-Ethoxy-1-oxo-4-phenylbutan-2-yl)amino)propanoyl)pyrrolidine-2-carboxylic acid maleate acid salt

本品为白色或类白色结晶性粉末；无臭，微有引湿性；几乎不溶于氯仿，略溶于水，微溶于乙醇或丙酮，易溶于甲醇；m.p. 143～144℃；$[\alpha]_D^{25}$=-42.2°（c=1，甲醇）。

马来酸依那普利水溶液 pH = 3 时最为稳定，当 pH = 2 时主要降解产物为吡嗪双酮衍生物，pH = 5 时主要降解产物为依那普利拉。

本品的合成是以 2-氧代-4-苯丁酸乙酯和 L-丙氨酰-L-脯氨酸为起始原料，经缩合、氢化还原得到（S）和（R）两种旋光异构体，混合物与马来酸成盐，然后在乙腈中分步结晶得到马来酸依那普利。本品也可用 2-溴苯丁酸乙酯与 L-丙氨酰-L-脯氨酸缩合制得。

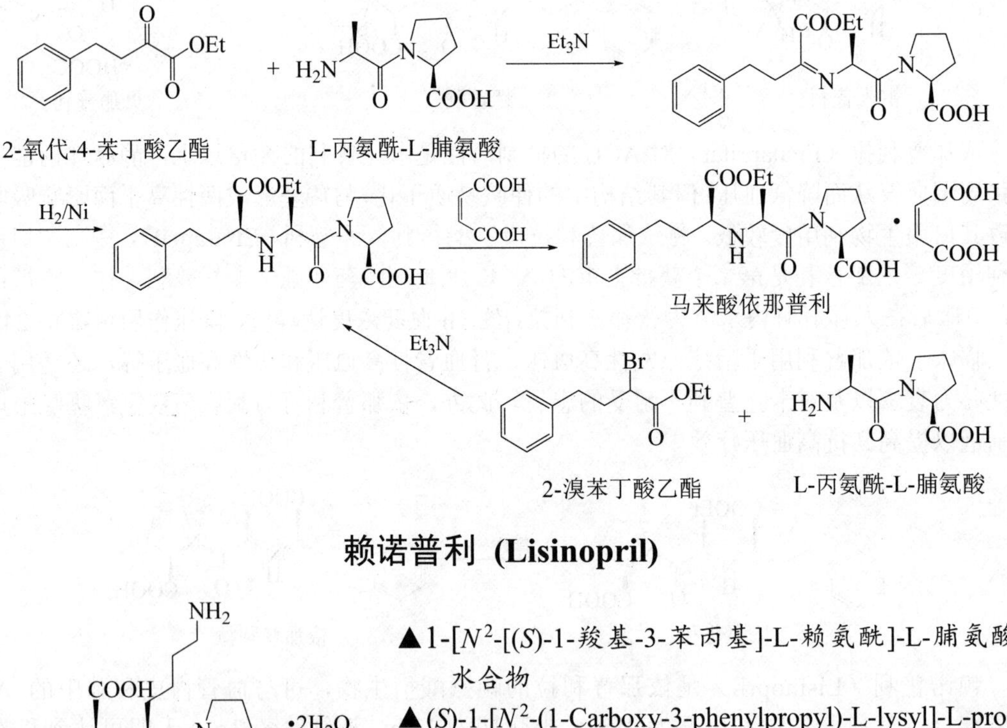

赖诺普利 (Lisinopril)

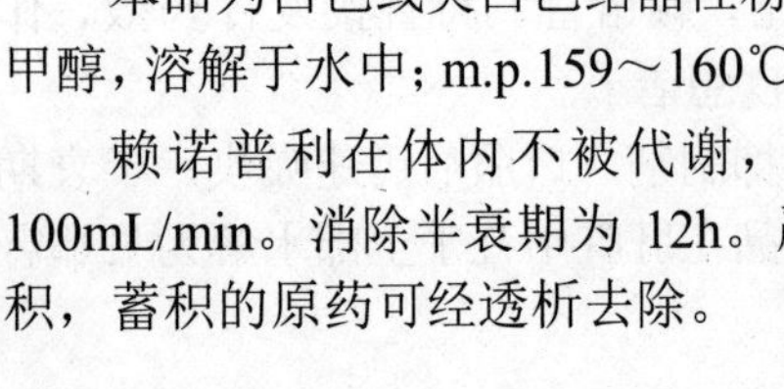

▲1-[N^2-[(S)-1-羧基-3-苯丙基]-L-赖氨酰]-L-脯氨酸二水合物

▲(S)-1-[N^2-(1-Carboxy-3-phenylpropyl)-L-lysyl]-L-proline dihydrate

本品为白色或类白色结晶性粉末；无臭，微有引湿性；几乎不溶于乙醇或氯仿，略溶于甲醇，溶解于水中；m.p.159～160℃；$[\alpha]_D^{25}$=-96.0°（c=1, 0.25 mol/L pH=6.4 的乙酸锌溶液）。

赖诺普利在体内不被代谢，亦不与血浆蛋白结合。主要从肾脏排泄，肾清除率达 100mL/min。消除半衰期为 12h。严重肾功能减退者半衰期延长至 40h 以上，可发生体内蓄积，蓄积的原药可经透析去除。

本品的合成是以苄氧羰基保护的赖氨酸为原料，经三氟甲基酰化保护末端氨基，所得中间体与脯氨酸苄酯缩合，随后钯碳氢解脱去脯氨酸羧基上的保护基，进一步与α-氧代苯基丁酸乙酯缩合并用雷尼镍还原双键，然后经碱水解得到赖诺普利。

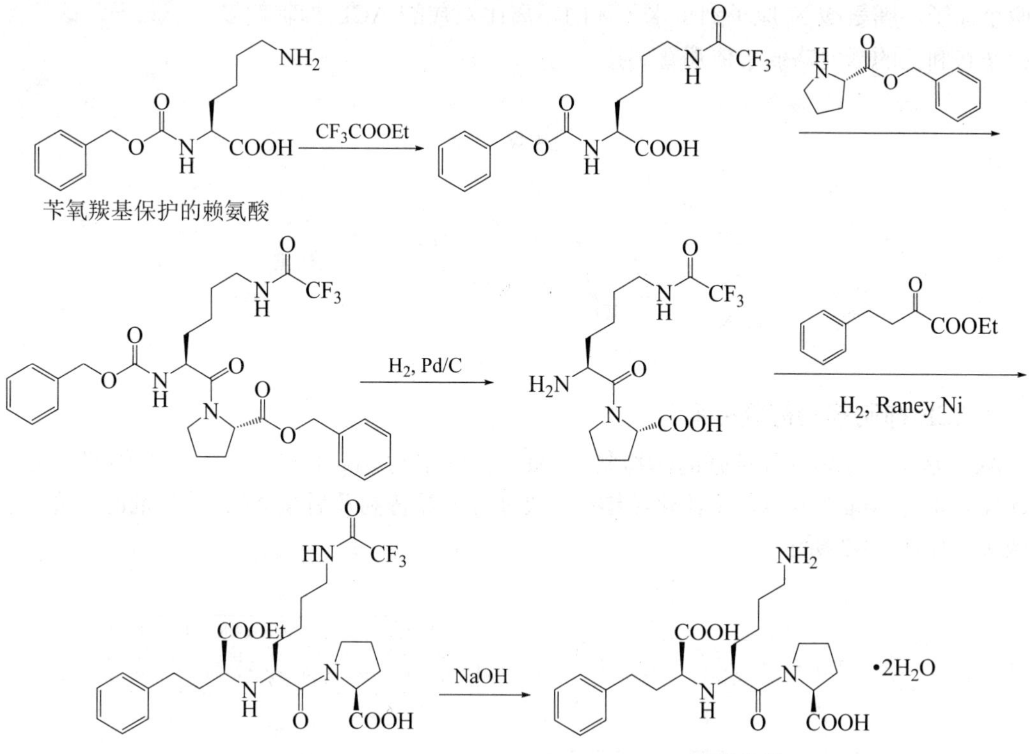

3. 含膦酰基的 ACE 抑制剂

福辛普利（Fosinopril）是第一个含膦酰基的 ACE 抑制剂，为前药，在体内通过水解为福辛普利拉发挥药效。福辛普利拉的降压作用是卡托普利的 3 倍，但弱于依那普利拉。临床上使用福辛普利钠治疗高血压和心力衰竭。治疗高血压时，可单独使用，或与其他抗高血压药物联用。治疗心力衰竭时，可与利尿剂联用。福辛普利可通过肝肾两种途径消除，肾或肝功能不全的病人可通过替代途径代偿性排泄。

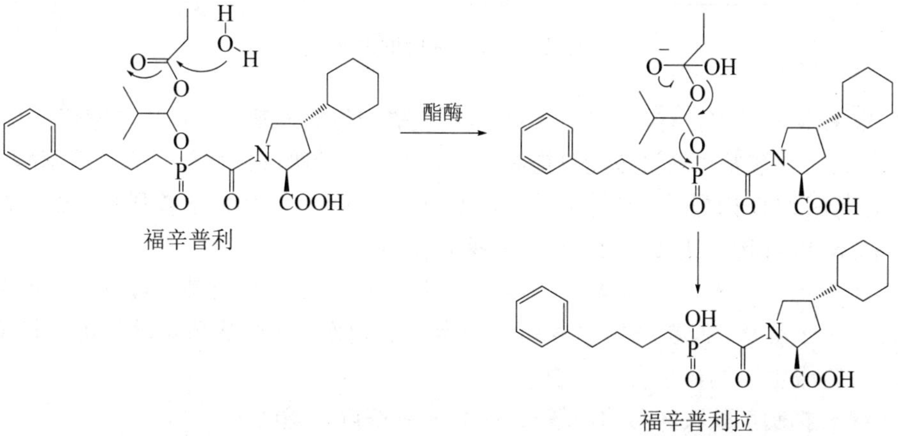

福辛普利拉（Fosinoprilat）与 ACE 的结合方式与羧基类 ACE 抑制剂类似，其膦酰基与锌离子形成离子键，膦酰基的过渡态结构较羧酸类 ACE 抑制剂更接近于 Ang I 的四面体过渡态的结构。然而，磷原子和脯氨酸 N 原子之间的距离较双羧酸 ACE 抑制剂中碳原子缩短了两个原子，脯氨酸 N 原子到疏水苯环的距离比双羧酸 ACE 抑制剂多一个原子，该差异使得福辛普利拉的活性略弱于依那普利拉。

4. ACE 抑制剂的构效关系

ACE 是一个立体选择性强的药物靶标。ACE 抑制剂与 Ang I 竞争结合 ACE 的催化位点，因此需具备与 Ang I 相似的立体化学结构。通过对卡托普利及后续 ACE 抑制剂的研究，总结构效关系如图 13-2 所示。

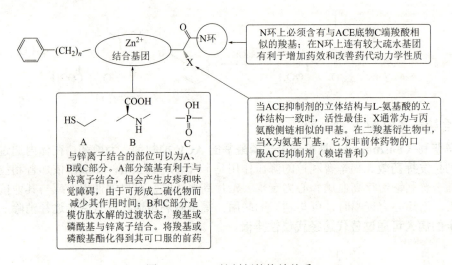

图 13-2 ACE 抑制剂的构效关系

（1）ACE 抑制剂需含有与 ACE 底物 C-端羧酸相似的羧基，通过离子键形式与 ACE 上的正电荷结合。该羧基可通过成酯以提高其脂溶性而利于吸收。此外，末端氨基酸必须为 L 构型，当氨基酸为 D 构型时，其抑制活性减少 100～1000 倍。如依那普利及其他双羧酸 ACE 抑制剂，(S, S, S)-异构体通常具有更优的酶抑制作用。

（2）ACE 抑制剂需含有与 ACE 中锌离子结合的基团，如巯基、羧基、膦酰基。巯基有利于与锌离子结合，但易产生皮疹和味觉障碍等副作用。羧基和膦酰基可通过酯化得到前药以提高口服生物利用度并减少副作用。

（3）ACE 抑制剂酰胺部分的羰基与 ACE 的残基以氢键结合。

（4）吡咯烷环中可引入较大的疏水基团如芳烃基、脂烃基，有利于通过疏水作用增强与酶的相互作用，增强药效和改善药代动力学性质；也可用双环或螺环等取代。

四、血管紧张素Ⅱ受体拮抗剂

1. 血管紧张素Ⅱ受体与其拮抗剂的发现、发展

血管紧张素Ⅱ受体（Angiotensin Ⅱ Receptor）是以血管紧张素作为配体的G蛋白偶联受体，主要分布于肾上腺皮质、血管壁、心脏、肝脏和肾脏等组织中，包括1型受体（Angiotensin Type 1 Receptor, AT_1）和2型受体（AT_2），此外还有AT_3和AT_4等亚型。血管紧张素Ⅱ受体拮抗剂多数作用于AT_1，通过阻断受体与Ang Ⅱ的结合，降低Ang Ⅱ诱发的生理效应。AT_1是由359个氨基酸组成的具有7个跨膜片段的G蛋白偶联受体。当AT_1激动时，主要激活磷脂酶，提高细胞内钙离子水平和激活钙离子依赖性蛋白激酶，促进醛固酮和血管升压素等的分泌，使血管平滑肌强烈收缩，引起血压升高。

Ang Ⅱ受体拮抗剂根据结构可分为联苯四氮唑类如氯沙坦（Losartan）、缬沙坦（Valsartan）和非联苯四氮唑类如依普罗沙坦（Eprosartan）及替米沙坦（Telmisartan）等。与其他作用于RAAS的药物相比，Ang Ⅱ受体拮抗剂不影响缓激肽和前列腺素的水平，具有良好的耐受性。

1982年，发现了一类以S-8308为代表的咪唑-5-乙酸类物质，具有一定的降压作用，虽拮抗活性相对较弱，但不具备激动活性。后续对S-8308进行结构改造以提高其与受体的结合力和脂溶性，得到了首个对Ang Ⅱ受体具有高度亲和作用的口服药物氯沙坦钾。

S-8303 (IC_{50} = 15mmol/L) → → 氯沙坦 (IC_{50} = 0.019mmol/L)

氯沙坦钾 (Losartan Potassium)

▲2-丁基-4-氯-1-{[2′-(1H-四唑-5-基)(1,1′-联苯基)-4-基]甲基}-1H-咪唑-5-甲醇单钾盐

▲2-Butyl-4-chloro-1-((2′-(1H-tetrazol-5-yl)(1,1′-biphenyl)-4-yl)methyl)-1H-imidazole-5-methanol monopotassium salt

本品为白色或类白色粉末；极微溶于氯仿，溶解于水或者乙醇；m.p. 182～185℃。氯沙坦中的四氮唑结构为中等强度的酸，pK_a = 5～6，可与钾离子成盐，制成氯沙坦钾。

氯沙坦可特异性结合于Ang Ⅱ的AT_1受体，阻断循环和局部组织中Ang Ⅱ激活导致

的动脉血管收缩、交感神经兴奋和压力感受器敏感性增加等效应，达到降低血压的疗效。此外，还通过减轻左心室肥厚、抑制心肌细胞增生，达到延迟或逆转心肌重构和改善左心室功能。

本品口服吸收迅速，生物利用度为33%，体内半衰期约为1.5h，不易通过血脑屏障。氯沙坦及其代谢产物大部分经肝脏和泌尿道排泄，约14%被CYP同工酶CYP2C9和CYP3A4氧化为EXP-3174，**EXP-3174为一种非竞争AT_1受体拮抗剂，其作用为氯沙坦的15～30倍，半衰期为6～9h**，进一步增强了氯沙坦的降压作用。

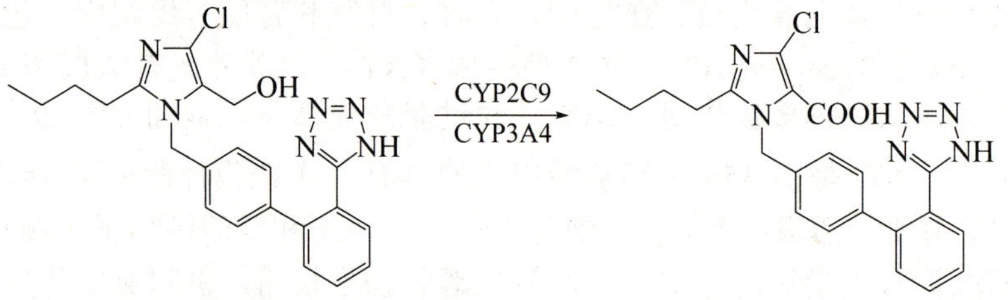

本品的合成以2-氰基-4'-甲基联苯为原料，依次经溴代、取代、还原、环合形成氯沙坦的三乙胺盐，再经盐酸酸化、氢氧化钾成盐制得氯沙坦钾。

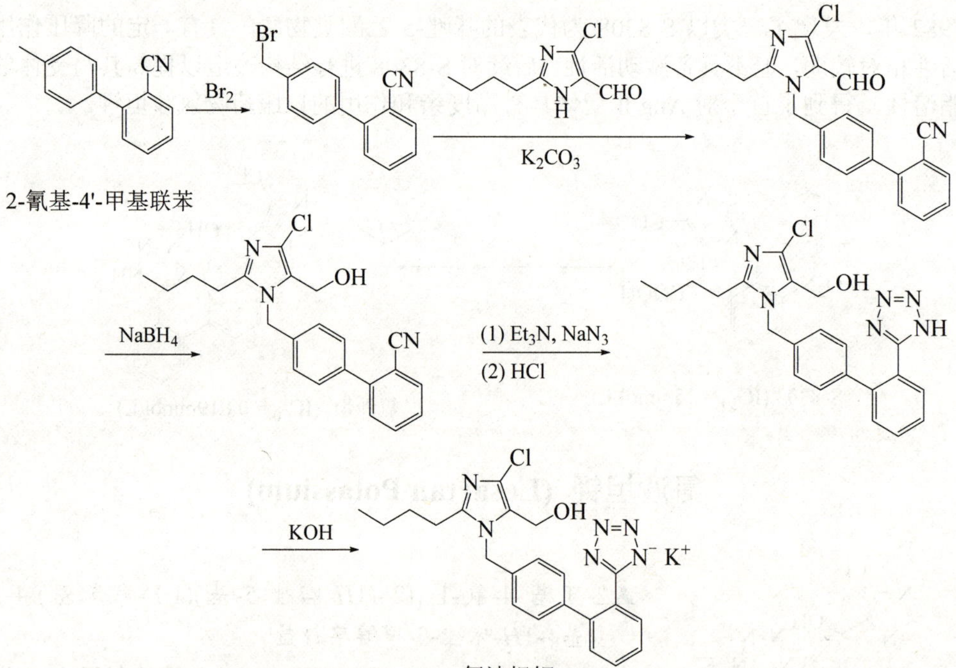

使用酰胺片段代替氯沙坦的咪唑环与受体形成氢键，得到缬沙坦（Valsartan），其口服后吸收迅速，生物利用度为23%，体内半衰期为9h，降压作用可持续24h，对AngⅡ的AT_1受体具有高度选择性且无激动作用。缬沙坦降压作用强于氯沙坦，连续用药后2～4周血压下降达最大效应，具有降压效果稳定持久且毒副作用小的优点。临床上缬沙坦可用于治疗高血压症、充血性心力衰竭、心肌梗死等疾病，尤其适用于肾脏损害所致的继发性高血压；也可与利尿剂氢氯噻嗪合用增强降压作用。

缬沙坦

厄贝沙坦

坎地沙坦

坎地沙坦酯

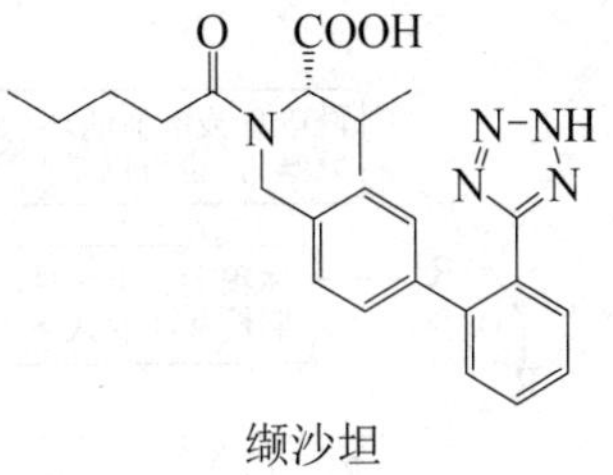

厄贝沙坦（Irbesartan）与受体结合的亲和力是氯沙坦的10倍。其口服吸收良好，生物利用度为60%，体内半衰期为11h，每日服用1次即可保持血压稳定，服药后三天内达稳态，适用于轻中度原发性高血压病人，尤其是以高肾素活性为特征的中青年高血压病人的治疗。此外，厄贝沙坦在降低血压的同时可有效保护靶器官，可作为合并心力衰竭的高血压病人的首选用药。

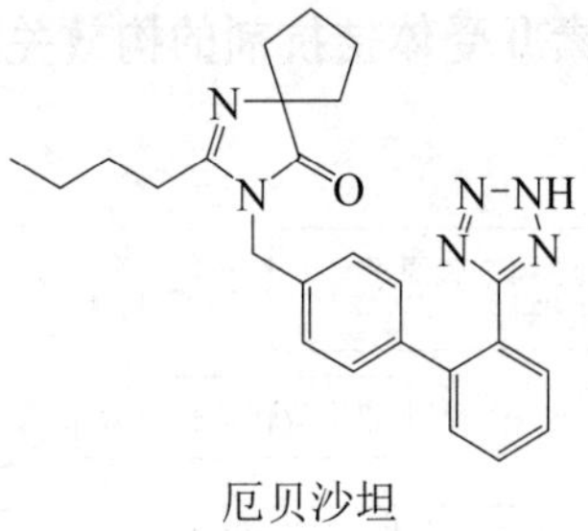

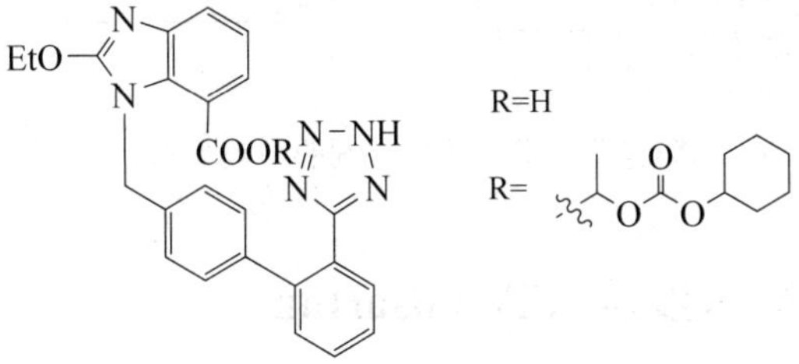

坎地沙坦酯（Candesartan Cilexetil）为前药，在胃肠道中迅速水解为坎地沙坦（Candesartan）发挥作用。坎地沙坦对 AT_1 的作用是缬沙坦的40倍，生物利用度约为15%，体内半衰期约为9h，极少通过血脑屏障，主要以原形经尿、粪便排泄，极少部分在肝脏内代谢为去乙基化产物。

阿齐沙坦（Azilsartan）可选择性阻断 AT_1，对 AT_1 的亲和作用是 AT_2 的10000倍以上，还可通过激活过氧化物酶体-增殖体活化受体-γ（PPAR-γ）对糖尿病病人产生保护作用。阿齐沙坦酯（Azilsartan Medoxomil）为阿齐沙坦的前药，口服后经水解释放阿齐沙坦发挥药效。

替米沙坦（Telmisartan）属于非联苯四氮唑类，可与 Ang Ⅱ 的 AT_1 受体形成特异性的不可逆结合，作用持久且无激动作用。替米沙坦口服吸收迅速，半衰期大于20h；临床上用于治疗原发性高血压，3h左右发挥药效并维持24h以上，治疗4周后可获得最大降压效果并在长期服药中保持。替米沙坦对心血管具有保护作用，适用于55岁及以上存在发生严重心血管事件高风险且不能接受 ACE 抑制剂治疗的患者；可与噻嗪类利尿药如氢氯噻嗪（Hydrochlorothiazide）合用发挥协同降压作用。

阿齐沙坦

阿齐沙坦酯

替米沙坦

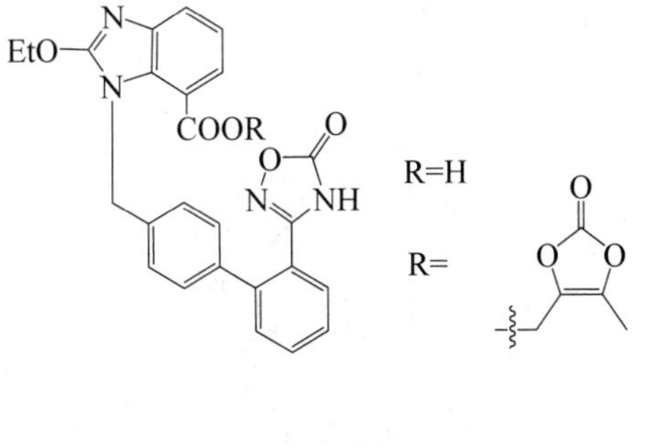

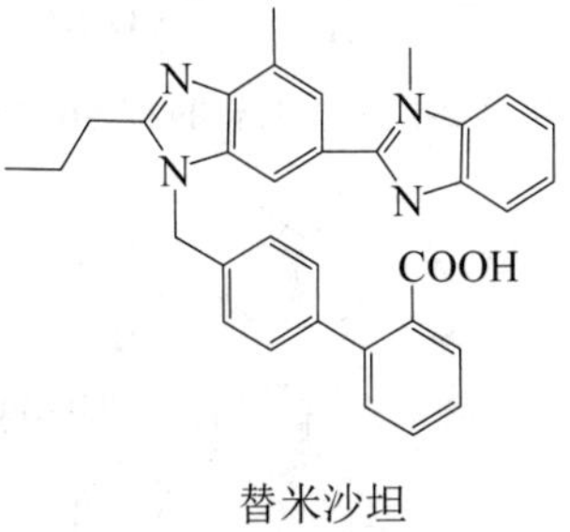

2. 血管紧张素Ⅱ受体拮抗剂的构效关系（图13-3）

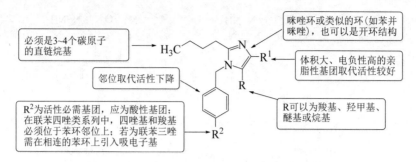

图13-3 血管紧张素Ⅱ受体拮抗剂的构效关系

替米沙坦（Telmisartan）

▲4'-{[4-甲基-6-(1-甲基-2-苯并咪唑基)-2-丙基-1-苯并咪唑基]甲基}-2-联苯甲酸

▲4'-((4-Methyl-6-(1-methyl-2-benzimidazolyl)-2-propyl-1-benzimidazolyl)methyl)-2-biphenyl acid

本品为白色或类白色结晶性粉末；无臭；几乎不溶于水，极微溶于乙醇，微溶于甲醇，略溶于二氯甲烷或 N,N-二甲基甲酰胺，溶解于氯仿；在 0.1mol/L 盐酸溶液中极微溶解，在 1mol/L 氢氧化钠溶液中易溶。

替米沙坦在体内主要通过与葡萄糖醛酸结合代谢，口服（或静注）时替米沙坦几乎完全随粪便排泄，主要以原型排出。

临床上替米沙坦片用于原发性高血压的治疗，严重肝、肾功能不全者慎用。

替米沙坦的合成是以 4-甲基-2-丙基-1H-苯并咪唑-6-羧酸和 N-甲基邻苯二胺为原料，在多聚磷酸作用下关环，进一步与 2-(4-溴甲基苯基)苯甲酸叔丁酯发生取代反应，再经三氟乙酸脱去叔丁基后制得替米沙坦。

五、选择性醛固酮受体拮抗剂

醛固酮（Aldosterone）是人体内一类重要的电解质排泄调节因子，对钠离子的保留和钾离子的排出起到重要作用。当人体内醛固酮含量增多时，可导致水钠潴留现象致使血容量增加，进而出现高血压。此外，醛固酮还可导致心肌及血管周围的纤维化、阻断心肌对肾上腺素的摄取、加速血管内皮损伤及功能障碍，降低血管顺应性。醛固酮受体拮抗剂与受体结合后，可竞争性拮抗醛固酮作用，改善血管舒张和收缩功能并降低血压，阻止心肌和血管周围的纤维化，改善心脏重构。

早期醛固酮受体拮抗剂如螺内酯（Spironolactone），为非选择性醛固酮受体拮抗剂，可降低充血性心力衰竭患者的死亡率，临床上用于治疗与醛固酮含量升高相关的顽固性水肿、高血压、原发性醛固酮增多症以及低钾血症的预防。

依普利酮（Eplerenone）作为新一代醛固酮受体拮抗剂，其作用优于螺内酯且具有高度选择性，对雄激素和黄体酮受体的亲和力极低。其半衰期较长，每日口服 1 次即可有效控制高血压。临床上用于治疗高血压、心力衰竭和心肌梗死等。其降压作用不依赖于肾素水平，对患者的靶器官保护作用更强，具有副作用小且耐受性良好的优点。

螺内酯   依普利酮

第二节 钙通道阻滞剂

一、钙通道阻滞剂的作用机制和分类

血管平滑肌和心肌细胞膜上的钙通道控制 Ca^{2+} 浓度功能障碍是导致高血压的重要原因。根据通道激活方式钙通道可分为电压依赖性钙通道和 β 受体操纵性钙通道。前者进一步根据电活动特性分为 L 型、N 型和 T 型等；其中，L 型钙通道主要分布于心肌、血管平滑肌等多种可兴奋细胞，介导兴奋-收缩等功能，调控心肌收缩力、窦房结功能和血管张力；N 型钙通道主要分布于神经细胞介导神经递质释放，具有抑制交感神经功能；T 型钙通道主要分布于心肌、神经元等细胞，与窦房结细胞动作电位的逐步去极化相关。

钙通道阻滞剂是指对钙通道产生选择性拮抗作用的药物。正常生理状态下，平滑肌收缩依赖于 Ca^{2+} 进入细胞引起跨膜电流的去极化。该类药物通过阻滞血管平滑肌和心肌细胞膜内钙通道，使得细胞外 Ca^{2+} 内流得到抑制，降低细胞内 Ca^{2+} 浓度，进而降低细胞平滑肌中可发挥生物效应的 Ca^{2+}，抑制细胞的兴奋-收缩反应，松弛血管，减小血管内阻力，

从而降低血压。

钙通道阻滞剂根据作用机制分为选择性和非选择性两大类。选择性钙通道阻滞剂根据结构分为 1,4-二氢吡啶类、苯硫氮䓬类和芳烷基胺类。非选择性钙通道阻滞剂包括二苯基哌嗪类、双苯基丙胺类和二氨基丙醇醚类。

二、选择性钙通道阻滞剂

1. 1,4-二氢吡啶类药物

硝苯地平（**Nifedipine**）为第一代 1,4-二氢吡啶类钙通道阻滞剂，具有疗效稳定、不良反应少等优点，是抗高血压及防治心绞痛的常用药物。第二代药物包括尼莫地平（Nimodipine）、尼群地平（Nitrendipine）、尼伐地平（Nilvadipine）、拉西地平（Lacidipine）、伊拉地平（Isradipine）等，与硝苯地平相比，第二代药物的药代动力学和药效学性质得到进一步改善。

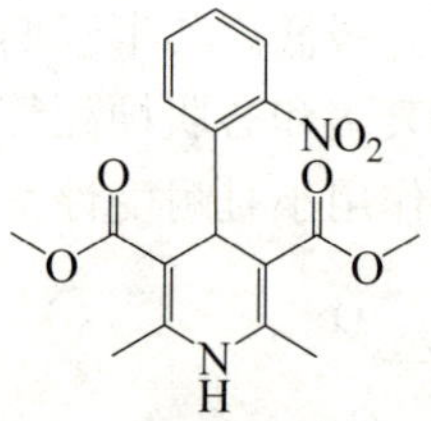

硝苯地平

尼莫地平口服吸收迅速，但生物利用度仅为 5%～10%，血浆药物浓度达峰时间为 0.5～1.5h。该药亲脂性较强，可透过血脑屏障，选择性作用于脑血管平滑肌，扩张脑血管，增加脑血流量，对外周血管作用较小，药效作用弱于硝苯地平，但对缺血性脑损伤具有一定的保护作用。临床上尼莫地平用于预防和治疗动脉瘤性蛛网膜下腔出血后脑血管痉挛引发的缺血性神经损伤、老年性脑功能障碍以及急性脑血管病恢复期的血液循环改善。

尼伐地平对钙通道特异部位的结合力是硝苯地平的 10 倍，对血管扩张作用选择性强，对心脏的作用较小，降压作用明显。临床上尼伐地平用于治疗原发性高血压、脑血管痉挛及缺血性心脏病、改善中风后的脑部血液循环。

尼群地平、拉西地平、伊拉地平等钙通道阻滞剂对血管平滑肌中的钙通道选择性较高，可有效抑制血管平滑肌中 Ca^{2+} 内流、舒张血管、降低血压。

氨氯地平（**Amlodipine**）具有高度的血管选择性，且作用时间更加持久。其口服吸收缓慢，6～12h 后血药浓度达峰值，生物利用度约为 65%，体内半衰期为 35～50h；连续服用 7 次后即可达到稳态血药浓度。

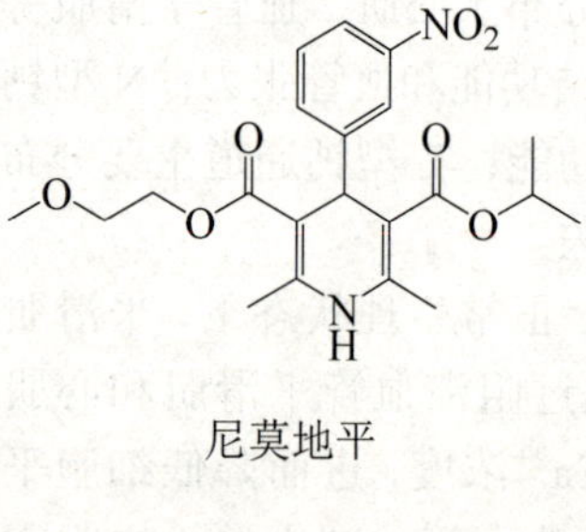

尼莫地平 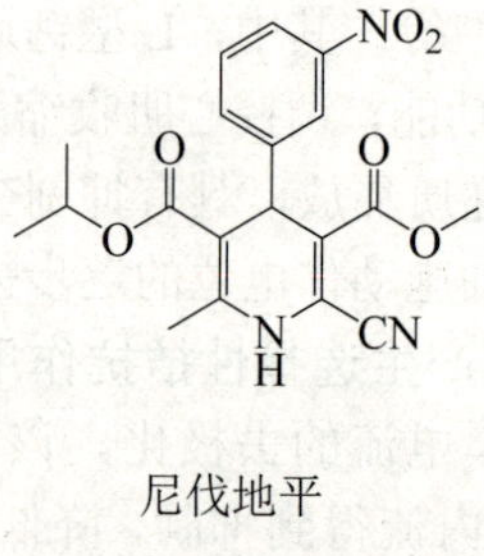   尼伐地平 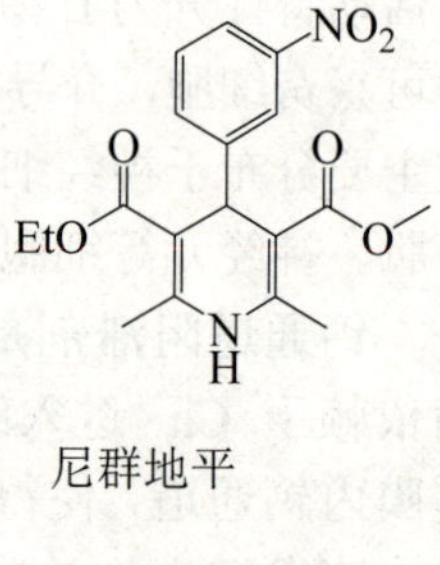   尼群地平

拉西地平　　　　　　　　　伊拉地平　　　　　　　　氨氯地平

早期 1,4-二氢吡啶类药物仅对 L 型钙通道具有抑制作用，近期上市的西尼地平、马尼地平等药物可同时抑制多种类型钙通道，发挥更优药效。

西尼地平（Cilnidipine）对 L 型和 N 型钙通道均有阻滞作用，通过抑制 L 型钙通道松弛和扩张血管平滑肌达到降压作用；通过抑制 N 型钙通道抑制交感神经末梢去甲肾上腺素的释放和交感神经活动，对心率影响较小。西尼地平体内半衰期为 2h，有效血药浓度可维持 23h 左右，具有良好的降压和抗动脉粥样硬化效应。与氨氯地平类似，西尼地平具有起效慢、药效久和副作用小等优点。

马尼地平（Manidipine）同时阻断 L 型和 T 型钙通道，降压作用强且持久。其口服吸收迅速，体内半衰期 5h。马尼地平可用于治疗原发性高血压，尤其适用于低肾素型高血压，且可改善患者的尿酸代谢。

贝尼地平（Benidipine）同时阻断 L 型、N 型和 T 型钙通道。其体内半衰期为 1h，但具有高度脂溶性，易蓄积于血管内皮细胞，降压效果可持续 24h 以上，适用于高血压、各类心绞痛的治疗，且疗效优于地尔硫䓬和氨氯地平。

西尼地平　　　　　　　　马尼地平　　　　　　　　贝尼地平

1,4-二氢吡啶类药物构效关系总结如图 13-4 所示。

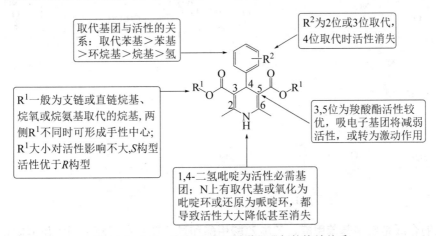

图 13-4　1,4-二氢吡啶类钙通道阻滞剂的构效关系

第十三章　抗高血压药

硝苯地平 (Nifedipine)

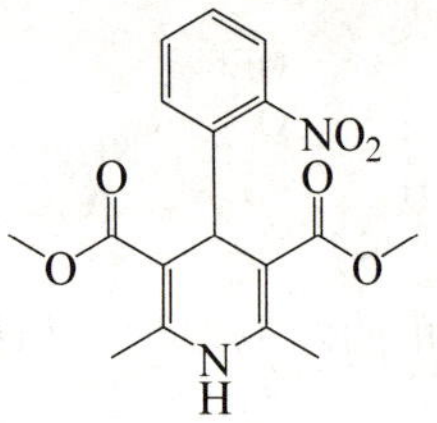

▲2,6-二甲基-4-(2-硝基苯基)-1,4-二氢吡啶-3,5-二羧酸二甲酯
▲Dimethyl 2,6-dimethyl-4-(2-nitrophenyl)-1,4-dihydropyridine-3,5-dicarboxylate

本品为黄色结晶性粉末；无臭；无吸湿性；几乎不溶于水，略溶于乙醇，易溶于丙酮或氯仿；m.p. 171～175℃。

硝苯地平在光照和氧化剂下不稳定，可发生二氢吡啶的芳构化；硝基被转化为亚硝基。

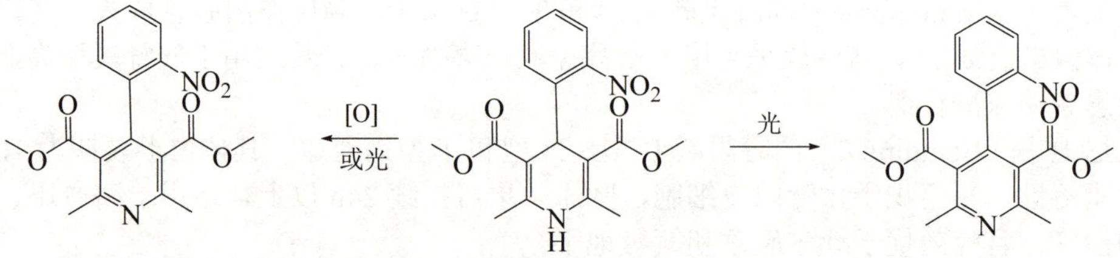

本品的口服生物利用度约为 45%，体内半衰期为 2～5h。舌下口服给药吸收良好；喷雾给药 10min 即出现降压作用，药效可维持 6h。临床上用于治疗高血压、冠心病、慢性稳定型心绞痛以及劳累型心绞痛，对顽固性、重度高血压也有较好疗效。

硝苯地平经肝脏代谢，代谢物均无活性，80%由肾脏排泄。1,4-二氢吡啶类钙通道阻滞剂在肝脏中代谢途径类似，二氢吡啶环被氧化为吡啶类似物，进一步通过水解、聚合以及氧化代谢而失活。

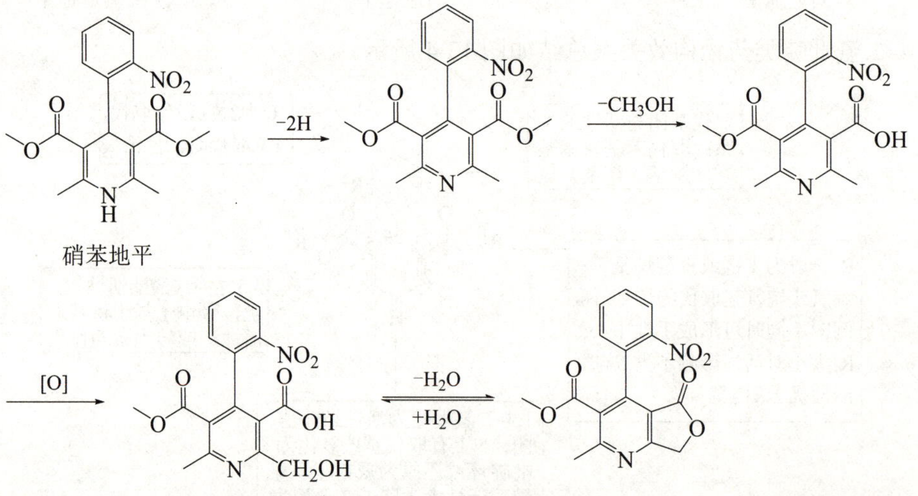

本品的合成是邻硝基苯甲醛、乙酰乙酸甲酯和过量氨水在甲醇中回流反应制得。

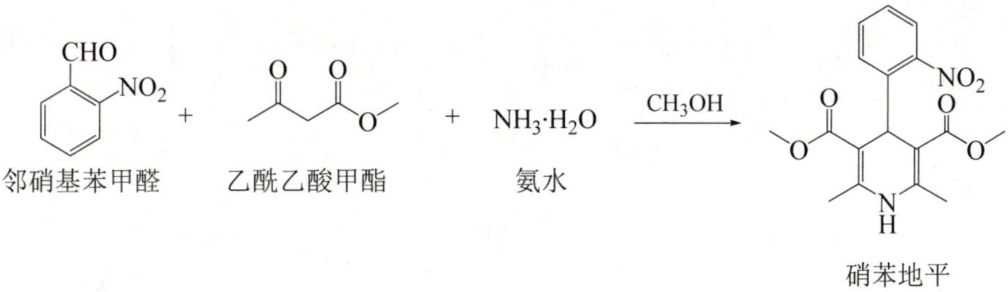

邻硝基苯甲醛 + 乙酰乙酸甲酯 + NH₃·H₂O 氨水 —CH₃OH→ 硝苯地平

苯磺酸氨氯地平 (Amlodipine Besilate)

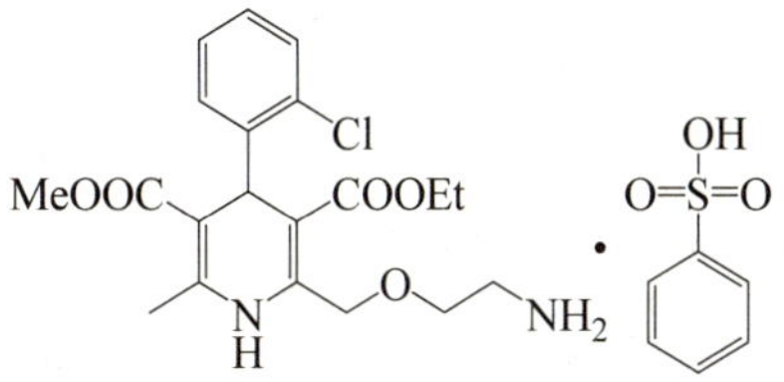

▲2-(2-氨基乙氧基)甲基-4-(2-氯苯基)-6-甲基-1,4-二氢吡啶-3,5-二羧酸-3-乙酯-5-甲酯苯磺酸盐

▲3-Ethyl 5-methyl 2-(2-aminoethoxy)methyl-4-(2-chlorophenyl)-6-methyl-1,4-dihydropyridine-3,5-dicarboxylate benzenesulfonate

本品为白色或类白色结晶性粉末；无臭，味苦；不溶于乙醇，微溶于水或丙酮，易溶于甲醇或 N,N-二甲基甲酰胺；m.p. 178～179℃。

氨氯地平 3,5-位取代基不同，具有一个手性中心，左旋氨氯地平降压作用为右旋体的 1000 倍。临床上使用苯磺酸氨氯地平（Amlodipine Besylate）、苯磺酸左旋氨氯地平（Levamlodipine Besylate）、马来酸左旋氨氯地平（Levoamlodipine Maleate）治疗高血压、慢性稳定性心绞痛或血管痉挛性心绞痛等疾病，不良反应少，尤其适用于老年高血压患者。

氨氯地平主要在肝脏代谢，代谢物为氧化的吡啶衍生物，无药理活性。

路线 1：以 2-氯苯甲醛和 4-(2-叠氮乙氧基)-3-氧代丁酸乙酯为原料，经缩合后所得中间体与 3-氨基巴豆酸甲酯进一步缩合成环得到 1,4-二氢吡啶的叠氮中间体，再经还原后与苯磺酸成盐制得苯磺酸氨氯地平。

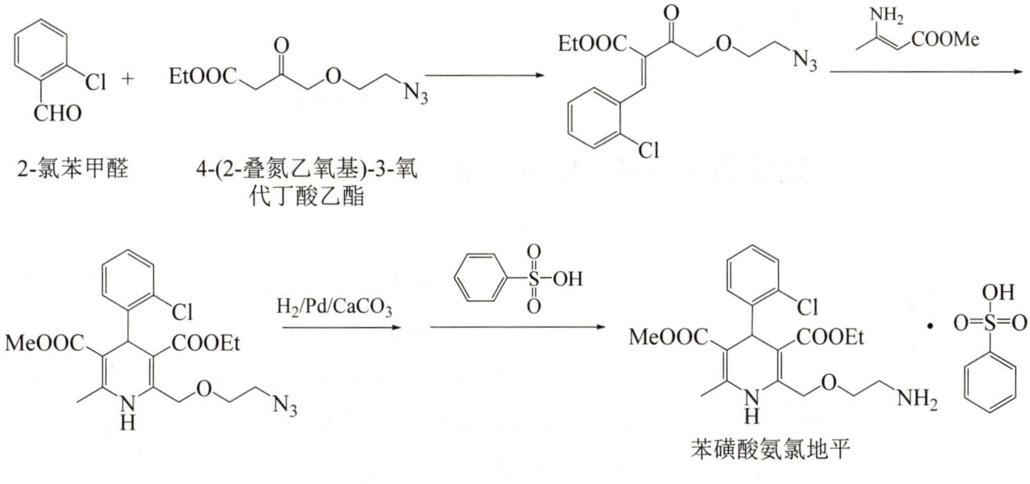

路线 2：邻苯二甲酸酐与氨基乙醇反应，所得中间体与 4-氯乙酰乙酸乙酯缩合后，进一步与乙酸铵发生 Leukart 反应，再与 2-乙氧羰基-3-(2-氯苯基)丙烯酸酯环合，脱除邻苯二甲酰亚胺保护基团后得到氨氯地平，最后与苯磺酸成盐制得苯磺酸氨氯地平。

第十三章 抗高血压药

邻苯二甲酸酐

苯磺酸氨氯地平

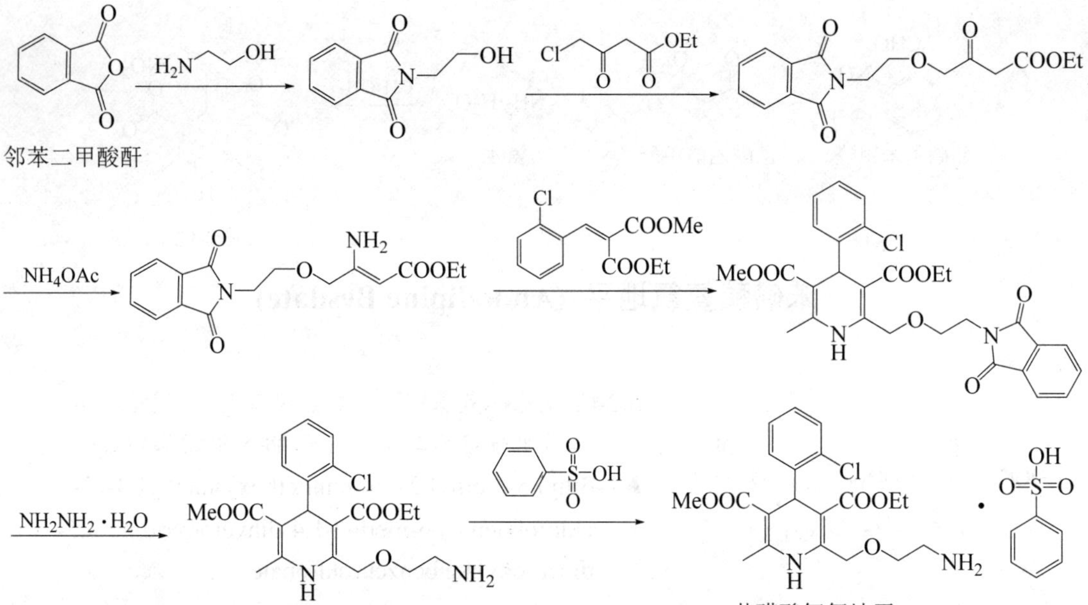

2. 苯硫氮䓬类

地尔硫䓬（Diltiazem）是一类常见的高选择性钙通道阻滞剂，可有效扩张冠状动脉及外周血管，增加血流量并降低血压；可减少心肌耗氧量，减轻心脏负荷，改善心肌能量代谢。使用吡啶基团代替地尔硫䓬的甲基得到尼克硫䓬。苯硫氮䓬类药物苯环上的取代基对活性具有重要影响，以对位甲氧基最佳；苯并硫䓬环上氮原子侧链取代基仅为叔胺时有效。

地尔硫䓬

尼克硫䓬

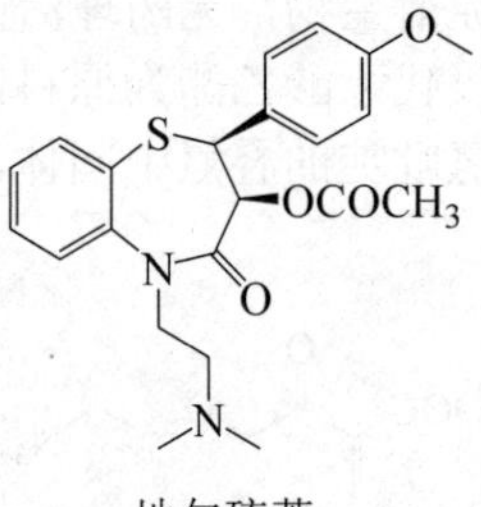

盐酸地尔硫䓬 (Diltiazem Hydrochloride)

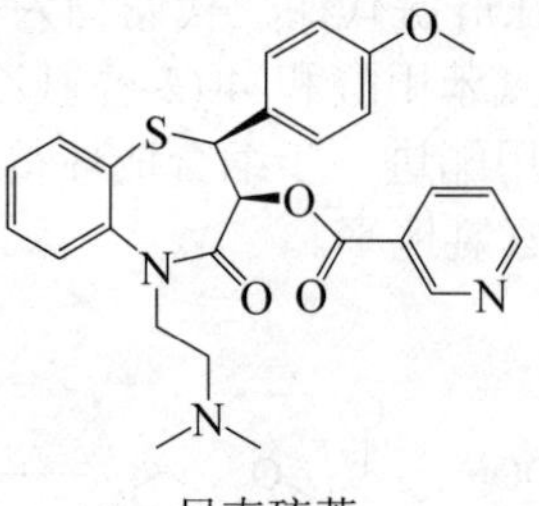

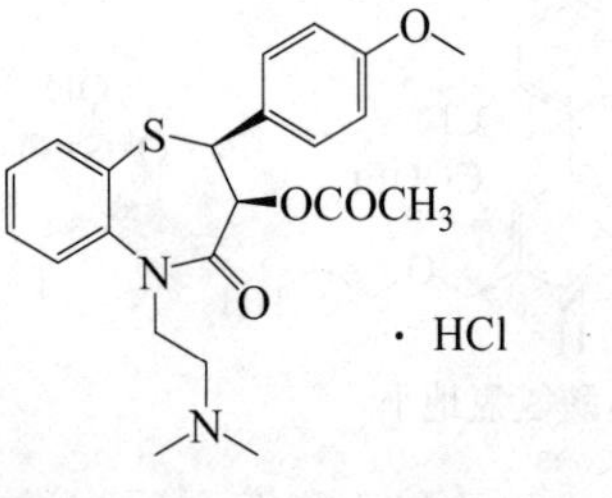

▲(2*S*,3*S*)-3-乙酰氧基-5-[2-(二甲氨基)乙基]-2,3-二氢-2-(4-甲氧基苯基)-1,5-苯并硫氮䓬-4(5*H*)-酮盐酸盐

▲(2*S*,3*S*)-3-Acetyloxy-5-(2-(dimethylamino)ethyl)-2,3-dihydro-2-(4-methoxyphenyl)-1,5-benzothiazepine-4(5*H*)-one hydrochloride

本品为白色或类白色的结晶或结晶性粉末；无臭；不溶于乙醚，易溶于水、甲醇或氯仿；m.p. 207.5～212℃；$[\alpha]_D^{25}=+98.3°$（c=1，甲醇）。

盐酸地尔硫䓬结构中有两个手性碳原子，具有 4 个立体异构体，其中（S,S）构型活性最强。

地尔硫䓬口服吸收迅速，但首过效应较大，生物利用度仅为 25%～60%，体内有效时间为 6～8 h。**本品有肝肠循环，主要代谢途径为脱乙酰基、*N*-脱甲基和 *O*-脱甲基化**。其中，代谢物去乙酰基地尔硫䓬仍具有扩张冠状血管的作用，活性是地尔硫䓬的 25%～50%（图 13-5）。

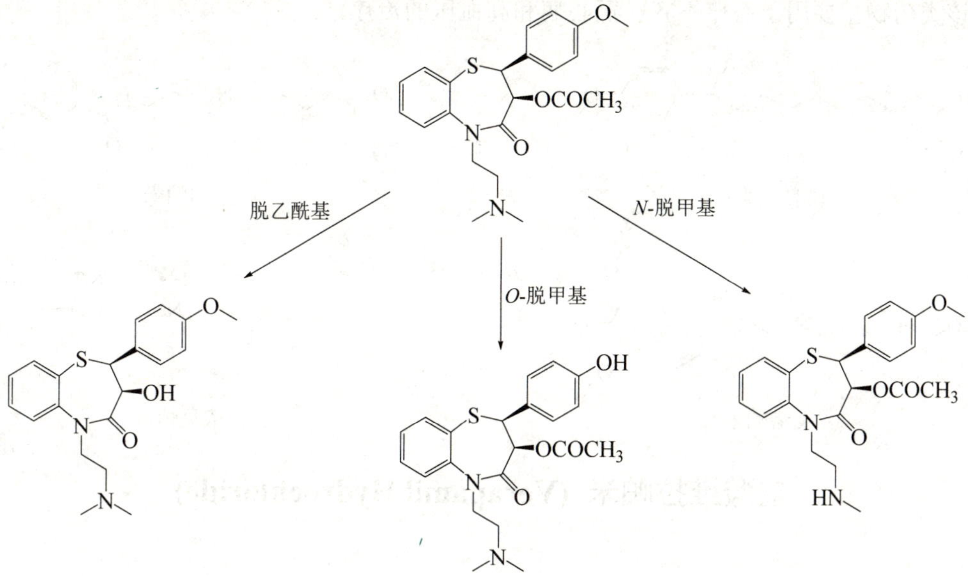

图 13-5　地尔硫䓬的代谢途径

本品的合成是以(*E*)-4-甲氧基肉桂酸甲酯为原料，通过 NBS 溴代获得消旋的赤溴代醇，进一步通过酶拆分获得（S,S）-对映体。该手性溴代醇关环后形成环氧化物（$2R, 3S$）-3-(4-甲氧基苯基)氧丙啶-2-羧酸甲酯，该环氧化物与 2-氨基苯硫酚反应、环合、与 *N*,*N*-二甲基-2-氯乙胺反应、酰化得到地尔硫䓬，最后成盐制得盐酸地尔硫䓬。

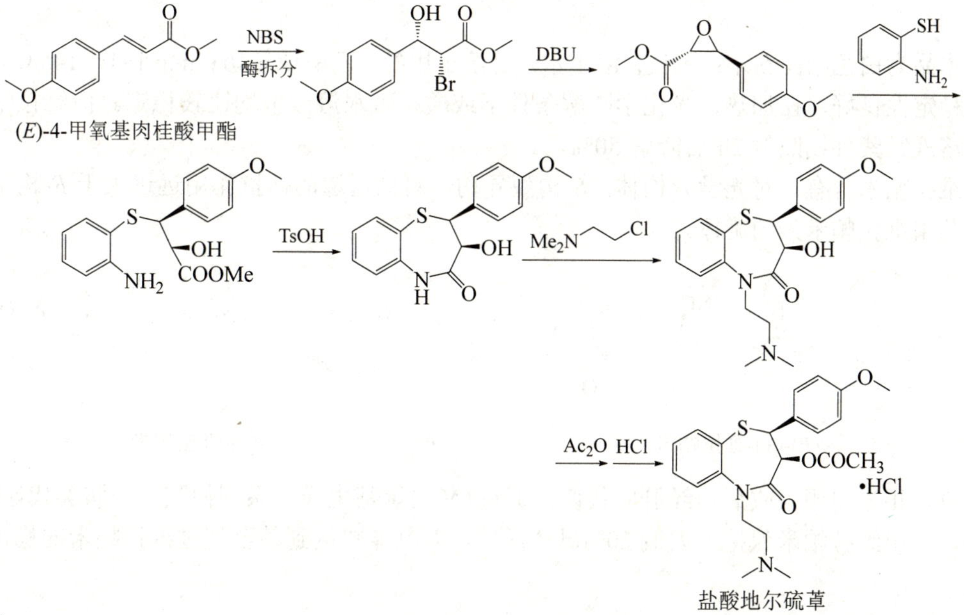

3. 芳烷基胺类

芳烷基胺类钙通道阻滞剂包括维拉帕米（Verapamil）、依莫帕米（Emopamil）、戈洛帕米（Gallopamil）、阿尼帕米（Anipamil）及法利帕米（Falipamil）等，这些药物结构类似，主要区别在芳基取代基团。该类钙离子拮抗剂可通过抑制血管平滑肌的钙离子内流，扩张血管，增加血流量，从而降低血压；还可减慢心率，减少心肌细胞耗氧量，缓解心律失常。临床上该类药物主要用于心律不齐、冠心病和高血压的治疗。

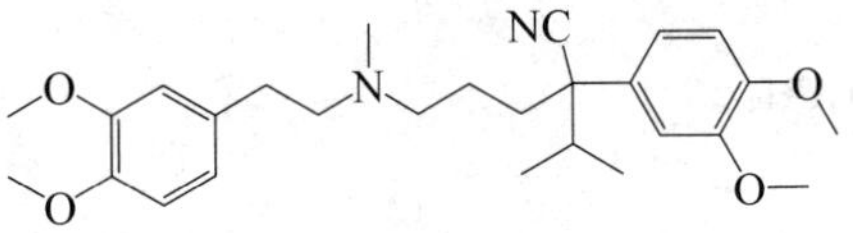

维拉帕米

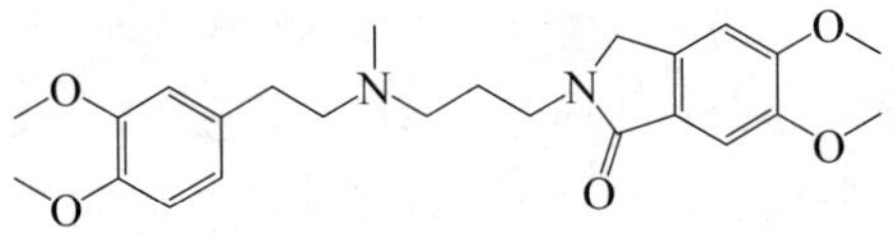

法利帕米

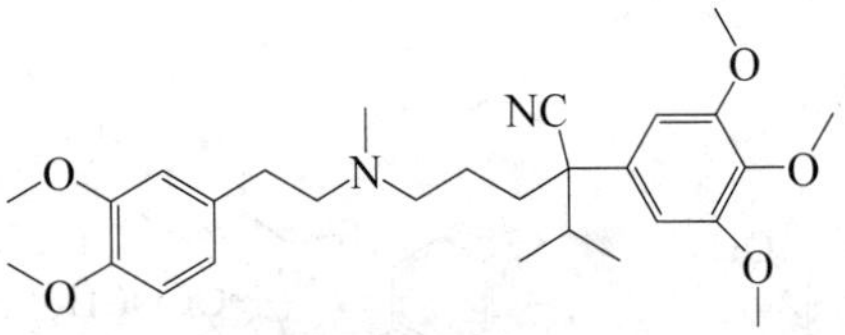

戈洛帕米

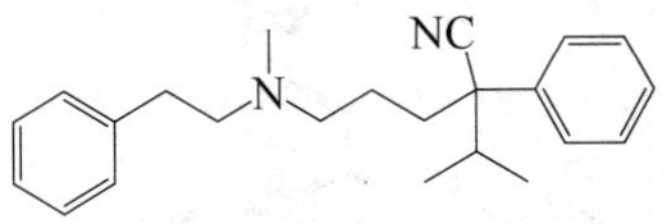

依莫帕米

盐酸维拉帕米 (Verapamil Hydrochloride)

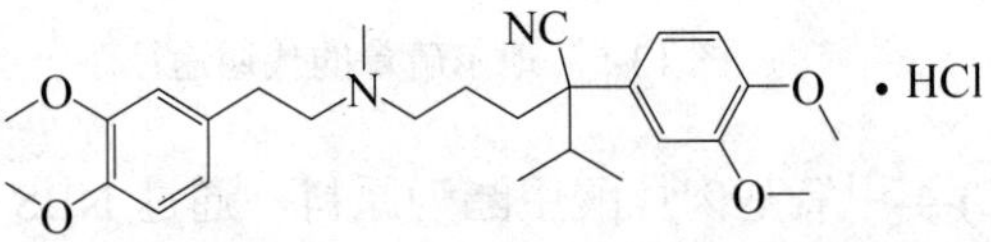

▲5-[2-(3,4-二甲氧基苯基)乙基]甲氨基-2-(3,4-二甲氧基苯基)-2-异丙基戊腈盐酸盐

▲5-(2-(3,4-Dimethoxyphenyl)ethyl)methylamino-2-(3,4-dimethoxyphenyl)-2-isopropylvaleronitrile hydrochloride

本品为白色结晶粉末；无臭；溶于水。易溶于甲醇、乙醇或氯仿；m.p.141～145℃。本品化学稳定性良好，在加热、光化学降解条件下或酸、碱水溶液中均比较稳定。但维拉帕米的甲醇溶液经紫外线照射 2h 后降解 50%。

维拉帕米含有一对光学异构体，S-构型异构体对钙通道的拮抗作用远远大于 R-构型异构体，药用维拉帕米为消旋体。

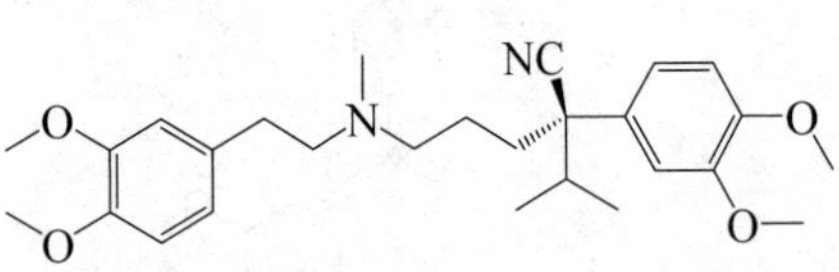

(R)-(+)-维拉帕米

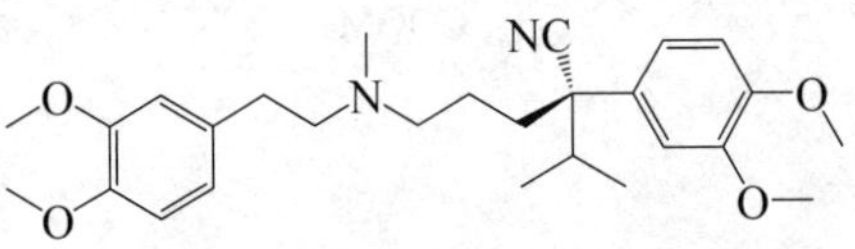

(S)-(−)-维拉帕米

维拉帕米口服吸收后，经肝脏代谢，通过 N-去烷基生成一系列仲胺、伯胺类代谢产物。其中，去甲维拉帕米保持了大概 20% 母体活性，并且能够达到甚至超过维拉帕米的稳定血药浓度。

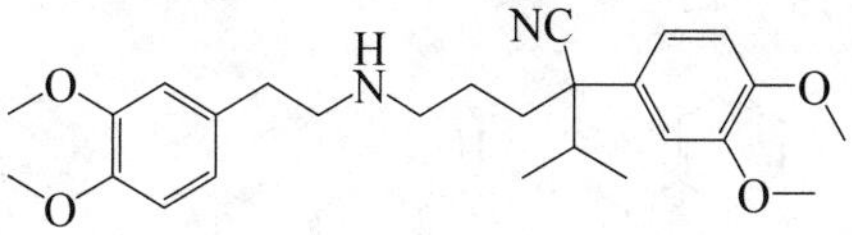

去甲维拉帕米 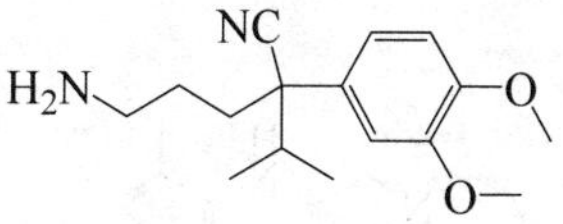　　　　　　代谢产物A 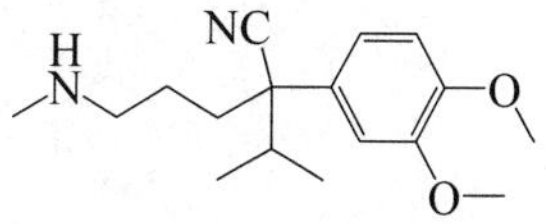　　　　　　代谢产物B

本品的合成是以愈创木酚为原料,经硫酸二甲酯甲基化后,再经氯甲基化、氰化得到3,4-二甲氧基苯乙腈,再与溴代异丙烷烃化反应得到α-异丙基-3,4-二甲氧基苯乙腈;该中间体与1-溴-3-氯丙烷发生烷基化反应,经3,4-二甲氧基苯乙胺取代,再经氨基甲基化,最后与氯化氢成盐制得盐酸维拉帕米。

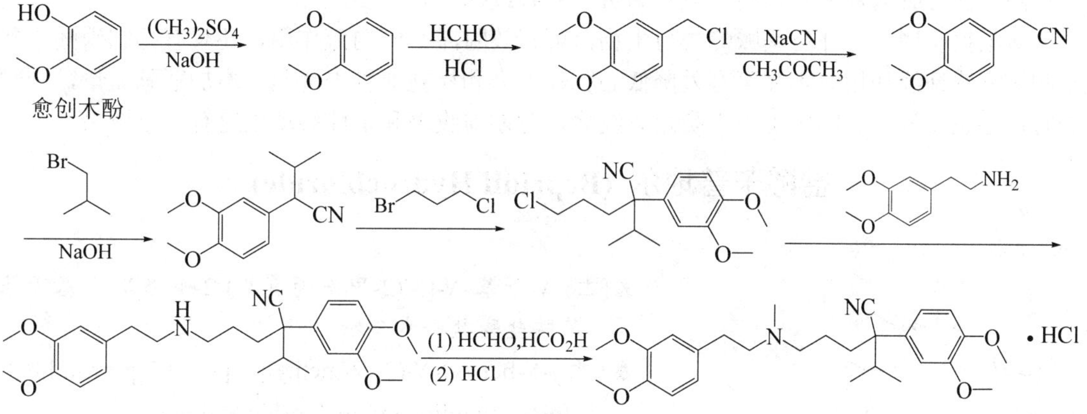

盐酸维拉帕米

三、非选择性钙通道阻滞剂

非选择性钙通道阻滞剂主要有二苯基哌嗪类的桂利嗪（Cinnarizine）、氟桂利嗪（Flunarizine）和利多氟嗪（Lidoflazine），双苯丙胺类的普尼拉明（Prenylamine）以及二氨基丙醇醚类的苄普地尔。

桂利嗪和氟桂利嗪可直接作用于血管平滑肌,产生舒张血管作用并显著改善脑循环,对各种血管收缩物质如5-HT、肾上腺素、缓激肽、血管紧张素胺等具有拮抗作用,可有效缓解血管痉挛并预防血管脆化,治疗缺血性脑缺氧引起的脑损伤。氟桂利嗪结构中增加了氟原子,进一步提高了其代谢稳定性,体内半衰期约为18天,连续服用5~6周可达到稳态血药浓度,安全性较桂利嗪高,具有药效持久、副作用少等优点。

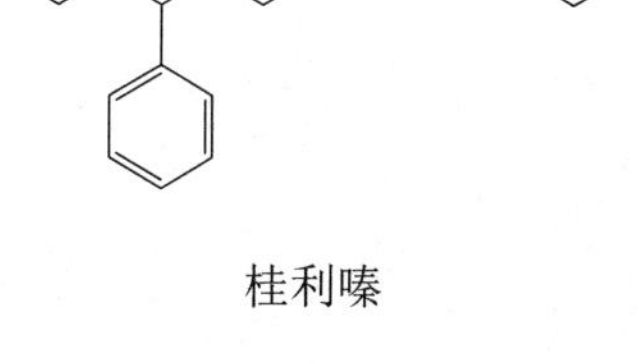

桂利嗪 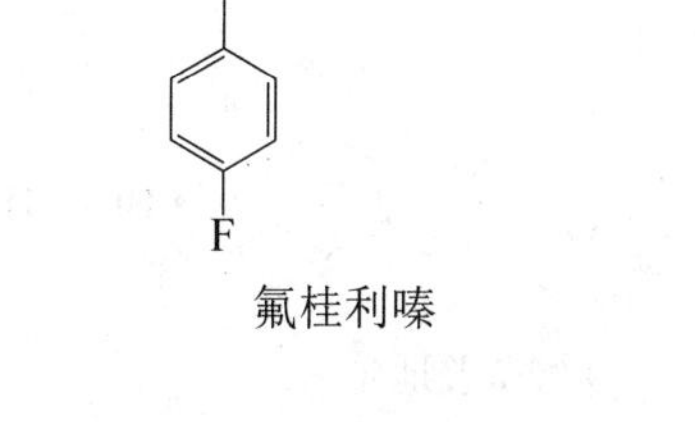　　　　　　　　　　　　氟桂利嗪

第十三章　抗高血压药

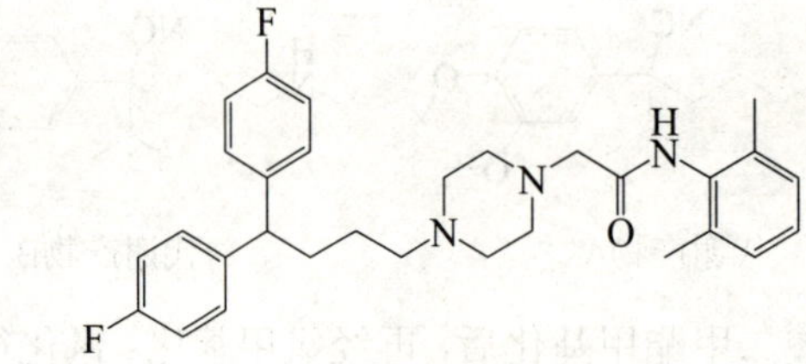

利多氟嗪结构与桂利嗪、氟桂利嗪差异较大，可选择性地扩张冠状动脉，增加冠脉流量，并能促进侧支循环。利多氟嗪口服后 2～4 h 血药浓度达峰值，作用持续 12～24 h。临床用于治疗缺血性心脏病，尤其适用于冠心病引起的心绞痛。

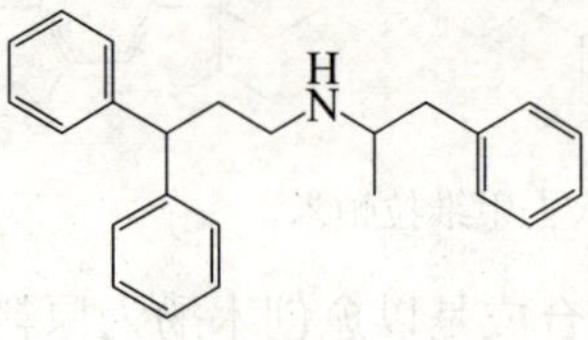

普尼拉明属于二环己基哌啶类衍生物，可有效阻滞 Ca^{2+} 内流作用，还具有抑制磷酸二酯酶和抗交感神经作用。本品可有效降低心肌收缩力和松弛血管平滑肌，增加冠脉流量，同时能降低心肌氧耗量。临床上用于防止心绞痛，对期前收缩和室性心动过速有一定效果。

盐酸苄普地尔 (Bepridil Hydrochloride)

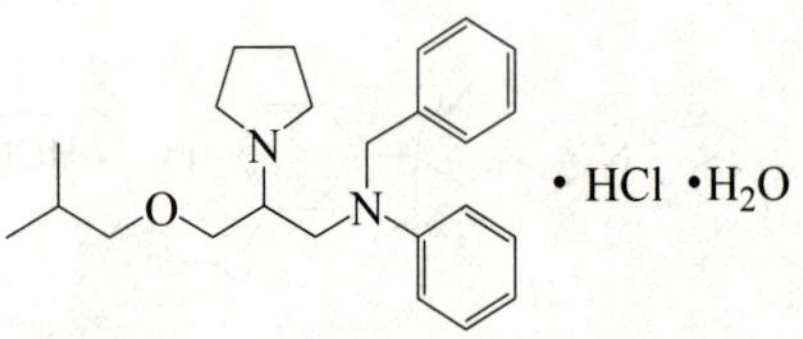

▲(±)-N-苄基-N-[3-(2-甲基丙氧基)-2-吡咯烷-1-基丙基]苯胺盐酸盐一水合物
▲(±)-N-benzyl-N-(3-(2-methylpropoxy)-2-pyrrolidin-1-ylpropyl)aniline hydrochloride hydrate

本品为白色结晶或结晶性粉末；在水中溶解；m.p. 89～93 ℃；游离的苄普地尔为黏性液体，呈碱性，沸点为 184 ℃；苄普地尔中氮杂戊环的 pK_a 约为 10，生理条件下被离子化；苄普地尔具有高脂溶性，生理状态下 pK_a 约为 2.0。

苄普地尔（Bepridil）为长效钙通道阻滞剂，可同时阻滞 Ca^{2+}、Na^+ 和 K^+ 通道，对钙调蛋白也具有一定的抑制作用。苄普地尔口服吸收后血浆浓度达峰时间为 2～3 h，半衰期为 33 h。本品主要在肝内代谢，部分代谢产物具有心血管活性；主要经肾排泄，其次从肠道随粪便排出。

苄普地尔的合成是以环氧氯丙烷为原料，在氯化锌的催化下与 2-甲基丙醇反应，进一步与吡咯烷发生亲核取代反应，再经氯化亚砜氯化后在碱性条件下得到季铵盐中间体，最后与 N-苄基苯胺发生亲核取代反应和成盐反应制得盐酸苄普地尔。

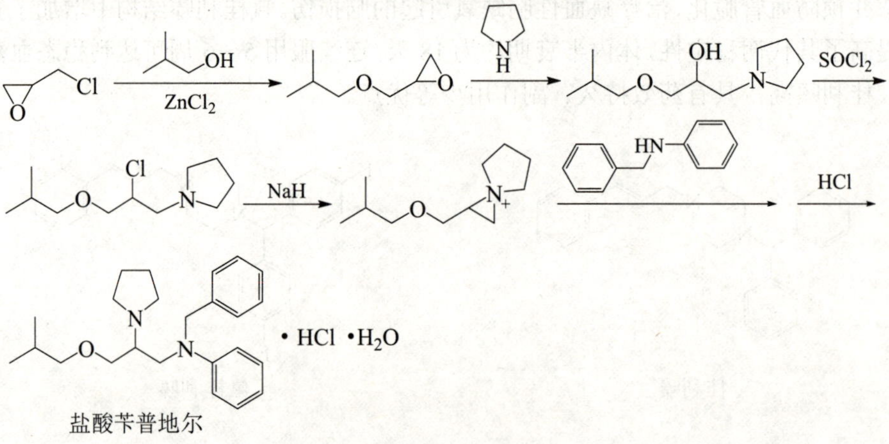

临床上使用盐酸苄普地尔片治疗慢性稳定型心绞痛（典型的劳累型心绞痛）。因其存在潜在的导致致命性心律失常（包括尖端扭转型室性心动过速）作用，故只适用于其他药物治疗无效（或不能耐受）的顽固性稳定型心绞痛的短期治疗，疗程不超过一个月。可单独给药或与 β 阻滞剂和/或硝酸酯合用。

第三节　交感神经药物

作用于交感神经的抗高血压药物通过作用于交感神经节，可抑制交感神经末梢囊泡中交感神经递质的释放，并阻滞交感神经递质进入囊泡，进而舒张血管、降低外周阻力、降低心排血量，达到降低血压的作用。根据作用机制，作用于交感神经的抗高血压药物可分为作用于中枢神经系统的药物、作用于交感神经末梢的药物、α 肾上腺素受体拮抗剂和 β 肾上腺素受体拮抗剂等。

作用于中枢神经系统的药物、α 肾上腺素受体阻断剂和 β 肾上腺素受体阻断剂已在第十二章详细介绍，本节重点介绍作用于交感神经末梢的药物。该类药物通过作用于去甲肾上腺素能神经末梢部位，阻止去甲肾上腺素的释放进而阻止去甲肾上腺素能神经对心脏、血管的调节。常用药物包括利血平、胍乙啶等。

利血平（Reserpine）是从萝芙木植物蛇根木中分离获得的一类吲哚型生物碱，可进入中枢神经系统，影响去甲肾上腺素、5-羟色胺等神经递质的释放，降低交感神经紧张和舒张血管，进而降低血压。临床上，利血平通过静脉注射和口服使用，可用于早期轻中度高血压及精神方面疾病的治疗，作用缓慢、温和而持久。本品口服吸收迅速，体内半衰期长达 27h，连续用药一周后起效，2~3 周药效达高峰，停药后药效维持 3~4 周。利血平长期服用具有致癌作用，现阶段临床应用较少。

地舍平和美索舍平结构及作用机制与利血平相似。临床上地舍平与利尿药甲氯噻嗪组成复方地舍平片用于高血压的治疗。美索舍平可用于轻中度高血压，副作用较利血平少，可与其他降压药合用于重度及晚期或急性高血压，也用于躁狂症的治疗。

R^1=H, R^2=OMe　利血平
R^1=H, R^2=H　地舍平
R^1=OMe, R^2=H　美索舍平

胍乙啶（Guanethidine）及类似物胍那屈尔（Guanadrel）可选择性作用于交感神经节的去甲肾上腺素能神经末梢，影响神经末梢对去甲肾上腺素的释放、摄取和储存。临床上硫酸胍乙啶用于治疗高血压，降压作用明显且优于利血平，起效慢但药效持久；因不良反应较多，目前胍乙啶已不作为高血压治疗一线用药。

胍乙啶　　　　　　　　胍那屈尔

利血平（Reserpine）

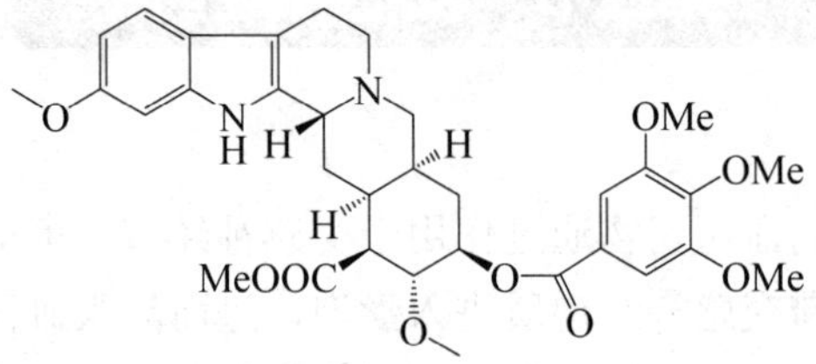

▲(3β,16β,17α,18β,20α)-11,17α-二甲氧基-18-[(3,4,5-三甲氧基苯甲酰)氧]育亨烷-16-羧酸甲酯

▲(3β,16β,17α,18β,20α)-11,17α-dimethoxy-18-((3,4,5-trimethoxybenzoyl)oxy)yohimban-16-carboxylate

本品为白色至淡黄褐色的结晶或结晶性粉末；无臭，遇光色渐变深；几乎不溶于水、甲醇、乙醇或乙醚，微溶于丙酮，易溶于氯仿；m.p. 265℃；$[\alpha]_D^{25}=-164°$（c=0.96，吡啶）。

利血平的水溶液在酸、碱催化下可发生水解，生成利血平酸。在光和氧的作用下可发生氧化，逐步生成3,4-二去氢利血平、3,4,5,6-四去氢利血平等，使用时应避光保存。

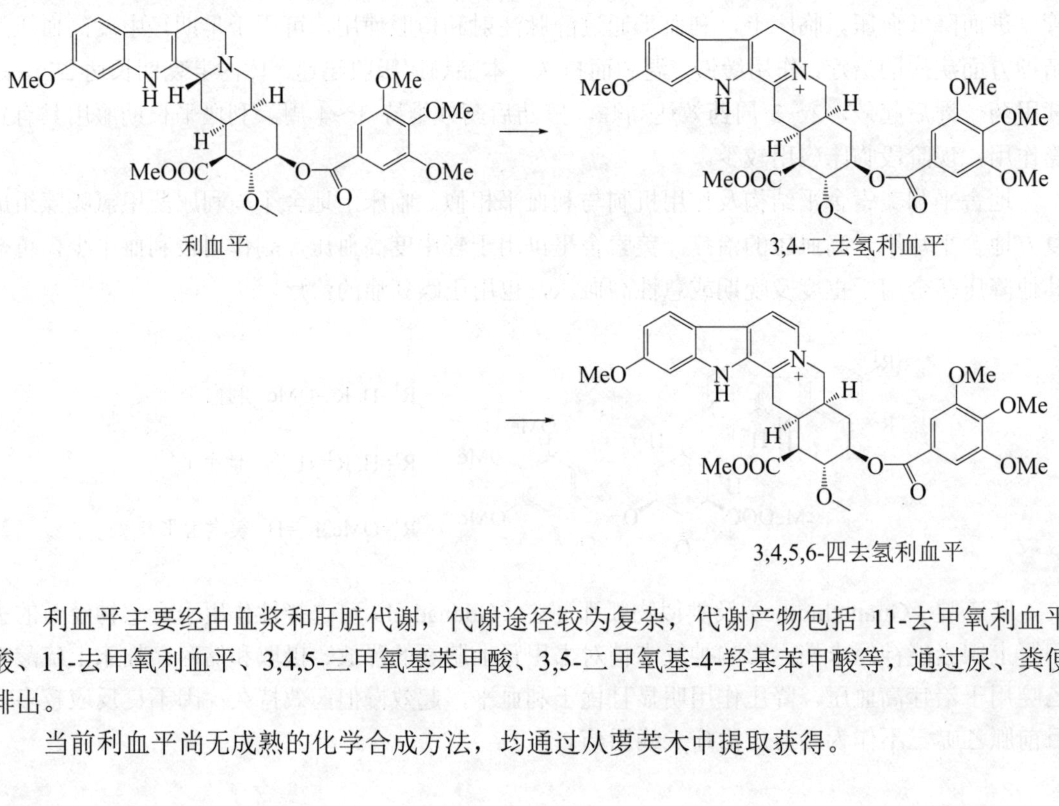

利血平　　→　　3,4-二去氢利血平

3,4,5,6-四去氢利血平

利血平主要经由血浆和肝脏代谢，代谢途径较为复杂，代谢产物包括11-去甲氧利血平酸、11-去甲氧利血平、3,4,5-三甲氧基苯甲酸、3,5-二甲氧基-4-羟基苯甲酸等，通过尿、粪便排出。

当前利血平尚无成熟的化学合成方法，均通过从萝芙木中提取获得。

第四节　血管扩张药物

血管扩张药物通过直接松弛血管平滑肌而发挥降血压的作用，药用剂量时对交感神经和体液系统无明显作用，不抑制交感神经活性。长期使用时，可引起血浆中儿茶酚胺水平和肾素活性的升高，从而引起心率加快、心肌耗氧量增加以及体液潴留，诱发心绞痛及削弱降压效果。因此，临床上血管扩张药物常与β肾上腺素受体拮抗剂或利尿药合用，加强其降压作用并抵消其部分副作用。

血管扩张药物按作用机理可分为两类：钾通道开放剂和 NO 供体药物。

一、钾通道开放剂

钾通道（Potassium Channel）广泛分布于神经、心肌、血管等多个组织中，可分为配体调控的钾通道、膜电位调控的钾通道以及配体和电压共同调控的钾通道。钾通道开放时可引起平滑肌舒张、血压降低等效应。钾通道开放剂是一类作用于钾通道以增加钾离子通行的药物，通过激活 ATP 配体敏感的钾通道，促进钾离子外流，使得膜电位超极化；并关闭电压依赖性钙通道，阻止钙离子的重摄取、储存和释放；进而产生降低血压和保护心肌的双重作用。临床上使用的代表药物包括肼屈嗪（Hydralazine）、米诺地尔（Minoxidil）、吡那地尔（Pinacidil）、尼可地尔（Nicorandil）等。

肼屈嗪　　米诺地尔　　吡那地尔　　尼可地尔

肼屈嗪具有中等强度的降压作用，半衰期为 10～12h，作用持续时间 4～8h。临床上常以小剂量与其他降压药如利血平或苯并噻嗪类利尿药等合用，疗效较好且副作用小。

米诺地尔作为一类前药，本身无药理活性；米诺地尔口服后在体内代谢为米诺地尔 *N-O-*硫酸酯和米诺地尔 *N-O-*葡萄糖醛酸苷结合物。其中，米诺地尔 *N-O-*硫酸酯为活性物质，可使血管平滑肌细胞中 ATP 敏感性钾通道开放，进而发挥降压作用。米诺地尔口服后吸收迅速，药效可维持 24h 以上。临床上米诺地尔可用于治疗重度或顽固性高血压及肾性高血压。此外，米诺地尔作为降压药使用时出现患者体毛增多等副作用，现阶段已被开发为治疗脂溢性脱发药物。

无活性　　　　　　　　　活性　　　　　　　　　　无活性

米诺地尔　　→代谢→　　米诺地尔 *N-O-*硫酸酯　　　米诺地尔 *N-O-*葡萄糖醛酸苷结合物

吡那地尔降压作用强于α肾上腺素受体拮抗剂哌唑嗪。吡那地尔口服后吸收迅速，生物利用度约60%，1h后血药浓度达峰值，体内半衰期约为3h，药效可维持6h；但本品存在水肿和反射性心动过速等不良反应，可与利尿药或β受体拮抗剂联合使用。

尼可地尔属硝酸酯类化合物，可阻止细胞内Ca^{2+}游离，增加细胞膜对K^+的通透性，并且扩张冠状血管，持续性增加冠状动脉血流量，具有抑制冠状动脉痉挛的作用。临床上尼可地尔适用于各类型心绞痛，包括劳力性心绞痛和痉挛性心绞痛，而且能显著减少心血管事件的发生风险，改善预后。

吡那地尔(Pinacidil)

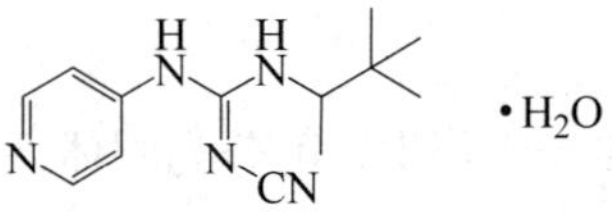

▲(±)-N-氰基-N'-4-吡啶基-N''-(1,2,2-三甲基丙基)胍一水合物

▲(±)-N-Cyano-N'-4-pyridinyl-N''-(1,2,2-trimethylpropyl)guanidine monohydrate

本品为白色结晶粉末；易溶于乙醇；m.p. 164～165℃；结构含有一个手性碳原子，(R)-异构体的药理作用远远大于(S)-异构体，但临床上采用消旋体。

本品的合成是以4-吡啶基二硫代氨基甲酸为原料，经与3,3-二甲基-2-丁胺发生缩合反应，所得中间体进一步与氰胺缩合制得吡那地尔。

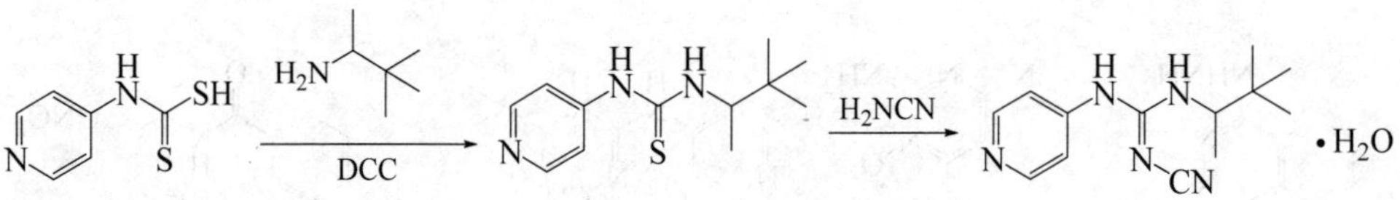

二、NO 供体药物

一氧化氮（NO）又称内皮舒张因子，可激活可溶性鸟苷酸环化酶（sGC），增加细胞内环磷酸鸟苷（cGMP）浓度，激活第二信使 cGMP/PKG 信号通路，使得肌凝蛋白去磷酸化，达到松弛血管平滑肌、扩张血管的作用。临床上代表性的 NO 供体药物为硝普钠。

硝普钠（Sodium Nitroprusside）在体内可迅速被代谢释放 NO，可直接松弛小动脉和小静脉平滑肌，减轻心肌负荷，扩张血管。硝普钠见效迅速但药效维持时间较短，仅 5～15min，临床应用时通常采用静脉滴注，用于治疗高血压急症及急性左心衰竭。使用时可通过控制滴速控制血压。硝普钠代谢物为硫氰化物，经肾排出，剂量过高或长期使用时易蓄积而产生中毒现象。

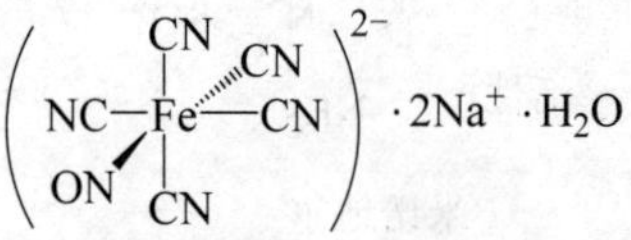

1. 举例说明作用于肾素-血管紧张素-醛固酮系统的抗高血压药物有哪些？其具体靶点是什么？
2. 卡托普利结构中哪一个官能团会导致明显的不良反应？具体不良反应是什么？如何进行改造？
3. 硝苯地平在临床上的主要用途是什么？合成硝苯地平的原料主要有哪些？
4. 按照作用机制，抗高血压药物的类型有哪些？并列出代表药物。

第十四章
心脏疾病药物和血脂调节药

扫码获取
资源

> **学习目标**
>
> **掌握**：抗心律失常药物的分类、作用机制及代表药物；HMG-CoA 还原酶抑制剂的作用机制与构效关系；苯氧乙酸酯类调血脂药物的设计与构效关系；普罗帕酮、吉非罗齐的结构、化学特征及用途；盐酸胺碘酮、硝酸甘油、硝酸异山梨酯、5-单硝酸异山梨酯、洛伐他汀、氟伐他汀钠、普罗布考的结构、化学特征及用途。
>
> **熟悉**：强心药的分类及代表药物；硝酸酯类抗心绞痛药物的作用机制；血脂调节药的分类、作用机制及代表药物；烟酸的结构、作用机制及其前药。
>
> **了解**：强心苷类药物的结构特征和构效关系；部分脂肪酸氧化抑制剂的概述；胆汁酸螯合剂的概述。

第一节 强心药物

充血性心力衰竭（Congestive Heart Failure, CHF）是指由于心室泵血或充盈功能低下，心排血量不能满足机体代谢的需要，组织、器官血液灌注不足，同时出现肺循环和（或）体循环淤血，是各种心脏病发展到严重阶段的临床综合征。几乎所有的心血管疾病最终都会导致心力衰竭的发生，心肌梗死、心肌病、血流动力学负荷过重、炎症等任何原因引起的心肌损伤，均可造成心肌结构和功能的变化，最后导致心室泵血和（或）充盈功能低下。

强心药通过加强心肌收缩能力而起效，又称为正性肌力药，临床上用于治疗充血性衰竭。按照作用机制可分为强心苷类（Na^+/K^+-ATP 酶抑制剂）、β_1 肾上腺素受体激动剂、磷酸二酯酶抑制剂和钙增敏剂。

一、强心苷类

1. 强心苷类药物的发现和发展

强心苷类药物是目前最常用的充血性心力衰竭治疗药物，在临床上应用已有百余年历史。迄今为止从植物中发现的强心苷有数百种，但用于和曾用于临床的种类仅有 20 多种，主要为提取自紫花洋地黄叶、毛花洋地黄叶、毒毛旋花种子、羊角拗根或茎叶、夹竹桃叶和铃兰叶的强心苷类，如洋地黄毒苷（Digitoxin）、地高辛（Digoxin）、毛花苷 C（Lanatoside C）、去乙酰毛花苷（Deslanoside）、铃兰毒苷（Convallatoxin）和毒毛花苷 K（Strophanthin K）等，其中地高辛最为常用。这些药物具有相似的药理学性质和结构特点，不同之处在于作用强度、起效快慢和作用时间的长短，强心苷类药物的化学结构和作用特点见表 14-1。

表 14-1 强心苷类药物的化学结构和作用特点

药物名称	化学结构	作用特点
洋地黄毒苷	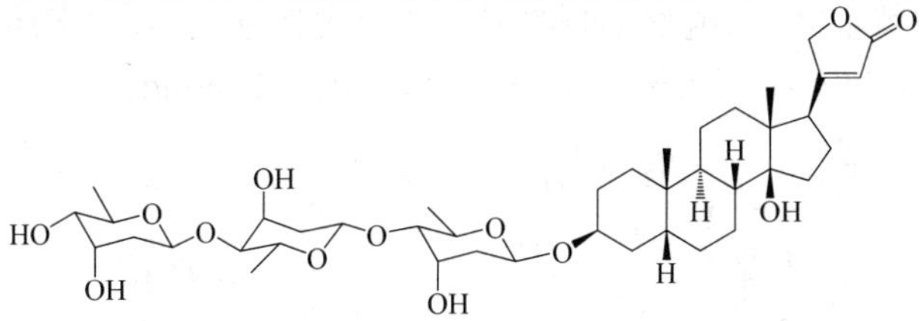	起效慢，作用时间长，口服 4h 起效，6~12h 达峰，作用维持 14~21 天
地高辛	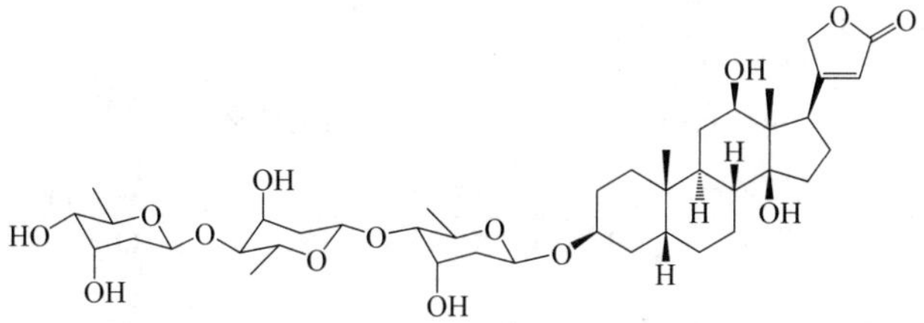	中效，口服 1~2h 起效，4~8h 达峰，作用维持 3~6 天
毛花苷 C	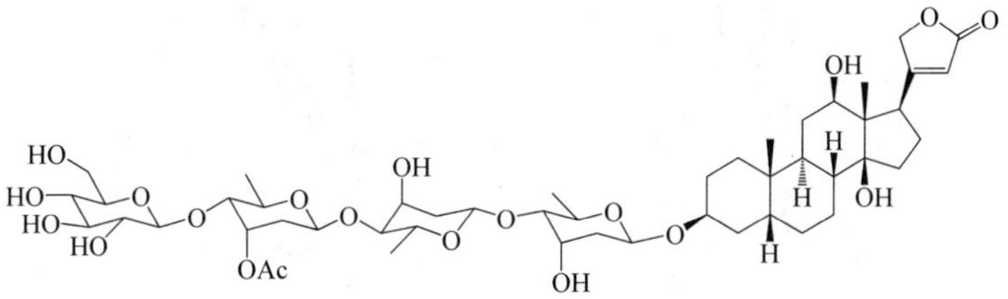	速效，静脉注射 5~30min 起效，作用维持 2~4 天，作用较洋地黄、地高辛快，但比毒毛花苷 K 稍慢
去乙酰毛花苷	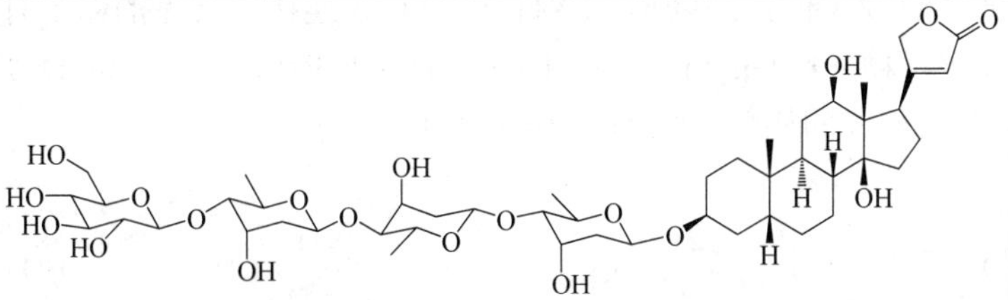	速效，为毛花苷丙的脱乙酰基衍生物，静脉注射 10min 起效，0.5~2h 达峰，作用维持 1~2 天
铃兰毒苷	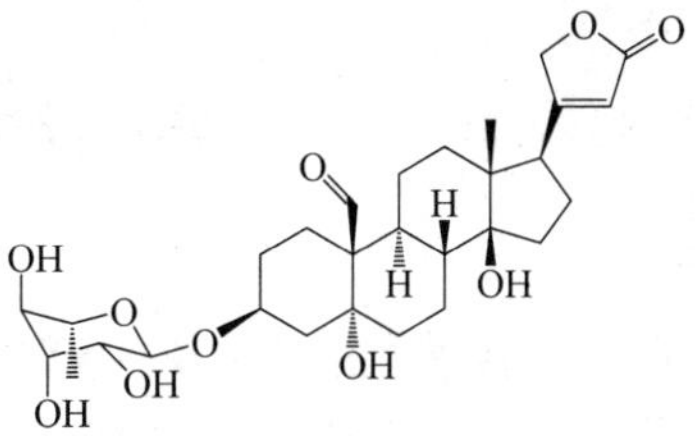	速效，静脉注射 5~10min 起效，1~2h 达峰效应，作用维持 1~2 天
毒毛花苷 K	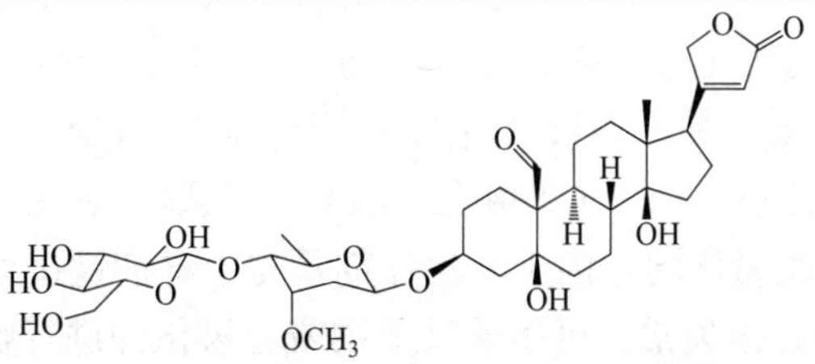	速效，静脉注射 5~10min 起效，1~2h 达峰，作用维持 1~4 天

2. 强心苷类药物的结构特征和构效关系

强心苷由糖基和苷元两部分组成，苷元是药物发挥正性肌力作用的关键药效团，但苷元脂溶性大，易透过血脑屏障进入中枢神经系统而产生严重的中枢毒副作用，因此苷元不能作为治疗药物，必须与具有亲水性的糖基结合形成糖苷，才具有适宜的脂溶性从而成药。

强心苷的苷元由甾体母核和不饱和内酯环组成，甾体母核的 A/B、C/D 环以顺式稠合，B/C 环以反式稠合，整个分子呈 U 形。而甾体激素类药物的甾体母核稠合方式为全反式稠合，分子中位于 C_{18} 和 C_{19} 的角甲基均为 β 构型。强心苷甾体母核 C_{17} 位连有 α,β-不饱和内酯环，这也是该类药物的特征之一。植物来源的强心苷通常为五元环，即卡烯内酯（Cardenolide）；动物来源的强心苷则为六元环，即蟾二烯羟酸内酯（Bufadienolide）。

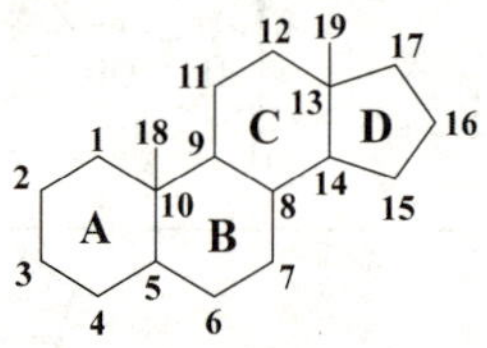

甾体母核 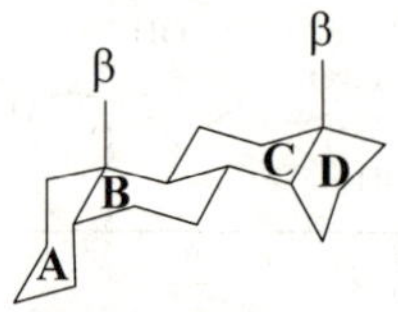　　　　　顺反顺稠合

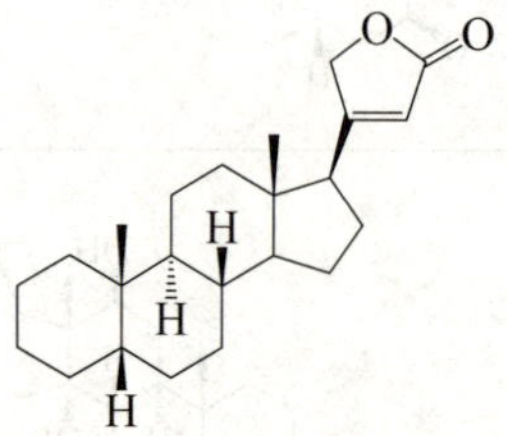

卡烯内酯 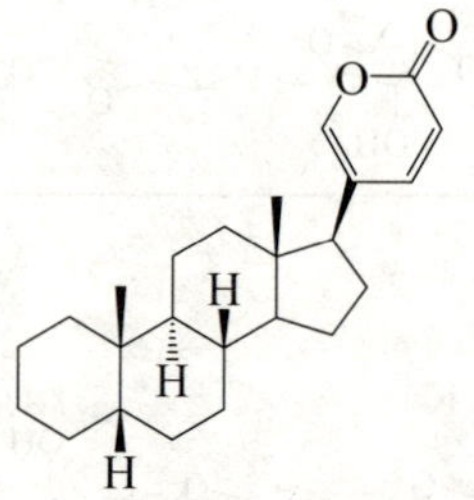　　　　　蟾二烯羟酸内酯

强心苷的糖基多通过 3 位羟基以 β-1,4 糖苷键与苷元连接，常见的糖基有 D-葡萄糖（D-Glucose）、D-洋地黄毒糖（D-Digitoxose）、L-鼠李糖（L-Rhamnose）和 D-加拿大麻糖（D-Cymarose）。强心苷类药物的构效关系如图 14-1 所示。

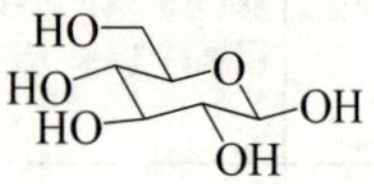

β-D-葡萄糖 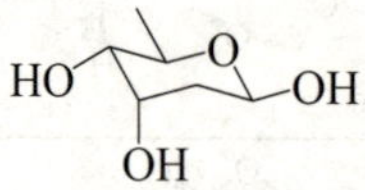　　　β-D-洋地黄毒糖 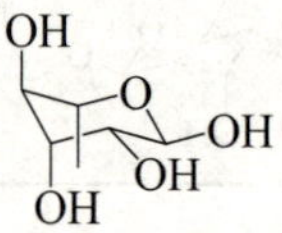　　　β-L-鼠李糖 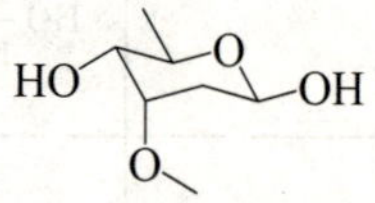　　　β-D-加拿大麻糖

3. 强心苷类药物的作用机制

强心苷类药物的作用靶点为心肌细胞膜上的 Na^+/K^+-ATP 酶。该酶又称为钠泵或钠钾泵，对维持细胞内外离子梯度具有重要作用，它能利用 ATP 使 3 个 Na^+ 逆浓度梯度主动转运至细胞外，同时，将 2 个 K^+ 主动转运进入细胞内。强心苷类药物通过抑制 Na^+/K^+-ATP 酶的活性，使细胞内外的 Na^+/K^+ 交换被抑制，导致细胞内 Na^+ 增多，K^+ 减少，然后通过 Na^+-Ca^{2+} 双向交换机理，增加细胞内 Ca^{2+} 浓度，Ca^{2+} 作为触发心肌兴奋-收缩偶联的关键物质，可与心肌钙蛋白结合，进而表现出正性肌力作用。由于其治疗剂量与中毒剂量接近，使用不当易发生严重的心脏毒性，主要表现为心律失常，可用苯妥英钠或者氯化钾进行解救。

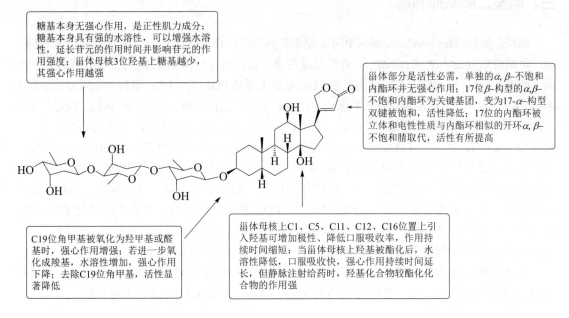

图 14-1 强心苷类药物的构效关系

二、β_1 肾上腺素受体激动剂

β_1 受体主要分布于心肌,当 β_1 受体兴奋时,对心脏产生正性肌力作用。选择性 β_1 受体激动剂在临床上用作正性肌力药。盐酸多巴酚丁胺(Dobutamine Hydrochloride)为临床上常用的心衰治疗药物,通过选择性地激动心脏 β_1 受体,进而增加心肌的收缩力和心搏量,同时对心律、动脉收缩的影响较小,临床用于治疗器质性心脏病心肌收缩力下降引起的心力衰竭、心肌梗死所致的心源性休克。但多巴酚丁胺易被儿茶酚-O-甲基转移酶(Catechol-O-Methyltransferase, COMT)代谢失活,口服无效,仅限注射使用。为解决其口服问题,对多巴酚丁胺进行结构修饰,得到异波帕胺(Ibopamine)、多培沙明(Dopexamine)和地诺帕明(Denopamine)等。

多巴酚丁胺（口服无效）　　异波帕胺

地诺帕明　　多培沙明

第十四章　心脏疾病药物和血脂调节药

三、磷酸二酯酶抑制剂

磷酸二酯酶(Phosphodiesterases, PDEs)是细胞内第二信使 cAMP 或 cGMP 的专属型水解酶，通过降解细胞内 cAMP 或 cGMP，从而终结这些第二信使所传导的生化作用。目前已经发现 PDE 同工酶有 11 种，其中位于心肌细胞膜的 PDE 亚型主要是 PDE-Ⅲ。PDE-Ⅲ 抑制剂可增加心肌细胞内 cAMP 含量，进而激活多种蛋白激酶，使心肌膜上钙通道开放，促进 Ca^{2+} 内流，经过一系列生理效应而引起心肌纤维收缩，发挥正性肌力作用，从而达到强心的目的。代表药物主要有氨力农（Amrinone）、米力农（Milrinone）、依诺昔酮（Enoximone）和匹罗昔酮（Piroximone）等。

氨力农是第一个临床上应用的 PDE-Ⅲ 抑制剂，对心脏有正性肌力作用，能增加心排出量，减轻前后负荷，缓解心力衰竭症状，但副作用较大，如血小板下降、肝酶异常、心律失常及严重低血压等。米力农是氨力农的类似物，对 PDE-Ⅲ 选择性更高，其强心活性优于氨力农，且不良反应少，但仍有心律失常的潜在危险。在《心力衰竭合理用药指南》（第 2 版）中，急性心力衰竭治疗推荐使用米力农，静脉滴注，一般用药时间为 3~5 天。

依诺昔酮为咪唑酮类 PDE-Ⅲ 抑制剂，静脉注射和口服均有效，耐受性好，是治疗充血性心力衰竭的理想药物。匹罗昔酮是依诺昔酮的类似物，其强心活性优于依诺昔酮。

氨力农　　　　　　米力农　　　　　　依诺昔酮　　　　　　匹罗昔酮

四、钙增敏剂

钙增敏剂是一类新的强心药物，该类药物通过增加心肌收缩蛋白对 Ca^{2+} 的敏感性来发挥强心作用，克服了传统强心药引起的心肌耗氧量增加、细胞内钙超载等缺点，在治疗心衰、休克及心脏保护方面有良好的应用前景。代表药物主要有硫马唑（Sulmazole）、伊索马唑（Isomazole）、匹莫苯（Pimobendan）和左西孟旦（Levosimendan）等。

硫马唑和伊索马唑均属于吡啶并咪唑类衍生物，硫马唑副作用大，可致肝癌，已被淘汰；伊索马唑强心作用比硫马唑强，副作用降低。匹莫苯和左西孟旦具有钙增敏和抑制心脏 PDE-Ⅲ 的双重作用，在临床上具有一定优势。

硫马唑　　　　　　伊索马唑

匹莫苯　　　　　　左西孟旦

第二节 抗心律失常药物

心律失常（Cardiac Arrhythmia）指心律起源部位、心搏频率与节律以及冲动传导等任一项发生异常。心律失常可分为心动过速型和心动过缓型，心动过缓型可用抗胆碱药阿托品或β受体激动剂异丙肾上腺素治疗，本节仅介绍心动过速型抗心律失常药物。

心律失常可由冲动形成障碍和（或）冲动传导障碍引起，其本质是心脏电生理活动即动作电位异常。抗心律失常药物的作用机制与心肌电生理特征密切相关，不同类型的心肌细胞具有不同的动作电位变化规律。本节以快反应自律细胞浦肯野细胞为例介绍心肌细胞动作电位时程与离子转运（图14-2）。

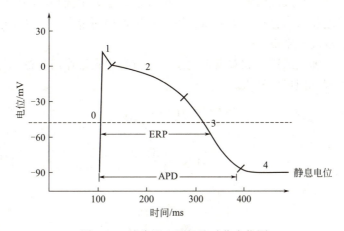

图14-2 浦肯野心肌细胞动作电位图

心肌细胞的静息膜电位在膜内负于膜外约 90mV，处于极化状态。心肌细胞兴奋时，发生除极和复极，形成动作电位。它分为5个时相，其中，0 期为除极过程，由 Na^+ 顺浓度和电位梯度快速内流所致；1 期为快速复极初期，由 K^+ 短暂外流所致；2 期为平台期即缓慢复极过程，由 Ca^{2+} 及少量 Na^+ 经慢通道内流 K^+ 外流所致；3 期为快速复极末期，由 K^+ 外流所致；4 期为静息期，复极完毕。在此期间细胞膜上的钠泵、钙泵等完成 Na^+、Ca^{2+} 的外运和 K^+ 的内运，使细胞内外离子浓度恢复静息状态，当除极达到阈电位时就重新激发动作电位。0～3 期的时程合称为动作电位时程（Action Potential Duration，APD）。复极过程中，膜电位恢复到-60～-50mV 时，心肌细胞才对刺激产生可扩布的动作电位，从除极开始到此之前的一段时间即为有效不应期（Effective Refractory Period，ERP），它反映了离子通道回复有效开放所需要的最短时间，其时间长短一般与 APD 的长短变化相关。一个 APD 中，ERP 数值越大，就意味着心肌不起反应的时间越长，越不易发生心动过速型心律失常。

抗心律失常药物主要通过影响心肌细胞的膜离子通道并改变离子流，从而改善心肌细胞的电生理特征而发挥药效，按照 Vaughan Williams 分类法可分为四类：钠通道阻滞剂（Ⅰ类，奎尼丁、利多卡因、莫雷西嗪）、β肾上腺素受体拮抗剂（Ⅱ类，普萘洛尔、阿替洛尔）、钾通道阻滞剂（Ⅲ类，盐酸胺碘酮）和钙通道阻滞剂（Ⅳ类，维拉帕米、地尔硫䓬）。

一、钠通道阻滞剂

根据钠通道阻滞程度的不同，可将钠通道阻滞剂进一步分为 I_A、I_B、I_C 三类。

1. I_A 类抗心律失常药物

I_A 类抗心律失常药物对钠通道具有适度阻滞能力，减少除极时的 Na^+ 内流，降低动作电位振幅，减慢传导速度，降低自律性，间接抑制 K^+ 外流。

奎尼丁（Quinidine）是最早被发现并应用于临床的 I_A 类抗心律失常药物。奎尼丁是从金鸡纳树皮中提取出来的生物碱，是抗疟药物奎宁的非对映异构体。奎尼丁分子中有两个 N 原子，其中，喹啉环上的 N 原子碱性较强，可制成硫酸盐、葡萄糖酸盐、聚半乳糖醛酸盐等，后者具有良好的口服生物利用度（约 95%）。由于硫酸盐水溶性小，只适用于制成片剂；葡萄糖酸盐水溶性好，适于制成注射液。奎尼丁是广谱抗心律失常药物，临床上用于治疗心房颤动、阵发性心动过速和心房扑动，但大量服用易发生蓄积而中毒。本品还可抑制地高辛在肾小管的排泄，导致地高辛中毒。

将奎尼丁的双键加氢还原得到双氢奎尼丁，其抗心律失常作用和机制与奎尼丁相同，药代动力学性质也类似，但毒性稍大。

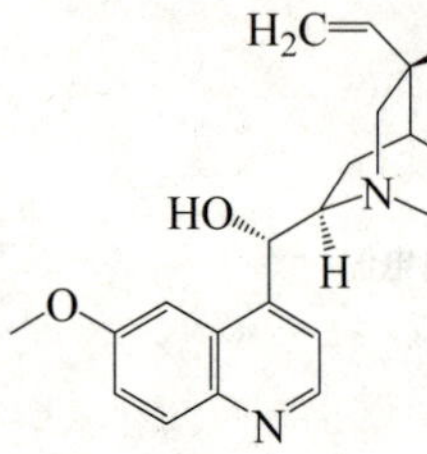

奎尼丁 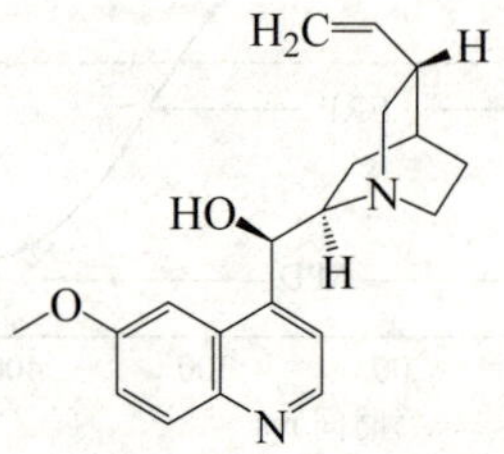　　　　　　奎宁 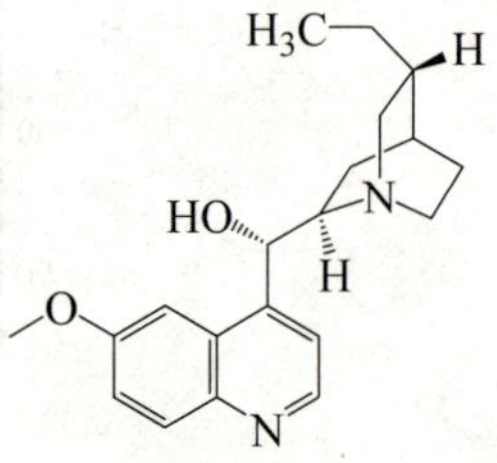　　　　　　双氢奎尼丁

临床上应用的 I_A 类抗心律失常药物还有普鲁卡因胺（Procainamide）、丙吡胺（Disopyramide）、西苯唑啉（Cibenzoline）和吡美诺（Pirmenol）等。这些药物的作用机制与奎尼丁相似。普鲁卡因（Procaine）是酯类局部麻醉药物，对心律失常有效，但因酯基易于水解不能口服用药。**将普鲁卡因的酯基改造为酰胺得到普鲁卡因胺，增加了代谢稳定性**，可口服亦可注射给药，适用于阵发性心动过速、期前收缩、房颤和心房扑动的治疗。

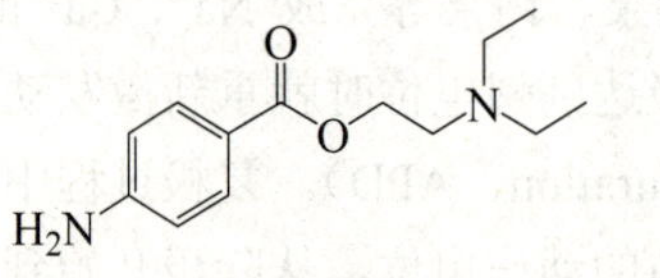

普鲁卡因 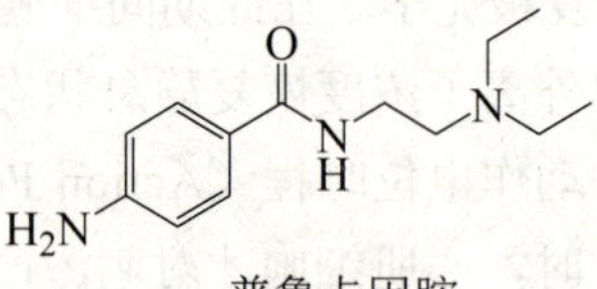　　　　　　　　　　普鲁卡因胺

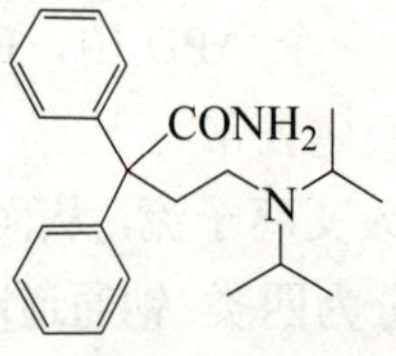

丙吡胺 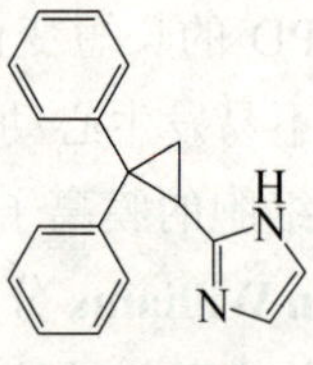　　　　　西苯唑啉 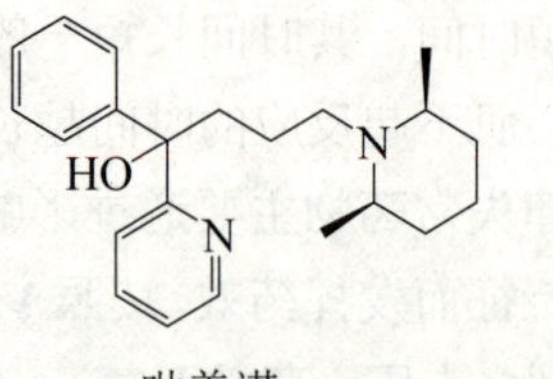　　　　吡美诺

2. I_B类抗心律失常药物

I_B类抗心律失常药物对钠通道具有轻度的阻滞能力,临床上常用的药物见表 14-2。

表 14-2　I_B类抗心律失常药物

药物名称	药物结构	药物作用特点
利多卡因(Lidocaine)		用于治疗心律失常,口服后快速被肝脏代谢失活,一般采用注射给药,是目前防治急性心肌梗死及各种心脏病并发快速室性心律失常药物
美西律(Mexiletine)		抑制心肌细胞 Na^+ 内流,降低动作电位 0 相除极速度,主要用于慢性室性心律失常
妥卡尼(Tocainide)		用于治疗室性心律失常,尤其是洋地黄中毒和心肌梗死所致的室性心律失常,优点为口服吸收迅速完全,无明显负性肌力作用,致心律失常作用小
苯妥英(Phenytoin)		口服用于治疗室性早搏,与其他局麻药抗心律失常作用不同之处在于苯妥英还可抑制 Ca^+ 内流,并抑制洋地黄中毒时所出现的触发活动,改善洋地黄中毒所致的传导阻滞,是治疗洋地黄中毒而导致的心律失常的首选药物

3. I_C类抗心律失常药物

I_C类抗心律失常药物对钠通道阻滞能力较强,能降低去极化最大速率,对 APD 无影响。代表药物有莫雷西嗪(Moracizine)、普罗帕酮(Propafenone)等。

莫雷西嗪为吩噻嗪衍生物,是近年来上市的抗心律失常药,具有钠通道阻滞和局麻双重活性,也有解痉和抗 M 胆碱能作用,兼有 I_B、I_C 类药物的特点,其作用与奎尼丁相似,适用于房性和室性早搏、阵发性心动过速、房颤和房扑的治疗。

普罗帕酮为广谱抗心律失常药,可抑制心肌 Na^+、K^+ 内流,稳定心肌细胞膜,可降低快反应、慢反应动作电位和 4 期除极速率,降低心房和心室的兴奋性,降低自律性和抑制房室结的传导性。**由于结构中含有 β 肾上腺素受体拮抗剂的结构片段,所以有一定程度的 β 受体拮抗活性。此外,它还具有一定的钙通道阻滞活性**。临床上用于室性或室上性异位搏动、室性或室上性心动过速、预激综合征、电转复律后室颤发作等。

莫雷西嗪

普罗帕酮

普罗帕酮（Propafenone）

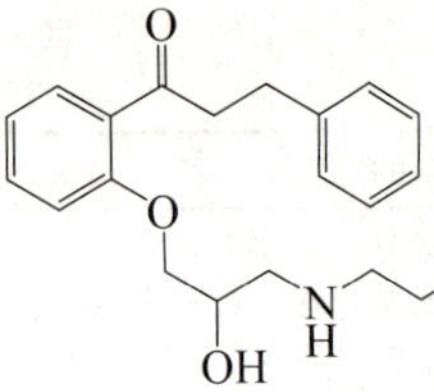

▲1-{2-[2-羟基-3-(丙氨基)丙氧基]苯基}-3-苯基-1-丙酮
▲1-(2-(2-Hydroxyl-3-(propylamino)propoxy)phenyl)-3-phenyl-1-propanone

本品为白色的结晶性粉末；无臭；极微溶于水，微溶于乙醇、氯仿或冰醋酸；m.p. 171～174 ℃。

本品解离常数（pK_a）为8.8，脂水分配系数为3.2，在生理pH值条件下，几乎全部以离子态形式存在。

本品具有 *R*、*S* 旋光异构体，二者均具有钠通道阻滞作用，其 *S*-构型对β受体的拮抗作用是 *R*-构型的100倍，这是由于药物与受体结合时有着较高的立体要求。此外，两个异构体在药物代谢动力学方面也存在着显著差异，口服消旋普罗帕酮时，*S*-构型的血药浓度高于 *R*-构型，而单独服用 *S*-构型或 *R*-构型，*S*-构型的血药浓度低于 *R*-构型。与单独服用 *S*-构型相比，服用消旋体后，两个异构体的体内代谢酶均为CYP2D6，*R*-构型对酶亲和力大于 *S*-构型，并能够竞争性地抑制 *S*-构型的代谢，从而使 *S*-构型清除率降低，血药浓度增加。

本品口服吸收完全，在肝内可代谢为有活性的 5-羟基普罗帕酮和 *N*-去丙基普罗帕酮。尽管原形药物半衰期仅为6h，但因其活性代谢产物半衰期较长，达到稳态血药浓度需72h。应用较高剂量时，随血药浓度升高，与血浆蛋白结合减少，体内游离药物浓度呈非线性升高。

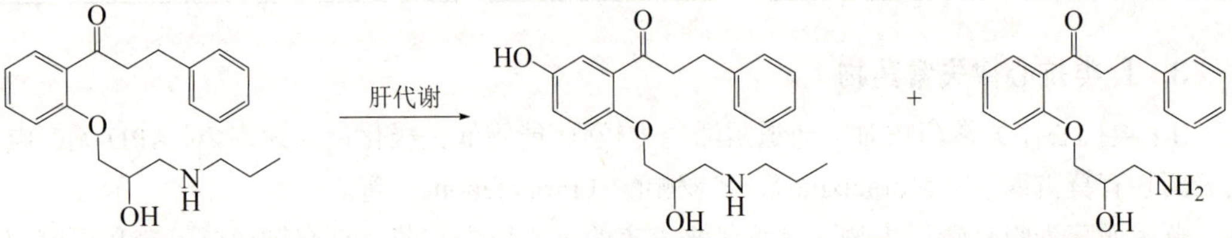

普罗帕酮 → 肝代谢 → 5-羟基普罗帕酮 + *N*-去丙基普罗帕酮

本品的合成主要有两条路线。

路线一是以乙酸苯酯为原料，经三氯化铝催化的 Fries 重排得邻羟基苯乙酮，然后与苯甲醛经羟醛缩合反应得α,β-不饱和酮中间体，再经钯碳催化氢化还原双键得 2-羟基二氢查耳酮，再与环氧氯丙烷反应，最后与丙胺反应制得普罗帕酮。

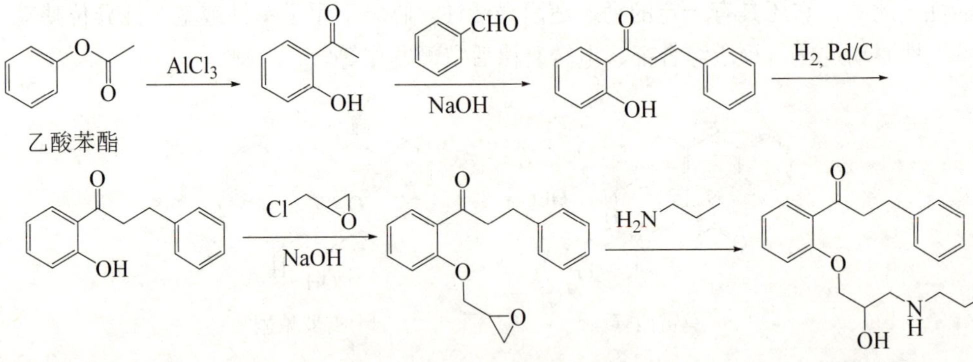

乙酸苯酯 →(AlCl₃)→ →(CHO/NaOH)→ →(H₂, Pd/C)→ →(Cl-环氧乙烷/NaOH)→ →(H₂N-丙基)→ 普罗帕酮

路线二是以丙二酸二乙酯为原料,首先与氯苄反应生成 2-苄基丙二酸二乙酯,然后与苯酚缩合得 3-苄基-4-羟基香豆素,再经水解得 2-羟基二氢查耳酮,后续步骤和路线一相同。

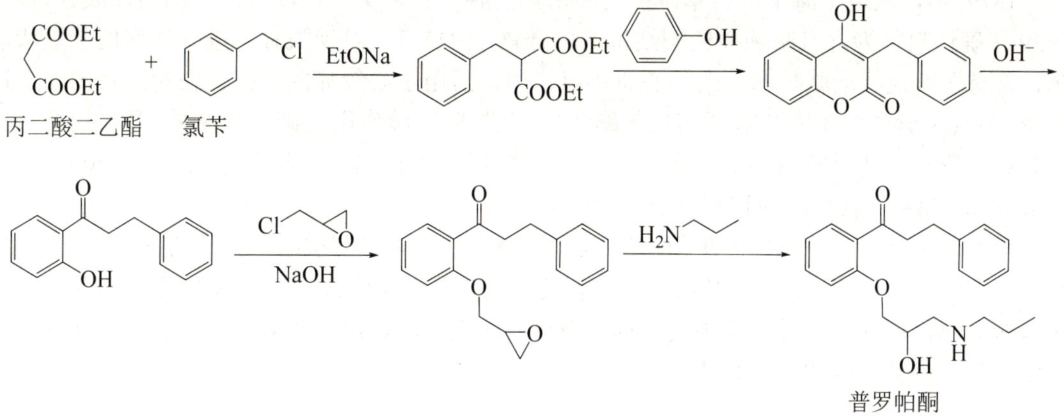

路线一总收率为 25%,路线二总收率为 20%～27%。路线一所用原料虽已实现工业化生产,工艺较为成熟,但 Fries 重排有对位副产物生成,分离较困难。路线二原料易得,反应条件温和,操作简便。

本品限量杂质有 A～H,其中 B、C、D、F、G 为特定杂质。A、C 为中间体杂质;B 为还原反应步骤未反应的 α,β-不饱和酮中间体经后续氧烷基化反应而得;D 由中间体 C 经水解反应而得;E 由中间体 C 与 HCl 发生加成反应而得;F 由中间体 D 与 A 脱水成醚而得;G 由普罗帕酮与 C 发生加成反应而得;H 由 α,β-不饱和酮中间体分子内羟基与双键加成得到。

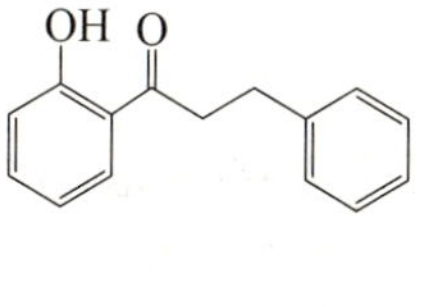

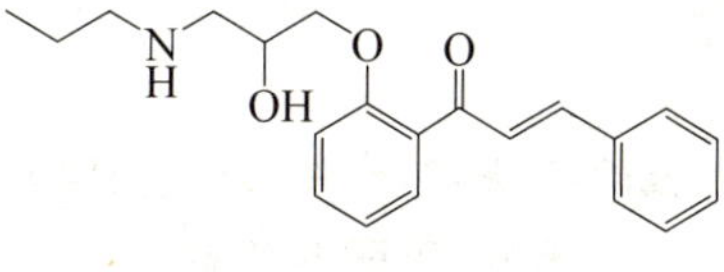

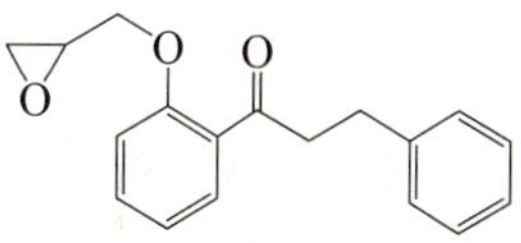

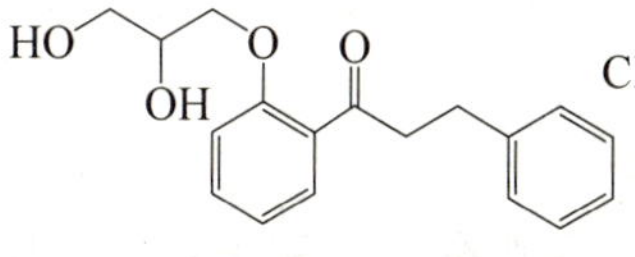

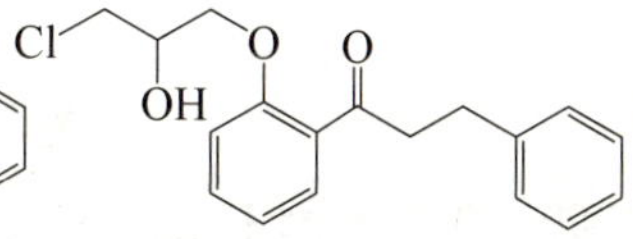

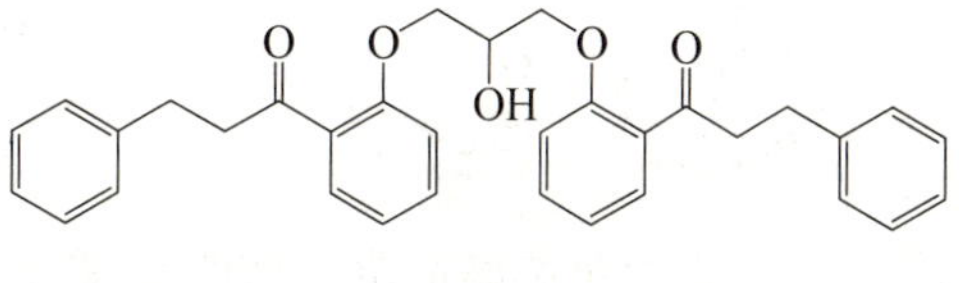

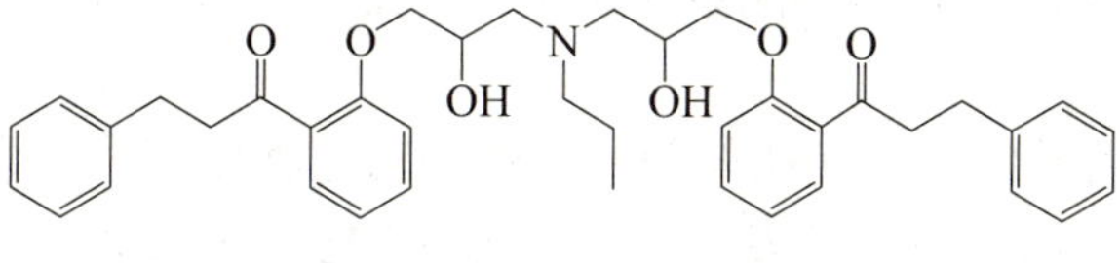

二、钾通道阻滞剂

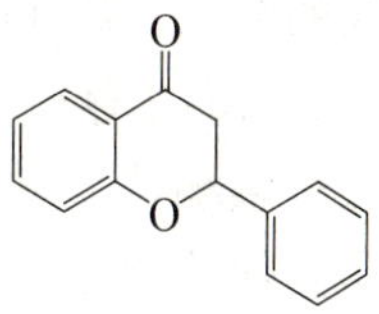

钾通道阻滞剂通过选择性阻滞心肌钾通道,延长 2 期平台期,进而延长 APD 起到抗心律

失常作用，因此又称为延长动作电位时程药物。20 世纪 80 年代，该类药物是抗心律失常药物研究的重点。

1879 年，从地中海伞形科草本植物阿密芹的种子和果实中提取分离得到活性成分凯林，1939 年确认凯林为含有呋喃并色酮结构的化合物；1945 年，发现凯林可选择性作用于冠状动脉，具有缓解冠状动脉痉挛，改善心肌供氧作用，后用于心绞痛的治疗。在对凯林的改造过程中，发现了含碘的苯并呋喃环药物苯碘达隆，其扩张冠脉作用比硝酸甘油强，且作用持久。对苯碘达隆进一步结构改造，最终在 1961 年发现盐酸胺碘酮。盐酸胺碘酮（Amiodarone Hydrochloride）为钾通道阻滞剂的代表药物。

索他洛尔是一类非选择性 β 受体拮抗剂，也是钾通道阻滞剂抗心律失常药物，其电生理机制是阻滞快速激活钾通道，延长心肌的复极化时间，进而延长 APD 和 ERP，不影响传导及最大除极速率，能够使传导循环中的折返兴奋到心肌组织时，组织仍处于不应期，从而使心律失常消失，恢复心脏的窦性心律。

凯林　　　　苯碘达隆　　　　索他洛尔

盐酸胺碘酮（Amiodarone Hydrochloride）

▲(2-丁基-3-苯并呋喃基){4-[2-(二乙氨基)乙氧基]-3,5-二碘苯基}甲酮盐酸盐
▲(2-Butylbenzofuran-3-yl)(4-(2-(diethylamino)ethoxy)-3,5-diiodophenyl)methanone hydrochloride

本品为白色至微黄色结晶性粉末；无臭；几乎不溶于水，微溶于丙酮，溶解于乙醇，易溶于氯仿；m.p. 158～162℃，熔融时同时分解。

本品的解离常数（pK_a）为 6.59（25℃），脂水分配系数为 7.57，在生理 pH 值条件下，86% 以分子态形式存在。

盐酸胺碘酮是广谱抗心律失常药，用于危及生命的阵发性、室性心动过速及室颤的预防，也可用于其他药物无效的阵发性室上性心动过速、阵发性心房扑动和心房颤动。此外，盐酸胺碘酮对 α、β 受体也有非竞争性拮抗作用，对钠、钙通道也有一定阻滞作用，其口服吸收慢、起效慢，一般 1 周左右起效，体内半衰期长，平均为 25 天。长期使用可引起皮肤色素沉淀，因与甲状腺素结构类似，易引起甲状腺功能紊乱。

本品的合成是以苯并呋喃为起始原料，经丁酰化后，再经黄鸣龙反应将酮羰基还原成次甲基，再与对甲氧基苯甲酰氯进行 Friedel-Crafts 酰化反应，在苯并呋喃的 3 位引入对甲氧基

苯甲酰基，再用 BBr₃ 将甲氧基水解为羟基后发生碘代反应制得 2-丁基-3-(4-羟基-3,5-二碘苯甲酰基)苯并呋喃，最后经 O-烃基化反应，与盐酸成盐制得盐酸胺碘酮。

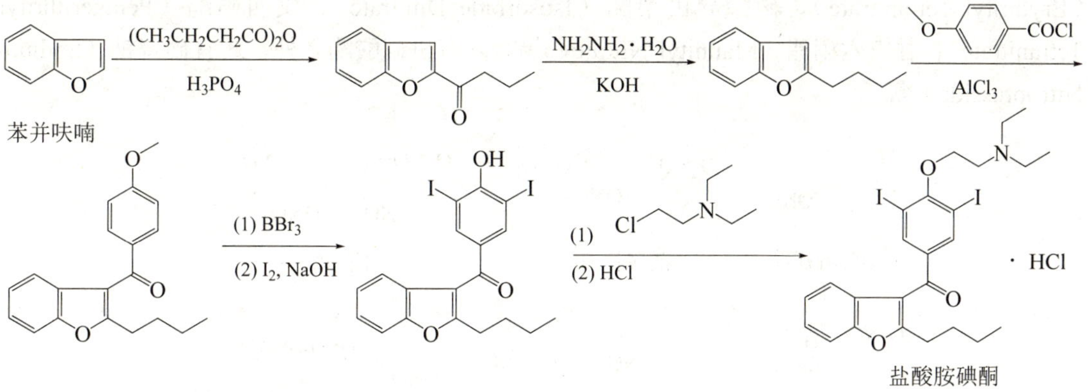

三、β肾上腺素受体拮抗剂

β受体肾上腺素拮抗剂在抗心律失常的治疗方面有着广泛应用，约占所有抗心律失常药物的一半，具体见第十二章肾上腺素受体拮抗剂。

四、钙通道阻滞剂

维拉帕米、地尔硫䓬、苄普地尔等钙通道阻滞剂类药物具有良好的抗心律失常作用，具体见第十三章钙通道阻滞剂。

第三节 抗心绞痛药物

心绞痛（Angina Pectoris）是冠状动脉供血不足、心肌急剧的暂时缺血与缺氧所引起的临床综合征，主要表现为发作性胸痛或胸部不适。各种减少心肌血液（血氧）供应（如血管腔内血栓形成、血管痉挛）和增加氧消耗（如运动、心率增快）的因素，都可诱发心绞痛。心肌供血不足主要源于冠心病。此外，其他类型的心脏病或失控的高血压也能引起心绞痛。

常用的抗心绞痛药物有硝酸酯及亚硝酸酯类、β受体拮抗剂、钙通道阻滞剂以及部分脂肪酸氧化抑制剂，β受体拮抗剂和钙通道阻滞剂分别在第十二章和第十三章介绍，本节只介绍硝酸酯及亚硝酸酯类药物和部分脂肪酸氧化抑制剂。

一、硝酸酯及亚硝酸酯类

硝酸酯及亚硝酸酯类药物已应用于临床一百多年，是最早应用于临床的抗心绞痛药物。随着 20 世纪 60 年代β受体拮抗剂和 20 世纪 70 年代钙通道阻滞剂的发展，心绞痛治疗有了更多的选择，但硝酸酯及亚硝酸酯类药物仍是治疗心绞痛的重要药物。

本类药物都是醇或多元醇与硝酸或亚硝酸而成的酯。第一个应用于临床的药物为亚硝酸异戊酯，因副作用大已停用。目前临床上常用的药物有硝酸甘油（Nitroglycerin）、丁四硝酯（Erythrityl Tetranitrate）、硝酸异山梨酯（Isosorbide Dinitrate）、戊四硝酯（Pentaerithrityl Tetranitrate）、甘露六硝酯（Mannityl Nitrate）等。除有机硝酸酯之外，还有硝普钠（Sodium Nitroprusside）等。

亚硝酸异戊酯　　硝酸甘油　　丁四硝酯

硝酸异山梨酯　　戊四硝酯　　甘露六硝酯

1. 硝酸酯及亚硝酸酯类药物的作用机制

硝酸酯及亚硝酸酯类药物在平滑肌细胞与硝酸酯受体结合，并被硝酸酯受体的巯基还原成 NO 分子或—SNO（亚硝巯基），因此也被称为一氧化氮供体药物。NO 为血管内皮舒张因子，可以激活鸟苷酸环化酶，使细胞内环磷鸟苷（cGMP）含量增加，激活依赖性的蛋白激酶，引起肌凝蛋白轻链去磷酸化，从而引起血管平滑肌松弛，进而使血管扩张，心肌耗氧量降低，并选择性扩张冠状动脉输送血管，增加缺血区血流量，缓解心绞痛症状（图 14-3）。

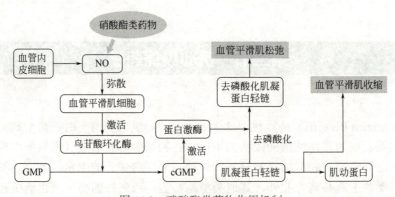

图 14-3　硝酸酯类药物作用机制

硝酸酯类药物连续用药易产生耐受性，可能是由于硝酸酯受体中的巯基被药物耗竭所致，若在服药的同时，补充硫化物如 1,4-二巯基-3,3-丁二醇、甲硫氨酸等还原剂，可迅速反转此耐药现象。

2. 硝酸酯及亚硝酸酯类药物的作用特点

硝酸酯及亚硝酸酯类都易于透过黏膜或皮肤吸收，口服吸收效果较好，但经肝脏首过代谢后大部分药物代谢失活，导致血药浓度极低。该类药物的代谢动力学特点和作用特点见表 14-3。

表 14-3　硝酸酯类药物的起效时间、最大有效时间和作用时间程

药物	给药方式	起效时间/min	最大有效时间/min	作用时间程/min
亚硝酸异戊酯	吸入	0.25	0.5	1
硝酸甘油	舌下	2	8	30
丁四硝酯	口服	15	30	180
硝酸异山梨酯	口服	3	15	60
戊四硝酯	口服	20	70	330

该类药物在体内主要被谷胱甘肽还原酶、有机硝酸酯还原酶降解，脱去硝基而失活，脱硝基产物与葡萄糖醛酸结合后经肾脏排泄。硝酸异山梨酯经肝代谢后可得活性代谢产物 2-单硝酸异山梨酯和 5-单硝酸异山梨酯，二者仍具有扩张血管及抗心绞痛作用，它们的半衰期分别为 1.8~2h 和 5~7h。5-单硝酸异山梨酯半衰期长，且克服了硝酸异山梨酯因脂溶性大而引起的中枢神经系统副作用，已被开发为药物上市。

硝酸异山梨酯 —肝代谢→ 2-单硝酸异山梨酯 + 5-单硝酸异山梨酯

硝酸甘油(Nitroglycerin)

▲1,2,3-丙三醇三硝酸酯
▲1,2,3-Propanetriol trinitrate

本品为硝酸甘油的无水乙醇溶液，含硝酸甘油($C_3H_5N_3O_9$)应为 9.0%~11.0%(g/mL)；为无色澄清液体；有乙醇特臭；相对密度为 0.835~0.850。

本品又名三硝酸甘油酯，高浓度具有爆炸性，故不宜以纯品形式放置和运输。舌下含服，通过口腔黏膜迅速吸收，直接进入人体循环避免首过效应。硝酸甘油起效快，1~2min 起效，8min 达到最大有效时间，作用时间可维持 30 min，对 90%以上的心绞痛都有效，是冠心病发作心绞痛时的最常用急救药。

二、部分脂肪酸氧化抑制剂

心脏的收缩及舒张需要的能量主要由脂肪酸氧化和葡萄糖氧化提供。正常情况下，心肌活动所需能量的 60%~90%来自游离脂肪酸的氧化，另外 10%~40%的能量由葡萄糖代谢提供。由于单位氧氧化葡萄糖产生的能量比脂肪酸高，在可利用氧相同的条件下，葡萄糖氧化能产生更多的能量，使心脏做更多的功，可缓解心绞痛发作。

近年来，临床上出现了以心肌能量代谢调节为作用机制的部分脂肪酸氧化抑制剂类药物，代表药物有曲美他嗪（Trimetazidine）和雷诺嗪（Ranolazine）。

曲美他嗪通过抑制部分脂肪酸氧化，促进心肌代谢和能量的产生，能够改善心肌缺氧，并能够降低血管阻力，增加冠脉血流的储备，降低心绞痛患者的发作频率，维持血压的平稳

等。本品口服给药后，吸收迅速，2h 内即达到血浆峰浓度；重复给药后，24～36h 达到稳态浓度，并且在整个治疗中保持非常稳定。本品主要通过尿液以原形清除，清除半衰期为 6h，起效比硝酸甘油慢，但作用时间比硝酸甘油长。临床上用于心绞痛发作的预防治疗和眩晕、耳鸣的辅助性对症治疗，不适合用于治疗心绞痛。服用该药后可能会出现恶心、呕吐，少数患者会出现震颤、肢体不灵活以及过敏反应，但停药后症状即消失。

雷诺嗪于 2006 年 1 月经美国 FDA 批准上市，通过改变心肌能量代谢方式而减少心肌需氧量，临床上用于预防或治疗慢性稳定型心绞痛，对心率、血压无影响，还可防止乳酸中毒，安全性增加。

曲美他嗪　　　　　　　　雷诺嗪

第四节　血脂调节药物

血脂是血浆中的脂类物质的总称，广泛存在于人体中，主要包含甘油三酯、胆固醇、胆固醇酯以及磷脂等，其中甘油三酯参与人体内能量代谢，而胆固醇则主要用于合成细胞浆膜、类固醇激素和胆汁酸。

人体内血脂有两个来源即外源性和内源性。内源性血脂是指通过人体的肝、脂肪细胞及其他组织自身分泌、合成的一类血清脂类物质；相对于内源性血脂而言，来自外界、不能由人体直接合成的血脂称为外源性血脂，这类血脂大多是人体从摄取的食物中吸收而来的。

脂类物质极性小，难溶于水，其在血浆中不是以游离态存在的，而是与蛋白质结合形成脂蛋白以溶解的形式存在于血浆中。脂蛋白中的蛋白质组分被称为载脂蛋白。迄今从血浆中分离出的载脂蛋白有 18 种。脂蛋白根据密度大小可分为乳糜微粒(Chylomicrons，CM)、极低密度脂蛋白(Very Low Density Lipoproteins，VLDL)、中等密度脂蛋白(Intermediate Density Lipoproteins，IDL)、低密度脂蛋白(Low Density Lipoproteins，LDL)以及高密度脂蛋白(High Density Lipoproteins，HDL)。

正常生理条件下，人体血浆中各种脂质和脂蛋白的浓度基本恒定以维持相互间的平衡，如果比例失调，则会引起脂质代谢紊乱。血浆中过量脂质的存在会造成高脂血症，人体高脂血症主要是 VLDL、LDL 水平过高，而血浆中 HDL 则有利于预防动脉粥样硬化。临床上将血浆总胆固醇含量高于 230mg/100mL（5.72mmol/L）和甘油三酯含量高于 140mg/100mL（1.70mmol/L）统称为高脂血症。临床上高脂血症分为四种类型：①高胆固醇血症：血清总胆固醇含量增高，超过 5.72mmol/L，而甘油三酯含量正常，即甘油三酯含量＜1.70mmol/L；②高甘油三酯血症：血清中甘油三酯含量增高，超过 1.70mmol/L，而总胆固醇含量正常，即总胆固醇含量＜5.72mmol/L；③混合型高脂血症：血清中总胆固醇和甘油三酯含量均增高，即总胆固醇含量超过 5.72mmol/L，甘油三酯含量超过 1.70mmol/L；④低高密度脂蛋白血症：血清高密度脂蛋白-胆固醇（HDL-胆固醇）含量降低，＜9.0mmol/L。

高脂血症与动脉粥样硬化发病密切相关。动脉粥样硬化的病因是由于血液中胆固醇和胆固醇酯等脂质含量异常增高，这些黄色粥样脂质积聚在动脉内膜上，导致动脉管壁增厚变硬、失去弹性和管腔缩小，严重影响供血器官的血液供应并可引起血栓性疾病。血脂调节药物通过抑制脂类物质的吸收、代谢而起到降低血脂的作用，对防治动脉粥样硬化具有重要的作用。

胆固醇（Cholesterol）又称胆甾醇，是环戊烷并多氢菲衍生物。胆固醇的生物合成过程复杂，有近 30 步酶促反应，大致可分为三个阶段：第一阶段，以乙酰辅酶 A 为原料合成异戊烯焦磷酸酯。由**羟甲戊二酰辅酶 A 还原酶**（**3-Hydroxy-3-methylglutray CoA reductase, HMG-CoA reductase**）催化羟甲戊二酰辅酶 A 生成 3,5-二羟基-3-甲基戊酸（甲羟戊酸）的步骤为反应的限速步骤；第二阶段，由 6 个异戊烯焦磷酸酯合成鲨烯；第三阶段，由鲨烯经过约 20 步反应转换为胆固醇。胆固醇在体内代谢成各种内源性甾体激素或者胆汁酸及其盐。

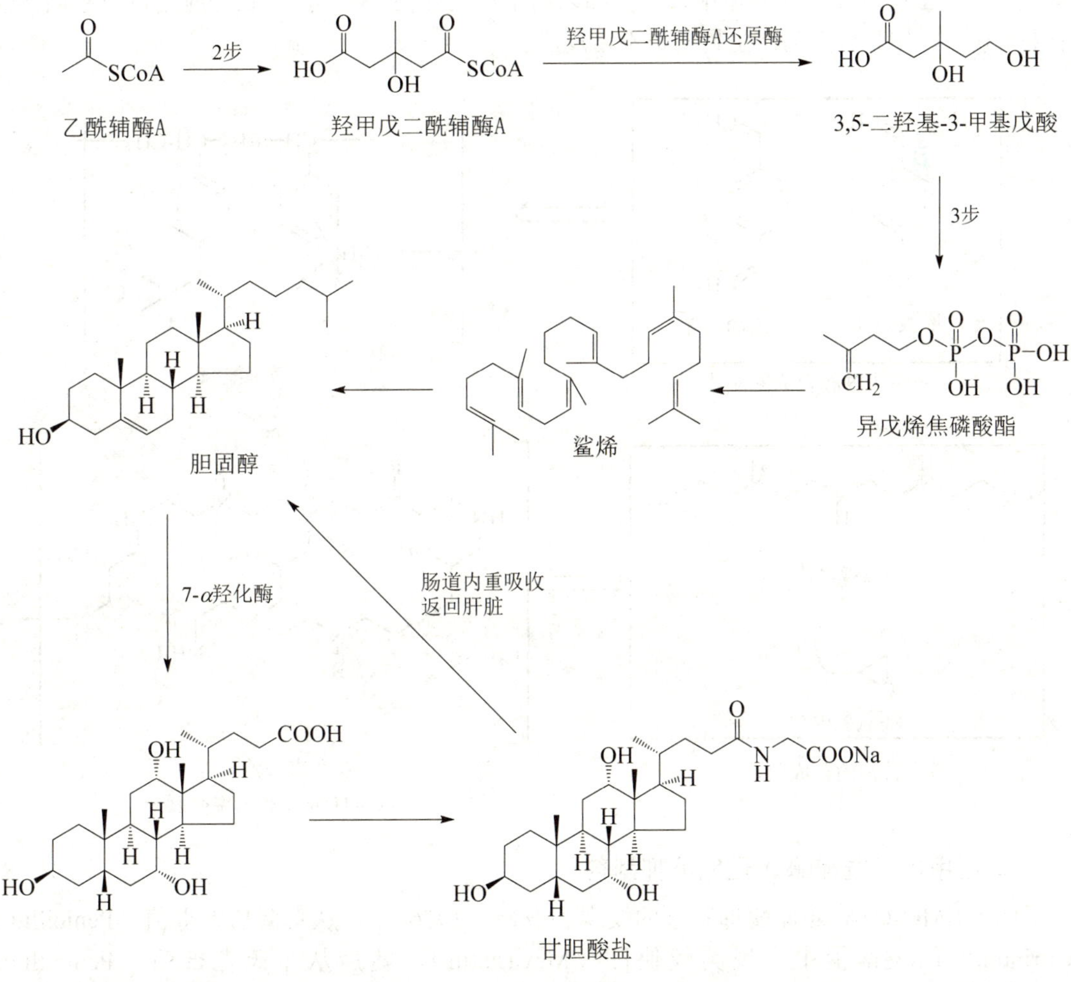

血脂调节药物一般分为两类，一类是降低胆固醇和低密度蛋白的药物，如胆汁酸螯合剂和羟甲戊二酰辅酶 A 还原酶抑制剂；一类是降低甘油三酯和极低密度脂蛋白的药物，如苯氧乙酸类和烟酸类。

一、降低胆固醇和低密度脂蛋白的药物

1. 胆汁酸螯合剂

该类药物主要有考来烯胺(Cholestyramine)和考来替泊(Colestipol),属于碱性阳离子型交换树脂,不溶于水,不易被消化酶破坏,口服不吸收。其作用机制是在肠道与胆汁酸形成络合物随粪便排出,进而阻断胆汁酸的重吸收,由于肝中胆汁酸含量减少,使胆固醇向胆汁酸转化的限速酶——7α羟化酶处于激活状态,肝中的胆固醇向胆汁酸转化加强,在减少胆汁酸重吸收的同时,使肝胆固醇含量减少。此外,胆汁酸也是肠道吸收胆固醇所必需的,树脂与胆汁酸络合,也影响胆固醇的吸收。

考来烯胺是聚苯乙烯和少量的二乙烯基苯交联剂的聚合物,其分子量可达 1000000,分子中含有大量的苯乙烯季铵官能团,可与阴离子结合。考来替泊是由四亚乙基戊胺和环氧氯丙烷缩合而成的聚合物,分子中含有仲胺和季铵官能团,可与阴离子结合。二者的解离常数 pK_a 值在 9~10.5 之间,在肠道中几乎全部以离子形式存在。该类药物长期应用可引起脂溶性维生素缺乏,用量过大易产生胃肠道不良反应。

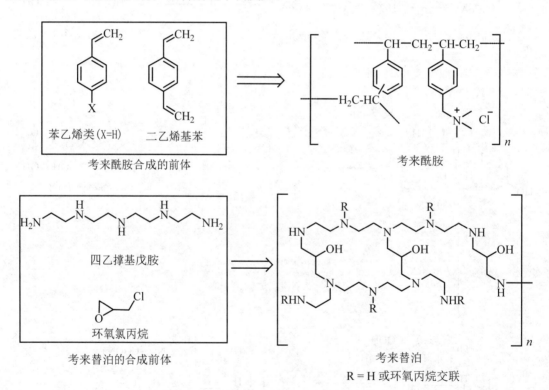

2. 羟甲戊二酰辅酶 A 还原酶抑制剂

(1) HMG-CoA 还原酶抑制剂的发现和发展 1976 年,从真菌桔青霉菌(Penicillium Citrinum)的发酵液中发现美伐他汀(Mevastatin),随后从布氏青霉菌(Penicillium Brvicompactum)代谢产物中单独分离出来美伐他汀。美伐他汀可竞争性抑制 HMG-CoA 还原酶的活性,对该酶的亲和性为对底物亲和性的 10000 倍,但在动物实验阶段发现具有导致狗十二指肠形态学改变的毒副作用,因此,美伐他汀未获批在临床应用。

1978 年，分别从红曲霉菌和土曲霉菌发酵液中分离出洛伐他汀（Lovastatin），与美伐他汀相比，洛伐他汀六氢化萘环上 3'-位有甲基取代；其降低胆固醇的活性比美伐他汀强 2 倍。1987 年，洛伐他汀上市，成为第一个 HMG-CoA 还原酶抑制剂类调血脂药物。

非活性的前药　　R = H，美伐他汀　　活性形式
　　　　　　　　R = CH₃，洛伐他汀

3,5-二羟基戊酸

洛伐他汀和美伐他汀体外无 HMG-CoA 还原酶抑制作用，进入体内后，分子中的羟基内酯结构在体内水解为 3,5-二羟基戊酸才表现出活性，可见，开环的 3,5-二羟基戊酸是产生酶抑制活性的必需结构。3,5-二羟基戊酸结构与 HMG-CoA 还原过程中中间状态的四面体结构十分相似，可作为生物伪分子与 HMG-CoA 还原酶紧密结合，抑制 HMG-CoA 被还原为 3,5-二羟基-3-甲基戊酸，从而抑制胆固醇的合成。

HMG-CoA　　HMG-CoA还原酶／NADPH　　中间状态　　HMG-CoA还原酶　　3,5-二羟基-3-甲基戊酸

临床上使用的 HMG-CoA 还原酶抑制剂按来源可分为天然及半合成和人工合成两大类。洛伐他汀和美伐他汀是天然的 HMG-CoA 还原酶抑制剂，对其进行结构修饰，得到半合成衍生物辛伐他汀（Simvastatin）。将洛伐他汀分子中的双环简化，用芳香环代替双环部分，发现了第一个全合成 HMG-CoA 还原酶抑制剂氟伐他汀钠。此后，发现了一系列全合成他汀类药物并应用于临床，主要有阿托伐他汀钙（Atorvastatin Calcium）、瑞舒伐他汀钙（Rosuvastatin Calcium）、匹伐他汀钙（Pitavastatin Calcium）和西立伐他汀钠（Cerivastatin Sodium），这些药物的化学结构和特点见表 14-4。

表 14-4　HMG-CoA 还原酶抑制剂类降血脂药物

药物名称	药物结构	药物特点
辛伐他汀		在洛伐他汀六氢萘环侧链上引入甲基而得，由于亲脂性的提高，活性比洛伐他汀增强

续表

药物名称	药物结构	药物特点
普伐他汀	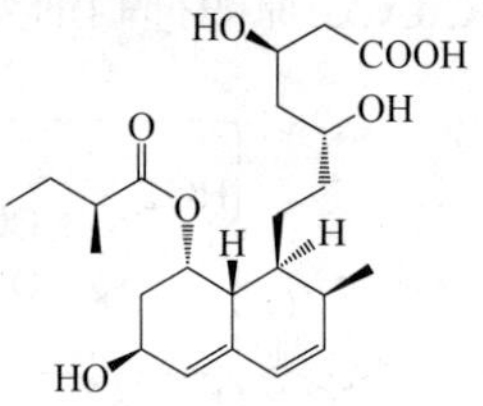	1989年从自营诺卡菌代谢产物中分离获取,其结构与洛伐他汀的不同之处在于3'-位羟基和六元内酯环水解开环为羟基酸形式;常以钠盐形式存在,比辛伐他汀和洛伐他汀具有更高的水溶性,较少进入亲脂性细胞,对肝组织的选择性提高,因此副作用降低
氟伐他汀钠	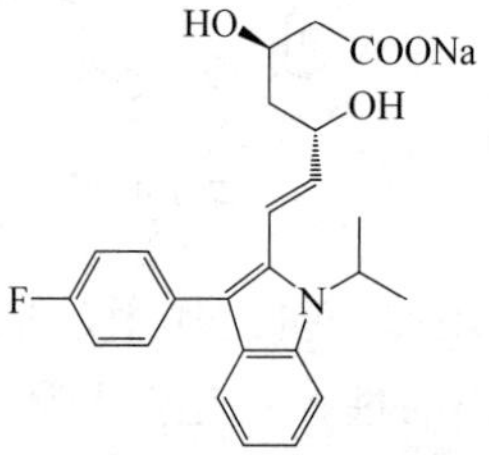	氟伐他汀钠是第一个全合成HMG-CoA还原酶抑制剂,临床上用于治疗高胆固醇血症和冠心病等
阿托伐他汀钙	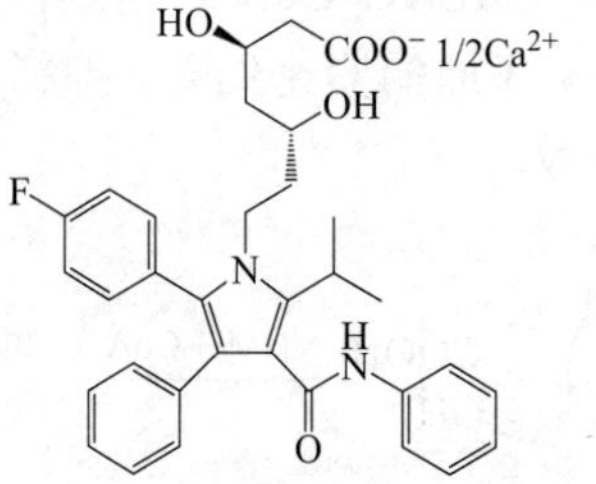	将氟伐他汀钠分子中的吲哚环骨架用吡咯环代替并进行结构修饰得到阿托伐他汀钙,临床上主要用于治疗高胆固醇血症和混合型高脂血症,具有显著降低血浆胆固醇和脂蛋白水平的作用,在低剂量下仍具有较好疗效
瑞舒伐他汀钙	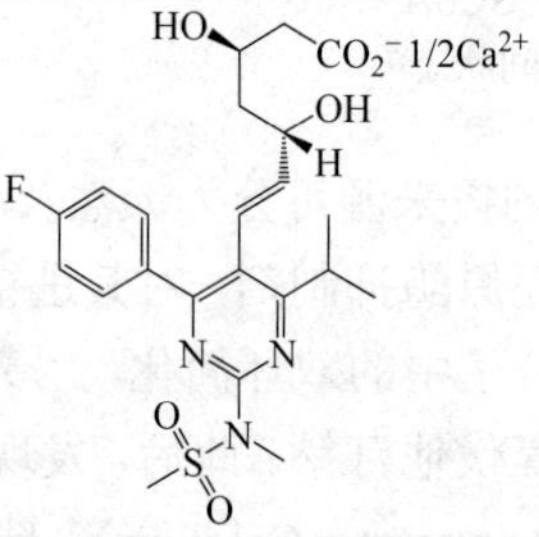	将氟伐他汀钠分子中的吲哚环骨架用嘧啶环代替并进行结构修饰得到,现有他汀类药物中其抑制胆固醇合成的活性较强,可显著降低低密度脂蛋白,临床上用于原发性高胆固醇血症(Ⅱa型,包括杂合子家族性高胆固醇血症)或混合性脂血障碍(Ⅱb型)患者在节食或锻炼疗法不理想时的辅助治疗
匹伐他汀钙	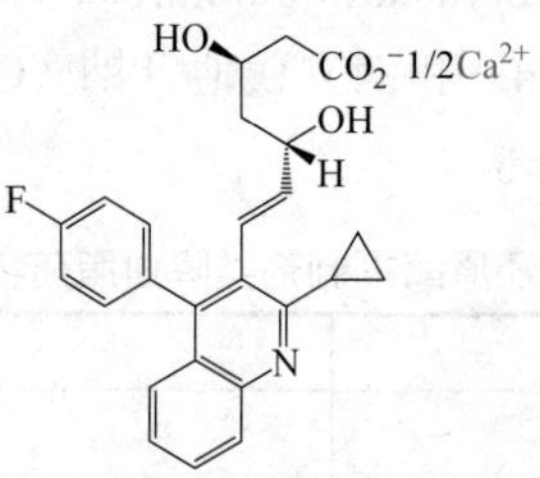	药物分子骨架为喹啉环,具有较好的耐受性和安全性,口服生物利用度达80%,临床上用于治疗高胆固醇症、家族性高胆固醇症
西立伐他汀钠	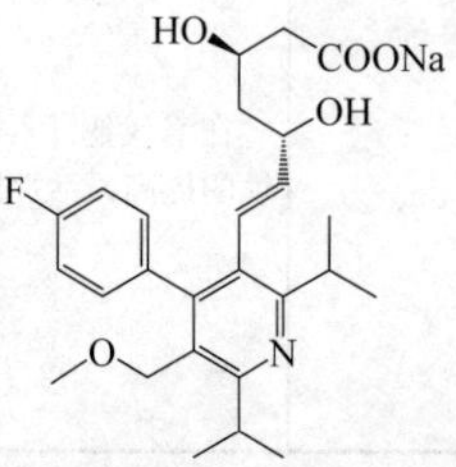	药物分子骨架为吡啶环,对原发性高胆固醇血症和混合高脂血症有效,但该药具有严重的横纹肌溶解副作用,2001年美国有31例服用西立伐他汀钠出现严重横纹肌溶解症而导致死亡,因此撤出市场

他汀类降血脂药是临床上最常用的治疗高胆固醇血症的药物。横纹肌溶解是他汀类药物共同的不良反应，特别是当他汀类药物与吉非贝齐及其他苯氧芳酸类药物联用时，导致横纹肌溶解的风险增加。其他副作用还包括糖尿病风险、肝酶异常、精神神经症状风险、肿瘤复发风险等，在临床使用中需要警惕。

（2）HMG-CoA 还原酶抑制剂的构效关系　　HMG-CoA 还原酶抑制剂类由侧链 7-取代-3,5-二羟基羧酸和环系构成，天然及半合成类药物环系用环 A 表示，合成类药物环系用环 B 表示。其构效关系归纳如图 14-4 所示。

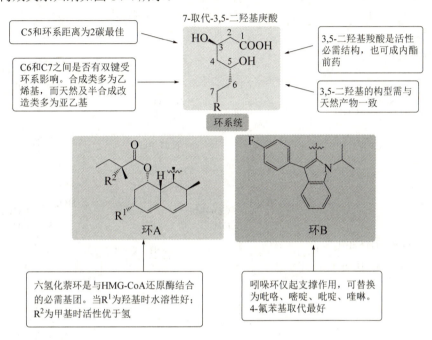

图 14-4　他汀类药物的构效关系

氟伐他汀钠（Fluvastatin Sodium）

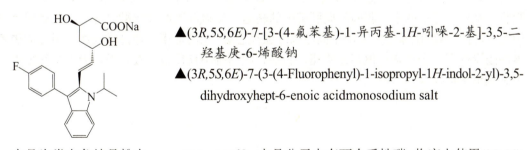

▲($3R,5S,6E$)-7-[3-(4-氟苯基)-1-异丙基-1H-吲哚-2-基]-3,5-二羟基庚-6-烯酸钠

▲($3R,5S,6E$)-7-(3-(4-Fluorophenyl)-1-isopropyl-1H-indol-2-yl)-3,5-dihydroxyhept-6-enoic acid monosodium salt

本品为类白色结晶粉末；m.p. 194～197℃。本品分子中有两个手性碳，临床上使用($3R,5S$)-异构体。

氟伐他汀钠是第一个全合成的他汀类降血脂药物，脂溶性强，除具有强效降血脂作用外，本品还具有抗动脉粥样硬化的作用，可降低冠心病发病率和死亡率。与已上市的天然或半合成 HMG-CoA 还原酶抑制剂洛伐他汀、辛伐他汀和普伐他汀相比，氟伐他汀具有结构相对简单、作用具有选择性和不良反应发生率低等优点。

本品的合成方法很多，较优的合成路线是以 4-(氯乙酰基)氟苯和 N-异丙基苯胺为原料，经缩合反应得 N-异丙基-N-(4-氟苯甲酰甲基)苯胺，再经分子内环合得中间体 3-(4-氟苯基)-1-异丙基-1H-吲哚，后者与(E)-4-苯基戊-2-烯醛经 Vilsmeier-Haack 反应、与乙酰乙酸甲酯缩合、选择性还原、水解成钠盐得氟伐他汀钠。

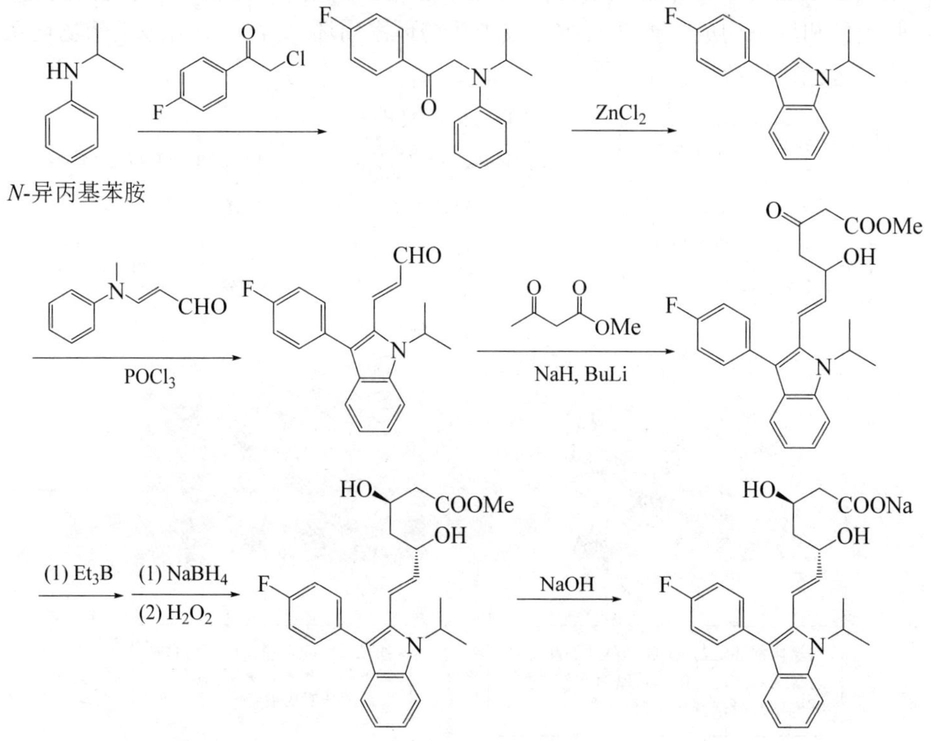

3. 胆固醇吸收抑制剂

胆固醇吸收抑制剂主要通过抑制饮食和胆汁中的胆固醇在肠道内的吸收而达到降低血脂的目的，代表药物是依折麦布（Ezetimibe）。依折麦布附着于小肠绒毛刷状缘，抑制胆固醇的吸收，从而降低小肠中的胆固醇向肝脏中的转运，使得肝脏胆固醇贮量降低，从而促进血液中胆固醇的清除。临床上主要用于高胆固醇血症患者，尤其适用于他汀类药物不耐受的患者。本品耐受性和安全性好，但存在头痛、腹痛、腹泻等不良反应，较轻微，无需特殊处理，亦不影响继续治疗。

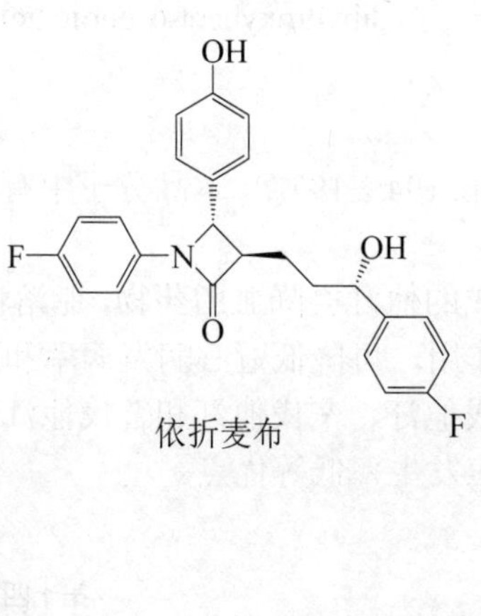

二、降低甘油三酯和极低密度脂蛋白的药物

1. 苯氧酸酯类

（1）苯氧乙酸酯类　由于胆固醇在体内的生物合成是以乙酸为起始原料，因此合成了大量的乙酸衍生物，以寻找阻断胆固醇合成的降血脂药物。苯氧乙酸类（贝特类）降血脂药物是降低甘油三酯（TG）的首选药物。目前，约有 30 个该类药物在临床应用。研究表明，该类药物主要降低甘油三酯而不是胆固醇的含量，且可明显降低极低密度脂蛋白的含量，并可调节性地升高高密度脂蛋白的水平及降低低密度脂蛋白的浓度。

氯贝丁酯（Clofibrate）是一个前药，在体内其酯基经水解转化为氯贝酸（对氯苯氧异丁酸）而产生作用。在此基础上，相继发现了氯贝酸铝（Aluminium Clofibrate）以及氯贝酸的前药双贝特（Simfibrate）和普拉贝脲（Plafibride）。氯贝酸铝在胃中不分解，对胃无刺激；双贝特在体内代谢物为氯贝酸的丙二醇单酯，作用强度和持续时间都稍优于氯贝丁酯；普拉贝脲由氯贝酸与吗啉甲基脲拼合得到，降血脂作用强于氯贝丁酯，体内分解出的吗啉甲基脲还具有抑制血小板聚集的作用。由于氯贝丁酯长期使用的不良反应较多，如致心律失常、致癌及损害肝脏等，在一些国家已被禁用。

氯贝丁酯

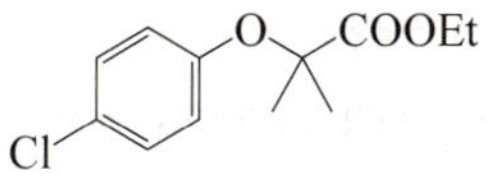

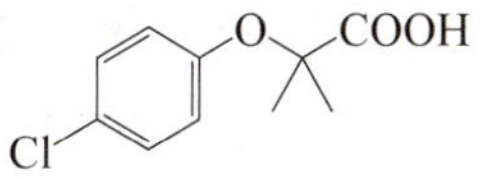

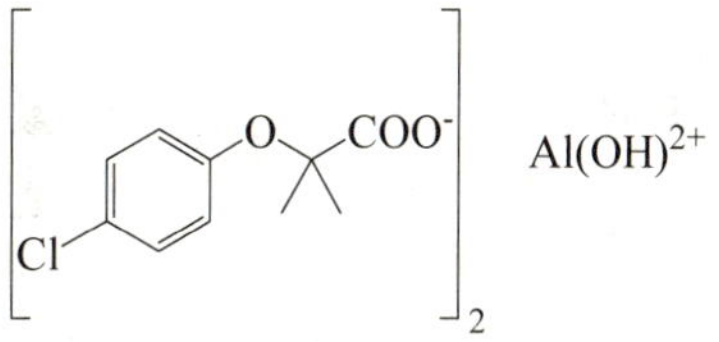

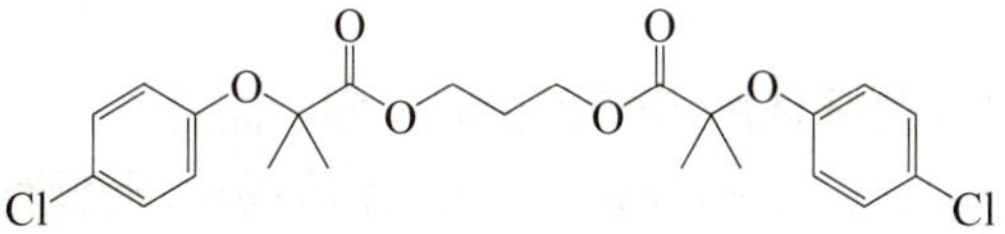

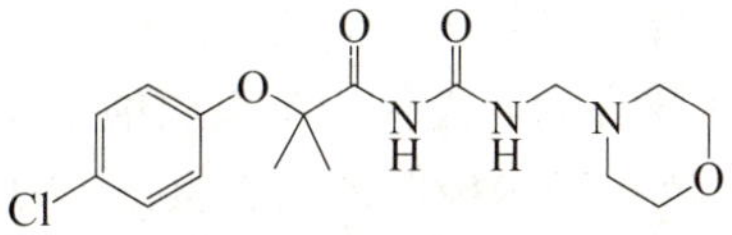

对氯贝丁酯的结构修饰主要是对芳环上的取代基进行改造。芳基的对位一般有氯原子取代，其作用是为了防止和减慢羟基化，从而延长作用时间。氯贝酸芳环上氯原子被烷基、烷氧基、三氟甲基、对氯苄基、对氯苯甲酰基等基团置换，基本不影响药物的降血脂活性。

苄氯贝特（Beclobrate）、非诺贝特（Fenofibrate）和非尼贝特（Fenirofibrate）因具有与甲状腺素分子类似的结构，在体内可促进甲状腺素释放，后者具有加快胆固醇代谢分解的作用，因此这类药物降血脂效果显著，如苄氯贝特降血脂作用是氯贝丁酯的 20 倍。

苄氯贝特

非诺贝特

非尼贝特

甲状腺素

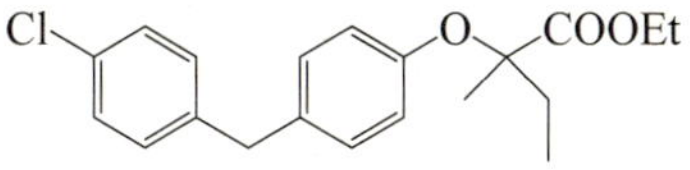

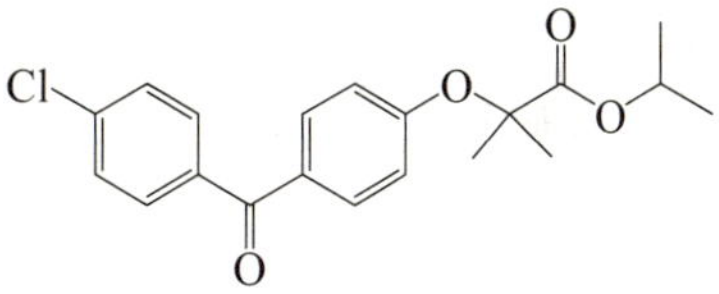

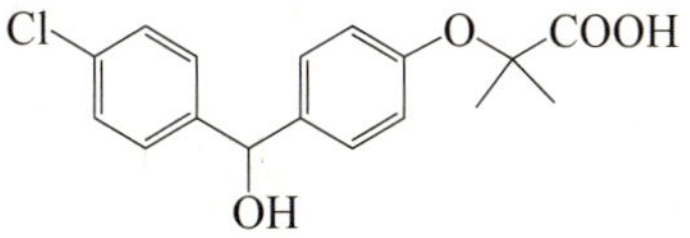

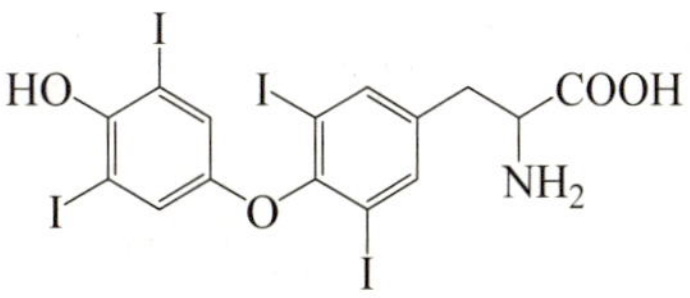

普罗布考（Probucol）为含硫原子的芳基硫醚类化合物，在体内代谢为苯硫乙酸类衍生物而产生降血脂作用。分子中的双叔丁基酚作用于胆固醇合成的初期，可使胆固醇下降20%。普罗布考具有很强的抗动脉粥样硬化和抗氧化作用，可通过减少胆固醇合成、促进胆固醇分解使血胆固醇和低密度脂蛋白（LDL）降低，对甘油三酯无影响。本品虽然具有降低高密度脂蛋白（HDL）的作用，但对防治动脉粥样硬化及其所引起的心脑血管疾病具有明确的疗效。本品为强脂溶性抗氧化剂，易于进入体内各类脂蛋白，有显著的抗脂质过氧化作用，减少血脂的生成。临床上主要用于治疗原发性高胆固醇血症。

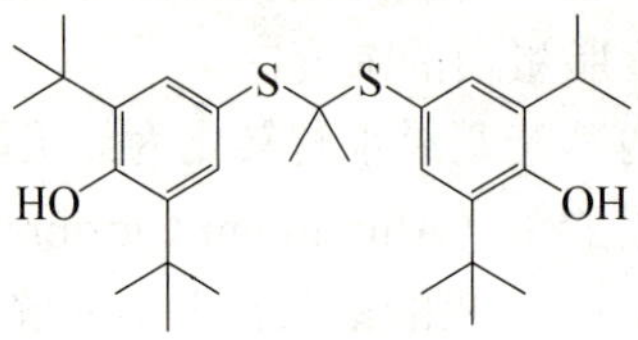

普罗布考 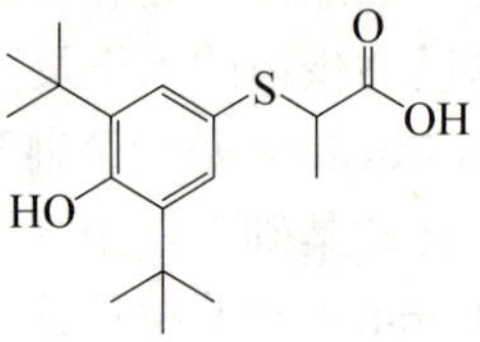　　　　　　普罗布考代谢产物

（2）苯氧戊酸类

吉非罗齐（Gemfibrozil）

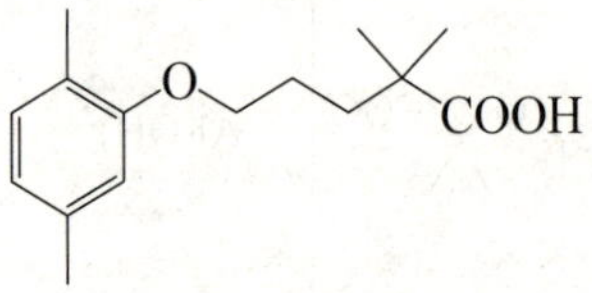

▲2,2-二甲基-5-(2,5-二甲苯基氧基)戊酸
▲5-(2,5-Dimethylphenoxy)-2,2-dimethylpentanoic acid

本品为白色结晶性粉末；无臭；几乎不溶于水，易溶于甲醇、乙醇、丙酮、环己烷和氢氧化钠溶液，极易溶于氯仿；m.p. 58～61℃。

吉非罗齐为非卤代的苯氧戊酸衍生物，可显著降低胆固醇和甘油三酯，而且不使胆汁形成结石，既可减少极低密度脂蛋白（VLDL）和甘油三酯的合成，又可激活脂蛋白脂酶而加速其血中的清除，因此有较好的降低甘油三酯的作用，此外还降低胆固醇和升高HDL，临床上主要用于原发性和继发性高脂血症、糖尿病引起的血脂过高等。

本品口服吸收快，口服后70%以葡萄糖醛酸结合物或代谢物的形式经肾脏排泄，只有少量经粪便排泄。主要代谢发生在苯环上，苯环上的甲基被氧化成羟甲基、羧基或苯环被羟基化（图14-5）。

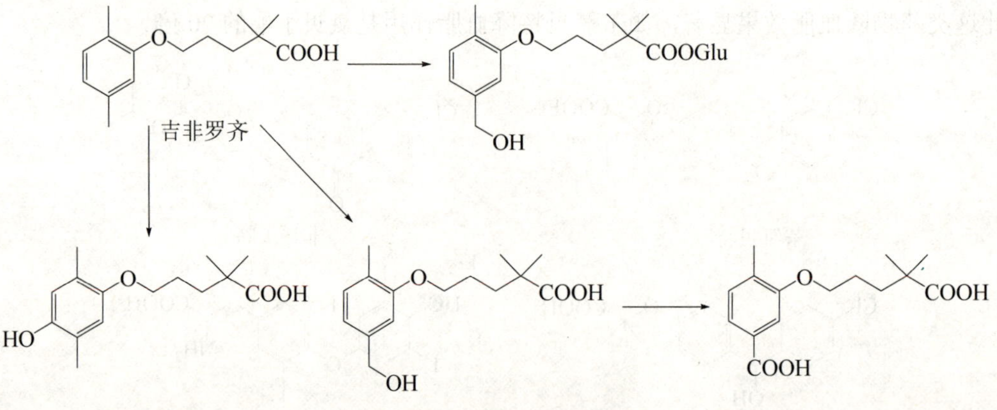

图14-5　吉非罗齐的代谢途径

2. 烟酸及其衍生物

烟酸（Nicotinic acid）是一种人体必需的水溶性维生素（维生素 B_3 或维生素 PP），在体内转化为烟酰胺。烟酰胺是辅酶Ⅰ和辅酶Ⅱ的组成部分，参与体内脂质代谢、组织呼吸的氧化过程和糖类无氧分解的过程。烟酸及烟酰胺是防治癞皮病的重要辅助药物。**1955 年，发现大剂量的烟酸可以降低人体内胆固醇和甘油三酯的水平，临床上用于高脂血症的治疗。**但烟酸用于降血脂时，可引起皮肤潮红瘙痒、血清尿酸值升高、葡萄糖耐受性减损和肝脏损害等副作用。

对烟酸进行结构改造，将其与醇反应成酯，得到酯类前药如烟酸肌醇酯（Inositol Nicotinate）、烟酸戊四醇酯（Niceritrol）等，这些药物在体内被酯酶水解释放出烟酸起效。

烟酸的氟化物 5-氟烟酸（5-Fluoronicotinic acid）在烟酸结构改造物中降脂活性最强，但其降 VLDL 和 LDL 作用弱于烟酸。吡啶甲醇（3-Pyridinemethanol）是烟酸的还原产物，在体内氧化成烟酸而起作用，不良反应较少。阿昔莫司（Acipimox）是一种氧化吡嗪羧酸衍生物，能增加血浆内 HDL，降低胆固醇和甘油三酯的作用与烟酸相同，不良反应少，长期用药耐受性好。

烟酸　　　烟酸肌醇酯　　　烟酸戊四醇酯

吡啶-3-甲醇　　　5-氟烟酸　　　阿昔莫司

近年来，还出现烟酸和氯贝酸结合而成的酯类前药，如依托贝特（Etofibrate）和氯烟贝特（Ronifibrate），它们在体内水解为烟酸和氯贝酸而发挥作用，作用持久，是广谱高效的调血脂药物。

依托贝特　　　氯烟贝特

烟酸类药物主要通过影响血脂的代谢而发挥作用。烟酸抑制脂肪酶，使脂肪组织中的甘油三酯不能分解释放出游离脂肪酸，该脂肪酶为激素敏感性，可被儿茶酚通过 cAMP 激活。烟酸类药物则能降低 cAMP 的水平，进而使依赖 cAMP 的甘油三酯脂肪酶活性降低，脂肪组织分解减少，释入血中的游离脂肪酸减少，继而肝脏合成的甘油三酯减少。烟酸也能促使胆固醇经胆汁排出，并阻止胆固醇的酯化。同时，它还能适度提高血中 HDL 水平，因而有抗动脉粥样硬化和预防冠心病的作用。

三、其他血脂调节药物

微粒体甘油三酯转运蛋白（Microsomal Triglyceride Transfer Protein，MTP）是位于肝细胞和小肠细胞微粒体腔内的一种重要的内质网腔内蛋白，参与甘油三酯的转运及极低密度脂蛋白的组装，可以加快膜间甘油三酯、胆固醇和磷脂的转运及细胞和亚细胞膜的生成，对含有载脂蛋白在肠上皮细胞和肝细胞的组装起限速作用。

甲磺酸洛美他派（Lomitapide Mesylate）能够直接与 MTP 结合，进而阻止载脂蛋白 B (ApoB) 在肝细胞和肠上皮细胞的装配，抑制乳糜微粒和极低密度脂蛋白的生成。本品临床上用于治疗纯合子型家族性高胆固醇血症(HoFH)，与其他降脂药物联用并配合低脂饮食可取得良好效果。但需要注意的是，洛美他派可使辛伐他汀和洛伐他汀暴露增加，合并用药时有肌病风险包括横纹肌溶解，因此，与洛美他派同服时，辛伐他汀和洛伐他汀应减量。

甲磺酸洛美他派

思考题

1. 结合胺碘酮的结构及作用特点，分析胺碘酮在临床上应避免长期用药的原因。
2. 试解释硝酸酯类药物（如硝酸甘油）连续用药后出现耐受性的原因，并给出两种以上的解决方案。
3. 简述 HMG-CoA 还原酶抑制剂降低胆固醇的作用机制，并总结其结构特征。

第十五章
降血糖药物

扫码获取
资源

学习目标

掌握：降血糖药物的分类、代表药物及其作用机制；胰岛素分泌促进剂的分类及其代表药物；格列吡嗪、格列美脲、盐酸二甲双胍的结构、化学特征及用途；格列吡嗪的合成。

熟悉：磺酰脲类降血糖药物的发现和构效关系；米格列奈钙、罗格列酮、磷酸西格列汀的结构、化学特征、代谢及用途。

了解：胰岛素及其类似物的概述；α-葡萄糖苷酶抑制剂的概述；GLP-1 受体激动剂、DPP-Ⅳ抑制剂和 SGLT-2 抑制剂的概述。

糖尿病是一种以持续高血糖状态为特征的代谢性疾病，主要由于胰岛素分泌不足和（或）胰岛素作用减弱或外周组织对胰岛素不敏感所致。糖尿病的发生与遗传、环境、精神、免疫功能紊乱等多种因素相关，且其并发症会引起机体的多系统、多器官靶向性损伤，如失明、心脑血管疾病、肾病等，危害性较大。

糖尿病主要分为胰岛素依赖型（Insulin-dependent Diabetes Mellitus，IDDM，即Ⅰ型糖尿病）和非胰岛素依赖型（Noninsulin-dependent Diabetes Mellitus，NIDDM，即Ⅱ型糖尿病），此外还有妊娠期糖尿病（Gestational Diabetes）和继发性糖尿病（Secondary Diabetes）。Ⅰ型糖尿病患者的胰岛β细胞受损，引起胰岛素分泌水平降低，临床上主要使用胰岛素及其类似物的制剂进行治疗。Ⅱ型糖尿病患者体内胰岛素分泌障碍较轻，主要是机体对胰岛素不敏感（即胰岛素抵抗）而出现的胰岛素耐受，该类患者约占糖尿病患者总数的90%，临床上主要以胰岛素分泌促进剂、胰岛素增敏剂、α-葡萄糖苷酶抑制剂、二肽基肽-Ⅳ抑制剂等降糖药物进行治疗。妊娠期糖尿病也是源于细胞的胰岛素抵抗，是由于妊娠期妇女分泌的激素所导致，通常分娩后自愈。继发性糖尿病指由于已知的原发疾病（如腮腺炎、慢性胰腺炎等，或长期服用类固醇）所致的慢性高血糖状态，通常在原发疾病治愈后即可以痊愈。

第一节 胰岛素及其类似物

一、胰岛素的发现及发展

胰岛素（Insulin）是一种由胰岛β细胞分泌的肽类激素，对糖原、脂肪、蛋白质等合成均具有促进作用。1922 年，Banting 和 Best 首次从动物胰腺中分离出胰岛素，并证实了其降糖作用，自此，开启了糖尿病的药物治疗，胰岛素成为Ⅰ型糖尿病和Ⅱ型中晚期糖尿病的首选药物。

胰岛素的发展经历了从粗品到纯化结晶、一级结构和三级结构确定的过程。1965 年中国科学家完成了结晶牛胰岛素的全合成。1977 年，被称为基因工程之父的美国科学家 Boyer 利用基因工程技术合成了人胰岛素，该方法得到的外源性人胰岛素与人体分泌的内源性人胰岛素的分子结构完全相同，目前已成为胰岛素生产的重要方法。由于其是通过皮下注射使用，导致其发挥作用时具有不同于内源性人胰岛素的特点，因此研发出能够起效更快或者作用时间更长的胰岛素及其类似物是新型胰岛素的发展方向。

二、胰岛素的结构及来源

胰岛素的分子体积较大，不易透过靶细胞膜而只能与细胞膜上的胰岛素受体结合。胰岛素受体是一种存在于各种细胞膜上的跨膜受体，属于酪氨酸激酶家族中的一员，其功能上是一种变构酶，具有调节亚基（α亚基）和催化亚基（β亚基）作用。胰岛素与α亚基结合后受体结构改变，引起β亚基内多个酪氨酸分子快速自身磷酸化，β亚基的酪氨酸激酶被激活，并相继激活一系列激酶级联反应和信号转导通路，最终引起葡萄糖转运体（Glucose Transporters）从细胞内膜转位至浆膜上，有利于葡萄糖的吸收和分解，促进糖原的合成和储存，从而促进葡萄糖转变为脂肪，抑制糖异生和糖原分解而降低血糖。

胰岛素由 51 个氨基酸残基组成，分成 A、B 两条肽链，A 链含 21 个氨基酸，B 链含 30 个氨基酸（图 15-1）。到目前为止至少确定了 28 种动物体内胰岛素的一级结构，其中猪胰岛素与人胰岛素最为相似，仅在 B 链 C-末端 B30 位有一个氨基酸的差别，而牛胰岛素有 A8'、A10'和 B30 位三个氨基酸不同，但有些物种的胰岛素之间只有 50%的残基是相同的。猪胰岛素（Insulin）和牛胰岛素[Insulin (beef)]均是可以用于糖尿病治疗的动物源性胰岛素。

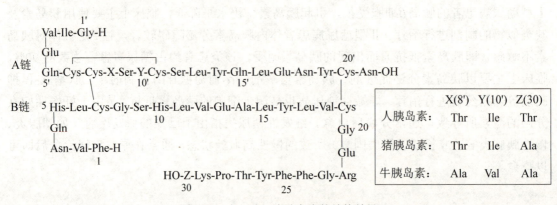

图 15-1　人、猪、牛胰岛素的结构差异

《中国药典》（2020年版）中的胰岛素即猪胰岛素，是从猪胰腺中提取制得，由于其易导致局部甚至全身过敏反应、胰岛素耐药、血糖不稳定、微血管病变、胰功能衰竭加速等不良反应，已在美国撤市，国内目前仍有生产。研究表明，产品中常含有的极少量其他多肽成分（如胰高血糖素、胰多肽、血管肠多肽等）是导致不良反应的主要原因，因此中国药典将上述多肽杂质列为检查项目。猪胰岛素也可采用酶化学或半合成方法，使B链C-末端的丙氨酸转变成苏氨酸成为人胰岛素。

人胰岛素为白色或类白色的结晶粉末，分子质量5807.69Da；在水、乙醇中几乎不溶，在无机酸或氢氧化钠溶液中易溶；具有典型的蛋白质性质，等电点为5.1～5.3，在微酸性（pH 2.5～3.5）溶液中稳定，在碱性溶液中及遇热不稳定；$[\alpha]_D^{25} = -64°\pm8°$（$c=2$，0.03 mol/L NaOH溶液）；m.p. 233℃（分解）。

人胰岛素是由含可高效表达人胰岛素基因的工程化细胞经发酵、分离、高度纯化、结晶和干燥制得，每1单位人胰岛素相当于0.0347mg。由基因工程技术获得的人胰岛素需要检查宿主蛋白和宿主DNA残留量。本品口服无效，需注射给药。

三、胰岛素类似物

天然的胰岛素只有在很低的生理浓度下（<0.1μmol/L）才以单体存在，高浓度时胰岛素会通过B链C-端B26～B30氨基酸残基相互作用形成二聚体，当锌离子存在时则会进一步形成六聚体，而只有解聚成单体后才有降血糖作用。因此，普通胰岛素一般注射后1h起效，持效时间4～8h，临床应用具有一定局限性，需餐前30min注射，易出现下一餐前和夜间低血糖事件等。为了适应不同患者的需求，利用基因重组技术，通过对胰岛素结构中氨基酸的替换，改变胰岛素的理化和生物学特征，研发出能更好地模拟人生理状态下胰岛素分泌模式的胰岛素类似物。改造位点集中在与二聚体形成有关但与胰岛素和受体结合不起关键作用的B链C-端B26～B30区域。

1. 速效胰岛素类似物

速效胰岛素类似物通过改变胰岛素B链的氨基酸组成，阻碍分子聚合，加速胰岛素吸收从而达到速效的目的。上市药物有赖脯胰岛素（Insulin lispro）、门冬胰岛素（Insulin Aspart）和谷赖胰岛素（Insulin Glulisine），其化学结构及作用特点如表15-1所示。该类胰岛素类似物吸收迅速，起效快，可餐前即时注射，达峰快，持续时间短，且低血糖发生率显著降低，临床上用于餐后血糖的控制。

2. 长效胰岛素类似物

长效胰岛素类似物主要通过替换和增加氨基酸来改变胰岛素的等电点，使其在生理状态下先形成沉淀，后缓慢释放，如甘精胰岛素（Insulin Glagine）、地特胰岛素（Insulin Detemir）和德谷胰岛素（Insulin Degludec）。它们的改造策略是使用可溶性脂肪酸酰化胰岛素，改变其动力学特征达到长效的目的（表15-1）。相较于重组人胰岛素，长效胰岛素类似物吸收和扩散缓慢稳定，无明显峰效应，作用时间长，能模拟正常人体生理性基础胰岛素分泌。临床上可更好地控制血糖，减少个体差异，降低低血糖发生率，缓解体重增加。

表 15-1　胰岛素及其类似物的特性

药物分类	药物名称	化学结构特点	作用特点
重组人胰岛素			1h 起效，1.5~2.5h 达峰，血中半衰期 30min，吸收阶段半衰期 2~5h，用于急症时可静脉注射
速效胰岛素类似物	赖脯胰岛素	将人胰岛素 B28-位脯氨酸和 B29-位赖氨酸互换	15min 起效，30~70min 达峰，作用持续时间 2~5h
	门冬胰岛素	将人胰岛素 B28-位脯氨酸替换为门冬氨酸	10~20min 内起效，1~3h 达峰，作用持续时间为 3~5h
	谷赖胰岛素	将人胰岛素 B3-位和 B29-位分别替换为赖氨酸和谷氨酸	10~20min 内起效
长效胰岛素类似物	甘精胰岛素	将人胰岛素 A21-位天冬氨酸置换成甘氨酸，B 链末端增加 2 个精氨酸	起效平稳，药物在循环中几乎不出现明显的峰浓度，作用时间维持约 24h
	地特胰岛素	将人胰岛素脱 B30-位苏氨酸后，B29-位赖氨酸ξ位上共价连接一个 14 碳游离脂肪酸侧链	半衰期为 5~7h，6~8h 达峰，作用持续时间 24h
	德谷胰岛素	将人胰岛素脱 B30-位苏氨酸后，B29-位赖氨酸上通过一个 L-γ-Glu 与 16 碳游离脂肪酸连接	半衰期约为 25h，作用持续时间>42h

第二节　胰岛素分泌促进剂

一、磺酰脲类降血糖药物

1. 磺酰脲类降血糖药物的发现及发展

该类药物是通过对磺胺类药物的副作用进行研究发现的。20 世纪 40 年代磺胺类药物被用来治疗斑疹伤寒，但在使用磺胺异丙噻哒唑治疗时，多数患者出现震颤、神经失调、发抖、饥饿等症状，甚至有患者死亡。进一步研究发现磺胺类药物能够通过调节胰岛功能降低血糖。1955 年，第一个磺酰脲类降糖药物氨磺丁脲（Carbutamide）正式应用于临床，其降血糖作用显著，但由于具有较强的骨髓抑制毒性被停用。在此基础上相继合成了多个系列的磺酰脲类化合物，约有 10 多个磺酰脲类降血糖药先后上市。

磺胺异丙噻哒唑　　　　　氨磺丁脲

按开发时间和作用特点，磺酰脲类降糖药物可分为三代。第一代药物是在 20 世纪 50 年代发现的，以甲苯磺丁脲（Tolbutamide）、氯磺丙脲（Chlorpropamide）为代表，其特点是受体亲和力小，服药剂量大，作用时间过长，存在严重而持久的低血糖反应，且药物相互作用较多。第二代于 20 世纪 70 年代上市，以格列本脲（Glibenclamide）、格列吡嗪（Glipizide）

为代表，其特点是对受体亲和力更大，脂溶性及细胞通透性提高，给药剂量减少，药物相互作用较少，但仍存在低血糖反应发生率较高的问题，还可引起体重增加。第三代药物以1996年上市的格列美脲（Glimepiride）为代表，其与受体亲和力和结合速度均优于第二代，给药剂量更小，并可用于其他磺酰脲类降血糖药物失效的糖尿病患者的治疗。常见的磺酰脲类降血糖药物的结构及特性见表15-2。

表15-2 磺酰脲类降血糖药物

分代	名称	R	R^1	作用持续时间/h	半衰期/h
第一代	甲苯磺丁脲（Tolbutamide）	H$_3$C-	-C$_4$H$_9$	6～12	4.5～5.5
	妥拉磺脲（Tolazamide）	H$_3$C-	氮杂环庚烷	6～18	7
	氯磺丙脲（Chlorpropamide）	Cl-	-C$_3$H$_7$	24～48	25～60
	醋磺己脲（Acetohexamide）	乙酰基	环己基	12～24	0.8～2.4（母体）3.7～6.4（代谢物）
第二代	格列本脲（Glibenclamide）	5-氯-2-甲氧基苯甲酰胺乙基	环己基	16～24	4～10
	格列吡嗪（Glipizide）	5-甲基吡嗪-2-甲酰胺乙基	环己基	6～12	2～4
	格列齐特（Gliclazide）	H$_3$C-	双环戊烷	24	10～12
	格列波脲（Glibornuride）	H$_3$C-	羟基莰烷	24	8
	格列喹酮（Gliquidone）	7-甲氧基-4,4-二甲基异喹啉-1,3-二酮乙基	环己基	2～3	1.5
第三代	格列美脲（Glimepiride）	3-乙基-4-甲基-2-氧代-3-吡咯啉-1-甲酰胺乙基	反式-4-甲基环己基	24	5～8

磺酰脲类降血糖药物首先和胰岛β细胞表面的磺酰脲受体相结合，阻断三磷酸腺苷（ATP）敏感的K$^+$通道，使细胞膜去极化，促使电压依赖性Ca^{2+}通道开放，胞外Ca^{2+}内流，胞内Ca^{2+}浓度增加，进而促进β细胞分泌胰岛素。除直接作用于胰岛β细胞外，磺酰脲类药物还能增加胰岛素受体的数量和亲和力，增强胰岛素在肝脏、骨骼肌和脂肪组织中的作用，降低胰岛素的肝脏清除率。

格列吡嗪（Glipizide）

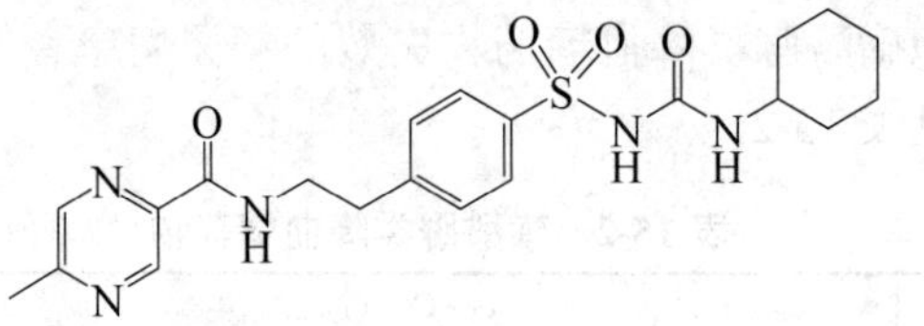

▲*N*-{4-[*N*-(环己基氨甲酰基)氨磺酰基]苯乙基}-5-甲基吡嗪-2-甲酰胺
▲*N*-(4-(*N*-(Cyclohexylcarbamoyl)sulfamoyl)phenethyl)- 5-methylpyrazine-2-carboxamide

本品为白色或类白色的结晶性粉末；无臭；在水中不溶，在丙酮、氯仿、二氧六环或甲醇中微溶，在 DMF 或稀氢氧化钠溶液中易溶；m.p. 203～208℃。

格列吡嗪降血糖作用迅速且强，约为甲苯磺丁脲的 1000 倍，服药后 30min 起效，1～3h 达血药浓度高峰，持续有效时间为 6～12h。在体内代谢为环己环上氧化和吡嗪环裂解的产物，代谢产物均无活性。

本品适用于经饮食控制及体育锻炼 2～3 个月疗效不满意的轻、中度Ⅱ型糖尿病且无急慢性严重并发症患者。动物实验中有致畸和致死胎毒性，孕妇禁用；本品可由乳汁排出，哺乳期妇女禁用以免婴儿发生低血糖。

本品的合成是以 5-甲基吡嗪-2-羧酸与 4-氨乙基苯磺酰胺为起始原料，经缩合，再与环己基异氰酸酯反应制得格列吡嗪。

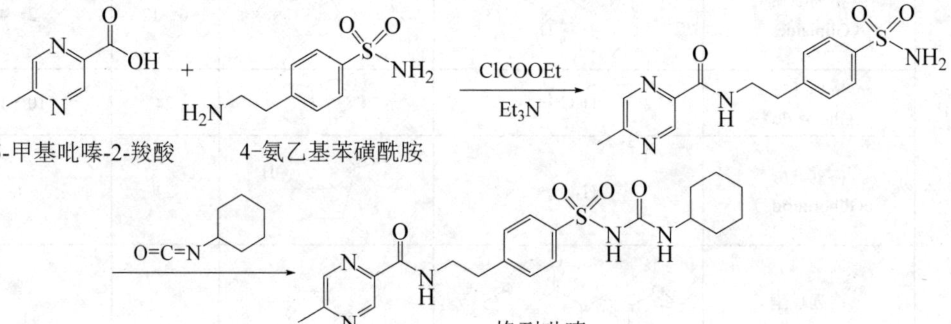

《中国药典》（2020 年版）中仅列出 1 个杂质，即该合成路线的中间体：4-[2-(5-甲基吡嗪-2-甲酰氨基)乙基]苯磺酰胺，在欧洲药典（EP9.0）中列出 A、B、C、D、E、F、G、H、I 共 9 个杂质，如表 15-3 所示。

表 15-3 格列吡嗪杂质列表

编号	杂质结构	编号	杂质结构
杂质 A	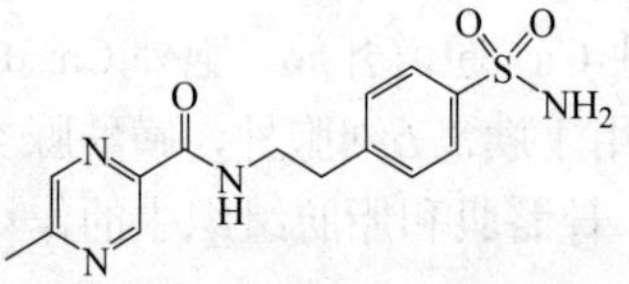 4-[2-(5-甲基吡嗪-2-甲酰氨基)乙基]苯磺酰胺	杂质 B	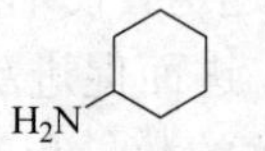 环己胺

编号	杂质结构	编号	杂质结构
杂质 C	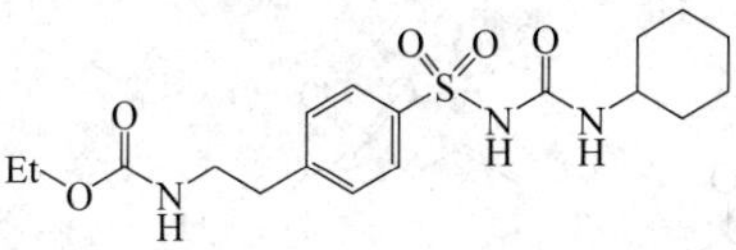 (结构图)	杂质 G	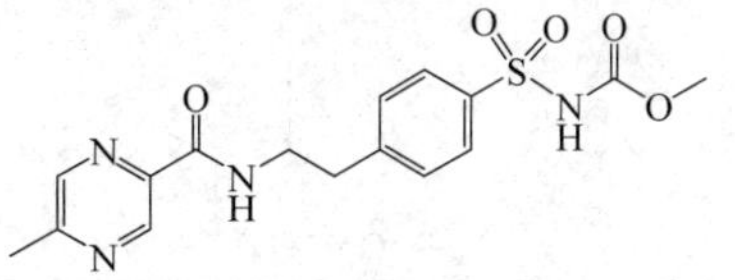 (结构图)
杂质 D	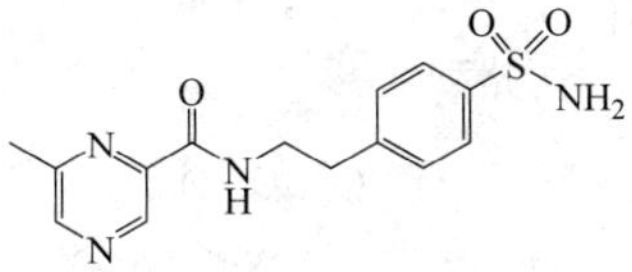 (结构图)	杂质 H	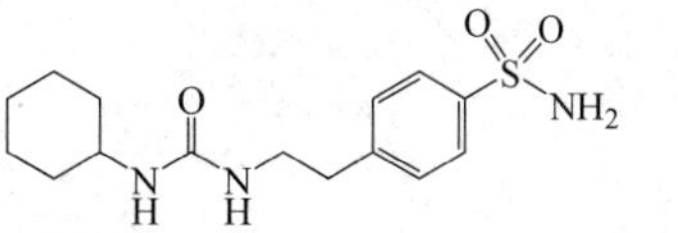 (结构图)
杂质 E	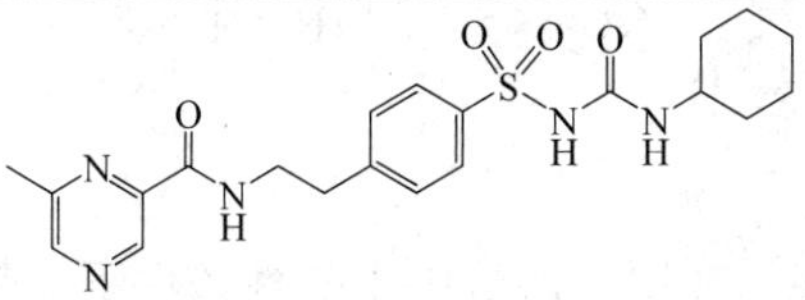 (结构图)	杂质 I	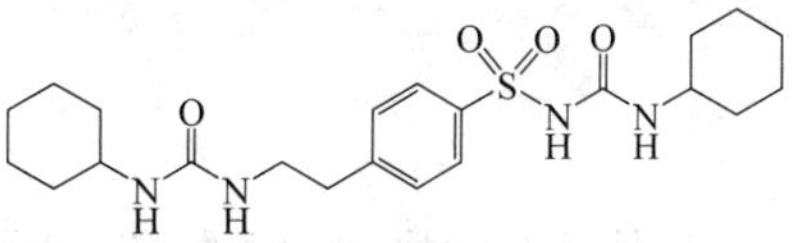 (结构图)
杂质 F	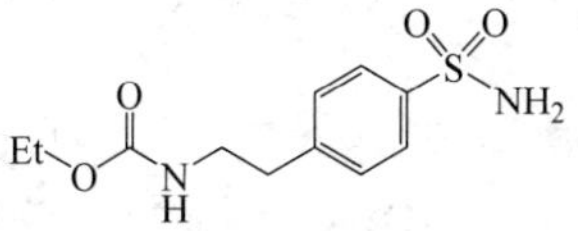 (结构图)		

杂质 A 为上述合成路线中间体，杂质 B 为制备环己基异氰酸酯的原料。5-甲基吡嗪-2,3-二甲酸进行脱羧反应制备 5-甲基吡嗪-2-羧酸时会生成少量 3-位脱羧的异构体，在合成格列吡嗪的过程中参与后续反应，并最终形成杂质 D 和杂质 E。4-氨乙基苯磺酰胺可能少量被带入第二步与环己基异氰酸酯的反应中，形成杂质 H 和杂质 I。第一步合成反应中使用的氯甲酸乙酯，可以与原料 4-氨乙基苯磺酰胺反应生成杂质 F，杂质 F 再进一步与环己基异氰酸酯反应即形成杂质 C。

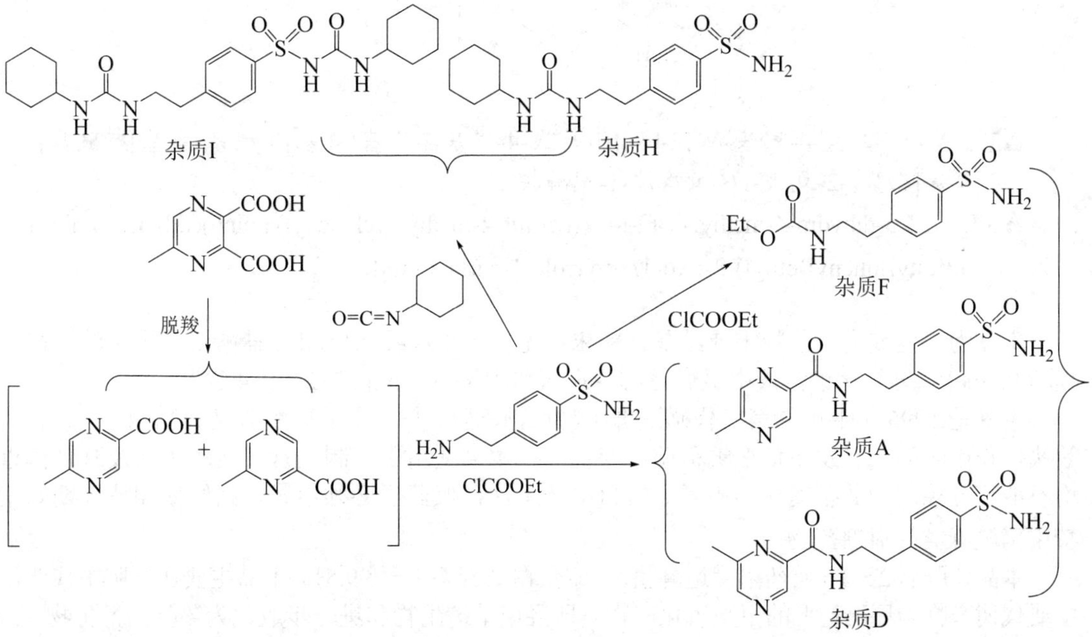

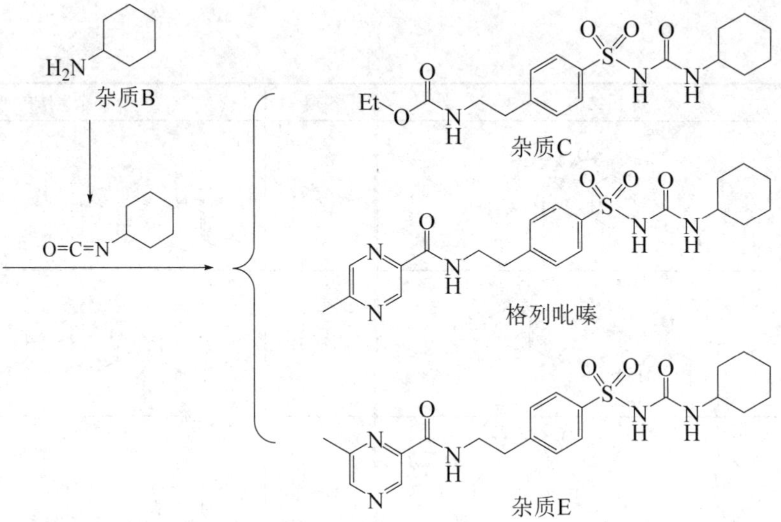

此外，在对格列吡嗪降解杂质的研究中发现，在甲醇溶液中于酸性条件下加热，格列吡嗪脱掉环己胺（杂质 B）后与甲醇成酯，得到杂质 G。

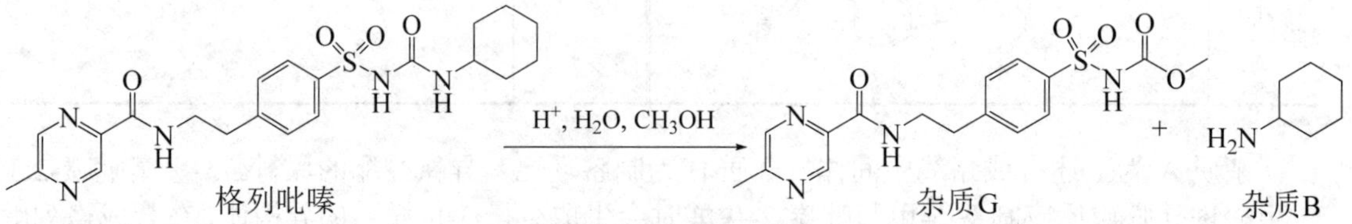

格列美脲（Glimepiride）

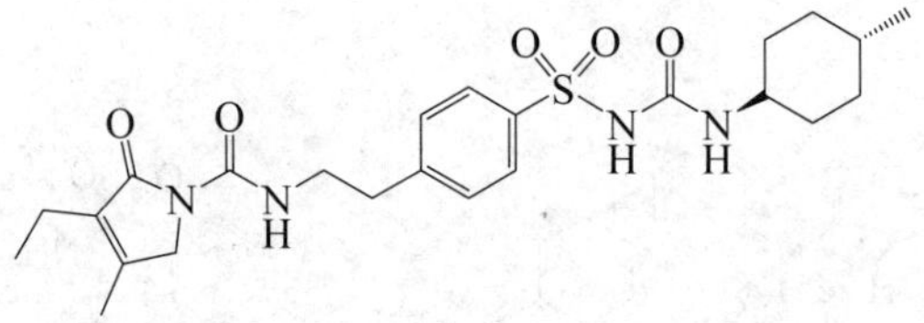

▲3-乙基-2,5-二氢-4-甲基-N-{2-[4-[[[[(反式-4-甲基环己基)氨基]甲酰基]氨基]磺酰基]苯基]乙基}-2-氧代-1H-吡咯烷-1-甲酰胺

▲3-Ethyl-2,5-dihydro-4-methyl-N-(2-(4-(((((trans-4-methylcyclohexyl)amino)carbonyl)amino)sulfonyl)phenyl)ethyl)-2-oxo-1H-pyrrole-1-carboxamide

本品为白色或类白色粉末或结晶性粉末；无臭；在水或 0.1mol/L 盐酸溶液中不溶，在乙醇和 0.1mol/L 氢氧化钠溶液中极微溶解，在氯仿中溶解；m.p. 212～214℃。

本品是 1995 年上市的第三代磺酰脲类降血糖药物，与早期的磺酰脲类药物相比，具有起效快、作用时间长、发生低血糖危险小等优点。本品适用于节制饮食、运动疗法及减轻体重均不能充分控制的Ⅱ型糖尿病患者。每日给药 1 次，服药后必须用餐，妊娠期和哺乳期妇女禁用磺酰脲类降血糖药物。

本品口服后 2～3 h 血药浓度达峰值，血浆蛋白结合率大于 99.5%。本品主要在肝脏中代谢，主要代谢产物为环己基上的甲基氧化产物，即羟甲基衍生物和进一步氧化为羧基的衍生物。

2. 磺酰脲类降血糖药物的构效关系（图15-2）

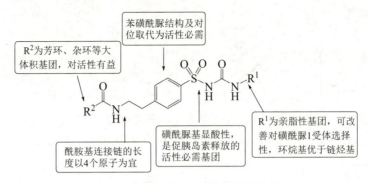

图 15-2　磺酰脲类降血糖药物的构效关系

二、非磺酰脲类降血糖药物

运用电子等排体取代磺酰脲结构得到非磺酰脲类降血糖药物，虽然化学结构与磺酰脲类不同，但作用机制相似，主要区别是非磺酰脲类药物在胰岛 β 细胞上有不同于磺酰脲类药物的结合位点，并且不直接刺激胰岛 β 细胞的胰岛素分泌，对心肌和骨骼肌的离子通道影响较小。

在格列本脲衍生物的研究中，用羧酸代替磺酰脲片段，得到美格列奈（Meglinide），相继开发了瑞格列奈（Repaglinide）、那格列奈（Nateglinide）和米格列奈（Mitiglinide）。构效关系研究表明，非磺酰脲类药物结构中含有对促胰岛素分泌活性有利的羧酸片段，且该酸性片段与苯环相连。

格列本脲　　　　　　　　美格列奈

瑞格列奈　　　　　那格列奈　　　　　米格列奈

与磺酰脲类相比，非磺酰脲类降血糖药物存在起效快、作用维持时间短的优点，并且很少诱发低血糖副作用。给药后，药物很快在胃肠道被吸收，经肝脏代谢酶如 CYP2C9 和 CYP3A4 代谢后快速消除。**作为超短效促胰岛素分泌剂，须每次餐前给药，又被称为餐时血糖调节剂**。米格列奈在该类药物中起效更快、作用持续时间更短、疗效更强，其不良反应发生率几乎与安慰剂相同，可作为早期轻度糖尿病患者的一线治疗药物。

米格列奈钙（Mitiglinide Calcium）

▲二(αS,3aR,7aS)-八氢-γ-氧代-α-苯基甲基-2H-异吲哚-2-基丁酸钙二水合物
▲(αS,3aR,7aS)-Octahydro-γ-oxo-α-phenylmethyl-2H-isoindole-2-butanoic acid calcium salt hydrate (2:1:2)

本品为白色结晶性粉末；不溶于碱性溶液，微溶于水、氯仿、无水乙醇，溶于甲醇、冰醋酸；m.p. 179～185℃；$[\alpha]_D^{18} = +5.7°$（$c=1$，甲醇）。

米格列奈钙的 S-构型有效，R-构型无效。

本品是继瑞格列奈、那格列奈后的新一代格列奈类降糖药，其疗效强，给药灵活，作用持续时间短，安全性高，具有"体外胰腺"的美称。适用于经节制饮食和运动疗法不能有效控制高血糖的Ⅱ型糖尿病患者，主要用于控制餐后高血糖。

本品需餐前 5min 服用，血药浓度达峰时间约 0.25h，半衰期为 1.2h。本品主要通过肝脏及肾脏代谢，直接形成葡萄糖醛酸结合物而排出体外；极少量经 CYP2C9 代谢生成羟基代谢产物。

第三节　胰岛素增敏剂

Ⅱ型糖尿病人中多数存在着胰岛素敏感性降低，即胰岛素抵抗，从而使胰岛素不能发挥其正常生理功能，以致血糖居高不下。而高血糖又继续刺激胰岛素分泌，形成高胰岛素症，并可引起高血压、高血糖、高血液黏稠度、高体重及心脑血管病等一系列改变。胰岛素增敏剂能提高患者对胰岛素的敏感性，改善胰岛素抵抗状态，对糖尿病的治疗有非常重要的意义。

胰岛素增敏剂按照化学结构可分为双胍类和噻唑烷二酮类。

一、双胍类降血糖药

20 世纪 20 年代，癸烷双胍 synthalin A 和 synthalin B 曾用于轻度糖尿病的治疗，但因为有较大的肝脏和肾脏毒性而先后退出市场。直到 20 世纪 40 年代，双胍类降血糖药物的研究才再次受到重视，相继有苯乙双胍（Phenformin）、二甲双胍（Metformin）和丁福明（Buformin）应用于临床。由于苯乙双胍和丁福明可以使血中的乳酸水平升高，导致乳酸中毒，已在多国停用。二甲双胍至今仍作为肥胖和超重型糖尿病患者的一线用药而被广泛应用，在降糖的同时可以降低Ⅱ型糖尿病患者心血管并发症的发生率。

癸烷双胍 A, n=10
癸烷双胍 B, n=12

苯乙双胍

丁福明

二甲双胍

盐酸二甲双胍（Metformin Hydrochloride）

▲N,N-二甲基亚氨基双碳亚氨二酰胺盐酸盐
▲N,N-Dimethylimidodicarbonimidic diamide hydrochloride

本品为白色结晶性粉末；无臭；不溶于氯仿或乙醚，微溶于乙醇，溶解于甲醇，易溶于水；本品结构中的胍基具有强碱性，pK_a值为12.4，其1%水溶液的pH为6.68；m.p. 220~225℃。

盐酸二甲双胍对正常人无明显降血糖作用，单独用于Ⅱ型糖尿病患者时较少出现低血糖现象。本品的降糖作用包括：增加周围组织对胰岛素的敏感性；增加葡萄糖的无氧酵解和利用；增加骨骼肌和脂肪组织的葡萄糖氧化和代谢；减少肠道对葡萄糖的吸收；抑制肝糖的产生和输出。本品可与胰岛素合用，可增加胰岛素的降血糖作用，减少胰岛素用量；也可与磺酰脲类口服降血糖药合用，具有协同作用。

本品口服后2.5h血药浓度达峰值，生物利用度约为60%，半衰期为1.5~2.8h，不与血浆蛋白结合，几乎全部以原形经尿液排出，故肾功能障碍者禁用，老年患者慎用。

本品的合成是以双氰胺和二甲胺盐酸盐为原料，在130~150℃加热0.5~2h缩合制得盐酸二甲双胍。

《中国药典》（2020年版）对盐酸二甲双胍中双氰胺的限度为不超过0.02%。

二、噻唑烷二酮类降血糖药

噻唑烷二酮类降血糖药主要是通过激动过氧化物酶体增殖因子激活受体（Peroxisome Proliferators Activated Receptor, PPAR）而发挥胰岛素增敏作用。PPAR有α、β、γ三种亚型，分别调控糖、脂和能量代谢，均与糖尿病治疗相关。PPARγ激动剂能够增加肌肉对葡萄糖的利用，减少肝脏内源性葡萄糖的产生，促进脂肪的合成，抑制脂肪的分解，从而达到降血糖效果。临床上可单独应用或与其他类型降糖药合用，适用于肥胖或有代谢综合征的Ⅱ型糖尿病的治疗。

20世纪80年代，环格列酮（Ciglitazone）、恩格列酮（Englitazone）作为噻唑烷二酮类降血糖药先后上市，但均因严重不良反应而被淘汰；1995年曲格列酮（Troglitazone）在日本上

市，但 5 年后因严重的肝毒性被撤出市场。目前临床应用的该类药物有罗格列酮（Rosiglitazone）和吡格列酮（Pioglitazone）。2011 年 5 月，美国 FDA 发布安全公告，**罗格列酮治疗的患者心脏病发作风险升高，因此加大对罗格列酮的使用限制，仅限于已由这些药物成功治疗的患者或其他降糖药无法控制血糖的患者使用。**吡格列酮因为增加了使用一年以上的患者诱发膀胱癌的风险而在一些国家被停用。

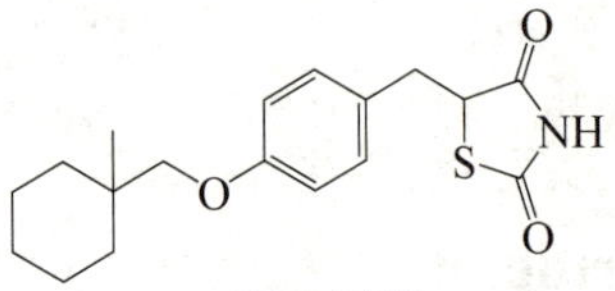

环格列酮 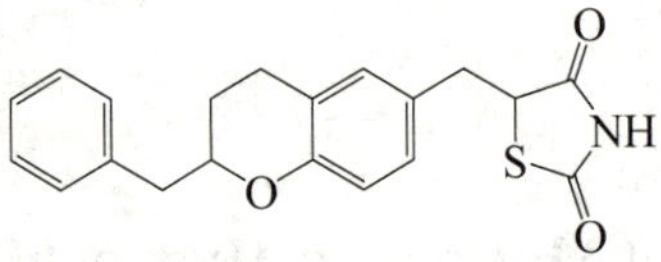　　　　恩格列酮 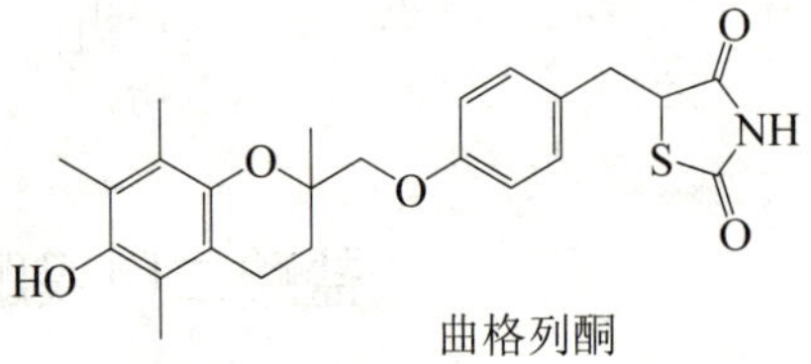　　　　曲格列酮

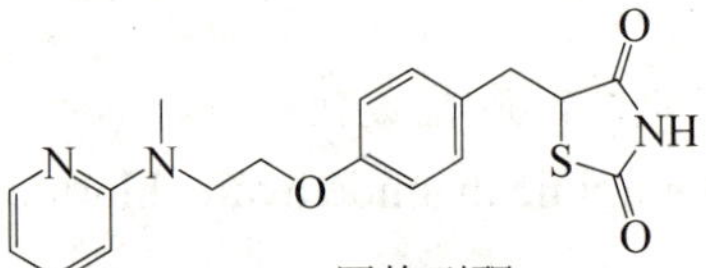

罗格列酮 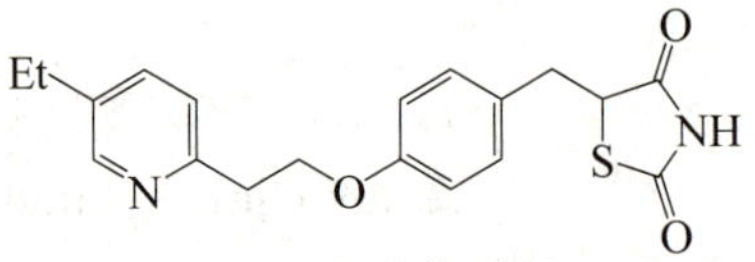　　　　吡格列酮

第四节　新型降血糖药物

近年来，随着人们对 II 型糖尿病发病机制的深入研究，很多新靶点不断涌现，并有大量新药上市。主要包括 α-葡萄糖苷酶抑制剂、胰高血糖素样肽-1（GLP-1）受体激动剂、二肽基肽酶-IV（DPP-IV）抑制剂和钠-葡萄糖协同转运蛋白-2（SGLT-2）抑制剂。

一、α-葡萄糖苷酶抑制剂

人体通过食物摄取的碳水化合物主要为淀粉和多糖，它们必须经 α-葡萄糖苷酶水解才能转化成单糖被吸收。α-葡萄糖苷酶抑制剂能够竞争性抑制位于小肠绒毛上的多种 α-葡萄糖苷酶，如麦芽糖酶、蔗糖酶和淀粉酶等，从而减慢碳水化合物的水解，延缓肠道的糖吸收，减少高血糖对胰腺的刺激，提高胰岛素受体敏感性。**该类降糖药对 I 型和 II 型糖尿病均有效。**

临床应用的 α-葡萄糖苷酶抑制剂主要有阿卡波糖（Acarbose）、伏格列波糖（Voglibose）和米格列醇（Miglitol），均为低聚糖结构类似物。

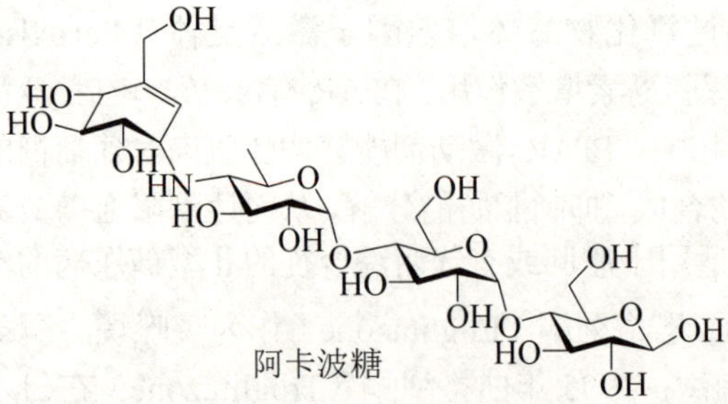

阿卡波糖 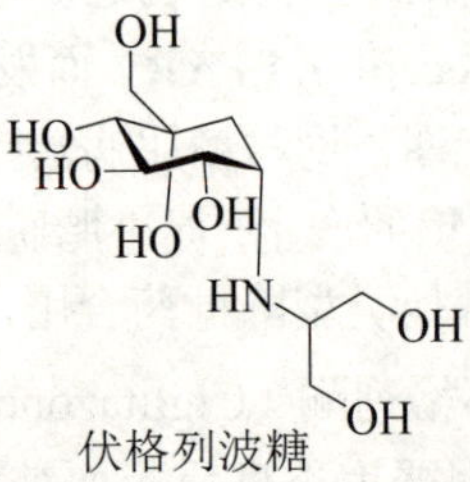　　　　伏格列波糖 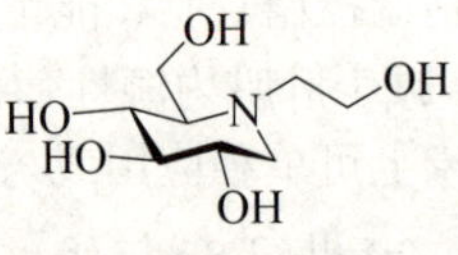　　　　米格列醇

阿卡波糖是第一个上市的α-葡萄糖苷酶抑制剂，是从放线菌属微生物发酵液中分离得到的一个低聚糖，其结构中的不饱和环己多醇和氨基糖是抑制α-葡萄糖苷酶的活性片段。该药溶解性差，口服后其生物利用度仅为1%～2%，半衰期为3～4h。适用于配合节食治疗的Ⅱ型糖尿病患者，可以单独服用或和其他降糖药联合应用。当过量的阿卡波糖与含碳水化合物食物同服时，会产生严重的胃肠胀气和腹泻，因此禁用于有炎症性肠病或肝损伤的患者。

伏格列波糖是链霉菌的代谢产物，为氨基糖类似物，作用与阿卡波糖类似，降糖机制为抑制蔗糖酶和麦芽糖酶双糖水解酶，而对α-淀粉酶几乎无抑制作用。药代动力学研究表明，口服后人体血浆及尿液中均检测不到伏格列波糖。与阿卡波糖相比，伏格列波糖用药剂量和胃肠道副作用较低。

米格列醇为葡萄糖类似物，溶解性好，口服给药吸收迅速而完全，抑制作用更为广泛，对α-葡萄糖苷酶、β-葡萄糖苷酶、蔗糖酶和葡萄糖淀粉酶都有较强抑制作用。可以单独服用或和其他降糖药联合应用，用于治疗单纯饮食控制无效的Ⅱ型糖尿病。

二、GLP-1受体激动剂和DPP-Ⅳ抑制剂

早在20世纪60年代，Elrick等人发现口服葡萄糖对胰岛素分泌的促进作用明显高于静脉注射，这种现象被称为"肠促胰岛素效应"。胰高血糖素样肽-1（Glucagon-like Peptide-1，GLP-1）是一种内源性肠促胰岛素分泌剂，与G蛋白偶联受体（GPCRs）B类家族的GLP-1受体结合并激活，在维持人体血糖稳定中发挥着重要作用。其主要作用机制为：①以葡萄糖依赖的方式刺激胰岛素的分泌；②降低胰高血糖素的分泌；③抑制胃排空；④降低食欲；⑤促进胰岛β细胞的生长和复苏。但对于Ⅱ型糖尿病患者，其"肠促胰岛素效应"受损，进餐后GLP-1浓度升高幅度较小，使胰岛素分泌不足，导致餐后血糖升高。

二肽基肽酶-Ⅳ（Dipeptidyl Peptidase-Ⅳ，DPP-Ⅳ）是一种丝氨酸蛋白酶，以多肽肠促胰岛素为天然底物，如GLP-1和葡萄糖依赖性促胰岛素多肽（Glucose-dependent Insulinotropic Polypeptide，GIP），DDP-Ⅳ能快速使之失活，降低了GLP-1和GIP等促胰岛素分泌活性。

GLP-1受体激动剂和DDP-Ⅳ抑制剂可以促进胰岛素分泌，改善血糖稳态，降低血糖过低风险，并改善胰岛素敏感性和β细胞功能。

1. GLP-1受体激动剂

对GLP-1天然结构改造的目的是使其既保留对GLP-1受体的亲和力，又降低对DPP-Ⅳ的敏感性。临床应用的GLP-1受体激动剂均为多肽，在保留药效活性的同时，延长其体内的半衰期。主要改造方式包括：①对GLP-1一级结构中部分氨基酸的替换，如利拉鲁肽（Liraglutide）是将GLP-1的34位赖氨酸用精氨酸取代，在26位的赖氨酸上接入由谷氨酸连接的16碳棕榈酸，与GLP-1同源性高达97%。②与脂肪酸链、聚乙二醇（PEG）等大分子连接，如索马鲁肽（Sermaglutide）经过PEG修饰短链，亲水性大大增强，同时可以掩盖DPP-Ⅳ酶水解位点，还能与白蛋白紧密结合从而降低肾排泄，延长半衰期。③与人血白蛋白IgG-Fc等生物效应分子连接，如度拉鲁肽（Dulaglutide）经过-(Gly-Gly-Gly-Gly-Ser)₃-Ala-偶联桥融合到经过修饰的人免疫球蛋白G4（IgG4）的恒定区（Fc）上，其半衰期长达90h。表15-4为目前已上市的主要GLP-1激动剂。

表 15-4 已上市的主要 GLP-1 激动剂

药品名称	特性
艾塞那肽 Exenatide	与 GLP-1 的同源性达到 53%，每日 2 次皮下注射给药，临床主要用于磺酰脲类、二甲双胍及两者合用难以控制血糖的 T2DM 患者
利拉鲁肽 Liraglutide	与 GLP-1 同源性高达 97%，半衰期 10～14h，每日 1 次皮下注射给药
阿必鲁肽 Albiglutide	与 GLP-1 同源性高达 97%，半衰期 5～6 d，每周 1 次皮下注射给药
度拉鲁肽 Dulaglutide	与人免疫球蛋白 IgG4 重链共价连接，降低免疫原性，避免被 DPP-IV 降解，半衰期为 5d，每周 1 次皮下注射给药
利西拉来 Lixisenatide	延迟胃排空能力强，而且对 GLP-1 受体的亲和力是天然 GLP-1 的 4 倍，半衰期 1.4～2.8h，血浆蛋白结合率高，每日 1 次皮下注射给药
贝那鲁肽 Benaglutide	全球首个人源氨基酸序列的 GLP-1 药物，半衰期 8h。每日三次，餐前 5min 皮下注射。治疗 2 周后，剂量应增加至 0.2mg (100μL)，每日三次
索马鲁肽 Sermaglutide	与天然 GLP-1 有 94% 同源性，半衰期 165 h，每周 1 次皮下注射给药
聚乙二醇洛塞那肽 Polyethylene Glycol Loxenatide	每周 1 次皮下注射给药

2. DPP-IV 抑制剂

DPP-IV 抑制剂的设计源于模拟被其降解的二肽结构类似物，包括拟肽类和非肽类。DPP-IV 能特异性地裂解其天然底物 GLP-1 的 N 端二肽残基 X-Pro 及 X-Ala（X 为任意氨基酸），因此以 GLP-1 的 N 端结构片段为化学模拟对象进行 DPP-IV 抑制剂的设计，通常含有一个脯氨酸。该类抑制剂结构主要分 3 个部分，如图 15-3 所示：S1 和 S2 两个口袋区，1 个 P1 连接区。S1 应为空间体积较小且具有极性亲电性的基团，易与 Ser630 和 Asn710 以氢键形式结合；S2 应引入体积较大的基团；P1 应包含至少有 1 个 H 原子的氨基，Glu205 和 Glu206 残基末端的羧基能与 -NH$_2$ 或 -NH- 基团以盐桥的形式紧密结合。

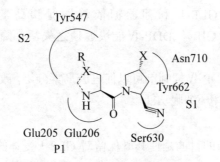

图 15-3 DPP-IV 抑制剂的设计

维格列汀　　　　沙格列汀

早期的 DPP-Ⅳ 抑制剂结构上多具有氰基吡咯烷片段，代表药物有维格列汀（Vildagliptin）和沙格列汀（Saxagliptin）。典型的 2-氰基吡咯烷类 DDP-Ⅳ 抑制剂具有与天然脯氨酸相同的 L 构型，初期改造的位点主要集中在 R 部分引入各种类型的烷基，得到维格列汀。维格列汀为强效、可逆、高选择性 DPP-Ⅳ 抑制剂，毒副作用小，口服给药后吸收迅速，主要代谢产物为氰基水解物。研究发现，在吡咯烷环上并入三元环，可使吡咯烷环在空间上更为平坦，有利于化合物与 DPP-Ⅳ 结合。吡咯烷结构用哌嗪环代替，得到的化合物 1 具有更强的 DPP-Ⅳ 抑制作用，但由于哌嗪环上 N 原子易被氧化，使其口服生物利用度低，半衰期短。在此基础上，在哌嗪环上并入三氮唑结构，得到哌嗪并三唑类衍生物西格列汀（Sitagliptin）。磷酸西格列汀是一种高效、高选择性的 DPP-Ⅳ 抑制剂，于 2006 年上市，IC_{50} 为 18 nmol/L，起效快，平均达峰时间 3h，半衰期为 12h，且不良反应较轻。

1   西格列汀

近年来，相继开发了多个结构系列的 DPP-Ⅳ 抑制剂，其中特力利汀（Teneligliptin）于 2012 年上市，属于噻唑烷类衍生物，是新型长效 DPP-Ⅳ 高活性抑制剂，竞争性抑制人和大鼠血浆中 DPP-Ⅳ 及人重组型 DPP-Ⅳ。奥格列汀（Omarigliptin）属于超长效抑制剂，每周服用 1 次即可实现对 DPP-Ⅳ 的高效抑制作用。其他上市的拟肽类 DPP-Ⅳ 抑制剂及其特性见表 15-5。

表 15-5 其他上市的拟肽类 DPP-Ⅳ 抑制剂及其特性

药品名称	结构式	特性
特力利汀 Teneligliptin		长效 DPP-Ⅳ 抑制剂，IC_{50} 为 1nmol/L，半衰期 24.8h，每日 1 次，适用于 Ⅱ 型糖尿病的治疗，安全性、耐受性良好，不良反应小
依格列汀 Evogliptin		长效 DPP-Ⅳ 抑制剂，IC_{50} 为 1nmol/L，具有针对动脉炎症的抗动脉粥样硬化治疗潜力
奥格列汀 Omarigliptin		长效 DPP-Ⅳ 抑制剂，成人服用剂量为每周 1 次，每次 25mg，属于竞争性可逆抑制剂，用于 Ⅱ 型糖尿病的治疗
吉格列汀 Gemigliptin		长效 DPP-Ⅳ 抑制剂，半衰期为 18h，每日 1 次，可显著改善血糖变异性；降糖有效性和安全性特征与达格列净相似

非肽类结构 DPP-Ⅳ 抑制剂主要以黄嘌呤类衍生物为代表。利格列汀（Linagliptin）为强效、选择性较高且适合口服的长效 DPP-Ⅳ 抑制剂，其对 DPP-Ⅳ 的 IC_{50} 值为 1nmol/L，2011 年上市，用于 Ⅱ 型糖尿病的治疗，每日给药 1 次，且可在任意时段服用。DPP-Ⅳ 复合物 X 射线晶体结构表明（图 15-4），利格列汀中的氨基与受体的氨基酸残基 Glu205、Glu206 和 Tyr562 形成 3 个氢键，N-7 位的丁炔基团占据着 S1 疏水口袋区，且化合物中黄嘌呤部分与 Tyr547 酚羟基形成 π-π 相互作用；喹唑啉环和 Trp629 发生 π-π 叠加相互作用。

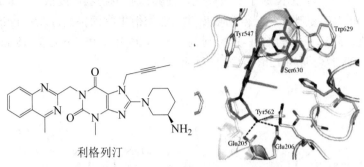

图 15-4 利格列汀与 DPP-Ⅳ复合物的 X 射线晶体结构

阿格列汀（Alogliptin）是一种口服强效、高选择性 DPP-Ⅳ 抑制剂，其对 DPP-Ⅳ 的选择性较 DPP-Ⅷ/Ⅸ 高 10000 倍，即使在较高浓度下对 CYP3A4 和 hERG 也无抑制作用，具有较高的安全性，临床用其甲磺酸盐。曲格列汀（Trelagliptin）为阿格列汀苯环上氟取代类似物，氟原子的引入增加了其代谢稳定性，半衰期长达 38～54h，可以每周给药 1 次。

三、钠-葡萄糖协同转运蛋白-2 抑制剂

肾脏对葡萄糖的重吸收作用是造成糖尿病患者高血糖的一个重要因素。钠-葡萄糖协同转运蛋白-2（Sodium-glucose Co-transporter 2, SGLT-2）是在肾近曲小管中发现的葡萄糖转运蛋白家族的成员之一，参与了 90% 以上的葡萄糖在肾脏的重吸收。选择性抑制 SGLT-2 可以增加尿糖的排出，从而起到降低血糖、治疗肥胖的作用。

根皮苷（Phlorizin）是最早用于研究的 SGLT-2 抑制剂，但由于其选择性差、口服生物利用度低以及易被根皮苷水解酶水解，未被开发成药物。为了克服上述缺点，利用前药原理，在根皮苷的糖基部分引入碳酸酯，并对芳基进行修饰，得到舍格列净（Sergliflozin）。舍格列净对 SGLT-2 的选择性较高，为 SGLT-1 的 300 倍，但其药代动力学稳定性较差。通过结构分析，导致稳定性差的原因可能是 O-葡萄糖苷键，因此制备了大量含 C-糖苷键的类似物。

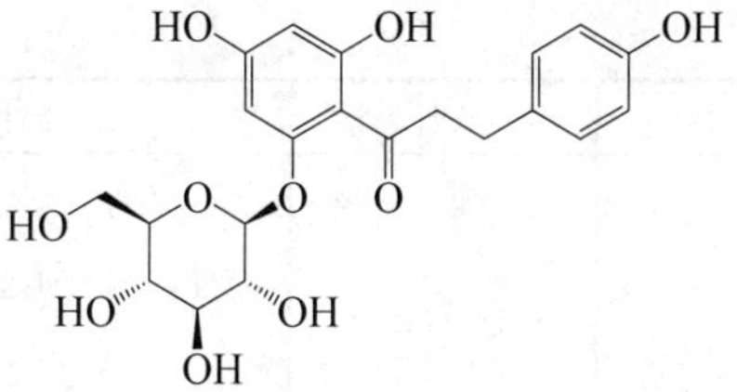

根皮苷 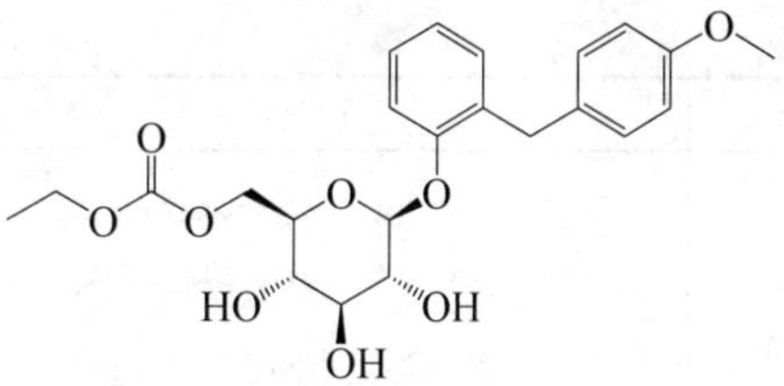　　　　舍格列净

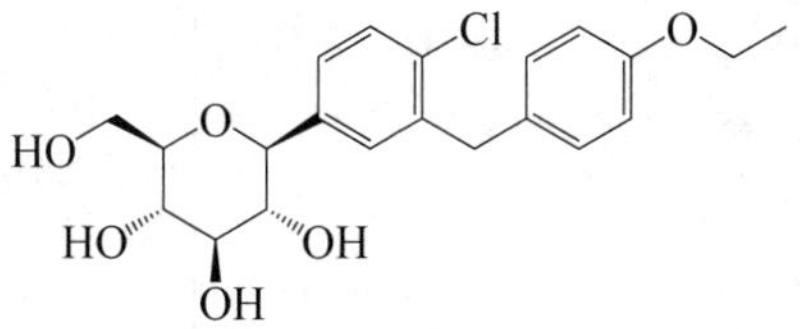

达格列净

达格列净（Dapagliflozin）属于 C-糖苷键类似物，稳定性增强的同时对 SGLT-2 的选择性进一步提高到 SGLT-1 的 3000 倍，口服生物利用度为 78%，2h 内达血药浓度峰值，半衰期 13h。给药剂量为每日 1 次 5mg，早晨服用，不受进食限制，为首个上市的 SGLT-2 抑制剂，临床使用达格列净(2S)-1,2-丙二醇一水合物。多项临床试验表明，达格列净对二甲双胍控制血糖不佳的Ⅱ型糖尿病患者仍然有效；同时可以控制肥胖型Ⅱ型糖尿病患者的体重；并可改善心肌能量代谢，减轻糖尿病性心室肥厚，保护心血管系统；还可以保护肾脏，减少尿蛋白的排泄。但由于达格列净可以促进葡萄糖随尿液排出，为泌尿、生殖系统的细菌繁殖创造了条件，因此应注意由其引发的膀胱炎、尿道炎和生殖系统真菌感染。达格列净在人体主要经尿苷二磷酸葡萄糖醛酸转移酶介导发生Ⅱ相代谢，生成达格列净 3-O-葡萄苷酸的非活性代谢产物经尿液排泄。

目前已上市的 SGLT-2 抑制剂的化学结构及其设计策略和临床应用特点如表 15-6 所示。

表 15-6　代表性 SGLT-2 抑制剂

药品名称	结构式	结构设计思路	特性
瑞格列净 Remogliflozin	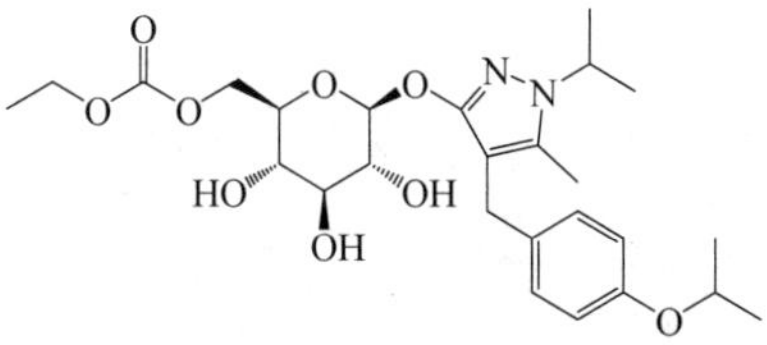	糖基部分碳酸酯前药	对 SGLT-2 选择性优于舍格列净，药代动力学稳定性差。用于Ⅱ型糖尿病患者的血糖控制
卡格列净 Canagliflozin	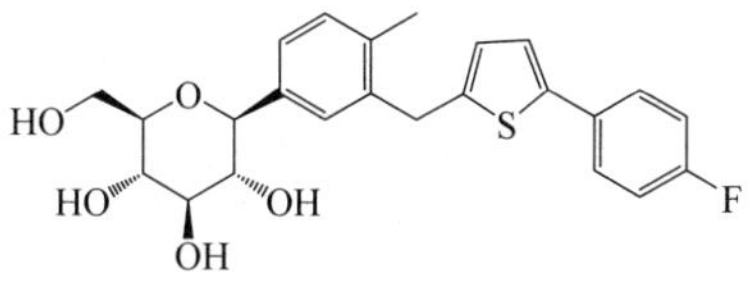	C-糖苷衍生物	口服吸收迅速，血浆蛋白结合率为 99%，半衰期约 12h，4～5 天达到稳态浓度。伴肾功能不全者禁用
恩格列净 Empagliflozin	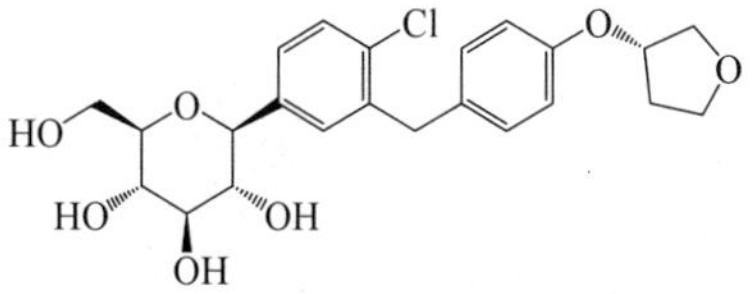	C-糖苷衍生物	可以降低中风、心肌梗死和心血管死亡风险，是美国 FDA 批准的第一个用于降低心血管死亡风险的 SGLT-2 抑制剂

第十五章　降血糖药物

续表

药品名称	结构式	结构设计思路	特性
伊格列净 Ipragliflozin	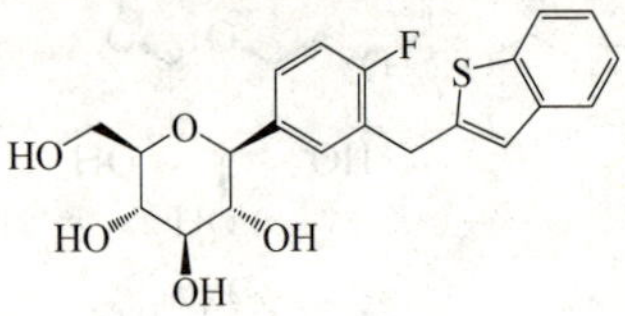	C-糖苷衍生物	可用于治疗 I 型糖尿病
鲁格列净 Luseogliflozin	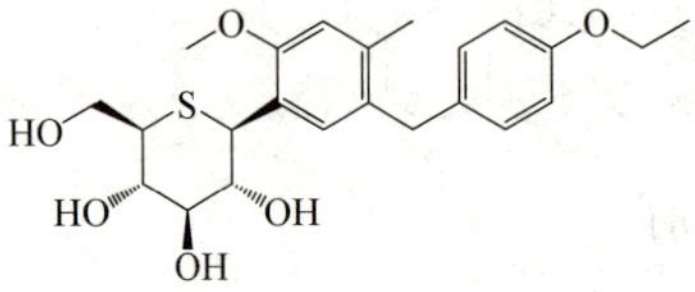	C-糖苷衍生物，糖基吡喃环中 O 用 S 代替	对 SGLT-2 抑制作用强，每日起始剂量为 2.5 mg，低于同类药物
托格列净 Tofogliflozin	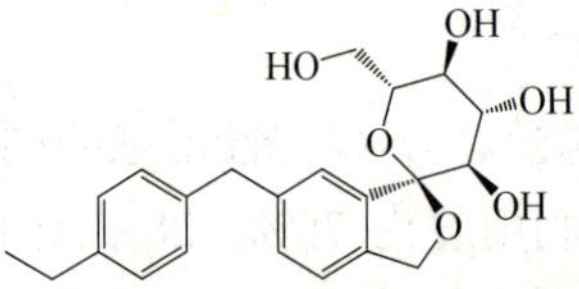	C-糖苷衍生物，糖基与苯环间引入二氢呋喃，限制糖基旋转	具有更强的 SGLT-2 选择性，IC_{50} 为 2.9nmol/L，优于同类药物，几乎不减少低血糖下的肾葡萄糖重吸收

思考题

1. 请阐述速效胰岛素和长效胰岛素的设计策略。
2. 简述从甲苯磺丁脲到高选择性的第三代磺酰脲类胰岛素分泌促进剂的发展历程。
3. 举例说明如何从药物的副作用发现新药。

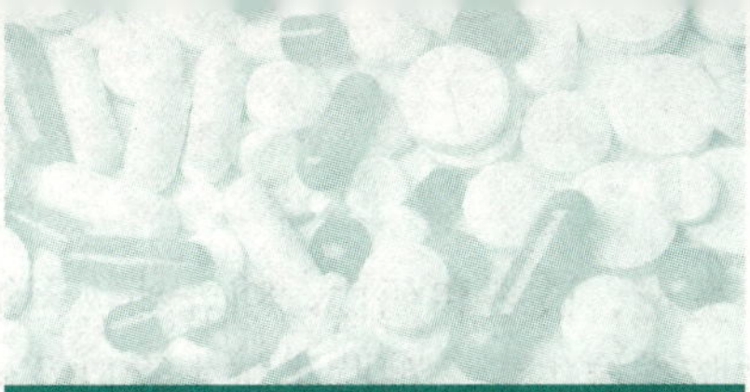

第十六章 抗生素

扫码获取资源

学习目标

掌握：β-内酰胺类抗生素的分类、结构特征、化学稳定性、作用机制、耐药机制及过敏反应；青霉素类抗生素的构效关系；半合成青霉素的设计思想、结构特征和合成方法。半合成头孢菌素的结构特征和作用特点；半合成红霉素的设计思想；青霉素、阿莫西林的结构、化学稳定性及用途；克拉维酸、舒巴坦、舒他西林、阿奇霉素的结构、化学特征、设计原理及用途；阿奇霉素的合成。

熟悉：半合成头孢菌素的构效关系；碳青霉烯类抗生素的结构特征；亚胺培南、美罗培南的结构、化学特征、作用特点及用途；四环素的结构、化学特征、化学稳定性及用途；多西环素的结构、化学特征和设计思想；氨基糖苷类抗生素的化学特征、作用机制和毒性反应。头孢氨苄、氨曲南、阿米卡星、氟红霉素、地红霉素、罗红霉素、克拉霉素、泰利霉素、氯霉素、磷霉素的结构、化学特征、作用机制及用途。

了解：抗生素的定义和作用机制；哌拉西林、替莫西林的结构、化学特征及用途；四环素类抗生素的构效关系。

1941 年青霉素应用于临床，开启了人类使用抗生素的历史，随着其迅速发展，抗生素的含义也在不断充实。抗生素是微生物（如细菌、真菌、放线菌等）或高等动植物的次级代谢产物或合成的结构类似物，在低浓度下对各种病原性微生物有选择性抑制或杀灭作用。临床上抗生素广泛应用于抗微生物感染相关疾病的治疗，在抗肿瘤、抗病毒、免疫抑制等领域也有应用。

抗生素的主要来源是生物合成（微生物发酵），也可以通过化学全合成和半合成方法制得。半合成抗生素是在生物合成抗生素的基础上发展起来的，通过对天然抗生素的结构改造与优化，得到其结构类似物，改善了化学稳定性、抗菌活性、抗菌谱、毒副作用、交叉耐药性以及药代动力学性质等问题。

抗生素的作用机制主要有以下四种：

① 抑制细菌细胞壁的合成。细菌的细胞壁在保持细胞形态以及保护细胞免受外界渗透压变化造成的细胞溶解方面具有重要作用。抑制细胞壁的合成会破坏细胞壁的完整性，使水

分不断渗入，导致细胞膨胀、变形、破裂和死亡。哺乳动物无细胞壁，因此此类抗生素对哺乳动物的毒性较小。如β-内酰胺类抗生素、糖肽类抗生素以及磷霉素等。

② **影响细菌细胞膜通透性**。细菌细胞膜是由磷脂双分子层与镶嵌的蛋白质构成的富有弹性的半透性膜，细胞膜含有多种酶系，执行许多重要的代谢功能，同时也是细菌实现内外物质交换的重要屏障和通道。改变细胞膜的通透性，使菌体内蛋白质、核苷酸和氨基酸等重要物质外漏，会导致细菌死亡。如达托霉素（Daptomycin）。

③ **抑制细菌蛋白质的合成**。细菌的核蛋白体为70S，是细菌蛋白质合成的场所，由50S亚基和30S亚基组成。此类抗生素主要通过与50S或30S亚基结合，抑制细菌蛋白质的合成，进而影响或中止细菌的生长繁殖。如大环内酯类、氨基糖苷类和四环素类抗生素。

④ **抑制细菌核酸的合成**。核酸作为细菌细胞的遗传物质，当其合成被抑制，将导致细菌无法正常进行分裂繁殖，如利福平通过抑制细菌RNA聚合酶，阻碍mRNA的合成，从而阻断RNA转录过程，使DNA和蛋白的合成停止，导致细菌死亡。

按照化学结构，抗生素可分为β-内酰胺类（β-Lactams）、大环内酯类（Macrolides）、四环素类（Tetracyclines）和其他类抗生素。

第一节　β-内酰胺类抗生素

β-内酰胺类抗生素是指化学结构中具有β-内酰胺环的一大类抗生素，其基本母核结构主要有青霉烷（Penam）、青霉烯（Penem）、碳青霉烯（Carbapenem）、氧青霉烷（Oxapenam）、青霉烷砜（Sulbatam）、头孢烯（Cephem）、碳头孢烯（Carbacephem）、氧头孢烯（Oxacephem）和单环β-内酰胺（Monobactam）。

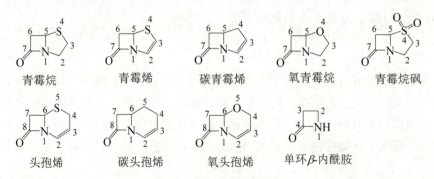

β-内酰胺类抗生素的结构特点如下：①分子内含有β-内酰胺环，且该环通过氮原子和邻近的碳原子与五元氢化噻唑环或六元氢化噻嗪环稠合；②与β-内酰胺稠合环的C-2位上均有一个羧基；③β-内酰胺环羰基α位碳上均有一个酰氨基侧链；④两个稠合环不共平面，青霉素沿N-1和C-5轴折叠，头孢菌素沿N-1和C-6轴折叠；⑤青霉素类和头孢菌素类抗生素的母核上分别有3个和2个手性碳原子，仅绝对构型为（2S,5R,6R）和（6R,7R）的旋光异构体才具有抗菌活性。β-内酰胺类抗生素的抗菌活性不仅取决于其母核的构型，而且还取决于酰胺侧链上取代基手性中心的类型。

临床上常用的 β-内酰胺类抗生素的基本结构有青霉素类（Penicillins）、头孢菌素类（Cephalosporins）和其他非典型 β-内酰胺类抗生素。

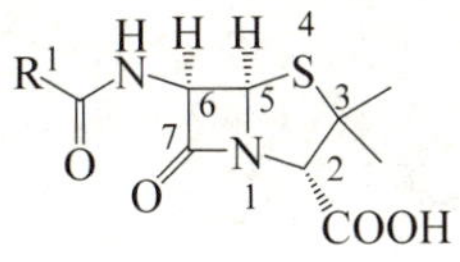

青霉素类 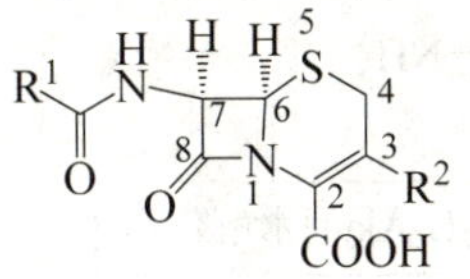　　　　　头孢菌素类 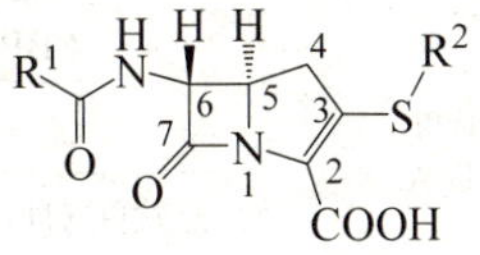　　　　　碳青霉烯类 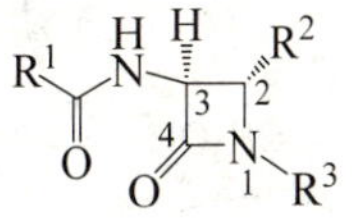　　　　单环 β-内酰胺类

β-内酰胺类抗生素是通过抑制细菌细胞壁的合成而产生抗菌活性。构成细菌细胞壁的主要成分是肽聚糖（Peptidoglycan），由 N-乙酰葡萄糖胺（N-acetylglucosamine，NAG）、N-乙酰胞壁酸（N-acetylmuramic Acid，NAM）组成的肽。NAG 和 NAM 紧密连接成线状聚糖链短肽，在 D-丙氨酰-D-丙氨酸转肽酶（黏肽转肽酶，Peptidoglycan Transpeptidase）催化下经转肽反应将高聚物转化成交联的片状结构，片与片发生堆积进而成为细胞壁的肽聚糖（图 16-1）。**β-内酰胺类抗生素通过抑制黏肽转肽酶从而抑制细菌细胞壁的合成**。

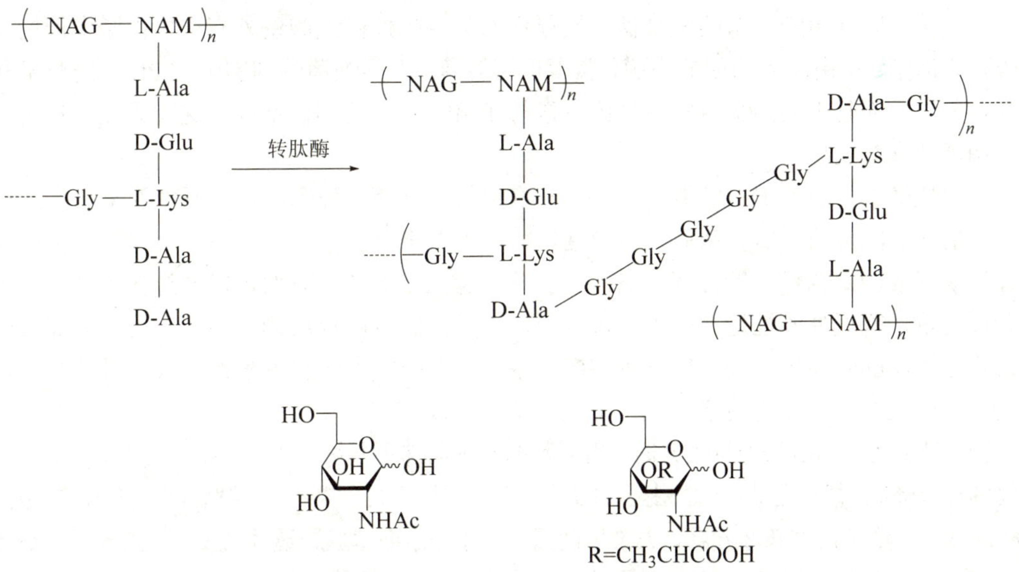

N-乙酰葡萄糖胺（NAG）　　　N-乙酰胞壁酸（NAM）
R=CH₃CHCOOH

图 16-1　细菌细胞壁肽聚糖合成示意图

青霉素结合蛋白（Penicillin-Binding Proteins, PBPs）是位于细菌细胞膜上的一类膜蛋白，是参与细菌细胞壁肽聚糖生物合成的酶，包括转肽酶、羧肽酶、内肽酶，对细菌生长和繁殖发挥着重要作用，**是 β-内酰胺类抗生素的主要作用靶点**。β-内酰胺类抗生素具有与黏肽 D-丙氨酰-D-丙氨酸（D-Ala-D-Ala）相似的末端结构及空间构象，可以竞争性地结合于黏肽转肽酶活性中心，发生酰化反应，不可逆地抑制该酶的活性，从而阻碍细胞壁的形成。由于缺乏完整的细胞壁，细菌细胞将无法定型，难以承受细胞内的高渗透压，最终导致溶菌而死亡。**人体细胞没有细胞壁，故 β-内酰胺类抗生素对人体的毒性较低**（图 16-2）。

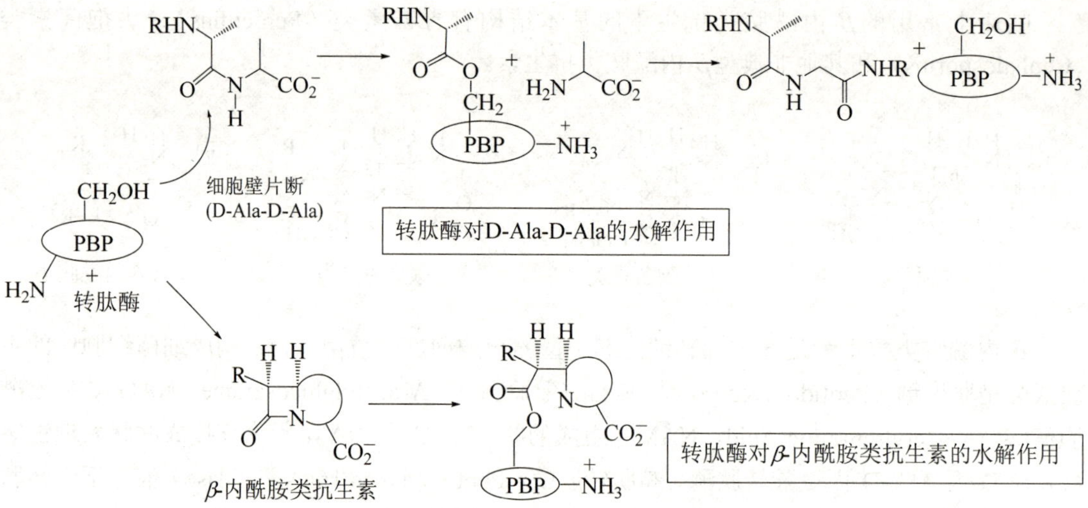

图16-2 细胞壁交联及β-内酰胺类抗生素的作用机制图

β-内酰胺类抗生素一般对革兰阳性菌的活性较革兰阴性菌高，这与细菌的细胞壁结构不同有关。革兰阳性菌细胞壁的肽聚糖层较厚；而革兰阴性菌细胞壁外有一层由脂多糖构成的外膜，里面有一层由磷脂构成的内膜，肽聚糖层较薄。不同细菌的细胞膜上PBPs的数量和组成存在差异，而且不同的β-内酰胺类抗生素与PBPs结合的部位不同，这就导致各种抗生素的抗菌活性存在差异。

β-内酰胺类抗生素的过敏源可分外源性和内源性两类，外源性过敏原主要来自生产过程中带入的残留的蛋白多肽类杂质；内源性过敏原主要来自生产、贮存和使用过程中β-内酰胺环开环后形成的聚合物，聚合度越高，过敏反应越强。因此一方面可以通过在生产过程中控制杂质含量，降低外源性途径引入的过敏原，进而控制过敏反应的发生率；另一方面，由于青霉素过敏原的主要抗原决定簇是青霉噻唑基，而不同类型的青霉素都具有相同结构的青霉噻唑基，因此青霉素类抗生素之间常发生交叉过敏反应。

当长期应用β-内酰胺类抗生素时，占多数的敏感菌株不断被杀灭，而耐药菌株大量繁殖，使药物的疗效降低，甚至无效。产生耐药性的机制主要有以下几种类型：①细菌产生β-内酰胺酶（β-Lactamase），使β-内酰胺环开环，失去抗菌活性；②细菌细胞壁通透性改变，使药物无法进入细菌细胞内，或被主动外排出细胞，而无法产生抗菌活性；③青霉素结合蛋白（PBPs）的改变，如PBPs结构和数量的变化、与抗生素亲和力下降等变化均可使抗菌活性降低。上述机制中，临床意义最大的是产生β-内酰胺酶，约有80%的病原菌的耐药性与其有关。

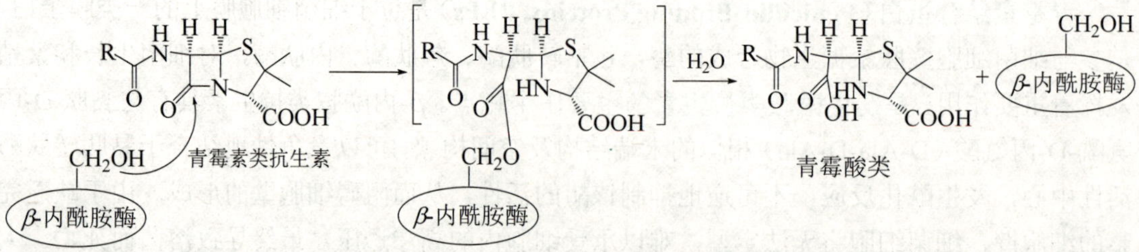

图16-3 β-内酰胺酶类抗生素的耐药性机制

如图 16-3 所示，β-内酰胺酶具有与 PBPs 相似的结构片段如丝氨酸残基，可以在青霉素类抗生素与 PBPs 结合前先与之结合，并形成青霉素与β-内酰胺酶酯类复合物，进一步将其水解为青霉酸类物质，而失去与 PBPs 结合的能力，失去抗菌活性。经过水解，重新游离出β-内酰胺酶，可以重复上述反应过程，因此少量的β-内酰胺酶即可使大量的药物失活。

一、青霉素类抗生素

1. 天然青霉素

从青霉菌培养液中分离纯化出的天然青霉素包括青霉素 F（Penicillin F）、青霉素 G（Penicillin G）、青霉素 K（Penicillin K）、青霉素 N（Penicillin N）、青霉素 V（Penicillin V）、青霉素 X（Penicillin X）和戊氢青霉素 F（Pentylpenicillin F）。其中，青霉素 G 的产量最高，且抗菌活性最强，通常制成钠盐或钾盐供注射使用，由于钾盐肌内注射刺激性较大，因此注射用青霉素钠的应用更为广泛。

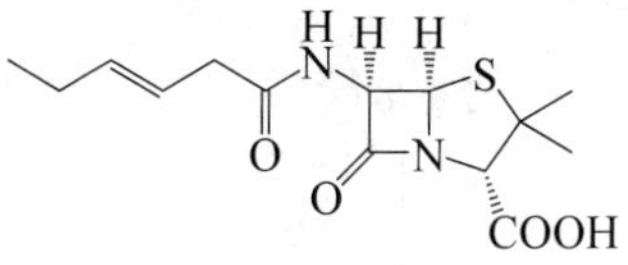

青霉素F 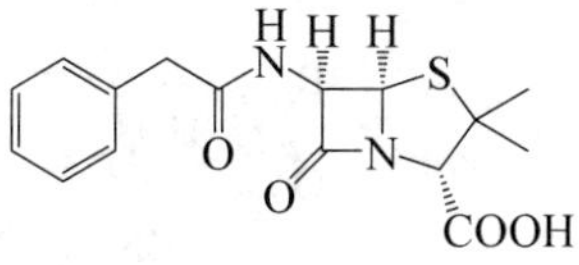　　　　　青霉素G 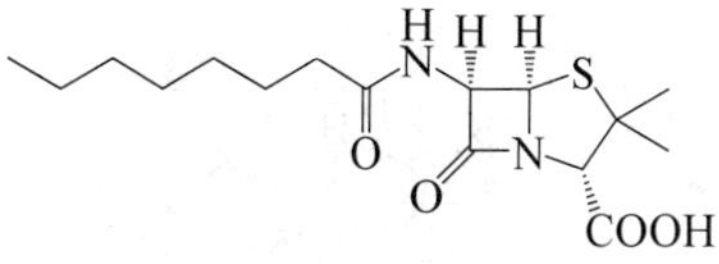　　　　　青霉素K

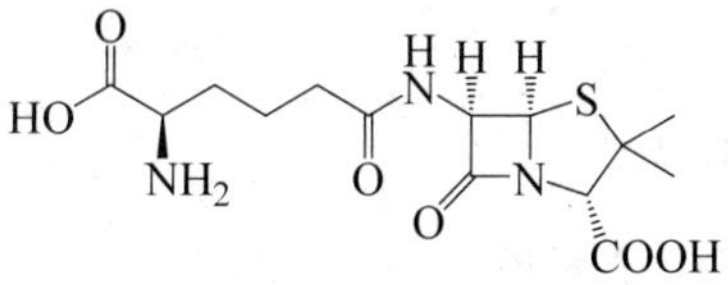

青霉素N 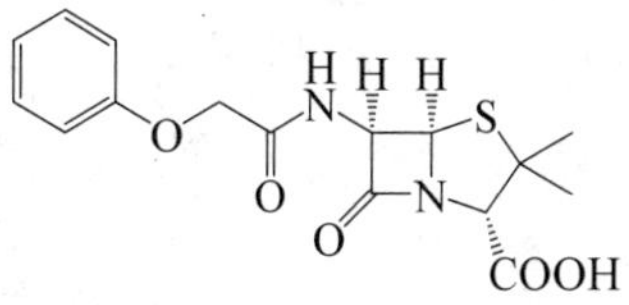　　　　　青霉素V

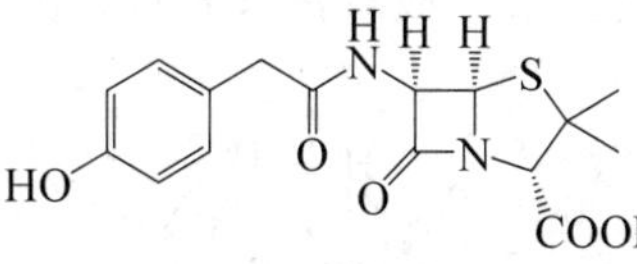

青霉素X 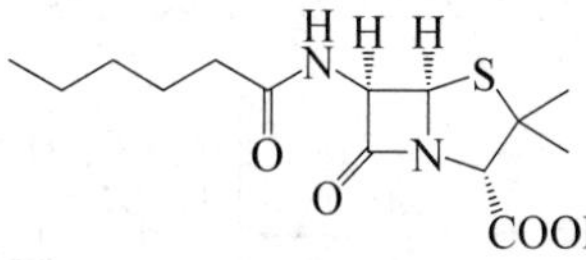　　　　　戊氢青霉素F

青霉素钠（Benzylpenicillin Sodium）

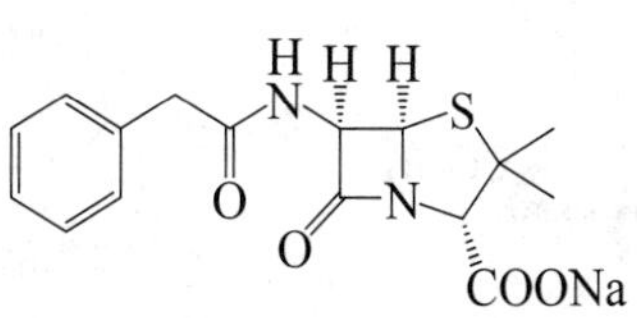

▲(2S,5R,6R)-3,3-二甲基-7-氧代-6-(2-苯乙酰氨基)-4-硫杂-1-氮杂双环[3.2.0]庚烷-2-甲酸钠

▲(2S,5R,6R)-3,3-Dimethyl-7-oxo-6-(2-phenylacetyl)amino-4-thia-1-azabicyclo[3.2.0]heptane-2-carboxylic acid monosodium salt

本品是青霉素 G 的钠盐，为白色结晶性粉末，无臭或微有特异性臭，有引湿性，遇酸、

碱或氧化剂等迅速失效,水溶液室温放置易失效;$[\alpha]_D^{24.8}=+301.0°$（$c=2$,水）。本品不溶于脂肪油或液状石蜡,溶于乙醇,极易溶于水。本品口服无效,临床采用静脉或肌内注射给药。青霉素钠水溶液室温不稳定,易分解,故制成粉针剂。

青霉素在强酸条件下或二氯化汞作用下β-内酰胺环发生裂解生成青霉酸（Penicillic Acid）,青霉酸进一步水解生成不稳定的青霉醛酸（Penaldic Acid）,之后分解释放出 CO_2,并生成青霉醛（Penilloaldehyde）。另外,青霉酸脱 CO_2 生成青霉噻唑酸（Penicilloic Acid）,进一步分解生成青霉胺（Penicillamine）和青霉醛。在 pH = 4 的溶液中,青霉素酰胺侧链上羰基氧原子的孤对电子亲核进攻β-内酰胺环,重排生成青霉二酸（Penillic Acid）,进一步分解生成青霉胺和青霉醛。

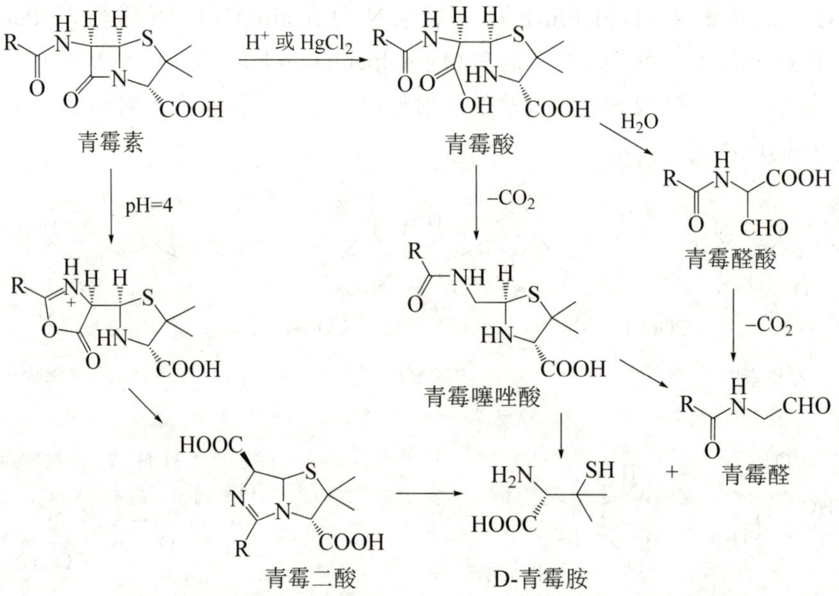

在碱性条件下或某些酶（例如β-内酰胺酶）存在时,亲核性基团进攻β-内酰胺环,生成青霉酸。加热时易失去 CO_2,生成青霉噻唑酸,最终分解生成青霉胺和青霉醛。

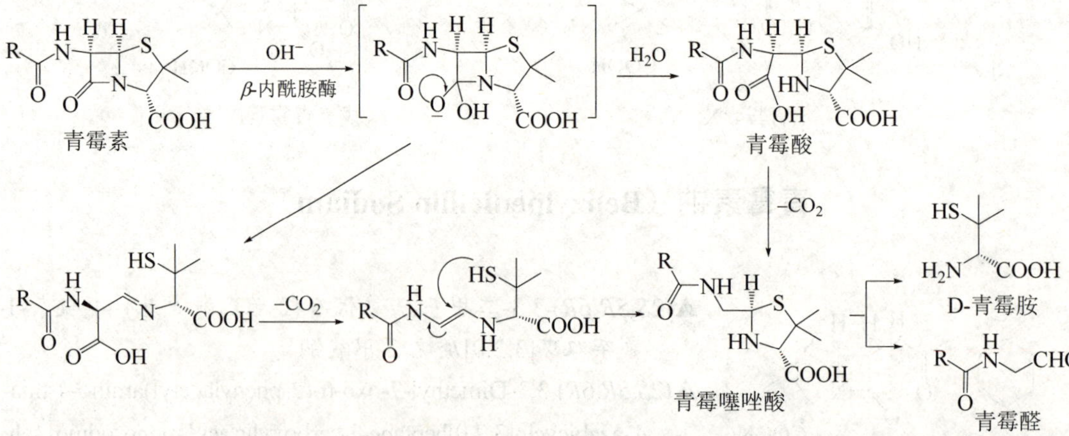

本品肌内注射,30min 即可达到血药浓度峰值,血浆蛋白结合率为 45%~65%,半衰期约为 30min。为延长其作用时间,可将青霉素和丙磺舒（Probenecid）合用,利用丙磺舒抑制

肾小球对青霉素的过滤作用，降低其排泄速率，延长其作用时间。为减小青霉素对皮肤的刺激性，可将其与分子量较大的胺制成难溶性盐，如普鲁卡因青霉素（Procaine Benzylpenicillin）和苄星青霉素（Benzathine Benzylpenicillin）。将青霉素的羧基酯化做成前药，可提高其生物利用度，减缓药物释放。

青霉素 G 已可以通过全合成方式制备，但成本远高于生物发酵工艺，产黄青霉菌（*Penicillium Chrysogenum*）是目前青霉素的主要生产菌株，生产过程分为发酵阶段和提取精制阶段，通过在发酵过程中加入少量的苯乙酸或苯乙酰胺作为前体，可以提高青霉素的产量。

青霉素钠是第一个应用于临床的抗生素，抗菌谱较窄，仅对革兰阳性菌及少数革兰阴性菌有较强的抗菌作用。临床上主要用于治疗链球菌、葡萄球菌等所引起的全身或严重局部感染，如脓肿、菌血症、肺炎和心内膜炎等。青霉素的过敏反应发生率较高，荨麻疹等各类皮疹比较常见，偶见过敏性休克，严重时甚至导致死亡，因此在临床应用中需严格按照要求进行皮试。

综上，需要通过对青霉素的结构优化从而克服青霉素存在的酸稳定性差、抗菌谱窄、易产生耐药性等问题。

2. 半合成青霉素

自 20 世纪 30 年代开始，人们对青霉素进行结构改造和修饰，并取得了重大进展，目前在临床上应用的半合成青霉素分为可口服的耐酸青霉素、耐酶青霉素和广谱青霉素。

（1）耐酸青霉素　耐酸青霉素（Acid Resistant Penicillins）是一类对酸稳定、可口服的青霉素类抗生素。天然青霉素 V 不易被胃酸分解，可以口服。进一步研究发现，青霉素 V 侧链中的氧原子通过吸电子效应可以降低侧链中羰基氧上的电子云密度，保护 β-内酰胺环不被侧链羰基氧进攻而导致开环失活，增加了其对酸的稳定性。在青霉素侧链羰基 α 位引入 O、N 等电负性强的原子，得到了一系列耐酸青霉素，如阿度西林（Azidocillin）、非奈西林（Pheneticillin）和丙匹西林（Propicillin）。

阿度西林　　　　非奈西林　　　　丙匹西林

（2）耐酶青霉素　耐酶青霉素（Penicillinase Resistant Penicillins）通过增大酰胺侧链的空间位阻，从而保护 β-内酰胺环不被 β-内酰胺酶水解。研究发现，在青霉素的侧链上引入三苯甲基后，化合物虽活性较弱，但对 β-内酰胺酶的稳定性显著增强。推测可能是由于三苯甲基的空间位阻效应，阻止了化合物与酶活性中心的结合。

根据这一思路设计合成了侧链具有较大空间位阻取代基的耐酶半合成青霉素，如甲氧西林（Meticillin）、萘夫西林（Nafcillin）等。但随着甲氧西林的广泛使用，在临床上很快出现了耐甲氧西林金黄色葡萄球菌（*Methicillin-Resistant Staphylococcus Aureus*，MRSA），它主要通过对甲氧西林结合部位的 PBPs 进行修饰，使细菌对甲氧西林敏感性降低。

利用生物电子等排原理，用异噁唑基代替甲氧西林的苯基，并在 3 位引入取代苯基，在 5 位引入甲基，得到一类耐酸、耐酶、可口服、可注射的苯唑西林类衍生物。在该类化合物苯环上引入卤素，可以使耐酶作用进一步提高，如双氯西林（Dicloxacillin）和氟氯西林（Flucloxacillin）。异噁唑基 5-位甲基对活性影响显著，当增大为乙基时活性下降；当无取代基时，耐酶作用消失。苯唑西林类耐酶青霉素临床上均使用其钠盐。

在 β-内酰胺环的 6-位引入含氮七元环希夫碱侧链，可增加其对 β-内酰胺酶的稳定性。代表药物为美西林（Mecillinam）及其前药匹美西林（Pivmecillinam），目前临床已较少使用。耐酶半合成青霉素及其作用特点如表 16-1 所示。

表 16-1 耐酶半合成青霉素及其作用特点

分类	名称	药物结构	作用特点
甲氧西林类	甲氧西林（Meticillin）	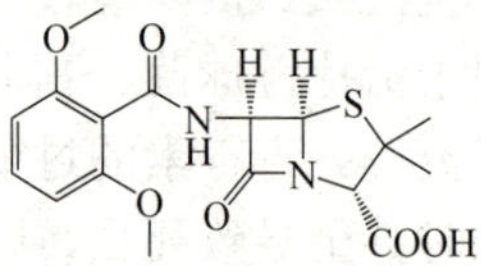	第一个用于临床的耐酶青霉素，对酸不稳定，耐 MRSA，临床已较少使用
	萘夫西林（Nafcillin）	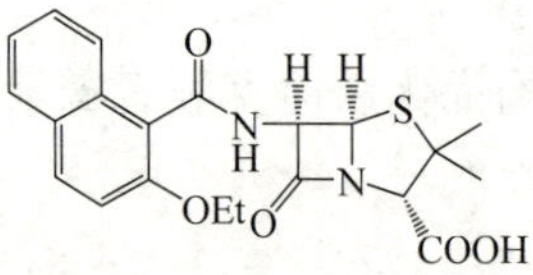	对酸稳定，可口服。适用于 MRSA 感染的治疗。药物过量引起中枢神经系统不良反应
苯唑西林类	苯唑西林（Oxacillin）	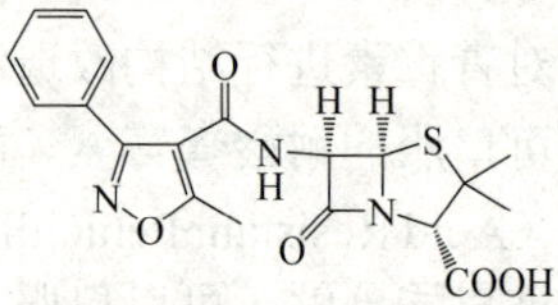	对酸稳定，口服吸收 30%。用于耐青霉素葡萄球菌感染的治疗
	氯唑西林（Cloxacillin）	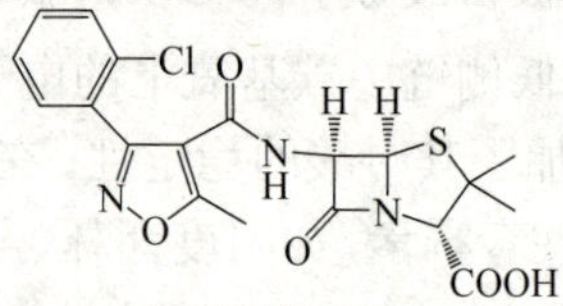	对酸稳定，可口服。半衰期为 0.5～1.1h。对葡萄球菌属活性较苯唑西林强，对 MRSA 无效
	双氯西林（Dicloxacillin）	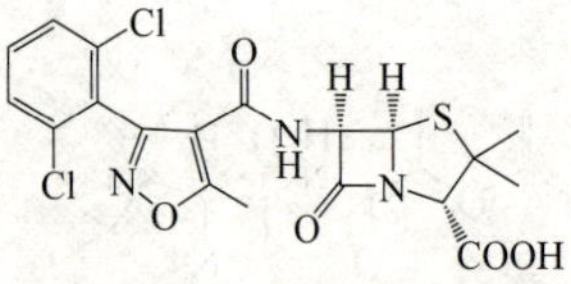	临床多为与阿莫西林组成的复方口服制剂。可在杀菌的同时抑制 β-内酰胺酶
	氟氯西林（Flucloxacillin）	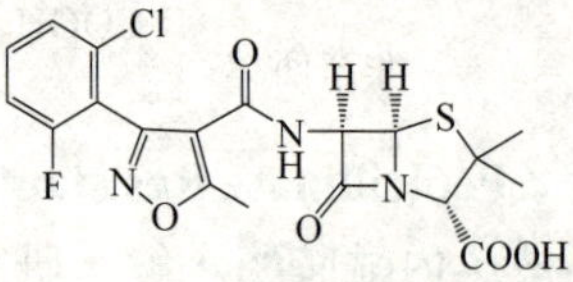	可单用也可与阿莫西林组成复方制剂，口服吸收好，血药浓度高。对 MRSA 的抗菌活性在苯唑西林类药物中最强
美西林类	美西林（Mecillinam）	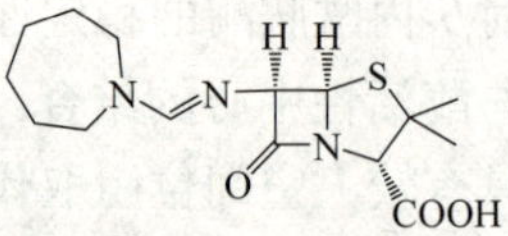	口服不吸收，易溶于水，以注射剂供药用。对革兰阳性菌作用弱，对革兰阴性菌作用强。用于泌尿系统感染
	匹美西林（Pivmecillinam）	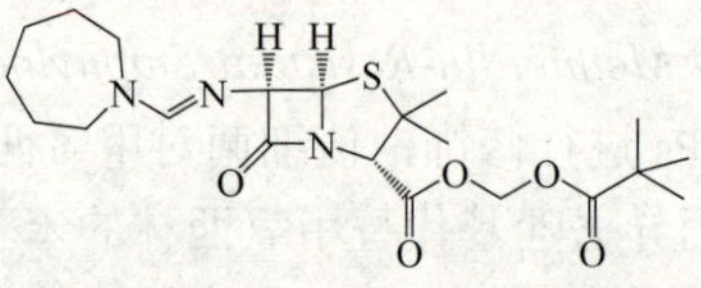	口服吸收，药效同美西林

（3）广谱青霉素　广谱青霉素是指对革兰阳性菌和革兰阴性菌都有较强抑制作用的半合成青霉素类抗生素。青霉素 N 对革兰阴性菌具有抑制作用，因此，采用半合成方法首先制备了一系列侧链带有氨基的青霉素衍生物，从中得到第一个广谱青霉素氨苄西林（Ampicillin），**侧链氨基的引入增大了化合物分子的极性，使其更易透过细菌细胞膜，增强了对革兰阴性菌的抗菌活性**。氨苄西林酸性条件下稳定，可口服，但生物利用度较低，临床上使用氨苄西林钠注射剂及氨苄西林口服制剂，用于敏感大肠杆菌、沙门氏菌、痢疾杆菌、产气荚膜杆菌等所致的呼吸道感染、胃肠道及尿路感染等的治疗。

青霉素N　　　　氨苄西林　　　　阿莫西林

为改善氨苄西林口服生物利用度低的问题，在其侧链苯基的 4-位引入羟基得到了阿莫西林（**Amoxicillin**），具有广谱、耐酸、口服吸收好的优点。

进一步的研究发现，将氨苄西林侧链氨基用羧基或磺酸基代替，得到的羧苄西林（**Carbenicillin**）和磺苄西林（**Sulbenicillin**）也具有广谱抗菌活性，且抗菌谱进一步扩大。在氨苄西林的氨基上引入杂环取代的甲酰基时，可迅速穿透多种革兰阳性菌的细胞膜，抗菌作用进一步增强，特别是对绿脓杆菌的作用更为显著，如哌拉西林（**Piperacillin**）、阿洛西林（**Azlocillin**）等。

多数青霉素衍生物由于 2-位羧基的存在，使得口服吸收较差，因此常制成钠盐或钾盐以注射剂使用，这为临床用药带来不便。采用前药的设计原理，将羧基成酯，可以有效提高该类化合物的口服生物利用度，如仑氨西林（**Lenampicillin**）。

通过在青霉烷基的 6-位引入空间位阻较大的基团，如甲氧基、甲酰氨基，可以减少药物与 β-内酰胺酶的结合，保护 β-内酰胺环不被降解，提高化合物对酶的稳定性，如替莫西林（**Temocillin**）和福米西林（**Fomidacillin**）。广谱青霉素及其作用特点如表 16-2 所示。

表 16-2　广谱青霉素及其作用特点

名　称	药物结构	作用特点
羧苄西林 （Carbenicillin）		口服不吸收，使用其二钠盐注射给药。体内分布广，毒性较低，半衰期为 1~1.5h。主要用于治疗铜绿假单胞菌和敏感肠杆菌等引起的感染
磺苄西林 （Sulbenicillin）		性质与抗菌活性与羧苄西林相似，临床使用其二钠盐，注射给药。主要用于治疗铜绿假单胞菌感染
哌拉西林 （Piperacillin）		口服不吸收，临床用其钠盐注射给药。不耐酶，常与他唑巴坦钠组成复方制剂，用于治疗铜绿假单胞菌、变形杆菌和肺炎杆菌等引起的感染

续表

名　称	药物结构	作用特点
阿洛西林（Azlocillin）	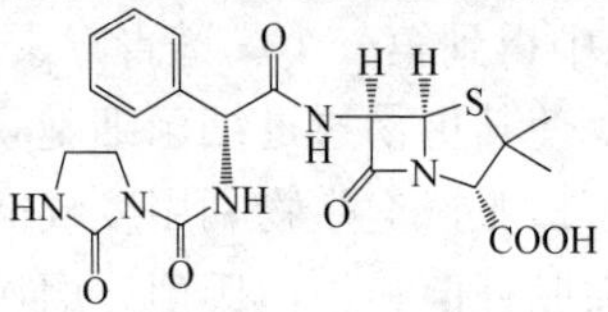	口服不吸收，临床用其钠盐注射给药。用于治疗敏感革兰阳性及阴性菌、铜绿假单胞菌感染
美洛西林（Mezlocillin）	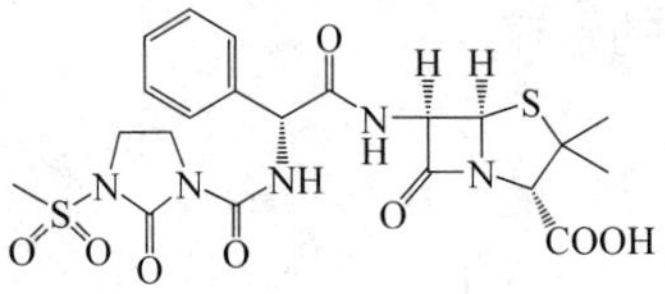	为阿洛西林的 N 磺酰化衍生物，性质及抗菌谱与阿洛西林相似。主要用于治疗呼吸和泌尿系统感染
呋布西林（Furbucillin）	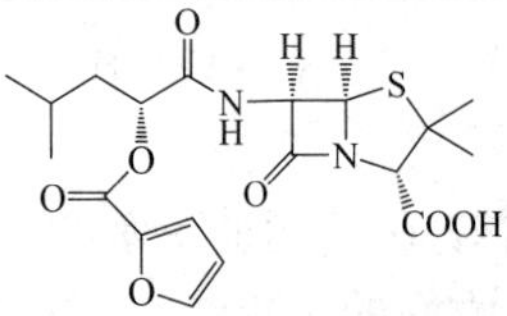	临床用钠盐，溶解度小，局部刺激性大，常用静脉滴注给药，不宜静脉推注或肌内注射。用于治疗铜绿假单胞菌、大肠杆菌、变形杆菌及其他敏感菌引起的感染
仑氨西林（Lenampicillin）	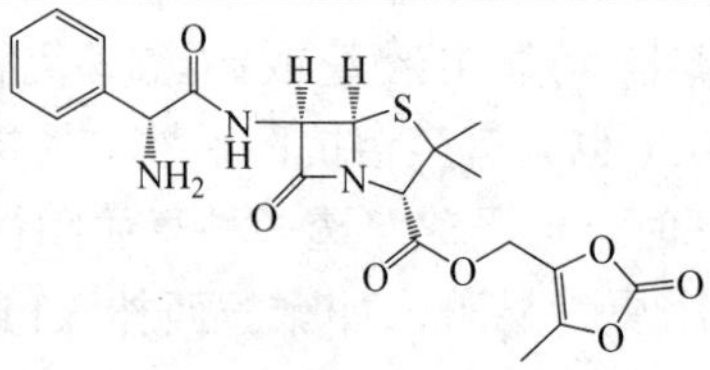	氨苄西林的前药。口服生物利用度是氨苄西林的 2 倍，抗菌谱与氨苄西林相同，主要用于敏感菌引起的感染
替莫西林（Temocillin）	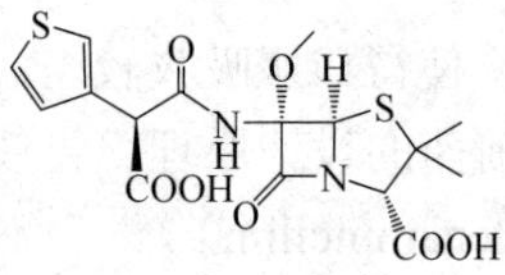	临床使用其二钠盐，口服不吸收，需注射给药。对 β-内酰胺酶稳定，对革兰阴性菌活性强，且对某些耐第三代头孢菌素的革兰阴性菌敏感，对肠球菌、溶血性链球菌等活性较高，对铜绿假单胞菌活性差
福米西林（Fomidacillin）	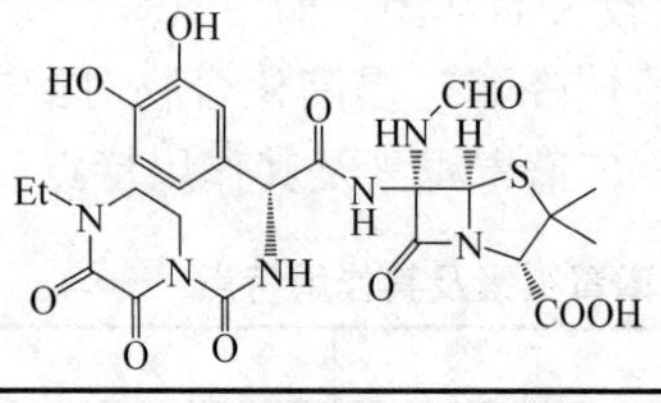	对 β-内酰胺酶稳定，对肠杆菌属和绿脓杆菌抗菌活性比青霉素高 10~20 倍

阿莫西林（Amoxicillin）

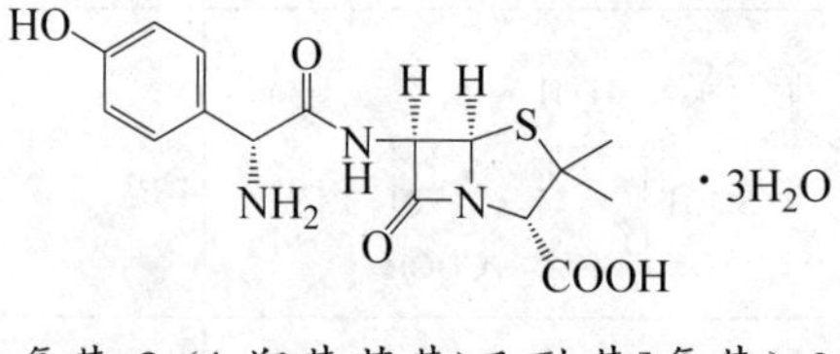

▲(2S,5R,6R)-6-{[(2R)-2-氨基-2-(4-羟基苯基)乙酰基]氨基}-3,3-二甲基-7-氧代-4-硫杂-1-氮杂双环[3.2.0]庚烷-2-甲酸三水合物

▲ (2S,5R,6R)-6(((2R)-2-Amino-2-(4-hydroxyphenyl)acetyl)amio)-3,3-dimethyl-7-oxo-4-thia-1-azabicyclo [3.2.0]heptane-2-carboxylic acid trihydrate

本品为白色或类白色结晶性粉末,几乎不溶于乙醇,微溶于水。$[\alpha]_D^{20} = +246.0°$（$c=0.1$,水），pH 值为 3.5～5.5。其结构中的羧基、酚羟基和氨基的 pK_a 值分别为 2.4、7.4 和 9.6，其水溶液在 pH 为 6.0 时较稳定。

阿莫西林为广谱抗生素，适用于敏感菌所引起的各种感染，如肺炎链球菌、溶血性链球菌、金黄色葡萄球菌、流感嗜血杆菌、沙门氏杆菌、百日咳杆菌等。临床上可用于呼吸道感染中的肺炎、急慢性支气管炎、中耳炎等，生殖泌尿道感染，皮肤软组织感染以及伤寒及副伤寒等。

本品在糖类及多元醇类溶液中不稳定，易开环分解，并进一步发生分子内成环，得到 **2,5-吡嗪二酮结构，因此阿莫西林不能用葡萄糖溶液配制**。阿莫西林与其他侧链中含有游离氨基的半合成青霉素类药物相似，均可以发生聚合反应。即侧链氨基进攻 β-内酰胺环的羰基 C 原子，发生聚合反应，其聚合反应的速率主要与侧链氨基的碱性、空间位阻以及 β-内酰胺环的稳定性相关。由于阿莫西林结构中酚羟基的催化作用，使其聚合速度最快。

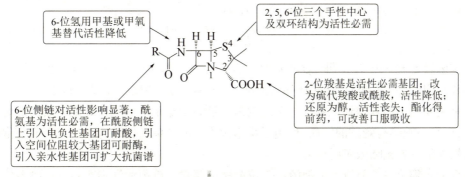

3. 青霉素类药物的构效关系

青霉素类抗生素的构效关系如图 16-4 所示。

图 16-4 青霉素类抗生素的构效关系

4. 半合成青霉素的制备方法

青霉素类抗生素多数具有 6-氨基青霉烷酸（6-Aminopenicillanic Acid，6-APA）结构，因此多采用 6-APA 为原料，与各种侧链羧酸经缩合反应制备。

6-APA 通常是以青霉素 G 为原料，在弱碱性条件下以青霉素酰化酶裂解得到。近年来，酶固相化技术已应用于 6-APA 生产，即将青霉素酰化酶固定在模板上，用来裂解青霉素 G，简化了裂解工艺过程。

根据缩合方式，半合成青霉素的合成主要有以下四种：①**酰氯法**：较常用，可将侧链羧酸制成酰氯后，在 pH = 6.5~7 下直接与 6-APA 反应制得。②**酸酐法**：将侧链制成酸酐或混合酸酐后与 6-APA 进行反应。③**DCC 法**：将侧链羧酸在缩合剂二环己基碳二亚胺（DCC）作用下直接与 6-APA 缩合。④**固相酶法**：与 6-APA 的制备类似，将具有催化活性的酶固定在载体上，催化侧链与 6-APA 的直接缩合。

二、头孢菌素类抗生素

1. 天然头孢菌素

天然头孢菌素是由与青霉菌近源的头孢菌属（*Cephalosporium*）真菌产生的一类抗生素，主要有头孢菌素 C、N 和 P，但头孢菌素 N 抗菌活性低，头孢菌素 P 易产生耐药性，只有头孢菌素 C（Cephalosporin C）既对酸稳定又对金黄色葡萄球菌和革兰阴性菌有抑制活性。

头孢菌素 C 结构中含有四元 β-内酰胺环并六元氢化噻嗪环，与青霉素的 β-内酰胺环并氢化噻唑环不同，头孢菌素的"四元环并六元环"稠环体系张力较小，其 β-内酰胺环 N 上孤对电子与氢化噻嗪环中的双键形成共轭，使 β-内酰胺环趋于稳定。因此，头孢菌素的稳定性优于青霉素，而且多数具有耐酸的性质。但由于头孢菌素 C 的抗菌活性远远小于半合成头孢菌素，因此天然头孢菌素无临床应用。

与青霉素类抗生素类似，头孢菌素 7-位酰胺侧链对其抗菌活性影响较大，而 3-位乙酰氧基是一个较好的离去基团，能与 C-2 和 C-3 间的双键以及 β-内酰胺环上的 N 形成一个较大的共轭体系。当亲核试剂进攻 β-内酰胺环时，3-位乙酰氧基离去，进而使 β-内酰胺环开环失活，这一途径是头孢菌素类抗生素失活的主要原因。

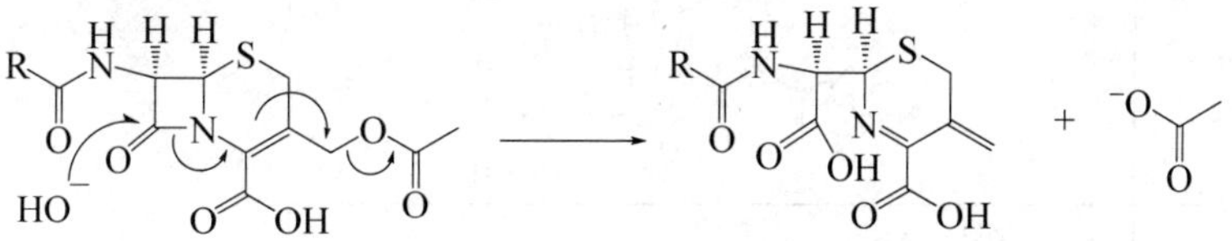

头孢菌素的另一失活途径是，首先经体内酶水解 3-位乙酰氧基，生成活性减小的 3-羟基头孢菌素（3-Hydroxycephalosporin），进而通过分子内成酯，得到较稳定的头孢内酯（Cephalosporin Lactone）而失活。

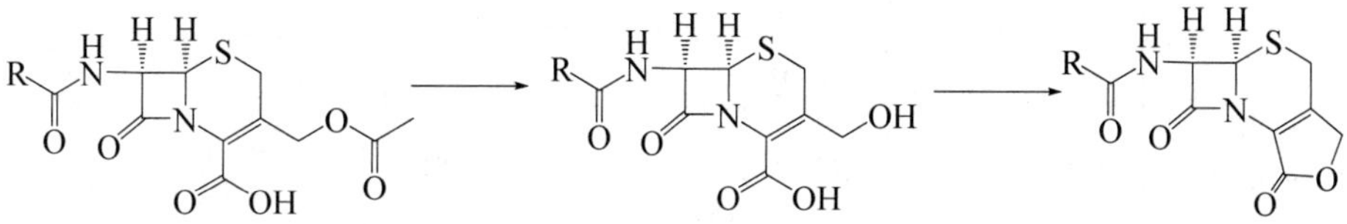

3-羟基头孢菌素　　　　头孢内酯

2. 半合成头孢菌素

头孢菌素是发展最快的一类抗生素，目前已有五代应用于临床，具有抗菌谱广、活性强、毒副作用低等优点。部分前三代头孢菌素代表药物的结构及作用特点如表 16-3 所示。

表 16-3　部分第一代、第二代和第三代头孢菌素代表药物

代	名称	药物结构	作用特点
第一代	头孢唑啉（Cefazolin）	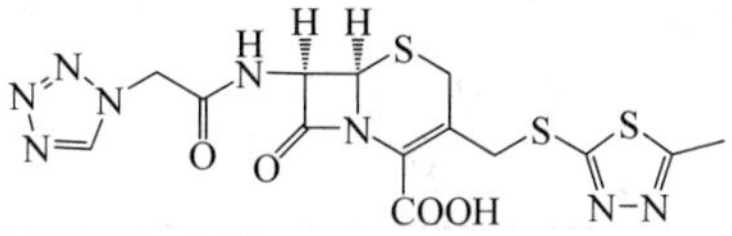	耐青霉素酶，但不耐 β-内酰胺酶，主要用于耐青霉素金葡菌等敏感革兰阳性菌和某些革兰阴性菌感染。对革兰阳性菌的抗菌作用强于第二至第四代
	头孢氨苄（Cephalexin）	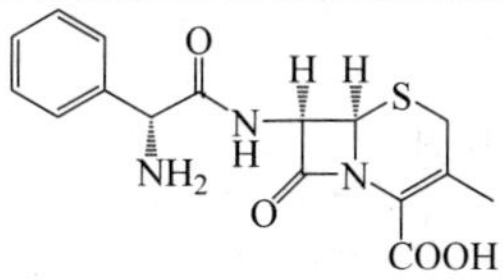	
	头孢噻吩（Cephalothin）	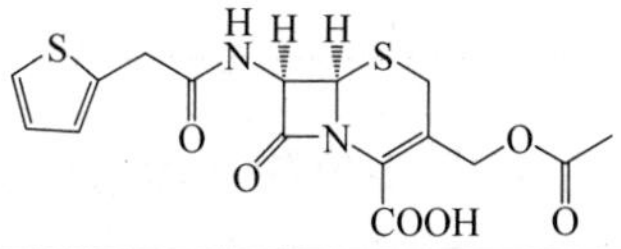	
第二代	头孢丙烯（Cefprozil）	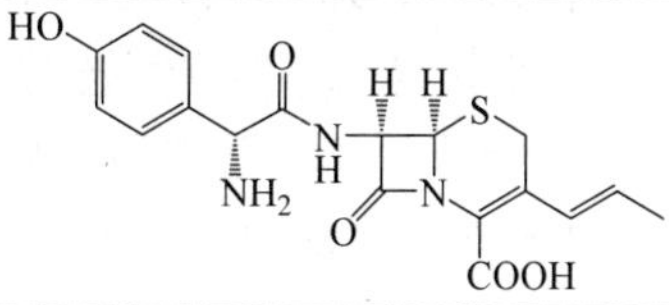	对革兰阳性菌的抗菌效能与第一代相近或较低，对革兰阴性菌的作用较强，对多数 β-内酰胺酶稳定，抗菌谱较广
	头孢呋辛（Cefuroxime）	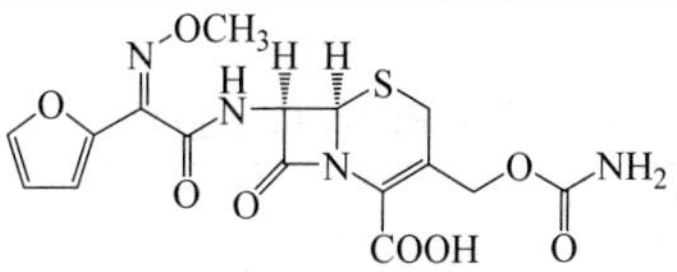	
	氯碳头孢（Loracarbef）	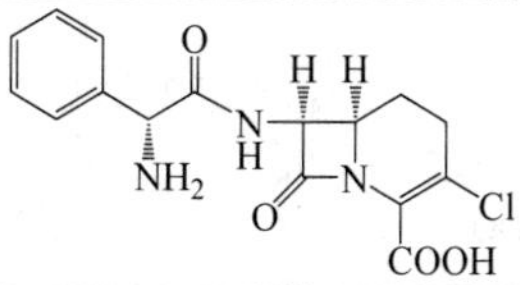	

续表

代	名称	药物结构	作用特点
第三代	头孢唑肟 (Ceftizoxime)	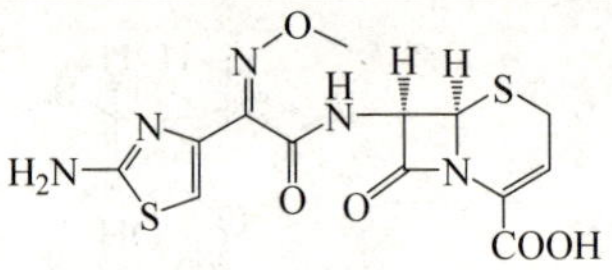	7位侧链上的亚氨基或氨基具有手性，与β-内酰胺环接近，因此提高了对多数β-内酰胺酶的活性。 对革兰阳性菌的抗菌活性普遍低于第一代（个别品种相近），对革兰阴性菌的作用较第二代头孢菌素更为优越，抗菌谱比第二代有所扩大
	头孢哌酮 (Cefoperazone)	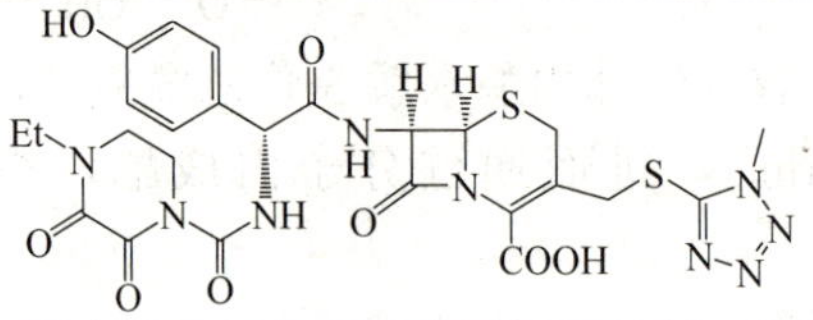	
	头孢地嗪 (Cefodizime)	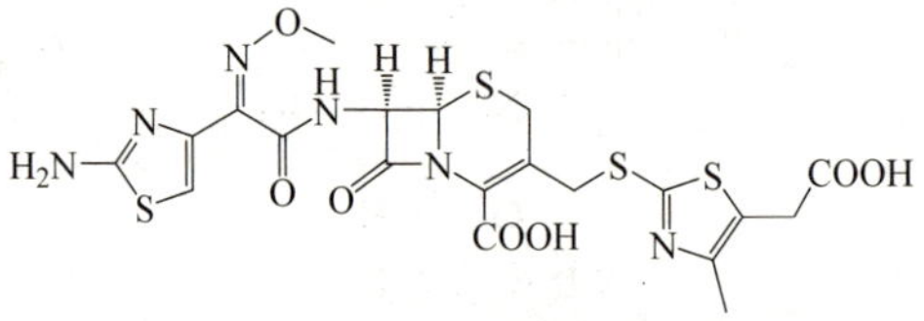	
	头孢米诺 (Cefminox)	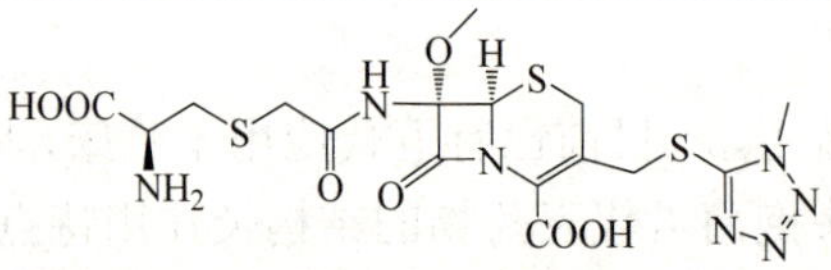	
	头孢泊肟酯 (Cefpodoxime proxetil)	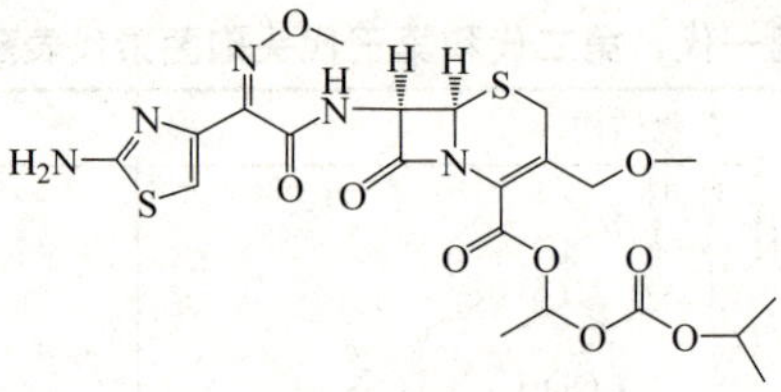	
	头孢他啶 (Ceftazidime)	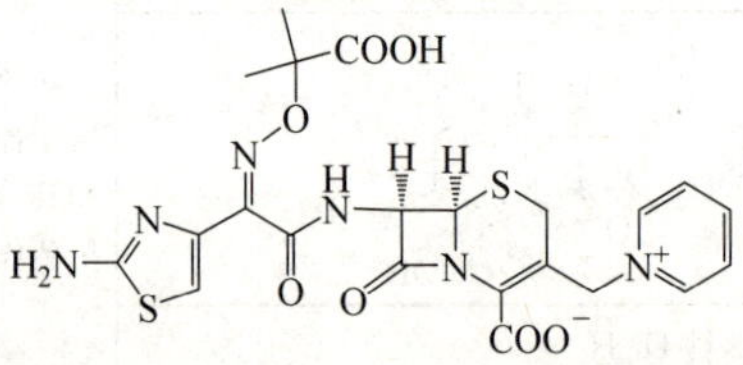	

第四代头孢菌素结构中 **3-位季铵基团能与 2-位羧基形成内盐，对革兰阴性菌细胞膜的穿透力强**，可迅速扩散到细胞间质并维持较高浓度，对青霉素结合蛋白亲和力增强，抗菌活性更强，特别是对金黄色葡萄球菌等革兰阳性球菌。**7-位侧链普遍为 2-氨基噻唑-α-甲氧亚氨基乙酰基，对β-内酰胺酶特别是超广谱质粒酶和染色体酶稳定**。第四代头孢菌素均采用注射方式给药，由于抗菌谱广，可在未知感染类型时使用。代表药物的结构及作用特点如表 16-4 所示。

表 16-4 临床常用第四代头孢菌素

名称	药物结构	作用特点
头孢匹罗 (Cefpirome)	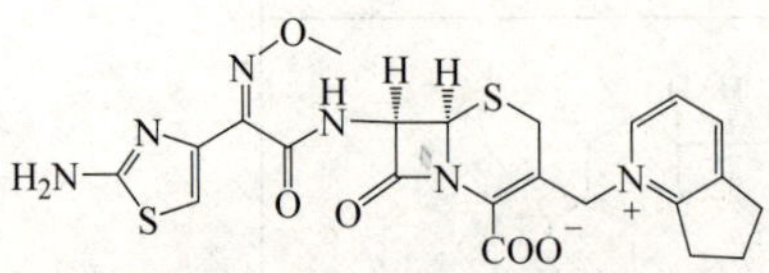	临床上使用其硫酸盐。透过 G-菌细胞外膜速度比头孢曲松快 5～7 倍。抗菌活性强。临床用于下呼吸道、泌尿道、皮肤及软组织感染，中性粒细胞减少患者的感染及菌血症/败血症的治疗

续表

名称	药物结构	作用特点
头孢吡肟 （Cefepime）		临床上使用其盐酸盐。抗菌谱与头孢匹罗相似。临床用于敏感菌所致的中重度感染
头孢噻利 （Cefoselis）		临床上使用其硫酸盐。对金黄色葡萄球菌及产Ⅰ型β-内酰胺酶的产气杆菌及阴沟杆菌作用增强。临床用于淋巴管炎、肛门周围脓肿、烫伤等感染的治疗

新的头孢菌素类抗生素的研究主要集中在两个方面：一是对活性高的化合物进行修饰或制备成前药，改善药代动力学性质，发展口服头孢菌素；二是寻找对革兰阳性菌、铜绿假单胞菌（Pseudomonas Aeruginosa，PA）与厌氧菌敏感性高，尤其对 MRSA 敏感的新型头孢菌素类抗生素。

第五代头孢菌素类抗生素的作用特点为：对革兰阳性菌的作用强于前四代，尤其对 MRSA 等耐药菌有效，同时对革兰阴性菌的作用与第四代头孢菌素相似。对大部分β-内酰胺酶高度稳定，但可被大多数金属β-内酰胺酶和超广谱β-内酰胺酶水解。主要用于复杂性皮肤与软组织感染、社区获得性肺炎和医院获得性肺炎等。上市药物有头孢吡普（Ceftobiprole）、头孢吡普酯（Ceftobiprole Medocaril）、头孢洛林（Ceftaroline）、头孢洛林酯（Ceftaroline Fosamil）和头孢地尔（Cefiderocol）。

头孢吡普为广谱抗生素，对革兰阳性菌、革兰阴性菌、厌氧菌都具有抗菌活性，并且对耐甲氧西林金黄色葡萄球菌（MRSA）和万古霉素耐药金黄色葡萄球菌（VRSA）也有效。MRSA 所产的青霉素结合蛋白 2a（PBP2a）位于细菌细胞表面狭窄的凹槽上，头孢吡普 3-位大的疏水吡咯烷酮甲叉基侧链可使 PBP2a 构象发生变化，形成一个稳定的酰基酶复合物。这是其他不具有该结构的头孢菌素类抗生素所无法达到的，也是其对耐药革兰阳性球菌具有强效抗菌活性的原因。

头孢吡普口服生物利用度<1%，其水溶性前药头孢吡普酯，体内可迅速转化为头孢吡普、丁二酮和二氧化碳。头孢吡普酯静脉注射后能迅速分布到组织，其中肾脏浓度最高，是血浆中的 1.3 倍，其次是牙髓、肝脏、皮肤和肺部。临床用于社区获得性肺炎、复杂性皮肤及软组织感染的治疗。

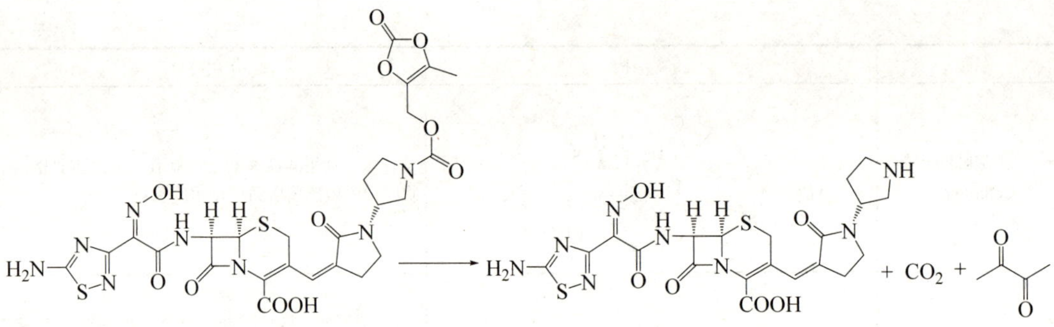

头孢吡普酯 → 头孢吡普 + CO₂ + 丁二酮

头孢洛林　　R= H
头孢洛林酯　R= $-P(OH)_2=O$ （磷酰基）

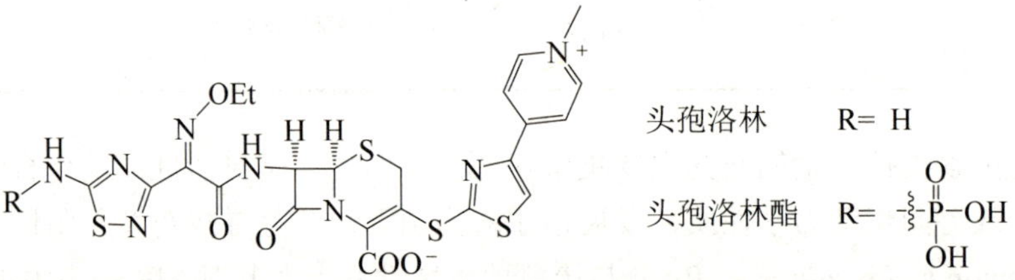

头孢洛林对革兰阳性菌、革兰阴性菌及一些厌氧菌均有较好的抗菌活性，可以与金黄色葡萄球菌细胞膜上的4种PBPs（PBP1-4）结合，尤其与常用的β-内酰胺类抗生素亲和力较低的PBP2a亲和力最大，因此对MRSA、社区获得性MRSA（CA-MRSA）抗菌作用显著，对VRSA有效。但头孢洛林对肠球菌的抗菌活性较差，对大多数粪肠球菌活性有限。对于需氧的革兰阴性菌如呼吸系统病原菌有比较可靠的抗菌活性，但对能够产生超广谱β-内酰胺酶、头孢菌素酶或者碳青霉烯酶的病原菌无抗菌活性。与新型β-内酰胺酶抑制剂阿维巴坦（Avibactam）联合应用可以克服上述耐药现象。头孢洛林水溶性较差，经N-磷酰化后得到前药头孢洛林酯，水溶性显著提高。临床上注射给药，用于治疗成人社区获得性细菌性肺炎和急性细菌性皮肤和软组织感染，包括MRSA感染。

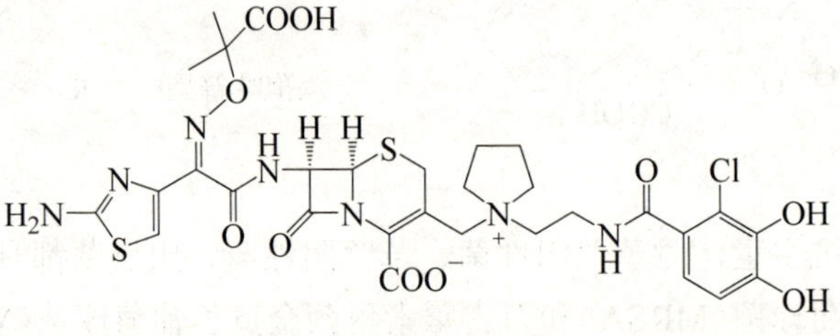

头孢地尔

头孢地尔是第一个利用细菌自身的铁吸收系统进入细菌细胞体内的铁载体头孢菌素，也是第一个获批的具有铁载体功能的抗生素，能够克服革兰阴性菌针对抗生素的多种耐药机制。头孢地尔可与三价铁结合，由细菌铁转运蛋白通过外膜被主动转运至细菌细胞内，对所有已知类型的β-内酰胺酶稳定，对包括耐碳青霉烯鲍氏不动杆菌、铜绿假单胞菌、嗜麦芽窄食单胞菌和肠杆菌科等革兰阴性菌具有广谱抗菌活性。

表16-5对第一至五代头孢菌素类抗生素的抗菌谱、抗菌活性和对β-内酰胺酶的稳定性等进行了总结。

表 16-5　各代头孢菌素类抗生素的特性比较

分代	抗菌谱				酶稳定性	肾毒性	组织穿透力
	G⁺谱	G⁻谱	铜绿假单胞菌	MRSA			
第一代	++++	+	—	—	+	++	较好
第二代	+++	++	—	—	+	+	较好
第三代	+	+++	+++/+	—	++	几乎无	好
第四代	++	++++	+++	—	+++	—	好
第五代	++++	++++	—	+	+++	—	好

3. 头孢菌素类抗生素的构效关系

与青霉素不同，头孢菌素类抗生素结构中的 β-内酰胺环开环后不能形成稳定的抗原决定簇头孢噻嗪基，而是生成以侧链为主各不相同的抗原决定簇。因此，头孢菌素类抗生素之间只要侧链不同就不会发生交叉过敏反应，且过敏反应发生率较青霉素类抗生素低。头孢菌素类结构修饰借鉴了青霉素类的经验，因此两类抗生素构效关系方面也相类似，构效关系如图 16-5 所示。

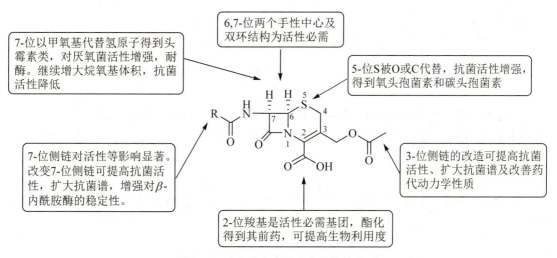

图 16-5　头孢菌素类抗生素的构效关系

① 2-位游离羧基是抗菌活性必需基团，可利用前药原理制备成酯，改善口服吸收，提高生物利用度。

② 3-位乙酰氧甲基被甲基、氯原子等取代可增强其抗菌活性，并改变其吸收、分布和渗透性等；以带有酸性功能基的杂环取代，可增强与蛋白结合能力，延长血浆半衰期，成为长效抗生素；以带正电荷的季铵基团取代，可与 2-位羧基形成分子内鎓盐，增加药物对细菌细胞膜的穿透力，对 β-内酰胺酶亲和性降低。

③ 5-位 S 原子被 O 或 C 原子代替时，得到氧头孢菌素和碳头孢烯类抗生素，氧头孢菌素结构中氧原子比硫原子体积小，使环张力增大，导致抗菌活性增强，特别是对革兰阴性菌的作用更加显著。碳头孢烯为一类新型 β-内酰胺抗生素，稳定性增加，具有广谱、耐酶和长效等特性。

④ 6,7-位两个手性碳的构型分别是 6R,7R，对抗菌活性至关重要。7-位 H 原子由甲氧基代替，得到头孢霉素类，对厌氧菌活性增强；由于甲氧基的空间位阻效应，增加了药物对 β-

内酰胺酶的稳定性；继续增大烷基部分的体积，抗菌活性显著降低。

⑤ 7-位酰氨基上所连侧链对化合物特性影响显著。与半合成青霉素类似，在酰胺链的α-位引入亲水性基团可扩大抗菌谱，对铜绿假单胞菌外壁的渗透作用强；7-位引入（Z）-2-（2-氨基噻唑-4-基）-2-（甲氧基亚氨基）乙酰氨基侧链，可以提高化合物对β-内酰胺酶的稳定性，扩大了抗菌谱；肟结构中的甲氧基变为羧基，可避免交叉过敏反应，提高口服生物利用度和作用时间。

4. 半合成头孢菌素的制备方法

头孢菌素的半合成方法与青霉素类似，以 **7-氨基头孢烷酸（7-Aminocephalosporanic Acid，7-ACA）和 7-氨基-3-去乙酰氧基头孢烷酸（7-Amino-3-Desacetoxycephalosporanic Acid，7-ADCA）为原料**，与半合成青霉素方法类似，通过在 3-位和 7-位引入不同侧链制备。

7-ACA 的制备常以头孢菌素 C 为原料，经裂解法、亚硝酰氯法、硅酯法或头孢菌素脱酰酶法制得。

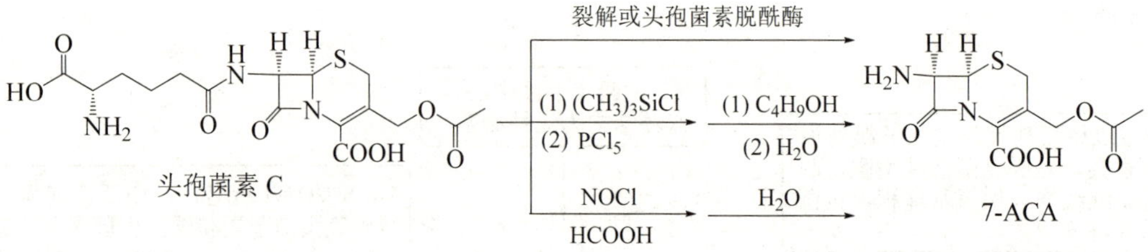

7-ADCA 的制备以青霉素 G 钾为原料，与氯甲酸三氯乙酯反应保护羧基，然后氧化成亚砜青霉素，用磷酸处理扩环，再经 PCl_5 氯化得到偕氯亚胺中间体，经醇解、水解得到 7-ADCA。

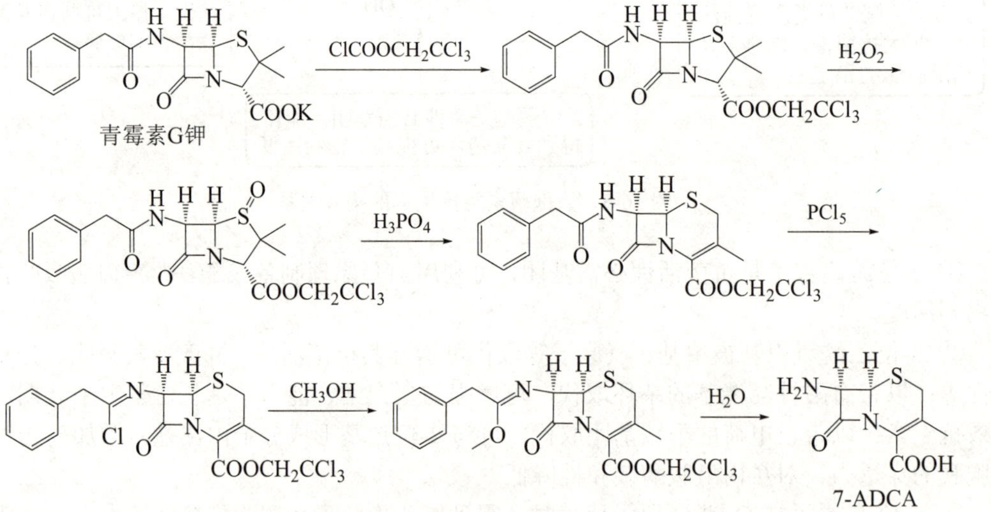

三、非经典的β-内酰胺类抗生素

除青霉素类和头孢菌素类抗生素外，其他含有β-内酰胺结构的抗生素均称为非经典β-内酰胺类抗生素，按结构主要分为氧青霉烷类、青霉烷砜类、碳青霉烯类和单环β-内酰胺类。

1. β-内酰胺酶抑制剂

β-内酰胺酶是耐药细菌针对β-内酰胺类抗生素产生的一种水解酶，可以催化水解β-内酰胺类抗生素的β-内酰胺环，最终导致其失去抗菌活性。文献报道的β-内酰胺酶有 2000 多种，依据氨基酸序列的不同可将β-内酰胺酶分为 A、B、C 和 D 四类。其中 A、C 和 D 类依靠酶活性位点的丝氨酸表达催化活性，被称为丝氨酸β-内酰胺酶（Serine-β-Lactamases，SBLs）。B 类β-内酰胺酶依靠活性位点的 1~2 个 Zn^{2+} 表达催化活性，也被称为金属β-内酰胺酶（Metallo-β-Lactamases，MBLs）。

β-内酰胺酶抑制剂能抑制细菌产生的部分β-内酰胺酶，常与β-内酰胺类抗生素联合使用。代表药物有克拉维酸（Clavulanic Acid）、舒巴坦（Sulbactam）和他唑巴坦（Tazobactam），为不可逆竞争性抑制剂，能抑制除碳青霉烯酶外的大部分 A 类β-内酰胺酶，但对 B、C、D 类酶的绝大多数没有抑制能力。

阿维巴坦（Avibactam）和雷利巴坦（Relebactam）不具有β-内酰胺结构，不易被水解，具有广谱的β-内酰胺酶抑制作用和可逆的抑酶效果，能够抑制包括碳青霉烯酶在内的 A、C 类β-内酰胺酶。阿维巴坦还对 D 类β-内酰胺酶具有抑制作用。法硼巴坦（Vaborbactam）属于硼酸复合物的新一代酶抑制剂，能够抑制包括碳青霉烯酶在内的 A、C 类 β-内酰胺酶，但对 D 类β-内酰胺酶无抑制作用。

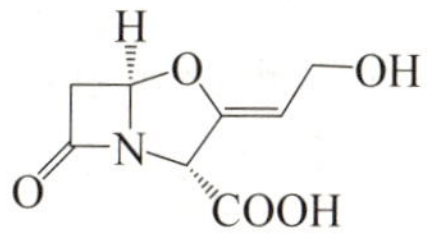

克拉维酸 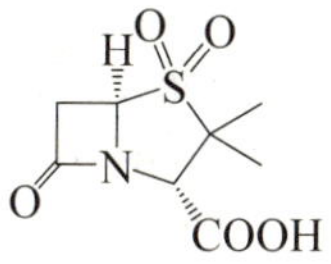　　舒巴坦 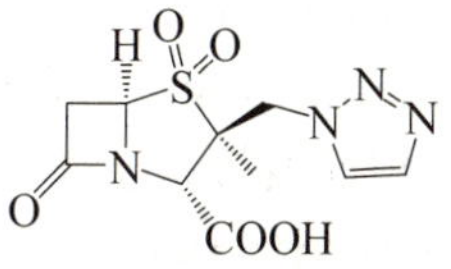　　他唑巴坦

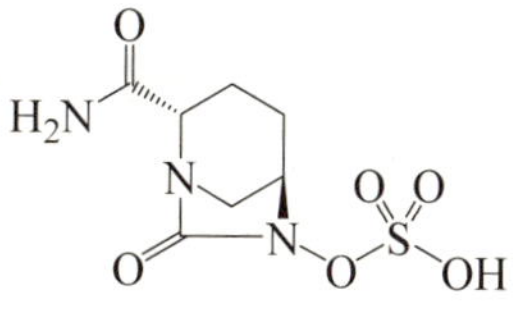

阿维巴坦 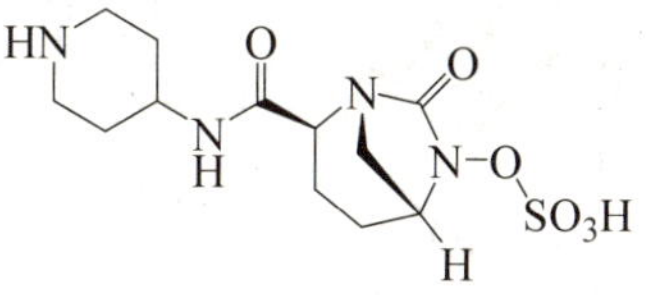　　雷利巴坦 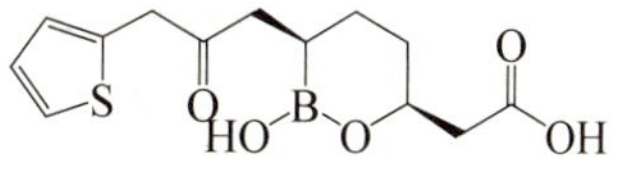　　法硼巴坦

（1）氧青霉烷类　　克拉维酸又称棒酸，是从链霉菌 *Streptomyces Clavuligerus* 的发酵液中分离得到的第一个用于临床的β-内酰胺酶抑制剂。克拉维酸的结构是由β-内酰胺环和氢化噁唑环骈合而成，属于氧青霉烷类。结构中 3-位碳原子为 sp^2 杂化，与 3-位侧链形成双键，因此，克拉维酸环张力远大于青霉素。此外，其 6-位无酰胺侧链，上述性质使其更易与β-内酰胺酶的活性中心作用。

克拉维酸的作用机制如图 16-6 所示，首先β-内酰胺酶催化中心的丝氨酸（Enz-SerOH）亲核性进攻克拉维酸的β-内酰胺环生成酰化酶，进一步开环形成亚胺，亚胺可互变异构成烯胺，酰化酶、亚胺和烯胺均可水解释放出β-内酰胺酶，但烯胺稳定性很强，水解非常缓慢。亲电性的亚胺离子与β-内酰胺酶的另一个亲核基团（EnzNu）如羟基、氨基进行不可逆烷基化反应，并进一步经消除后得到稳定的酶共价修饰产物，使β-内酰胺酶失活。因此，克拉维酸是一种不可逆竞争性β-内酰胺酶抑制剂，并且采取了"自杀式"酶抑制机制。

克拉维酸对革兰阳性菌或革兰阴性菌产生的β-内酰胺酶均有抑制作用，但本身抗菌活性较弱，常与青霉素类抗生素联合使用。克拉维酸和阿莫西林组成的复方制剂奥格门汀（**Augmentin**），临床上用于治疗阿莫西林耐药菌引起的感染，可使阿莫西林增效 **130** 倍。克拉维酸也可与其他 β-内酰胺类抗生素联合使用，如可使头孢菌素类药物增效 2～8 倍。

（2）青霉烷砜类　代表药物有舒巴坦和他唑巴坦，其结构中青霉烷酸部分的 S 原子被氧化成砜，作用机制与克拉维酸类似。

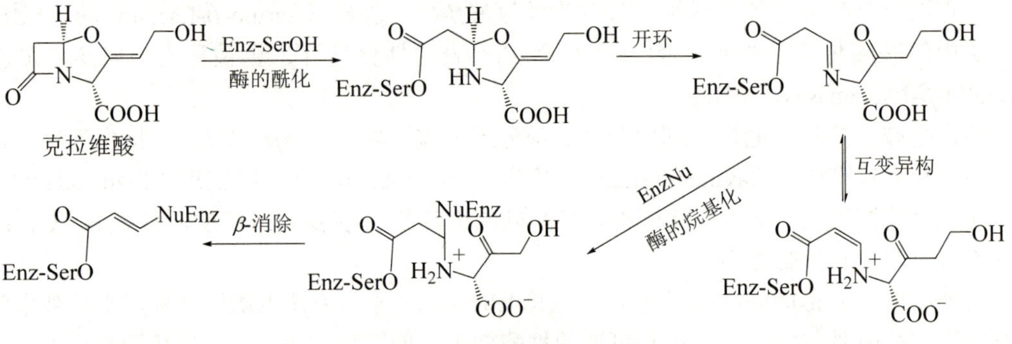

图 16-6　克拉维酸作用机制

舒巴坦抑酶作用弱于克拉维酸，但结构更稳定。当与阿莫西林合用时，能显著提高其抗菌作用，可用于治疗阿莫西林耐药的金黄色葡萄球菌、脆弱拟杆菌、肺炎杆菌等的感染。舒巴坦口服吸收差，对其进行前药改造，将舒巴坦与氨苄西林以亚甲基相连制得含双酯结构的舒他西林（**Sultamicillin**）。舒他西林口服后可迅速吸收，在体内经非特定酯酶水解，产生氨苄西林和舒巴坦而发挥抗菌作用。他唑巴坦是舒巴坦 3-位甲基被三氮唑取代的衍生物，其抑酶谱更广，抑酶活性更强。

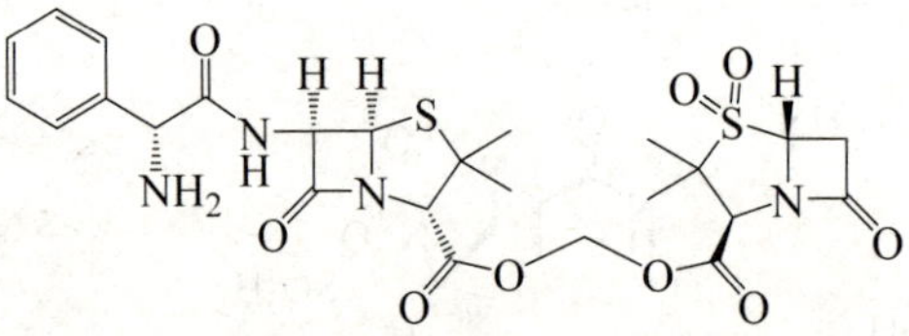

舒他西林

2. 碳青霉烯类抗生素

1976 年从链霉菌 *Streptomyces Cattleya* 发酵液中得到沙纳霉素（硫霉素，Thienamycin），其抗菌谱广，对葡萄球菌等革兰阳性菌及铜绿假单胞菌、类杆菌等革兰阴性菌有显著的抗菌活性，而且对 β-内酰胺酶也有较强的抑制作用。沙纳霉素与青霉素类抗生素结构上的区别在于噻唑环上硫原子被亚甲基取代。由于亚甲基的夹角比硫原子小，加之 2-位与 3-位间存在双键，使二氢吡咯环形成一个平面结构，导致沙纳霉素化学性质不稳定。此外，沙纳霉素易被肾脱氢肽酶（**Renal Dehydropeptidase，DHP**）水解，故需与肾脱氢肽酶抑制剂联合应用，既可减少酶的破坏作用，也可阻碍药物进入肾小管上皮组织，从而减少药物的排泄及肾毒性。

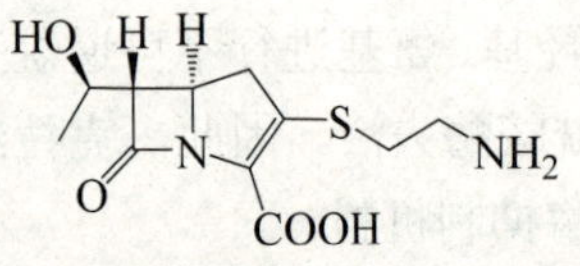

沙纳霉素 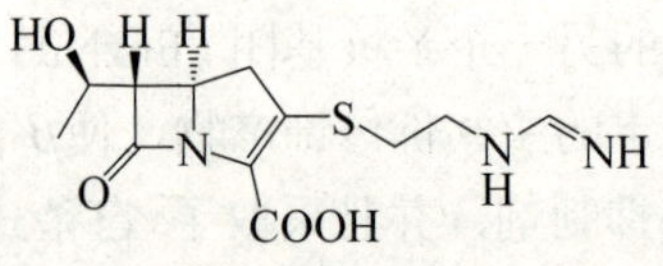　　　　　亚胺培南 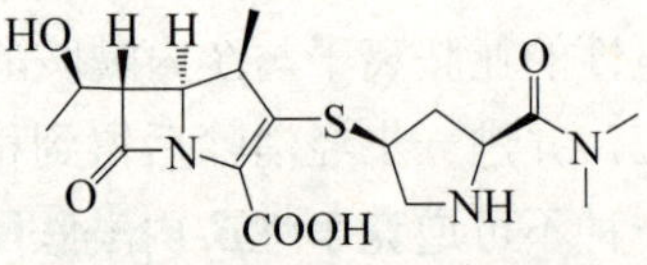　　　　　美洛培南

比阿培南

多利培南

托莫培南

通过对沙纳霉素进行结构改造，在3-位侧链末端引入亚氨基得到亚胺培南（Imipenem），其对革兰阳性菌、阴性菌和厌氧菌有广谱的抗菌活性，尤其对铜绿假单胞菌及粪球菌有显著的抗菌活性。**4-位引入β-甲基、3-位引入吡咯烷基硫醚侧链得到美洛培南（Meropenem），其对肾脱氢肽酶稳定，是临床上第一个能单独使用的碳青霉烯类抗生素**。3-位侧链硫原子上取代吡咯烷的引入，减少了中枢神经系统毒性，抗菌谱广，对许多需氧菌和厌氧菌有很强的抗菌活性。比阿培南（Biapenem）和多利培南（Doripenem）的抗菌谱与亚胺培南相似，对肾脱氢肽酶稳定。比阿培南中三氮唑季铵片段的引入，提高了稳定性，减少了诱发严重癫痫的风险。托莫培南（Tomopenem）的抗菌谱进一步扩大，对 MRSA 有效。

亚胺培南（Imipenem）

▲(5R,6S)-6-[(1R)-1-羟乙基]-3-({2-[(亚氨基甲基)氨基]乙基}硫代)-7-氧代-1-氮杂双环[3.2.0]庚-2-烯-2-羧酸一水合物

▲(5R,6S)-6-((1R)-1-Hydroxyethyl)-3-((2-((iminomethyl)amino)ethyl)thio)-7-oxo-1-azabicyclo[3.2.0]hept-2-ene-2-carboxylic acid monohydrate

本品为白色结晶性粉末，几乎不溶于乙醇和丙酮，微溶于水。$[\alpha]_D^{23}$=+86.8°（c=0.05，0.1mol/L pH=7 的磷酸缓冲液），本品结构中的羧基和氨基的 pK_a 值分别为 3.2 和 9.9，其水溶液在 pH = 6.0 时较稳定。

亚胺培南抗菌活性强，体外试验中 8μg/mL 浓度下可抑制 98%以上的主要临床致病菌，其最小抑菌浓度（MIC）与最小杀菌浓度（MBC）相当，与第三代头孢菌素相比，其对革兰阴性菌有很好的抗菌活性，对厌氧菌特别有效。

西司他丁

亚胺培南易被肾小管上细胞分泌的肾脱氢肽酶水解而失去活性，故临床上必须与肾脱氢

肽酶抑制剂西司他丁钠（Cilastatin Sodium）按质量比 1：1 制成混合制剂，主要用于革兰阳性菌、阴性菌、厌氧菌所致的呼吸道、胆道、泌尿系统和腹腔感染，皮肤软组织、骨和关节以及妇科感染等。

3. 单环 β-内酰胺类抗生素

诺卡霉素（Nocardicins）是由 *Nocardia Uniformis* 菌发酵得到的一类抗生素，含有 A～G 七个组分。诺卡霉素 A 为主要成分，抗菌活性最强。虽然诺卡霉素的抗菌谱较窄，但表现出对酸、碱和 β-内酰胺酶的稳定性，这是其他天然 β-内酰胺类抗生素所不具备的优势。此外，由于诺卡霉素在体内不能生成氢化噻唑蛋白等过敏性聚合物，因此不与青霉素类和头孢菌素类抗生素发生交叉过敏反应。为了进一步提高抗菌活性并扩大抗菌谱，参考青霉素和头孢菌素类的结构修饰策略，对其进行结构改造，得到多种衍生物，如氨曲南（Aztreonam）、替吉莫南（Tigemonam）和卡芦莫南（Carumonam）等。

诺卡霉素 A

氨曲南　　　替吉莫南　　　卡芦莫南

氨曲南是第一个应用于临床的全合成单环 β-内酰胺类抗生素，环中 N 上引入强吸电性的磺酸基，更有利于 β-内酰胺环开环。对革兰阴性菌包括铜绿假单孢菌有很强的抗菌活性，但对需氧革兰阳性菌和厌氧菌活性较小。2-位 α-甲基的位阻效应增加了分子对 β-内酰胺酶的稳定性，并能透过血脑屏障，无过敏性反应。

第二节　大环内酯类抗生素

大环内酯类抗生素是由链霉菌产生的一类弱碱性抗生素，其结构特征为分子中含有一个内酯结构的 12～20 元大环，临床应用广泛，对革兰阳性菌（如金葡菌、化脓性链球菌、表皮葡萄球菌、肺炎球菌等）有很强的抑菌作用，对某些革兰阴性菌（如脑膜炎球菌、淋球菌、流感杆菌、百日咳杆菌等）也有较强的抑制作用，对支原体、衣原体、军团菌及螺杆菌也高度敏感。最新的研究表明，大环内酯类抗生素在抗病毒、抗肿瘤方面有新的突破，且环系也已达到六十元环，如具有抗肿瘤作用的醌酯霉素类。

大环内酯类抗生素作用于敏感菌核糖体 50S 亚基，通过阻断转肽作用和 mRNA 转位而抑制细菌蛋白质的合成。临床上细菌对大环内酯类抗生素耐药的原因是 50S 核糖体 RNA 的一个腺嘌呤残基转录后发生甲基化，导致细菌对大环内酯类抗生素耐药。大环内酯类抗生素与临床常用的其他抗生素之间无交叉耐药性，但由于同类药物间化学结构相似，仍存在交叉耐药性。

临床常用的大环内酯类抗生素主要为十四元环（红霉素 A 及其衍生物）和十六元环（麦迪霉素、螺旋霉素及其衍生物）两类，通过内酯环上的羟基与脱氧氨基糖或脱氧糖形成碱性苷，药物游离形式不溶于水，与酸成盐后水溶性增加。在酸性条件下易发生苷键水解，在碱性条件下易发生内酯环的开环，而使药物失去抗菌活性。

一、红霉素类抗生素

1. 天然红霉素

红霉素 A　$R^1 = OH$，$R^2 = CH_3$

红霉素 B　$R^1 = H$，$R^2 = CH_3$

红霉素 C　$R^1 = OH$，$R^2 = H$

天然红霉素（Erythroycin）是 1952 年从红色链丝菌 *Streptomyces Erythreus* 代谢产物中分离得到的，包括红霉素 A、B 和 C。三者的差别在于 12-位 R^1 及克拉定糖中的 3″-位 R^2 取代基不同。红霉素 A 的抗菌活性最强，红霉素 B 和 C 不仅活性弱而且毒性大，通常红霉素是指红霉素 A。

红霉素 A 的结构是由红霉内酯（Erythronolids）3-位和 5-位羟基分别与克拉定糖（Cladinose）和去氧氨基糖（Desosamine）缩合成的碱性苷。红霉内酯环上 2、4、6、8、10 和 12-位共有六个甲基，3、5、6、11 和 12-位共有五个羟基，9-位为羰基。

红霉素 A 口服生物利用度低，易被胃酸破坏，半衰期仅为 1～2h。 在酸性条件下不稳定，易发生分子内脱水环合，失去抗菌活性。在酸性液中，6-位羟基与 9-位羰基形成红霉素半缩酮，9-位羟基继续与 8-位氢脱水生成红霉素 8,9-脱水-6,9-半缩酮，进而发生 8,9-位双键与 12-位羟基的双键加成，生成红霉素 6,9-9,12-螺缩酮。11-位羟基与 10-位氢脱水，同时水解，得到红霉糖胺和克拉定糖，使红霉素失活。

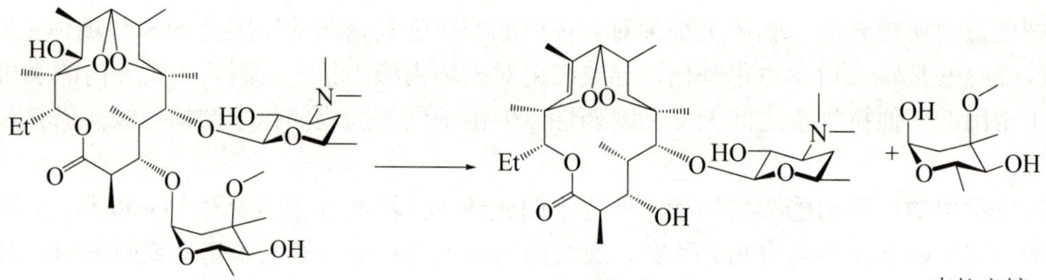

$$\text{6,9-9,12-螺缩酮红霉素} \longrightarrow \text{红霉糖胺} + \text{克拉定糖}$$

红霉素抗菌谱与青霉素近似，对革兰阳性菌和某些革兰阴性菌如百日咳杆菌、流感杆菌、淋球菌、脑膜炎球菌等都有抑制作用，特别是对军团菌肺炎、支原体肺炎和非典型肺炎作用显著，而对大多数肠道革兰阴性菌无活性。红霉素是耐药金黄色葡萄球菌和溶血性链球菌感染的首选治疗药物，特别适用于青霉素过敏者。红霉素组织分布广泛，除脑脊液和脑组织外，在其他各组织和体液中均有较高浓度，其中肝、胆汁、脾中浓度最高，肾、肺中浓度高于血浆中数倍，还可进入前列腺和精囊。虽然红霉素应用历史悠久，但仍存在抗菌谱窄、酸稳定性差和交叉耐药等缺点，因此进行了大量的衍生化研究。

早期的研究主要是将红霉素制成盐或酯，以增加稳定性和水溶性。如乳糖酸红霉素（Erythromycin Lactobionate）是将红霉素与乳糖酸成盐，可供注射使用。

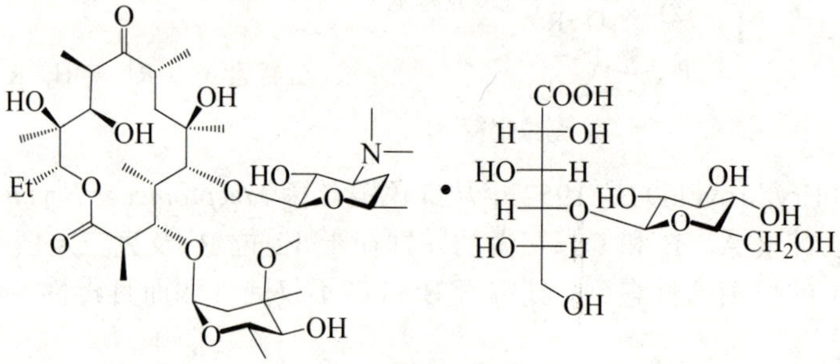

乳糖酸红霉素

将红霉素 5-位去氧氨基糖上的 2′-位羟基酯化得到多种红霉素酯化衍生物，其结构和特性如表 16-6 所示。

表 16-6 红霉素 2′酯化衍生物

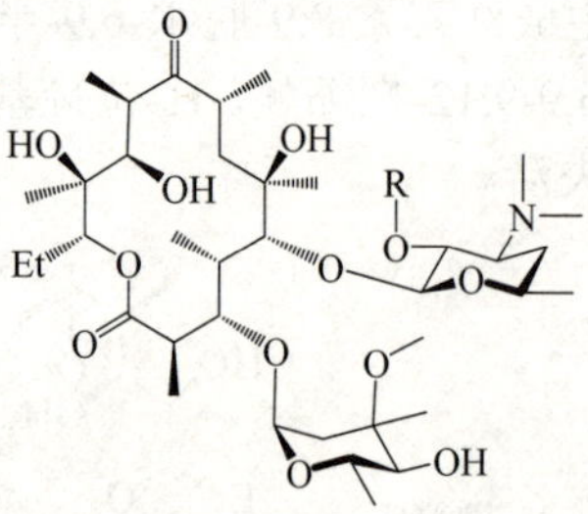

名称	R	作用特点
依托红霉素（Erythromycin Estolate）	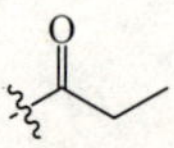 (丙酰基)	临床上使用其十二烷基硫酸盐，在酸中较红霉素稳定，服用后伴随依托红霉素的代谢在血浆中有高浓度的红霉素

名称	R	作用特点
琥乙红霉素 （Erythromycin Ethylsuccinate）	~~C(=O)CH₂CH₂COOEt	又叫无味红霉素，对胃酸稳定，可制成多种口服剂型，血药浓度高，可供儿童和成人应用
硬脂酸红霉素 （Erythromycin Stearate）	~~C(=O)(CH₂)₁₆CH₃	无苦味、毒性低，并具有良好的药代动力学性质，作用时间较长

2. 半合成红霉素

由于红霉素在酸催化下易发生降解，20 世纪 70 年代后的结构改造主要集中在参与降解反应的基团，分别为 **9-位羰基、6-位羟基和 8-位氢**，得到一系列稳定性和抗菌活性均提高、药代动力学性质得到改善的红霉素衍生物。

将红霉素 **6-**位羟基甲基化，得到克拉霉素（**Clarithromycin**），可防止 6-位羟基与 9-位酮羰基生成半缩酮。根据电子等排原理，在红霉素 8-位引入氟原子，得到氟红霉素（**Flurithromycin**），氟原子的引入可阻断 8-位 H 和 9-位半缩醛 OH 的脱水反应，使其对酸稳定。

9-位结构修饰的方法较多，将羰基成肟后，得到红霉素肟（**Erythromycin Oxime**），稳定性提高，但活性较弱。将红霉素肟氧原子上引入甲氧基乙氧基甲基侧链，得到罗红霉素（**Roxithromycin**），具有较好的口服生物利用度，且活性和稳定性均显著提高。地红霉素（**Dirithromycin**）是将 2-(2-甲氧基乙氧基)乙醛与红霉胺经缩合反应制得，其对酸稳定性较好，生物利用度高，半衰期长达 **32.5h**，抗菌作用比红霉素强 **2～4** 倍。阿奇霉素（**Azithromycin**）是第一个十五元氮杂环内酯衍生物，其碱性较强，对多种革兰阴性杆菌活性显著，组织分布广，可用于多种病原微生物感染的治疗。

克拉霉素　　　　　地红霉素　　　　　罗红霉素

氟红霉素　　　　　阿奇霉素

与 β-内酰胺类抗生素相似，红霉素类抗生素在广泛应用后也快速出现耐药性，其中 **3-位克拉定糖**被认为与耐药性的产生相关。泰利霉素（**Telithromycin**）是一个新型的具有酮内酯结构的抗耐药菌感染药物。其结构特征为 3-位脱克拉定糖后羟基被氧化为羰基,6-位羟基甲基化,11 和 12-位间形成环状的氨基甲酸酯,氨基甲酸酯环上的氮原子连有芳烷基侧链。结构中引入的芳基侧链可与细菌核糖体 23S rRNA 上的核苷酸 A752 结合,是产生抗耐药菌活性的重要药效团。泰利霉素抗革兰阳性菌的活性优于阿奇霉素,对部分革兰阴性菌有效,特别是对诱导型耐药金黄色葡萄球菌、肺炎链球菌、固有型耐药肺炎链球菌等抑菌活性显著。

泰利霉素

阿奇霉素 Azithromycin

▲(2R,3S,4R,5R,8R,10R,11R,12S,13S,14R)-13-[(2,6-二脱氧-3-C-甲基-3-O-甲基-α-L-吡喃核糖基)氧]-2-乙基-3,4,10-三羟基-3,5,6,8,10,12,14-七甲基-11-{[3,4,6-三脱氧-3-(二甲氨基)-β-D-吡喃木糖基]氧}-1-氧杂-6-氮杂环十五烷-15-酮

▲(2R,3S,4R,5R,8R,10R,11R,12S,13S,14R)-13-((2,6-Dideoxy-3-C-methyl-3-O-methyl-α-L-ribo-hexopyranosyl)oxy)-2-ethyl-3,4,10-trihydroxy-3,5,6,8,10,12,14-heptamethyl-11-((3,4,6-trideoxy-3-(imethylamino)-β-D-xylo-hexopyranosyl)oxy)-1-oxa-6-azacyclopentadecan-15-one

本品为白色或类白色结晶性粉末;无臭;微有引湿性;不溶于水,溶于乙腈,易溶于甲醇、丙酮、无水乙醇或稀盐酸。$[\alpha]_D^{20}=-37.0°$($c=1$,氯仿)。

本品口服的生物利用度为 40%,与食物同服可以使 C_{max} 增加 23%~56%,对口服生物利用度无影响。本品组织分布广泛,除脑脊液外大部分组织中药物浓度可达血浓度的 10~100 倍,半衰期为 68h,主要以原形经胆汁排泄。

阿奇霉素 9-位无羰基,无法形成分子内半缩醛,在胃酸环境稳定。甲氨基的引入增加了分子的碱性,使其对细菌细胞膜穿透力增强,具有比红霉素更广的抗菌谱,对多数革兰阳性菌、衣原体、支原体等具有强效抑菌作用,对革兰阴性菌的抗菌活性也显著增强,对 β-内酰胺酶产生菌具有强效抑制作用。临床上主要用于上、下呼吸道感染,皮肤和软组织感染,淋球菌或沙眼衣原体所致的单纯性生殖器感染等的治疗。

阿奇霉素是第一个环内含氮的十五元大环内酯类抗生素,其制备是以红霉素肟为原料,经贝克曼重排扩环引入内酰胺结构,再经羰基还原和 N-甲基化制得。

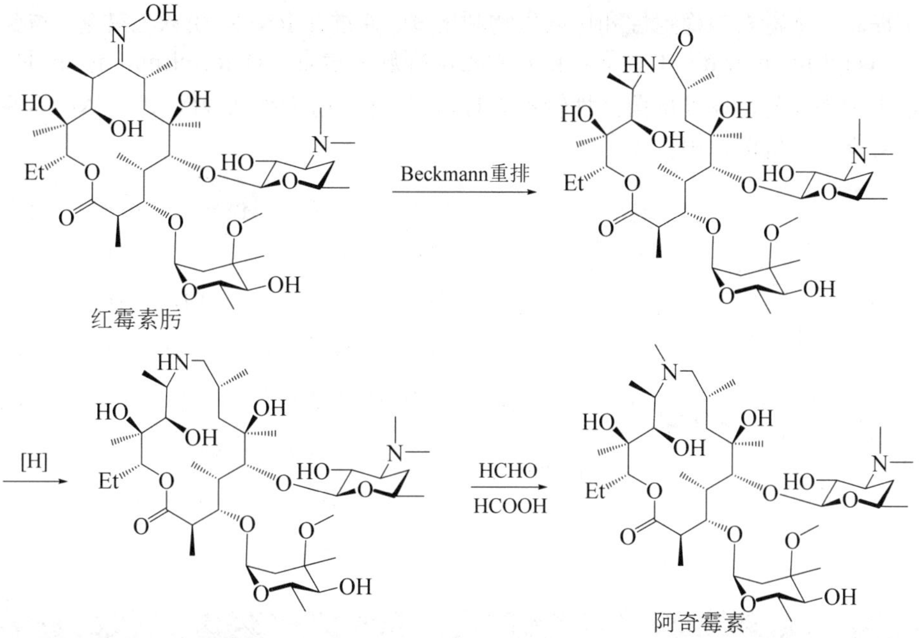

二、麦迪霉素类抗生素

麦迪霉素（Midecamycin）是一类由米加链霉菌（*Streptomyces Mycasofacines*）发酵产生的十六元大环内酯类抗生素，其作用机制、抗菌谱与红霉素相似，按内酯环 9-位 R^1 和碳霉糖上 R^2 取代基的不同分为麦迪霉素 A_1、A_2、A_3 和 A_4 四种。麦迪霉素 A_1 抗菌作用最强，药用为四组分的混合物，对革兰阳性菌、奈瑟菌和支原体均有强效抑菌活性，可用于金黄色葡萄球菌、溶血性链球菌、肺炎球菌等所致的呼吸道感染及皮肤和软组织感染，也可用于支原体肺炎的治疗。

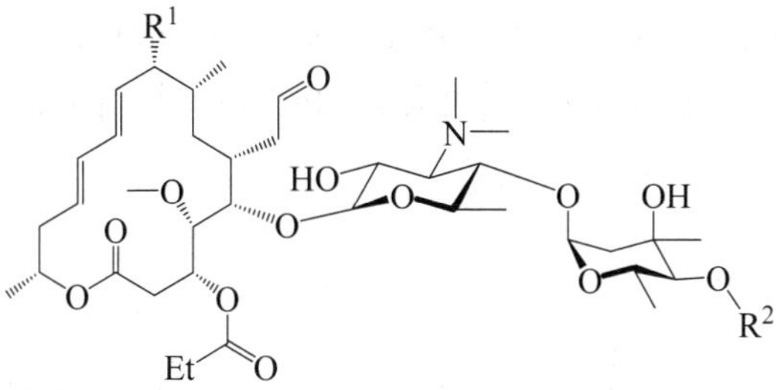

	$R^1 =$	$R^2 =$
麦迪霉素A_1	OH	COC_2H_5
麦迪霉素A_2	OH	COC_3H_7
麦迪霉素A_3	=O	COC_2H_5
麦迪霉素A_4	=O	COC_2H_5

三、螺旋霉素类抗生素

螺旋霉素（Spiramycin）是由螺旋杆菌新种（*Strptomyces Spiramyceticus n. sp.*）产生的一类具有环内双烯结构的抗生素，根据 3-位羟基上 R^1、碳霉糖上 R^2 和 R^3 取代基的不同，分为螺旋霉素 Ⅰ、Ⅱ、Ⅲ。随菌种的不同，各组分的比例存在差异，国内的以 Ⅱ、Ⅲ 为主，国外的以 Ⅰ 为主。螺旋霉素与麦迪霉素同属于十六元大环内酯类抗生素，结构上的主要区别在于 9-位连有去氧氨基糖，抗菌谱和临床应用与麦迪霉素类相似。

为了提高螺旋霉素的稳定性和口服生物利用度，通过在 R^2、R^3 引入乙酰基，得到乙酰螺旋霉素（Acetylspiramycin）Ⅰ、Ⅱ，以及双乙酰螺旋霉素Ⅲ（Diacetylspiramycin Ⅲ）。乙酰化后的衍生物为前药，体外抗菌活性较螺旋霉素弱，但口服吸收更好，进入体内后脱乙酰基生成螺旋霉素发挥抗菌作用。

	$R^1=$	$R^2=$	$R^3=$
螺旋霉素 Ⅰ	H	H	H
螺旋霉素 Ⅱ	$COCH_3$	H	H
螺旋霉素 Ⅲ	COC_2H_5	H	H
乙酰螺旋霉素 Ⅰ	H	H	$COCH_3$
乙酰螺旋霉素 Ⅱ	$COCH_3$	H	$COCH_3$
双乙酰螺旋霉素 Ⅲ	COC_2H_5	$COCH_3$	$COCH_3$

第三节　四环素类抗生素

天然四环素类抗生素（Tetracyclines）是由放线菌（*Streptomyces Rimosus*）产生的一类具有并四苯结构的衍生物，对革兰阴性菌、革兰阳性菌、衣原体、支原体、立克次体及某些原虫等均有抑制作用，为多种细菌感染的首选药物，并具有可口服、毒性小、过敏反应少的优点。四环素类抗生素结构中均含有酸性的酚羟基、烯醇羟基和碱性的二甲氨基，为两性化合物，临床常用其盐酸盐。

四环素类抗生素通过与细菌核糖体 30S 亚单位 A 位点结合，阻止氨基酰-tRNA 与该位点的结合，从而抑制蛋白质的合成。四环素类长期使用易产生耐药性，其主要原因为敏感菌获得抗性基因后转化成耐药菌，通过细菌的主动外排泵将药物排出胞外或生成核糖体保护蛋白使药物不能与作用位点结合。半合成四环素在稳定性、抗菌活性和抗耐药性等方面均得到了改善。

一、天然四环素类抗生素

金霉素（Chlortetracycline）是第一个从金色链丝菌发酵液中分离得到的四环素类抗生素，之后相继发现了土霉素（Oxytetracycline）、四环素（Tetracycline）和地美环素（Demeclocycline）等。

	$R^1=$	$R^2=$	$R^3=$
金霉素	H	CH_3	Cl
土霉素	OH	CH_3	H
四环素	H	CH_3	H
地美环素	H	H	Cl

四环素在酸、碱条件下均不稳定，在酸性条件下，6-位羟基与 5α-位处于反式构型，氢原子易发生消除反应，生成脱水四环素，显橙黄色。此外，在酸性条件下，4-位二甲氨基易发生可逆的差向异构化，溶液中的酸根离子可使异构化反应加速。异构化产物也可发生上述消除反应。上述酸性条件下的产物抗菌活性均减弱或消失，差向异构化产物的毒性增强。

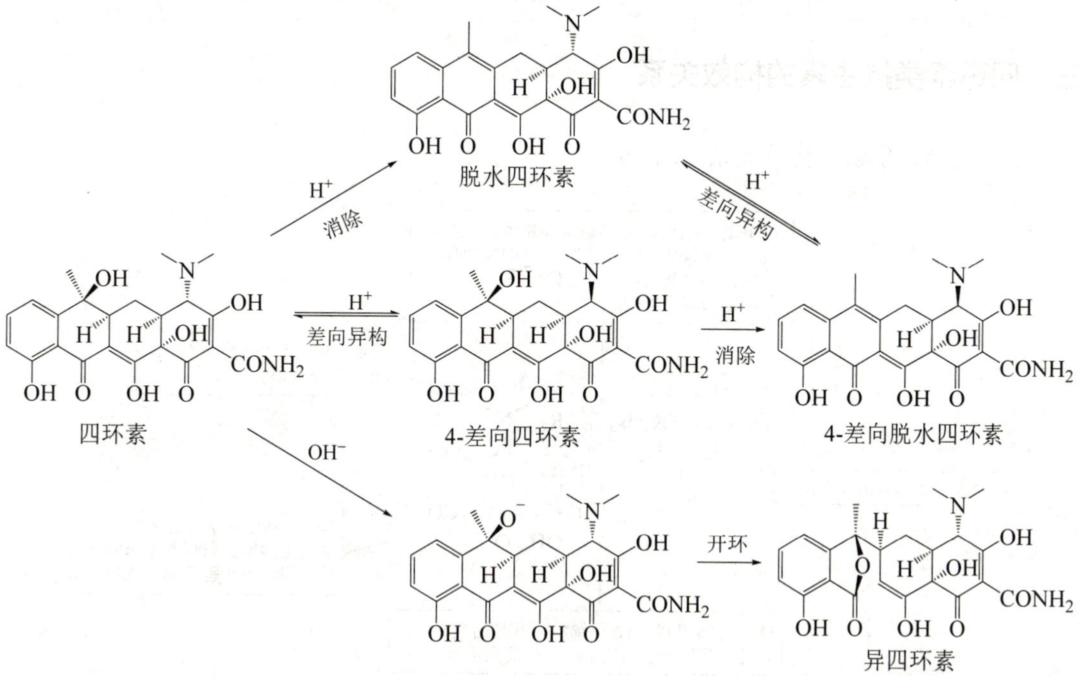

在碱性条件下，6-位羟基易形成氧负离子，进攻 11-位羰基，11、11α 断键后生成异四环素，无抗菌活性。

在金属离子存在下，四环素结构中的多个羟基、烯醇羟基和羰基可以与金属离子形成不溶性络合物，不同金属离子形成的络合物颜色不同，如四环素与钙和铝离子形成黄色不溶性络合物，与铁离子形成红色络合物。络合物的形成，既会干扰四环素有效血药浓度，又会产生相应的副作用，如四环素与钙离子在体内形成的黄色络合物，可以沉积在骨骼和牙齿上，会抑制婴幼儿的骨骼生长并产生牙齿变化（四环素牙）。因此，小儿和孕妇应慎用或禁用四环素。

二、半合成四环素类抗生素

天然四环素类 6-位羟基与药物酸、碱环境下的不稳定性相关，且由于 6-位羟基的极性较大，影响药物的吸收，因此半合成四环素类衍生物均在 6-位进行改造。土霉素 6-位去除羟基，得到多西环素（**Doxycycline**），又称脱氧土霉素或强力霉素，其抗菌活性、稳定性和药代动力学性质均得到显著改善。6-位同时去除羟基和甲基，7-位苯环引入二甲氨基，得到米诺环素（Minocycline），又称二甲胺四环素或美满环素，抗菌作用强于四环素。将 6-位羟基和甲基脱水得到美他环素（Metacycline），又称甲烯土霉素。

	$R^1=$	$R^2=$	$R^3=$
多西环素	OH	CH_3	H
米诺环素	H	H	$N(CH_3)_2$
美他环素	OH	$=CH_2$	H

三、四环素类抗生素的构效关系

四环素类抗生素的构效关系见图 16-7。

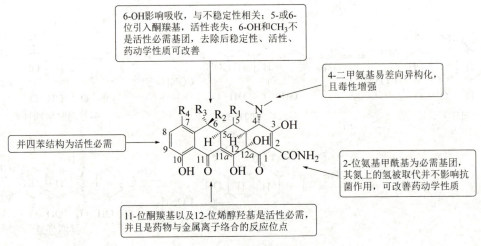

图 16-7 四环素类抗生素的构效关系

第四节 其他类抗生素

一、氨基糖苷类抗生素

氨基糖苷类抗生素（Aminoglycoside Antibiotics）是由链霉菌、小单孢菌等产生的具有氨基糖苷结构的抗生素，主要通过抑制细菌蛋白质的合成而产生抗菌作用，其抗菌谱广，对需氧革兰阴性菌（包括铜绿假单胞菌）和革兰阳性菌均有强效抗菌作用，对耐酸性结核分枝杆菌也有抑制作用，并有抗生素后效应。但该类药物因其肾脏毒性和对第八对脑神经毒性引起不可逆耳聋等副作用在临床应用受到一定限制。按化学结构不同，主要分为链霉素（Streptomycin）、卡那霉素（Kanamycin）、庆大霉素（Gentamycin）和新霉素（Neomycin）四类，其中庆大霉素和新霉素由于毒性较大，不宜全身给药，主要作为外用药。

1. 链霉素类

链霉胍

链霉糖

N-甲基葡萄糖胺

链霉素　　　R = CHO
双氢链霉素　R = CH₂OH

链霉素是于 1944 年发现的第一个氨基糖苷类抗生素，从链霉菌（*Streptomyces Griseus*）的发酵液中分离得到，由链霉胍、链霉糖和 N-甲基葡萄糖胺三部分组成。分子结构中有三个碱性中心，临床用其硫酸盐注射给药。

链霉素对结核杆菌的抗菌活性强，而非结核分枝杆菌对其大多耐药，临床上用于治疗各种结核病，对结核性脑膜炎和急性浸润性肺结核具有显著疗效。也可用于其他敏感分枝杆菌感染，或与其他抗菌药物联合用于鼠疫等的治疗，亦可与青霉素或氨苄西林联用于草绿色链球菌或肠球菌所致的心内膜炎的治疗。

将链霉糖中的醛基还原为羟基，得到双羟链霉素（Dihydrostreptomycin），其活性与链霉素相似，但耳毒性更大，已停止使用。

2. 卡那霉素类

卡那霉素是从放线菌（*Streptomyces Kanamyceticus*）的发酵液中分离出的一组抗生素，其中最早发现的是卡那霉素 A（Kanamycin A），之后又分离得到卡那霉素 B 和 C，卡那霉素是卡那霉素 A、B、C 的混合物。其中卡那霉素 A 是主要成分，其结构是由两分子氨基去氧-D-葡萄糖与一分子脱氧链霉胺缩合而成的碱性苷。卡那霉素稳定性良好，在加热或酸碱条件下均不会失活，临床上用其硫酸盐。

	$R^1=$	$R^2=$	$R^3=$	$R^4=$	$R^5=$
卡那霉素A	OH	OH	OH	NH₂	H
卡那霉素B	NH₂	OH	OH	NH₂	H
卡那霉素C	NH₂	OH	OH	OH	H
阿米卡星	OH	OH	OH	NH₂	⟡C(=O)CH(OH)CH₂CH₂NH₂
阿贝卡星	NH₂	H	H	NH₂	⟡C(=O)CH₂CH(OH)CH₂NH₂

卡那霉素为广谱抗生素，对革兰阴性杆菌、革兰阳性菌和结核杆菌有效。由于具有耳毒性和肾毒性，临床上仅用于多药耐药菌感染的治疗。卡那霉素易产生耐药性，主要原因是由于一些带有耐药质粒 R 因子的革兰阴性菌能产生氨基糖苷钝化酶，如氨基糖苷磷酸转移酶（APH）、氨基糖苷乙酰转移酶（AAC）和氨基糖腺核苷转移酶（ANT），对结构中的羟基和氨基磷酰化、乙酰化、核苷化等使其失活。因此，半合成卡那霉素的结构改造主要集中在羟基或氨基上，得到了阿米卡星（Amikacin）、阿贝卡星（Arbekacin）等具有抗耐药菌活性的衍生物。

阿米卡星是卡那霉素 A 分子中脱氧链霉胺的 1-位氨基引入 L-(-)-4-氨基-2-羟基丁酰基，增加空间位阻，降低了对氨基糖苷钝化酶的结构适应性，增加了耐酶活性。阿米卡星不仅对卡那霉素敏感菌有效，而且对卡那霉素耐药的铜绿假单胞菌、大肠杆菌和金黄色葡萄球菌均有显著活性。临床上用于治疗庆大霉素和妥布霉素耐药的革兰阴性菌感染和大多数需氧革兰阴性杆菌感染。

二、多肽类抗生素

多肽类抗生素一般分为多黏菌素类、杆菌素类和万古霉素。

多黏菌素类抗生素是多黏杆菌培养液中分离出的一组多肽类抗生素，有 5 种成分（A、B、C、D、E）。临床常用的是多黏菌素 B（Polymyxin B）和多黏菌素 E（Colistin，抗敌素）。由于静脉给药会导致严重的肾毒性，现在已经停用。

杆菌肽（Bacitracin）是由枯草芽孢杆菌（*Bacillus Subtilis*）产生的一种多肽复合物类抗生素，其作用机制是与脂载体（Lipid Carrier，转运细胞壁生物合成的 NAM/五肽单元）相结合，阻断其转运功能，从而杀死细菌。

万古霉素（Vancomycin）是由东方拟无枝酸菌（*Streptomyces Orientalis*）产生的一种糖肽，其作用机制是分子中亲水基团可以与 NAM-肽和 NAG-肽中的 D-Ala-D-Ala 形成氢键作用，阻止了 NAM-肽和 NAG-肽参与肽聚糖骨架的形成，从而抑制细菌细胞壁合成，表现出显著的抗菌活性。但是这也代表着万古霉素对绝大部分革兰阴性菌无效。与青霉素相比，万古霉素更不容易对葡萄球菌产生耐药，主要用于葡萄球菌、难辨梭状芽孢杆菌导致的系统感染和肠道感染，如伪膜性肠炎、败血症、心内膜炎等。

万古霉素

由于抗生素的滥用，已经出现可以抵抗万古霉素的细菌，如耐万古霉素肠球菌（VRE），其肽聚糖骨架中的 NAM-肽和 NAG-肽末端的氨基酸残基发生改变，导致万古霉素与 NAM-肽和 NAG-肽之间的作用力减弱，从而产生耐药性。

三、氯霉素类抗生素

氯霉素类抗生素主要有氯霉素（Chloramphenicol）和甲砜霉素（Thiamphenicol）。临床上还有氯霉素和甲砜霉素的前药琥珀氯霉素（Chloramphenico Succinate）和棕榈氯霉素（Chloramphenicol Palmitate）。

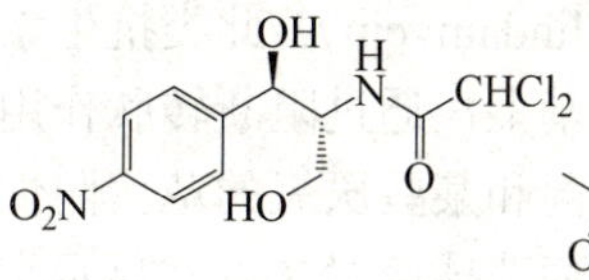

氯霉素 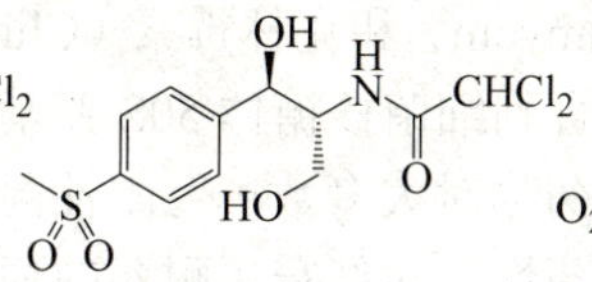　　　　　　甲砜霉素 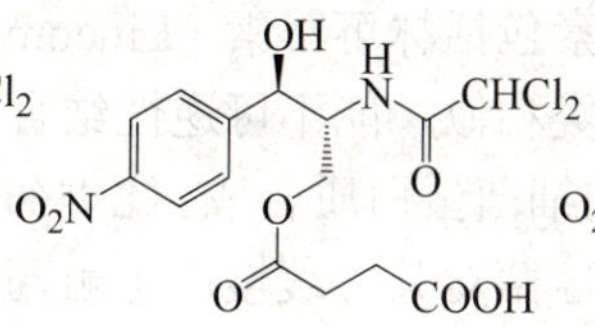　　　　　　琥珀氯霉素 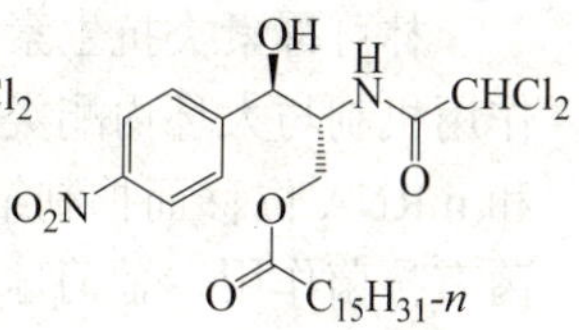　　　　　　棕榈氯霉素

氯霉素最早于 1947 年从委内瑞拉链霉菌（*Streptomyces Venezuelae*）发酵液中得到，次年完成了化学全合成。氯霉素对革兰阳性菌和阴性菌都有抑制作用，临床上主要用于伤寒、斑疹伤寒等的治疗，对百日咳、沙眼、尿路感染等也有效。

氯霉素主要作用于细菌核糖体 50S 亚基，能特异性地阻止 mRNA 与核糖体结合，从而抑制蛋白质的合成而发挥抗菌作用，但同时对哺乳动物真核细胞的蛋白质合成也有较弱的抑制作用，并能抑制线粒体蛋白的合成，造血细胞对氯霉素特别敏感。因此，长期使用会引起再生障碍性贫血和可逆性的骨髓抑制，婴幼儿使用会产生灰婴综合征。

氯霉素含有两个手性碳原子，有四个旋光异构体。其中只有(1*R*,2*R*)-(−)或称 D-(−)-苏阿糖型（*Threo*）异构体有抗菌活性，在临床上使用。早期使用的合霉素，是氯霉素的外消旋体，疗效只有氯霉素的一半。

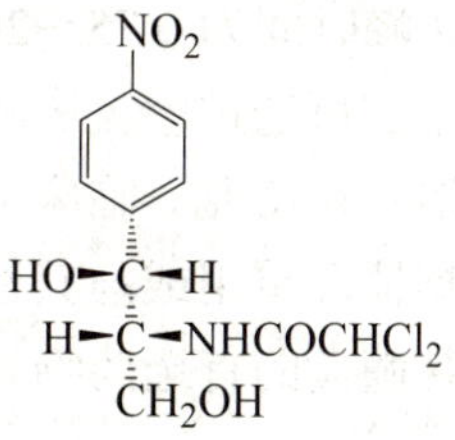

(1*R*, 2*R*)-(−)　　　　(1*S*, 2*S*)-(+)　　　　(1*S*, 2*R*)-(+)　　　　(1*R*, 2*S*)-(−)
D-(−)-*threo*　　　　　L-(+)-*threo*　　　　　D-(+)-*erythro*　　　　L-(−)-*erythro*

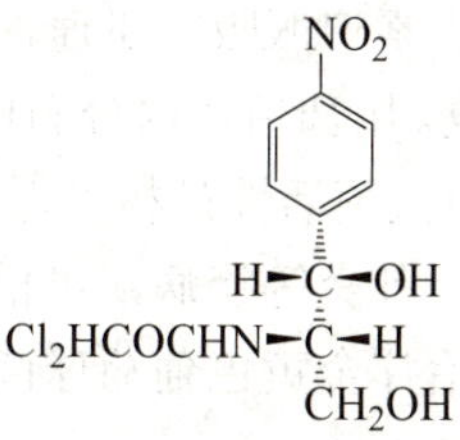

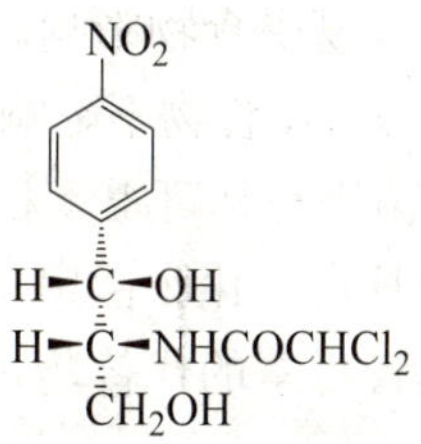

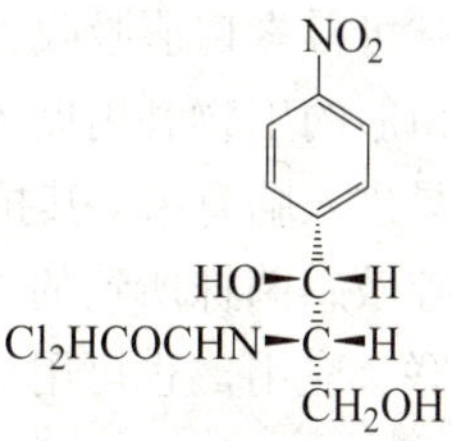

氯霉素性质稳定，耐热，在干燥状态下可以保持活性五年以上。在强碱（pH=9 以上）或强酸性（pH=2 以下）溶液中会发生水解。强酸性条件下酰胺键水解生成对硝基苯基-2-氨基-1,3-丙二醇（*p*-Nitrophenyl-2-amino-1,3-propanediol），再经过碘酸氧化生成对硝基苯甲醛，与2,4-二硝基苯肼缩合生成苯腙（*p*-Nitrobenzone），可用于鉴别。

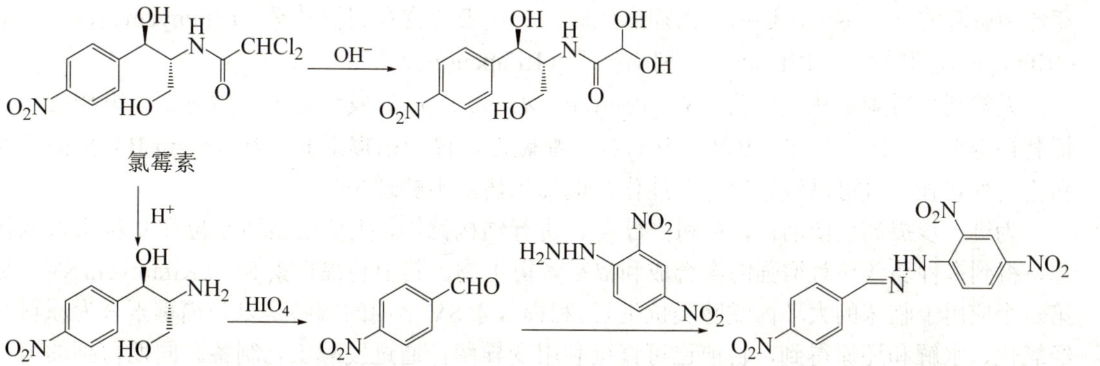

氯霉素

四、林可霉素类抗生素

林可霉素类抗生素包括林可霉素（Lincomycin）和克林霉素（Clindamycin）。此类抗生素作用机制与大环内酯类相似，能不可逆性结合到细菌核糖体 50S 亚基上，通过阻断转肽作用和 mRNA 位移而抑制细菌蛋白质合成。此类药物对大多数革兰阳性菌和某些厌氧的革兰阴性菌有抗菌作用，葡萄球菌对其可缓慢产生耐药性，对红霉素耐药的葡萄球菌对二者常显示交叉耐药性。

林可霉素 　　　　克林霉素

林可霉素又称洁霉素，是链霉菌（*Streptomyces Lincolnensis*）变异株发酵产生的林可酰胺碱性抗生素。克林霉素是林可霉素的氯化衍生物，去除林可霉素 7 位羟基，并以 7S-构型的 Cl 取代，其盐酸盐用于口服制剂，磷酸酯用于注射剂。

林可霉素口服吸收差，易受食物影响。克林霉素口服吸收迅速，达峰时间为 0.75～2h。空腹口服的生物利用度为 90%，食物不影响其吸收。用药后体内分布广泛，可透过胎盘屏障，但不易进入脑脊液。其抗菌谱与林可霉素相同，但抗菌活性是林可霉素的 4～8 倍，临床上用于治疗敏感菌株所致的中耳炎、化脓性扁桃体炎、肺炎等疾病，可根据情况单用或与其他抗菌药联合应用，也可用作青霉素的代替药物，是治疗金黄色葡萄球菌骨髓炎的首选药物。

五、大环内酰胺类抗生素

大环内酰胺类抗生素（Macrocyclic Lactam Antibiotics）是一类环内含有 27 个碳原子及萘环、环上含有脂肪族侧链的大环内酰胺类化合物，具有广谱抗菌作用，对结核杆菌、麻风杆菌、链球菌、肺炎球菌等革兰阳性菌，特别是耐药性金黄色葡萄球菌的作用都很强，对某些革兰阴性菌也有效。临床多与其他抗结核病药物联合应用，治疗各型结核病及耐药金黄色葡萄球菌引起的严重感染，还用于治疗麻风病。其代表药物有利福霉素（Rifamycins）、利福平（Rifampin）、利福定（Rifandin）、利福喷丁（Rifapentine）等。

天然利福霉素是从链丝菌（*Streptomyces Mediterranci*）发酵液中分离得到一组物质，包括利福霉素 A、B、C、D、E 等，化合物均显碱性，仅利福霉素 B（Rifamycin B）抗菌活性和稳定性较强，且可以较好地分离纯化，但临床药效不够理想。

为进一步提高抗菌活性，对利福霉素 B 进行结构修饰，主要在萘环 8-位和 9-位引入取代基，得到多种药效显著增强的半合成利福霉素衍生物，其中利福霉素 SV（Rifamycin SV）是第一个应用于临床的大环内酰胺类抗生素。利福霉素 SV 早期的制备是以利福霉素 B 为原料，经氧化、水解和还原得到，目前已可直接利用变异菌株通过发酵工艺制备。同期得到的另一个衍生物利福米特（Rifamide），是将利福霉素 B 的 9-位侧链上羧基成酰胺。利福霉素 SV 和利福米特的抗菌作用相似，均优于利福霉素 B，但口服吸收均较差，只能注射给药。

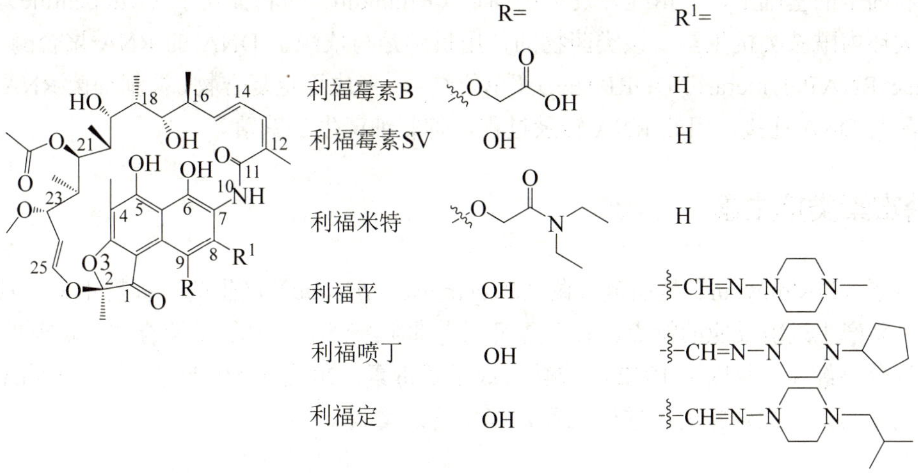

	R=	R¹=
利福霉素B	—O—CH$_2$—COOH	H
利福霉素SV	OH	H
利福米特	—O—CH$_2$—CON(C$_2$H$_5$)$_2$	H
利福平	OH	—CH=N—N(哌嗪)N—CH$_3$
利福喷丁	OH	—CH=N—N(哌嗪)N—环戊基
利福定	OH	—CH=N—N(哌嗪)N—异丁基

为了进一步提高抗菌效力和口服生物利用度，在利福霉素 SV 8 位引入含腙的取代基，得到利福平（**Rifampin**），其抗结核杆菌活性比利福霉素高 30 多倍。利福平的合成是以利福霉素 SV 为原料，经氧化成醌、羰基 α 位甲酰化、还原得 8-位醛基衍生物，最后与 1-氨基-4-甲基哌嗪缩合制得利福平。

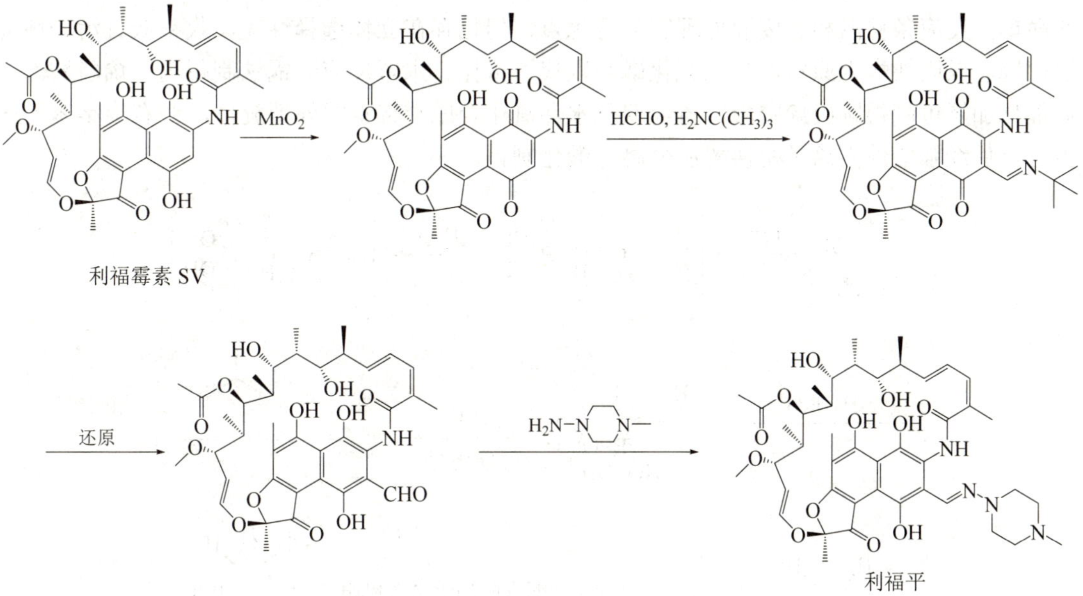

利福平分子中含有酚羟基和哌嗪环，显酸、碱两性。在碱性条件下其酚羟基易被氧化成醌，在酸性条件下亚胺键（C=N）易水解成醛和胺。利福平主要经胆汁排泄，胆汁中药物浓度可达 200μg/mL。原形药物可再经肠吸收，形成肝肠循环，使药物在体内保持较长时间的有效血药浓度。利福平的体内代谢主要发生在 **8-位腙**和 **21-位酯键**部分，均可被水解，水解产物活性降低。利福平是水解酶的诱导剂，会使水解酶活性增强，促进药物水解，因此服药后的两周内会出现进行性血药浓度下降，需经一段时间才能达到稳态。利福平及其代谢物具有

色素基团，故用药后患者会出现大小便、眼泪、唾液、汗液等显橘红色。本品进入脑脊液的浓度高，是治疗结核性脑膜炎的首选药物之一。

在利福平的基础上，又相继开发了利福定（Rifamdin）和利福喷丁（Rifapentine）等活性更高的大环内酰胺类抗生素。该类药物的作用机制是与依赖于 DNA 的 RNA 聚合酶（DNA-Dependent RNA Polymerase，DDRP）的 β 亚单位结合，形成稳定复合物，抑制细菌 RNA 合成，阻止该酶与 DNA 连接，阻断 RNA 转录过程，抑制细菌生长繁殖。

六、磷霉素类抗生素

磷霉素（Fosfomycin）是由链霉菌（*Streptomyces fradiae*）产生的一种抗生素，具有抗菌谱广、不易产生过敏反应的特点。其作用机制为抑制细菌细胞壁的早期合成。磷霉素于 1969 年被首次分离纯化，我国于 1972 年成功合成了磷霉素，20 世纪 80 年代开始用于临床。磷霉素仅左旋体有效，故通常所说的磷霉素是指左旋磷霉素。

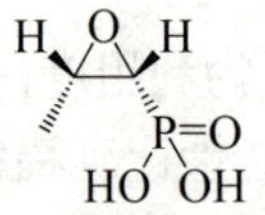

磷霉素

磷霉素的合成方法分为生物合成法和化学合成法。其中，化学合成法具有原料易得、操作简单、反应条件温和、废液处理容易等优点，但仍存在立体选择性差、收率低且污染环境等问题。以丙炔醇为原料，与三氯化磷经取代、重排、水解反应一锅法制得丙二烯磷酸。之后催化加氢可制得顺丙烯膦酸，再经双氧水环氧化合成磷霉素的外消旋体，经右旋 α-苯乙胺拆分，后经强酸性阳离子交换树脂分离、酸化制得。

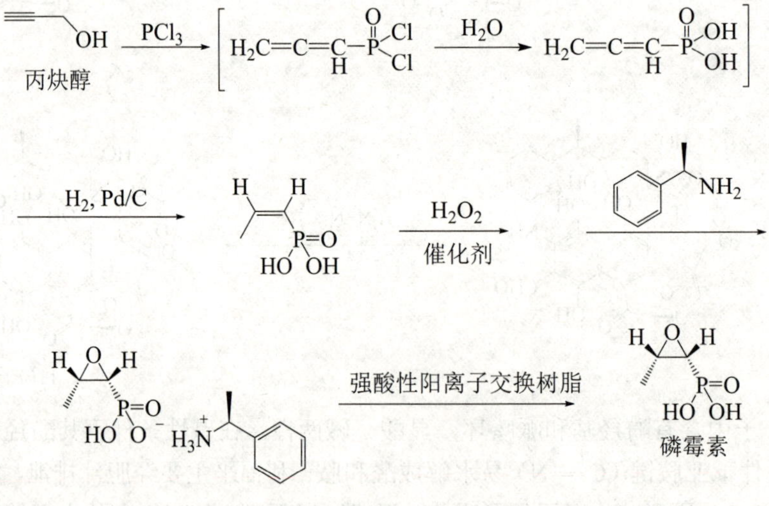

磷霉素稳定性较差，临床上常用其钙盐和氨丁三醇盐作为口服制剂，钠盐用于注射剂。口服磷霉素制剂适用于敏感菌所致轻、中度感染，如皮肤软组织感染、尿路感染及肠道感染等。静脉制剂可用于肺部感染、腹膜炎、败血症及骨髓炎等较重感染。

七、多烯类抗生素

多烯类抗生素是由放线菌产生的、含有多个共轭烯键的大环内酯类抗生素,通常连有一个氨基糖。多烯类抗生素通过与真菌细胞膜上的麦角甾醇结合而形成甾醇-多烯络合物,损伤细胞膜的通透性而发挥杀菌作用。这类药物常用于治疗各种严重的真菌感染,但其毒副作用较严重。

多烯类抗生素的代表药物有制霉菌素 A_1(Nystatin A_1)、两性霉素 B(Amphotericin B)、曲古霉素(Hachimycin)、纳他霉素(Natamycin)等。

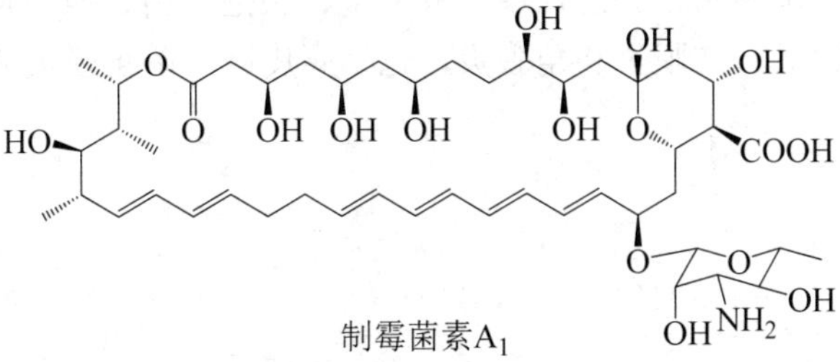

制霉菌素A_1

制霉菌素(Nystatin)是从土壤微生物 *Streptomyces Noursei* 中分离出的一组抗生素,药用主要为制霉菌素 A_1,此外还含有少量的 A_2 和 A_3。具有广谱抗真菌作用,不经皮肤黏膜吸收,口服后胃肠道不吸收,几乎全部服药量自粪便内排出,对全身真菌感染无治疗作用,临床上仅用于局部真菌感染的治疗,如口服用于消化道念珠菌感染,栓剂用于念珠菌性阴道炎等。

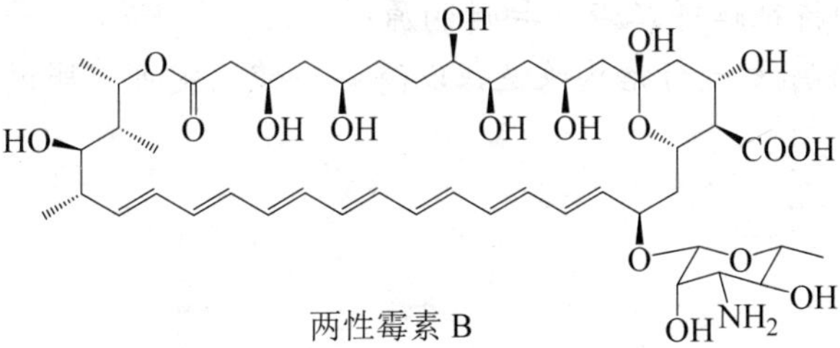

两性霉素 B

两性霉素 B(Amphotericin B)是从链霉菌 *Streptomyces Nodosus* 培养液中分离得到,口服吸收少而不稳定,可注射给药,用于严重深部真菌引起的内脏或全身感染的治疗。其安全窗窄、毒性大、不良反应多,但它又常是某些致命性全身真菌感染的唯一有效的治疗药物。

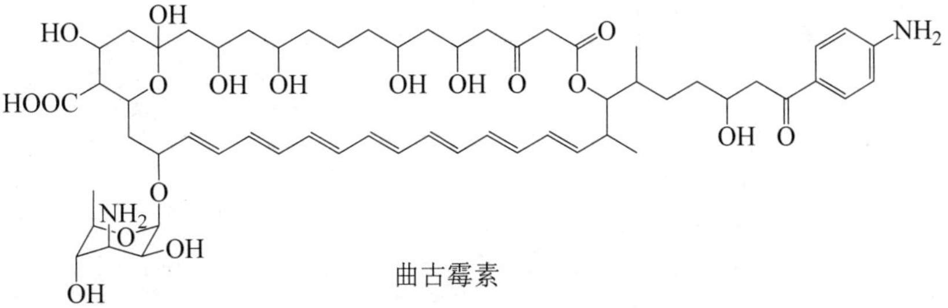

曲古霉素

曲古霉素(Hachimycin)又称抗滴虫霉素,对毛发真菌、阴道滴虫、阿米巴原虫和梅毒螺旋体有抑制作用,临床常用于上述病原体的消化道、阴道和体表感染。

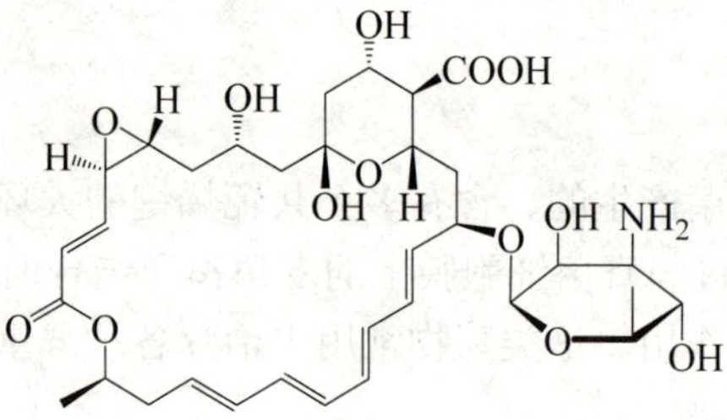

纳他霉素

纳他霉素（Natamycin）是从链霉菌 *Natalensis* 发酵液中提取的四烯类抗生素，体外具有抗多种酵母菌和丝状真菌作用，如念珠菌、曲霉菌、头孢子菌、镰刀霉菌等。临床用于敏感微生物引起的真菌性睑炎、结膜炎和角膜炎，包括腐皮镰刀菌角膜炎的治疗。

思考题

1. 青霉素在临床应用中有哪些缺点？举例说明半合成青霉素的类型以及其设计思想。
2. 阿莫西林是否可以用葡萄糖溶液配制？为什么？
3. 简述舒他西林的设计思想。
4. 为什么头孢菌素类药物的化学稳定性优于青霉素类药物？
5. 碳青霉烯类药物亚胺培南在临床上需要和西司他丁联合使用，而美罗培南却可以单独使用，依据结构特征解释二者差异性的原因。
6. 说明如何对红霉素进行结构改造，以得到对酸稳定可口服的半合成大环内酯类抗生素。

第十七章 合成抗菌药物

扫码获取资源

学习目标

掌握：磺胺类抗菌药物及其增效剂的作用机制和代谢拮抗原理；喹诺酮类药物的发展及构效关系；唑类抗真菌药物的构效关系；磺胺甲噁唑、甲氧苄啶、诺氟沙星、环丙沙星、左氧氟沙星、利奈唑胺、异烟肼、盐酸乙胺丁醇、氟康唑的结构、化学特征及用途；诺氟沙星、环丙沙星、氟康唑的合成。

熟悉：磺胺类药物的构效关系；喹诺酮类药物的作用机制；抗真菌药物的作用靶点与分类；磺胺嘧啶、对氨基水杨酸、帕司烟肼、吡嗪酰胺、伏立康唑的结构、化学特征、作用机制及用途。

了解：磺胺类药物的发现、发展及现状；噁唑烷酮类抗菌药物的概述；6-无氟喹诺酮类药物概述；新型抗耐药结核药物的概述。

合成抗菌药物是指除抗生素类药物以外的通过化学合成方法制得的抑制或杀灭病原微生物的药物。本章主要介绍磺胺类抗菌药物及其增效剂、喹诺酮类抗菌药物、噁唑烷酮类抗菌药物、合成抗结核病药物以及合成抗真菌药物。

第一节 磺胺类抗菌药物及其增效剂

磺胺类（Sulfonamides）抗菌药物是一类含有对氨基苯磺酰胺结构的药物，其抗菌谱较广，对革兰阳性及阴性菌有良好的抑制作用，可用于治疗流行性脑炎、脊髓膜炎、上呼吸道、泌尿道、肠道及其他细菌性感染。自20世纪30年代发现以来，磺胺类药物曾为人类的健康作出重要贡献，但由于毒副作用较多和临床耐药菌的出现，以及青霉素和其他抗生素的临床应用，大多数磺胺类药物目前已经不在临床上使用。磺胺类药物的发现、应用及其作用机制的研究，开创了化学治疗的新纪元，尤其是开辟了应用代谢拮抗原理寻找新药的新途径。

一、磺胺类抗菌药物及其增效剂的发现、发展

1. 磺胺类抗菌药物的发现、发展

1908 年对氨基苯磺酰胺已经作为偶氮类染料的中间体使用,但并未发现其具有抗菌活性。1932 年 Domagk 发现红色染料 2′,4′-二氨基偶氮苯-4-磺酰胺可使鼠、兔免受溶血性链球菌和葡萄球菌的感染,后来该化合物以百浪多息(Prontosil)为商品名用于临床。Domagk 以此发现获得 1939 年的诺贝尔生理学或医学奖。随后人们又合成了可溶性百浪多息(Prontosil Soluble),克服了百浪多息水溶性差、毒性大的缺点。

对氨基苯磺酰胺　　　　　百浪多息　　　　　可溶性百浪多息

法国巴斯特研究所通过对百浪多息的构效关系进行深入研究,发现百浪多息和水溶性百浪多息在体外均无抗菌活性,只有在体内才有抗菌活性;从服用该药患者的尿液中分离得到了对乙酰氨基苯磺酰胺,且对氨基苯磺酰胺在体外和体内均有抗菌作用,而乙酰化是人体内常见的代谢反应。因此,证实百浪多息在体内经还原代谢产生的对氨基苯磺酰胺是真正产生抗菌活性的分子,对氨基苯磺酰胺是磺胺类药物发挥药效的关键结构。从此磺胺类药物的研究得到迅速的发展,至 20 世纪 40 年代中期,合成了 5500 余种磺胺类化合物,用于临床的药物有 20 余种,包括磺胺醋酰(Sulfacetamide)、磺胺嘧啶(Sulfadiazine, SD)、磺胺噻唑(Sulfathiazole)等。

磺胺醋酰　　　　　磺胺嘧啶　　　　　磺胺噻唑

20 世纪 40 年代早期,青霉素开始用于细菌感染性疾病的治疗,使抗菌药物的研究重点转移到青霉素的研究上,致使磺胺类药物的研究一度中止。直到 20 世纪 50 年代初,发现青霉素存在过敏性、耐药性和稳定性差等缺陷,使磺胺类药物的研究工作再度受到重视。研究人员对磺胺类药物的研究重点转移到如何提高磺胺类药物的溶解度、降低其对肾脏的损害和毒副作用上,并在此基础上开发中效乃至长效的磺胺药物,相继出现了磺胺甲氧哒嗪(Sulfamethoxypyridazine, SMP,半衰期=37h)、磺胺甲氧嘧啶(Sulfametoxydiazine, SMD,半衰期=36h)、磺胺甲噁唑(Sulfamethoxazole, SMZ,半衰期=11h)等抗菌作用强、抗菌谱广的磺胺类药物。

磺胺甲氧嗪　　　　　磺胺甲氧嘧啶　　　　　磺胺甲噁唑

目前,由于磺胺类药物耐药菌的日益增多,以及其较常见的副作用如过敏、肾脏损害和

血液毒性,导致磺胺类药物在细菌感染性疾病治疗方面的应用较少。从磺胺类药物在临床应用时观察到的副作用中得到启发,通过结构改造发现了具有磺胺类结构的利尿药和降血糖药,如利尿药呋塞米、磺酰脲类降血糖药格列美脲等。

2. 磺胺类抗菌药物增效剂的发现、发展

抗菌增效剂(**Antibacterial Synergists**)是指其与抗菌药物联用时,由于二者具有协同的抗菌作用机制,所产生的抗菌效果大于两个药物分别给药的作用总和的一类药物。如克拉维酸钾与阿莫西林合用,前者属于抗菌增效剂。

在研究抗疟药物时发现 2,4-二氨基嘧啶类化合物对二氢叶酸还原酶具有选择性抑制作用,进一步结构改造得到甲氧苄啶(Trimethoprim,TMP),其对革兰阳性菌和阴性菌的二氢叶酸还原酶均有抑制作用。将 **TMP** 与磺胺类药物合用时,可使磺胺类药物抗菌作用增强,同时减少耐药性的产生,因此,称 **TMP** 为磺胺类抗菌药物增效剂。

将磺胺甲噁唑和甲氧苄啶按照 5∶1(质量比)形成复方制剂——复方新诺明,使细菌的叶酸代谢受到双重阻断,使抗菌作用增强数倍至数十倍,同时减少了细菌耐药性,广泛用于治疗呼吸道感染、菌痢及泌尿道感染等。

通过对 TMP 的 4 位甲氧基进行结构改造,得到了四氧普林(Tetroxoprim)、美替普林(Metioprim)、溴莫普林(Brodimoprim)、二甲氧苄啶(Diaveridine)、巴喹普林(Baquiloprim)等性质更优的磺胺类抗菌药物增效剂,见表 17-1。

表 17-1 临床常用的磺胺类药物增效剂

药名	—R	作用特点
甲氧苄啶 (Trimethoprim, TMP)	3,4,5-三甲氧基苯基	与磺胺类药物合用,可增强其疗效。用于治疗呼吸道感染、支气管炎、菌痢、泌尿系统感染、肠炎、伤寒、疟疾等
四氧普林 (Tetroxoprim)	4-(2-甲氧基乙氧基)-3,5-二甲氧基苯基	抗菌作用略低于 TMP,与磺胺嘧啶合用时可增效并延缓微生物耐药性的产生
美替普林 (Metioprim)	3,5-二甲氧基-4-甲硫基苯基	抗菌作用为 TMP 的 3~4 倍,与磺胺嘧啶按 1∶1(质量比)合用时增效作用最显著
溴莫普林 (Brodimoprim)	4-溴-3,5-二甲氧基苯基	抗菌作用比 TMP 强 3 倍,用于治疗各种呼吸道感染、细菌性胃肠炎、尿道感染和伤寒等
二甲氧苄啶 (Diaveridine)	3,4-二甲氧基苯基	动物专用增效剂,与磺胺类按 1∶5(质量比)合用时增效 4~32 倍;与四环素按 1∶4(质量比)合用时增效数倍
巴喹普林 (Baquiloprim)	8-(二甲氨基)-7-甲基喹啉-5-基	动物专用增效剂,半衰期极大延长

二、磺胺类药物及其抗菌增效剂的作用机制

关于磺胺类药物的作用机制，Wood-Fields 的代谢拮抗学说得到公认并经实验证实：磺胺类药物能与细菌生长所必需的对氨基苯甲酸（p-Aminobenzoic Acid, PABA）产生竞争性拮抗，干扰细菌体内的酶系统对 PABA 的利用，从而抑制细菌的生长和繁殖。

叶酸（Folic Acid）是细菌生长和繁殖所必需的物质，在体内主要以四氢叶酸（辅酶 F）的形式起作用。PABA 为叶酸的组成部分，在二氢蝶酸合成酶的催化下，PABA 与二氢蝶啶焦磷酸酯作用生成二氢蝶酸，随后在二氢叶酸合成酶的催化下与谷氨酸生成二氢叶酸，二氢叶酸在二氢叶酸还原酶的催化下被还原成四氢叶酸，进一步转化成辅酶 F。辅酶 F 为细菌 DNA 合成中所必需的嘌呤碱基和嘧啶碱基的合成提供一碳单位，见图 17-1。

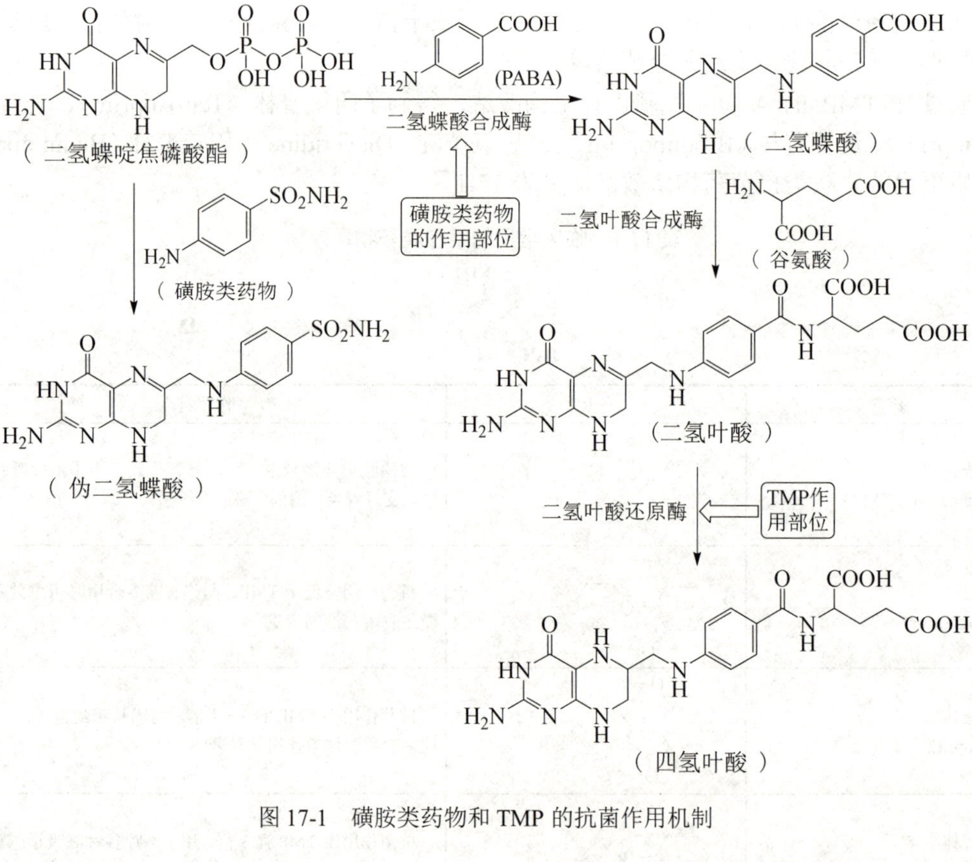

图 17-1　磺胺类药物和 TMP 的抗菌作用机制

磺胺类药物的分子大小和电荷分布与细菌生长所必需的 PABA 极为相似，因此与 PABA 竞争二氢蝶酸合成酶，生成无生物功能的伪二氢蝶酸，妨碍了二氢叶酸的合成，致使细菌的 DNA、RNA 及蛋白质的合成受阻，从而抑制细菌的生长和繁殖。相比之下，人和哺乳动物可以从食物中摄取二氢叶酸，因此磺胺类药物不影响机体正常的叶酸代谢。细菌等微生物不能直接利用其生长环境中的叶酸，只能依靠自身的酶系统合成的二氢叶酸，因此，细菌等微生物对磺胺类药物的敏感度较高。

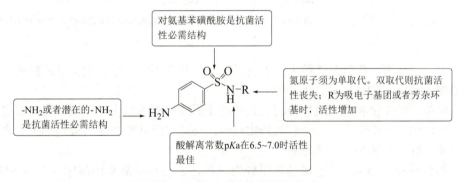

对氨基苯甲酸　　　　　磺胺类药物

甲氧苄啶为代表的磺胺类抗菌增效剂，通过对二氢叶酸还原酶产生可逆抑制，从而使四氢叶酸的合成受阻，影响辅酶 F 的形成。二氢叶酸还原成四氢叶酸是人体和细菌体内相同的过程，甲氧苄啶等抗菌增效剂对细菌的二氢叶酸还原酶的亲和力比对人的二氢叶酸还原酶的亲和力强 10000～60000 倍，因此，其对人的毒性微弱。

Wood-Fields 提出的代谢拮抗学说开辟了利用代谢拮抗原理寻找新药的新途径，也是磺胺类药物在药物化学理论研究中的巨大贡献。代谢拮抗（Metabolic Antagonism）原理是指设计与生物体内基本代谢物在结构上有某种相似程度的化合物，使之与基本代谢物竞争性或干扰基本代谢物的被利用，或掺入生物大分子的合成之中形成伪生物大分子，导致致死合成（Lethal Synthesis），从而影响细胞的生长。抗代谢物的设计多采用生物电子等排原理。代谢拮抗原理已广泛应用于抗菌、抗疟、抗病毒及肿瘤药物等的设计中。

三、磺胺类药物的构效关系

磺胺类药物的构效关系见图 17-2。

图 17-2　磺胺类药物的构效关系

磺胺甲𫫇唑（Sulfamethoxazole）

▲4-氨基-N-(5-甲基异𫫇唑-3-基)苯磺酰胺
▲4-Amino-N-(5-methyl-3-isoxazolyl)benzenesulfonamide

本品为白色结晶性粉末；无臭，味微苦；几乎不溶于水，易溶于稀盐酸、氢氧化钠或氨溶液；m.p. 168～172℃。

本品抗菌谱广，抗菌作用较强。患者服用后，本品在尿中乙酰化率高，且乙酰化物溶解度较差，易形成结晶尿和血尿。**长期服用需与 NaHCO$_3$ 同服以碱化尿液，提高乙酰化物在尿中的溶解度。**

本品的合成采用磺胺类药物的合成通法：以对乙酰氨基苯磺酰氯（ASC）和 3-氨基-5-甲基异噁唑为原料，经缩合、水解脱去乙酰基制得。其中，3-氨基-5-甲基异噁唑的合成是以草酸二乙酯和丙酮为起始原料，二者在乙醇钠存在下经缩合制得乙酰丙酮酸乙酯，继而与盐酸羟胺环合、氨解得到 5-甲基-3-异噁唑甲酰胺，再经 Hoffman 降解制得磺胺甲噁唑。

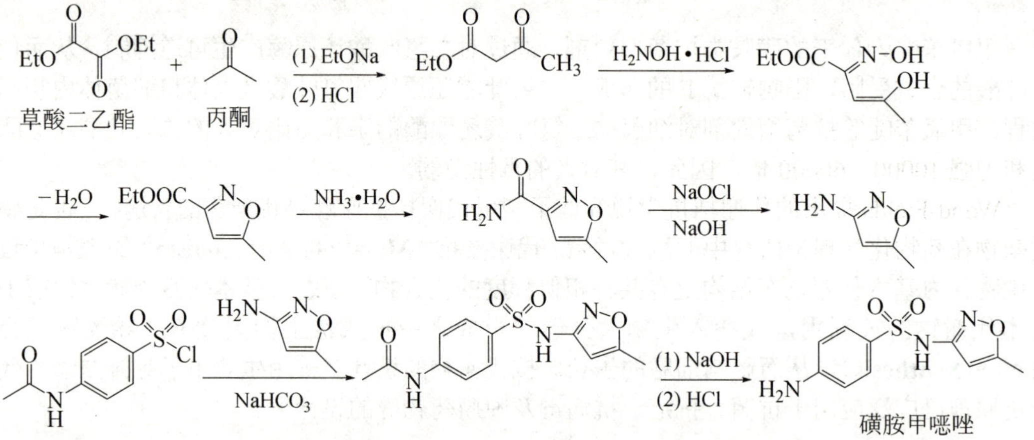

甲氧苄啶（Timethoprim）

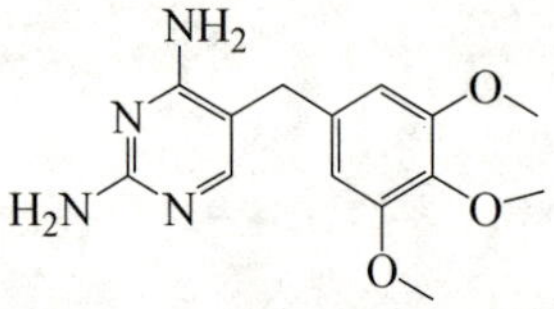

▲5-[(3,4,5-三甲氧基苯基)甲基]-2,4-嘧啶二胺
▲5-((3,4,5-Trimethoxybenzyl)methyl)-2,4-pyrimidinediamine

本品为白色或类白色结晶性粉末；无臭，味苦。几乎不溶于水，微溶于乙醇或丙酮，易溶于冰醋酸。pK_a 为 7.2；m.p. 199～203℃。

本品对革兰阳性菌和革兰阴性菌的二氢叶酸还原酶均有抑制作用，因单用易引起细菌耐药，故不宜单用。在临床上常与磺胺类药物联用，还可与四环素和庆大霉素等抗生素联用，增强其抗菌活性，并减少耐药菌株的产生。

本品的合成是以 3,4,5-三甲氧基苯甲醛为原料，经与 β-甲氧基丙腈缩合得 3-甲氧基-2-(3,4,5-三甲氧基苯甲叉基)丙腈，后者在甲醇钠作用下与硝酸胍环合制得甲氧苄啶。

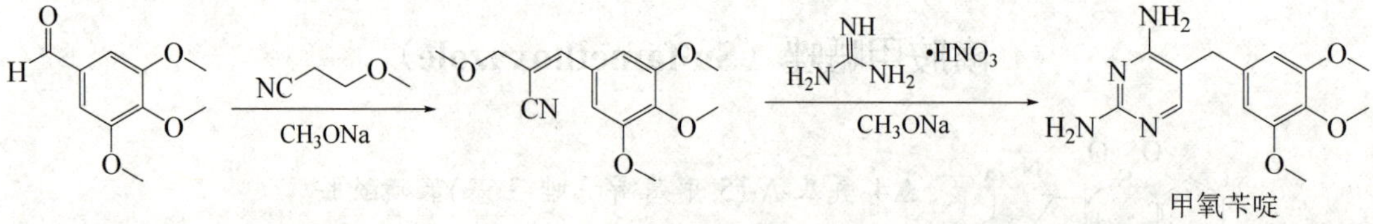

第二节 喹诺酮类抗菌药物

喹诺酮类（Quinolones）抗菌药物是指一类含有 1,4-二氢-4-氧代喹啉-3-羧酸结构的合成

抗菌药物。20 世纪 60 年代开始应用于临床，在药物发展史上具有重要意义，特别是 20 世纪 80 年代氟喹诺酮类药物的快速发展，使其在临床上得到广泛应用，已成为仅次于头孢菌素类抗生素的第二大类抗菌药物。

喹诺酮类药物的化学结构、作用机制均不同于其他抗生素或抗菌药物，具有抗菌活性高、抗菌谱广、生物利用度高和组织分布广等优点。

一、喹诺酮类药物的发展及分类

喹诺酮类抗菌药按照其发展历程以及抗菌活性的特点，可以分为四代。其中，氟喹诺酮类称为第二代，第三代在第二代的基础上增加了抗革兰阳性菌活性，第四代在第三代的基础上增加了抗厌氧菌活性。

1. 第一代喹诺酮类药物

第一代喹诺酮类抗菌药物的研究始于 20 世纪 60 年代初期。在合成氯喹衍生物的过程中，研究人员偶然发现其副产物具有抗菌活性，经结构改造得到第一个具有中等抗革兰阴性菌活性的萘啶酸（Nalidixic Acid），1964 年被批准用于治疗尿路感染。

氯喹　　　　　副产物　　　　　萘啶酸

此后十余年间，研究人员利用药物设计的生物电子等排原理，在萘啶酸结构的基础上，相继得到奥索利酸（Oxolinic Acid）、西诺沙星（Cinoxacin）和吡哌酸（Pipemidic Acid）等多个药物。它们主要对大多数革兰阴性菌具有较强活性，而对革兰阳性菌几乎无活性，临床主要用于泌尿道感染。由于易产生耐药性，且不良反应严重，目前已很少使用。

第一代喹诺酮类药物中，在吡哌酸 7 位引入的哌嗪基能和 DNA 促旋酶 B 亚基作用，从而增加了药物对 DNA 促旋酶的亲和力，并且使药物具有良好的组织渗透性。因此，后续研究的喹诺酮类药物中均保留了 7 位的碱性基团，以哌嗪基居多。

奥索利酸　　　　　西诺沙星　　　　　吡哌酸

2. 第二代喹诺酮类药物

第二代喹诺酮类药物是指以诺氟沙星（Norfloxacin）为代表的一系列氟喹诺酮类药物。1970 年，Kyorin 公司的研究人员将吡哌酸中的哌嗪与氟甲喹中的 6 位氟原子进行组合得到诺氟沙星，其对革兰阴性菌活性大幅增强，而且对某些革兰阳性菌和不典型病原体也具有一定抗菌活性，成为第一个上市的氟喹诺酮类药物。研究表明，6 位氟原子的引入既可以增加喹诺酮类药物与 DNA 促旋酶的作用，又可增加其进入细菌细胞的通透性，从而提高抗菌活性。

此后开发的喹诺酮类药物大多具有氟喹诺酮结构。以诺氟沙星为先导结构,保留氟喹诺酮药效团骨架并进行结构优化,一系列氟喹诺酮类抗菌药物相继应用于临床,见表17-2。

表17-2 第二代喹诺酮类抗菌药物

药物名称	药物结构	药物作用特点
诺氟沙星(Norfloxacin)	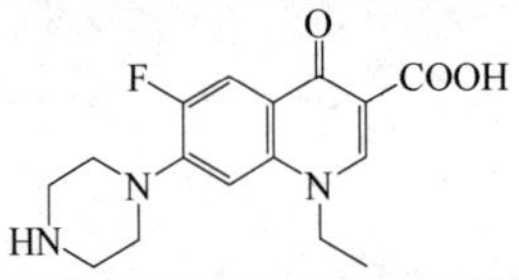	第一个上市的氟喹诺酮类药物,抗菌谱扩大,药代动力学性质明显改善
培氟沙星(Pefloxacin)	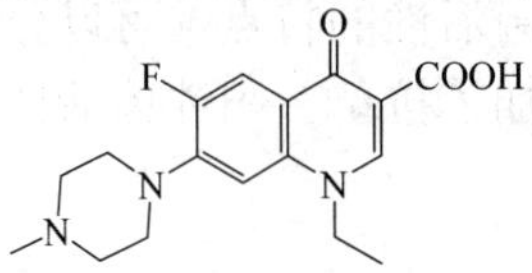	半衰期比诺氟沙星长2倍
环丙沙星(Ciprofloxacin)	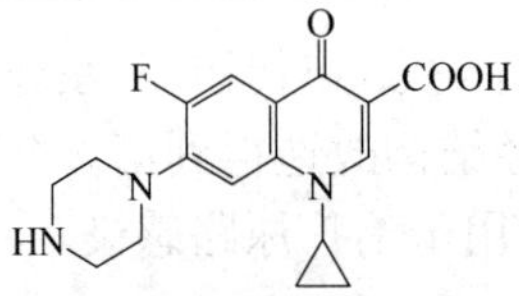	对革兰阳性菌和革兰阴性菌的活性增强,是第一个用于除尿路感染以外包括呼吸道等各种组织感染的喹诺酮类药物
依诺沙星(Enoxacin)	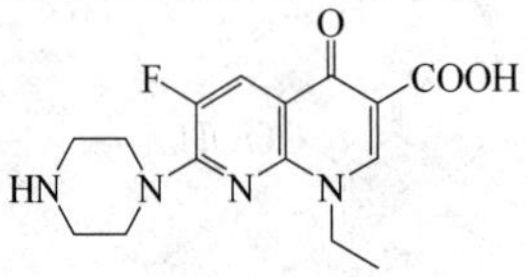	抗菌活性与诺氟沙星相近,但其生物利用度明显提高
氧氟沙星(Ofloxacin)	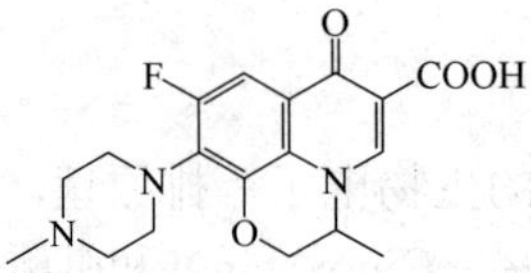	将喹诺酮的1位氮上取代基与8位氧形成环状结构,可广泛用于各种细菌感染
氟罗沙星(Fleroxacin)	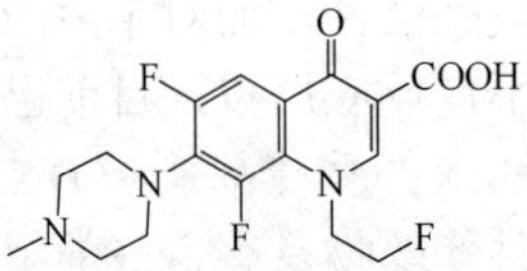	半衰期和口服吸收比诺氟沙星显著提升
洛美沙星(Lomefloxacin)	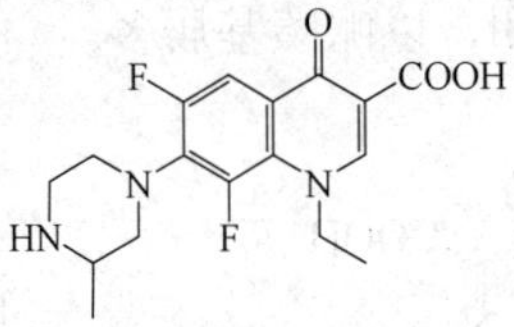	半衰期和口服吸收比诺氟沙星显著提升
左氧氟沙星(Levofloxacin)	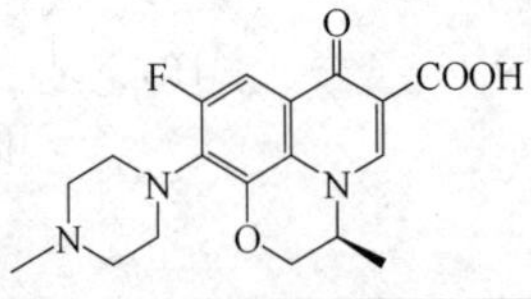	氧氟沙星的左旋异构体,活性是氧氟沙星的2倍,水溶性是氧氟沙星的8倍,更易制成注射剂,毒副作用减少
芦氟沙星(Rufloxacin)	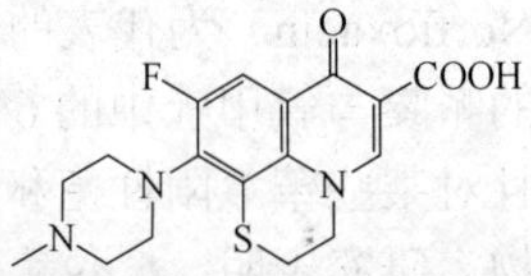	抗菌活性低于诺氟沙星,但其药代动力学性质有了很大的改善,半衰期超过28h

3. 第三代和第四代喹诺酮类药物

第三代喹诺酮类药物是指20世纪90年代以后上市的氟喹诺酮类药物，主要有加替沙星（Gatifloxacin）、帕珠沙星（Pazufloxacin）、巴洛沙星（Balofloxacin）、那氟沙星（Nadifloxacin）等。第三代药物在喹诺酮的7位引入了更加复杂的含氮杂环，不仅保留了第二代药物的优点，并且抗菌谱更广、抗菌活性增强，部分药物的药动学性质得到明显改善。

第四代喹诺酮类药物是指近年来研发的具有"超广谱"抗菌活性的喹诺酮类药物，主要有莫西沙星（Moxifloxacin）、吉米沙星（Gemifloxacin）、格帕沙星（Grepafloxacin）、曲伐沙星（Trovafloxacin）、克林沙星（Clinafloxacin）、司帕沙星（Sparfloxacin）等。其结构与第三代药物无明显的区别，但在活性、治疗效果以及毒副作用方面均优于第三代药物，特别是其抗菌谱扩大到支原体和衣原体等病原体，且对革兰阳性菌和厌氧菌的活性显著强于第三代药物，见表17-3。

表17-3 第三代和第四代喹诺酮类药物

药物名称	药物结构	药物作用特点
加替沙星（Gatifloxacin）		抗菌谱广，对革兰阴性菌、革兰阳性菌、厌氧菌、支原体和衣原体具有作用，但可诱发严重糖代谢紊乱副作用
帕珠沙星（Pazufloxacin）		用于治疗呼吸道和泌尿感染，伴有全身性、固定性药疹副作用
巴洛沙星（Balofloxacin）		用于治疗呼吸道和泌尿感染，伴有白细胞减少、胃肠道反应等副作用
莫西沙星（Moxifloxacin）		对金黄色葡萄球菌、肠球菌、厌氧菌的活性优于环丙沙星，伴有光毒性、胃肠道作用、关节和软骨损害及中枢神经系统的作用，但发生率均较低
吉米沙星（Gemifloxacin）		用于治疗中重度的社区获得性肺炎，伴有神经毒性及急性脑病副作用
格帕沙星（Grepafloxacin）		对革兰阳性菌和厌氧菌的作用优于环丙沙星和氧氟沙星，对革兰阴性菌的作用与氧氟沙星和司帕沙星相当，并伴有严重的心血管副作用

续表

药物名称	药物结构	药物作用特点
曲伐沙星（Trovafloxacin）	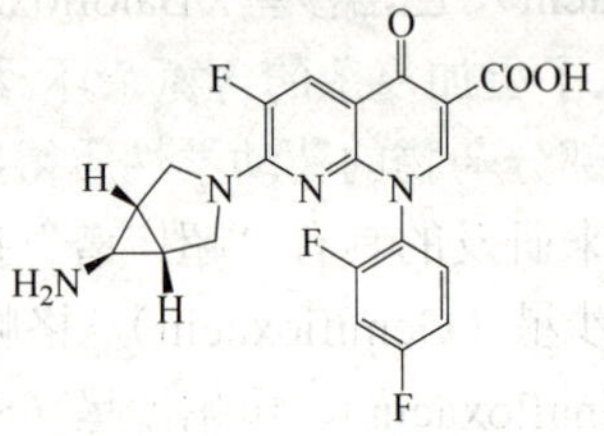	明显增强抗革兰阳性菌和厌氧菌活性，伴有严重的肝脏毒性副作用
克林沙星（Clinafloxacin）	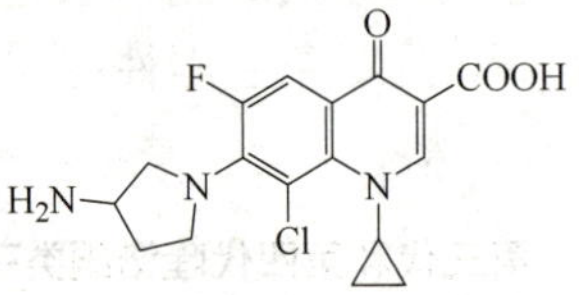	对耐环丙沙星葡萄球菌、革兰阳性菌、非发酵菌、嗜麦芽窄食单胞菌、幽门杆菌、厌氧菌和链球菌具有较强抗菌作用，伴有心脏、肝脏毒性以及严重的光毒性

目前，临床常用的喹诺酮类药物主要是抗菌活性强且毒性较低的第三代和第四代药物。**需要注意的是，第三代和第四代氟喹诺酮类药物的抗菌活性显著，但其药物不良反应呈上升趋势。**少数患者接受某些氟喹诺酮药物治疗后，会出现罕见而严重的不良反应，如肌腱炎/肌腱断裂、中枢/周围神经病变、Q-T间期延长、光毒性、血糖异常等。由于这些不良反应对人体具有致残或不可逆性风险，导致部分品种终止上市或退市。1999年，曲伐沙星上市仅一年即因严重肝毒性被美国限制使用，随后被欧盟终止上市；2000年，司帕沙星由于光毒性问题，在欧美的使用严格受限；2007年，上市多年的加替沙星因诱发严重糖代谢紊乱而从美国退市。2016年7月，美国FDA建议对静脉和口服氟喹诺酮类药物的说明书进行修改，警示这类药物的全身性应用可能引发致残和永久性损害的潜在风险，并限制其在非严重感染患者中的使用。

4. 6-无氟喹诺酮类药物

1992年，报道了具有良好体外抗菌、抑酶（细菌DNA促旋酶和/或拓扑异构酶Ⅳ）活性的6-无氟喹诺酮类化合物，与氟喹诺酮类药物相比，其遗传毒性相对较弱，安全性提高。目前，已上市的无氟喹诺酮类药物主要有加雷沙星（Garenoxacin）、奈诺沙星（Nemonoxacin）和奥泽沙星（Ozenoxacin）。它们抗菌谱广，对肺炎链球菌和葡萄球菌及多重耐药的肺炎链球菌以及MRSA和MRSE等常见耐药菌具有良好的抗菌活性，同时对结核杆菌也有一定的抑制作用。与氟喹诺酮类药物相比，其安全性更高，更少引起过敏反应和光毒性。

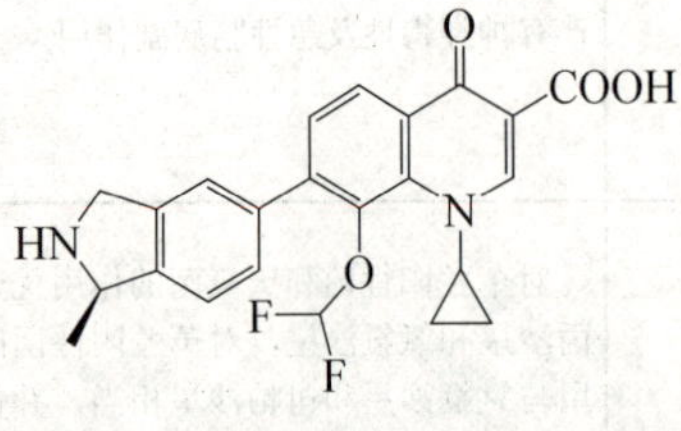

加雷沙星 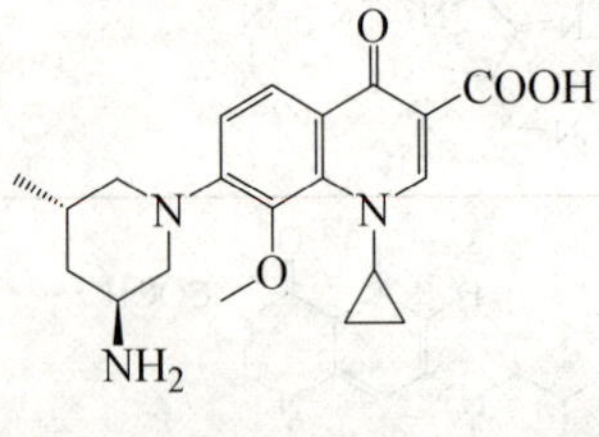　　　　　奈诺沙星 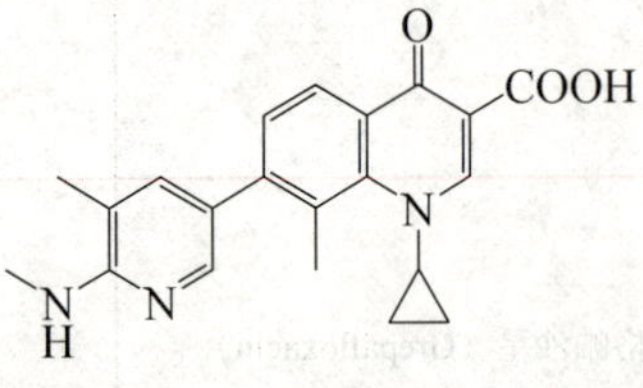　　　　　奥泽沙星

二、喹诺酮类药物的作用机制

喹诺酮类抗菌药物通过抑制细菌的拓扑异构酶Ⅱ（又称为 DNA 促旋酶）和拓扑异构酶Ⅳ，从而干扰细胞 DNA 的复制、转录和修复重组，使细菌无法传代。对于不同的细菌种类，喹诺酮类药物发挥抗菌作用的主、次要靶点也是不同的，对革兰阴性菌主要作用于拓扑异构酶Ⅱ，对革兰阳性菌主要作用于拓扑异构酶Ⅳ。

细菌对喹诺酮类药物产生耐药性的原因是细菌染色体基因突变所引起的变化。拓扑异构酶Ⅱ的结构发生变化，导致药物分子无法与酶形成稳定复合物；细菌细胞壁的通透性降低，激活了细胞膜上的药物主动外排泵，使药物分子被泵出细胞。

三、喹诺酮类药物的构效关系

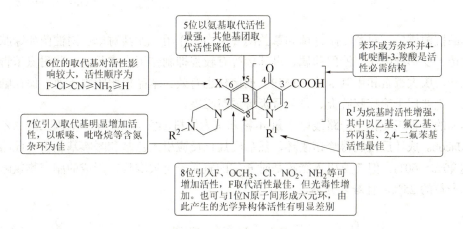

图 17-3 喹诺酮类药物的构效关系

诺氟沙星（Norfloxacin）

▲ 1-乙基-6-氟-1,4-二氢-4-氧代-7-(1-哌嗪基)-3-喹啉羧酸
▲ 1-Ethyl-6-fluoro-1,4-dihydro-4-oxo-7-(1-piperazinyl) quinoline-3-carboxylic acid

本品为类白色至淡黄色结晶性粉末；无臭，味微苦；遇光色渐变深。略溶于 N,N-二甲基甲酰胺，微溶于水或乙醇，易溶于醋酸、盐酸或氢氧化钠溶液。m.p. 218～224℃。

诺氟沙星及所有喹诺酮类药物分子结构中的羧基和羰基可与 Ca^{2+}、Mg^{2+}、Al^{3+}、Zn^{2+} 等金属离子螯合，使药物的抗菌活性降低，且使体内金属离子流失，引起特别是妇女、老人和儿童缺钙、贫血和缺锌等副作用。喹诺酮类药物不能与钙、铁含量高的食物如牛奶以及药品同时服用。

本品由于存在 3 位羧基和 7 位哌嗪基，故具有酸、碱两性，可溶于氢氧化钠或盐酸溶液中。本品室温下相对稳定，光照下分解，得 7 位的哌嗪环开环产物，且颜色变深。在紫外线的作用下，渗入人体皮肤蛋白质中的喹诺酮类药物会发生化学反应，引发皮肤过敏症、引发光毒性。在酸性条件下回流可得 3 位脱羧产物。

3位脱羧产物

哌嗪环开环产物

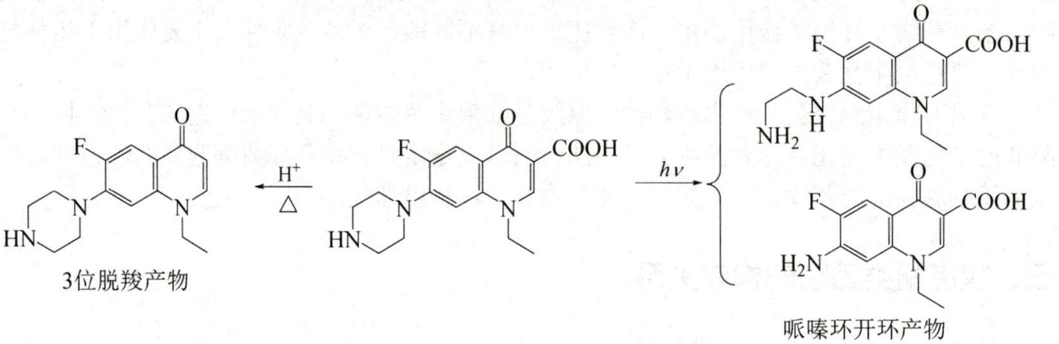

本品抗菌谱广，对革兰阳性菌和革兰阴性菌均有作用。尤其对革兰阴性菌如绿脓杆菌、大肠杆菌、变形杆菌属、沙门菌属、淋球菌等有较强抑制作用。本品对一些耐氨苄青霉素、头孢立新、庆大霉素和甲氧苄啶（TMP）的菌株也有效。本品口服吸收迅速，但在脑组织中浓度低。主要用于治疗膀胱炎、肾盂肾炎等尿路感染。

本品的早期工业化生产路线以 3-氯-4-氟苯胺为原料，经与乙氧亚甲基丙二酸二乙酯缩合、Gould-Jacobs 成环反应制得喹诺酮环，然后经烃化反应引入乙基和哌嗪基制得。此路线总收率可达 40%～60%。但 7 位引入哌嗪基时 6 位的氟原子可被取代，形成的副产物氯哌酸含量可达总产量的 25%，且难以分离。

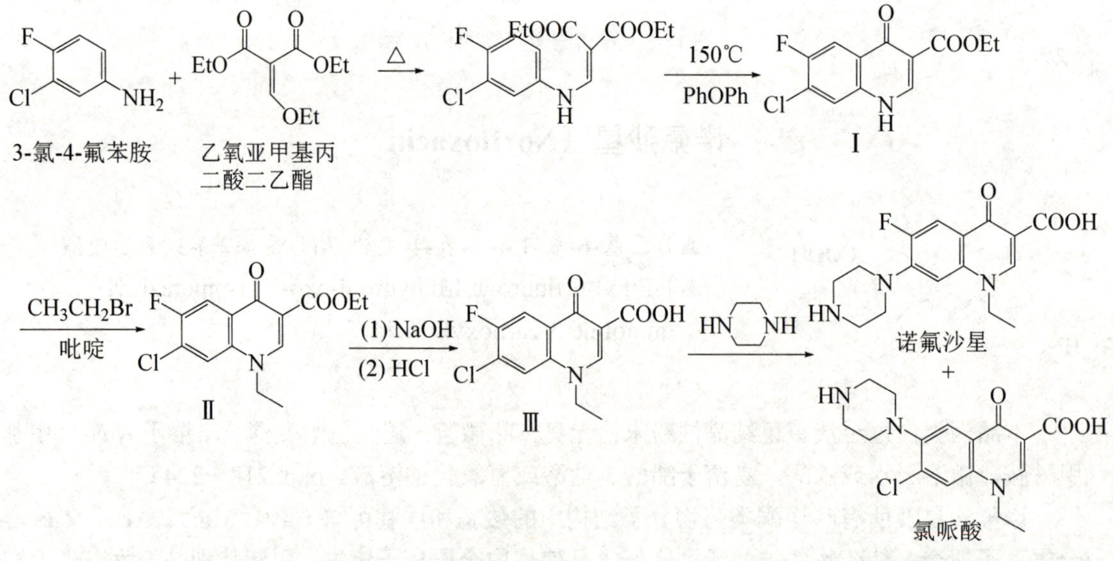

3-氯-4-氟苯胺

乙氧亚甲基丙二酸二乙酯

Ⅰ

Ⅱ

Ⅲ

诺氟沙星

+

氯哌酸

研究发现，采用硼化物与中间体Ⅱ形成螯合物，利用 4 位羰基氧的 *p* 电子向硼原子的空轨道转移的特征，增强诱导效应，激活 7 位氯原子并钝化 6 位氟原子，可提高哌嗪与 7 位氯缩合的收率，基本消除氯哌酸的生成。该路线具有收率高、副产物少等优点。

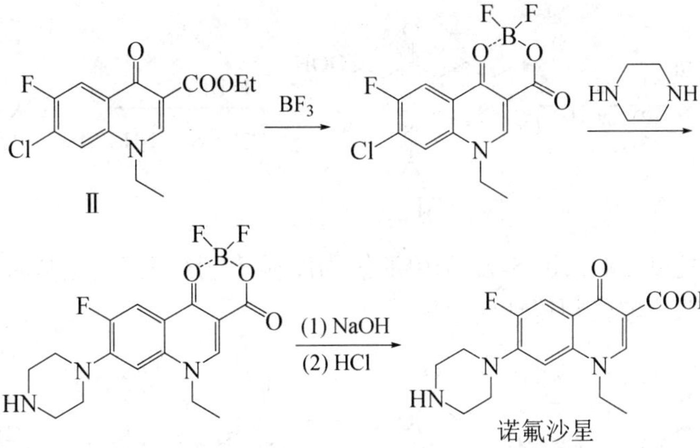

盐酸环丙沙星（Ciprofloxacin Hydrochloride）

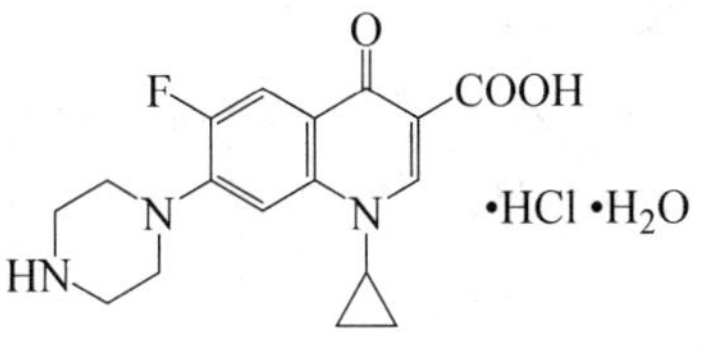

▲ 1-环丙基-6-氟-1,4-二氢-4-氧代-7-(1-哌嗪基)-3-喹啉羧酸盐酸盐一水合物
▲ 1-Cyclopropyl-6-fluoro-1,4-dihydro-4-oxo-7-(1-piperazinyl)-quinoline-3-carboxylic acid hydrochloride monohydrate

盐酸环丙沙星为白色至微黄色结晶性粉末；几乎无臭，味苦；几乎不溶于丙酮、乙酸乙酯或二氯甲烷，微溶于甲醇或乙醇，溶于水；m.p. 308～310℃。本品的游离碱为白色至微黄色结晶性粉末；几乎不溶于水，微溶于乙醇，溶于冰醋酸；m.p.255～257℃。

盐酸环丙沙星抗菌谱广，抗菌作用强，对肠杆菌、绿脓杆菌、流感嗜血杆菌、淋球菌、链球菌、军团菌、金黄色葡萄球菌、脆弱拟杆菌等的最低抑菌浓度（MIC90）为0.008～2μg/mL，显著优于其他同类药物及头孢菌素和氨基糖苷类抗生素，并对β-内酰胺类或庆大霉素类耐药的病原菌也显效。主要用于敏感菌所致的呼吸道、尿道、消化道、胆道、皮肤和软组织等部位的感染。

环丙沙星的合成是以 2,4-二氯氟苯为原料，依次经 Friedel-Crafts 酰基化、卤仿反应、氯代反应制得中间体 2,4-二氯-5-氟-苯甲酰氯（Ⅰ），该中间体再与丙二酸二乙酯缩合制得中间体Ⅱ，在催化量的对甲苯磺酸存在下，中间体Ⅱ经水解和脱羧制得 2,4-二氯-5-氟苯甲酰乙酸乙酯（Ⅲ），继而经与原甲酸三乙酯缩合、环丙胺取代、环合反应制得中间体 7-氯-1-环丙基-6-氟-1,4-二氢-4-氧喹啉-3-羧酸（Ⅵ）。中间体Ⅵ再与哌嗪反应制得环丙沙星。

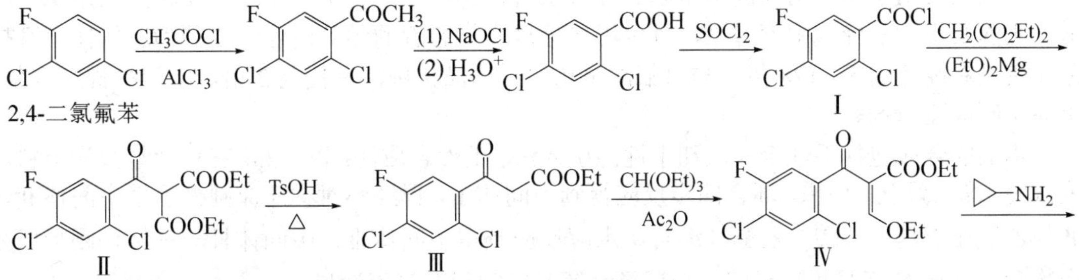

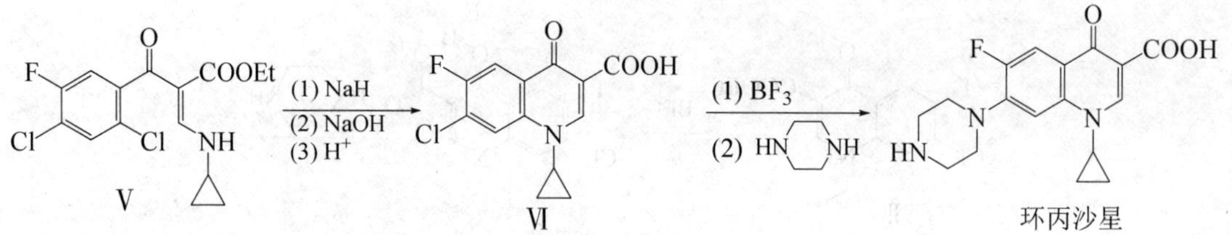

另外一条路线是以 2,4-二氯-5-氟-苯甲酰氯为原料，与 β-环丙基氨基丙烯酸乙酯缩合，再经环合、水解及与哌嗪取代制得环丙沙星。

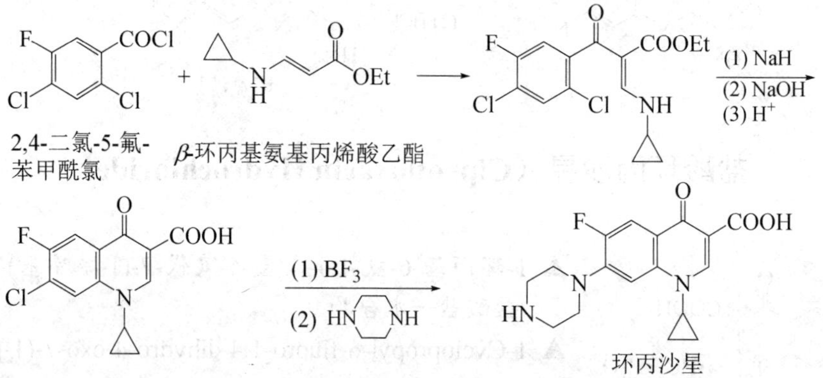

左氧氟沙星（Levofloxacin）

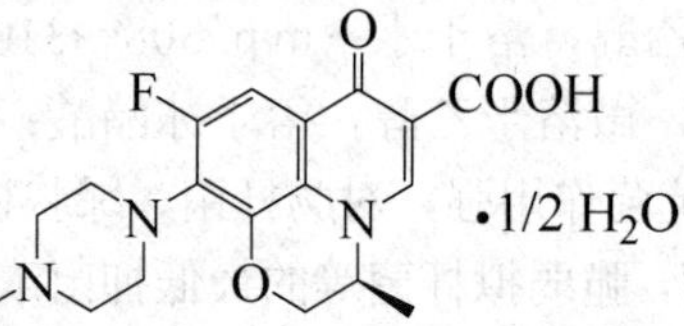

▲(S)-3-甲基-9-氟-2,3-二氢-10-(4-甲基-1-哌嗪基)-7-氧代-7H-吡啶并[1,2,3-de]-1,4-苯并噁嗪-6-羧酸半水合物

▲(S)-(-)-9-Fluoro-2,3-dihydro-3-methyl-10-(4-methyl-1-piperazinyl)-7-oxo-7H-pyrido[1,2,3-de]-1,4-benzoxazine-6-carboxylic acid hemihydrate

左氧氟沙星为白色至淡黄色粉末，遇光色渐变深；无臭，味苦；不溶于乙醚，略溶于 0.1mol/L 盐酸溶液，极微溶于乙醇，微溶于水，易溶于冰醋酸；m.p. 225～227℃（分解）；$[\alpha]_D^{20}=-63.0°～-70.0°$（$c=5$，氯仿）。

本品主要用于革兰阴性菌所引起的呼吸系统、泌尿系统、生殖系统、皮肤及软组织、肠道、胆囊及胆管等轻、中度感染，且可用于免疫损伤患者的预防治疗。本品为左旋体，其抗菌作用是右旋体的 8～128 倍。与氧氟沙星相比，本品抗菌活性提高 2 倍，水溶性提高 8 倍，更易于制成注射剂。

本品的合成包括手性合成法和手性源引入法。手性合成法：以 2,3,4-三氟硝基苯为原料，依次经水解、烃化、还原、环合四步反应得到中间体 I，再经不对称还原制得手性中间体 II，II 与乙氧亚甲基丙二酸二乙酯经缩合、水解反应制得中间体 III，中间体 III 与三氟化硼形成螯合物后，再与 N-甲基哌嗪反应，最后经水解反应制得左氧氟沙星。

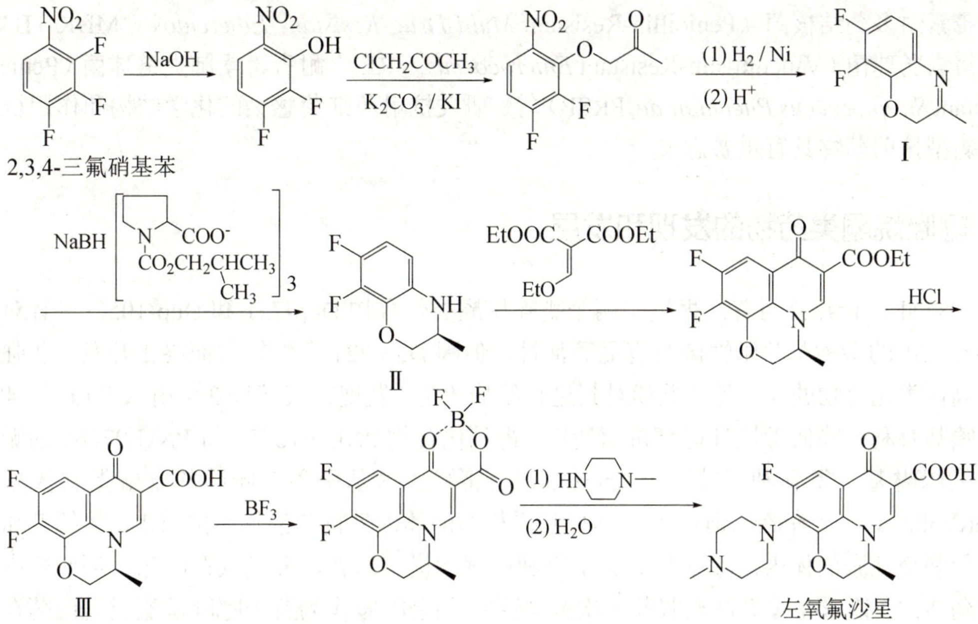

手性源引入法是以 2,3,4,5-四氟苯甲酸为原料，经氯代、缩合反应后与 S-2-氨基丙醇进行胺交换制得手性中间体 I，而后经环合、水解反应制得中间体 III，最后再与 N-甲基哌嗪发生取代制得左氧氟沙星。

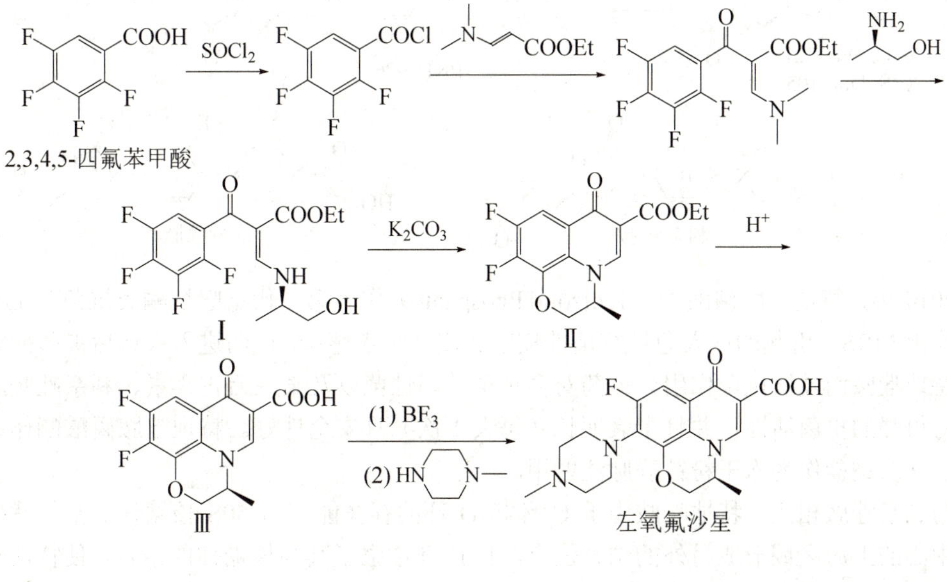

第三节 噁唑烷酮类抗菌药物

随着抗生素和抗菌药物的广泛使用以及滥用，细菌的耐药性问题日益严重，其中，最为严重的耐药菌包括耐甲氧西林金黄色葡萄球菌（Methicillin-Resistant *Staphylococcus Aureus*，MRSA）、耐甲氧西林表皮葡萄球菌（Methicillin-Resistant *Staphylococcus Epidermidis*，MRSE）、耐青霉素耐多药结核菌（Penicillin-Resistant *Multi-Drug-Resistant Tuberculosis*, MDR-TB）、耐万古霉素肠球菌（Vancomycin-Resistant *Enterococcus*, VRE）、耐青霉素肺炎链球菌（Penicillin-Resistant *Streptococcus Pneumoniae*, PRSP）等。研发抗耐药细菌感染的化学结构和作用机制全新的新型抗菌药物具有重要意义。

一、噁唑烷酮类药物的发现和发展

1987 年，杜邦公司首次报道了两个噁唑烷酮类化合物 Dup-721 和 Dup-105。二者对包括 MRSA 在内的多种革兰阳性菌具有显著活性，但因 Dup-721 毒性较大而终止开发。普强公司为提高该类化合物的安全性，继续对其进行结构改造，发现在其苯环 3'位引入氟原子、4'位引入哌嗪基有利于降低毒性且提高抗菌活性，得到化合物 PNU-97665。将 PNU-97665 的哌嗪基替换为吗啉基，得到利奈唑胺（Linezolid），将羟乙酰基引入至哌嗪的末端得到依哌唑胺（Eperezolid）。二者在临床前研究中具有几乎相同的体内外抗菌活性、抗菌谱、溶解度和安全性，但利奈唑胺的体内清除率和口服生物利用度均优于后者，并且其在临床 I 期研究中可每天服药 2 次（依哌唑胺需每天服药 3 次）。最终，利奈唑胺作为首个噁唑烷酮类抗菌药在美国被批准上市。

2014 年，特地唑胺磷酸酯（Tedizolid Phosphate）作为第二代噁唑烷酮类抗菌药上市，用于治疗由 MRSA 引起的成人急性细菌性皮肤和皮肤组织感染。该药进入人体后被磷酸酯酶水解为特地唑胺而发挥抗菌作用。该药对多种革兰阳性菌以及某些万古霉素、利奈唑胺耐药菌株具有很强的抗菌活性，并且半衰期长（每天 1 次）且安全性好。特地唑胺磷酸酯作为片剂使用，其二钠盐作为冻干粉针静脉注射用。

与利奈唑胺相比，特地唑胺由于 C 环和 D 环的存在能够与 50S 核糖体亚基的肽酰基转移酶中心的上游区域形成另外的结合位点，且 D 环增强了其与核糖体的结合，使特地唑胺更有效地抑制蛋白质合成，并克服 cfr 基因的耐药机制；其 A 环 C-5 上体积较小的羟甲基使其口服生物利用度增加且与单胺氧化酶的相互作用降低。

二、噁唑烷酮类药物的作用机制和毒性

　　细菌蛋白质的合成过程包括起始、延长及终止三个阶段，起始阶段需要由 50S 亚基、30S 亚基、mRNA 及起始型甲酰蛋氨酸 tRNA（fMet-tRNA）组成的复合物参与作用。噁唑烷酮类抗菌药物作用于细菌蛋白质合成翻译的起始阶段，与细菌核糖体 50S 亚基结合，抑制由 30S 亚基、fMet-tRNA、mRNA、GTP 和起始因子 1～3 组成的 70S 起始复合物的合成，进而抑制病原体蛋白质的合成。

　　噁唑烷酮类药物的抗菌作用机制不同于其他与 30S 亚基结合的蛋白质合成抑制剂以及通过与核糖体 50S 亚基结合的肽酰转移酶抑制剂（如氯霉素、林可霉素等）。此外，该类药物不影响病原菌细胞 DNA 以及 RNA 的正常功能，对由核糖体引导的肽链的延长阶段及翻译终止阶段几乎不起作用，从而减少了与其他抗菌药合用交叉耐药现象的发生。

　　但该类药物的作用机制也是其毒性发生的根本原因，药物分子阻碍线粒体蛋白质的合成，必然会影响人体正常蛋白质的合成，因此，长期使用会产生骨髓抑制、乳酸酸中毒、周围神经病变和眼神经病变等副作用。

三、噁唑烷酮类药物的构效关系

　　噁唑烷酮类药物的构效关系见图 17-4。

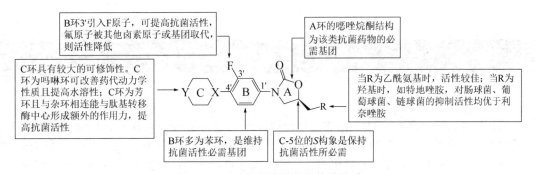

图 17-4　噁唑烷酮类药物的构效关系

利奈唑胺（Linezolid）

▲(S)-N-({3-[3-氟-4-(4-吗啉基)苯基]-2-氧代-5-噁唑烷基}甲基)乙酰胺
▲(S)-N-((3-(3-Fluoro-4-(4-morpholino) phenyl)-2-oxo-5-oxazolidin-yl)methyl)acetamide

　　本品为白色结晶性粉末；无臭；微溶于乙酸乙酯或环己烷，易溶于氯仿或二氯甲烷；m.p. 181.5～182.5℃；$[\alpha]_D^{25}=-9.0°$（$c=0.919$，氯仿）。

　　本品用于治疗耐万古霉素的粪肠球菌感染、院内获得性肺炎、社区获得性肺炎以及皮肤

或皮肤软组织感染。2019 年，利奈唑胺被列入《世界卫生组织基本药物标准清单》（第 21 版）中，并且被世界卫生组织推荐为长程治疗多耐药结核病患者的药物。

本品的合成以 3,4-二氟硝基苯为原料，依次经吗啉取代、硝基还原、氨基酰化和环合等步骤制得利奈唑胺。其中，(S)-N-(2-乙酰氧基-3-氯丙基)乙酰胺是由苯甲醛与 S-环氧氯丙烷、氨水反应，再经脱保护基、乙酰化制得。

第四节 合成抗结核药物

结核病（Tuberculosis，TB）是由结核分枝杆菌（*Mycobacterium Tuberculosis*，MTB）引起的慢性致死传染性疾病。2021 年 10 月，世界卫生组织（WHO）发布了《2021 年全球结核病报告》，2020 年全球新发结核病患者 987 万，发病率为 127/10 万；2020 年估算中国结核病新发病例数为 84.2 万（2019 年 83.3 万、2018 年 86.6 万），2020 年结核病发病率为 59/10 万（2019 年 58/10 万、2018 年 61/10 万），2000 年后中国结核病发病率呈下降趋势。2019 年约有 1000 万人感染结核病，约 90%发展为结核病的患者是成年人，男性多于女性；约有 46.5 万利福平耐药结核病（Rifampicin-resistant TB，RR-TB）病例，其中 78%患有耐多药结核病（Multidrugresistant TB，MDR-TB）。依据抗结核药物的化学结构将其分为抗结核抗生素（见第十六章抗生素 第四节）和合成抗结核药物。合成抗结核药物包括对氨基水杨酸（*p*-Aminosalicylic Acid, PAS）、异烟肼（Isoniazid）、吡嗪酰胺（Pyrazinamide）和乙胺丁醇（Ethambutol）等。

一、对氨基水杨酸

1946 年发现对氨基水杨酸对结核杆菌有很强的抑制作用，其钠盐曾广泛用于耐药性和复发性的结核病，但因耐药菌的产生以及严重的胃肠道副作用，使其应用受到限制。对氨基水杨酸的作用机制是药物分子与对氨基苯甲酸（PABA）竞争二氢蝶酸合成酶，阻碍二氢叶酸的合成，从而使结核杆菌的蛋白质合成受阻，导致其不能生长和繁殖。

对氨基水杨酸　　　　　对氨基苯甲酸

二、异烟肼及其衍生物

1952 年，研究人员对一系列含—NH—CH=S 基团的化合物进行抗结核杆菌活性研究，获得氨硫脲（Thioacetazone）。为了降低其肝毒性，将 4-乙酰氨基中的 N 原子移至苯环内，得到异烟醛缩氨硫脲（Isonicotinaldehyde Thiosemicarbazone），其活性降低，但其合成中间体异烟肼对结核杆菌表现出更为强大的抑制和杀灭作用，并且对细胞内外的结核杆菌均有抑制作用。异烟肼已成为抗结核的首选药物之一。

氨硫脲　　　　　异烟醛缩氨硫脲　　　　　异烟肼

对异烟肼继续进行结构改造，得到异烟腙（Ftivazide）、葡烟腙（Glyconiazide）、丙酮酸异烟腙钙（Pyruvic Acid Calcium Ftivazide），它们抗结核作用与异烟肼相似，但毒性较低且不损害肝功能。这些药物在胃肠道中不稳定，可释放出异烟肼。因此，推断其抗结核活性可能部分来自于异烟肼。

异烟腙　　　　　葡烟腙　　　　　丙酮酸异烟腙钙

异烟肼（Isoniazid）

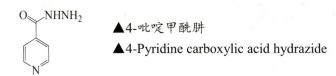

▲4-吡啶甲酰肼
▲4-Pyridine carboxylic acid hydrazide

本品为无色、白色或类白色结晶性粉末；无臭；遇光渐变质。极微溶于乙醚，微溶于乙醇，易溶于水。m.p. 170～173℃。

本品因含有肼结构而具有还原性，其水溶液与硝酸银氨试液发生银镜反应，用于鉴别。本品在酸性溶液中可被次溴酸钾氧化，生成异烟酸、溴化钾和氮气，用于含量测定。

异烟肼在酸性或碱性条件下，可水解生成异烟酸和肼。光、温度、酸碱度、重金属离子等可加速水解反应。游离肼毒性大，故异烟肼水解变质后不可再供药用。

第十七章　合成抗菌药物　385

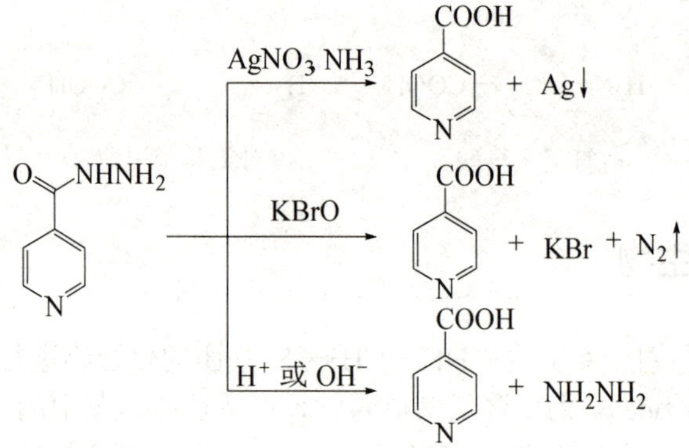

[反应式：异烟肼分别与 AgNO₃/NH₃、KBrO、H⁺或OH⁻ 反应生成异烟酸 + Ag↓、异烟酸 + KBr + N₂↑、异烟酸 + NH₂NH₂]

本品可与铜、铁、锌等离子络合，生成有色螯合物。如与铜离子在酸性条件下生成一分子螯合物；在 pH=7.5 时，生成两分子螯合物。故配制异烟肼溶液时应避免与金属器皿接触。

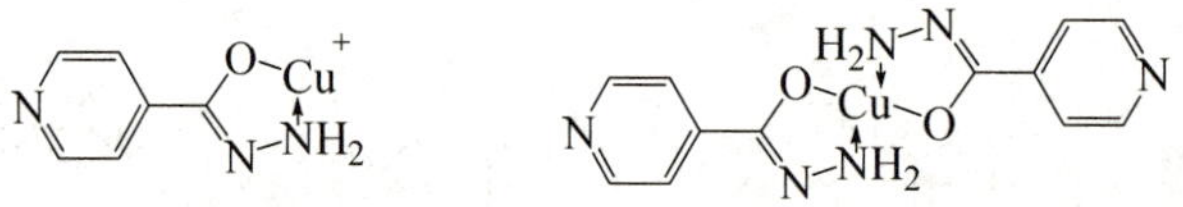

[铜螯合物结构式]

异烟肼对结核杆菌具有良好的抗菌作用，主要用于各型肺结核的进展期、溶解播散期、吸收好转期，也可用于结核性脑膜炎和其他肺外结核等。本品常需和其他抗结核病药联合应用，以增强疗效和克服耐药菌。

异烟肼的口服吸收率为 90%，服后 1~2h 血药浓度达到峰值，血浆蛋白结合率低，易通过血脑屏障。在体内主要通过乙酰化代谢生成 N-乙酰异烟肼，占服用量的 50%~90%，并由尿排出。N-乙酰异烟肼的抗结核活性仅为异烟肼的 1%。在人体内这种乙酰化作用受 N-乙酰化转移酶控制，具有高浓度此酶的个体乙酰化速度快（半衰期为 1.1h），具有低浓度此酶的个体乙酰化速度慢（半衰期为 3h）。因此不同患者需要调整使用剂量。N-乙酰异烟肼的进一步水解产物是异烟酸和乙酰肼，后者进一步代谢成活泼的乙酰自由基，与肝蛋白发生乙酰化导致肝坏死，产生肝毒性。另有部分异烟肼通过水解代谢成异烟酸和水合肼或与甘氨酸或谷氨酸结合，见图 17-5。

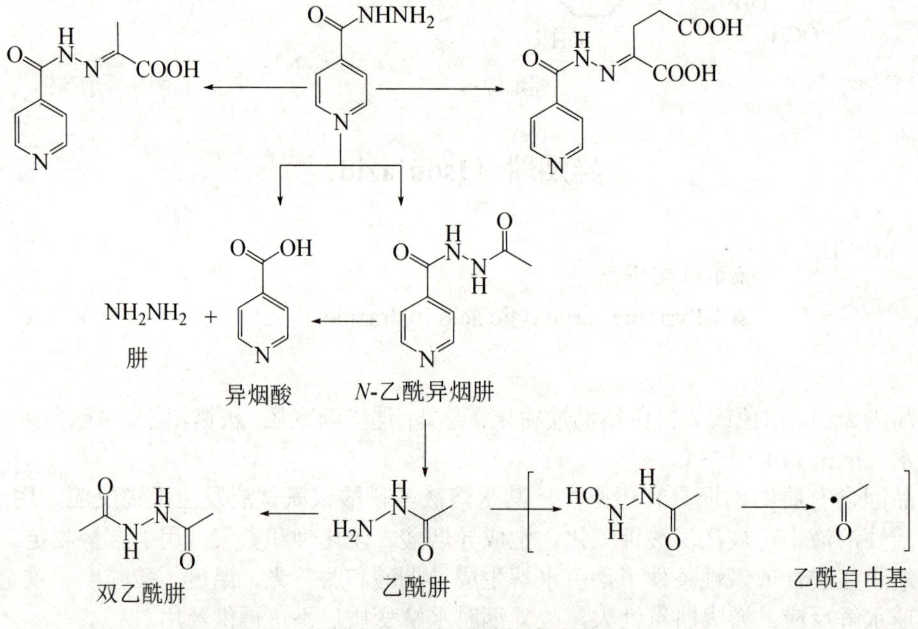

图 17-5 异烟肼的代谢途径

当异烟肼与对氨基水杨酸钠共服时，可降低异烟肼的乙酰化，从而增加异烟肼在血浆中的水平，对于乙酰化速度快的病人，这种作用具有临床意义。基于此将对氨基水杨酸钠与异烟肼制成复合物，即帕司烟肼（Pasiniazid）。

本品的合成是以 4-甲基吡啶为原料，在 V_2O_5 催化下，被空气氧化生成异烟酸，再与水合肼缩合制得异烟肼。

$$\underset{\text{4-甲基吡啶}}{\ce{4-CH_3-C_5H_4N}} \xrightarrow[H_2O]{O_2,\ V_2O_5} \underset{}{\ce{4-COOH-C_5H_4N}} \xrightarrow[130\text{℃}]{H_2NNH_2\cdot H_2O} \underset{\text{异烟肼}}{\ce{4-CONHNH_2-C_5H_4N}}$$

三、吡嗪酰胺及其衍生物

1945 年首先报道了烟酰胺（Nicotinamide）具有抗结核作用，但因其所需剂量过大而未用于临床，进一步研究发现其生物电子等排体吡嗪酰胺（Pyrazinamide）可作为烟酰胺的抗代谢物起到抗结核杆菌的作用。1954 年，吡嗪酰胺被批准上市用于结核病治疗，且作为抗结核一线药物一直使用至今。吡嗪酰胺在 pH 5.5 或更低时抗结核活性最强，而在 pH 7.0 时作用明显减弱。吡嗪酰胺为前药分子，进入结核分枝杆菌内后通过酰胺酶水解为活性成分吡嗪酸（Pyrazinoic Acid）而发挥抗菌作用。吡嗪酰胺单独作为抗结核药物已出现耐药性，但其在联合用药中可发挥较好的作用。

乙硫异烟胺（Ethionamide）和丙硫异烟胺（Protionamide）为异烟酰胺的类似物，属于二线抗结核药物。该类药物较少单独使用，常与其他抗结核药物联合使用，可增强疗效并避免产生耐药性。

烟酰胺　　　吡嗪酰胺　　　乙硫异烟胺　　　丙硫异烟胺

四、盐酸乙胺丁醇

乙胺丁醇是通过随机筛选得到的抗结核药物，其分子结构中有两个手性碳原子，因为分子的对称性，存在右旋体、左旋体和内消旋体三种旋光异构体。右旋体的活性为内消旋体的 12 倍和左旋体的 200～500 倍，临床用其右旋体的盐酸盐形式。乙胺丁醇可通过抑制阿拉伯糖转移酶的活性而影响细胞壁的合成，也可以渗入分枝杆菌体内干扰 RNA 的合成，从而抑制细菌的繁殖。本品主要用于治疗对异烟肼、链霉素有耐药性的结核杆菌引起的各型肺结核及肺外结核，一般与其他抗结核药联合应用，以增强疗效和减少耐药性。

盐酸乙胺丁醇（Ethambutol Hydrochloride）

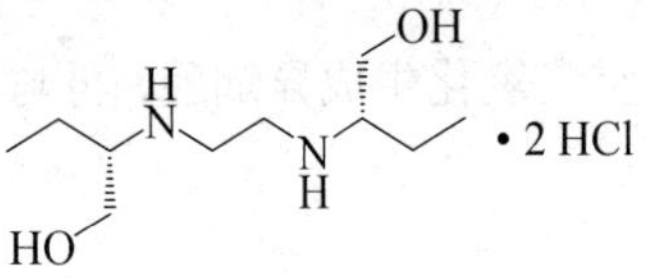

▲(2S)-2-{2-[((2S)-1-羟基-2-丁基)氨基]乙氨基}-1-丁醇二盐酸盐

▲(2S)-2-(2-(((2S)-1-hydroxy-2-butanyl)amino)ethylamino)-1-butanol dihydrochloride

本品为白色结晶性粉末；无臭或几乎无臭，味苦；在光和热中稳定；略有吸湿性。几乎不溶于乙醚，极微溶于氯仿，略溶于乙醇，极易溶于水；m.p. 198.5～200.3℃；比旋度为+6.0°～+7.0°。

本品的水溶液加硫酸铜试液，再加氢氧化钠试液，生成深蓝色的络合物，可用于鉴别。

本品在体内主要经肝脏代谢，约 15%经氧化代谢成为无活性代谢物（醛、酸），再经肾小球滤过和肾小管分泌排出，在给药后约 80%在 24 h 内排出，另有 50%以上以原药形式排出体外（图 17-6）。

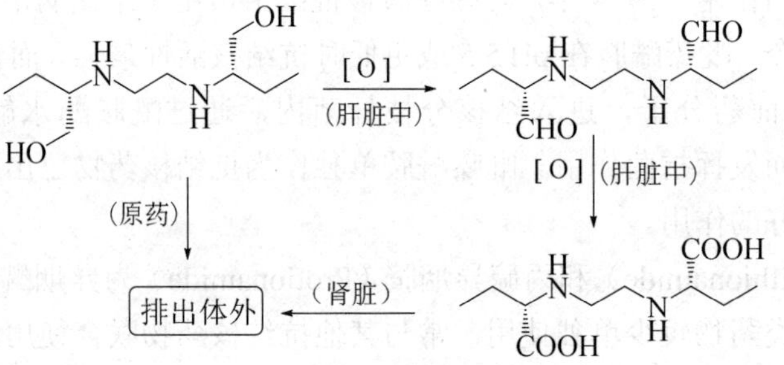

图 17-6　乙胺丁醇的代谢途径

本品的合成以光学活性的 D-2-氨基丁醇为原料，与 1,2-二氯乙烷在碱性下缩合，再与盐酸成盐制得盐酸乙胺丁醇。

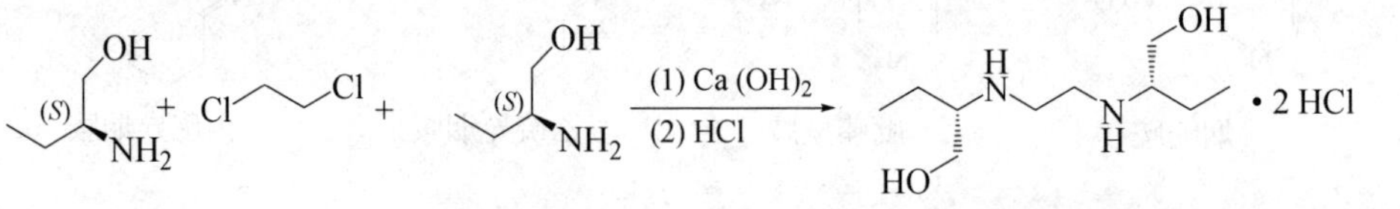

五、新型抗耐药结核药物

随着耐药结核杆菌的出现和迅速传播，近年来结核病的防控形势愈发严峻。结核病仍是目前造成死亡人数最多的单一传染病。临床上急需具有全新作用机制且与现有抗结核药物无交叉耐药性的新型药物。贝达喹啉（Bedaquiline）和德拉马尼（Delamanid）代表了近 50 年来抗结核新药的研发成果，二者目前已被批准用于 MDR-TB 患者的治疗。但是，二者具有明显的毒副作用，仅被批准用于 MDR-TB 而无其他治疗选择的患者。

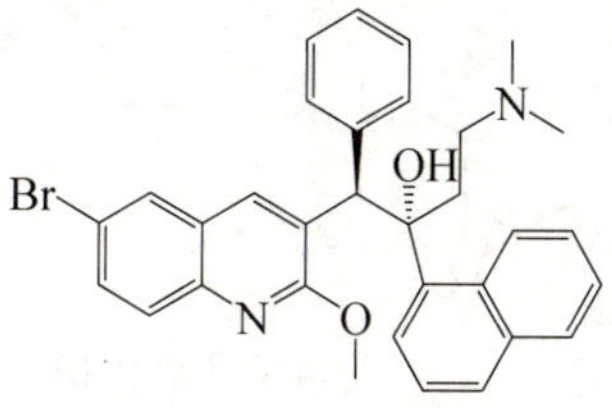

贝达喹啉 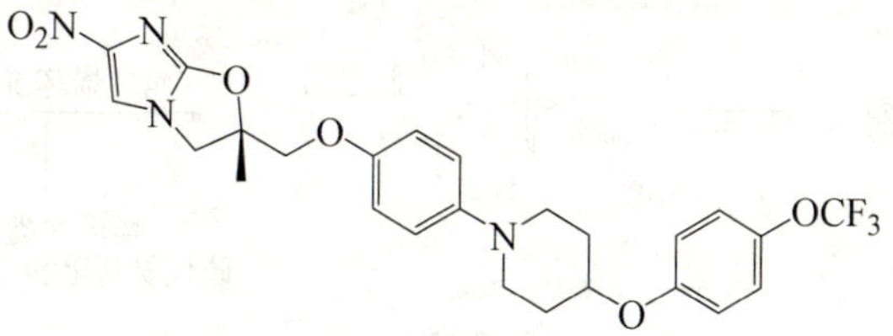　　　　　　　　　　　　　　德拉马尼

贝达喹啉属于二芳基喹啉类药物，2012 年上市。本品可特异性抑制复制期和休眠期 MTB 中的 ATP 合成酶，从而杀死结核杆菌，与一线用药联合使用可以显著缩短治疗周期。但其对 CYP3A4 具有抑制作用，并可诱发 QT 间期延长，具有心脏毒性。

德拉马尼属于小分子硝基咪唑类化合物，2014 年上市，对结核分枝杆菌具有优异的抗菌活性，其 MIC 值为 0.006～0.024 mg/mL，通过抑制结核分枝杆菌霉菌酸的合成而产生抗结核作用。德拉马尼对 CYP450 酶无抑制或诱导作用，用于预后不良的风险较高且对氟喹诺酮类或注射类抗结核药物耐药的 MDR-TB 患者。

第五节　合成抗真菌药物

真菌（Fungi）是一种真核生物，自然界存在的绝大多数真菌对人类无害且有益，但少数真菌为致病菌，会引起真菌感染。真菌感染为一种常见疾病，根据真菌侵害人体的部位可分为浅部真菌感染和深部真菌感染。真菌侵害人体的皮肤、指（趾）甲、黏膜、皮下组织等称为浅部真菌感染，其发病率高、危害性小但易传染；而侵害人体的黏膜深处、内脏、泌尿系统、脑和骨骼等称为深部真菌感染，其发病率低、危害性大、死亡率高。正常情况下，人的免疫系统可以抵抗真菌的入侵，但如果免疫功能下降，则极易感染真菌。近年来，随着抗生素、皮质激素以及免疫抑制剂等在临床上的大量使用，艾滋病的传播以及肿瘤的放化疗等影响，临床上深部真菌感染的发病率显著上升。

抗真菌药物是指抑制真菌生长或繁殖或杀灭真菌的药物，按照化学结构，可分为抗真菌抗生素（见第十六章　第四节）和合成类抗真菌药物。本节主要介绍合成抗真菌药物。

一、抗真菌药物的分类和作用机制

麦角甾醇是真菌细胞膜的重要组成成分，其生物合成途径如图 17-7 所示。目前临床上使用的抗真菌药物主要是干扰真菌细胞膜麦角甾醇的生物合成途径。根据其作用机制可分为：麦角甾醇结合剂（多烯类抗生素，第十六章　第四节）、麦角甾醇生物合成抑制剂（唑类）和角鲨烯环氧化酶抑制剂（烯丙胺类、硫代氨基甲酸酯类）。

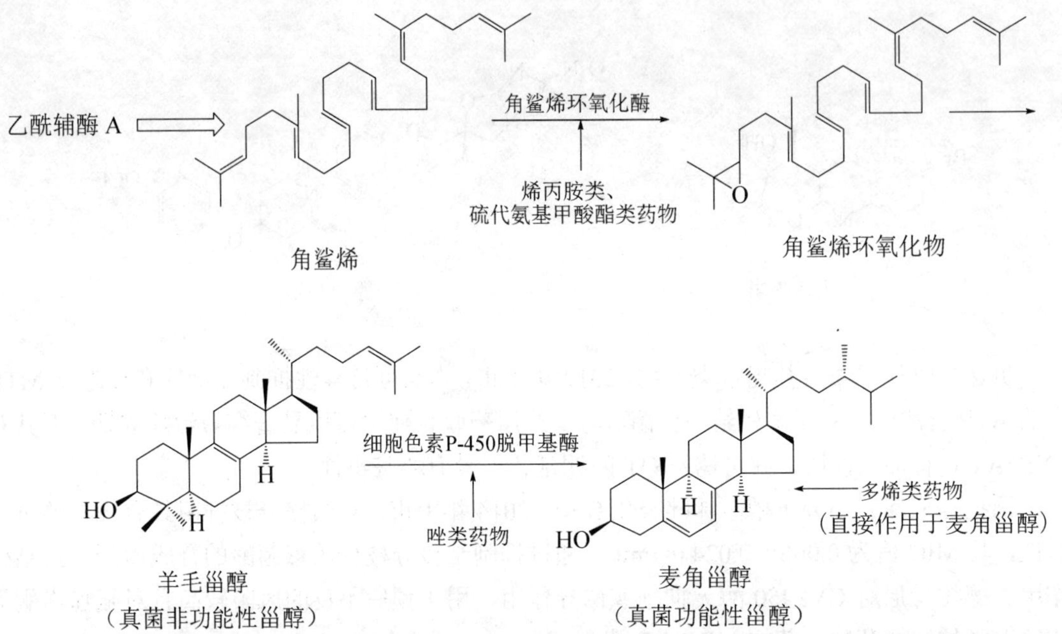

图 17-7　甾醇的生物合成途径和抗真菌药物的作用靶点

二、唑类

20 世纪 60 年代末，克霉唑（Clotrimazole）作为第一个唑类抗真菌药物上市。随后，大量的唑类药物研发成功。唑类抗真菌药物是目前临床上治疗真菌感染的主要药物，此类药物不仅可以治疗浅部真菌感染，并且可治疗深部真菌感染。根据结构，唑类抗真菌药物包括咪唑类和三氮唑类。

咪唑类药物包括咪康唑（Miconazole）、酮康唑（Ketoconazole）、益康唑（Econazole）、噻康唑（Tioconazole）、奥昔康唑（Oxiconazole）和硫康唑（Sulconazole）等。从结构上看，咪唑类抗真菌药多为β-咪唑醇衍生物，羟基多为芳苄基醚化，α碳为手性碳，此类药物具有旋光性，临床上多用其消旋体。

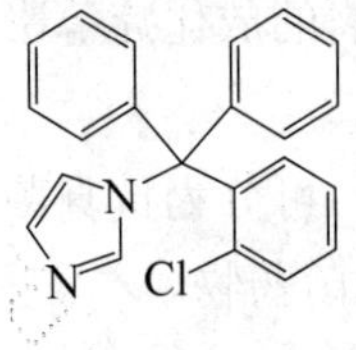

克霉唑

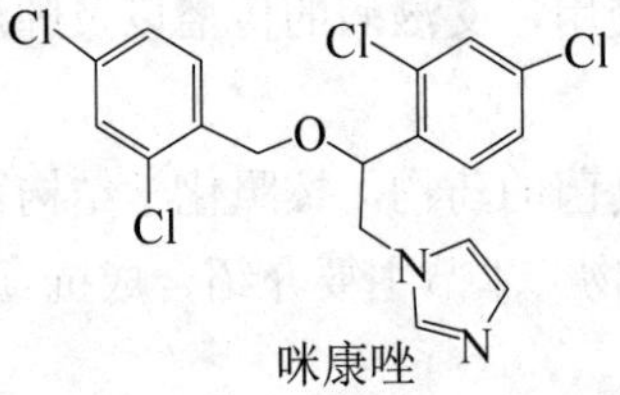

咪康唑

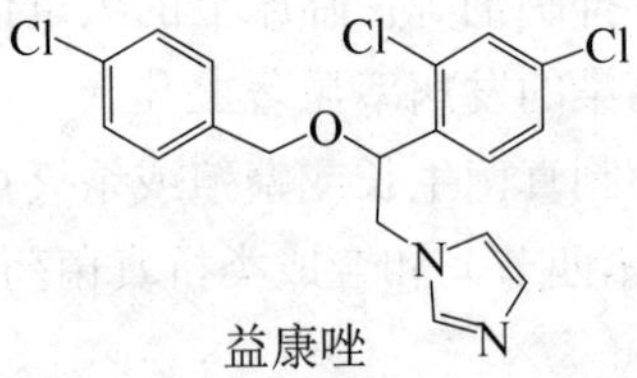

益康唑

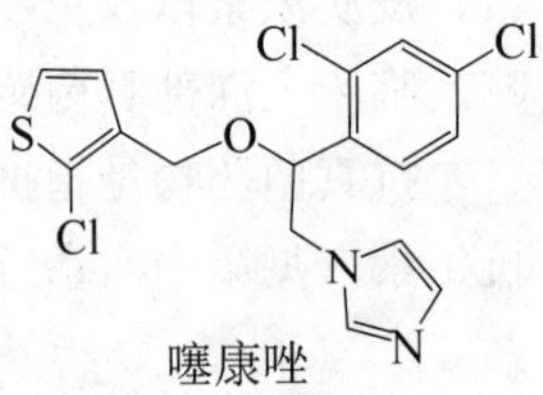

噻康唑

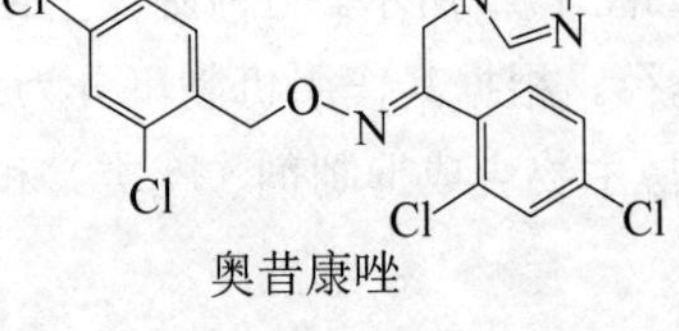

奥昔康唑

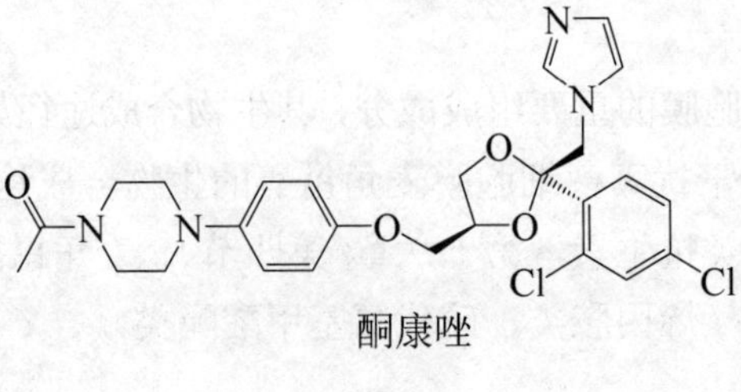

酮康唑

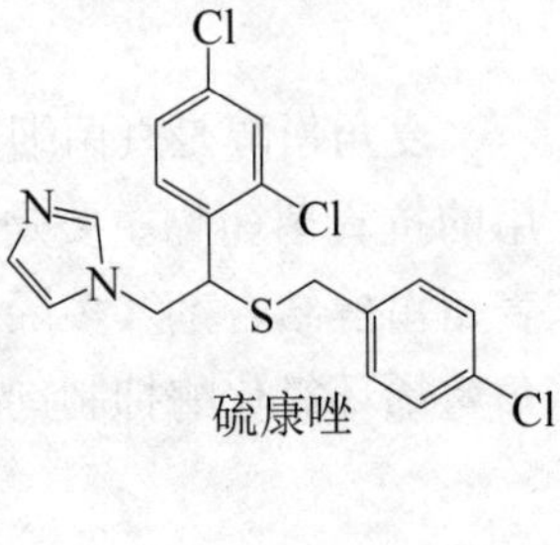

硫康唑

三氮唑类抗真菌药物包括氟康唑（Fluconazole）、伊曲康唑（Itraconazole）和伏立康唑（Voriconazole）等。三氮唑类抗真菌药物较咪唑类显示出更广谱的抗真菌活性且毒性更小。伏立康唑是治疗曲霉菌或念珠菌血症的首选用药，对许多致病性真菌包括曲霉菌、克鲁斯念珠菌等耐氟康唑的真菌都显示抗真菌活性。泊沙康唑（Posaconazole）为伊曲康唑类似物，抗菌谱广，且对大多数真菌的活性高于氟康唑、伊曲康唑和酮康唑。艾沙康唑（Isavuconazole）用于治疗侵袭性曲霉病和侵袭性毛霉菌病引起的严重感染。

氟康唑　　　伊曲康唑　　　伏立康唑

泊沙康唑　　　艾沙康唑

唑类抗真菌药通过抑制真菌 CYP450 脱甲基酶，从而竞争性抑制真菌羊毛甾醇 14 位脱 α-甲基成为麦角甾醇，使羊毛甾醇蓄积，进一步导致膜通透性发生变化，继而造成真菌细胞的死亡（见图 17-7）。该类药物也可与人体内 CYP450 酶系的血红蛋白辅基 Fe 原子配位结合，因此产生肝肾毒性。

唑类抗真菌药物的构效关系见图 17-8。

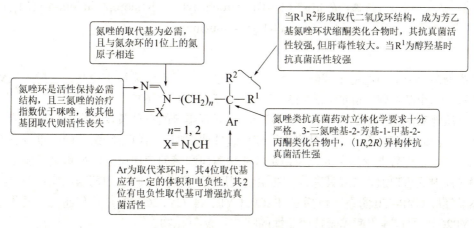

图 17-8　唑类抗真菌药物的构效关系

氟康唑（Fluconazole）

▲ 2-(2,4-二氟苯基)-1,3-双(1H-1,2,4-三氮唑-1-基)-2-丙醇

▲ 2-(2,4-Difluorophenyl)-1,3-bis(1H-1,2,4-triazol-1-yl)-2-propanol

本品为白色或类白色结晶或结晶性粉末；无臭或微带异臭；不溶于乙醚，微溶于二氯甲烷、水或醋酸，溶于乙醇，易溶于甲醇；m.p. 137～141℃。

氟康唑对新型隐球菌、白色念珠菌及其他念珠菌、黄曲菌、烟曲菌、皮炎芽生菌、粗球孢子菌、荚膜组织胞浆菌等均有抗菌作用。本品口服吸收可达 90%，空腹服药后 1～2h 其血药浓度达峰值，半衰期约为 30h。本品主要用于治疗脑内真菌感染，是艾滋病患者的隐球菌性脑膜炎的首选药物。

本品的合成以间二氟苯为原料，经 Friedel-Crafts 酰基化、取代，然后与氧硫叶立德反应得到环氧化物，最后与三氮唑经开环加成制得氟康唑。

伏立康唑（Voriconazole）

▲ (2R,3S)-2-(2,4-二氟苯基)-3-(5-氟-4-嘧啶基)-1-(1H-1,2,4-三唑-1-基)-2-丁醇

▲ (2R,3S)-2-(2,4-Difluorophenyl)-3-(5-fluoropyrimidin-4-yl)-1-(1H-1,2,4-triazol-1-yl)-2-butanol

本品为白色或类白色粉末或结晶性粉末；几乎不溶于水，易溶于甲醇、乙醇、N,N-二甲基甲酰胺、二甲基亚砜；m.p. 127～130℃；比旋度为 –58°～–62°。

伏立康唑对深部真菌的疗效优于氟康唑，对耐氟康唑的多种条件性真菌如曲霉菌、克柔念珠菌、光滑念珠菌等有效。本品用于治疗侵袭性曲霉病、对氟康唑耐药的严重侵袭性念珠菌病感染（包括克鲁斯念珠菌）以及由足放线病菌属和镰刀菌属引起的严重真菌感染。本品既可静脉注射又可口服，口服具有良好的生物利用度，仅有不到 5%的药物以原药形式经尿排出。本品经肝 CYP-450 酶系（包括 CYP2C9，CYP3A4，CYP2C19）进行代谢，主要代谢途径是经 CYP2C19 酶将其代谢成无抗菌活性的嘧啶环 N-氧化物。

本品的合成以丙酰乙酸甲酯为原料，经氟代、环合、氯代、还原和溴代反应制得 4-(1-溴

乙基)-5-氟嘧啶，再与 2-(1H-1,2,4-三氮唑-1-基)-1-(2,4-二氟)苯乙酮在锌粉存在下进行羰基加成反应制得消旋体伏立康唑，再经化学法拆分制得伏立康唑。

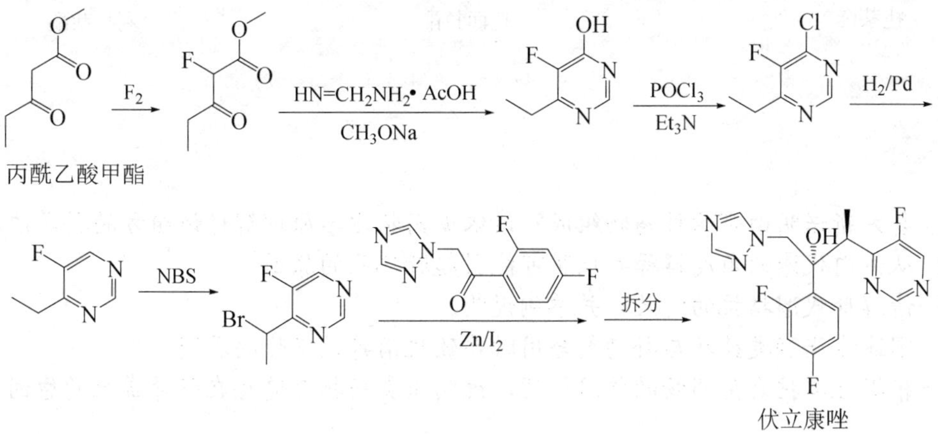

三、烯丙胺类和硫代氨基甲酸酯类

1981 年，萘替芬（Naftifine）作为第一个烯丙胺类抗真菌药物应用于临床，其抗真菌谱广，局部使用治疗皮肤癣菌病的效果优于克霉唑和益康唑，治疗白色念珠菌病效果同克霉唑相当。进一步对其进行结构优化，用叔丁基乙炔基替代苯基获得抗真菌谱更广、作用更强的特比萘芬（Terbinafine），临床用于浅表真菌引起的皮肤、趾甲感染、各种癣病、皮肤白念珠菌感染等；用叔丁基苯基替代苯乙烯基获得布替萘芬（Butenafine），临床上用于由絮状表皮癣菌、红色毛癣菌、须发癣菌及斑秃癣菌等引起的手癣、足癣、体癣、股癣及花斑癣的治疗。

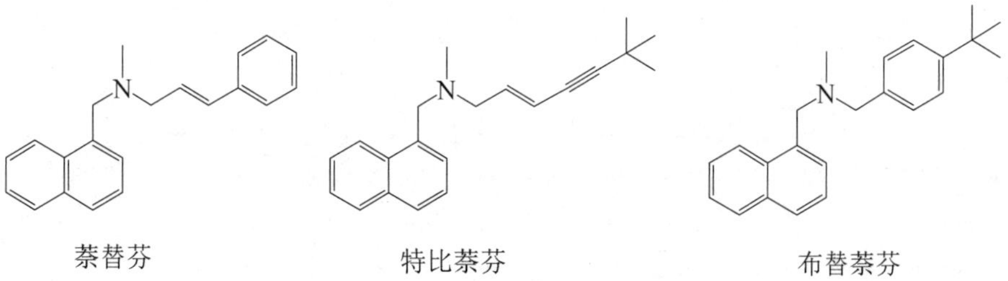

托萘酯（Tolnaftate）为首个硫代氨基甲酸酯类抗真菌药物，主要用于体癣、股癣、手足癣、花斑癣等浅表皮肤真菌感染的治疗。经结构优化发现托西拉酯（Tolciclate），对于发癣菌属等皮肤真菌、黑曲霉、石膏状小孢霉、絮状表皮癣菌等均有良好的抗菌作用；利拉萘酯（Liranaftate）的抗真菌活性为托萘酯的 8 倍，其抗皮肤癣菌的疗效优于克霉唑，临床上主要用于足癣、体癣、股癣、花斑癣等皮肤真菌感染。

烯丙胺类和硫代氨基甲酸酯类抗真菌药物均为角鲨烯环氧化酶抑制剂，使角鲨烯的环氧化反应受阻，从而阻碍麦角甾醇的生成，破坏真菌细胞膜的功能，进而产生抑制或杀灭真菌的作用。

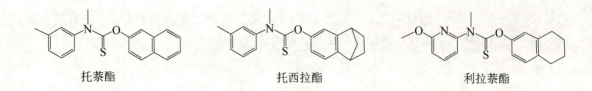

托萘酯　　　　　　　　托西拉酯　　　　　　　　利拉萘酯

思考题

1. 复方新诺明由哪两种药物组成？请依据药物化学原理解释该组方的科学依据。
2. 从体内代谢的角度解释异烟肼可能引起肝坏死的原因。
3. 请解释代谢拮抗的定义，并举例说明。
4. 阐述喹诺酮类药物与补钙剂合用时导致抗菌疗效下降的原因。
5. 根据唑类抗真菌药物的作用机理，说明该类药物普遍存在肝肾毒性的原因。

第十八章
抗病毒药物

扫码获取资源

学习目标

掌握： 核苷类抗病毒药物的设计原理和作用机制；磷酸奥司他韦、阿昔洛韦及其前药地昔洛韦、伐昔洛韦、利巴韦林、齐多夫定的结构、化学特征、代谢、作用机制及用途。

熟悉： 抗流感病毒药物的分类及其代表药物；抗疱疹病毒药物的分类、设计原理。抗艾滋病药物的分类、作用机制及其代表药物；盐酸金刚烷胺、碘苷、更昔洛韦、喷昔洛韦、泛昔洛韦、奈韦拉平、盐酸利匹韦林、沙奎那韦、埃替格韦的结构、化学特征、作用机制、代谢及用途。

了解： 病毒的复制过程及抗病毒药物的研究现状；抗艾滋病药物的概述；HIV蛋白酶抑制剂的概述；扎西他滨、拉米夫定、茚地那韦的结构、化学特征、作用机制及用途。

病毒是一种没有细胞结构的特殊生物体，大小为20～450nm，可以通过多种途径侵入机体，进而在宿主细胞中繁殖并导致疾病的发生。据不完全统计，在人类传染病中，病毒性疾病高达60%～65%。此外，一些病毒感染性疾病还会引起严重的公共卫生安全问题，如每年的季节性流感、流感大流行以及2020年爆发的新型冠状病毒疫情。

病毒的结构中包含一种单链或双链的核酸（DNA或RNA），外层被衣壳（Caspsid）蛋白包裹。根据含有的核酸种类，病毒分为DNA病毒和RNA病毒。病毒内只有核酸及少量的酶，缺乏复制所需完整的酶系统及核糖体、线粒体等细胞器，因此必需借助宿主细胞及相关的蛋白等进行病毒复制。

病毒的生命周期主要包括侵入、脱壳、复制、装配、释放五个过程。首先病毒与细胞膜上的受体结合，通过膜融合的方式进入宿主细胞。随后病毒在细胞内脱壳，释放出病毒粒子内的核酸与蛋白质。除痘（天花）病毒外，大部分DNA病毒均利用宿主细胞聚合酶转录形成mRNA。RNA病毒在宿主细胞内依赖成熟病毒粒子中的酶合成mRNA，或以病毒自身RNA作为mRNA进行复制。mRNA进一步翻译合成各种病毒蛋白，包括RNA聚合酶。当蛋白质与核酸在宿主细胞内组装成新的病毒颗粒后，无被膜的病毒通过崩解宿主细胞的方式释放病毒，有被膜的病毒则通过细胞内的内质网、空泡或包上细胞核膜或细胞膜以出芽方式释放，形成新生的病毒，进一步感染新的宿主细胞。

抗病毒药物通过阻断病毒生命周期中的一个或多个环节发挥作用，目前已发现多个抗病毒药物作用靶点，包括与病毒侵入相关的 M_2 蛋白、血凝素；与病毒复制相关的 RNA 聚合酶、DNA 聚合酶、核蛋白、核糖体；与病毒释放相关的神经氨酸酶等。

第一节　抗流感病毒药物

流感病毒（Influenza Virus）是一种带有分段负链 RNA 基因组的包膜病毒，属于正黏病毒科。根据流感病毒核蛋白和基质蛋白的抗原差异，可分为甲型、乙型和丙型三种类型。其中甲型流感病毒传染性较强，可引起季节性流感或者流感大流行。目前，临床上小分子抗流感药物主要包括 M_2 蛋白抑制剂、神经氨酸酶抑制剂和一些广谱抗病毒药物。

一、M_2 蛋白抑制剂

M_2 蛋白为流感病毒囊膜上的一种氢离子通道，是流感病毒感染宿主细胞所必需的基本组件。当流感病毒与宿主细胞的细胞膜发生融合时，病毒 RNA 通过位于病毒衣壳的 M_2 离子通道蛋白进入宿主细胞。小分子抑制剂通过结合 M_2 离子通道阻止病毒进入宿主细胞，从而有效抑制病毒的复制。

金刚烷胺类化合物具有对称的饱和三环癸烷刚性笼状结构。盐酸金刚烷胺（Amantadine Hydrochloride）是最早用于抗流感病毒的 M_2 蛋白抑制剂，此外，还有盐酸金刚乙胺（Rimantadine Hydrochloride）。

盐酸金刚烷胺　　盐酸金刚乙胺

M_2 离子通道仅存在于甲型流感病毒的膜蛋白中，因此盐酸金刚烷胺抗病毒谱较窄，仅用于甲型流感的预防和治疗，而对乙型流感病毒、风疹病毒、麻疹病毒、流行性腮腺炎病毒及单纯疱疹病毒感染均无效。作为流感流行期的预防用药，其保护率可达 50%~79%，对已发病患者，如在 48h 内给药则能有效地减轻甲型流感病毒引起的呼吸道症状。该药口服吸收后，能透过血脑屏障，易引起中枢神经系统的毒副作用，如头痛、失眠、兴奋、震颤。盐酸金刚乙胺的抗甲型流感病毒的活性比盐酸金刚烷胺强 4~10 倍，且中枢神经系统副作用相对较低。

二、流感病毒神经氨酸酶抑制剂

流感病毒神经氨酸酶（Neuraminidase，NA）又称唾液酸酶，是存在于流感病毒表面协助病毒释放的关键糖蛋白。抑制 NA 的活性可阻止子代病毒颗粒从宿主细胞中释放。NA 在水解神经氨酸-糖蛋白复合物时，形成稳定的、趋于平坦的、含正电荷的氧离子六元环过渡态，进而水解神经氨酸与糖蛋白的糖苷键,并释放出唾液酸（Sialic Acid）（图 18-1）。设计初期,研究人员模拟唾液酸过渡态中间体的离子结构得到化合物 DANA,DANA 体外有抑制神经氨酸酶活性,但在动物模型上无活性且对流感病毒无选择性,**主要原因是其吸收困难,并且缺少选择性**（其他病毒、细菌乃至人肝微粒体中都含有神经氨酸酶）,因此仍需进一步优化。

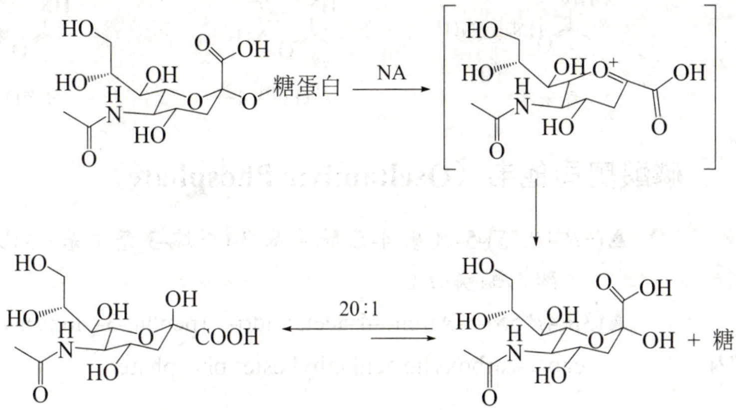

图 18-1 NA 水解神经氨酸-糖蛋白复合物

基于流感病毒 NA 与唾液酸结合的晶体结构,通过将六元环 4 位羟基替换成胍基后,获得了第一个上市的 NA 抑制剂扎那米韦（**Zanamivir**）,可有效抑制甲型、乙型流感病毒。但扎那米韦极性大,口服生物利用度较低,只能以静脉注射、滴鼻或吸入给药,患者依从性较差。在此基础上进一步结构优化,得到磷酸奥司他韦（Oseltamivir）。

奥司他韦的研发是基于结构的合理药物设计的成功案例。根据唾液酸与 NA 的结合模式［图 18-2(a)］,研发人员通过电子等排原理将过渡态中间体转化为了一类碳环化合物,易于结构修饰并减少碳环双键上的电子云密度,其次用氨基取代了 4 位上的羟基,使分子与神经氨酸酶的亲和性增强;最后将丙三醇侧链以能够发生广泛疏水作用的 2-乙基丙基代替,得到 GS4071,其活性进一步增强,GS4071 与 NA 的结合模式见图 18-2(b)。

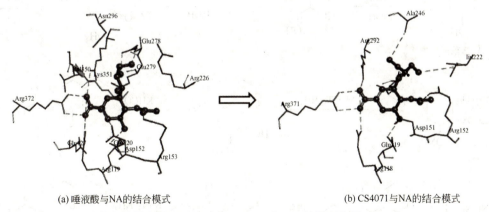

(a) 唾液酸与NA的结合模式　　　　　　(b) CS4071与NA的结合模式

图 18-2 唾液酸和 GS4071 与 NA 的相互作用

GS4071 具有强效的 NA 抑制活性,但口服生物利用度较低,利用前药原理将 GS4071 的羧基乙酯化,得奥司他韦,口服生物利用度显著提升,达到了 80%。奥司他韦经胃肠道吸收

第十八章 抗病毒药物

后约有 **75%** 经体内肝脏酯酶水解转化为 **GS4071**，进而发挥抗流感病毒活性。

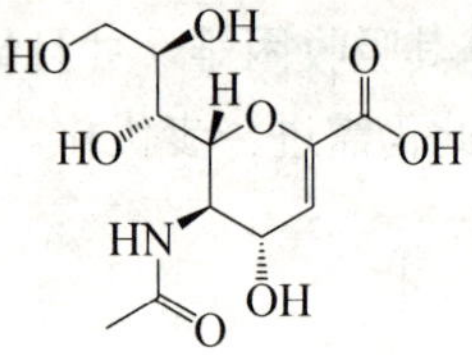

DANA 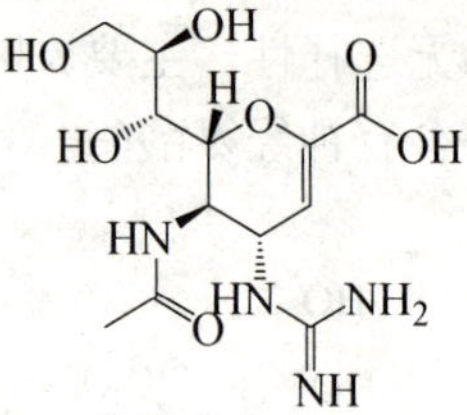　　扎那米韦 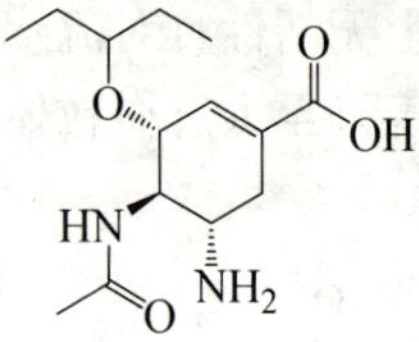　　GS4071 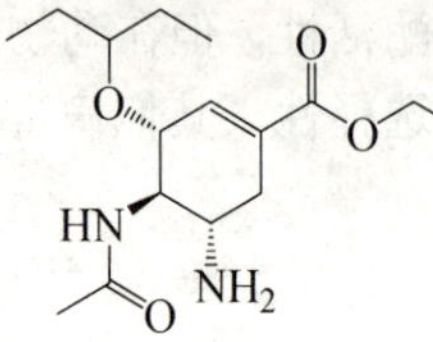　　奥司他韦

磷酸奥司他韦（Oseltamivir Phosphate）

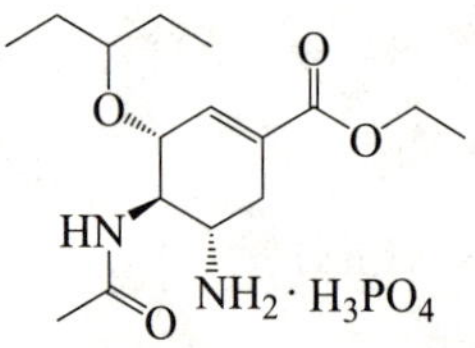

▲(3R,4R,5S)-5-氨基-4-乙酰氨基-3-(戊烷-3-基氧基)环己-1-烯-1-羧酸乙酯磷酸盐

▲(3R,4R,5S)-5-Amino-4-acetamido-3-(pentan-3-yloxy)cyclohex-1-ene-1-carboxylic acid ethyl ester phosphate

磷酸奥司他韦为白色或类白色结晶性粉末，在乙醚中几乎不溶，在 N,N-二甲基甲酰胺中微溶，在水或甲醇中易溶。m.p. 196～198℃；$[\alpha]_D^{22}$=+55.0°（c=1，氯仿）。

该药通过抑制病毒从宿主细胞表面释放来阻止病毒传播，用于预防和治疗甲、乙型流感病毒导致的流行性感冒，是治疗 H_5N_1 型流感的首选药物。

本品的合成通常采用来源较为广泛的天然产物(−)-莽草酸或(−)-奎尼酸（莽草酸的合成前体）为原料进行制备。在该合成路线中，关键的反应是环氧化物（Ⅰ）开环形成叠氮醇中间体（Ⅱ），进一步环合形成氮杂环丙烷中间体（Ⅲ），随后经开环形成叠氮胺化合物（Ⅳ），叠氮基经还原后再与磷酸成盐得到磷酸奥司他韦。

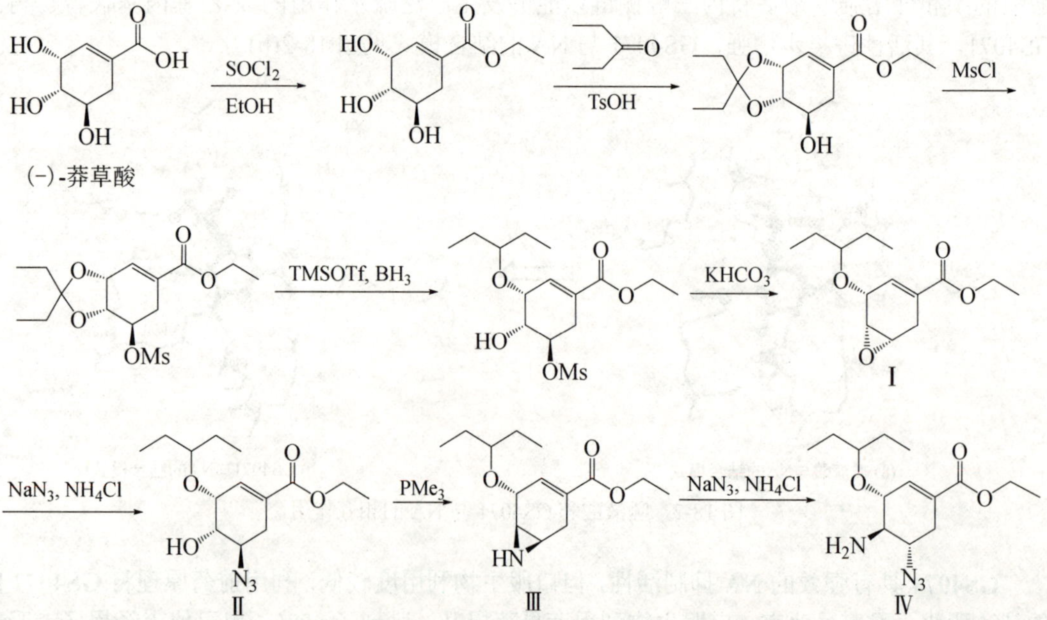

磷酸奥司他韦

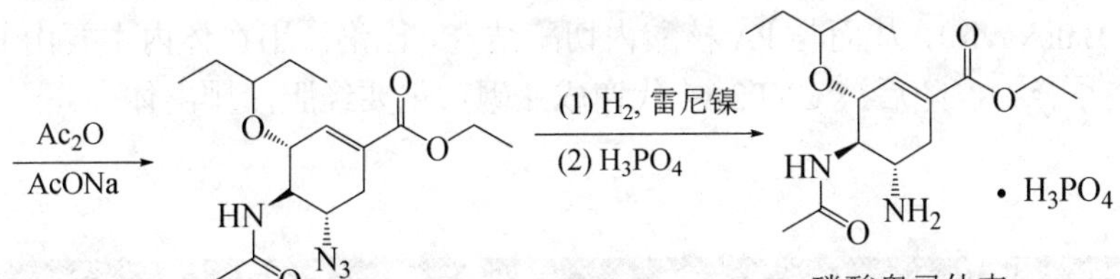

帕拉米韦（Peramivir）为含有羧酸、胍基和亲脂性侧链的环戊烷衍生物，其氯化钠注射液于 2013 年在国内上市。帕拉米韦的抗病毒机制与奥司他韦相同，主要用于流感病毒包括 H_9N_9 等引起的流感和奥司他韦治疗无效的重症型流感，但是其生物利用度低，只能采取静脉注射的给药方式。

帕拉米韦

拉尼米韦

辛酸拉尼米韦

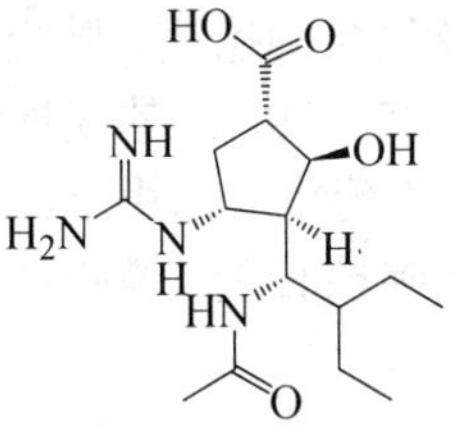

辛酸拉尼米韦（Laninamivir Octanoate Hydrate）是拉尼米韦（Laninamivir）的亲脂性前药，能显著延长拉尼米韦的抗病毒疗效，主要用于治疗甲型和乙型流感，且对磷酸奥司他韦的耐药株也有较好抑制作用，其最大优势是在肺部停留时间较长，每周只需吸入一次即可有效治疗季节性流感。

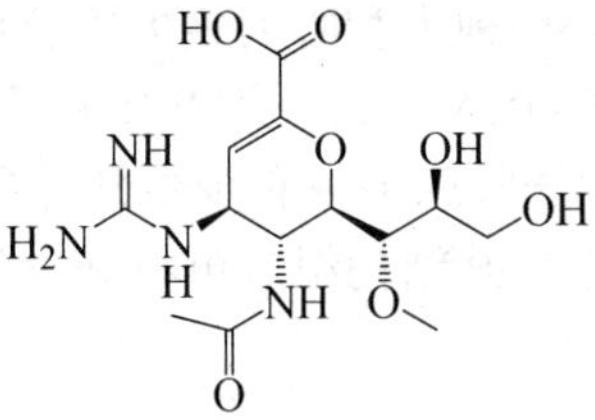

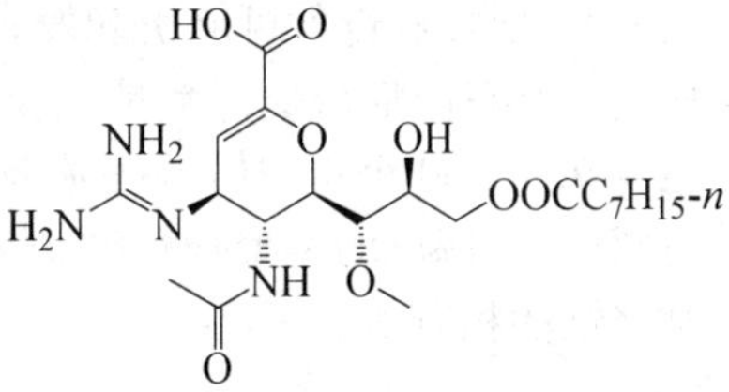

三、聚合酶酸性蛋白 PA 亚基抑制剂

流感病毒聚合酶由碱性聚合酶 1（Polymerase Basic 1, PB1）、碱性聚合酶 2（Polymerase Basic 2，PB2）和酸性聚合酶（Polymerase Bcidic，PA）3 种亚基组成，在各种亚型流感病毒中均高度保守。聚合酶复合物“捕获”宿主细胞 mRNA 的帽状结构，并利用它作为引物启动转录。PB2 与宿主前 mRNA 的帽子结合，PA 通过其核酸内切酶活性从 N-末端 5'-帽子进行切割，然后 PB1 以病毒 RNA 作为模板，连续地将核苷酸加上帽子引物。因此，通过抑制聚合酶亚基或者亚基间的相互作用可以抑制聚合酶的活性。

玛巴洛沙韦

巴洛沙韦

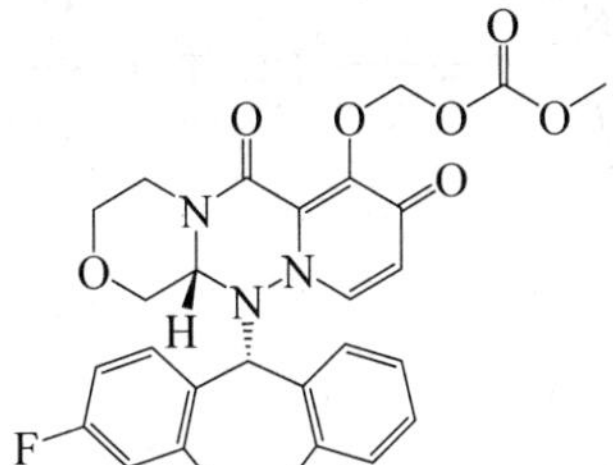

玛巴洛沙韦（Baloxavir Marboxil）在临床上用于 12 岁及以上患者急性、无并发症流感的治疗，对奥司他韦耐药的病毒株和禽流感病毒株仍有效。另外，在感染 24～96 h 后给药，玛巴洛沙韦依然对流感疗效显著。玛巴洛沙韦是一种前药，其在体内会被迅速代谢成为活性成

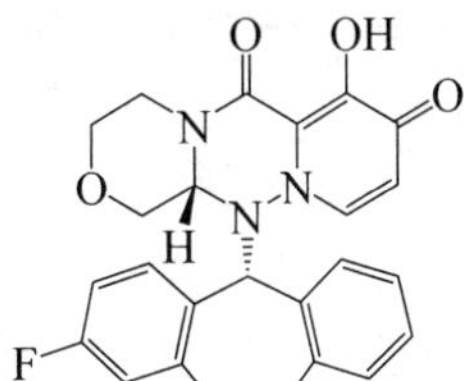

分巴洛沙韦（Baloxavir），从而与 PA 核酸内切酶结合。巴洛沙韦在体内主要由 UGT1A3 代谢为葡萄糖醛酸结合物，随后被 CYP3A4 代谢成亚砜，主要经胆汁排出体外。

第二节 抗疱疹病毒药物

当人体具有正常免疫功能时，疱疹病毒感染通常不会危及生命，只会引发口腔和生殖器疱疹、水痘和带状疱疹等症状，但当人体免疫系统不够成熟或受损时（如感染 HIV 或进行器官移植后），疱疹病毒就可能引起发育障碍、视力和听力丧失以及危及生命的癌症、肺炎、脑炎等疾病。所有的疱疹病毒都是包膜双链 DNA 病毒，病毒基因组由 125～290kb 的线性链组成，包含 70～200 个蛋白质编码基因。现在临床上只有少数几种批准的药物可以用于治疗疱疹病毒感染，均为 DNA 聚合酶抑制剂，根据其结构组成可将其分为嘧啶核苷类、嘌呤核苷类和糖基修饰的核苷类。

一、嘧啶核苷类

在胸腺嘧啶的 5 位上以碘代替甲基得到碘苷（Idoxuridine），1959 年上市。碘苷可以作为底物与胸苷竞争性地抑制 DNA 聚合酶，从而阻碍病毒 DNA 的合成。碘苷本身无活性，在体内被细胞的胸苷激酶磷酸化后生成三磷酸化的活性形式（三磷酸碘苷）进而抑制 DNA 聚合酶。这是所有核苷类抗病毒药物在体内发挥药效必须经过的代谢活化过程（图 18-3）。单纯疱疹病毒编码的胸腺嘧啶核苷激酶催化活性高于细胞内的酶，因此碘苷在病毒感染细胞中的浓度高于正常细胞。碘苷仅对单纯疱疹病毒和牛痘病毒等 DNA 病毒有效，对流感病毒等 RNA 病毒无效。临床上，碘苷主要用于局部治疗单纯疱疹性病毒所致的角膜炎，静脉滴注时仅用于治疗单纯疱疹病毒所致的病毒性脑炎。由于骨髓抑制、胃肠道反应较大，且应用范围较窄，碘苷在临床上应用较少。

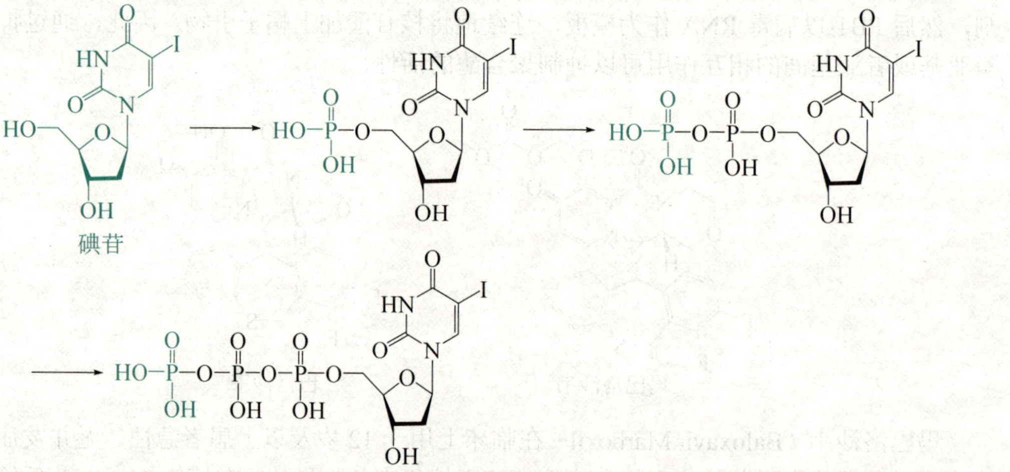

图 18-3 碘苷的体内活化形式

曲氟尿苷（Trifluridine）是碘苷的三氟甲基类似物，与碘苷作用机理相似，在体内转化成三磷酸酯的形式后插入病毒 DNA 中，抑制病毒的复制过程。相较于碘苷，曲氟尿苷表现出更好的水溶性，对Ⅰ型和Ⅱ型单纯疱疹病毒均有效，可用于治疗眼睛疱疹病毒感染和一些对碘苷耐药的病毒感染。

阿糖胞苷（Cytarabine）是胞嘧啶衍生物，最初用作抗肿瘤药物，研究发现阿糖胞苷能抑制脱氧胞嘧啶核苷的形成，进而抑制病毒 DNA 的合成。阿糖胞苷同样需要代谢活化，在体内经单磷酸化、双磷酸化及三磷酸化得到活性代谢物，可抑制 DNA 多聚酶和核苷酸还原酶，从而使体内胞嘧啶核苷三磷酸酯不能转化为相应的脱氧核苷酸。目前阿糖胞苷临床上主要用于治疗带状疱疹病毒所引起的感染。

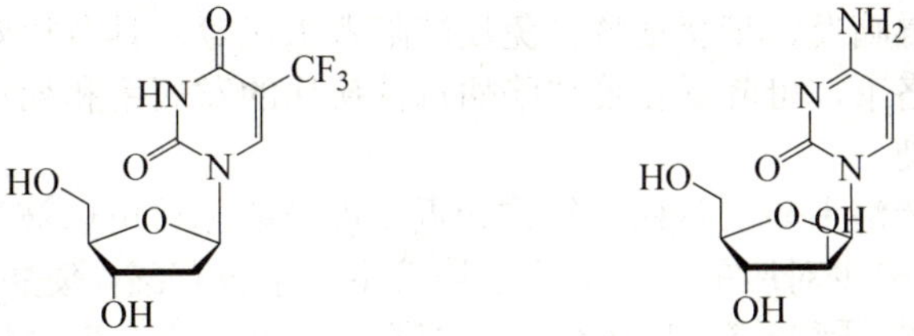

曲氟尿苷　　　　　　阿糖胞苷

二、嘌呤核苷类

阿糖腺苷（Vidarabine）是在链霉菌（*Streptomyces Antibioticus*）的发酵液中提取得到，也可以通过全合成制备，属于腺嘌呤核苷类抗病毒药物，在体内通过转化为其三磷酸酯衍生物，干扰病毒 DNA 合成的早期阶段。

阿糖腺苷具有抗单纯疱疹病毒（HSV1 和 HSV2）的作用，临床上用于治疗单纯疱疹病毒性脑炎和免疫缺陷者的带状疱疹和水痘感染，但对巨细胞病毒无效。本品的单磷酸酯有抑制乙肝病毒复制的作用，我国用其来治疗病毒性乙型肝炎。

阿糖腺苷通常经静脉滴注给药，进入体内后迅速被血液中的腺苷脱氨酶脱氨生成阿拉伯糖次黄嘌呤，其抗病毒作用比阿糖腺苷弱。

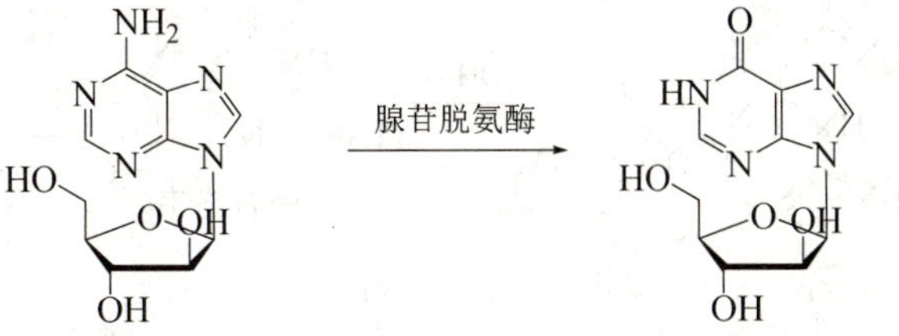

阿糖腺苷　→（腺苷脱氨酶）→　阿拉伯糖次黄嘌呤

三、糖基修饰的核苷类

腺苷类药物在体内容易被脱氨酶转化成脱氨产物而丧失活性，为了克服这一缺点，设计合成了一些具有拮抗腺苷脱氨酶作用的化合物，并且对糖基进行修饰，得到了一系列开环的核苷类抗病毒药物，如阿昔洛韦（Aciclovir）。

阿昔洛韦（Aciclovir）

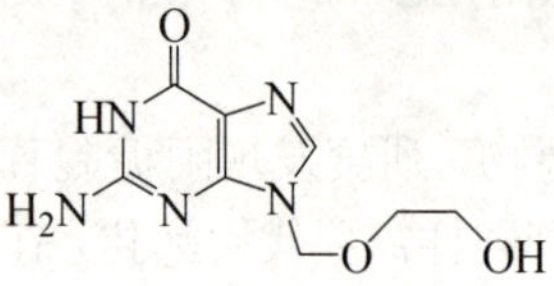

▲2-氨基-9-(2-羟乙氧基)甲基-6,9-二氢-3H-嘌呤-6-酮
▲2-Amino-9-(2-hydroxyethoxy)methyl-6,9-dihydro-3H-purin-6-one

本品为白色结晶性粉末，无臭；几乎不溶于乙醚或二氯甲烷，略溶于冰醋酸或热水，易溶于氢氧化钠溶液；m.p. 256～257℃。

阿昔洛韦是嘌呤核苷类似物，用于治疗单纯疱疹病毒感染，如角膜炎、皮肤黏膜感染、生殖器疱疹、疱疹病毒脑炎、带状疱疹、免疫缺陷者水痘等，具有疗效显著、剂型丰富的特点。按疗程口服阿昔洛韦，可降低免疫缺陷病毒性疾病的发病率和死亡率；也可用于手术前和手术后预防病毒感染。

从结构上看，阿昔洛韦与嘌呤核苷结构相近，被磷酸化后可以被当作 DNA 合成底物掺入病毒 DNA 中，因其缺少对应的羟基而无法连接下一个核苷酸，使病毒 DNA 合成中断。作为一种 DNA 合成底物，阿昔洛韦对人体正常细胞的毒性较小，安全性较高。研究发现其只有在病毒感染的细胞内被病毒的胸苷激酶磷酸化成单磷酸或者二磷酸形式，而在正常细胞内无法被单磷酸化或二磷酸化。

阿昔洛韦的合成方式有很多，主要包括以 5-氨基咪唑-4-甲酰胺为起始原料的合成路线（1）和以嘌呤及其衍生物为起始原料的合成路线（2）。路线（1）是将 5-氨基咪唑-4-甲酰胺与 3-氧杂-4-氯丁醇乙酸酯发生烷基化，再与苯甲酰基异硫氰酸酯反应，最后水解环合得到阿昔洛韦。路线（2）是以嘌呤及其类似物（如鸟嘌呤）为原料，经乙酰化后与 2-氧杂-1,4-丁二醇二乙酸酯缩合，最后水解得到阿昔洛韦。

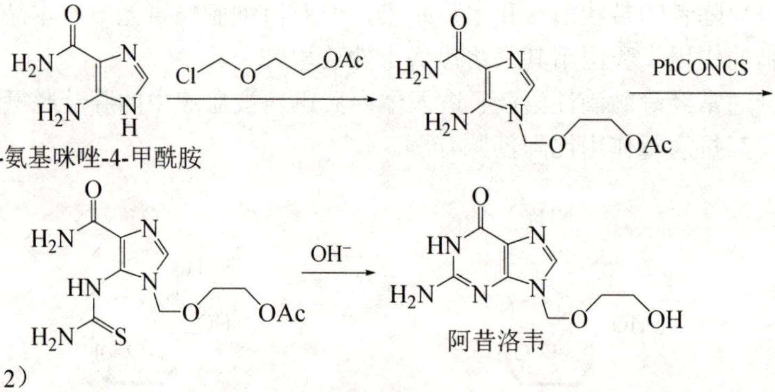

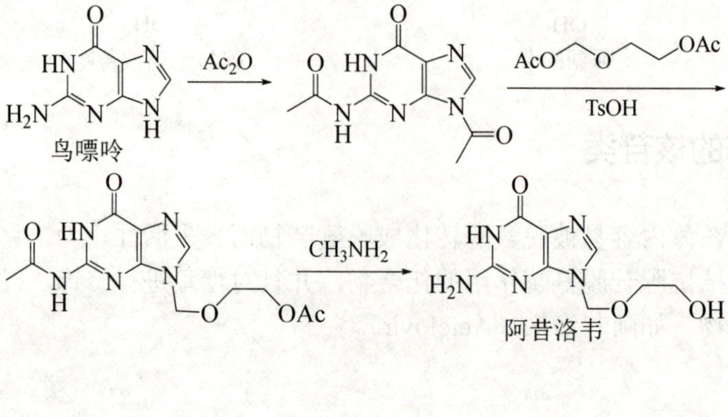

阿昔洛韦存在水溶性差、口服吸收差以及对肾脏损伤较大等缺点。为克服这些问题，研究人员开发了地昔洛韦（Desciclovir）和伐昔洛韦（Valaciclovir），它们均是阿昔洛韦的前药。地昔洛韦在水中溶解度比阿昔洛韦提高 18 倍，口服吸收好，毒副作用小，进入体内后经黄嘌呤氧化酶氧化为阿昔洛韦，再转化为三磷酸酯发挥抗病毒活性；伐昔洛韦是阿昔洛韦的缬氨酸酯前药，胃肠道易吸收，在体内经肠壁或肝脏代谢生成阿昔洛韦，克服了阿昔洛韦口服吸收生物利用度低的缺点。

地昔洛韦 —黄嘌呤氧化酶→ 阿昔洛韦 ←肝脏代谢— 伐昔洛韦

更昔洛韦（Ganciclovir）的作用机制和阿昔洛韦相似，其对巨细胞病毒的作用强于阿昔洛韦，对病毒性脑脊髓炎和肠炎疗效较优。更昔洛韦对病毒胸苷激酶的亲和力比阿昔洛韦更高，因此对耐阿昔洛韦的单纯疱疹病毒仍然有效。但是更昔洛韦的毒性比较大，临床上主要用于治疗巨细胞病毒引起的严重感染。

喷昔洛韦（Penciclovir）是用次甲基取代阿昔洛韦开环糖链的氧原子而得到的鸟苷类似物，同样是在体内转化为三磷酸酯而发挥作用，其抗病毒谱与阿昔洛韦相同。与阿昔洛韦相比，该药的三磷酸酯稳定性优于阿昔洛韦的三磷酸酯，在停药后仍可保持较长时间的抗病毒活性，药效持续时间长于阿昔洛韦。喷昔洛韦对单纯疱疹病毒（HSV-1 和 HSV-2）以及水痘带状疱疹病毒有较高的活性，但其生物利用度较低。为提高喷昔洛韦的生物利用度，设计了其 6-去氧以及双乙酰化衍生物即泛昔洛韦，口服后在胃肠道和肝脏中经代谢迅速产生喷昔洛韦而发挥作用，生物利用度提高至 77%。

更昔洛韦　　　喷昔洛韦　　　泛昔洛韦

阿德福韦是 5'-单磷酸脱氧阿糖腺苷的无环类似物，阿德福韦酯（Adefovir Dipivoxil）是阿德福韦的双新特戊酰氧基甲醇酯，该药在体内水解为阿德福韦后发挥抗病毒作用。阿德福韦对嗜肝病毒、逆转录病毒及痤疮病毒都具有明显的抑制作用。阿德福韦酯用于治疗肝功能代偿的成年慢性乙型肝炎。本药尤其适合于需长期用药或已发生拉米夫定耐药的乙型肝炎患者。

阿德福韦　　　阿德福韦酯

第三节　广谱抗病毒药物

在没有针对性疫苗或特异性抗病毒药物的情况下，广谱抗病毒药物将起到限制病毒传播的作用。目前已有多个不同机制的广谱抗病毒药物在临床中应用，如核苷类似物利巴韦林、核糖体抑制剂美替沙腙和酞丁安等。

利巴韦林（Ribavirin）

▲1-β-D-呋喃核糖基-1H-1,2,4-三唑-3-甲酰胺
▲1-β-D-Ribofuranosyl-1H-1,2,4-triazole-3-carboxamide

利巴韦林为白色或类白色结晶性粉末，无臭，不溶于乙醚或二氯甲烷，微溶于乙醇，易溶于水。精制品有两种晶型，m.p. 166～168℃和174～176℃；$[\alpha]_D^{25}=-36.5°$（$c=1$，水）。

利巴韦林进入人体后，其代谢产物可以作为病毒合成酶的竞争性抑制剂，暂时阻止鸟氨酸合成途径，阻断病毒的复制与传播。利巴韦林为广谱核苷类抗病毒药物，在国内批准用于呼吸道合胞病毒引起的病毒性肺炎与支气管炎、病毒性上呼吸道感染、流行性感冒、皮肤疱疹病毒感染、带状疱疹、单纯疱疹病毒性角膜炎等多种疾病。

本品的合成是以三氮唑甲酸酯为原料，经与乙酰基保护的核糖发生亲核反应，再经氨解和脱去乙酰基保护得到利巴韦林。

乙酰基保护的核糖　　三氮唑甲酸酯　　　　　　　　　　　　　　　　　利巴韦林

核糖体位于细胞质，负责将mRNA遗传信息通过翻译传递到蛋白质结构中，是蛋白质合成的重要场所。抑制核糖体的活性可阻断核糖体翻译功能，使病毒入侵宿主细胞后只产生DNA或RNA，无法合成其所需的蛋白质。此时，病毒仍然可以破坏宿主细胞，但是不产生感染性病毒。

美替沙腙（Metisazone）又称为 N-甲基靛红缩氨基硫脲，可以抑制核糖体的翻译功能。美替沙腙对多种病毒都表现出抑制活性，如DNA病毒（天花、牛痘）、RNA病毒（鼻病毒、流感病毒、副流感病毒、脊髓灰质炎病毒等）。该药物是最早使用的抗病毒药物之一，主要用于治疗牛痘综合征及天花的预防治疗，目前临床上很少使用。

酞丁安（Ftibamzone）是我国创制的非核苷类抗病毒药物，是美替沙腙的衍生物。酞丁安对沙眼衣原体和单纯疱疹病毒Ⅰ型和Ⅱ型都有强效的抑制作用，目前临床上用作滴眼剂治疗各型沙眼，外用制剂可用于治疗单纯疱疹、带状疱疹和尖锐湿疣。

干扰素对所有病毒（包括DNA和RNA病毒）几乎都有效，但并不直接杀伤或抑制病毒，而是通过与细胞表面受体作用产生抗病毒蛋白，从而抑制病毒的复制；还可以增强自然杀伤细胞（NK细胞）、巨噬细胞和T淋巴细胞的活力，起到免疫调节作用，增强机体的抗

病毒能力。

除了重组干扰素外，还有一些小分子干扰素诱导剂可以诱导干扰素的释放，具有机体免疫调节功能。替洛隆（Tilorone）为二乙氨基芴酮类化合物，能有效地诱导干扰素的生成，具有广谱抗病毒作用，同时可以促进细胞的吞噬作用，用于预防病毒感染后引起的呼吸道疾病。不过大剂量使用替洛隆会出现恶心、呕吐、失眠等不良反应。

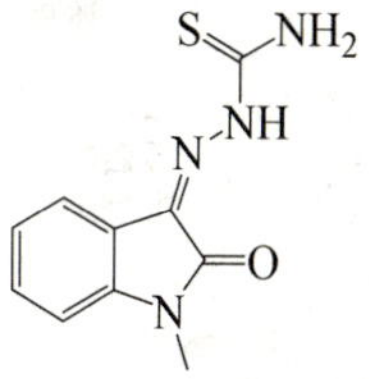

美替沙腙 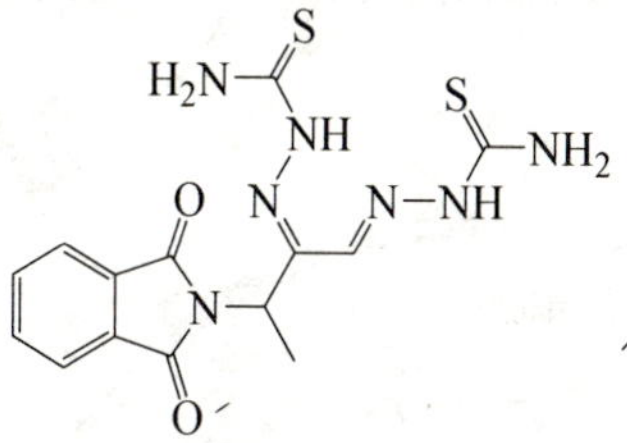　　　　酞丁安 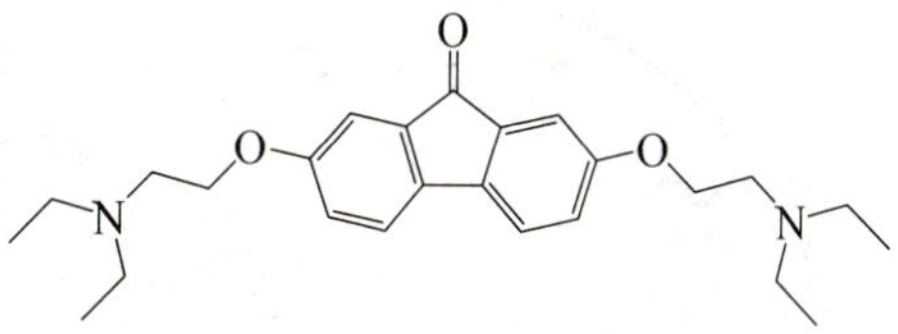　　　　替洛隆

第四节　抗艾滋病病毒药物

在 RNA 病毒中，有一类病毒称为逆转录病毒（Retroviruses），这些病毒与获得性免疫缺陷综合征（Acquired Immune Deficiency Syndrome，AIDS，又称艾滋病）及 T 细胞白血病等有关。其中，艾滋病是由人免疫缺陷病毒 I 型（HIV-1）感染引起的严重疾病，截至 2021 年底，全球仍有超过 3840 万人携带艾滋病病毒。2021 年全球艾滋病病毒新发感染约 150 万人，约有 65 万人死于艾滋病相关疾病。

HIV 感染人体细胞的机制及其复制过程如图 18-4 所示。首先，病毒粒子与宿主细胞表面受体（CD4、CCR5 等）结合并穿透细胞膜，然后脱去蛋白质外壳释放 RNA 和逆转录酶。在逆转录酶的作用下，病毒 RNA 逆转录生成病毒 DNA 进入宿主细胞核，并在整合酶的作用下整合进入宿主基因组，利用宿主细胞的基因复制和蛋白表达系统转录出单一的 RNA 前体。一些 RNA 前体拼接形成病毒 mRNA，翻译形成病毒的结构蛋白和非结构蛋白，另一些 RNA 前体经加帽加尾作为病毒的子代基因组 RNA，与结构蛋白装配成核衣壳，最后在细胞膜上以出芽的方式形成完整病毒体释放到细胞外，再去感染新的人体细胞。

根据作用机制的不同，抗艾滋病病毒药物主要分为逆转录酶抑制剂、HIV 蛋白酶抑制剂、整合酶抑制剂、融合酶抑制剂和进入抑制剂。

一、进入抑制剂

进入抑制剂主要通过干预病毒包膜与靶细胞膜的融合过程，从而有效预防病毒感染。按作用机制可将进入抑制剂分为黏附抑制剂、辅助受体抑制剂、融合抑制剂。目前，已获美国 FDA 批准的进入抑制剂主要包括 CCR5 辅助受体拮抗剂马拉韦罗（Maraviroc）、靶向 gp41 蛋白 NHR 区域的融合抑制剂恩夫韦肽（Enfuvirtide）以及黏附抑制剂福斯特沙韦（Fostemsavir）等。

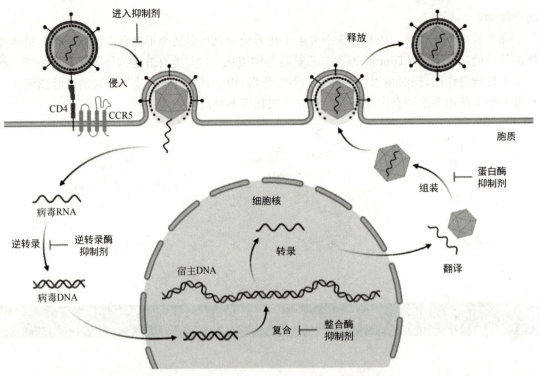

图 18-4 HIV 感染人体细胞的机制及其复制过程

马拉韦罗（Maraviroc）

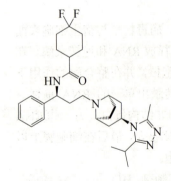

▲4,4-二氟-N-{(S)-3-[(1R,3R,5S)-3-(3-异丙基-5-甲基-4H-1,2,4-三唑-4-基)-8-氮杂双环[3.2.1]辛基-8-基]-1-苯基丙基}环己烷-1-甲酰胺

▲4,4-Difluoro-N-((S)-3-((1R,3R,5S)-3-(3-isopropyl-5-methyl-4H-1,2,4-triazol-4-yl)-8-azabicyclo[3.2.1]octan-8-yl)-1-phenylpropyl)cyclohexane-1-carboxamide

马拉韦罗是一种白色粉末，微溶于乙醇，在二甲基亚砜中溶解性较好。m.p. 79~81℃。

趋化因子受体 CCR5 是人体细胞表面的一种蛋白受体，也是 HIV 感染必需的协同受体，HIV 病毒侵入宿主细胞的过程需要有 CCR5 受体蛋白的辅助。**马拉韦罗是 CCR5 受体拮抗剂，与 CCR5 受体蛋白结合，阻断 HIV 蛋白 gp120 与 CCR5 受体蛋白联合，导致 HIV 不能进入人体内的巨噬细胞和 T 细胞**，适用于与抗逆转录酶药联用治疗成人的 HIV-1 病毒感染。

恩夫韦肽是一类多肽药物，也是第一个上市的融合抑制剂。可与病毒包膜糖蛋白结合，干扰病毒与细胞膜融合所必需的构象变化，阻止病毒与 T 细胞等免疫细胞的接触融合，干扰 **HIV 进入 T 细胞**，防止免疫系统遭受病毒破坏。但该药物半衰期短，不可口服，临床应用采用皮下给药，每日 2 次，患者顺应性不佳。

福斯特沙韦（Fostemsavir）是首个获批上市的 HIV 黏附抑制剂，与其他抗逆转录病毒药物联合用药，用于因耐药、不耐受或安全考虑而无法形成病毒抑制方案，并且先前已接受过多种方案治疗的多重耐药 HIV-1 成人感染者的治疗。福斯特沙韦是坦姆沙韦（Temsavir）的磷酸酯前药，通过直接与病毒表面的 gp120 亚基结合而发挥作用，阻止 HIV 病毒与宿主免疫系统 CD4⁺T 细胞和其他免疫细胞结合，从而防止 HIV 感染这些细胞并增殖。

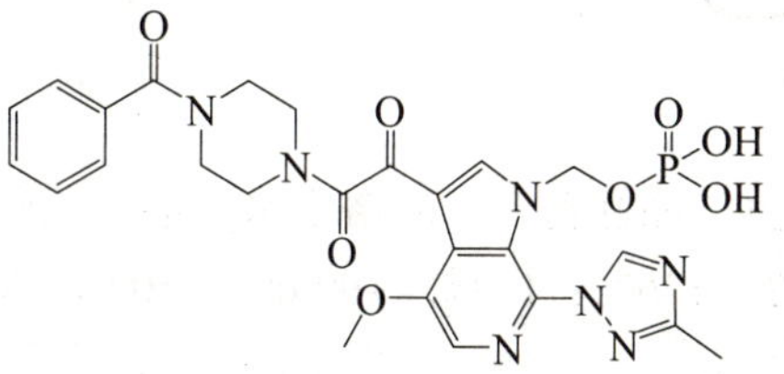

福斯特沙韦

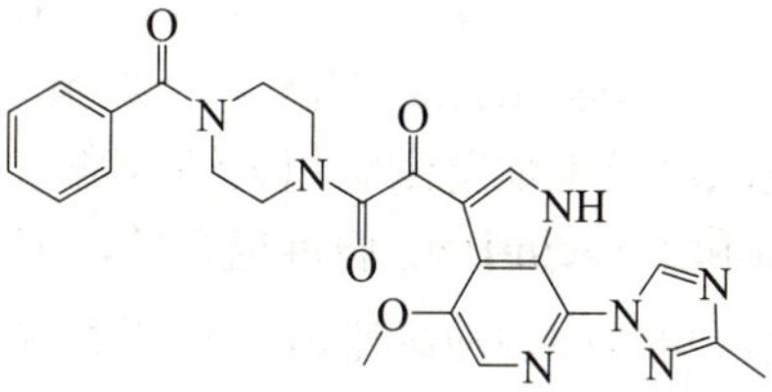

坦姆沙韦

二、逆转录酶抑制剂

逆转录酶（Reverse Transcriptase，RT）是艾滋病病毒复制过程中的一个重要酶，逆转录病毒以 RNA 为模板，在逆转录酶的催化下合成 DNA 链。在这一过程中，逆转录酶主要有三个功能：以 RNA（称为正性链）为模板，催化 RNA 依赖的 DNA 合成，产生单一的负性的 DNA 链（亦为正性链）；以 RT 的核糖核酸酶 H（RNase H）的部分，系统地降解基因组 RNA 的负性链；以新合成的正性 DNA 链为模板，催化 DNA 依赖的 DNA 合成，合成 DNA 的互补链（负性链）。

新合成的 DNA 双螺旋又称为前病毒 DNA，被易位进入细胞核，在细胞核被病毒整合酶（Intergrase）整合进入宿主基因组，利用宿主细胞已有的基因复制和蛋白表达系统进行复制。

由于逆转录酶在人类细胞中不存在，因此逆转录酶是抗艾滋病药物研发的理想靶点，逆转录酶抑制剂主要分为核苷类和非核苷类。

1. 核苷类逆转录酶抑制剂

核苷类逆转录酶抑制剂（NRTIs）为 DNA 天然底物脱氧核苷酸的类似物，在细胞内转化为活性的三磷酸核苷衍生物，竞争性结合逆转录酶，从而用于逆转录病毒的治疗。核苷类逆转录酶抑制剂的研究起源于 20 世纪 90 年代，齐多夫定是第一个获得批准的抗艾滋病的药物。

齐多夫定（Zidovudine, AZT）

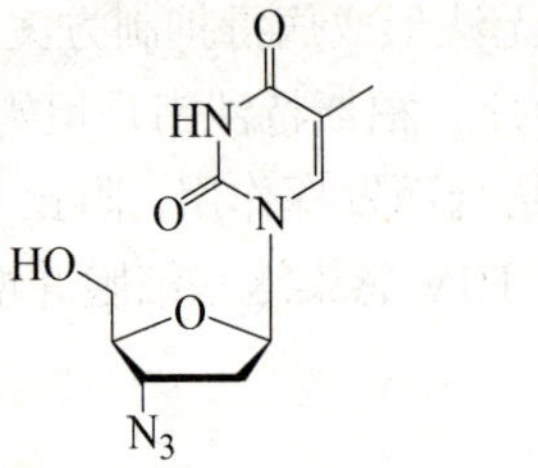

▲3'-叠氮基-3'-脱氧胸苷
▲3'-Azido-3'-deoxythymidine

齐多夫定为白色至浅黄色结晶性粉末。略溶于水，溶于乙醇，易溶于甲醇、N,N-二甲基甲酰胺或二甲亚砜；m.p. 122～126℃；$[\alpha]_D^{25}=+99.0°$（$c=0.5$，水）。

AZT 为脱氧胸苷的类似物，进入被感染的细胞，首先磷酸化形成具有活性的齐多夫定-5'-三磷酸酯，竞争性抑制艾滋病病毒逆转录酶，由于在结构上 3'末端缺乏羟基，当它们结合到前病毒 DNA 链的 3'末端时，不能再进行 5'-3'磷酸二酯键的结合，中止了病毒 DNA 链的延长。与 HIV-1 RT 亲和力远比与细胞内正常 DNA 聚合酶亲和力强。

齐多夫定主要用于治疗艾滋病及重症艾滋病相关综合征。齐多夫定除对艾滋病病毒有作用外，对人 T 细胞性 I 型病毒和 Epstein-Barr 病毒也有效，但对其他病毒无效。临床上，齐多夫定的主要毒性为骨髓抑制，可致中性粒细胞减少及严重贫血。

目前已有多种以 β-胸苷为原料的合成方法的报道，均是先保护脱氧核糖环 6 位羟基，再与甲磺酰氯反应得到 2 位甲磺酸酯中间体，利用其易离去的特性，在碱性条件下形成环氧中间体，与叠氮盐发生亲核反应后再经脱保护得到齐多夫定。

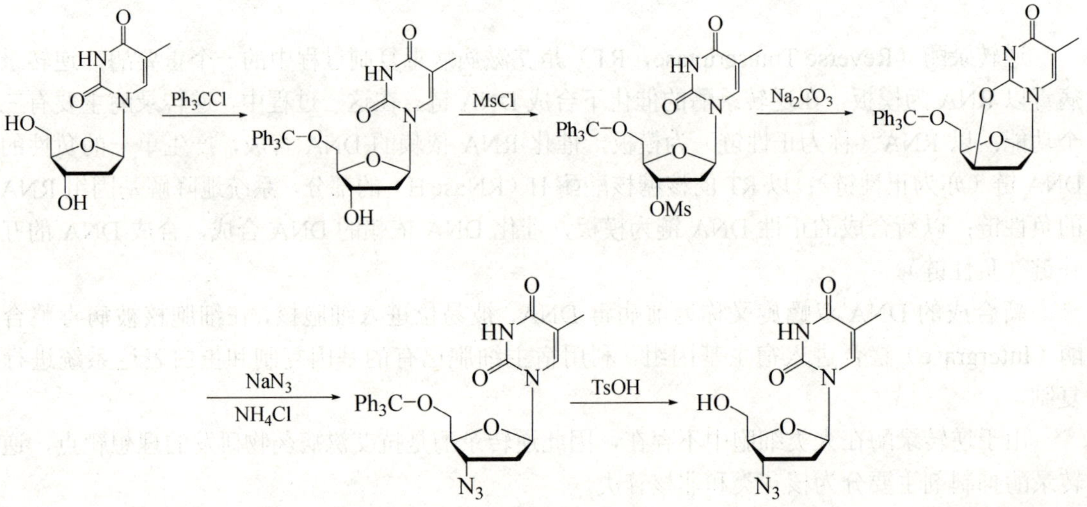

扎西他滨（Zalitabine，DDC）作用机理与齐多夫定相似，在细胞内代谢活化为有活性的三磷酸酯，从而竞争性抑制逆转录酶活性，中止病毒 DNA 的延长。临床上，扎西他滨可用于替换或者与齐多夫定联合使用。其主要副作用是周围神经病变。

扎西他滨　　　　　　　　　司坦夫定

司坦夫定（Stavudine, d4T）为脱氧胸苷的脱水产物，对酸稳定，口服吸收良好。其作用机制和 AZT、DDC 相似，进入细胞后，生成三磷酸酯。司坦夫定对 HIV-1 和 HIV-2 有同等抑制作用，对耐齐多夫定 HIV 病毒株有抑制作用，但骨髓毒性比 AZT 低 10 倍以上。本品适用于对齐多夫定、扎西他滨等不能耐受或治疗无效的艾滋病及其相关综合征。

拉米夫定　　　恩曲他滨　　　去羟肌苷　　　二脱氧腺苷

拉米夫定（Lamivudine, 3TC）是双脱氧硫代胞苷化合物，其作用机制和齐多夫定相似，在细胞内代谢生成三磷酸酯而发挥抗病毒活性。拉米夫定口服吸收良好，生物利用度可达 72%~95%，抗病毒作用强而持久，临床上可单用或与 AZT 合用治疗病情恶化的晚期 HIV 感染病人。拉米夫定对人 DNA 聚合酶抑制作用弱，临床上出现骨髓抑制及周围神经毒性比其他抗 HIV-1 的核苷衍生物小。此外，拉米夫定还具有抗乙型肝炎病毒的作用。

在拉米夫定结构的胞嘧啶 5'位引入氟原子，得到了第二代逆转录酶抑制药物恩曲他滨（Emtricitabine，FTC），对 HIV-1、HIV-2 及 HBV 均有抗病毒活性，且诱导抗药性较慢，和其他抗艾滋病药一起使用具有很好的协同作用。

去羟肌苷（Didanosine, ddI）是嘌呤核苷类衍生物，进入人体内后首先被转变成 5'-单磷酸酯，然后在腺嘌呤琥珀酸酯合成酶和裂解酶的作用下生成二脱氧腺苷（Dideoxyadenosine, DDA）的 5'-单磷酸酯，再在体内磷酸化酶的作用下生成 DDA 的三磷酸酯，其在逆转录酶的作用下合成至 HIV 病毒的 DNA 中，中止病毒 DNA 延长而发挥抗病毒活性。临床上主要用于治疗不能耐受 AZT 或对 AZT 治疗无效的晚期 HIV 感染的病人。

核苷类抗 HIV 药物的构效关系如下：①药物结构中的碱基可用其他合适的核糖碱基代替，从而可以比较糖苷部分对生物活性的影响；②糖环 2',3'位双键取代仍能保持一定活性；③糖环 3'位的次甲基可用杂原子特别是硫原子代替；也可以被叠氮基、氟原子取代；④糖基的 2 位可为氧原子或碳原子。

2. 非核苷类逆转录酶抑制剂

非核苷类逆转录酶抑制剂（NNRTIs）主要通过与病毒逆转录酶催化活性部位的 P6 疏水区结合，使酶蛋白构象改变而失活，从而抑制 HIV-1 的复制。NNRTIs 不抑制细胞 DNA 聚合酶，毒性较小，但容易产生耐药性。通常临床上 NNRTIs 不单独使用，而是和核苷类药物联用，可达到增效作用。已经上市的药物有奈韦拉平（Nevirapine）、依法韦仑（Efavirenz）、利匹韦林（Rilpivirine）和多拉韦林（doravirine）等。

NNRTIs 的发展主要经历了三个阶段：①第一代 **NNRTIs** 以奈韦拉平和地拉韦啶为代表，需要与核苷类抑制剂合用，对 **AZT** 抗药的 **HIV** 病毒株有效。第一代 **NNRTIs** 在临床使用中会快速诱导 **HIV** 病毒的抗药性。②针对第一代 **NNRTIs** 诱导的病毒逆转录酶 K103N 和 Y181C 的耐药突变，以依法韦仑为代表的第二代 **NNRTIs** 对于一个或两个氨基酸突变的 **RT** 仍能保持很强的抑制活性。③随着第一代和第二代 **NNRTIs** 耐药性病毒株相继出现，第三代 **NNRTIs** 可以解决耐药性的问题，并且较少出现焦虑、失眠、抑郁等中枢神经系统副作用。

奈韦拉平（Nevirapine）

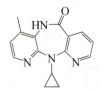

▲11-环丙基-5,11-二氢-4-甲基-6H-二吡啶并[3,2-b:2',3'-e][1,4]二氮䓬-6-酮

▲11-Cyclopropyl-5,11-dihydro-4-methyl-6H-dipyrido[3,2-b:2', 3'-e][1,4]diazepine-6-one

奈韦拉平为白色或类白色粉末，几乎不溶于水，微溶于乙醇或甲醇。

本品与逆转录酶的非底物结合部位结合，从而抑制逆转录酶的活性。奈韦拉平对其他的逆转录酶无作用，为专一性的 **HIV-1** 逆转录酶抑制剂。单用奈韦拉平会很快产生耐药病毒，抗药病毒株对奈韦拉平的敏感性降低 400 倍。临床试验证实奈韦拉平在用药 1～2 周内即失去抗病毒作用。因此，奈韦拉平应与至少两种其他抗逆转录病毒药物一起使用。

奈韦拉平在肝脏中被 **CYP450 3A4** 氧化为一系列的羟基化代谢产物（2-、3-、8-和 12-羟基等），并进一步与葡萄糖醛酸结合后经尿液排出体外（图 18-5）。

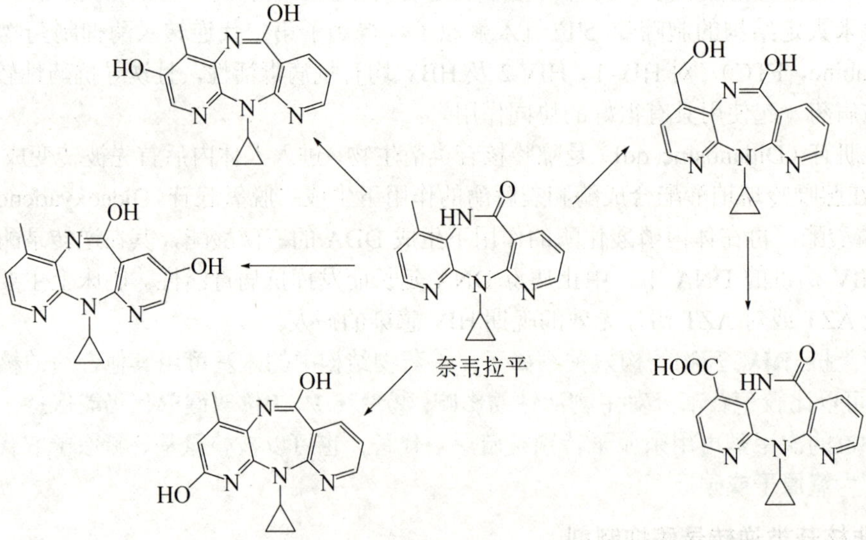

图 18-5 奈韦拉平的代谢途径

奈韦拉平的合成以 2-羟基-3-硝基-4-甲基吡啶为原料，经氯代、还原、与 2-氯烟酰氯成酰胺、与环丙胺在高压釜中 125～130℃缩合，再经环合得到奈韦拉平。这一路线操作简单，产物易提纯，产品纯度高。但环丙胺在高温下易气化，反应需在高压釜中进行，增加了操作难度，对设备

要求也较高。优化后的合成路线是以 2-羟基-3-氰基-4-甲基吡啶为原料，依次经氯代、水解、Hofmann 降解、缩合和环合反应制得奈韦拉平。

①原合成路线

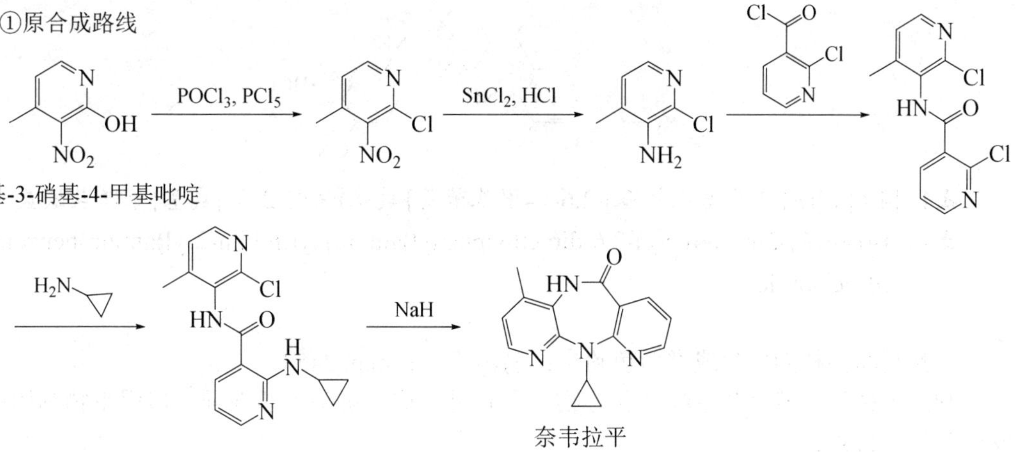

2-羟基-3-硝基-4-甲基吡啶

奈韦拉平

②工艺优化路线

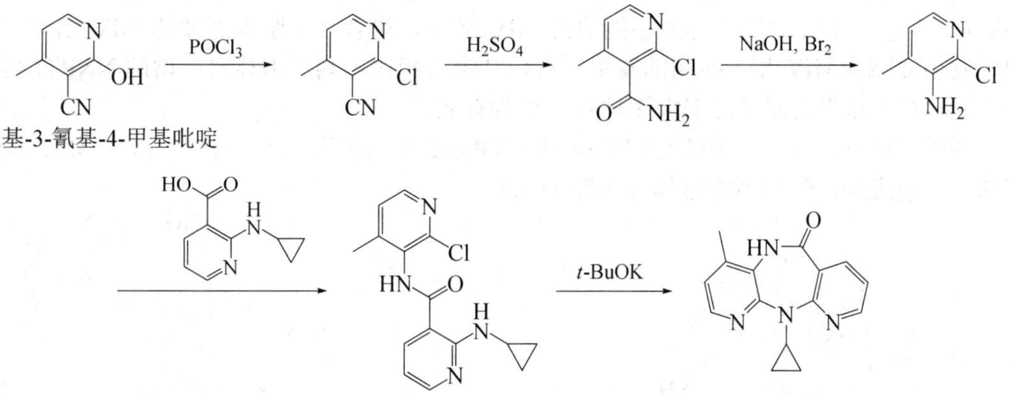

2-羟基-3-氰基-4-甲基吡啶

奈韦拉平

地拉韦啶（(Delavirdine）是第二个被批准用于 HIV 感染治疗的 NNRTI 药物。药用形式是地拉韦啶甲磺酸盐。单独使用地拉韦啶同样会诱导 HIV 产生耐药株，与其他抗 HIV 药物联合使用可使 HIV 对地拉韦啶的耐药性突变速度减缓。地拉韦啶是用于治疗艾滋病的“鸡尾酒疗法”中典型的第三种或第四种药物。

依法韦仑（Efavirenz）抗 HIV 的作用机制与奈韦拉平相似，但结构类似度低，对野生型和耐药变异型 HIV-1 均可抑制，现用于多种抗逆转录病毒组合疗法。本品和茚地那韦（Indinavir）合用可显著增加 $CD4^+$ 细胞的数量和减少 HIV-RNA 的量。还可与恩曲他滨和替诺福韦组成固定配比的复方制剂。

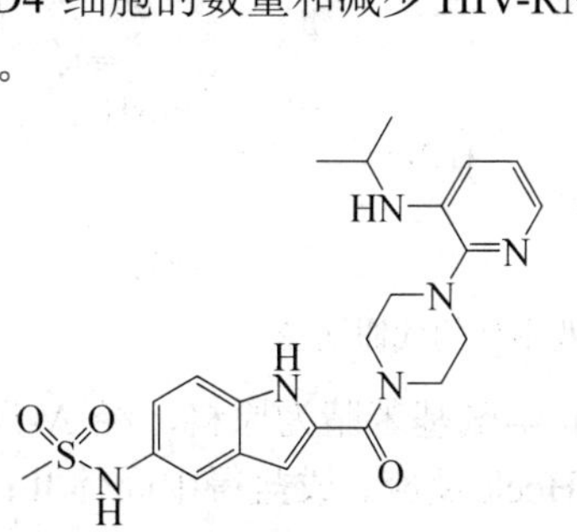

地拉韦啶

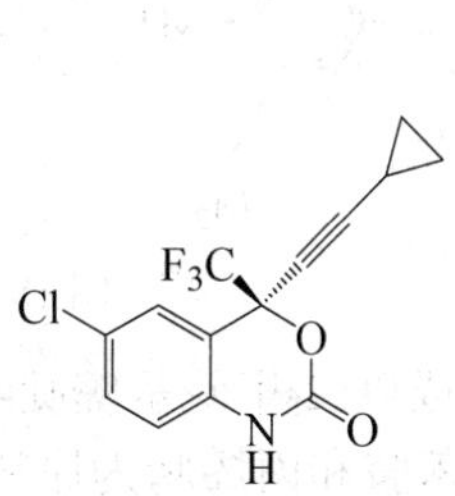

依法韦仑

盐酸利匹韦林（Rilpivirine）

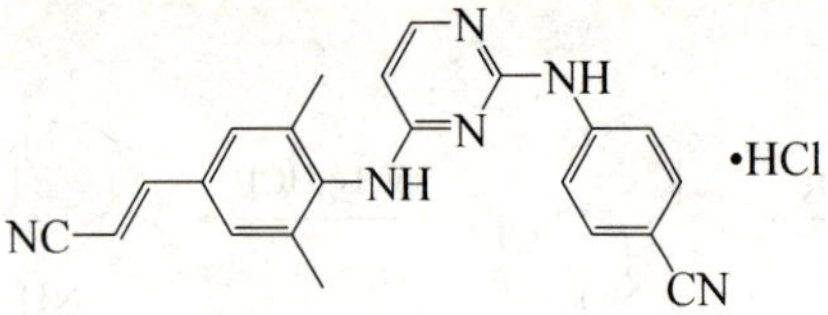

▲ 4-{[4-({4-[(E)-2-氰基乙烯基]-2,6-二甲基苯基}氨基)嘧啶-2-基]氨基}苯腈盐酸盐
▲ 4-((4-((4-((E)-2-cyanoviny)-2,6-dimethylphenyl)amino)pyrimidin-2-yl)amino)benzonitrile hydrochloride

盐酸利匹韦林为白色或类白色粉末；易溶于水；m.p. 245℃。

利匹韦林为二芳氨基嘧啶类化合物，具有易合成、抗病毒活性强、口服生物利用度高、安全性好等特点。

临床上利匹韦林与其他非核苷类逆转录酶抑制剂联合使用，主要用于无 HIV 治疗史的 HIV-1 成年感染者。利匹韦林并不能治愈 HIV 感染，患者必须坚持连续的 HIV 治疗来控制 HIV 感染并减少 HIV 相关疾病的发生。与依法韦仑相比，利匹韦林对广谱的 NNRTI 耐药病毒（包括对依法韦仑耐受的 HIV-1 病毒）更为有效。

利匹韦林在肝脏内主要被 CYP3A4 和 CYP3A5 羟基化为 M1、M2、M3 和 M4，最后与葡萄糖醛酸成酯，随尿液排出体外（图 18-6）。

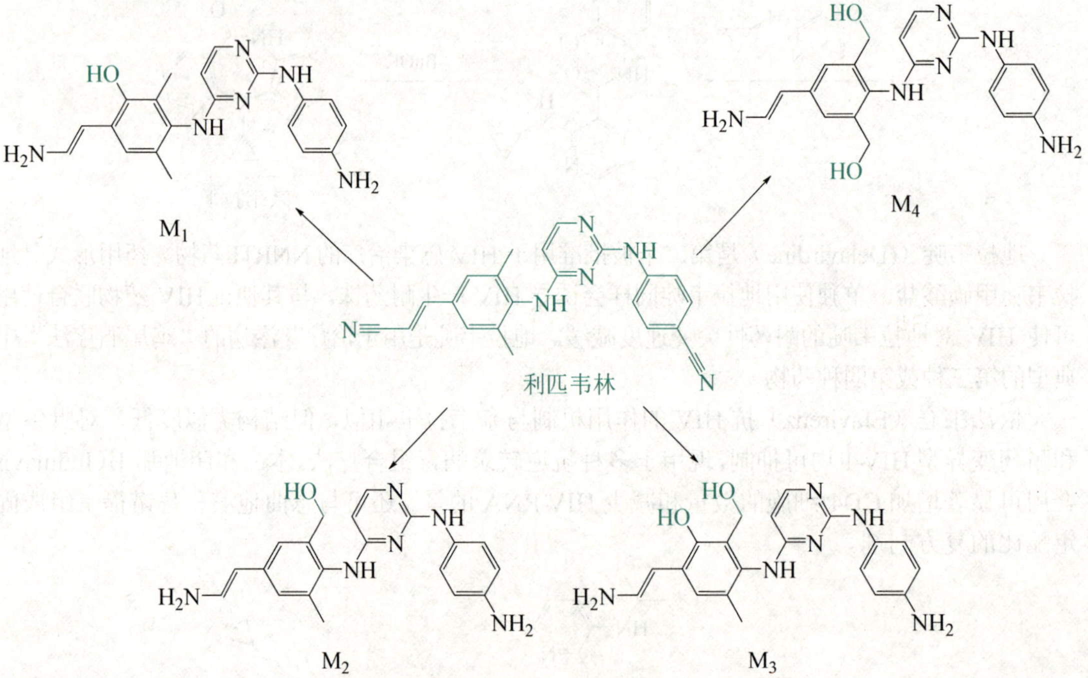

图 18-6 利匹韦林的代谢途径

利匹韦林的合成以 2-甲硫基嘧啶-4-醇和 4-氨基苯腈为原料，经 N-烃基化、氯代反应得中间体 I；以卤代苯胺和丙烯腈为原料，经 Heck 反应、成盐得中间体 II；最后中间体 I 和 II 经 N-烃基化反应后成盐得到盐酸利匹韦林。

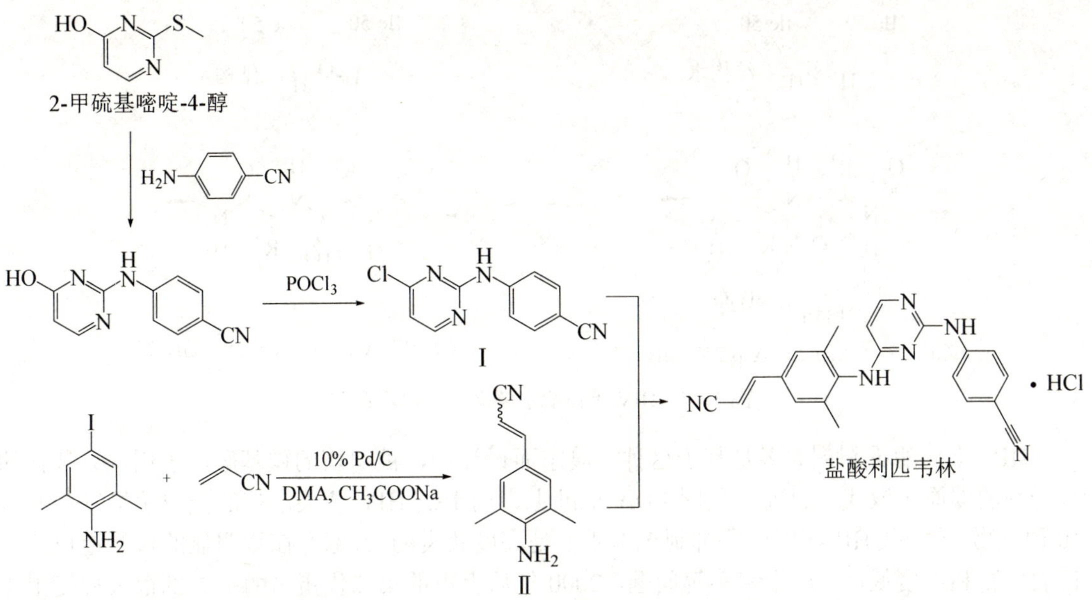

依曲韦林（Etravirine）与其他抗逆转录病毒药物联合使用，适用于治疗既往接受过抗逆转录病毒治疗的 HIV-1 感染成人患者。

多拉韦林（Doravirine）可与其他抗逆转录病毒药物联合使用，用于无既往抗逆转录病毒药物治疗史的成年 HIV-1 感染患者。对于长期接受抗反转录病毒治疗的 HIV 感染者更容易出现血脂异常、高血压等副作用。

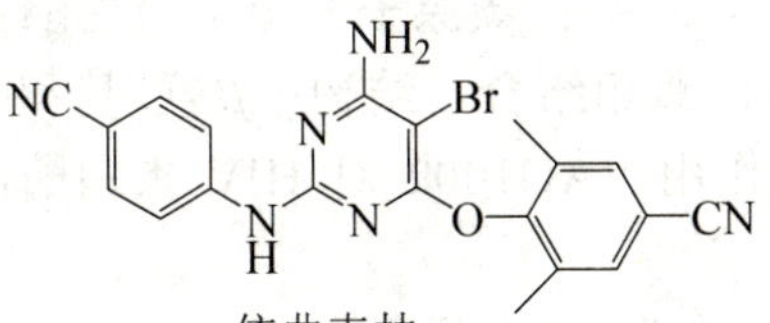

三、蛋白酶抑制剂

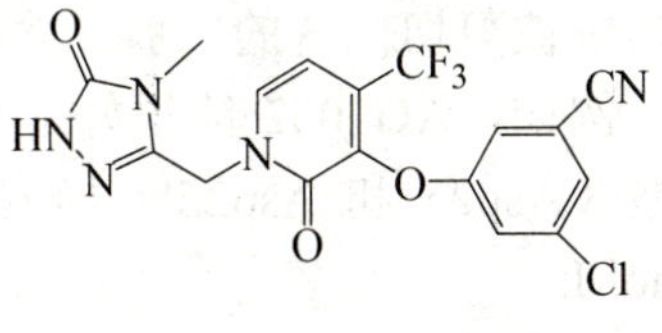

HIV 蛋白酶是 HIV 基因产生的一种特异的酶，属天冬氨酸蛋白酶类。其作用是将 gag 基因和 gag-pol 基因编码的多聚蛋白裂解成病毒成熟所必需的结构蛋白 (基质、壳、核壳) 和酶类 (蛋白酶、整合酶、逆转录酶)。此过程在 HIV 病毒的成熟和复制过程中起到非常关键的作用。研究结果表明抑制该酶的活性会产生无感染能力、未成熟的子代病毒，从而阻止病毒进一步感染。

HIV 蛋白酶为含有 99 个氨基酸残基的同源二聚体，其中 Asp25 和 Asp25'的羧基参与底物蛋白肽键的裂解过程。在发挥酶催化过程中，作为底物的多聚蛋白与蛋白酶的 Gly27 和 Gly27'的羰基形成一对氢键，Ile50 和 Ile50'与水分子中的氧原子形成氢键，水分子的两个氢原子与底物的羰基形成另一对氢键。当酶的底物肽键被水解时，被剪切的酰胺的羰基由 sp2 杂化的平面转变成偕二醇的 sp3 四面体构型的过渡态，而形成的偕二醇的羟基与 Asp25 和 Asp25'形成一对氢键（图 18-7）。

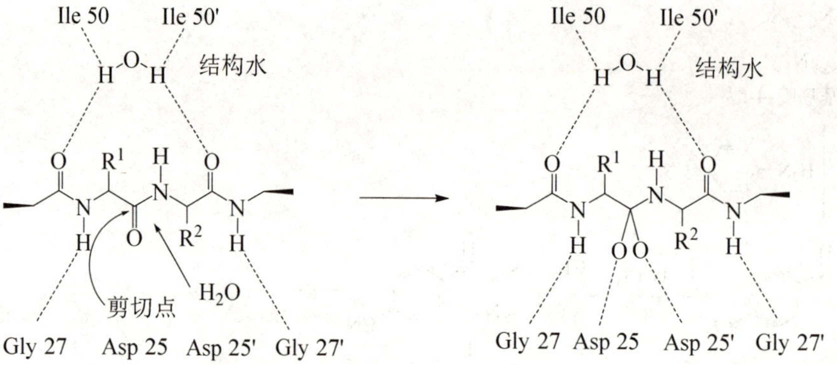

图 18-7 HIV 蛋白酶水解病毒蛋白示意图

HIV 蛋白酶抑制剂大多是基于这种过渡态而设计的，被剪切的羰基碳原子用 sp^3 杂化的含羟基的碳原子取代。目前经美国 FDA 批准上市用于抗 HIV 感染治疗的蛋白酶抑制剂共有 10 种药物，第一代 HIV-1 蛋白酶抑制剂本质上是高度肽类的，普遍存在较明显的胃肠道反应、口服生物利用度低、易产生耐药等问题，2000 年后上市的第二代蛋白酶抑制剂很大程度上克服了第一代 HIV-1 蛋白酶抑制剂的诸多问题如口服生物利用度低、耐药等副反应。

HIV 蛋白酶抑制剂可分为三种类型：肽类抑制剂、拟肽类抑制剂和非肽类抑制剂。HIV 蛋白酶抑制剂的研究过程是由生物活性的肽类经结构修饰形成拟肽类似物，再经结构简化形成非肽化合物的过程，对新药的设计具有较好的借鉴作用。

1. 肽类抑制剂

肽类 HIV 蛋白酶抑制剂是在原有底物肽的基础上用 β-羟基酸、羟乙基或羟乙氨基代替原有结构中被剪切位置的二肽，含有羟基的 sp3 杂化碳原子模拟了蛋白酶催化肽水解的过渡态。例如，AG1002 能很好地与 HIV 蛋白酶相结合，结构中 β-羟基和酶活性位点的天冬氨酸（Asp25 和 Asp25'）形成氢键相互作用。AG1002 对 HIV 蛋白酶的结合常数 K_i=0.55μmol/L。

其他报道的肽类抑制剂还包括将肽的酰胺键还原为亚甲氨基得到的 MVT101（K_i=0.78μmol/L）、含有羟乙基结构的 U-85548e（K_i<1nmol/L）和含有羟乙氨基结构的 JG-365（K_i=0.66nmol/L）。

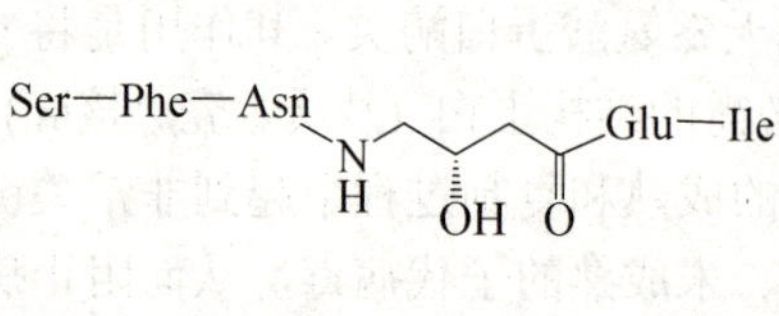

AG1002

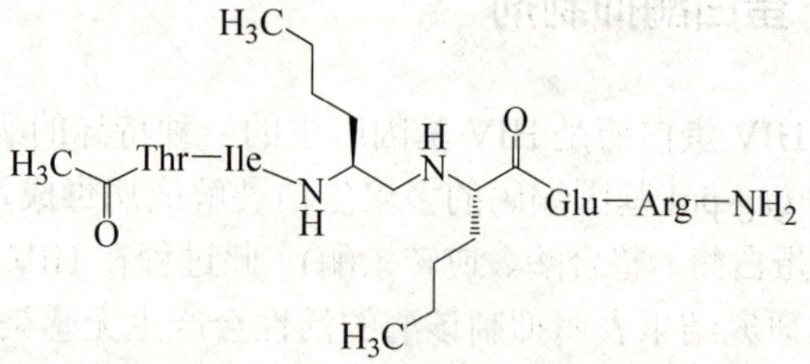

MVT101

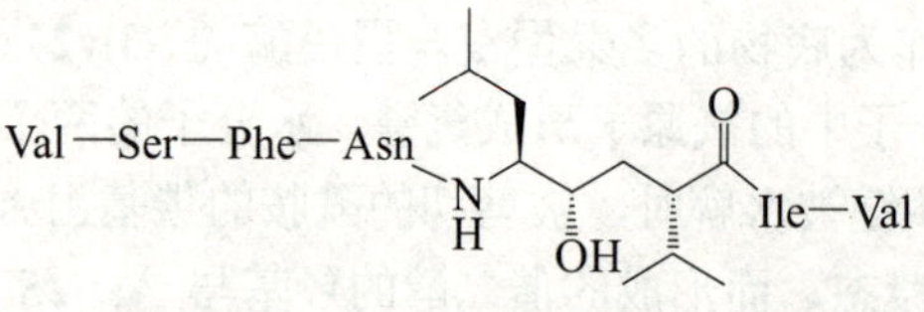

U-85548e

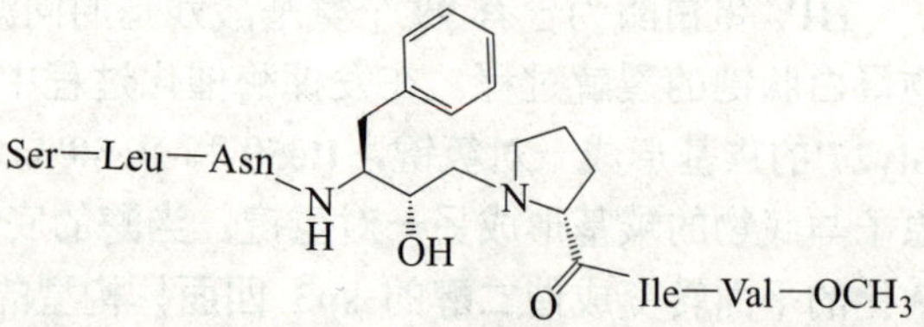

JG-365

2. 拟肽类抑制剂

拟肽类抑制剂是最大的一类 HIV 蛋白酶抑制剂，该类抑制剂是采用与蛋白酶水解肽类化合物类似的过渡态形式设计得到的，其结构的侧链上保留至少一个天然氨基酸。

在对肽类 HIV 蛋白酶抑制剂 JG-365 研究的过程中，将其活性基团 Phe[CH(OH)CH$_2$N]Pro 作为化合物设计的主要部位，通过结构修饰和优化，用十氢异喹啉代替脯氨酸，并在 C 端引入 NH-*t*-Bu，得到一个拟肽类抑制剂沙奎那韦（Saquinavir），成为第一个上市的 HIV 蛋白酶抑制剂药物。

沙奎那韦（Saquinavir）

▲ (-)-(2*S*)-*N*-{(2*S*,3*R*)-4-[(3*S*,4a*S*,8a*S*)-3-(叔丁基氨甲酰基)-3,4,4a,5,6,7,8,8a-八氢-1*H*-异喹啉-2-基]-3-羟基-1-苯基-2-丁基}-2-[(2-喹啉基)甲酰氨基]丁二酰胺

▲ (-)-(2*S*)-*N*-((2*S*,3*R*)-4-((3*S*,4a*S*,8a*S*)-3-(*tert*-Butylcarbamoyl)-3,4,4a,5,6,7,8,8a-octahydro-1*H*-isoquinolin-2-yl)-3-hydroxy-1-phenylbutan-2-yl)-2-(quinoline-2-carbonylamino)butanediamide

沙奎那韦为一种白色晶体，微溶于水；$[\alpha]_D^{20}=-55.9°$（$c=0.5$，甲醇）。

本品是第一个上市的 HIV-1 蛋白酶抑制剂，主要与核苷类逆转录酶抑制剂联合使用治疗晚期 HIV-1 感染。沙奎那韦的口服吸收效果良好，相较于肽类抑制剂生物利用度明显提高。

本品通过模拟苯丙氨酸-脯氨酸肽键过渡态，竞争性地抑制 HIV-1 介导的 gag 及 gag/pol 多蛋白前体的切割，从而抑制 HIV 蛋白酶活性。由于苯丙氨酸-脯氨酸肽键水解过程在哺乳动物机体内较为少见，因此本品具有一定的选择性，毒性较小。此外，沙奎那韦单独使用时其作用与齐多夫定相当，临床上常与齐多夫定、扎西他滨、去羟肌苷、拉夫米定、司他夫定及 α 干扰素联用抑制 HIV-1。

1996 年上市的利托那韦（Ritonavir）在设计时侧重于分子的 C-2 对称性，然而当其与酶的活性位点结合后，其 C-2 对称性会丢失并转变为不对称构象。由于其存在多种胃肠道副作用如恶心、腹泻和腹痛以及与其他蛋白酶抑制剂存在高度交叉耐药性，其临床应用受到限制。后来发现利托那韦对 **CYP450 3A4 具有强的抑制作用，由于大部分蛋白酶抑制剂都是 CYP450 3A4 的代谢底物，因此利托那韦常作为药代动力学促进剂与其他蛋白酶抑制剂联用以降低这些药物的代谢，使药物循环浓度提高而增强整体治疗效果。**

茚地那韦（Indinavir）具有极好的口服生物利用度，可以与逆转录酶抑制剂联合用于治

疗成人的 HIV 感染，但是由于其半衰期很短（半衰期=1.8h），需要多剂量给药以维持低病毒载量，患者依从性较差。茚地那韦较其他蛋白酶抑制剂对胃肠系统的影响较小，但会导致肾结石。

安普那韦（Amprenavir）能特异性抑制病毒编码的天冬氨酸蛋白酶，阻断 *gag* 和 *gag* 包膜多聚蛋白的加工，从而产生无功能病毒，达到控制艾滋病的目的。在安普那韦的结构引入了亲水的磷酸酯基团得到了福沙那韦（Fosamprenavir），与安普那韦相比，其所需给药剂量更小，安全性显著提高。

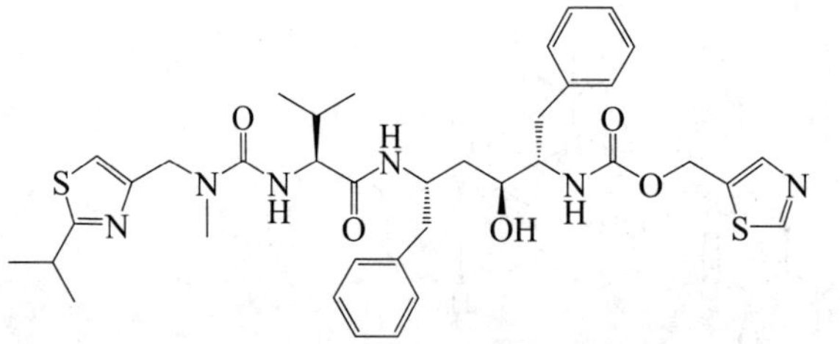

利托那韦

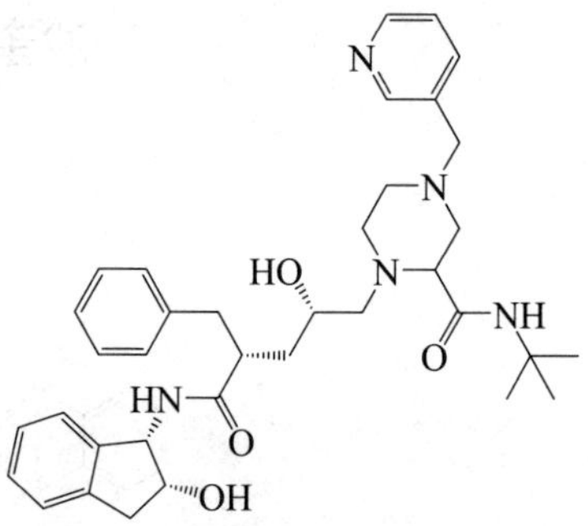

茚地那韦

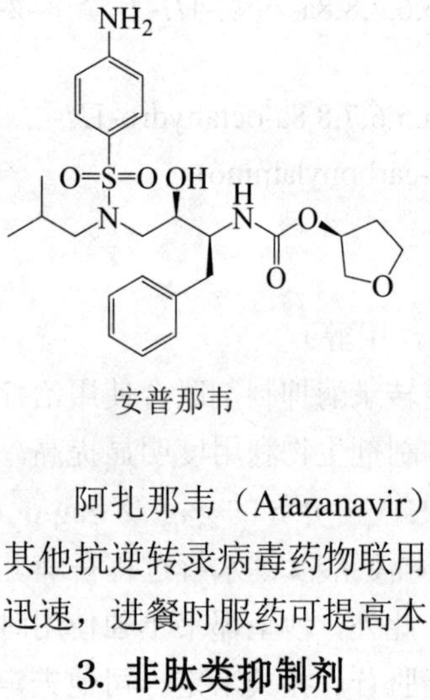

安普那韦

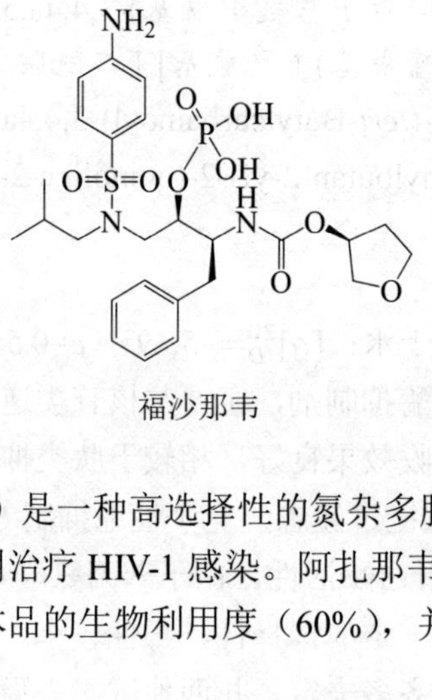

福沙那韦

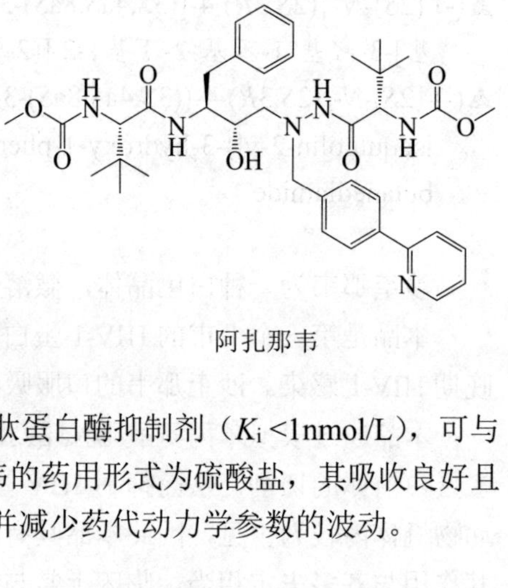

阿扎那韦

阿扎那韦（Atazanavir）是一种高选择性的氮杂多肽蛋白酶抑制剂（K_i <1nmol/L），可与其他抗逆转录病毒药物联用治疗 HIV-1 感染。阿扎那韦的药用形式为硫酸盐，其吸收良好且迅速，进餐时服药可提高本品的生物利用度（60%），并减少药代动力学参数的波动。

3. 非肽类抑制剂

通过对沙奎那韦和 HIV 蛋白酶复合物的晶体结构模型进行分析，发现 C 端的非肽部分十氢异喹啉和叔丁基酰胺基团能非常好地与酶结合，而 N 端的喹啉结构和酶的结合难以达到理想状态，尚需进一步优化。设计用苯硫基代替结构中的苯基，C—S—C 键角的特殊性使得苯环能很好地与酶的疏水口袋相结合。用 2-甲基-3-羟基苯基代替原有结构中的喹啉基，使化合物对 HIV 蛋白酶的抑制作用有所增加，最终得到了非肽类抑制剂奈非那韦（Nelfinavir）。

奈非那韦是第一个可用于成人以及儿童的蛋白酶抑制剂，通过抑制病毒的蛋白酶，进一步阻止 *gag-pol* 聚合蛋白的裂解，从而产生未成熟、非感染性的病毒。本品对 HIV-1 有良好的抑制作用，治疗后可使 HIV 感染者体内的 HIV-RNA 水平下降和 CD4 细胞计数升高。本品和逆转录酶抑制剂合用时产生相加至增效的作用，但其疗效低于第二代蛋白酶抑制剂，因此并未得到广泛应用。

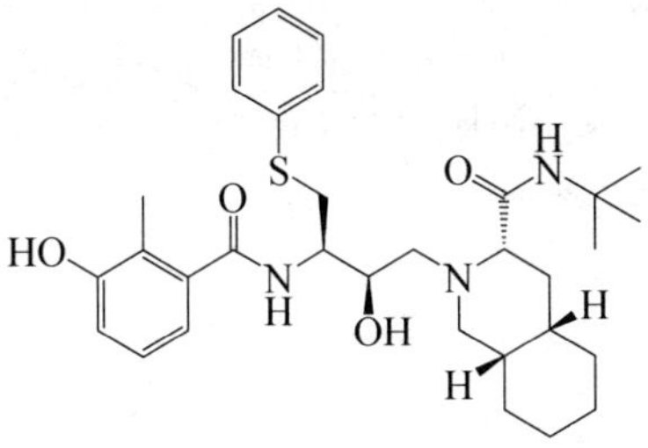

奈非那韦

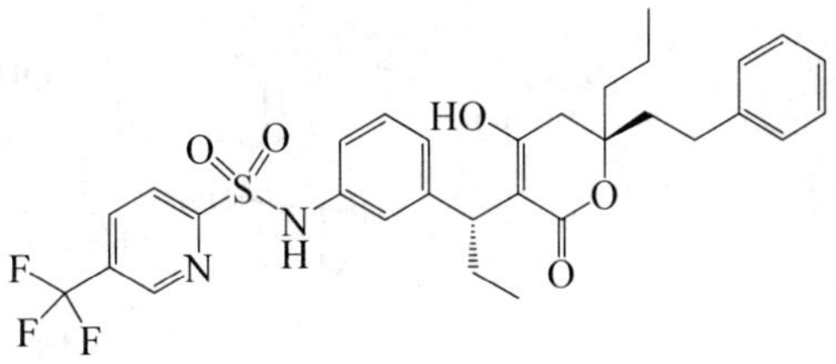

替拉那韦

替拉那韦（Tipranavir，TPV）属于二取代吡喃酮类化合物。通过高通量筛选方法发现抗凝血药物华法林（Warfarin）有弱的 HIV 蛋白酶抑制活性，随后通过进一步的相似性搜寻，发现另一个抗凝药苯丙香豆素（Phenprocoumon）具有更强的抑制活性。对苯丙香豆素与 HIV 蛋白酶复合物的晶体结构（图18-8）进行分析，发现香豆素环上的羟基与两个起催化作用的天冬氨酸残基 Asp 25 和 Asp 25′可以形成氢键，内酯的两个氧原子则与两个异亮氨酸残基 Ile 50 和 Ile 50′形成氢键，代替蛋白酶与肽底物复合物中的水分子，使酶的活性中心和抑制剂相结合。在此基础上，通过 X 射线结晶学、计算机分子模拟、合成化学和分子生物学等方法对其进一步结构优化，最终得到了替拉那韦。替拉那韦对沙奎那韦、茚地那韦和奈非那韦耐药的 HIV 病毒敏感度提高了 47～125 倍，对利托那韦耐药株的敏感度提高 2～3 倍，对临床 AZT 耐药的多株病毒的 MIC_{90} 平均值为 0.16μmol/L。

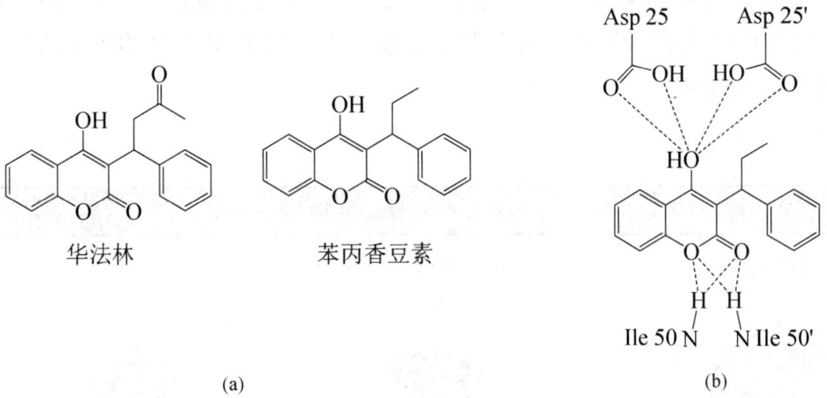

华法林

苯丙香豆素

(a)

(b)

图 18-8　（a）华法林和苯丙香豆素结构；（b）苯丙香豆素与 HIV 蛋白酶复合物晶体结构

达芦那韦（Darunavir）是继替拉那韦之后第二个非肽类蛋白酶抑制剂（K_i=0.016nmol/L）。其结构中双四氢呋喃环部分为 P2 配体，该结构与 HIV-1 蛋白酶的 ASP29 和 ASP30 残基有多处氢键相互作用，苯甲基部分为 P1 配体，对氨基苯磺酰胺部分为 P2′配体（图18-9）。由于它的结构与现有肽类蛋白酶抑制剂不同,因此对肽类蛋白酶抑制剂产生抗药性的病毒株均有抑制作用,其针对 HIV-1 与 HIV-2 的 EC_{50} 值达到 1~2nmol/L。

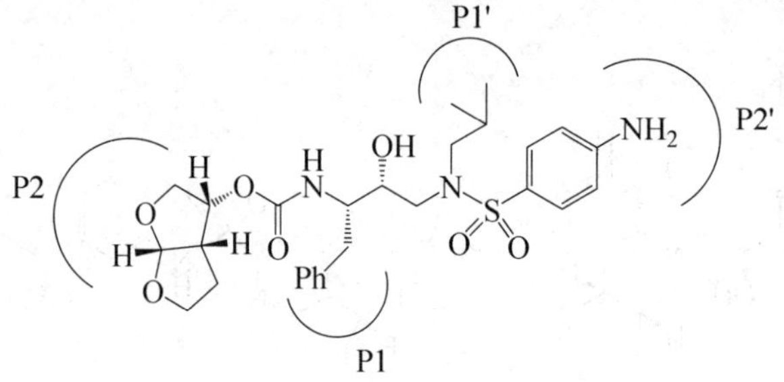

图 18-9 达芦那韦结构解析

四、整合酶抑制剂

整合酶(Integrase)是帮助逆转录病毒把携带病毒遗传信息的 DNA 整合到宿主 DNA 的酶,通常由病毒自身携带,不存在于宿主细胞。HIV-1 整合酶是逆转录病毒复制的必需酶,它催化病毒 DNA 与宿主染色体 DNA 的整合,而且在人类细胞中没有类似物,因此成为治疗艾滋病的靶标。

HIV 整合酶的晶体结构如图 18-10 所示,整合酶是由三个结构域组成的 32kDa 的蛋白,分别为 NTD(N-末端结构域)、CCD(催化中心结构域)和 CTD(C-末端非特异性 DNA 结合结构域)。整合酶以二聚体或更高的聚合状态存在,其二聚体的稳定性是通过 NTD(29~35 残基)中单体的相互作用实现的。在 CCD 中,α1 和 α5' 以及 α1' 和 α5 之间通过强烈的疏水作用和静电作用形成的螺旋有助于二聚体的稳定。整合酶的催化中心结构域显示,其催化机理的整合过程主要包括:①发生在细胞质中 3'-P 的水解反应;②发生在细胞核中的酯交换反应。

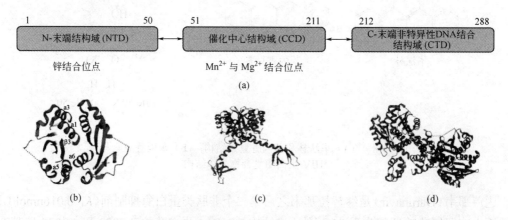

图 18-10 (a)HIV 整合酶晶体结构;(b)CCD 结构域(PDB 代码:6L0C);
(c)CTD-CCD 结构域(PDB 代码:1EX4);(d)NTD-CCD 结构域(PDB 代码:1K6Y)

埃替格韦（Elvitegravir）

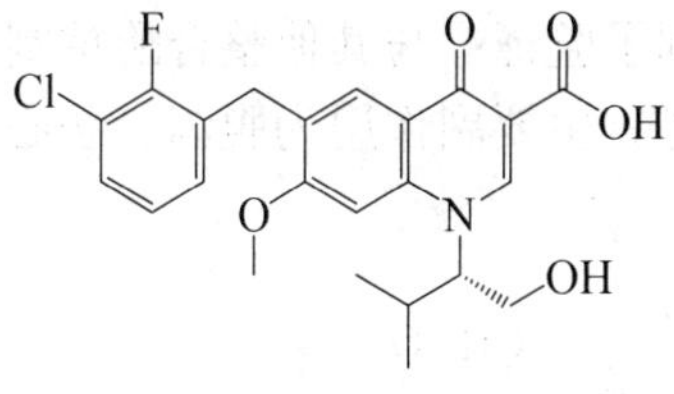

▲6-(3-氯-2-氟苯甲基)-1-[(2S)-1-羟基-3-甲基丁烷-2-基]-7-甲氧基-4-氧代-1,4-二氢喹啉-3-羧酸

▲6-(3-Chloro-2-fluorobenzyl methyl)-1-((2S)-1-hydroxy-3-methylbutan-2-yl)-7-methoxy-4-oxo-1,4-dihydroquinoline-3-carboxylic acid

埃替格韦为白色粉末，m.p.153.7～153.9℃。

埃替格韦作为第一个喹诺酮类的抗艾滋病病毒药物，具有良好的耐受性，对病毒产生快速和持续的抑制作用。但是，埃替格韦存在广泛的交叉耐药性，且需要使用增强剂以及和食物同服，增加了药物相互作用的风险，且易引起血脂升高等。

埃替格韦的合成是以 2,4-二氟苯甲酸为原料，经碘代琥珀酰亚胺（NIS）碘代后成酰氯，与二甲氨基丙烯酸乙酯缩合、加成消除、环合反应、叔丁基二甲基氯硅烷（TBDMSCl）保护羟基和 Negishi 偶联以及水解和甲氧基化反应得到埃替格韦。

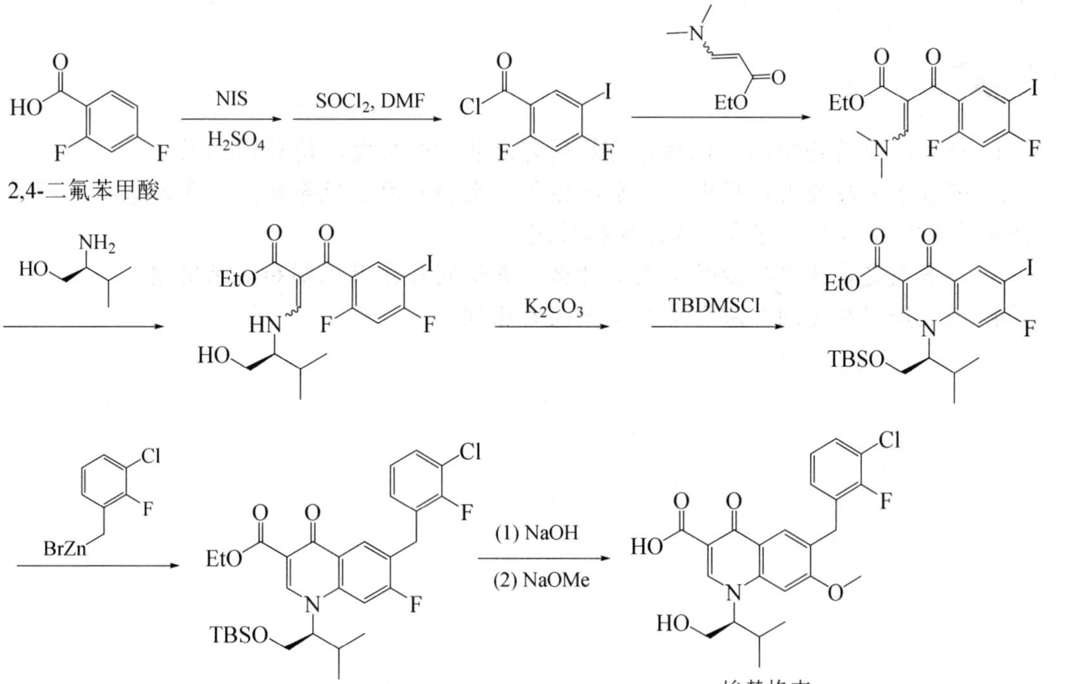

拉替拉韦（Raltegravir）是第一个 HIV 整合酶链转移抑制剂，作用机理和埃替格韦相同，均属于第一代整合酶抑制剂。本品与其他抗 HIV 药物联用可显著降低体内 HIV 病毒数量，并增加 CD4 细胞数量，有助于抗其他感染。需要每日服用 2 次，耐药风险较大。

第一代整合酶抑制剂均引起 HIV 病毒 N155H、Q148H/K/R 或 Y143C/H/R 突变，因此急需研发出对第一代药物耐药突变具有高屏障作用的新一代整合酶抑制剂。

多替拉韦（Dolutegravir）是首个获批的第二代新型 HIV-1 整合酶链转移抑制剂，与第一代整合酶抑制剂相比，其与整合酶结合的半衰期更长，因此具有更高的耐药遗传屏障。目前多替拉韦已在国内上市，与拉米夫定联合用于治疗成人和青少年艾滋病。

比卡格韦（Bictegravir）主要与替诺福韦、艾拉酚胺、恩曲他滨（Emtricitabine）联用治疗艾滋病，无需使用增强剂，其疗效和安全性在临床试验中得到了验证；与其他整合酶抑制剂相比，比卡格韦具有低药物相互作用和高耐药遗传屏障的优势。主要副作用为腹泻、恶心和疲倦。

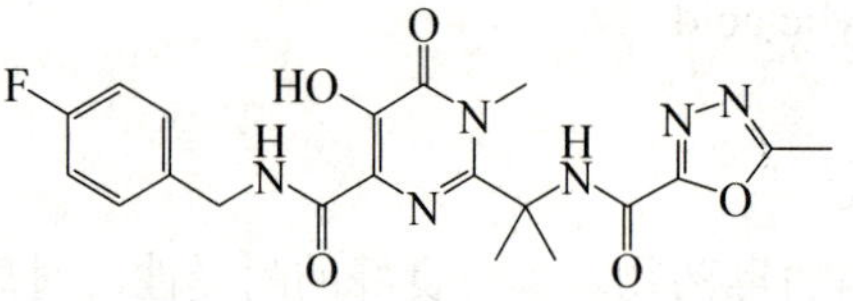

拉替拉韦 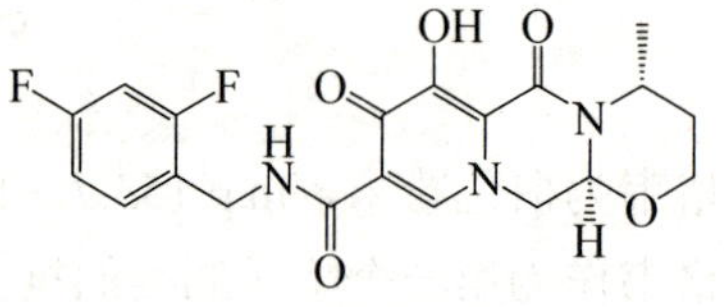　　　　　多替拉韦

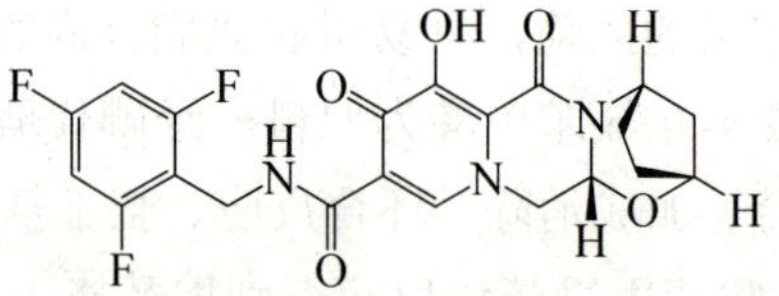

比卡格韦

思考题

1. 与抗细菌药物相比，抗病毒药物研究进展相对缓慢，请解释原因。
2. 阿昔洛韦在使用过程中具有水溶性差、生物利用度低等缺点。在此基础上研制的前药是什么？在体内如何通过代谢发挥作用？
3. 齐多夫定在体内的活性形式是什么？并说明其作用机制和临床用途。
4. 简述用"鸡尾酒疗法"治疗艾滋病的原理。

第十九章 抗肿瘤药物

扫码获取资源

学习目标

掌握：生物烷化剂的定义、结构类型及其代表药物；环磷酰胺的结构、化学特征、代谢、作用特点及用途；抗代谢抗肿瘤药物的作用机制、分类及其代表药物；甲氨蝶呤、5-氟尿嘧啶的结构、化学特征、设计原理、作用机制及用途；顺铂、巯嘌呤的结构、化学特征、作用机制及用途。

熟悉：盐酸氮芥、异环磷酰胺、塞替派、卡莫司汀、白消安、顺铂、盐酸阿糖胞苷、吉西他滨、甲磺酸伊马替尼的结构、化学特征、作用机制及用途；甲磺酸伊马替尼的研究过程。

了解：金属铂配合物的概述；直接作用于 DNA 的天然产物的概述；氟尿嘧啶衍生物（前药）的设计原理；作用于微管蛋白的抗肿瘤药物的概述；分子靶向抗肿瘤药物的概述；吉非替尼的结构、化学特征、作用机制及用途。

肿瘤（Tumor）是机体在各种致癌因素作用下，某一个细胞在基因水平上失去对其生长的正常调控，导致异常增生而形成的新生物（Neogrowth）。肿瘤一般可分为良性肿瘤和恶性肿瘤（癌症）两类，其临床表现不一，其中恶性肿瘤具有增殖快、侵袭性强、易转移复发等特征，可引起器官衰竭导致患者死亡。人类因恶性肿瘤而引起的死亡率居所有疾病死亡率的第二位，仅次于心脑血管疾病。恶性肿瘤已经成为严重威胁人类健康的主要公共卫生问题之一。

肿瘤发病的因素有多种，主要分为外源性因素和内源性因素。外源性因素主要指环境因素导致肿瘤的发生，包括化学、物理以及生物致癌因素。内源性因素比较复杂，主要包括遗传因素、信号转导异常、细胞周期调控异常、免疫功能的影响、内分泌紊乱以及精神因素等。肿瘤的治疗方法有手术、放疗、化疗、靶向治疗、免疫治疗等。抗肿瘤药物通常是指抗恶性肿瘤的药物。自 20 世纪 40 年代发现氮芥（Nitrogen Mustard）可用于治疗恶性淋巴瘤后，几十年来抗肿瘤药物已经有了很大进展，人们不仅从天然产物（或简单修饰）中获得了大量用于抗肿瘤的活性成分，还通过基于靶点/机制的筛选发现了诸多靶向抗肿瘤药物。目前，临床使用的抗肿瘤药物大致可以分为四类：①直接作用于 DNA，破坏其结构和功能的药物；②干扰 DNA 合成的药物；③作用于结构蛋白的药物；④抑制肿瘤信号通路的分子靶向药物。

近二十多年来，随着分子生物学、基因组学、细胞生物学、分子药理学等不断发展，人们对肿瘤发生和发展的本质以及病理机制有了更深入的理解。通过探索新的药用靶点，基于明确机制的抗肿瘤药物研发已成为现在的主流方向。经过多年的发展,高通量筛选、组合化学、计算机辅助设计、基因工程、药物基因组学等先进技术的不断应用加速了药物开发的进程。抗肿瘤药物正在从传统的细胞毒性药物向针对机制多环节作用的新型抗肿瘤药物发展。

我国的抗肿瘤药物研究近年来取得了很大的进展。从传统中药、海洋药物等寻找活性成分,是我国抗肿瘤药物发现的重要途径之一。此外,基于现代医学的原创新药发现也越来越受到重视,多种新型抗肿瘤药物的上市为肿瘤的药物治疗带来积极的影响。

第一节 直接作用于 DNA 的药物

该类抗肿瘤药物通过直接影响或破坏 DNA 的结构和功能,使受损的 DNA 在细胞增殖的过程中不能发挥应有的生物学功能,进而达到杀伤肿瘤细胞的作用。直接作用于 DNA 的抗肿瘤药物主要有烷化剂类、金属铂配合物以及一些具有拓扑异构酶抑制活性的天然产物及衍生物。

一、生物烷化剂

生物烷化剂(Bioalkylating Agents)是一类化学性质高度活泼的化合物,属于细胞毒类药物,在体内能形成碳正离子或其他具有活泼亲电性基团的化合物,进而与细胞的生物大分子(如 DNA、RNA、酶等)中富电子基团(如氨基、巯基、羟基、羧基、磷酸基等)共价结合,使其丧失活性或使 DNA 分子发生断裂,从而导致肿瘤细胞死亡。

这类药物的共同特点是分子结构中存在细胞毒性成分,即分子中通常含有一个或两个卤代烷基(单功能或双功能烷化剂)。在抑制增生活跃的肿瘤细胞的同时,对其他增生较快的正常细胞,如骨髓细胞、肠上皮细胞、毛发细胞和生殖细胞,也同样产生抑制作用。因此会产生许多严重副反应,如恶心、呕吐、骨髓抑制等。

根据化学结构的不同,目前用于临床的生物烷化剂药物可分为氮芥类、氮丙啶类、甲磺酸酯类、亚硝基脲类等。

1. 氮芥类

载体部分 — 烷基化部分

氮芥类是 β-氯乙胺类化合物的总称,其化学结构分为两部分:烷基化部分(双-β-氯乙氨基)和载体部分。烷基化部分是氮芥类药物发挥抗肿瘤活性的功能基,而改变载体部分可以改善其在体内的吸收、分布等药代动力学性质,从而影响其活性、选择性和药物毒性。

根据载体结构的不同,氮芥类药物可分为脂肪氮芥、芳香氮芥和杂环氮芥等。脂肪氮芥结构中由于氮原子的邻基参与效应,在游离状态和生理 pH(7.4)时,β 位氯离子易离去而生成高度活泼的氮丙啶正离子，成为强亲电性的烷化剂，极易与细胞成分的亲核中心发生烷基化反应。

脂肪氮芥的烷基化历程是双分子亲核取代反应（S_N2），其反应速率取决于烷化剂和亲核中心的浓度。脂肪氮芥是强烷化剂，对肿瘤细胞的杀伤能力较大，抗瘤谱较广。但对正常细胞选择性很差，因而毒性较大（图 19-1）。

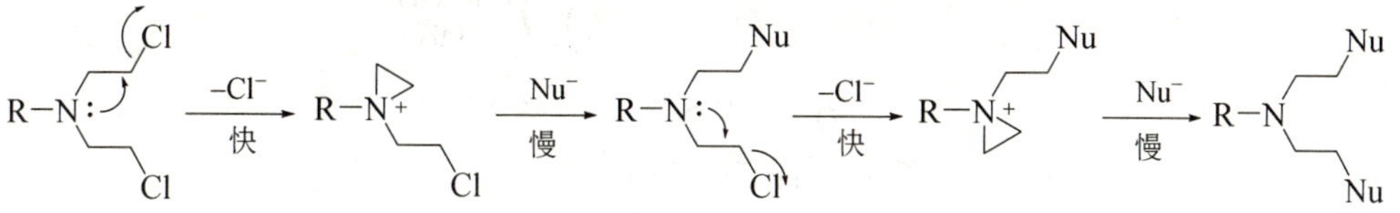

图 19-1　脂肪氮芥类药物的作用机制

氮芥类药物的作用机制是经过烷基化历程在体内形成高度活泼的氮丙啶正离子或碳正离子，其反应速度与氮原子的碱性有关。碱性越强，越易形成氮丙啶正离子或碳正离子，活性越高，毒性越大；碱性降低，毒性减小，活性也会降低，但治疗指数有可能增加。因此减小氮芥分子中氮原子的电子云密度，减小其碱性，是降低氮芥类药物毒性的方法之一。

将氮原子的 R 基用芳香环 Ar 进行取代，得到芳香氮芥。芳环的引入使得氮原子上的孤对电子与苯环产生共轭，减弱了氮原子的碱性，其作用机制也发生了改变，通过失去氯原子形成碳正离子中间体，再与亲核中心作用。其烷基化历程一般是单分子的亲核取代反应（S_N1），反应速率仅取决于烷化剂的浓度（图 19-2）。

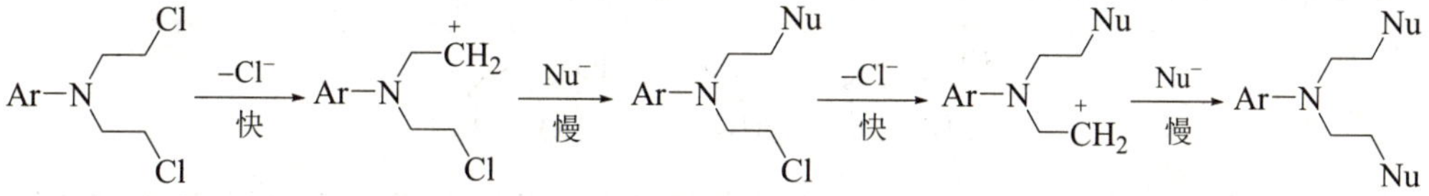

图 19-2　芳香氮芥类药物的作用机制

在芳香氮芥的结构上引入一些其他基团可以改善该类药物的性质。例如苯丁酸氮芥（Chlorambucil），主要用于治疗慢性淋巴细胞白血病，对淋巴肉瘤、霍奇金病、卵巢癌也有较好的疗效。通过在苯环上引入丁酸，使其水溶性得到了改善，易被胃肠道吸收，抗肿瘤活性也得到提高。

在芳酸的侧链上引入天然氨基酸或尿嘧啶等，以期增加药物在肿瘤部位的浓度和亲和性，提高药物的疗效，如用苯丙氨酸为载体的美法仑（Melphalan），以尿嘧啶为载体的乌拉莫司汀（Uramustine）。对氨基酸的氨基进行酰化是降低药物毒性的常用方法之一，我国研究者在美法仑的基础上酰化氨基得到氮甲（甲酰溶肉瘤素，Formylmerphalan），使其选择性得到进一步提高，毒性降低且可口服给药。二者结构中都有一个苯丙氨酸结构，当氨基酸部分为 L-型（左旋体）时易被吸收，其抗肿瘤活性强于消旋体。

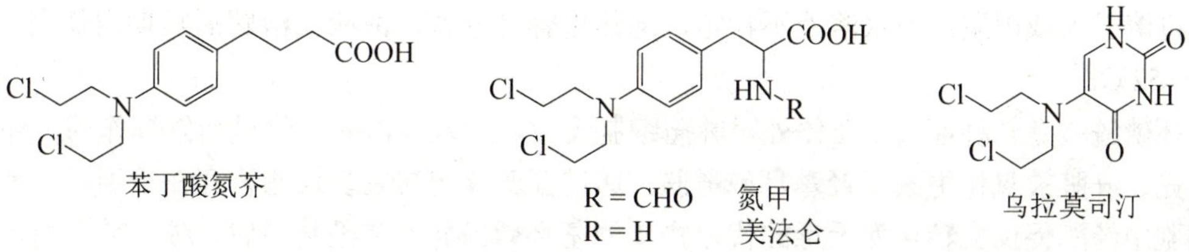

苯丁酸氮芥

R = CHO　氮甲
R = H　美法仑

乌拉莫司汀

第十九章　抗肿瘤药物

一些肿瘤细胞中存在甾体激素受体，所以考虑用甾体激素作为载体，使药物具有烷化剂和激素的双重作用。例如，将雌二醇和氮芥相连接得到磷酸雌莫司汀（Estramustine Phosphate），主要用于前列腺癌和胰腺癌的治疗。

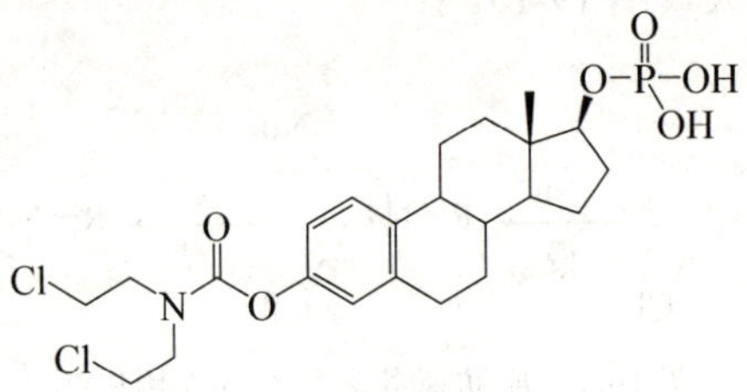

磷酸雌莫司汀

盐酸氮芥（Chlormethine Hydrochloride）

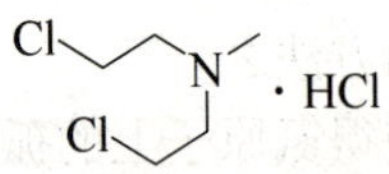

▲*N*-甲基-*N*-(2-氯乙基)-2-氯乙胺盐酸盐
▲*N*-Methyl-*N*-(2-chloroethyl)-2-chloroethylamine hydrochloride

本品为白色粉末，有吸湿性，对皮肤黏膜有腐蚀性，因此作为注射液只能用于静脉注射。在水中及乙醇中易溶，m.p. 108～110℃。

盐酸氮芥在 pH≥7 的水溶液中不稳定，易水解失活。

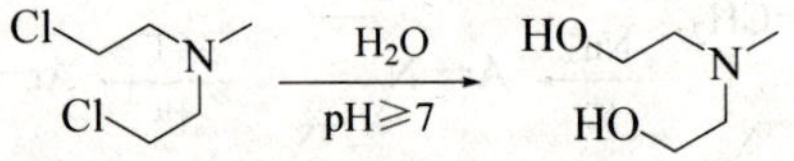

盐酸氮芥的水溶液 pH 为 3.0～5.0，在此条件下不易发生水解失活，故盐酸氮芥注射剂必须保持 pH 在 3.0～5.0。

盐酸氮芥是最早用于临床的抗肿瘤药物，主要用于治疗淋巴肉瘤和霍奇金病，但其对肺癌、肝癌、胃癌等实体瘤无效，且选择性差，毒副作用大。

环磷酰胺（Cyclophosphamide）

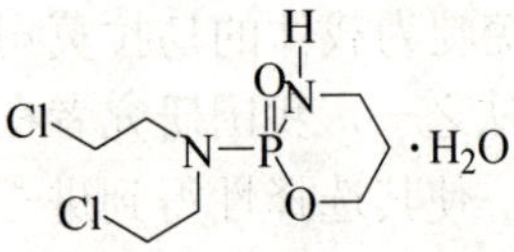

▲*N*,*N*-双(2-氯乙基)-2-氧代-四氢-2*H*-1,3,2-氧氮磷杂六环-2-胺一水合物
▲*N*,*N*-Bis(2-chloroethyl)-2-oxo-tetrahydro-2*H*-1,3,2-oxazaphosphinan-2-amine monohydrate

本品含有一个结晶水时为白色晶体或晶体性粉末，失去结晶水后即液化；本品微溶于乙醇，可溶于水或丙酮；但水溶液不稳定，遇热更容易分解，故应在溶解后短期内使用；m.p. 48.5～52℃。

环磷酰胺是一种前药，在体外对肿瘤细胞无效，进入体内后活化进而发挥作用。环磷酰胺首先在肝脏被氧化生成 4-羟基环磷酰胺，通过互变异构与醛基代谢物存在平衡，二者在正常细胞中经酶促反应转化为无毒的代谢物 4-酮基环磷酰胺及羧基化合物，对正常细胞一般无影响。但肿瘤组织中缺乏正常组织具有的酶，不能进行上述转化，醛基代谢物性质不稳定，经 β-消除反应产生磷酰氮芥和丙烯醛。磷酰氮芥及其他代谢产物都可经非酶水解生成去甲氮芥。丙烯醛、磷酰氮芥和去甲氮芥都是较强的烷化剂。磷酰氮芥游离的羟基在生理 pH 条件下解离成负氧离子，该负氧离子的电荷分散在磷酰胺的 2 个氧原子上，降低了磷酰基对氮原子的吸电子作用，从而使磷酰氮芥具有较强的烷基化能力（图 19-3）。

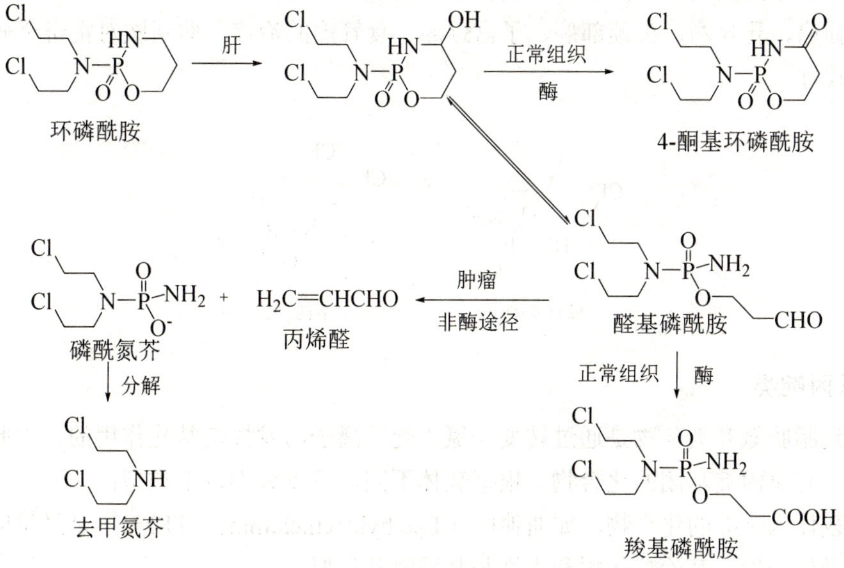

图 19-3 环磷酰胺的代谢途径

本品的合成是以去甲氮芥为原料，用过量的三氯氧磷对氮芥同时进行氯代和磷酰化，生成氮芥磷酰二氯，再和 3-氨基丙醇进行缩合。本品的无水物为油状物，在丙酮中和水反应生成水合物而结晶析出。

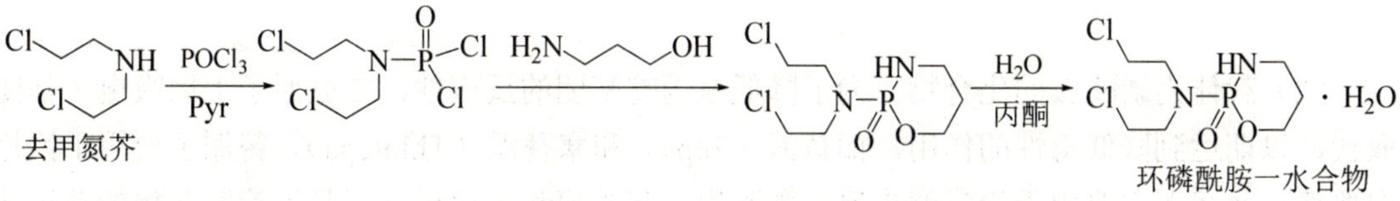

环磷酰胺的水溶液（质量分数为 2%）在 pH 4.0～6.0 时，磷酰胺基不稳定，加热时更易分解，从而失去生物烷化剂的作用。

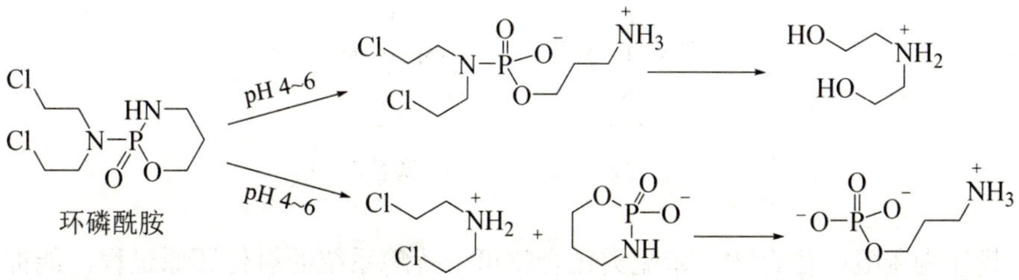

本品的抗瘤谱较广,主要用于恶性淋巴瘤、急性淋巴细胞白血病及多发性骨髓瘤、肺癌、神经母细胞瘤等,对乳腺癌、卵巢癌、鼻咽癌也有效。毒性比其他氮芥小,一些患者观察到有膀胱毒性,可能与代谢产物丙烯醛有关。

异环磷酰胺(Ifosfamide)和曲磷胺(Trofosfamide,曲洛磷胺)是环磷酰胺类似物,二者作用机制与环磷酰胺相似,均需在体内经酶作用在 4 位发生羟基化而发挥作用。异环磷酰胺比环磷酰胺治疗指数高、毒性小,与其他烷化剂无交叉耐药性,临床用于骨及软组织肉瘤、非小细胞肺癌、乳腺癌、头颈部癌、子宫颈癌、食管癌的治疗。曲磷胺对霍奇金病和慢性白血病疗效较好。

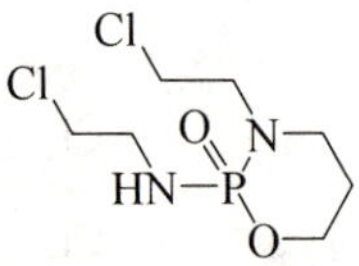

异环磷酰胺 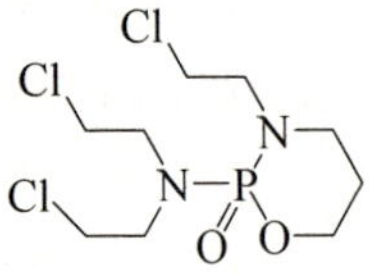　　曲磷胺

2. 氮丙啶类

考虑到脂肪氮芥类药物是通过转变为氮丙啶正离子而发挥烷基化作用的,因此合成了一系列直接含有氮丙啶基团的化合物。根据载体不同,可以分为以下类型:

(1) 载体为嘧啶的化合物。如曲他胺(Triethylenemelamine,TEM),是最早应用于临床的氮丙啶类化合物,其治疗作用和毒性与盐酸氮芥相似。

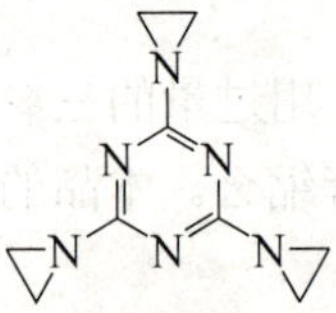

曲他胺

(2) 载体为磷酰胺的化合物。为了降低氮丙啶基团的反应性,在氮原子上用吸电子基团取代,以期达到降低毒性的作用。如替派(Tepa)和塞替派(Thiotepa)。替派主要用于治疗白血病;塞替派主要用于治疗卵巢癌、乳腺癌、膀胱癌和消化道癌,是治疗膀胱癌的首选药物,直接注射入膀胱时效果最佳。**塞替派是前药,在肝脏中被 CYP450 酶系代谢生成替派而发挥烷基化作用。**

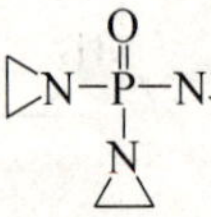

替派 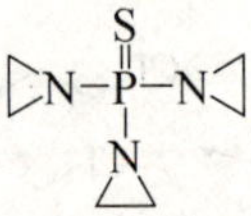　　塞替派

(3) 载体为苯醌的化合物。苯醌类化合物可干扰酶系统的氧化还原过程,能抑制肿瘤细

胞的有丝分裂。当苯醌连接到氮丙啶的氮原子上时，降低了氮原子的电子云密度，也降低了其毒性。如：亚胺醌（Solaziquone）、三亚胺醌（Triaziquone）、卡波醌（Carboquone）和丝裂霉素 C（Mitomycin C）。

苯醌氮丙啶类药物在细胞内经过生物还原过程，通过单电子或者双电子转移生成单氢醌氮丙啶和氢醌氮丙啶，后者不仅本身发生氧化还原反应，而且还活化了结构中的氮丙啶基团，产生较强的抗肿瘤活性（图19-4）。

图 19-4　氮丙啶类化合物作用机制

丝裂霉素 C（Mitomycin C）

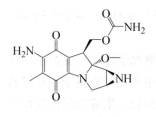

▲[1aS-(1aα,bβ,8aα,8bα)]-6-氨基-8-(氨甲酰氧基)甲基-1,1a,2,8,8a,8b-六氢-8a-甲氧基-5-甲基氮杂环丙烷并[2',3':3,4]吡咯并[1,2-a]吲哚-4,7-二酮

▲(1aS-(1aα,bβ,8aα,8bα))-6-amino-8-(aminocarbonyloxy)methyl-1,1a,2,8,8a,8b-hexahydro-8a-methoxyl-5-methylazirino[2',3':3,4]pyrrolo[1,2-a]indole-4,7-dione

第十九章　抗肿瘤药物

本品为深紫色结晶性粉末，遇酸、碱及日光照射均不稳定；不溶于乙醚，微溶于水、甲醇和乙醇；pK_a 为 5.5~7.5。

丝裂霉素是从放线菌培养液中分离出的一种广谱抗肿瘤抗生素。丝裂霉素 C 首先在体内酶的作用下还原成氢醌，再脱去一分子甲醇生成双功能的烷化剂，与 DNA 的鸟嘌呤和胞嘧啶碱基结合，导致 DNA 交联（图 19-5）。

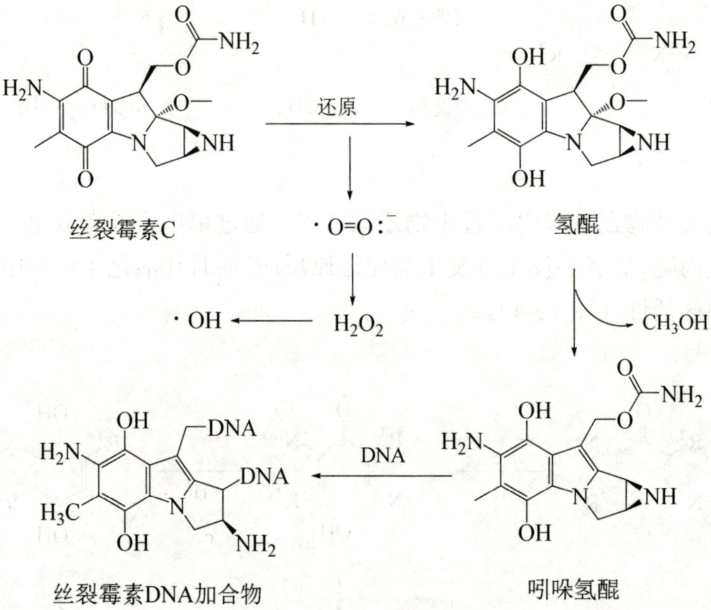

图 19-5 丝裂霉素 C 的体内作用机制

丝裂霉素 C 及其衍生物的水溶液贮存时不稳定。酸、碱或高温都能加速其分解。

丝裂霉素 C 对胃、胰腺、直肠、乳腺等多种肿瘤有效。对某些头颈癌和骨髓性白血病，由于引起骨髓抑制的毒性反应，较少单独应用。通常与其他抗癌药合用治疗胃癌。

3. 亚硝基脲类

亚硝基脲类（Nitrosoureas）具有 β-氯乙基亚硝基脲结构，具有广谱的抗肿瘤活性。结构中的 β-氯乙基具有较强的亲脂性，因此易通过血脑屏障，用于治疗脑瘤和某些中枢神经系统肿瘤，其主要副作用为迟发性和累积性的骨髓抑制。

亚硝基脲类药物中 *N*-亚硝基的存在导致氮原子与邻近羰基之间的键变得不稳定，在生理 pH 环境下分解生成亲电性基团。这些亲电性基团与 DNA 发生作用，使 DNA 的碱基和磷酸酯烷基化，造成链间交联和单链的破裂（图 19-6）。

亚硝基脲类药物在体内首先去质子化，然后一方面带负电荷的氧原子进攻与氯原子相连的碳原子（A 路径），生成噁唑烷，随后在体内分解成具有烷化剂作用的乙烯正离子和 β-氯乙胺；另一方面带负电荷的氧原子也可进攻与氮相连的碳原子，即 B 路径，生成的活性代谢产物可使 DNA 交联以及蛋白或核酸发生烷基化。

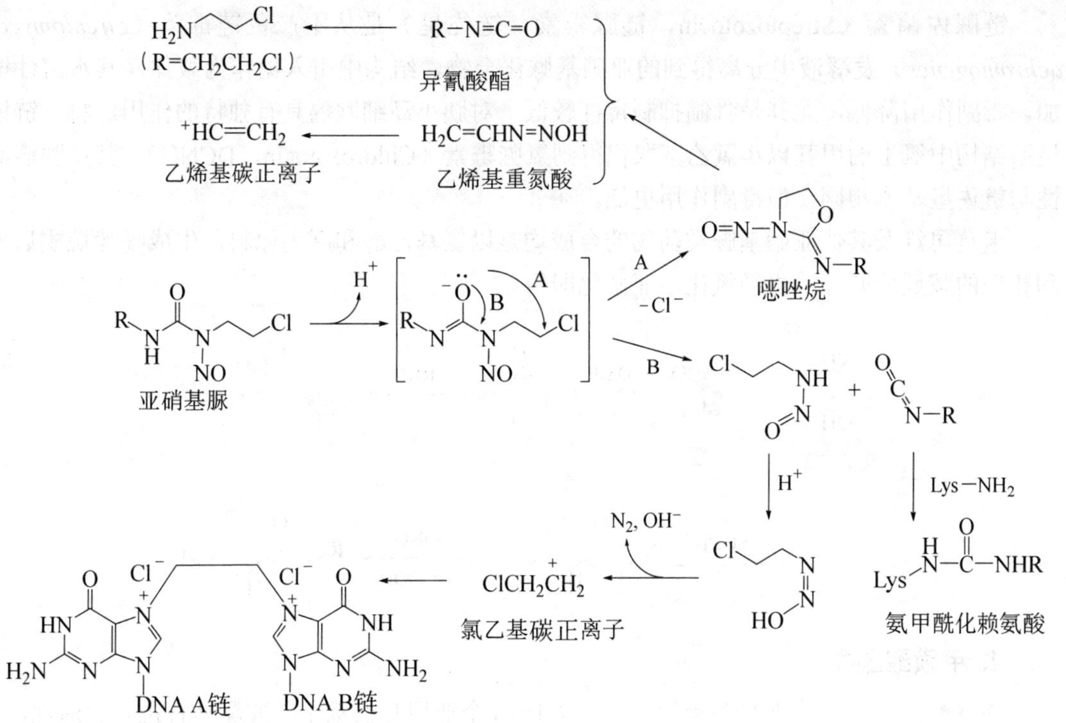

图 19-6 亚硝基脲类药物的作用机制

卡莫司汀（Carmustine）

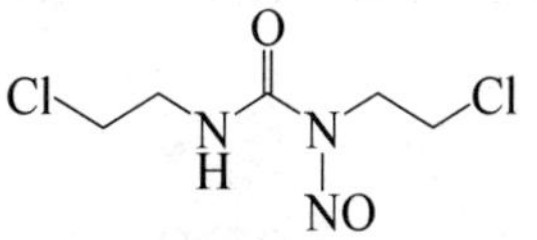

▲ N,N'-双(2-氯乙基)-N-亚硝基脲
▲ N,N'-Bis(2-chloroethyl)-N-nitrosourea

本品为无色或微黄或黄绿色的结晶或结晶性粉末；无臭；不溶于水，可溶于乙醇或甲醇；m.p. 30~32℃。

卡莫司汀在酸性体系中较稳定，碱性体系中不稳定，分解时可放出氮气和二氧化碳。卡莫司汀适用于脑瘤及转移性脑瘤、恶性淋巴瘤、多发性骨髓瘤、急性白血病和何杰金氏病，与其他抗肿瘤药合用可增强疗效。

洛莫司汀（Lomustine，CCNU）的作用原理和卡莫司汀相近，可口服，虽然对脑瘤的疗效不及卡莫司汀，但对何杰金氏病、肺癌及若干转移性肿瘤疗效优于卡莫司汀。司莫司汀（Semustine，Me-CCNU）抗肿瘤疗效优于卡莫司汀和洛莫司汀，毒性较低，临床用于脑瘤、肺癌和胃肠道肿瘤。

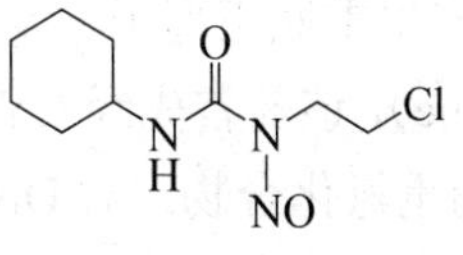

洛莫司汀 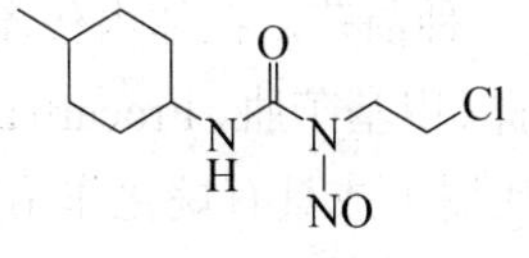　　司莫司汀

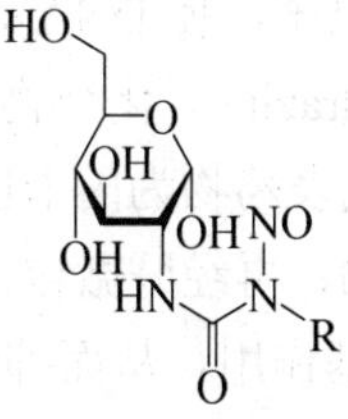

R=
CH_3　　链脲佐菌素
CH_2CH_2Cl　　氯脲霉素

第十九章　抗肿瘤药物

链脲佐菌素（Streptozotocin，链脲霉素，链佐星）是从不产色链霉菌（*Streptomyces achromogenes*）发酵液中分离得到的亚硝基脲化合物，结构中引入糖作为载体，其水溶性增加，毒副作用降低，尤其是骨髓抑制毒性较低，对胰小岛细胞癌具有独特的作用。将（链佐星）结构中氮上的甲基以 β-氯乙基取代得到氯脲霉素（Chlorozotocin，DCNU），其抗肿瘤活性与链佐星基本相同，但毒副作用更低。

卡莫司汀及其他亚硝基脲类药物的合成均是以氨基乙醇和脲为原料，生成噁唑烷酮后再和相应的胺反应开环，再经氯化，亚硝化即得。

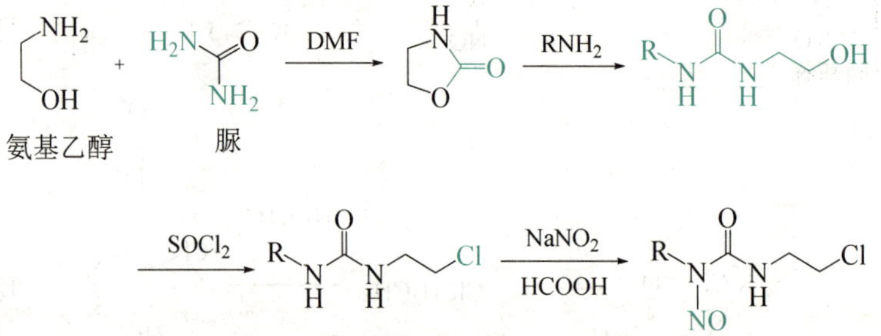

4. 甲磺酸酯类

甲磺酸酯类是一类非氮芥类烷化剂。含 1～8 个亚甲基的双甲磺酸酯具有抗肿瘤活性，是双功能的烷化剂。甲磺酸酯类化合物因磺酸酯的吸电子效应使得与之相连的碳原子正电性加强，同时甲磺酸酯基是良好的离去基团，生成的碳正离子中间体可与 DNA 中的鸟嘌呤产生单分子或双分子交联，从而发挥抗肿瘤作用。其中，活性最强的为含 4 个亚甲基的化合物白消安（Busulfan，又称马利兰，Myleran），临床上对慢性粒细胞白血病的疗效显著，也可用于原发性血小板增多症及真性红细胞增多症（图 19-7）。

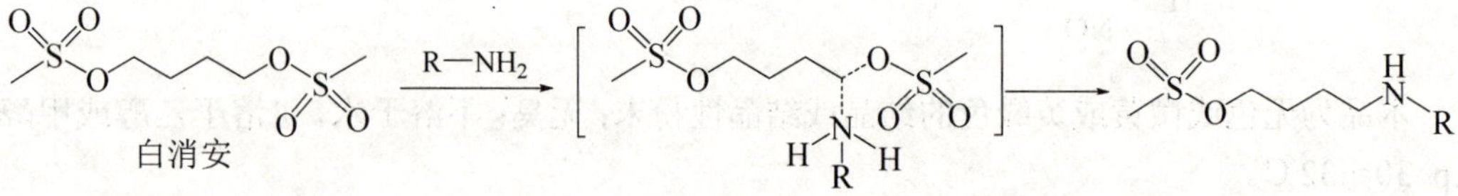

图 19-7 白消安作用机制

5. 其他类烷化剂

三氮烯咪唑类（Triazene Imidazoles）药物在体内代谢后产生甲基重氮正离子（MDA），与 DNA 交联发生烷基化，从而起到抗肿瘤作用。如达卡巴嗪（Dacarbazine）。达卡巴嗪在体内经代谢转化成 5-(3-甲基-3-羟甲基-1-三氮烯基)-1*H*-咪唑-4-甲酰胺（MATC），接着转化为 *N*-脱甲基达卡巴嗪，在酸性条件下，分解生成（4-氨基-3-咪唑基）甲酰胺（AIC）和具有烷基化活性的产物——甲基重氮正离子，使 DNA 碱基上裸露的氨基发生甲基化（图 19-8）。

N-甲基取代的肼类（Hydrazins）化合物是一种前药，在体内代谢产生重氮正离子，发生烷基化而产生抗肿瘤作用。代表药物为丙卡巴肼（甲基苄肼，Procarbazine），该药首先经 CYP-450 代谢生成氧化偶氮化合物，再经肝微粒体代谢生成具有烷化作用的重氮化合物，对 DNA 进行烷基化或非正常的转甲基作用，从而抑制癌细胞 DNA 和蛋白质的合成（图 19-9）。

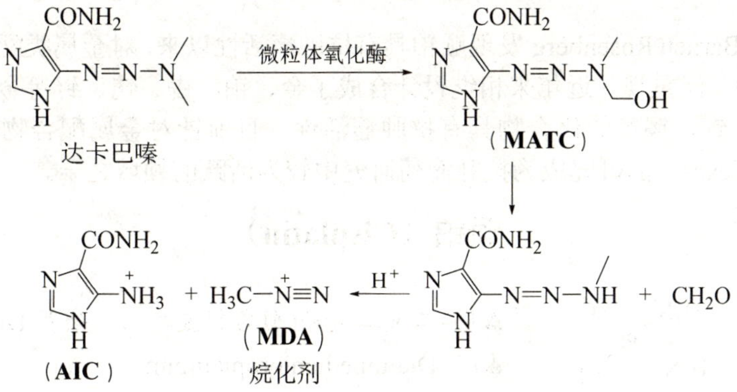

图 19-8　达卡巴嗪的代谢途径

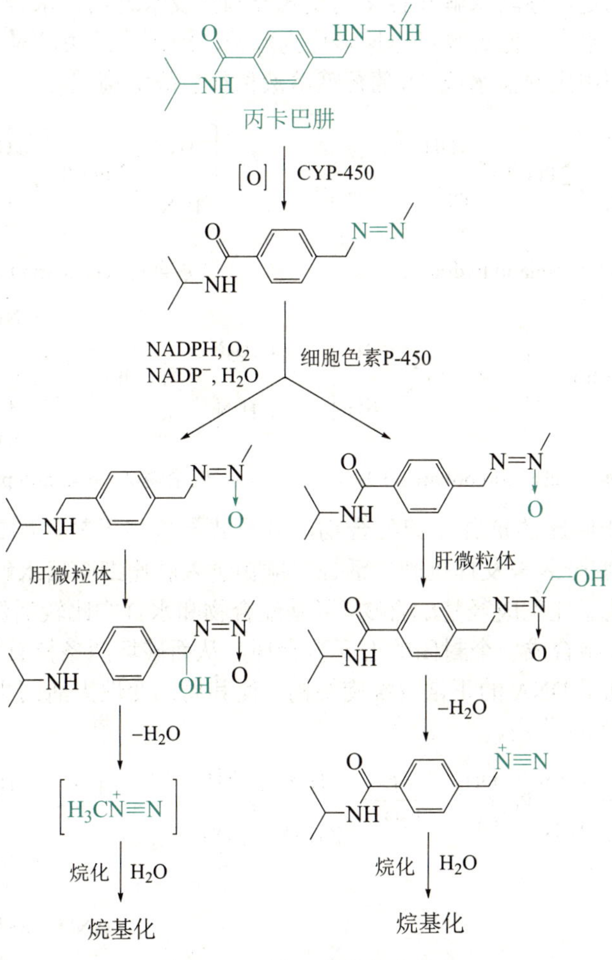

图 19-9　丙卡巴肼的代谢途径

二、金属铂配合物

自 1969 年 Barnett Rosenberg 发现顺铂具有抗肿瘤活性以来，对金属类配合物的研究引起了药学工作者的广泛重视。近年来相继设计合成了金、铂、锡、铑、钌等金属的配合物，并已证实铂、铑、钌、锡等的化合物具有抗肿瘤活性。目前针对金属配合物特别是铂配合物（Platinum Complexes）的研究成为抗肿瘤药研究中较为活跃的领域之一。

顺铂（Cisplatin）

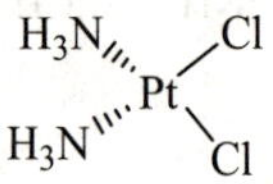

▲顺-二氯二氨铂(别名顺氯氨铂，缩写 DDP)
▲cis-Diaminedichloroplatinum

本品为亮黄或橙黄色的结晶性粉末；无臭；不溶于乙醇，微溶于水，易溶于二甲基亚砜；pK_a 为 5.0～7.0。顺铂在室温条件下，对光和空气稳定，在 270℃分解成金属铂。

顺铂水溶液不稳定，逐渐水解和转化为反式异构体及水合物，水合物进一步生成有毒的低聚物，但在生理盐水中，低聚物可迅速转化为顺铂，因此供药用的是含甘露醇和氯化钠的冷冻干燥粉。本品需用生理盐水或 5%葡萄糖溶液稀释后静脉滴注。

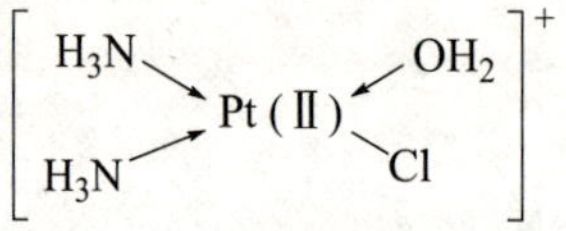

一水合物（cisplatin hydrate-1） 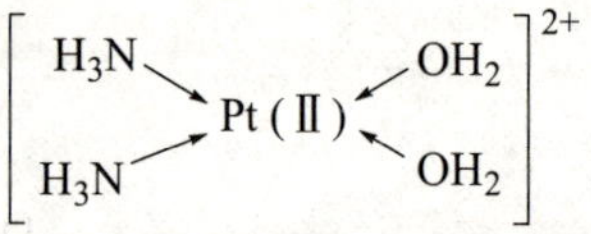　　　　二水合物（cisplatin hydrate-2）

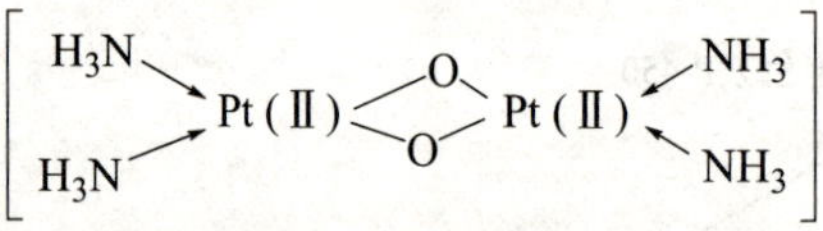

低聚物-1（cisplatin polymer-1） 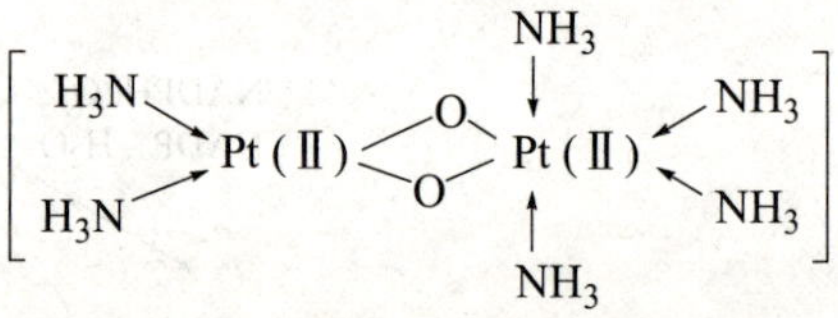　　　　低聚物-2（cisplatin polymer-2）

顺铂是最先用于临床的抗肿瘤铂配合物，其反式异构体无效。顺铂通过干扰肿瘤细胞 DNA 复制，阻碍细胞分裂来发挥抗肿瘤活性。顺铂进入肿瘤细胞后水解为阳离子的水合物，该水合物进一步去质子化生成羟基配合物。羟基配合物和水合物比较活泼，在体内与 DNA 的两个鸟嘌呤碱基 N_7 络合成一个封闭的五元螯合环，从而破坏两条核苷酸链上鸟嘌呤和胞嘧啶之间的氢键，扰乱了 DNA 的正常双螺旋结构，使其局部变性失活而丧失复制能力（图 19-10）。反式铂配合物无此作用。

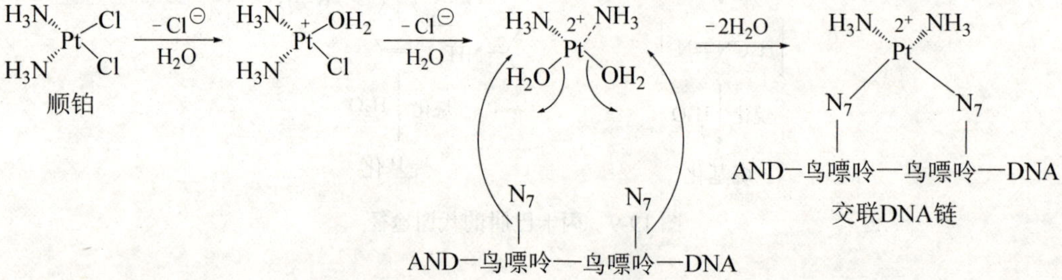

图 19-10　顺铂的作用机制

顺铂的制备是通过盐酸肼或草酸钾还原六氯铂酸二钾得四氯铂酸二钾，再与乙酸铵、氯化钾在 pH=7 的条件下回流制得。

$$\begin{bmatrix} Cl & Cl & Cl \\ Pt & & \\ Cl & Cl & Cl \end{bmatrix} \cdot K_2 \xrightarrow[\text{或 } K_2C_2O_4]{NH_2NH_2 \cdot HCl} \begin{bmatrix} Cl & Cl \\ Pt & \\ Cl & Cl \end{bmatrix} \cdot K_2 \xrightarrow[pH=7, \Delta]{NH_4OAc, KCl} \begin{matrix} H_3N & Cl \\ Pt & \\ H_3N & Cl \end{matrix}$$

顺铂具有广谱抗肿瘤活性，临床用于治疗膀胱癌、前列腺癌、肺癌、头颈部癌、乳腺癌、恶性淋巴瘤和白血病等。**目前已被公认是治疗睾丸癌和卵巢癌的一线药物**。顺铂与甲氨蝶呤、环磷酰胺等有协同作用，而无交叉耐药性，并有免疫抑制作用。顺铂在临床应用中有较严重的毒副作用，且抗瘤谱窄、耐药性及水溶性低，毒副作用主要表现为肾毒性、神经毒性、耳毒性和胃肠道毒性等。

当前铂配合物的研究主要是寻找高效、低毒的药物，并探索其构效关系和分子水平抗肿瘤作用的机制。为了克服顺铂的缺点，研究人员用不同的胺类（乙二胺、环戊二胺和环己二胺等）和羧酸根离子（无机酸、有机酸）与二价铂络合，合成了一系列新的铂配合物。

卡铂（Carboplatin，碳铂）是 20 世纪 80 年代研发的第二代铂配合物，为顺二氨（1,1-环丁烷二羧酸）合铂。卡铂的主要特点包括：①化学稳定性好，水中溶解度比顺铂高；②毒副作用低于顺铂，主要毒副作用是骨髓抑制；③作用机制与顺铂相同，可以代替顺铂用于一些癌症的治疗；④与非铂类抗癌药物无交叉耐药性，可以与多种抗癌药物联合使用。卡铂临床上主要用于治疗非小细胞肺癌、小细胞肺癌、卵巢癌（上皮）、胚细胞瘤、肝胚细胞瘤、膀胱癌、子宫内膜癌、子宫颈癌、生殖细胞癌、肾癌、头颈部癌、成神经细胞瘤、成视网膜细胞瘤等。治疗小细胞肺癌的效果比顺铂好，但对膀胱癌和颈部癌的治疗效果则不如顺铂。

虽然顺铂和卡铂在临床上对治疗多种肿瘤起了很大的作用，但是一些肿瘤如结肠直肠癌和非小细胞肺癌对顺铂有先天耐药性，而其他癌症如卵巢癌或小细胞肺癌在初期治疗后也对顺铂产生获得性耐药。因此研制第三代铂类药物的关键是要克服顺铂和卡铂的交叉耐药性，提高其药效并降低毒副作用。同第一代、第二代相比，第三代铂类药物具有以下优点：①与顺铂无交叉耐药性；②口服吸收活性较好；③与顺铂不同的剂量限制性和毒性谱。

奥沙利铂（Oxaliplatin）是 1996 年上市的第一个抗肿瘤手性铂配合物，在水中的溶解度介于顺铂和卡铂之间。奥沙利铂是第一个对结肠癌有明显治疗效果，且在体内外均有广谱抗肿瘤活性的铂类抗肿瘤药物，它对耐顺铂的肿瘤细胞亦有作用。临床上也用于治疗大肠癌、非小细胞肺癌、卵巢癌及乳腺癌等，和多种抗肿瘤药物合用有较好的相加和协同作用。

奈达铂（Nedaplatin）临床上主要用于治疗头颈部肿瘤、小细胞和非小细胞肺癌、食道癌、膀胱癌、睾丸癌和子宫颈癌等。其毒性谱与顺铂不同，对顺铂耐药者使用奈达铂仍有效。

舒铂（Sunpla）是以手性胺为配体的手性铂配合物，主要用于胃癌的治疗，对头颈部肿瘤、子宫颈癌和肺癌也有较好的疗效。

| 卡铂 | 奥沙利铂 | 奈达铂 | 舒铂 |

第十九章 抗肿瘤药物

在对大量铂类化合物抗肿瘤活性研究中，总结出其基本构效关系如下：

（1）烷基伯胺或环烷基伯胺取代顺铂中的氨，可明显增加其治疗指数。

（2）双齿配体代替两个单齿配体一般可以增加其抗肿瘤活性，单齿配体化合物易转变为反式配合物而失活，双齿配体则更为稳定。

（3）取代的配体要有足够快的水解速率，但也不能太快，以让配合物有足够的稳定性达到作用部位。它们的水解速率和药物活性有如下的关系：

$$NO_3^- > H_2O > Cl^- > Br^- > I^- > N_3^- > SCN^- > NH_3 > CN^-$$

　　高毒性　　　活性　　　　　　　非活性　　　　低毒性

（4）中性配合物一般比离子配合物具有更高的抗肿瘤活性。

（5）平面正方形和八面体构型的铂配合物抗肿瘤活性高于其他构型的铂配合物。

三、天然产物

1. 博来霉素类

博来霉素（Bleomycin，BLM）为放线菌（*Streptomyces verticillus*）发酵液中分离出的一类水溶性碱性糖肽抗生素，临床上应用的是混合物，其中以 A_2 和 B_2 为主要成分。这类药物直接作用于肿瘤细胞的 DNA，使 DNA 链断裂和裂解，最终导致肿瘤细胞死亡，主要用于头颈部的鳞状上皮癌、皮肤癌的治疗。

此外，从我国浙江平阳县土壤中的放线菌（*Streptomyces Pingyangensis* n. sp）培养液中分离得到的平阳霉素（Pingyangmycin，PYM），主要成分为博来霉素 A_5。对鳞癌有较好疗效，且肺毒性相对较低。临床用于治疗头颈部鳞癌、淋巴瘤、乳腺癌、食管癌、鼻咽癌等。

博来霉素

博来霉素可以和铜、锌、铁、钴等多种金属形成 1∶1 的络合物，其中和铜形成的络合物 BLM-Cu（Ⅱ）最为稳定，并为发酵时产生的主要活性成分。博来霉素在注射给药后和血液中的铜离子形成稳定的 BLM-Cu（Ⅱ）络合物。进入细胞后，该络合物中的铜离子被体内的还原系统还原离去，进而释放出游离的 BLM，并与铁离子形成活性络合物。值得注意的是，游离的 BLM 也可以被酶代谢失活。因此，BLM-Cu（Ⅱ）络合物具有保护 BLM 避免被代谢失活和使药物在体内转运和分布的生物学功能（图 19-11）。

在博来霉素和亚铁离子形成的络合物中，氧原子作为第六个配体参与络合。在细胞中其会进一步转化为过渡态的"活性 BLM"，从而使 DNA 链破坏，发挥抗肿瘤药效。BLM-Fe（Ⅱ）首先作用于 DNA 中的胸腺嘧啶核苷酸的 C-4'，引起 C-3'、C-4'键的氧化开环，最终导致 DNA 断裂。

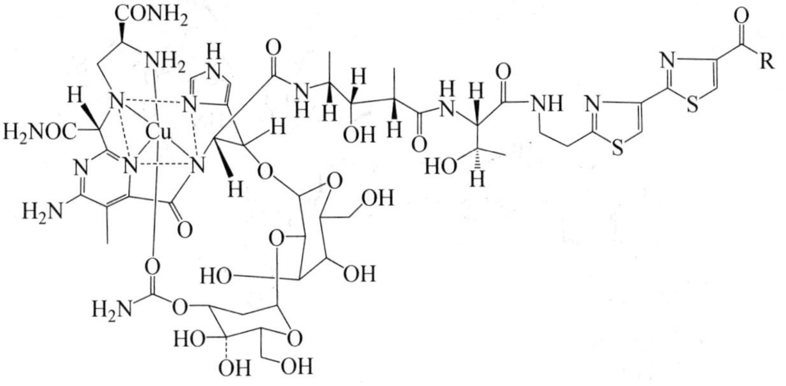

博来霉素与Cu(Ⅱ)的络合

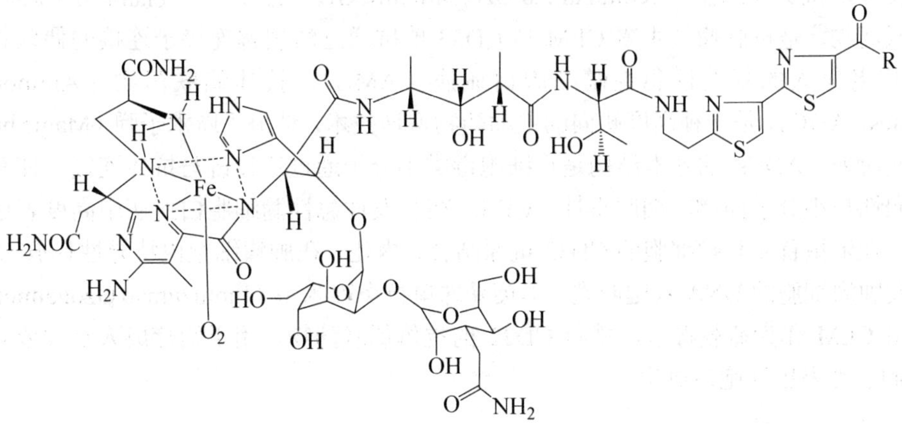

博来霉素与Fe(Ⅱ)的络合

图 19-11　博来霉素与 Cu（Ⅱ）、Fe（Ⅱ）形成的络合物结构

2. 烯二炔类

烯二炔类抗生素被认为是迄今为止抗肿瘤活性最强的一类抗生素，其分子结构特殊，作用机制新颖。已发现的此类抗生素有力达霉素（Lidamycin）、卡利奇霉素（Calicheamicin）以及新制癌菌素（Neocarzinostatin）等，它们对多种肿瘤，尤其是血液肿瘤均有良好的抑制活性。

烯二炔类抗生素本身并不能直接导致肿瘤细胞的 DNA 发生断裂，而是经过激活转变为活性中间体才能发挥药效。其过程为：①药物分子与肿瘤细胞 DNA 结合；②药物分子中的烯二炔单元发生 Bergman 环化，产生双自由基；③活性中间体使 DNA 脱氧核糖脱氢，引起 DNA 裂解。值得一提的是，烯二炔类抗生素与 DNA 小沟结合，对结合位点具有一定的选择性，例如，卡利奇霉素主要结合于 DNA 的 TCCT 位点。

第十九章　抗肿瘤药物

卡利奇霉素（Calicheamicin）是从稀有放线菌小单胞菌（*Micromonospora echinospora* spp calichensis）发酵液中分离得到的烯二炔类抗肿瘤抗生素，通过与细胞 DNA 特异序列的小沟结合，断裂细胞 DNA，进一步诱导肿瘤细胞凋亡，同时，其对细胞 RNA 也有非特异性的损伤作用。

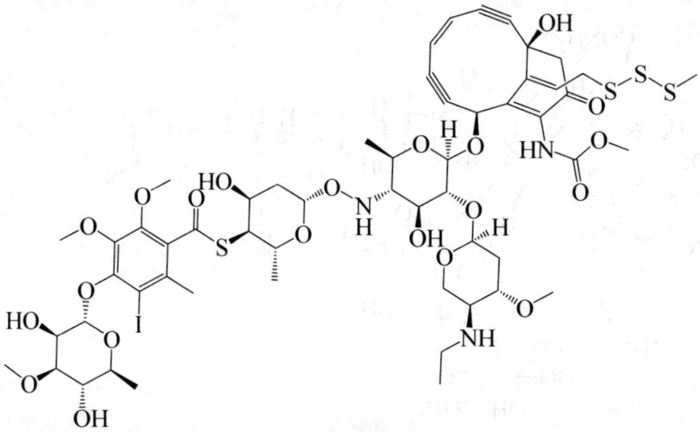

卡利奇霉素

吉妥珠单抗奥唑米星（Gemtuzumab Ozogamicin，GO）是第一个被批准用于肿瘤治疗的抗体偶联药物，是抗肿瘤抗生素 CLM 与 CD33 单抗通过酸裂解连接子连接的偶联物，主要用于治疗老年人的复发性急性髓细胞白血病（AML）。抗体偶联药物（Antibody Drug Conjugates，ADCs）是一种高度靶向的主动药物递送技术，是由"魔术子弹（Magic bullet）"概念演变而来。ADCs 的基本结构是将细胞毒类小分子通过连接链与抗体连接，使其兼具抗体的靶向性与小分子药物的细胞毒性。CD33 在复发性急性髓细胞白血病中高度表达，吉妥珠单抗奥唑米星首先与靶细胞的 CD33 抗原结合、内化，在肿瘤细胞内特异性释放 CLM，以靶向引发肿瘤细胞的 DNA 双键断裂。奥英妥珠单抗奥唑米星（Inotuzumab Ozogamicin）是另一个采用 CLM 作为荷载毒素、靶向 CD22 的抗体偶联药物，用于治疗成人复发或难治性前体 B 细胞急性淋巴细胞白血病。

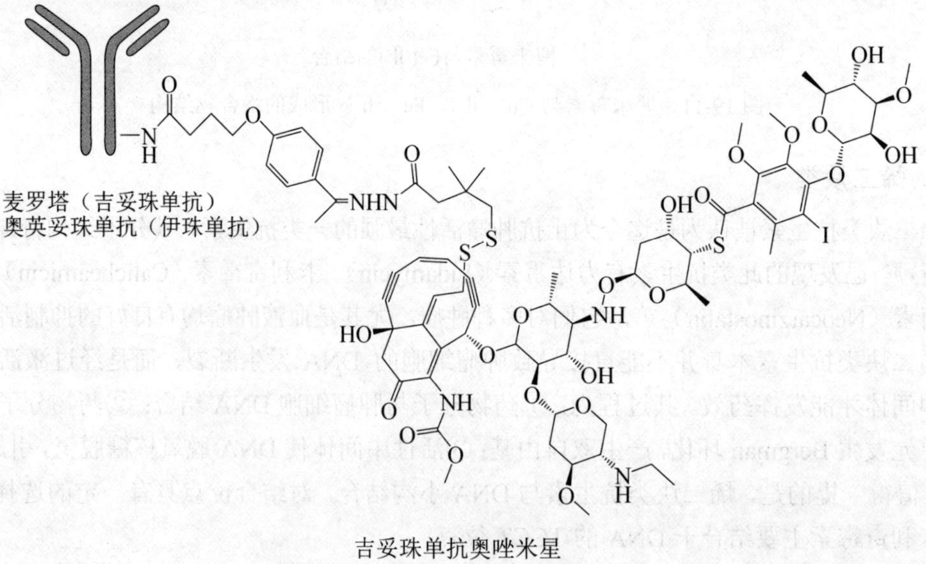

麦罗塔（吉妥珠单抗）
奥英妥珠单抗（伊珠单抗）

吉妥珠单抗奥唑米星

3. 放线菌素 D

放线菌素 D（更生霉素，Dactinomycin D）是从放线菌（*S. parvullus*）和 1179 号菌株发酵液中提取的一种抗生素，由 3-氨基-1,8-二甲基-2-吩噁嗪酮-4,5-二甲酸通过羧基与由 L-苏氨酸、D-缬氨酸、L-脯氨酸、*N*-甲基甘氨酸、L-*N*-甲基缬氨酸组成的两个环肽相连。

放线菌素 D

放线菌素 D 分子中具有平面结构的吩噁嗪酮母核嵌入 DNA 的两个脱氧鸟苷酸的鸟嘌呤之间，苏氨酸的羰基 O 原子与鸟嘌呤的 2-氨基形成氢键，而肽链插入 DNA 双螺旋的小沟内，引起 DNA 形状和长度的改变进而导致 DNA 损伤，抑制肿瘤生长（图 19-12）。放线菌素 D 主要用于肾母细胞瘤、恶性淋巴瘤、绒毛膜上皮癌、何杰金氏病、恶性葡萄胎等。与其他抗肿瘤药合用可提高疗效。与放疗结合可提高肿瘤对放疗的敏感性。

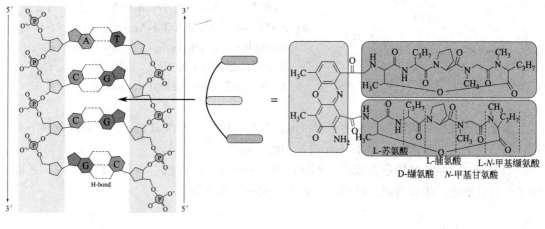

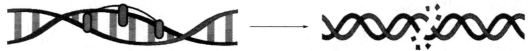

图 19-12　放线菌素嵌入 DNA 的作用机制

4. 阿霉素类

阿霉素类药物是 20 世纪 70 年代发展起来的蒽醌类抗肿瘤抗生素。多柔比星（阿霉素，Doxorubicin, Adriamycin）和柔红霉素（Daunorubicin）是该类抗生素的代表药物，它们分别

从 *Streoptomyces Peucetius* var. *Caesius* 和 *Streptomyces Peucetius* 的发酵液中分离得到，其结构特征为平面的四环结构柔毛霉酮（Daunomycinone）通过糖苷键与柔红霉糖（Daunosamine）相连。表柔比星（表阿霉素，Epirubicin）是阿霉素在柔红霉糖 4'位 OH 的差向异构体，对白血病和其他实体瘤的疗效与阿霉素相似，但骨髓抑制和心脏毒性比阿霉素低 25%。

阿霉素类药物的作用机制为结构中的蒽醌部分嵌合到 DNA 的 C-G 碱基对层之间，蒽醌环的长轴几乎垂直于碱基对的氢键方向，9 位的氨基糖位于 DNA 的小沟处，D 环插到大沟部位。这种嵌入作用使碱基对之间的距离由原来的 3.4Å 增至 19.8Å（1Å=0.1nm），引起 DNA 的断裂，从而发挥抗肿瘤作用。

	R^1	R^2	R^3
多柔比星	OH	H	OH
柔红霉素	H	H	OH
表柔比星	OH	OH	H

多柔比星具有脂溶性蒽环配基和水溶性柔红糖胺，且有酸性酚羟基和碱性氨基，易通过细胞膜进入肿瘤细胞，因此有很强的药理活性。临床上常用其盐酸盐。

盐酸多柔比星（Doxorubicin Hydrochloride）

▲(7*S*,9*S*)-7-[(2*R*,4*S*,5*S*,6*S*)-4-氨基-5-羟基-6-甲基四氢吡喃-2-基]氧基-6,9,11-三羟基-9-(2-羟基乙酰基)-4-甲氧基-8,10-二氢-7*H*-并四苯-5,12-二酮盐酸盐

▲(7*S*,9*S*)-7-((2*R*,4*S*,5*S*,6*S*)-4-Amino-5-hydroxy-6-methyloxan-2-yl)oxy-6,9,11-trihydroxy-9-(2-hydroxyacetyl)-4-methoxy-8,10-dihydro-7*H*-tetracene-5,12-dione hydrochloride

本品为橘红色针状结晶；易溶于水；m.p. 201～205℃。水溶液稳定，在碱性条件下不稳定，易迅速分解；$[\alpha]_D^{20}$=+248.0°（c=0.1，甲醇）。

盐酸多柔比星的抗肿瘤谱较广，不仅可用于治疗急、慢性白血病和恶性淋巴瘤，还可以用于治疗乳腺癌、甲状腺癌、肺癌、卵巢癌、肉瘤等实体瘤。

佐柔比星

阿柔比星

高三尖杉酯碱

柔红霉素主要用于治疗急性白血病,与其他抗肿瘤药联合应用可提高疗效。在柔红霉素的基础上进行结构改造得到半合成衍生物佐柔比星(Zorubicin),用于治疗急性淋巴细胞白血病和急性原始粒细胞白血病,疗效与阿霉素相似。

阿柔比星(阿克拉霉素,Aclacinomycin A)是从放线菌 *Streptomyces Galilaeus* 的代谢产物中发现的一种蒽环抗生素,可选择性地抑制 DNA 的合成,对子宫癌、胃肠道癌、胰腺癌、肝癌和急性白血病都有效,其心脏毒性低于其他蒽环抗生素,且对柔红霉素产生耐药患者有效。

高三尖杉酯碱(Homoharringtonine)是从三尖杉科植物或其同属性植物中提取的生物碱,主要是通过抑制 DNA 聚合酶的活性,导致 DNA 合成下降,从而抑制蛋白质的合成,并同时可诱导细胞分化。该药与阿糖胞苷、巯嘌呤等无交叉耐药性。

四、DNA 拓扑异构酶抑制剂

DNA 拓扑异构酶(Topoisomerase,Topo)是细胞的一种基本核酶,对 DNA 的转录、复制、染色体分离及基因表达等过程发挥重要调控作用。拓扑异构酶的作用是通过两个连续的转酯化反应,断开或连接 DNA 主链的磷酸二酯键,介导 DNA 单链或双链的瞬时断裂和再连接,使 DNA 的拓扑结构发生变化。

根据作用机制不同,拓扑异构酶分为拓扑异构酶Ⅰ(TopoⅠ)和拓扑异构酶Ⅱ(TopoⅡ)。TopoⅠ催化 DNA 单链的断裂与再连接;TopoⅡ催化 DNA 双链的断裂与再连接。研究表明,Topo 在许多肿瘤细胞中的含量高于正常细胞,以其为靶点的抑制剂具有一定的特异性。因此,DNA 拓扑异构酶抑制剂的发现成为抗肿瘤药物研究的重要方向之一。

1. 作用于 TopoⅠ 的抗肿瘤药物

临床上以 DNATopoⅠ为靶点的抗肿瘤药物主要有喜树碱(Camptothecin)及其衍生物。喜树碱是 1958 年从原产于中国中部的喜树(*Camptotheca Acuminate*)树皮中分离得到的生物碱。它由喹啉环 AB、吡咯环 C、吡啶酮环 D 和 α-羟基内酯环 E 组成,其中 20-位为 S 构型。

喜树碱对消化道肿瘤(如胃癌、结肠癌、直肠癌)、肝癌、膀胱癌和白血病等恶性肿瘤有较好的疗效,但其水溶性差、内酯环不稳定易导致失活使喜树碱的应用受阻。1985 年,报道了喜树碱的独特作用机制,即选择性地抑制 DNA TopoⅠ,使其再次引起广泛关注。

目前研究开发的喜树碱类衍生物主要有两大类:①以伊立替康(Irinotecan,CPT-11)和拓扑替康（Topotecan, TPT）为代表的水溶性衍生物；②以 9-氨基喜树碱（9-Aminocamptothecin，9-AC）和 9-硝基喜树碱（9-Nitrocamptothecin，9-NC）为代表的水不溶性衍生物。

伊立替康是在 SN-38 的羟基上引入可成盐的碱性基团以增加水溶性的前药，在肝脏经代谢生成 SN-38 而发挥作用。本品主要用于小细胞和非小细胞肺癌、结肠癌、卵巢癌、子宫癌、恶性淋巴瘤等的治疗。拓扑替康主要用于转移性卵巢癌的治疗，对小细胞肺癌、乳腺癌、结肠癌、直肠癌的疗效也较好。

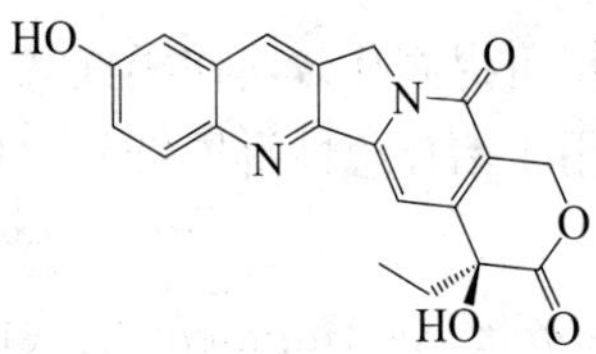

羟基喜树碱 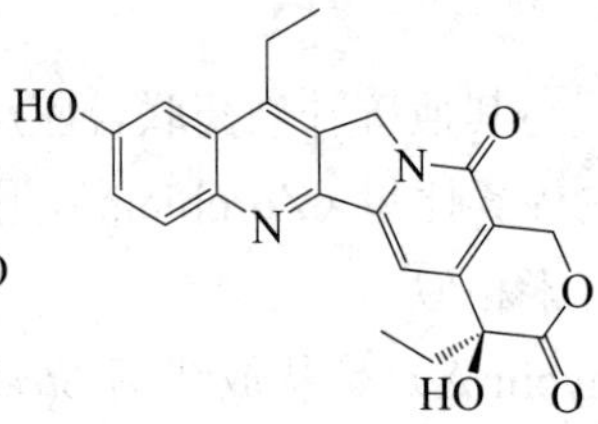　　　　SN-38 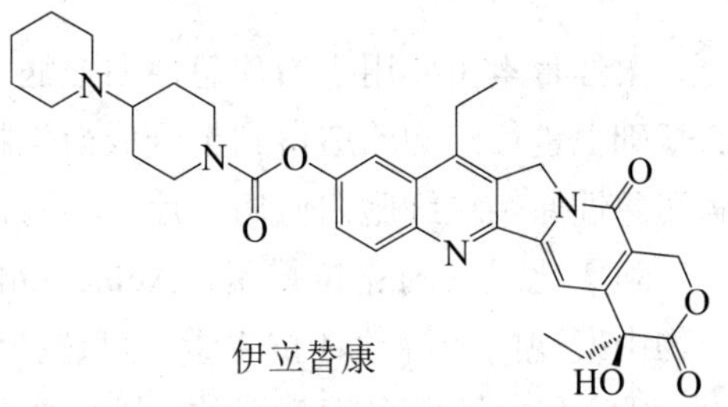　　　　　伊立替康

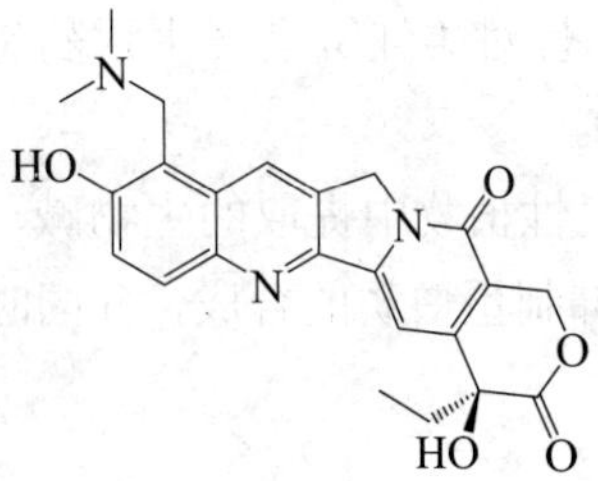

拓扑替康 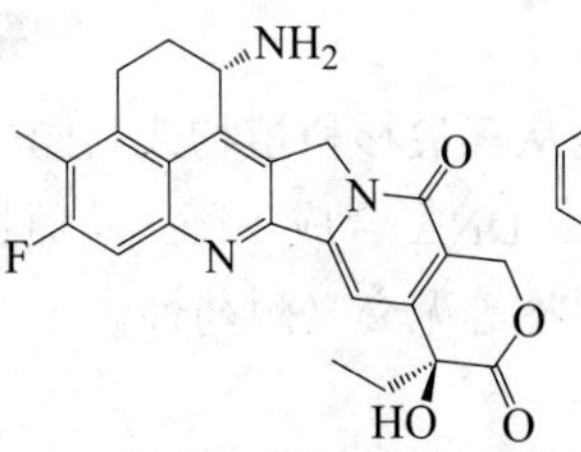　　　伊沙替康 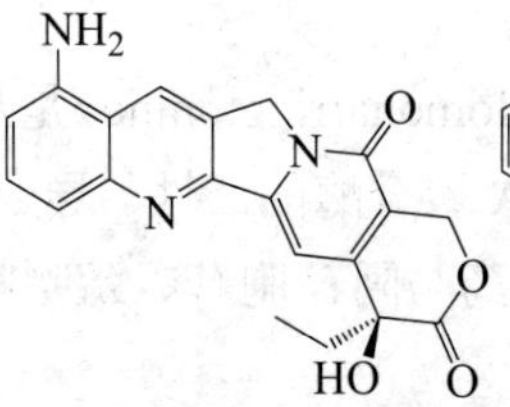　　　9-氨基喜树碱 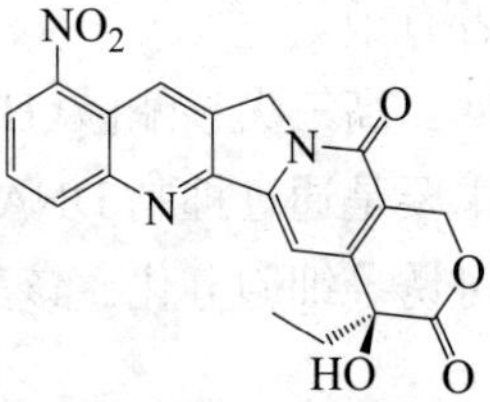　　　9-硝基喜树碱

抗体具有很好的水溶性，且分子量远大于一般的细胞毒类小分子，因此在抗体偶联药物中对小分子的水溶性要求不高。另一方面，抗体的强大靶向能力使得药物能集中分布于靶组织，这极大地解决了限制喜树碱类药物应用的水溶性差与毒性作用广泛的问题。恩赫图（Enhertu）（Fam-trastuzumab deruxtecan, DS-8201）是由靶向 Her-2 的人源化抗体 Fam-trastuzumab 通过组织蛋白酶 B 响应的四肽连接子与伊沙替康偶联的药物，于 2019 年被批准用于乳腺癌、食道癌、胃癌的治疗，在多种实体瘤上治疗效果显著。拓达维（Trodelvy）（Sacituzumab Govitecan, IMMU-132）是以喜树碱类毒素荷载的抗体偶联药物，其由人源化靶向 Trop-2 抗体通过 pH 响应型连接子与伊立替康的活性代谢产物 SN-38 偶联，主要用于移行细胞癌、三阴性乳腺癌的治疗。

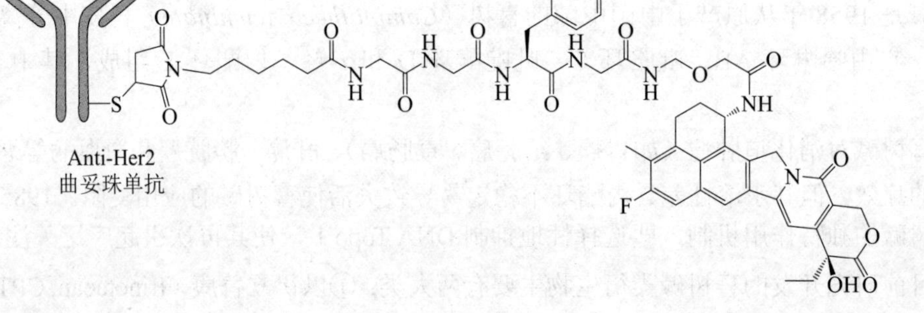

Anti-Her2 曲妥珠单抗

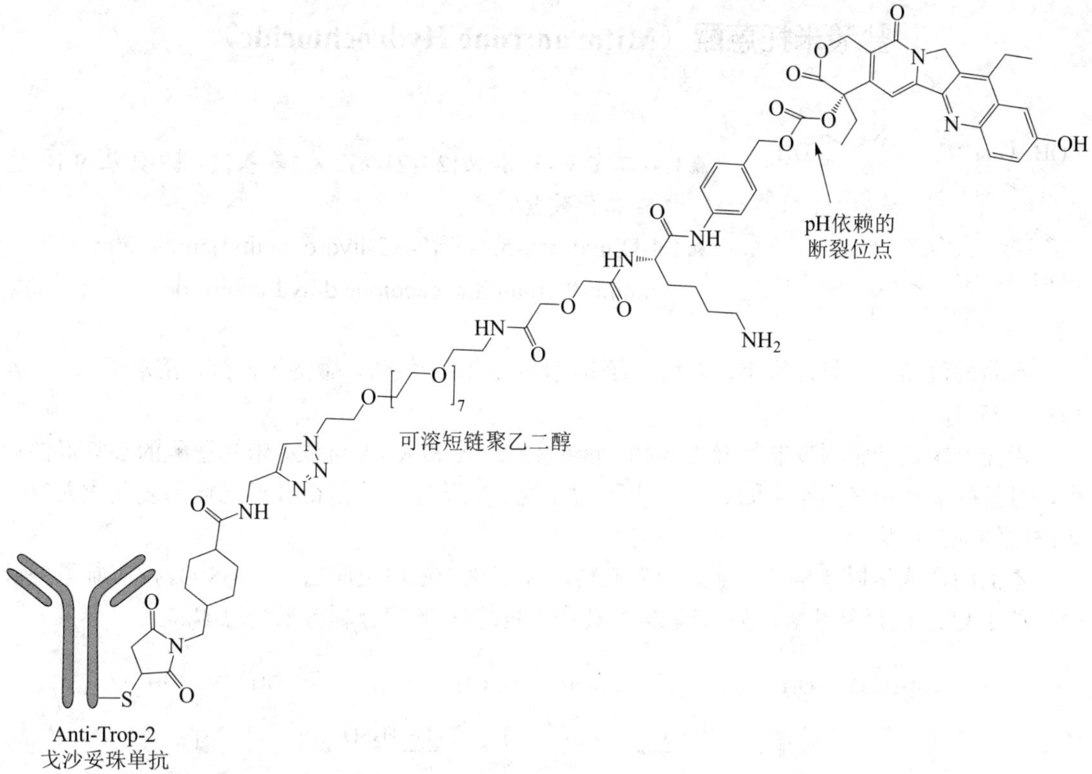
pH依赖的
断裂位点
可溶短链聚乙二醇
Anti-Trop-2
戈沙妥珠单抗

2. 作用于TopoⅡ的抗肿瘤药物

作用于TopoⅡ的抗肿瘤药物可按其与DNA作用的方式分为嵌入型与非嵌入型两种。

（1）嵌入型 TopoⅡ抑制剂　该类药物分子中类似嘌呤碱或嘧啶碱的多环结构可嵌入到TopoⅡ与DNA结合部位的双链之间，进而干扰酶催化的DNA断裂修复，造成DNA链断裂损伤积累，最终影响细胞的正常复制，导致细胞凋亡。嵌入型TopoⅡ抑制剂的共同特征是平面的多芳环结构，如放线菌素D和阿霉素类。

阿霉素结构具有孤对电子的N—O—O形成的三角结构可能与其抑制TopoⅡ酶的活性中心有关，然而阿霉素严重的心脏毒性限制了其临床应用。人们期望通过结构修饰得到高效低毒的药物分子。基于阿霉素的构效关系和药效团特征，为减少其结构中非平面环部分和氨基糖侧链，设计得到米托蒽醌（Mitoxantrone）（图19-13）。

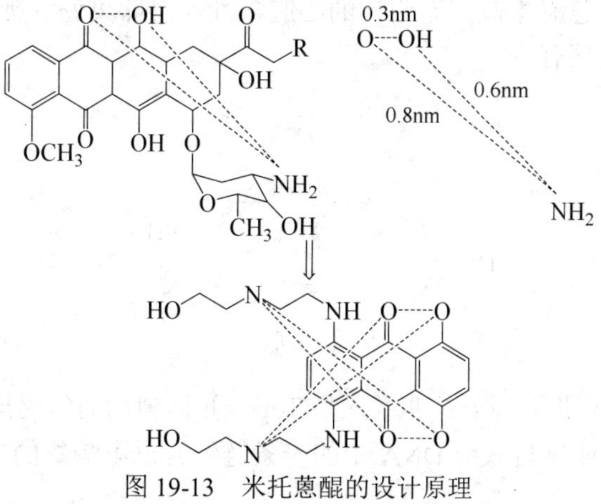
0.3nm
0.6nm
0.8nm

图19-13　米托蒽醌的设计原理

盐酸米托蒽醌（Mitoxantrone Hydrochloride）

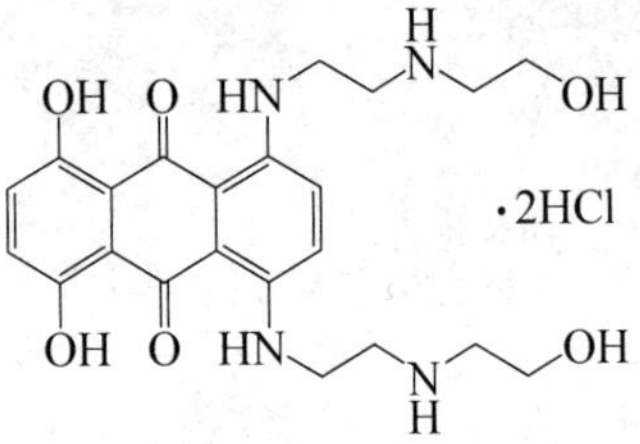

▲1,4-二羟基-5,8-双{2-[(2-羟乙基)氨基]乙基}氨基-9,10-蒽醌二盐酸盐

▲1,4-Dihydroxy-5,8-bis(2-((2-hydroxyethyl)amino)ethyl)amino-9,10-anthracenedione dihydrochloride

本品为蓝黑色结晶性粉末；无臭，有引湿性；不溶于氯仿，微溶于乙醇，溶解于水；m.p. 203～205℃。

米托蒽醌是细胞周期非特异性药物，能抑制 DNA 和 RNA 合成。米托蒽醌的心脏毒性较小，且抗肿瘤作用是阿霉素的 5 倍。用于治疗晚期乳腺癌、非霍奇金淋巴瘤和复发成人急性非淋巴细胞白血病。

本品的合成是以 1,8-二羟基蒽醌为原料，经硝化、还原反应后与 $Na_2S_2O_4$ 反应制得关键中间体 1,4,5,8-四羟基蒽醌，后者同 2-(2-氨基乙氨基)乙醇缩合制得米托蒽醌。

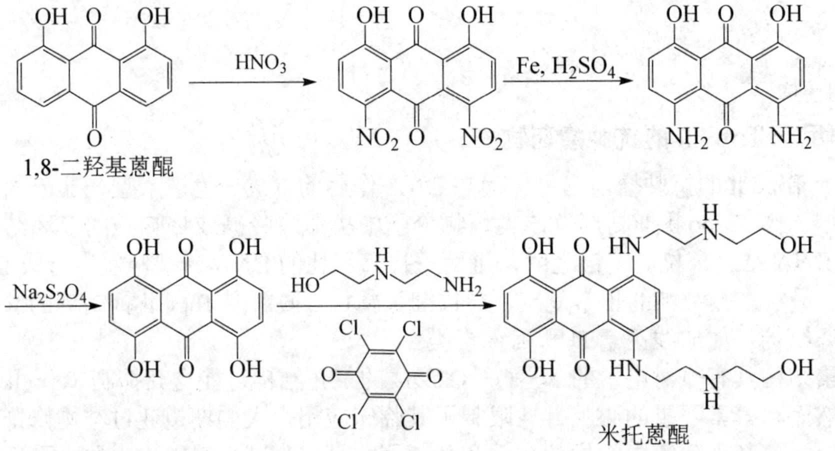

比生群（Bisantrene）是第二个用于临床的合成蒽环类抗肿瘤药物，可以抑制 RNA 及 DNA 的合成。抗瘤谱与米托蒽醌相似，无明显的心脏毒性，对卵巢癌、肺癌、肾癌、黑色素瘤、恶性淋巴瘤和急性白血病有效。

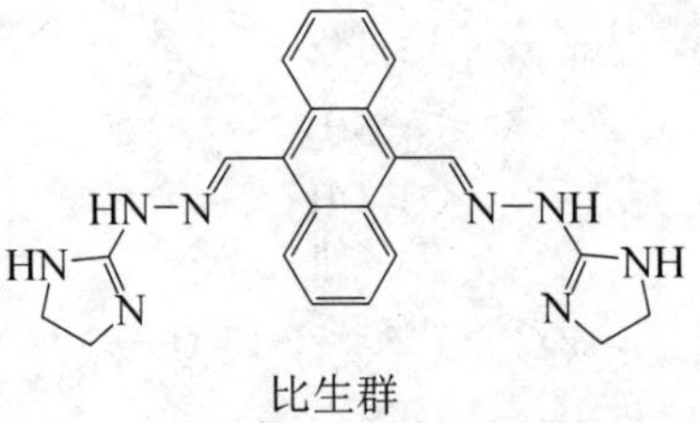

（2）非嵌入型 Topo Ⅱ抑制剂　非嵌入型 Topo Ⅱ抑制剂的作用模式目前仍不明确，可能是直接作用与 Topo Ⅱ或仅与双链 DNA 中的一条链结合以影响酶的功能。

鬼臼毒素是从喜马拉雅鬼臼（*Podophyllum Emodi*）和美洲鬼臼（*Podophyllum Peltatum*）的根茎中分离得到的生物碱，有较好的抗肿瘤活性，其衍生物依托泊苷（Etoposide）及替尼泊苷（Teniposide）已经用于临床。鬼臼毒素是较强的微管抑制剂，主要抑制细胞的分裂。但作为其苷类的依托泊苷和替尼泊苷对微管均无抑制作用，而是通过作用于 DNATopo Ⅱ 发挥活性作用。其中，依托泊苷已被证明能与 Topo Ⅱ-DNA 复合物结合，通过稳定其结构抑制 DNA 的催化再连接。

	R^1	R^2
依托泊苷	Me	H
替尼泊苷	噻吩基	H
依托泊苷磷酸酯	Me	P(O)(OH)_2

表鬼臼毒素为鬼臼毒素的 4-位差向异构体，可以明显增强对肿瘤细胞的抑制作用，且毒性比鬼臼毒素低。依托泊苷是鬼臼毒素 4'-位脱甲基、4-位差向异构化的乙叉吡喃葡萄糖基衍生物，在同类药物中毒性较低，对小细胞肺癌、淋巴瘤、睾丸肿瘤等疗效较为突出，对卵巢癌、乳腺癌、神经母细胞瘤亦有效，是临床上常用的抗肿瘤药物之一。为了解决依托泊苷水溶性差的问题，将磷酸酯结构引入得到前药依托泊苷磷酸酯（Etoposide Phosphate），降低了依托泊苷使用过程中加入的增溶辅料带来的低血压与过敏反应的发生率。

替尼泊苷分子中引入了噻吩甲叉葡萄糖基，几乎不溶于水。临床主要用于治疗小细胞肺癌、急性淋巴细胞白血病。由于其脂溶性高可通过血脑屏障，常被用作脑瘤的首选药物。

第二节 抗代谢抗肿瘤药物

干扰 DNA 合成的药物又称为抗代谢抗肿瘤药物（Antimetabolite Antitumor Agents），是通过抑制生物合成酶，或掺入生物大分子的合成过程形成伪大分子，抑制 DNA 合成中所需的叶酸、嘌呤、嘧啶及嘧啶核苷途径，从而抑制肿瘤细胞生存和复制所必需的代谢途径，导致肿瘤细胞死亡。

抗代谢药物是应用代谢拮抗原理设计的，在结构上与代谢物类似，一般是对正常代谢物的结构进行细小改变而获得，常用生物电子等排原理，以 F 代替 H，CH_3（甲基）代替 I，S 代替 O，NH_2 或 SH（巯基）代替 OH 等。常用有抗叶酸代谢类、抗嘧啶代谢类、抗嘌呤代谢类等。

一、抗叶酸代谢类

存在于自然界的叶酸有二氢叶酸（FH_2）和四氢叶酸（FH_4）两种形式，而在人体中只有 FH_4 才具有生理功能，二氢叶酸还原酶（DHFR）催化 FH_2 转化为 FH_4。一碳单元是指在人体新陈代谢过程中含有一个碳原子的基团，例如甲基、羟甲基等。FH_4 是一碳单元的重要传递体。丝氨酸羟甲基转移酶（SHMT）催化 FH_4 转化为 N^5,N^{10}-亚甲基四氢叶酸，后者再经胸腺嘧啶合成酶（TS）催化以提供一碳单位将单磷酸脱氧尿嘧啶核苷（dUMP）转化为单磷酸脱氧胸腺嘧啶核苷（dTMP）。这是 dTMP 从头生物合成的唯一路径，而 dTMP 是核酸合成所必需的前体物质（图 19-14）。

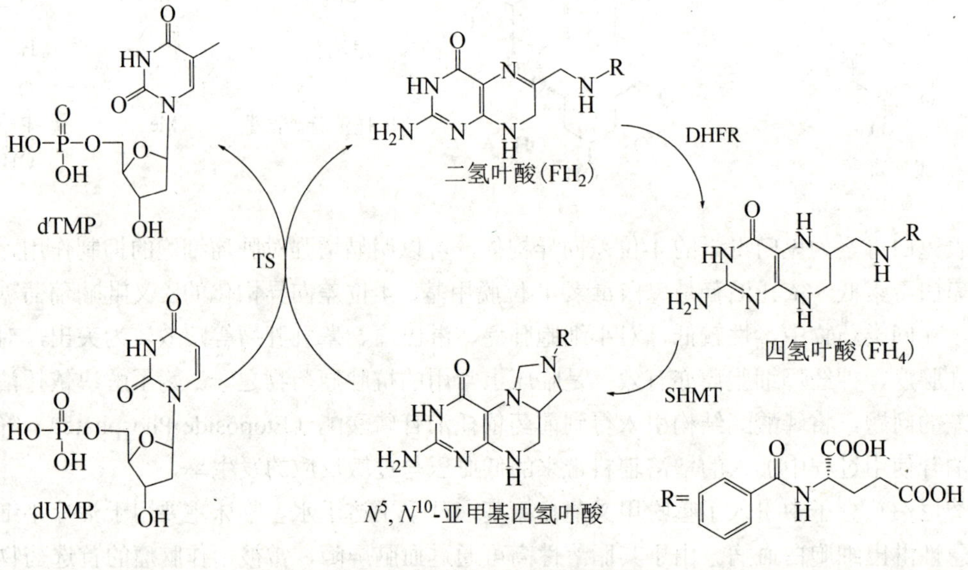

图 19-14 叶酸参与的代谢途径

除了参与核酸的合成以外，FH_4 还参与了许多物质的生成和代谢，例如生命物质中各种氨基酸的相互转换以及血红蛋白、肾上腺素、肌酸、胆碱的合成等。如果在肿瘤细胞的快速增长过程中 DHFR 和 TS 受到抑制，肿瘤细胞就会因缺乏胸腺嘧啶而死亡。

长期以来，叶酸途径的各种酶，尤其是 DHFR 和 TS 一直被作为癌症治疗的重要靶点。**氨基蝶呤（白血宁，Aminopterin，AMT）和甲氨蝶呤（Methotrexate，MTX）的化学结构与叶酸相似，可竞争性地与 DHFR 结合，阻碍叶酸代谢，干扰 DNA 和蛋白质的合成，产生抗肿瘤作用。**

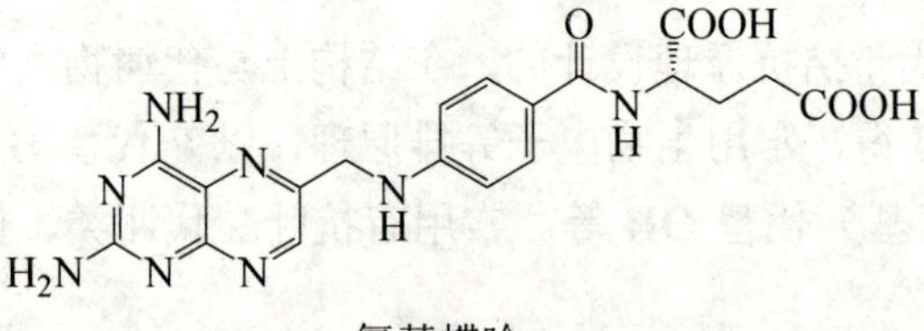

氨基蝶呤

近年来针对叶酸代谢途径推出的拮抗剂还有雷替曲塞（Raltitrexed）和培美曲塞（Pemetrexed）。雷替曲塞是经典的叶酸拮抗剂，进入细胞后被聚谷氨酸化形成的代谢物具有较强的抑制胸腺嘧啶合成酶的作用，且不良反应较轻，是治疗晚期结直肠癌较好的药物。培美曲塞是具有多靶点抑制作用的抗肿瘤药物，进入细胞后被聚谷氨酸化形成活化形式，作用于胸腺嘧啶合成酶、二氢叶酸还原酶、甘氨酰胺核苷酸甲酰基转移酶、氨基咪唑甲酰胺核苷酸甲酰基转移酶等，影响叶酸的代谢途径，使嘧啶和嘌呤合成受阻。培美曲塞临床上主要用于非小细胞肺癌和耐药性间皮瘤的治疗。

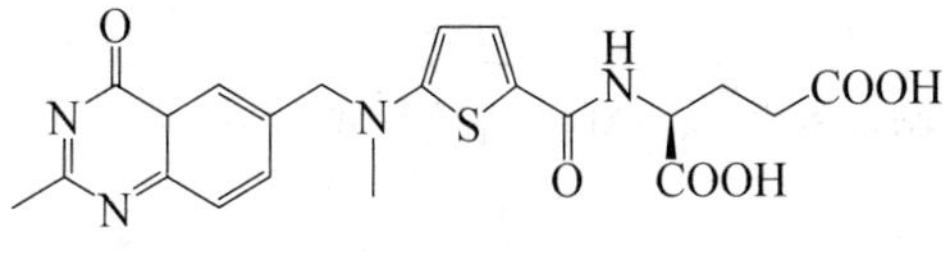

雷替曲塞

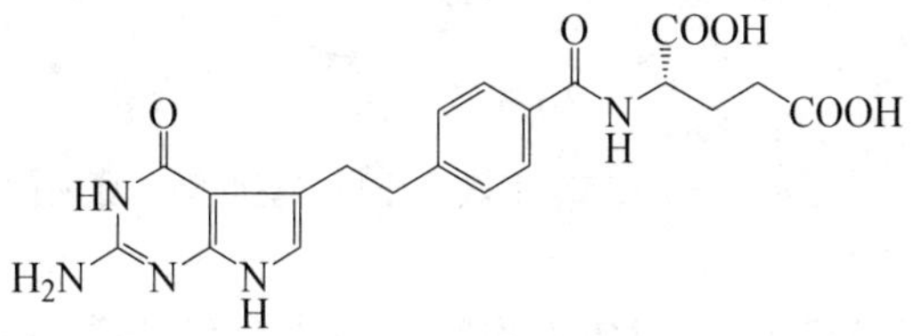

培美曲塞

甲氨蝶呤（Methotrexate，MTX）

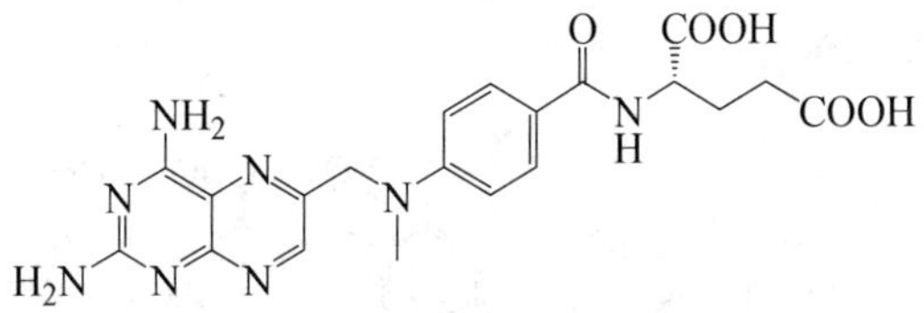

▲(2*S*)-2-[(4-{[(2,4-二氨基蝶啶-6-基)甲基]甲氨基}苯甲酰基)氨基]戊二酸

▲(2*S*)-2-((4-(((2,4-Diaminopteridin-6-yl)methyl)methylamino)benzoyl)amino)pentanedioic acid

本品为橙黄色结晶性粉末；几乎不溶于水、乙醇、氯仿、乙醚，微溶于稀盐酸，易溶于稀碱、酸或碱金属的碳酸盐溶液；pK_a 为 4.8～5.5；$[\alpha]_D^{20}$=+19.0°～+24.0°（c=1，0.132mol/L 碳酸钠溶液）。

在 MTX 中，分别以氨基和甲基取代叶酸 4 位羟基上和 10 位氨基上的氢。研究表明，MTX 与 DHFR 几乎是不可逆的结合，从而阻止 DNA 合成和细胞复制所必需的 FH$_4$ 的形成。MTX 在与 DHFR 结合时，MTX 的蝶啶环上 2 个氨基与 DHFR 的 Asp27 形成较强的静电相互作用，使 MTX 上 N-1 的 pK_a（10）比游离的 MTX N-1 的 pK_a（5.7）高很多，这说明结合时 MTX 的蝶啶环被质子化。另外 Asp27 还是 DHFR 在还原底物时非常重要的氨基酸残基。因此甲氨蝶呤不仅抑制了 DHFR，而且抑制了 TS，对所有细胞的核酸代谢产生抑制作用（图 19-15）。

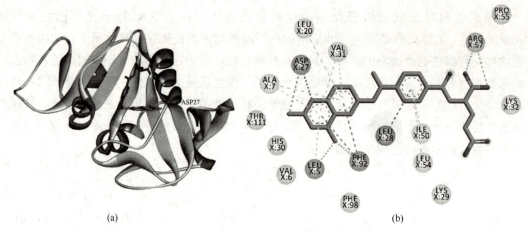

图 19-15 甲氨蝶呤与二氢叶酸还原酶的 3D 结合模式（a）和 2D 结合模式（b）

MTX 与 DHFR 的亲和力比二氢叶酸强很多，使二氢叶酸不能转化为四氢叶酸，干扰胸腺嘧啶脱氧核苷酸和嘌呤核苷酸的合成，因此对 DNA 和 RNA 的合成均可抑制，阻碍肿瘤细胞的生长。MTX 主要用于治疗急性白血病、绒毛膜上皮癌和恶性葡萄胎。此外，MTX 对头颈部肿瘤、乳腺癌、宫颈癌、消化道癌和恶性淋巴癌也有一定作用。甲氨蝶呤大剂量使用时，可引起体内 FH_4 缺乏，从而产生毒副作用，可用亚叶酸钙解毒，不降低抗肿瘤活性。

亚叶酸钙

甲氨蝶呤在强酸性溶液中不稳定，酰胺键会发生水解，生成谷氨酸及蝶呤酸而失去活性。

MTX 的合成是由四氨基嘧啶二盐酸盐与 2,3-二溴丙醛环合得 6-溴甲基蝶呤，最后在稀盐酸中与对甲氨基苯甲酰谷氨酸缩合得到。

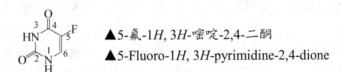

二、抗嘧啶代谢类

1. 尿嘧啶衍生物

尿嘧啶渗入肿瘤组织的速度较其他嘧啶快。根据生物电子等排原理以卤原子代替氢原子得到一系列卤代尿嘧啶衍生物，其中以 5-氟尿嘧啶的抗肿瘤作用最佳。

5-氟尿嘧啶（5-Fluorouracil，5-FU）

▲5-氟-1H, 3H-嘧啶-2,4-二酮
▲5-Fluoro-1H, 3H-pyrimidine-2,4-dione

本品为白色或类白色结晶或结晶性粉末；不溶于氯仿，微溶于乙醇，略溶于水，可溶于稀盐酸或氢氧化钠溶液；m. p. 281～284℃（分解）。

5-氟尿嘧啶简称氟尿嘧啶，为嘧啶类抗代谢药，能阻止胸腺嘧啶的形成，抑制 DNA 的生物合成，从而抑制癌细胞的生长。

5-氟尿嘧啶是用氟原子取代尿嘧啶中 5 位氢原子后得到的药物。由于氟的原子半径和氢的原子半径相近，氟化物的体积与原化合物几乎相等，加之 C—F 键特别稳定，在代谢过程中不易分解，因此 5-FU 可在分子水平代替正常代谢物尿嘧啶，通过抑制胸腺嘧啶合成酶（TS）阻断尿嘧啶转化为胸腺嘧啶。5-FU 在体内首先转变成 5-氟尿嘧啶脱氧核苷酸（FUDRP），经与 TS 结合，再与辅酶 5,10-次甲基四氢叶酸作用，由于 C—F 键稳定，导致不能有效地合成胸腺嘧啶脱氧核苷酸，从而抑制 DNA 合成，最终导致肿瘤细胞死亡（图 19-16）。

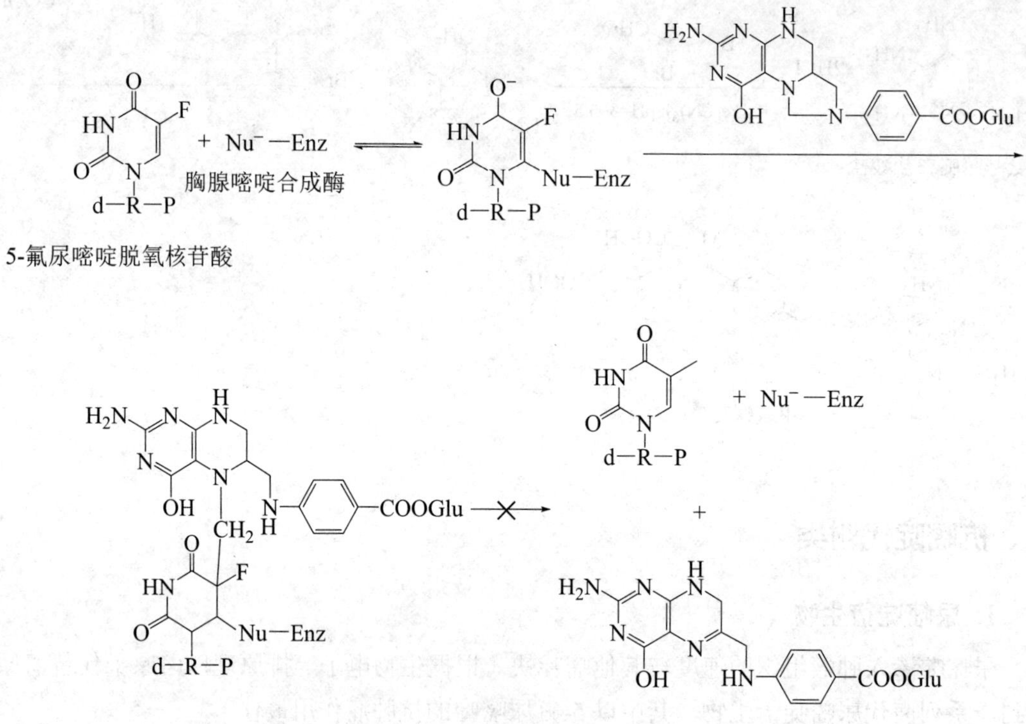

图 19-16 5-氟尿嘧啶的作用机制

5-氟尿嘧啶抗瘤谱比较广，对绒毛膜上皮癌及恶性葡萄胎有显著疗效，对结肠癌、直肠癌、胃癌和乳腺癌、头颈部癌等均有效，是治疗实体肿瘤的首选药物，但毒副作用较大。

本品的合成是以氯乙酸乙酯为原料，在乙酰胺中与无水氟化钾进行氟代得到氟乙酸乙酯，后者与甲酸乙酯缩合、与 O-甲基异脲缩合成环，最后经稀盐酸水解得到 5-氟尿嘧啶。

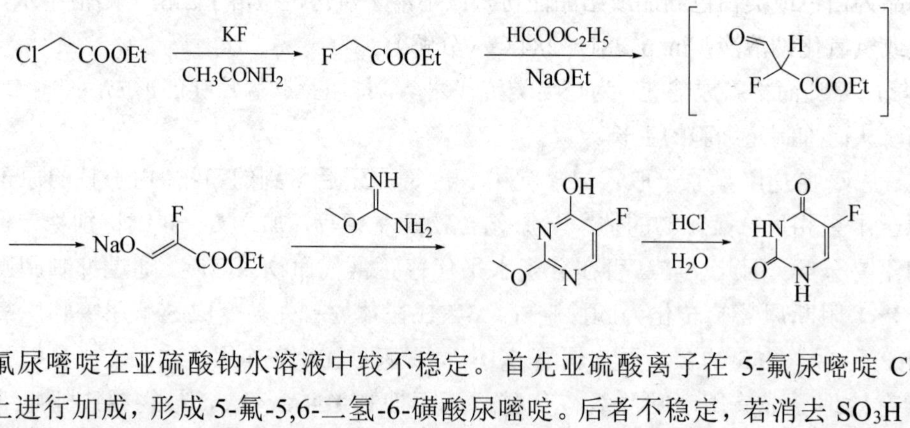

5-氟尿嘧啶在亚硫酸钠水溶液中较不稳定。首先亚硫酸离子在 5-氟尿嘧啶 C-5、C-6 双键上进行加成，形成 5-氟-5,6-二氢-6-磺酸尿嘧啶。后者不稳定，若消去 SO_3H 或 F，则分别生成 5-氟尿嘧啶和 6-磺酸尿嘧啶；若在强碱中则开环生成 α-氟-β-脲丙烯酸和氟丙烯酸。

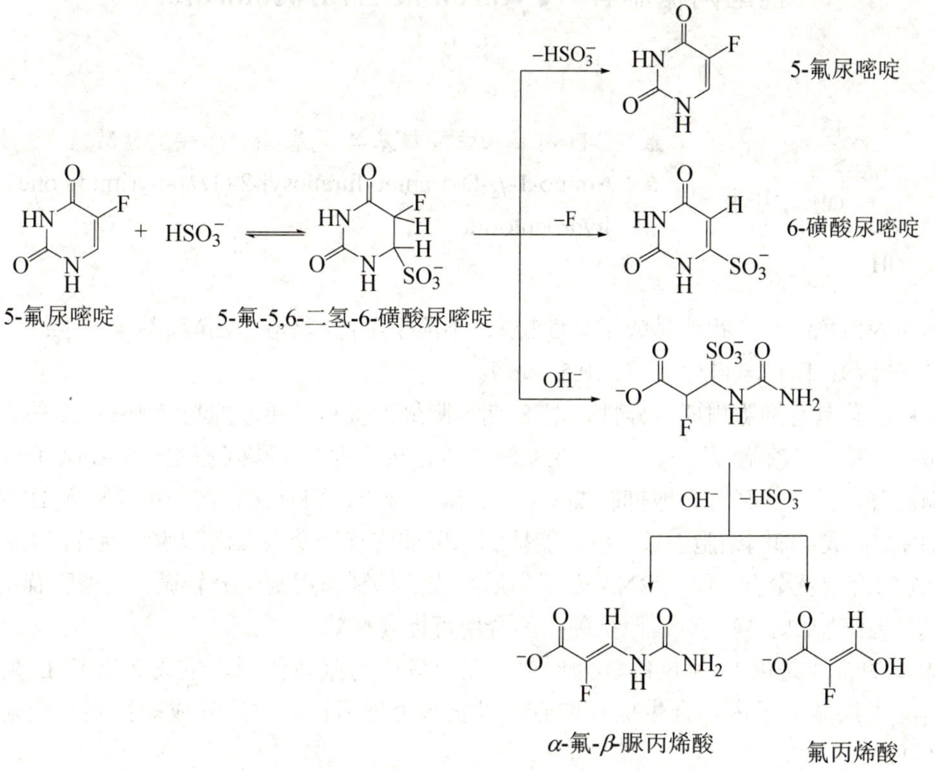

5-氟尿嘧啶的疗效虽好，但毒性也较大，可引起严重的消化道反应和骨髓抑制等副作用。为了降低毒性，对氟尿嘧啶进行结构改造，发展了一些氟尿嘧啶衍生物用于临床，例如替加氟（呋氟尿嘧啶，Tegafur）、双呋氟尿嘧啶（Difuradin）、去氧氟尿苷（Doxifluridine，5-dFUR）、卡莫氟（Carmofur）等。它们均为氟尿嘧啶的前药，在体内转变为氟尿嘧啶发挥抗癌作用，不良反应较轻。

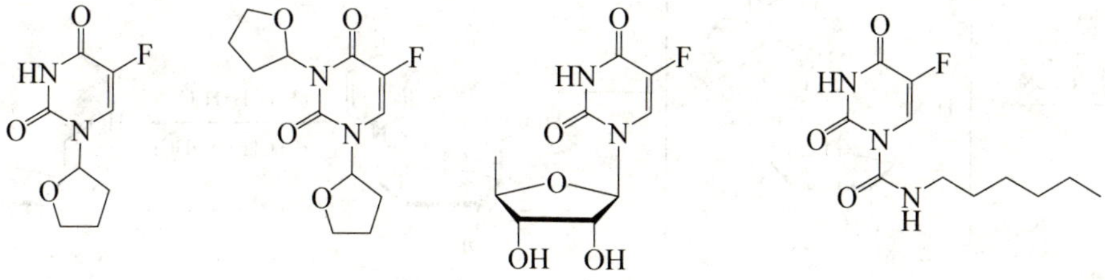

替加氟　　　双喃氟尿嘧啶　　　去氧氟尿苷　　　卡莫氟

2. 胞嘧啶衍生物

在研究尿嘧啶衍生物构效关系时发现，将尿嘧啶 4 位引入氨基得到胞嘧啶衍生物，同时以阿拉伯糖代替正常核苷中的核糖或去氧核糖，亦有较好的抗肿瘤作用。代表药物是阿糖胞苷（Cytarabine）。

盐酸阿糖胞苷（Cytarabine Hydrochloride）

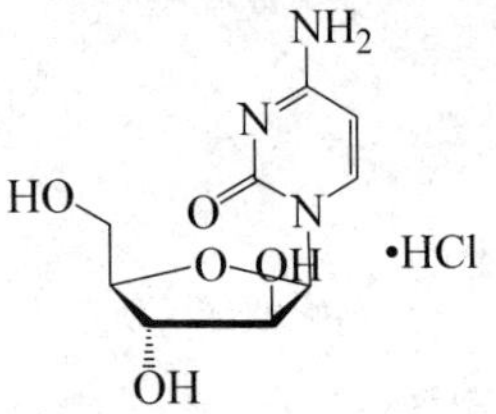

▲1-β-D-阿拉伯呋喃糖基-4-氨基-2(1H)-嘧啶盐酸盐
▲4-Amino-1-β-D-arabino furanosyl-2 (1H) -pyrimidinone hydrochloride

本品为白色细小针状结晶或结晶性粉末；不溶于氯仿，略溶于乙醇，易溶于水；m.p. 190～195℃（分解）；$[\alpha]_D^{24}$=+153.0°（c=0.5，水）。

阿糖胞苷具有细胞周期特异性，对 S 期细胞最为敏感，通过抑制细胞 DNA 的合成而干扰细胞的增殖。阿糖胞苷进入人体后经激酶磷酸化转变为三磷酸阿糖胞苷（Ara-CTP）及二磷酸阿糖胞苷，前者能强有力地抑制 DNA 聚合酶的合成，同时又有部分可以掺入 DNA 链中，阻止 DNA 合成，抑制细胞生长。后者能抑制二磷酸胞苷转变为二磷酸脱氧胞苷，从而抑制细胞 DNA 的合成及聚合，但对 RNA 及蛋白质合成的抑制作用则十分轻微。阿糖胞苷主要用于治疗急性粒细胞白血病，与其他抗肿瘤药合用可提高疗效。

本品的合成是以 D-阿拉伯糖为原料，在甲醇中与氰胺作用，生成 2-氨基-D-阿糖噁唑啉，再与丙炔腈分子内环合生成环胞苷，以氨水处理后，再与盐酸成盐得到盐酸阿糖胞苷（图 19-17）。

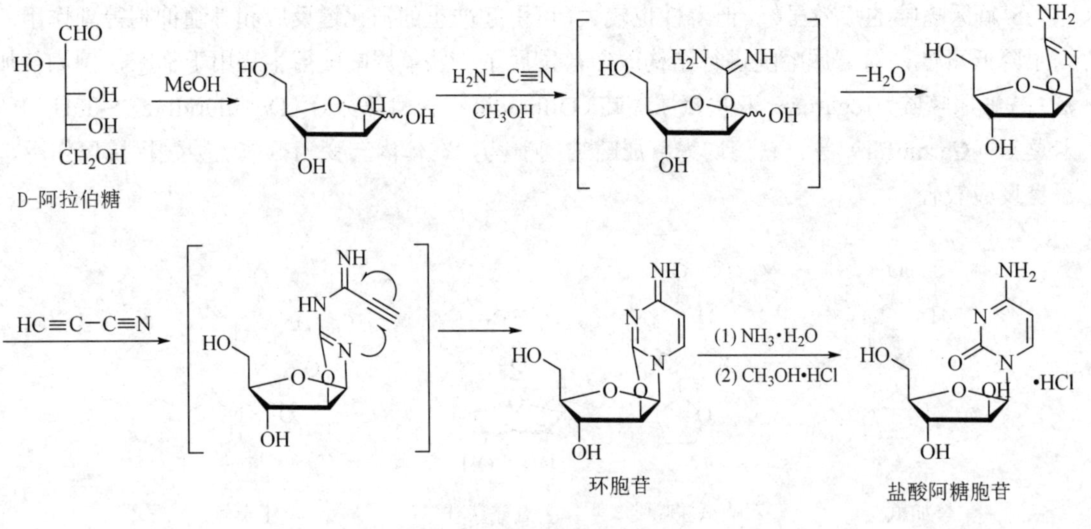

图 19-17 盐酸阿糖胞苷的合成

此法的优点是步序短、收率高，以阿糖噁唑啉为中间体，糖的 C-1 位已固定为 β-构型，避免 α-构型的产生。但合成所用的丙炔腈易爆、刺激性大，不利于大量生产。我国科研人员改用 α-氯代丙烯腈代替丙炔腈与阿糖噁唑啉反应再环合，制得环胞苷，再按前法转化为产品。

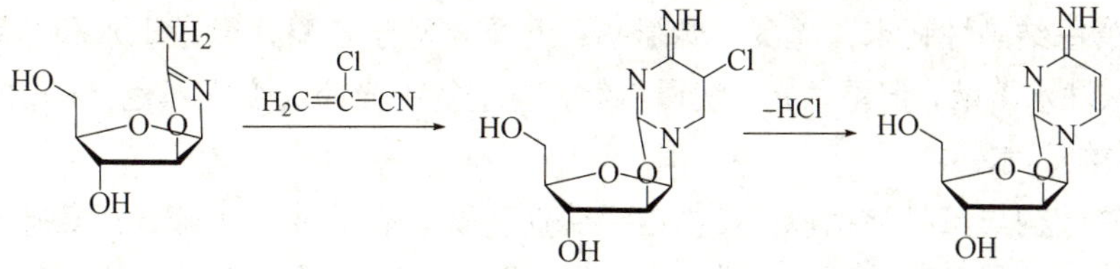

[反应式：阿糖胞苷合成反应]

盐酸阿糖胞苷口服吸收较差，会迅速被肝脏的胞嘧啶脱氨酶作用脱氨，生成无活性的尿嘧啶阿糖胞苷。因此通常是通过静脉连续滴注给药，才能得到较好的效果。

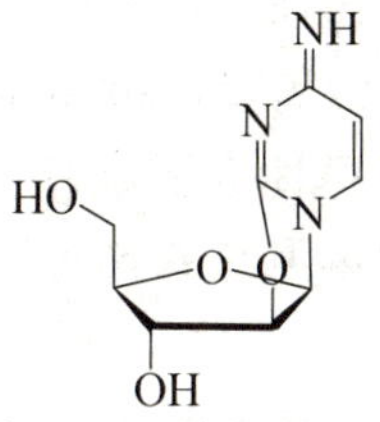

[结构式：环胞苷、吉西他滨]

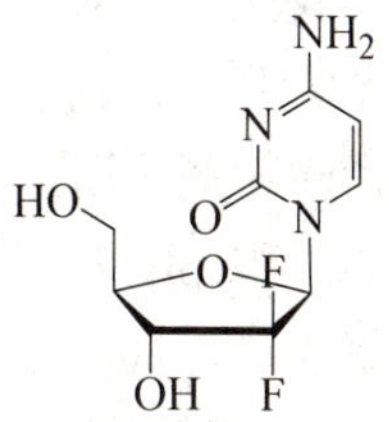

安西他滨（环胞苷，Cyclocytidine）为合成阿糖胞苷的中间体，体内代谢比阿糖胞苷慢，作用时间长，副作用较轻，临床上对各类急性白血病均有疗效，对急性粒细胞性白血病疗效最好，对脑膜白血病也有良好效果，对上皮、浅层、深层单纯疱疹性角膜炎、虹膜炎均有疗效。

吉西他滨（Gemcitabine）为 2'-脱氧 2',2'-二氟代胞苷，属细胞周期特异性抗肿瘤药物，主要杀伤处于 S 期的细胞，在一定条件下，可阻止 G_1 期向 S 期进展。本品进入人体后由脱氧胞嘧啶激酶活化起作用，形成吉西他滨磷酸盐（dFdCMP）、吉西他滨二磷酸盐（dFdCDP）和吉西他滨三磷酸盐（dFdCTP），其中 dFdCDP 和 dFdCTP 为活性物质，可以抑制 DNA 合成。dFdCDP 通过抑制核糖核酸还原酶，使三磷酸脱氧核苷产生量减少（合成 DNA 所必需），尤其是脱氧三磷酸胞苷（dCTP）减少，最终导致细胞凋亡；dFdCTP 与 dCTP 竞争掺入 DNA 链中（自身增强作用）使 DNA 链延长，DNA 聚合酶不能去除掺入的 dFdCTP，使延伸的 DNA 链不能修复，从而抑制 DNA 合成，最终导致细胞凋亡。临床上主要用于治疗胰腺癌和中、晚期非小细胞肺癌。

三、抗嘌呤代谢类

腺嘌呤和鸟嘌呤是 DNA 和 RNA 的重要组分，次黄嘌呤是腺嘌呤和鸟嘌呤生物合成的重要中间体。嘌呤类抗代谢物主要是次黄嘌呤和鸟嘌呤的衍生物，代表药物有巯嘌呤、磺巯嘌呤钠、硫唑嘌呤、硫鸟嘌呤、喷司他丁、氟达拉滨、克拉屈滨以及奈拉滨。

巯嘌呤（Mercaptopurine，6-MP）

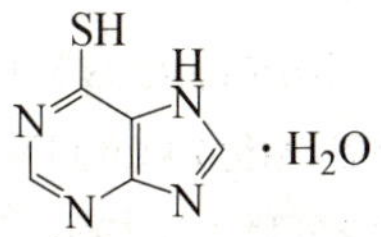

[结构式：6-巯基嘌呤·H₂O]

▲3,7-二氢嘌呤-6-硫酮一水合物
▲3,7-Dihydropurine-6-thione monohydrate

本品为黄色结晶性粉末；无臭，味微甜；几乎不溶于乙醚，微溶于水和乙醇，可溶于沸水，易溶于碱性水溶液，但不稳定，缓慢水解，置空气中光照会变成黑色；m.p. 313～314℃；在140℃失去结晶水。

巯嘌呤的结构与黄嘌呤相似，在体内经酶促转变为有活性的6-硫代次黄嘌呤核苷酸（即硫代肌苷酸），抑制腺酰琥珀酸合成酶，阻止次黄嘌呤核苷酸（肌苷酸）转变为腺苷酸（AMP）；还可抑制肌苷酸脱氢酶，阻止肌苷酸氧化为黄嘌呤核苷酸，从而抑制DNA和RNA合成。可用于各种急性白血病的治疗，对绒毛膜上皮癌、恶性葡萄胎也有效。

巯嘌呤水溶性较差，我国学者从人工合成胰岛素中用亚硫酸钠可使S-S键断裂形成水溶性R-S-SO_3^-衍生物中受到启发，得到了磺巯嘌呤钠（溶癌呤，Sulfomercaprine Sodium），增加了药物的水溶性，可作为注射剂使用，并且R-S-SO_3^-基团遇酸或巯基化合物极易分解，从而释放出巯嘌呤。由于肿瘤组织pH较正常组织低，且巯基化合物含量也比较高，因此磺巯嘌呤钠表现出一定的肿瘤组织选择性。

磺巯嘌呤钠和巯嘌呤的合成都是以硫脲为起始原料，首先合成次黄嘌呤，然后再硫代生成6-MP。6-MP用碘氧化生成二硫化物，再和亚硫酸钠作用得到一分子磺巯嘌呤钠和一分子6-MP。

在巯嘌呤的6位S原子上引入咪唑环得到硫唑嘌呤（依木兰，Azathioprine，6-AP）进入体内后转化为巯嘌呤而显效，口服吸收良好。曾用于白血病，现主要用作免疫抑制剂，治疗血小板减少性紫癜、红斑狼疮、类风湿性关节炎和器官移植等。

硫鸟嘌呤（6-Thioguanine，6-TG）在体内转化为硫代鸟嘌呤核苷酸（TGRP），阻止嘌呤核苷酸的相互转换，影响DNA和RNA合成。更重要的是，TGRP能掺入DNA和RNA，使DNA不能复制。临床用于各类型白血病，可与阿糖胞苷合用提高疗效。

喷司他丁（Pentostatin）是从抗生链霉菌（*Streptomyces Antibioticus*）代谢产物中分离得到，可以看成是腺嘌呤核苷的扩环产物。它对腺苷酸脱氨酶（Adenosine Deaminase，ADA）具有很强的抑制作用（$K_i=2.5×10^{-12}$mol/L）。ADA是一种核酸分解代谢酶，其催化作用机制如图 19-18 所示，ADA 通过对腺苷酸和脱氧腺苷酸（dAdO）的不可逆脱氨基作用使其生成次黄嘌呤核苷，最终氧化成尿酸排出体外。ADA 在淋巴组织中含量较高，喷司他丁作为该酶促反应中的过渡态中间体抑制剂发挥作用。此外，喷司他丁也可抑制 RNA 合成，加剧 DNA 的损伤。

图 19-18 腺苷酸脱氨酶的催化反应机制

第三节　干扰微管蛋白的药物

微管蛋白（Tubulin）是一类结构蛋白，在真核细胞中可装配成长管状细胞器结构——微管（Microtube），对细胞分裂至关重要。在有丝分裂中期（Metaphase），细胞质中形成纺锤体，分裂后的染色体排列在中间的赤道板上；在有丝分裂后期（Anaphase），这两套染色体靠纺锤体中微管及其马达蛋白的相互作用向两极的中心体移动；在有丝分裂的末期（Telophase），到达两极的染色体分别形成两个子细胞的核（图 19-19）。

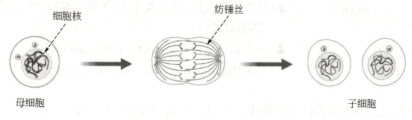

图 19-19　细胞有丝分裂示意图

微管蛋白有 α 和 β 两个亚基，每个亚基的分子质量约为 50kD。微管蛋白二聚体（Tubulin Dimers）由 α 和 β 两个亚基组成。微管由微管蛋白二聚体有序聚合而成，直径为 30nm。当细胞趋于分裂时，微管解聚为微管蛋白，然后在分裂过程中重新聚合成微管发挥作用（图 19-20）。

第十九章　抗肿瘤药物

除在有丝分裂中起重要作用外，微管还具有维持细胞形态、固定细胞器位置、参与细胞的位移活动和细胞内物质的运输等多种功能。目前临床上作用于微管的药物主要是通过干扰微管蛋白聚合和解聚的动态动力学平衡，从而干扰肿瘤细胞的有丝分裂，抑制肿瘤生长。

微管蛋白抑制剂又被称为有丝分裂抑制剂。目前已被批准用于肿瘤治疗的微管蛋白抑制剂包括紫杉醇、长春碱类药物。微管蛋白抑制剂根据其作用机制不同主要分为两大类：①抑制微管蛋白聚合，阻碍纺锤体的形成，如作用于秋水仙碱位点（Colchicine Binding Site，CBS）和长春碱位点（Vinblastine Binding Site）的药物；②促进微管蛋白聚合，抑制细胞分裂，如作用于紫杉醇位点（Paclitaxel Binding Site）的药物等。

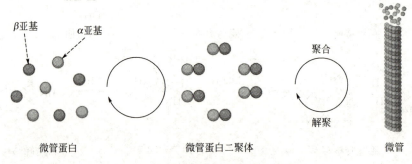

图 19-20　微管蛋白抑制剂的作用机制

一、抑制微管蛋白聚合的药物

秋水仙碱（Colchicine）、秋水仙胺及鬼臼毒素作用于微管蛋白上的同一个结合位点。在微管蛋白二聚体上的 α 亚基和 β 亚基之间有一个与秋水仙碱相结合的高亲和位点，当秋水仙碱与该位点结合后，微管蛋白的聚合反应受阻，阻止纺锤丝形成，染色体不能向两极移动，最后因细胞核结构异常而导致细胞死亡。当细胞内 3%～5% 的微管蛋白与秋水仙碱结合成复合物时，细胞分裂被完全阻断。

秋水仙碱（Colchicine）

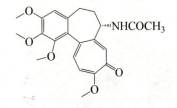

▲(S)-N-(1,2,3,10-四甲氧基-9-氧代-5,6,7,9-四氢苯并[a]庚烯-7-基)乙酰胺

▲(S)-N-(1,2,3,10-Tetramethoxy-9-oxo-5,6,7,9-tetrahydrobenzo[a]heptalen-7-yl)acetamide

本品为类白色至淡黄色结晶性粉末；无臭；略有引湿性；遇光色变深。本品极微溶于乙醚，在水中溶解（但在一定浓度的水溶液中能形成半水合物的结晶析出），易溶于乙醇或氯仿；$[\alpha]_D^{20} = -129.0°$（$c=1$，氯仿）。

秋水仙碱是从百合科植物秋水仙中提取得到的生物碱，作为典型的抗有丝分裂药物，其毒性较大，临床上已基本不用于治疗肿瘤，只用于抗痛风和抗风湿性关节痛。秋水仙碱对乳腺癌疗效较好，对宫颈癌、皮肤癌等也有治疗作用，不良反应有骨髓抑制、胃肠道反应、多发性神经炎、脱发等。

秋水仙碱的 7 位手性碳原子为 7S-构型具有抗肿瘤活性；C 环是与微管蛋白结合的重要部位；1、2、10 位的甲氧基和 9 位的羰基是秋水仙碱和微管蛋白结合所必不可少的基团。

秋水仙碱在肝脏中进行代谢，CYP3A4 是其主要代谢酶，主要代谢产物为 2-去甲基秋水仙碱和 3-去甲基秋水仙碱，次级代谢产物为 10-去甲基秋水仙碱（图 19-21）。

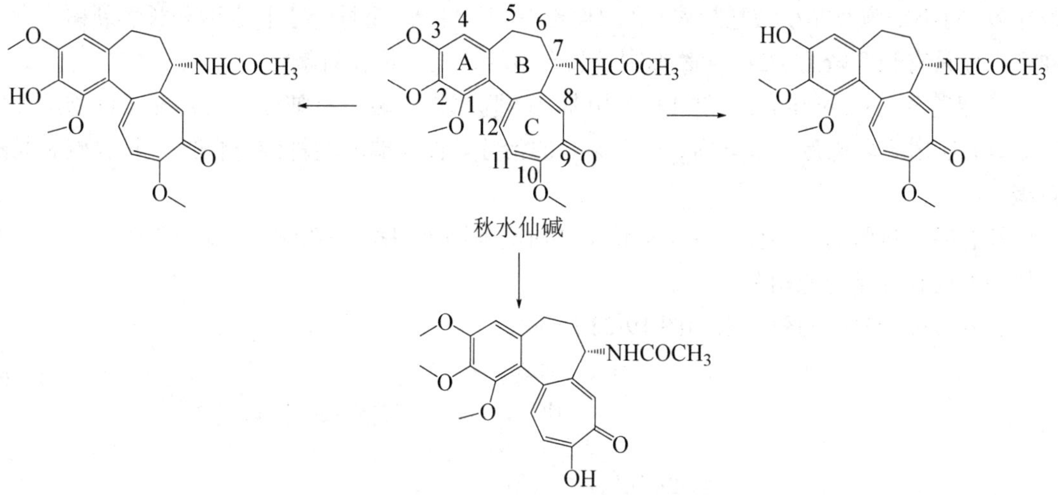

图 19-21 秋水仙碱的代谢途径

长春碱类、美登木素等生物碱在微管蛋白上有两个结合位点，而且均与秋水仙碱的结合位点不同。长春碱类药物在与微管蛋白结合时，与未受损的微管蛋白在"生长末端"有较高的亲和力，从而阻止微管蛋白二聚体聚合成微管。另外，长春碱类药物在微管壁上有一个低亲和力的结合位点，可诱使微管在细胞内形成聚集体。通过上述作用，长春碱类药物可使肿瘤细胞停止于分裂中期，从而阻止细胞增殖。此外，长春碱类药物和长春新碱类药物干扰细胞膜对氨基酸的转运，抑制蛋白质合成；还可抑制 RNA 聚合酶而抑制 RNA 的合成，将细胞杀灭于 G_1 期。

长春碱类抗肿瘤药是从夹竹桃科植物长春花（*Catharanthus Roseus*）分离得到的生物碱。主要有长春碱（Vinblastine）和长春新碱（Vincristine）。

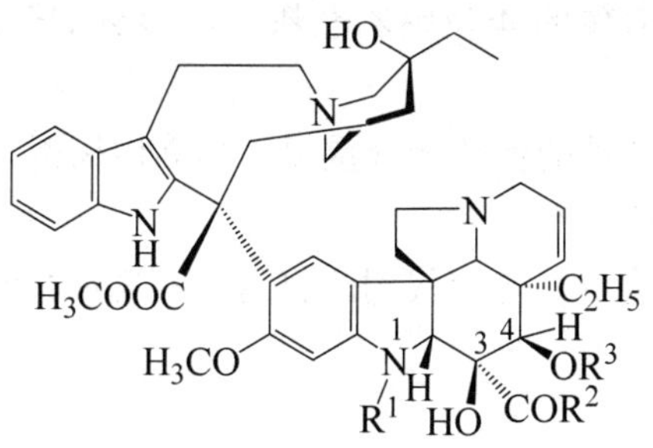

	R^1	R^2	R^3
长春碱	CH_3	OCH_3	$COCH_3$
长春新碱	CHO	OCH_3	$COCH_3$
长春地辛	CH_3	NH_2	H

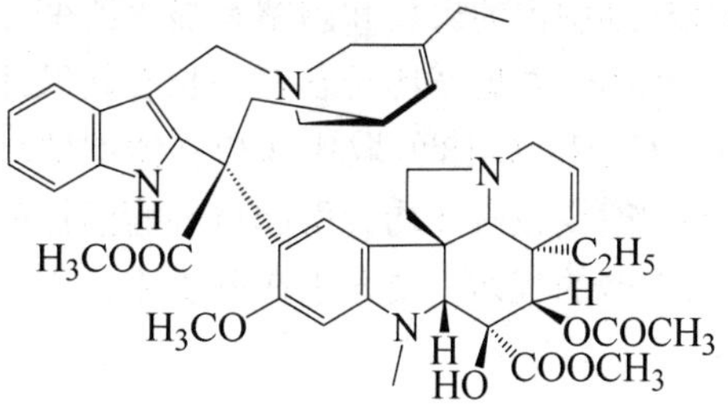

长春瑞滨

第十九章 抗肿瘤药物

长春碱主要对淋巴瘤、绒毛膜上皮癌及睾丸肿瘤有效,对肺癌、卵巢癌及单核细胞白血病也有效。长春新碱主要用于治疗儿童急性白血病,其对动物肿瘤的疗效超过长春碱,与长春碱之间没有交叉耐药现象。其毒性反应与长春碱相近,但对神经系统毒性更突出,骨髓抑制和胃肠道反应较轻。

在对长春碱结构改造的过程中,合成了长春地辛(长春酰胺,Vindesine),其对动物肿瘤的抑制活性远优于长春碱和长春新碱,对急性淋巴细胞性白血病及慢性粒细胞性白血病有显著疗效。对小细胞及非小细胞肺癌、乳腺癌也有较好疗效。毒性介于长春碱和长春新碱之间,神经毒性只有长春碱的 1/2;骨髓抑制较长春碱轻,但较长春新碱强。

长春瑞滨(Vinorelbine)是 13'-脱甲基-16'-脱水长春碱,对肺癌尤其是非小细胞肺癌的疗效好,还用于乳腺癌、卵巢癌、食道癌等的治疗。长春瑞滨的神经毒性低于长春碱和长春新碱。

长春碱类抗肿瘤药物会产生耐药性,并对其他同类型抗肿瘤药物产生交叉耐药,这与 P-糖蛋白的药物外排功能相关。

长春碱类药物的构效关系如图 19-22 所示。

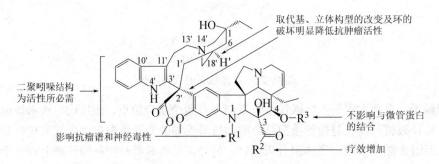

图 19-22　长春碱类药物构效关系

① 长春碱和长春新碱在 N-1 的取代基 R^1 分别为甲基和甲酰基。由于 N-1 取代基的不同,造成了长春碱和长春新碱在抗肿瘤谱、抗肿瘤活性、神经毒性上的差异。

② C-3 和 C-4 位酯基的修饰对化合物与微管蛋白的结合亲和力影响较小或没有影响,但对药物在细胞内的聚集和潴留有显著改变。如在长春碱的 4 位脱乙酰基、3 位将酯基改为酰胺后得到的长春地辛比长春碱和长春新碱疗效更优。

③ C-2'和 C-18'的取代基和立体构型对抗肿瘤活性的保留十分重要。其立体构型、取代基、环的改变或破坏均会引起抗肿瘤活性的完全丧失。

长春碱的代谢主要发生在肝脏中,由 CYP450 介导,主要代谢产物为去乙酰长春碱(图 19-23)。

二、抑制微管蛋白解聚的药物

紫杉醇(Paclitaxel)是发现的第一个能够与微管蛋白聚合体相互作用的药物,其作用机制为稳定微管二聚体,防止其解聚,从而抑制细胞的有丝分裂,促进细胞凋亡。与上述提到的抑制微管聚合药物如秋水仙碱、长春碱及长春新碱作用机制相反。

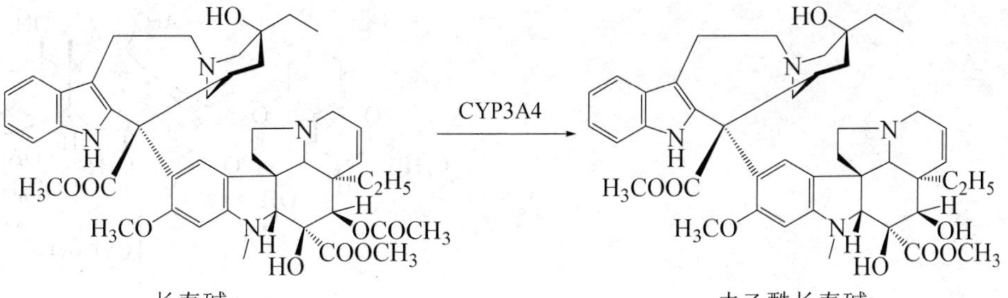

图 19-23　长春碱的代谢途径

紫杉醇是 1971 年首次分离得到的短叶红豆杉树皮的提取物，目前从红豆杉科 2 属 8 个种中已经发现了大量含有紫杉醇骨架及类似骨架的化合物，但是它们的抗癌活性都弱于紫杉醇。紫杉醇 1992 年上市，主要用于卵巢癌、乳腺癌及非小细胞肺癌的治疗。

紫杉醇（Paclitaxel）

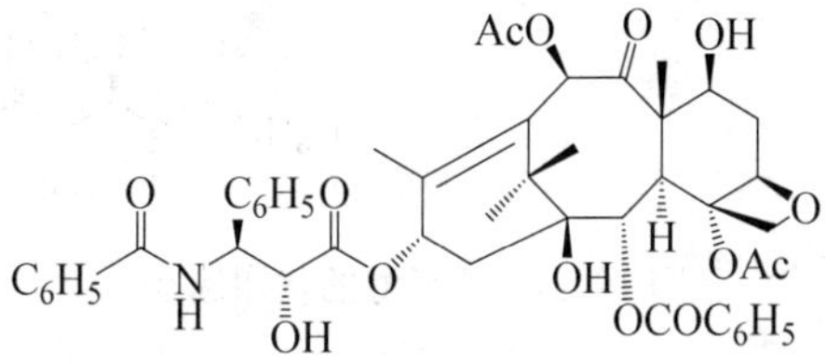

▲(2a*R*,4*S*,4a*S*,6*R*,9*S*,11*S*,12*S*,12a*R*,12b*S*)-9-[(2*R*,3*S*)-3-苯甲酰氨基-2-羟基-3-苯丙酰基氧基]-12-苯甲酰氧基-4,11-二羟基-4a,8,13,13-四甲基-5-氧基-3,4,4a,5,6,9,10,11,12,12a-十氢-1*H*-7,11-甲酰基环癸[3.4]苯并[1,2-*b*]氧基-6,12b(2a*H*)-二醇二乙酸酯

▲(2a*R*,4*S*,4a*S*,6*R*,9*S*,11*S*,12*S*,12a*R*,12b*S*)-9-((2*R*,3*S*)-3-Benzamido-2-hydroxy-3-phenylpropanoyloxy)-12-benzoyloxy-4,11-dihydroxy-4a,8,13,13-tetramethyl-5-oxo-3,4,4a,5,6,9,10,11,12,12a-decahydro-1*H*-7,11-methanocyclodeca[3.4]benzo[1,2-*b*]oxete-6,12b(2a*H*)-diol diacetate

本品为白色或类白色结晶性粉末；几乎不溶于水，微溶于乙醚，溶解于甲醇、乙醇或氯仿；$[\alpha]_D^{20} = -49.0°\sim-55°$（$c=1$，甲醇）。

紫杉醇常用的制剂为水针剂，2～8℃避光保存，静脉滴注后血浆消除呈二室模型。平均半衰期 α 为 0.27h，半衰期 β 为 6.4h，其血浆蛋白结合率为 95%～98%，仅 5%通过肾脏排出。紫杉醇主要通过 CYP450 代谢，主要代谢产物为 6α-羟基紫杉醇，次要代谢产物为 3'-对羟基紫杉醇和 6α-羟基-3'-对二羟基紫杉醇（图 19-24）。

紫杉醇水溶性差（0.03mg/mL），口服生物利用度低，很难制成合适的制剂；自然界中紫杉醇含量低（红豆杉植物中含量约 0.07%），且红豆杉剥皮后不能再生，致使来源受限。

对于紫杉醇水溶性差的特点，根据前药设计原理对紫杉醇的取代基进行修饰来改善水溶性，其中 C-2'位的修饰被认为是一种有前景的前药设计；或者发现新型骨架的紫杉醇类似物来取代紫杉醇。

图 19-24 紫杉醇的代谢途径

多西紫杉醇（Docetaxel，Taxotere），又称多西他赛，是由 10-去乙酰基浆果赤霉素Ⅲ进行半合成得到的紫杉醇类似物，保持了紫杉醇 2'R, 3'S 构型，主要变化是 10 位碳上的取代基和 3'位上的侧链。与紫杉醇相比，多西紫杉醇的水溶性得到改善，生物利用度得到提升，且在相同剂量下具有更低的毒副作用，并且抗肿瘤谱更广。该药于 1996 年被批准上市用于治疗乳腺癌、非小细胞肺癌、前列腺癌及头颈癌等肿瘤疾病。多西紫杉醇采用多乙基醚（Polysorbate-80）助溶制成针剂，可以用于化疗失败后的乳腺癌患者。研究表明多西紫杉醇在敏感细胞中的活性要比紫杉醇高 1.3~12 倍，并对紫杉醇耐药的细胞株有效。急性超敏反应是多西紫杉醇最严重的不良反应，发生率高达 40%，且多数在给药 10min 内出现。因此紫杉醇类药物的发现与结构优化依然是研究热点之一。

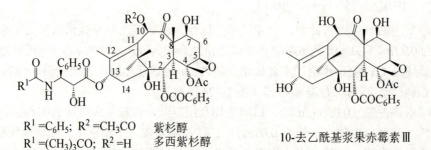

$R^1 = C_6H_5$; $R^2 = CH_3CO$ 紫杉醇
$R^1 = (CH_3)_3CO$; $R^2 = H$ 多西紫杉醇

10-去乙酰基浆果赤霉素Ⅲ

紫杉醇类药物的构效关系如图 19-25 所示。

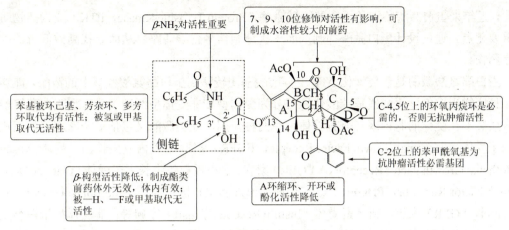

图 19-25　紫杉醇类药物的构效关系

第四节　分子靶向药物

一、小分子激酶抑制剂

传统抗肿瘤药物是指能够直接杀伤肿瘤细胞，抑制肿瘤细胞生长、增殖的一类细胞毒类化疗药物，在恶性肿瘤的综合治疗中占有重要地位。一些直接作用于 DNA 的药物、干扰 DNA 合成的药物及作用于微管蛋白的药物都是通过影响 DNA 合成和细胞有丝分裂而发挥作用。这些药物的抗肿瘤作用较强，但由于缺乏选择性，毒副作用较大，容易产生耐药性。

近年来，伴随着生命科学的发展，肿瘤发生和发展的生物学机制被深入了解，使得抗肿瘤药物的研究开始走向合理设计靶向药物的方向，并在治疗肝癌、非小细胞肺癌以及其他恶性肿瘤方面取得了显著的疗效。肿瘤分子靶向治疗是指在细胞分子水平上，针对主要的致癌相关分子设计相应的治疗药物。药物进入体内后特异性地与致癌因子发生作用，调控受体的表达或下游基因的翻译水平，达到程序化逆转肿瘤细胞分化的能力，或者间接靶向肿瘤新生血管，使肿瘤细胞缺血而产生凋亡、坏死。肿瘤分子靶向治疗具有特异性抗肿瘤作用，可以减少对正常组织的损伤，因此毒性明显降低。

蛋白质的磷酸化是指在蛋白激酶催化下 ATP 或 GTP 的 γ 位磷酸基团被转移到底物蛋白质的氨基酸残基上的过程。其逆转过程是由蛋白磷酸酶催化的，称为蛋白质的脱磷酸化（去磷酸化）。作为一种基础修饰类型，蛋白质的磷酸化和去磷酸化在细胞活动的各个方面都扮演着重要角色，如基因转录、表达、细胞增殖、分化、凋亡，信号转导、免疫调控和肿瘤发生等。

蛋白质的磷酸化过程主要发生在丝氨酸/苏氨酸（Ser/Thr）和酪氨酸（Tyr）残基上，部分发生在天冬氨酸（Asp）或组氨酸（His）残基上。Ser/Thr 残基的磷酸化对酶的活性调节非常重要，而 Tyr 残基的磷酸化不仅可以调节酶的活性，还能促使蛋白质产生特异性吸附位点。

因此，近年来蛋白激酶特别是蛋白酪氨酸激酶（Protein Tyrosine Kinase，PTK）成为药物研究的重要靶点。通过设计蛋白激酶抑制剂而干扰细胞信号传导通路，从而寻找高效低毒的肿瘤治疗药物。

蛋白酪氨酸激酶是一类催化 ATP 上 γ-磷酸基团转移到蛋白酪氨酸残基上的激酶，能够催化多种底物蛋白的酪氨酸残基磷酸化，可分为受体型和非受体型两种。受体型蛋白酪氨酸激酶直接装配在受体的胞内区，兼有受体和酶两种作用，此类激酶又包括多个家族，如表皮生长因子受体（Epidermal Growth Factor Receptor，EGFR）家族、血管内皮生长因子受体（Vascular Endothelial Growth Factor Receptor，VEGFR）家族、血小板衍生生长因子受体（Platelet-Derived Growth Factor Receptor，PDGFR）家族、成纤维细胞生长因子受体（Fibroblast Growth Factor Receptor，FGFR）家族、胰岛素受体（Insulin Receptor，InsR）家族等；非受体型蛋白酪氨酸激酶与受体的结合发生在胞内区，有助于受体传导信号，此类激酶家族主要有 Src、Abl、Jak、Csk、Fak、Fes 等。蛋白酪氨酸激酶功能的失调会引发生物体内的一系列的改变。已有研究表明，超过 50% 的原癌基因和癌基因产物都具有蛋白酪氨酸激酶活性，它们的异常表达会使细胞增殖调节紊乱，从而导致肿瘤发生。此外，酪氨酸激酶的异常表达还与肿瘤的侵袭和转移、肿瘤新生血管的生成、肿瘤的化疗抗性等密切相关。

1. Bcr-Abl 蛋白激酶抑制剂

慢性髓细胞样白血病（CML）是一种以过量的髓细胞增生为特征的血液干细胞紊乱疾病。CML 患者的特征为 9 号染色体长臂的末端（称为 Abl）和 22 号染色体短臂的首端（称为 Bcr）发生易位（Translocation），产生的新染色体被称为"费城染色体"。当体内出现"费城染色体"后，该异变的基因就会表达一种定位于细胞质的 Bcr-Abl 融合蛋白。该融合蛋白具有异常激活蛋白酪氨酸激酶的活性，导致自身酪氨酸残基及许多重要的底物蛋白磷酸化，从而激活多种信号传导通路，使细胞在不依赖细胞因子的情况下发生恶性转化、过度增殖和分化，并使细胞的凋亡受到抑制，干扰了骨髓中调控白细胞正常水平的功能，导致慢性粒细胞白血病的发生（图 19-26）。

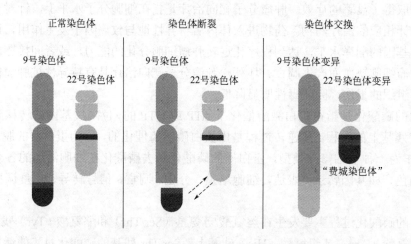

图 19-26 "费城染色体"的形成过程

Bcr-Abl 阳性白血病的病理特征是 Bcr-Abl 过度激活，引起下游信号过度磷酸化，从而引起各种信号通路的改变。因此，Bcr-Abl 蛋白激酶被认为是治疗 CML 的药物作用靶点。甲磺酸伊马替尼是以 Bcr-Abl 蛋白激酶为靶点的 CML 治疗药物。

甲磺酸伊马替尼（Imatinib Mesylate）

▲4-(4-甲基-1-哌嗪基)甲基-N-{4-甲基-3-[4-(3-吡啶基)-2-嘧啶基]氨基}苯基)苯甲酰胺甲磺酸盐

▲4-(4-Methyl-1-piperazinyl)methyl-N-(4-methyl-3-(4-(3-pyridinyl)-2-pyrimidinyl)amino)phenyl)benzamide methanesulfonate

本品为白色至微黄色的结晶性粉末。溶于二甲基亚砜、甲醇和丙酮等有机溶剂。本品有两种晶型：α 晶型，m.p. 48.5～52℃；β 晶型，m.p. 216～217℃。

甲磺酸伊马替尼主要通过 CYP3A4 在肝脏代谢。其在人体内的主要活性代谢物是 N-去甲基衍生物，其活性与伊马替尼相当。

在研究蛋白激酶 C（Protein Kinase C，PKC）抑制剂时，发现苯氨基嘧啶类化合物对 PKC 有较好的抑制活性。在嘧啶环的 4 位引入一个 3'-吡啶基，得到化合物 A，其对 PKC 的抑制活性增强。在化合物 A 苯氨基的苯环上引入苯甲酰氨基后得到化合物 B，对 Bcr-Abl 蛋白激酶具有抑制活性。深入的构效关系研究发现，在苯氨基嘧啶的苯环 6 位引入甲基后，得到化合物 CGP 53716，进一步增加了对 Bcr-Abl 蛋白激酶的抑制活性（IC$_{50}$=0.1μmol/L），而 PKC 的抑制活性消失，实现了选择性。产生这一转变的主要原因是甲基的空间位阻作用，迫使 CGP 53716 中的嘧啶环和与之相连的苯环的夹角增大到接近垂直。化合物的构象改变使之与 Bcr-Abl 激酶的蛋白结合更加紧密，因此对 Bcr-Abl 激酶的抑制活性大大提高，而原来对 PKC 的抑制活性彻底消失。CGP 53716 的溶解性很差，口服生物利用度低，需要进一步修饰以提高水溶性。在其分子中引入 N-甲基哌嗪基团后，得到伊马替尼，其对 Bcr-Abl 激酶的抑制活性进一步提高（IC$_{50}$=0.025μmol/L），水溶性也得到了改善（生理条件下约 50mg/L）（图 19-27）。

2-苯氨基嘧啶 (PAP)   A   B
                      PKC抑制活性增强   具Bcr-Abl激酶抑制活性

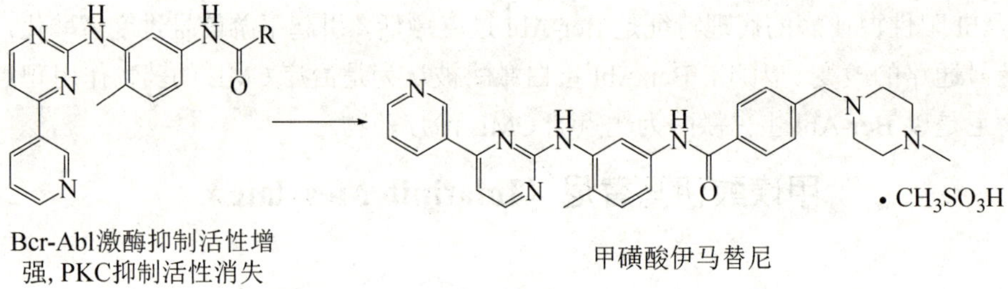

图 19-27 伊马替尼的研究历程

伊马替尼与 Bcr-Abl 激酶作用的晶体结构表明，分子中酰胺键能够与酶活性部位的 Glu 和 Asp 氨基酸残基形成氢键作用，实现分子对 Bcr-Abl 激酶的高选择性；分子中苯胺上的-NH 与门控残基（Gatekeeper Residue）Thr 残基形成氢键，而甲基哌嗪部分与 Glu 残基形成静电相互作用（图 19-28）。伊马替尼的构效关系如图 19-29 所示。

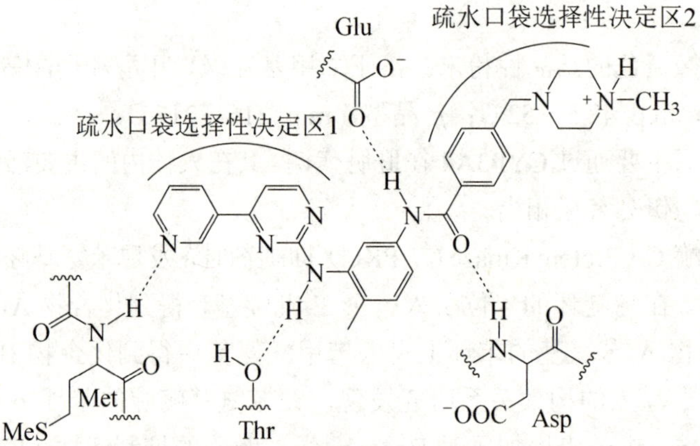

图 19-28 伊马替尼与 Bcr-Abl 激酶活性部位的结合作用示意图

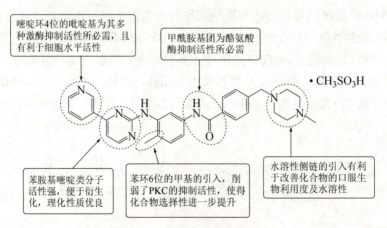

图 19-29 伊马替尼的构效关系

甲磺酸伊马替尼的合成是以 4-甲基-3-硝基苯胺为起始原料，依次经酰化、取代、硝基还原反应后，再与单氰胺反应生成胍中间体，最后经环合反应、成盐制得甲磺酸伊马替尼。

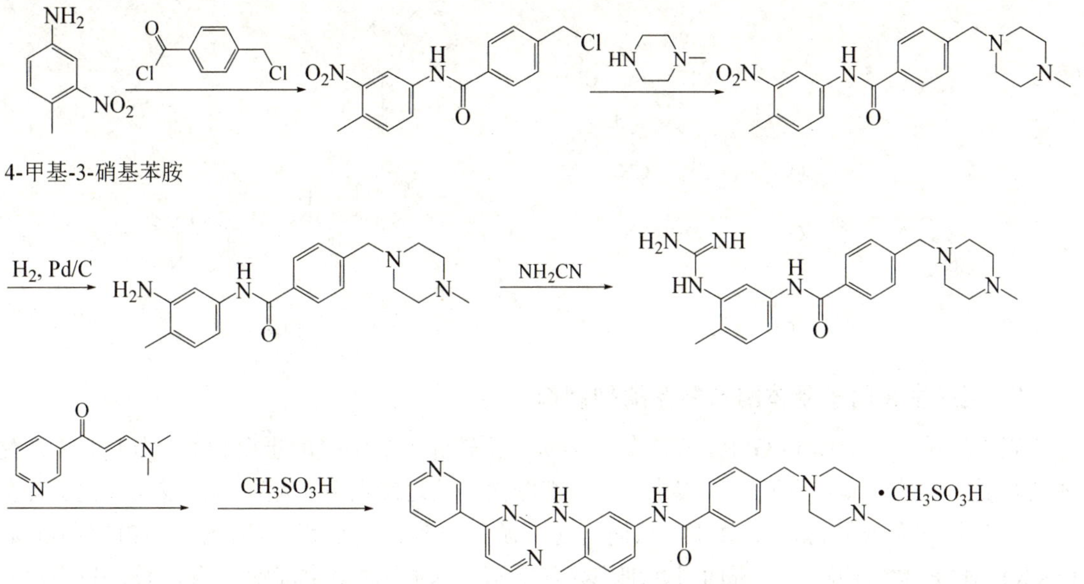

4-甲基-3-硝基苯胺

甲磺酸伊马替尼

甲磺酸伊马替尼用于治疗费城染色体阳性的慢性髓性白血病（Ph+ CML）的慢性期、加速期或急变期，以及不能切除和/或发生转移的恶性胃肠道间质瘤（GIST）的成人患者。伊马替尼的临床应用极大地改善了慢性髓性白血病（CML）患者的生存质量，在临床应用中表现出良好的安全性。但是在用伊马替尼治疗的过程中，部分患者出现了耐药情况。其主要原因是这些病人体内表达 Abl 激酶的基因发生了点突变，导致 Abl 激酶的氨基酸改变，从而使伊马替尼不能与 Abl 激酶形成较好的相互作用。

为了应对这种耐药情况，开发了第二代 Bcr-Abl 激酶抑制剂，用 4-甲基吡唑代替伊马替尼的 N-甲基哌嗪基团，同时引入三氟甲基，并且酰胺键的方向发生翻转得到尼洛替尼（Nilotinib）。尼洛替尼对表达 Bcr-Abl 耐伊马替尼的细胞如 K562、KBM5 等有很好的抑制活性。达沙替尼（Dasatinib）对包括 Bcr-Abl 在内的多种激酶具有抑制作用，对 Bcr-Abl 和 Src-家族激酶的 IC$_{50}$ 值达到 1nmol/L 以内。临床上用于治疗对伊马替尼耐药或不能耐受的成人慢性髓细胞白血病和费城染色体阳性的急性淋巴母细胞白血病。此外，第二代 Bcr-Abl 激酶抑制剂还有波舒替尼（Bosutinib）。但是仍有部分患者因为发生 T315I 突变而对上述所有抑制剂耐药。第三代抑制剂帕纳替尼（Ponatinib）可有效克服由 T315I 突变所介导的耐药，用于治疗成人耐药的 CML 和 Ph 染色体阳性的 ALL（急性淋巴细胞白血病）患者。

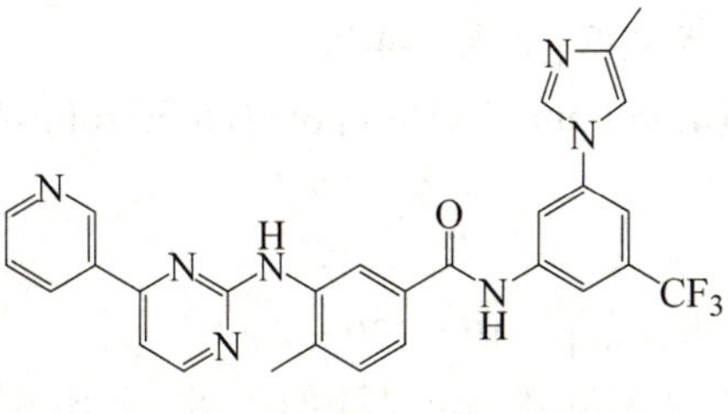

尼洛替尼 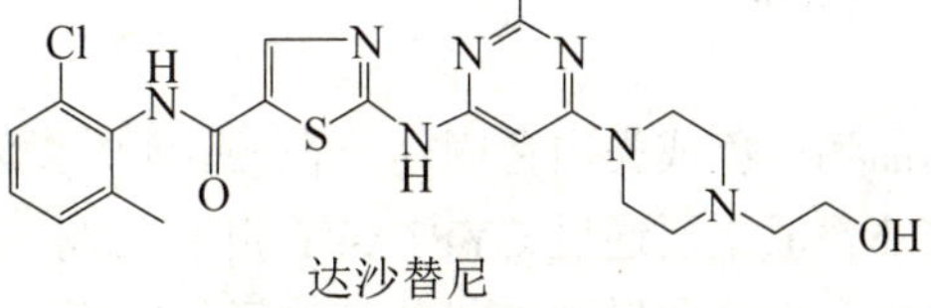　　　　　　　达沙替尼

第十九章　抗肿瘤药物

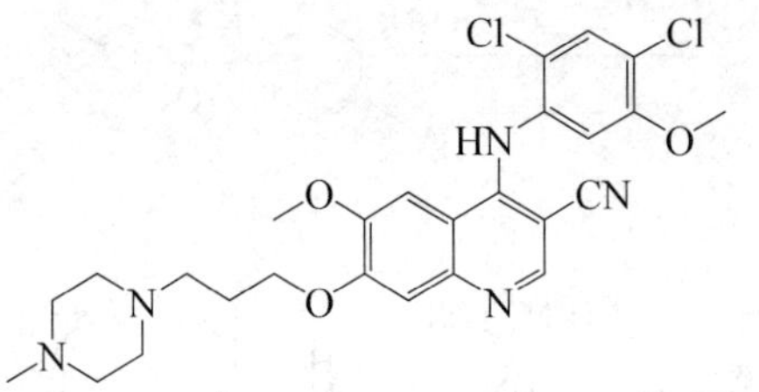

波舒替尼 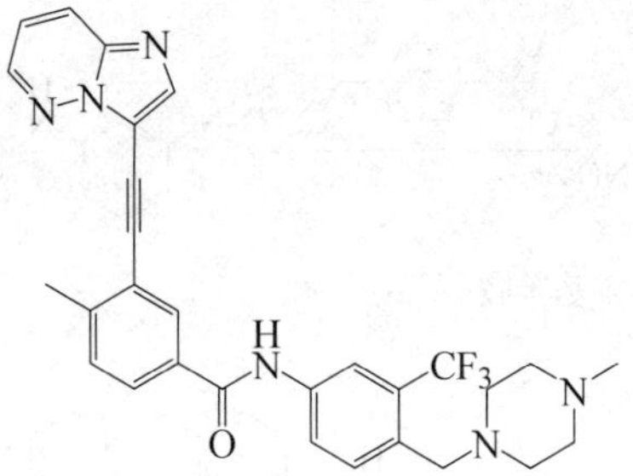 　　　　　　　　　帕纳替尼

2. 表皮生长因子受体酪氨酸激酶抑制剂

表皮生长因子受体（EGFR）家族是一类研究比较深入的酪氨酸蛋白激酶。当 EGFR 与配体结合后，促使受体自身发生磷酸化，并与细胞内一些适配器分子相结合，或与其他受体分子形成各种同源或异源的二聚体，从而引起下游一系列信号通路的激活，如 PI3K/Akt 和 Ras/Raf/MAP 激酶通路等，进而引起细胞异常增殖、躲避凋亡及细胞侵入和转移。目前已知多种实体肿瘤的发生都与肿瘤组织中 EGFR 的异常活化有关，如非小细胞肺癌、头颈癌、直肠癌和乳腺癌等。

EGFR 是广泛存在于哺乳动物细胞中的跨膜蛋白，有三个区域：①胞外配体结合区；②跨膜结构域；③胞内酪氨酸激酶活性区。目前针对 EGFR 的分子靶向药物主要包括两个方向。一个方向是选择性抑制胞外配体结合区，通过和内源性配体竞争性结合受体膜外区，阻断信号传导。但由于内源性配体和受体之间为复杂的蛋白-蛋白相互作用，小分子难以阻止这种相互作用，且小分子对激酶的抑制活性不高，因此通常设计单克隆抗体来实现对 EGFR 的抑制作用。另一个方向是选择性抑制胞内酪氨酸激酶活性区，通过设计 ATP 或底物类似物，与 ATP 或底物以竞争的方式与酶结合，从而抑制酶的催化活性和酪氨酸的自磷酸化，实现阻止下游信号传导的目的。

吉非替尼（Gefitinib）

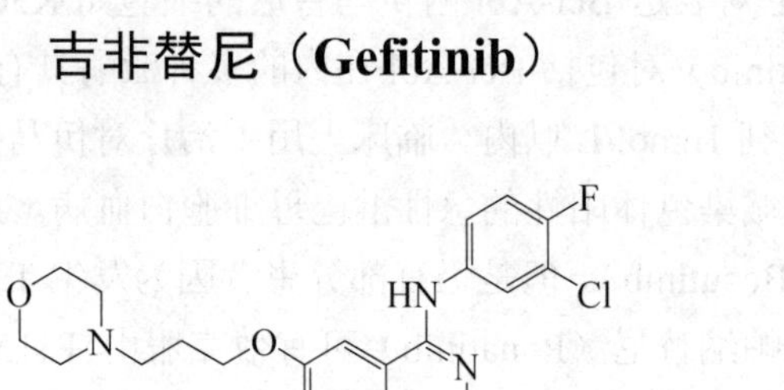

▲ *N*-(3-氯-4-氟苯基)-7-甲氧基-6-[3-(吗啉-4-基)丙氧基]喹唑啉-4-胺
▲ *N*-(3-Chloro-4-fluorophenyl)-7-methoxy-6-(3-(morpholin-4-yl)propoxyl)quinazolin-4-amine

本品为白色或类白色固体，在 pH<4 时微溶于水；m.p. 119～120℃。

吉非替尼主要通过 CYP3A4 在肝脏代谢，包括 *N*-丙氧基吗啉基团的代谢、喹唑啉上甲氧基基团的去甲基化以及卤代苯基的氧化脱氟。

吉非替尼为首个选择性 EGFR-TKIs，对 EGFR 中 ErbB1 的选择性较 ErbB2 强 200 倍，且在多种肿瘤细胞系中均能有效阻止 EGFR 受体的自身磷酸化，临床主要用于非小细胞肺癌的治疗。

本品的合成是以 6,7-二甲氧基喹唑啉-4(3H)-酮为原料，依次经 6 位脱甲基、乙酰化、氯代、3-氯-4-氟苯胺亲核取代、水解和取代反应制得吉非替尼。

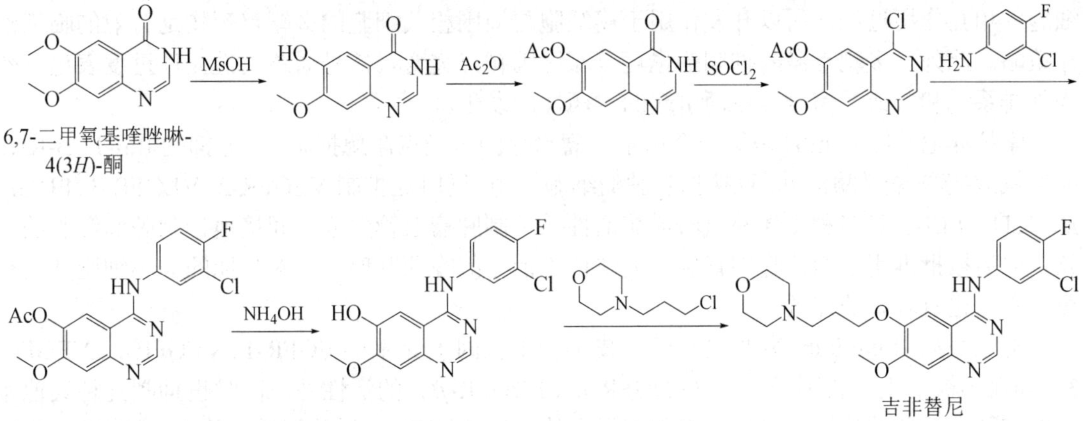

厄洛替尼（Erlotinib）通过与细胞内 ATP 竞争性结合 EGFR 的胞内区活性区域位点，抑制磷酸化反应，进而阻断其下游的 STAT、PKB 通路及 MAPK 途径，阻断肿瘤生长及转移。厄洛替尼对各类别非小细胞肺癌患者均有效，且耐受性好，无骨髓抑制和神经毒性，能显著延长生存期，改善患者生活质量。

此类药物还有埃克替尼（Icotinib）以及拉帕替尼（Lapatinib），后者能有效抑制人类表皮生长因子受体-1（ErbB1）和人类表皮生长因子受体-2（ErbB2）活性。

临床试验中发现厄洛替尼和吉非替尼会产生严重的上表皮毒性等副作用。此外，治疗一段时间后激酶结构区域出现了多种突变（主要包括 T790M 突变），使得患者对第一代药物表现出耐药性。

为应对新的突变，阿法替尼（Afatinib）作为第二代 EGFR 抑制剂被批准上市。阿法替尼是一种不可逆共价抑制剂，其结构中含有可以与 Cys797 发生迈克尔加成反应的丙烯酰胺基团，通过增强与激酶的相互作用以克服 EGFR T790M 相关突变产生的耐药性。但是，这些抑制剂普遍对 T790M 突变型和野生型 EGFR 激酶之间缺乏选择性，因而会产生一系列严重的剂量依赖性毒副作用，如皮疹、腹泻、恶心、疲劳等。

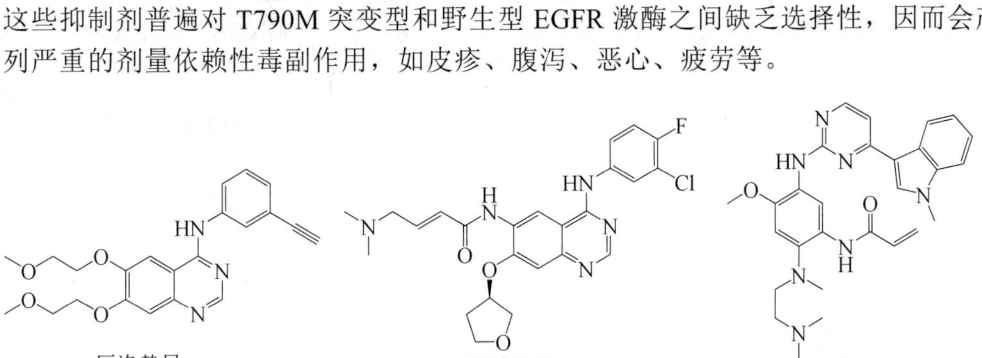

第三代 EGFR 抑制剂对野生型 EGFR 和双突变体均具有良好的选择性。几乎所有的第三代 EGFR 抑制剂都在 EGFR T790M 活性位点采用 U 形构象，同时，分子中的丙烯酰胺基团

第十九章 抗肿瘤药物

与 Cys797 形成共价键。奥希替尼（Osimertinib，AZD9291）于 2015 年上市，作为不可逆的选择性 EGFR 突变抑制剂，是全球首个获批的用于第一/二代 EGFR 靶向药物获得性耐药（T790M 突变阳性）局部晚期或转移性非小细胞肺癌的药物。

3. 多靶点酪氨酸激酶抑制剂

恶性肿瘤的发生发展往往是由多种因素共同作用的结果，包括癌细胞以及癌细胞与周围细胞的相互作用过程，所以开发作用于癌细胞与周围相关细胞的多靶点药物是有效的临床治疗策略。此外，多靶点激酶抑制剂也可以减缓因靶点突变、信号通路关键元件过度表达、药物外排系统和（或）信号旁路而引起的耐药性的发生。

索拉非尼（Sorafenib）是第一个用于肿瘤治疗的多靶点激酶抑制剂，能抑制 Raf-1、B-RAF 的丝氨酸/苏氨酸激酶活性，直接抑制肿瘤细胞增殖，同时还抑制 VEGFR-2、VEGFR-3、PDGF-β、KTI、FLT-3 等多种受体酪氨酸激酶活性，抑制肿瘤血管生成，间接地抑制肿瘤细胞的生长。先后被批准用于治疗晚期肾癌、无法切除治疗的晚期肝癌。它对晚期的非小细胞肺癌和黑色素瘤也有较好的疗效。

舒尼替尼（Sunitinib）除抑制血管内皮细胞生长因子受体（VEGFR-1、VEGFR-2、VEGFR-3）和血小板衍生生长因子受体（PDGFR-α、PDGFR-β）的活性外，同时也抑制几种其他相关的酪氨酸激酶的活性，包括干细胞因子受体（KIT）、FMS 样酪氨酸激酶 3（FLT3）、集落刺激因子受体 1（CSF-1R）和胶质细胞源性神经营养因子受体（RET），具有抗血管生成和抗肿瘤活性的双重作用。舒尼替尼临床上用于治疗癌细胞已发生转移或对甲磺酸伊马替尼耐受的胃肠道间质瘤（GIST）和对细胞因子疗法无效的转移性肾细胞癌（MRCC）。

阿西替尼（Axitinib）主要的作用靶点为 VEGFR-1、VEGFR-2、VEGFR-3、PDGFR-β 和 c-KIT，是目前对 VEGFR 信号通路抑制活性最强的酪氨酸激酶抑制剂，在多种实体肿瘤中显示出良好的抗肿瘤活性。已被批准用于晚期肾细胞癌的二线治疗。

尼达尼布（Nintedanib）为三重酪氨酸激酶抑制剂，靶点包括 VEGFR、PDGFR 和 FGFR，也可抑制 MAPK 和 AKT 的激活。体外研究表明，尼达尼布能持续抑制 VEGFR-2 达 30h 以上。临床研究显示，尼达尼布对第一、二线治疗失败的复发转移性非小细胞肺癌（NSCLC）及局部晚期 NSCLC 有效，部分患者表现为肿瘤缩小，病情稳定。

索拉非尼

舒尼替尼

阿西替尼

尼达尼布

除了 Bcr-Abl 和 EGFR 之外，目前已针对 VEGFR、PDGFR、HER2、c-KIT、c-Met、JAK1、JAK2、BTK 和 ALK 等不同的蛋白酪氨酸激酶，c-Raf、b-Raf、MEK1、MEK2、CDK4 和 CDK6 等不同的丝/苏氨酸激酶，开发了诸多小分子抑制剂作为抗肿瘤新药。多个药物不仅仅作用于一个靶点，适应证也各不相同，详见表 19-1。

表 19-1　其他小分子激酶抑制剂

名称	结构	靶点	适应证
达沙替尼（Dasatinib）	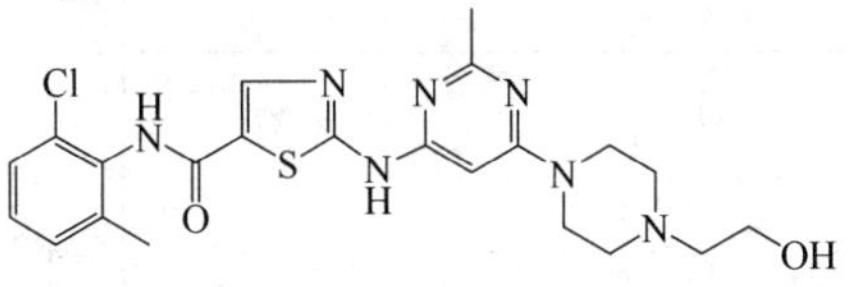	FYN、SRC、KIT、Bcr-Abl 等	急性淋巴细胞白血病和慢性髓细胞白血病
帕唑帕尼（Pazopanib）	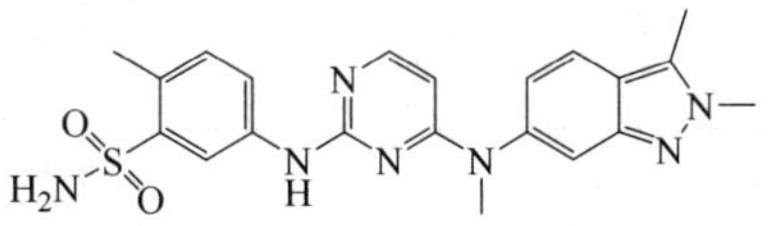	VEGFR、PDGFR、FGFR、c-KIT	晚期肾癌和晚期软组织肉瘤
凡德他尼（Vandetanib）	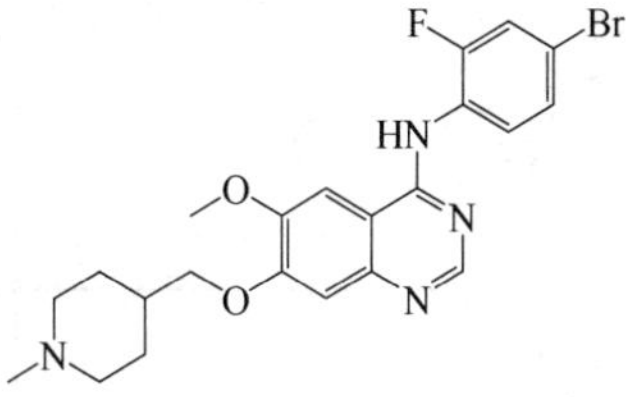	VEGFR、EGFR	进展甲状腺髓样癌
维罗非尼（Vemurafenib）	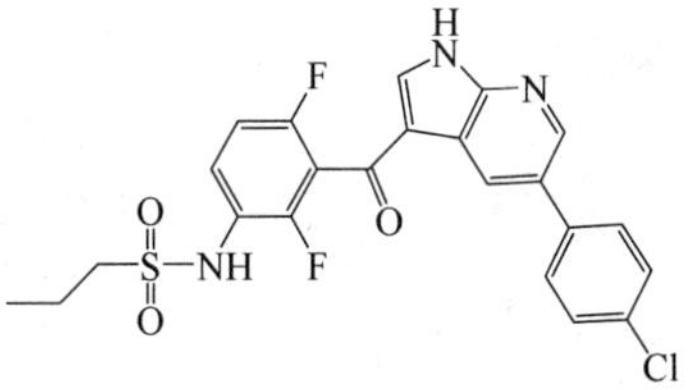	b-Raf	BRAF V600E 突变的不可切除或转移黑色素瘤
克唑替尼（Crizotinib）	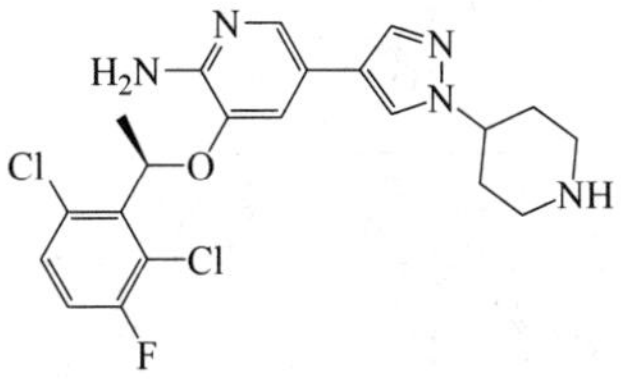	ALK、c-Met、HGFR	ALK 阳性转移性非小细胞肺癌
鲁索利替尼（Ruxolitinib）	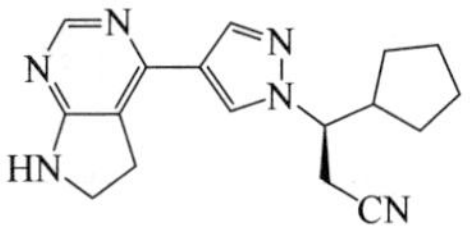	JAK1、JAK2	中等或高度危险骨髓纤维化
瑞戈非尼（Regorafenib）	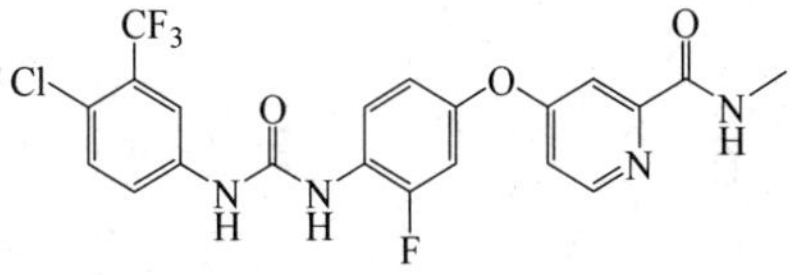	VEGFR	转移性结肠直肠癌和局部晚期、不可切除或转移胃肠道间质癌

第十九章　抗肿瘤药物

续表

名称	结构	靶点	适应证
卡博替尼 (Cabozantinib)	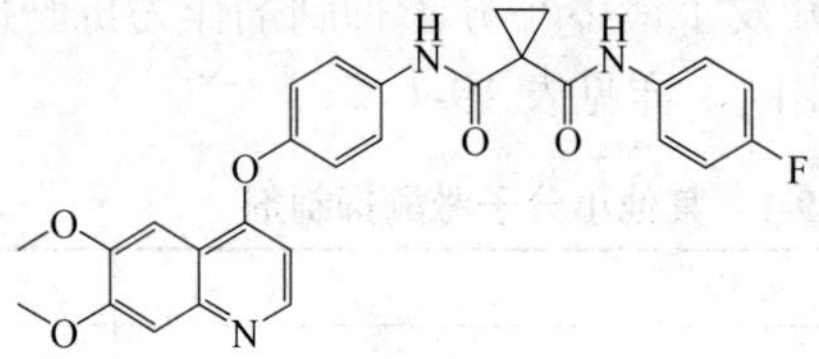	VEGFR、 c-Met	进展或转移甲状腺髓样癌
曲美替尼 (Trametinib)	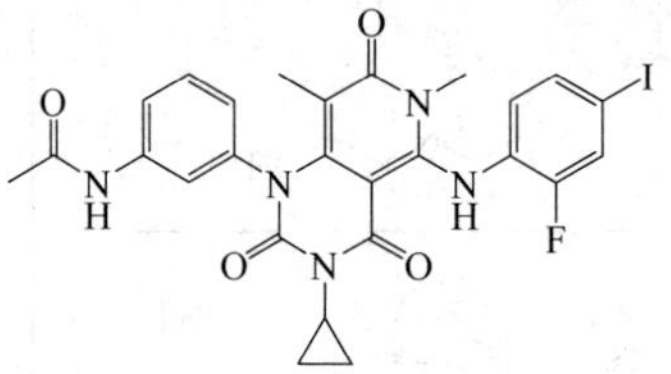	MEK1、 MEK2	单独或与达拉非尼联用，用于 BRAF V600E 或 V600K 突变的不可切除或转移黑色素瘤
达拉非尼 (Dabrafenib)	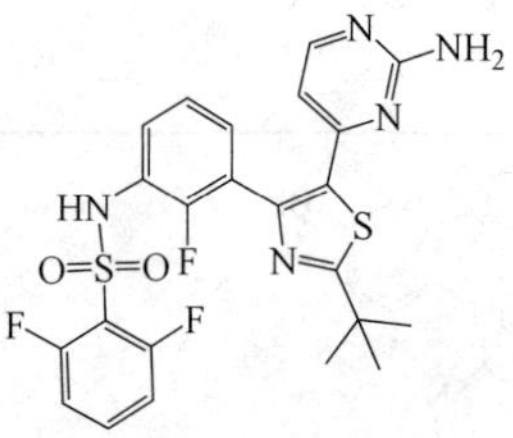	b-Raf	BRAF V600E 突变的不可切除或转移黑色素瘤
依鲁替尼 (Ibrutinib)	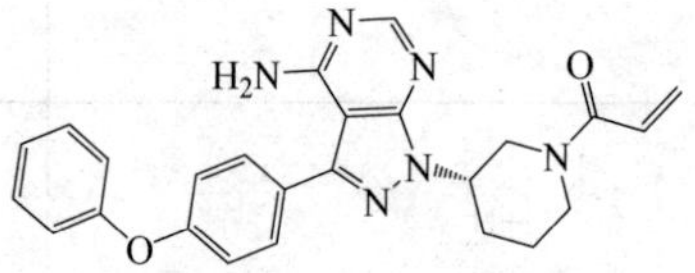	BTK	套细胞淋巴瘤、慢性淋巴细胞白血病和巨球蛋白血症
色瑞替尼 (Ceritinib)	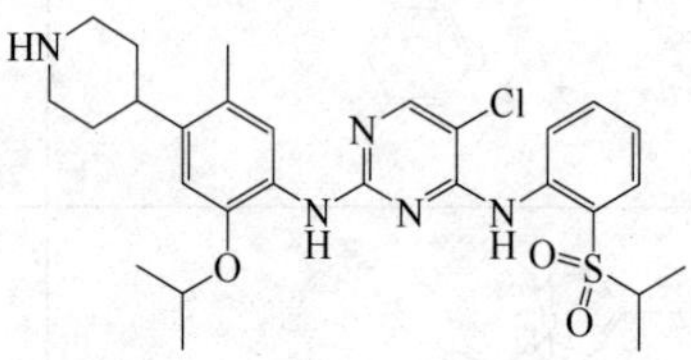	ALK	ALK 阳性转移性非小细胞肺癌
伊德利塞 (Idelalisib)	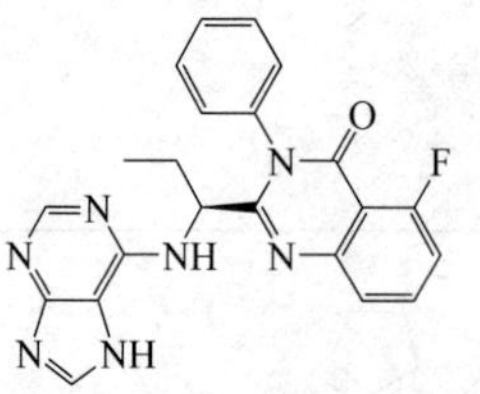	PI3Kδ	难治性慢性淋巴细胞性白血病、难治性滤泡型 B 细胞非霍奇金淋巴瘤和难治性小淋巴细胞淋巴瘤
帕布昔利布 (Palbociclib)	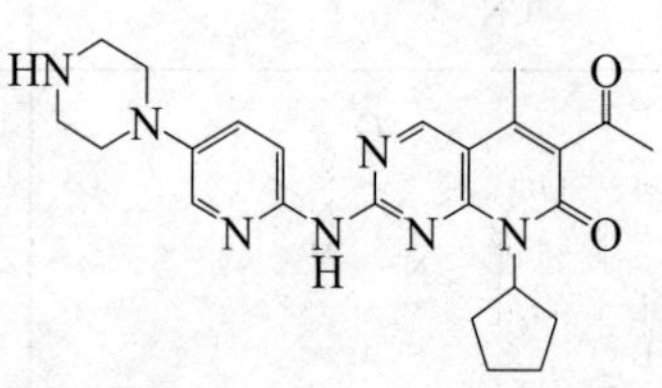	CDK4、 CDK6	绝经期妇女 ER 阳性和 HER2 阴性的晚期乳腺癌

名称	结构	靶点	适应证
乐伐替尼（Lenvatinib）	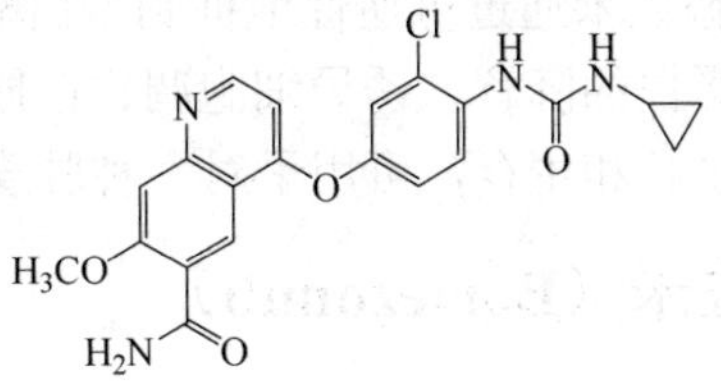	VEGFR、PDGFR	局部复发或转移、进展和放疗难治性分化型甲状腺癌
吉瑞替尼（Gilteritinib）	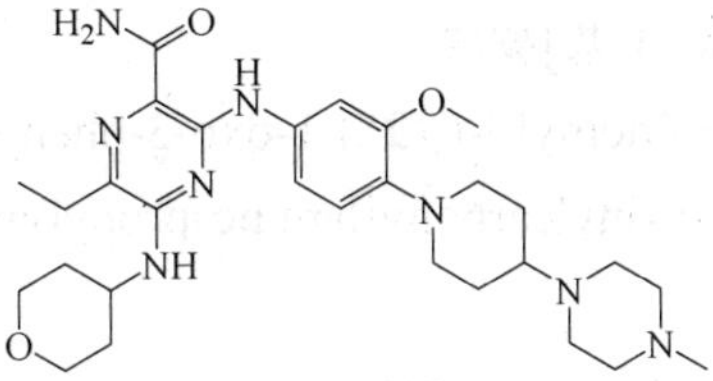	FLT3、AXL	急性髓细胞样白血病
塞尔帕替尼（Selpercatinib）	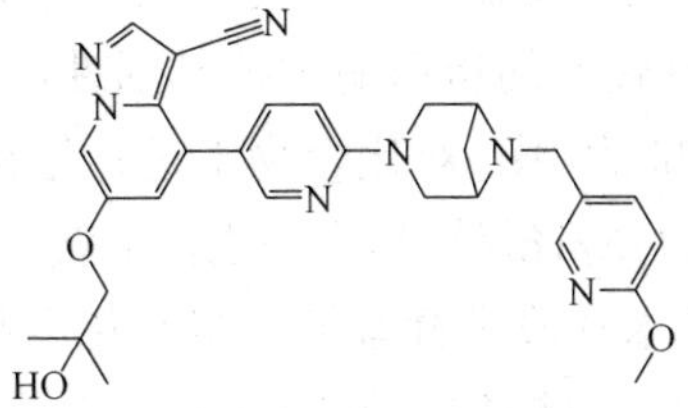	RET	晚期 RET 融合阳性非小细胞肺癌
拉罗替尼（Larotrectinib）	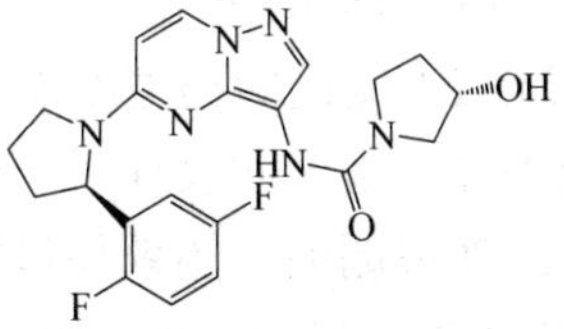	NTRK	NTRK 基因融合的泛癌种

二、蛋白酶体抑制剂

蛋白酶体（Proteasome）是一个多亚基的大分子复合物，广泛分布在真核细胞的细胞质和细胞核中，是具有多种催化功能的蛋白酶复合物，参与细胞内大多数蛋白的降解，包括参与细胞周期调节和细胞程序化死亡的蛋白。蛋白酶体是细胞代谢的一个必需组成部分，其生理作用一旦超出正常范围，可引起肿瘤疾病。

泛素（Ubiquitin）是含有 76 个氨基酸的低分子量的蛋白质，广泛存在于各种真核细胞中。泛素-蛋白酶体系统（Ubiquitin-Proteasome System, UPS）参与的蛋白质降解主要包括两个过程：首先是一个或多个泛素分子在一系列酶的作用下与其他蛋白质分子共价结合进行标记，称为泛素化；然后带有多聚泛素的蛋白质会被蛋白酶体识别进而降解。

泛素-蛋白酶体是细胞中重要的非溶酶体蛋白降解途径，通过调控细胞周期和细胞凋亡相关蛋白的活性，激活或抑制原癌基因及抑癌基因的表达，从而直接或间接影响各种恶性肿瘤的发生。目前，泛素-蛋白酶体系统已经成为研究抗肿瘤药物的方向之一。

硼替佐米（Bortezomib）是第一个用于临床的蛋白酶体抑制剂，用于多发性骨髓瘤（Multiple Myeloma，MM）的治疗。硼替佐米通过可逆性地抑制蛋白酶体的活性，阻断 NF-κB 等多条通路，从而抑制多种重要调节蛋白的降解，诱导细胞凋亡；同时，影响肿瘤细胞生长微环境，抑制肿瘤细胞在微环境中的生长和生存，可用于对多种肿瘤的治疗。

硼替佐米（Bortezomib）

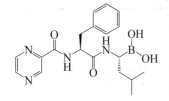

▲[(1R)-3-甲基-1-({(2S)-1-氧-3-苯基-2-[(吡嗪甲酰)氨基]丙基}氨基)丁基]硼酸

▲((1R)-3-Methyl-1-(((2S)-1-oxo-3-phenyl-2-((pyrazinylcarbonyl)amino)propyl)amino)butyl)boronic acid

本品为黄色固体；在 pH 为 2～6.5 的水中溶解度为 3.3～3.8mg/mL；m.p. 122～124℃。

硼替佐米的发现源于肽醛类的蛋白酶体抑制剂。研究人员在进行化合物普筛时发现三肽醛类化合物 Cbz-Leu-Leu-Leu-H（**1**）有较好的蛋白酶体抑制活性，可与蛋白酶体 $β$ 亚基上苏氨酸的亲核性基团形成半缩醛而发挥抑制作用。对化合物 **1** 进行结构优化时发现 C 端亮氨酸残基对活性的贡献较大，而 2 位和 3 位的亮氨酸残基可以用萘环或苯环修饰。化合物 **1** 的 P1、P2 和 P3 三部分均为异丁基，将这些疏水片段进行替换，得到化合物 **2** 和 **3**（图 19-30）。此外，化合物 **1** 的特异性较差，在抑制蛋白酶体活性的同时，对含有巯基的组织蛋白酶 B（Cathepsin B）和钙蛋白酶（Calpains）均有较强的抑制作用。此外，由于醛基的吸电子效应，使邻位 H 呈弱酸性，可发生互变异构，导致 P1 侧链的构型不能固定。化合物 **1** 的代谢不稳定性和较低的生物利用度，使其体内药效不佳。基于此设计了一些醛类化合物的代替物，如氯甲基酮、三氟甲基酮等，其中，将醛基改换成硼酸基团效果最佳，硼酸基团可以和苏氨酸上的羟基形成复合物（图 19-30），最终优化得到硼替佐米。该药对蛋白酶体和组织蛋白酶（Cathepsin）、人白血病弹性蛋白酶（Human Leukocyte Elastase）等抑制作用的选择性也很高。

硼替佐米是一种可逆的共价抑制剂，其药效基团硼酸可以共价结合 26S 蛋白酶体 $β$ 亚基上的苏氨酸残基形成四面体复合物，可有效阻断泛素-蛋白酶体途径，从而阻止特定蛋白的降解过程，导致细胞周期错误进行，使细胞生长停止，最终导致 ADP-核糖聚合酶降解、核固缩以及细胞凋亡（图 19-31）。

硼替佐米主要由 CYP3A4、CYP2C19 和 CYP1A2 进行代谢。CYP2D6 和 CYP2C9 也参与药物代谢，但程度较小。其主要的代谢途径是去除硼酸的氧化脱硼，此代谢物无药理活性。

三、组蛋白去乙酰化酶抑制剂

组蛋白乙酰化是指在特定酶的作用下，在组蛋白特定位点的赖氨酸 N 末端上结合乙酰辅酶的乙酰基团。该反应具有可逆性，其逆反应称为去乙酰化，即脱去乙酰基团的过程，该过程伴随甲基化（包括组蛋白甲基化和 DNA 甲基化）的进行。该反应往往参与转录抑制的调节过程，还参与部分基因表达的抑制与沉默。

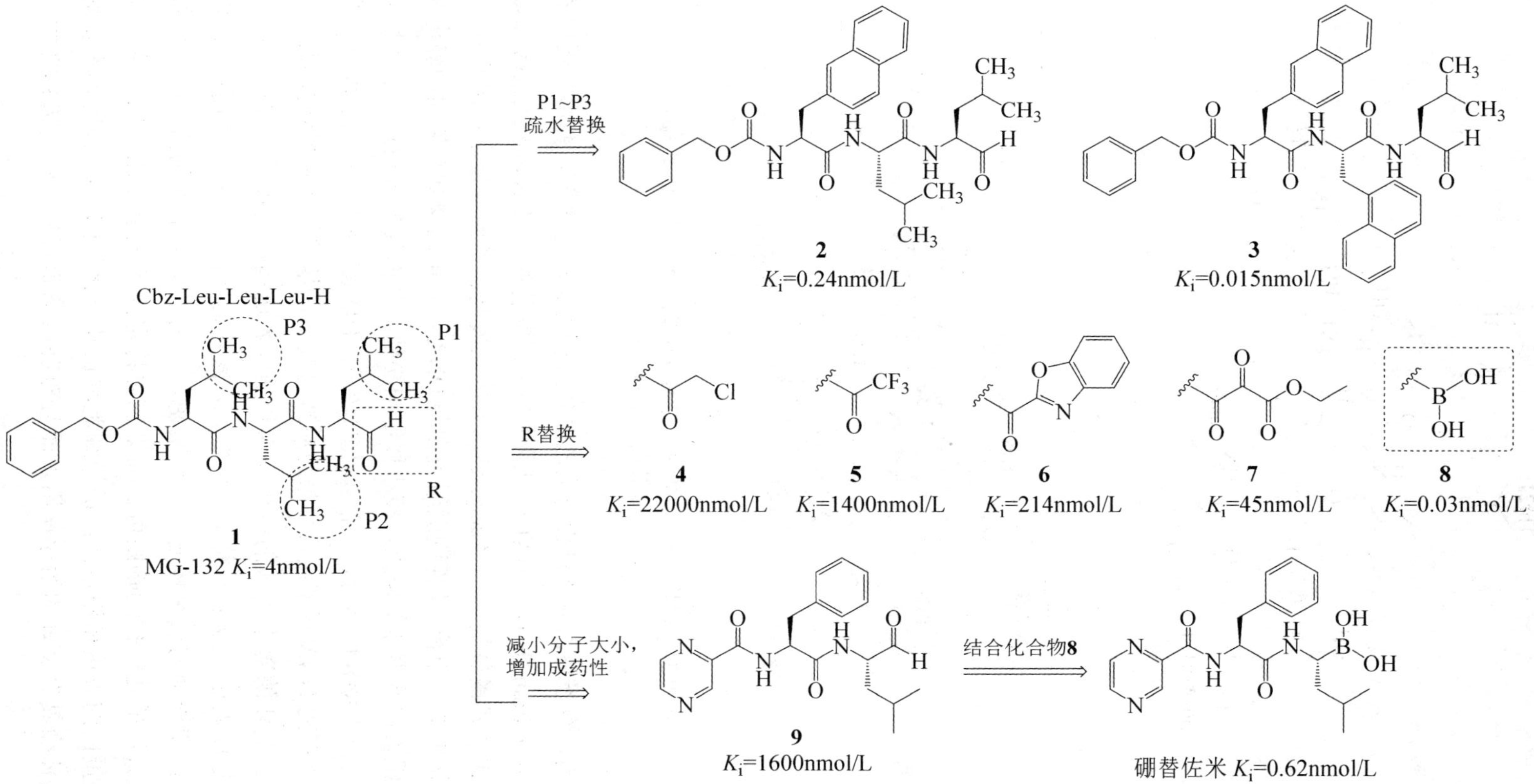

图19-30 硼替佐米的研发历程

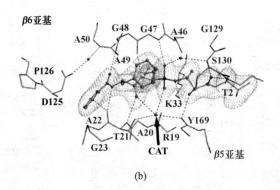

图 19-31　硼替佐米与 26S 蛋白酶体 β 亚基结合作用示意图（a）
及其晶体结构（b）

在细胞核内，组蛋白乙酰化过程与去乙酰化过程处于动态平衡，并由组蛋白乙酰化转移酶（Histone Acetyltransferase，HAT）和组蛋白去乙酰化酶（Histone Deacetylase，HDAC）共同调控。HAT 将乙酰辅酶 A（Acetyl-CoA）的乙酰基转移到组蛋白特定的赖氨酸残基上，中和赖氨酸侧链上的正电荷，从而削弱组蛋白与 DNA 带负电的磷酸骨架间的静电相互作用，导致 DNA 与组蛋白八聚体的解离，核小体结构松弛，从而使各种转录因子和协同转录因子能与 DNA 结合位点特异性结合，激活基因的转录。HDAC 使组蛋白去乙酰化，带正电荷的组蛋白与带负电荷的 DNA 紧密结合，染色质致密卷曲，基因的转录受到抑制。

组蛋白去乙酰化酶对染色体的结构修饰和基因表达调控发挥着重要的作用。在癌细胞中，HDAC 的过度表达导致去乙酰化作用增强，恢复组蛋白正电荷，从而增加 DNA 与组蛋白之间的引力，使松弛的核小体变得十分紧密，不利于特定基因包括一些肿瘤抑制基因的表达。组蛋白去乙酰化酶抑制剂则可提高染色质特定区域组蛋白乙酰化，从而调控细胞凋亡及分化相关蛋白的表达和稳定性，诱导细胞凋亡及分化。HDAC 抑制剂不仅对多种血液系统肿瘤和实体瘤具有良好的治疗作用，而且对肿瘤细胞有相对较高选择性，对正常细胞毒性则较低。

伏立诺他（Vorinostat，SAHA）

▲ N-羟基-N'-苯基辛二酰胺
▲ N-Hydroxy-N'-phenyloctanediamide

本品为白色至类白色结晶粉末；不溶于二氯甲烷，极微溶于水，微溶于乙醇、丙酮、异丙醇；m.p. 161～162℃。

伏立诺他是首个被发现的 HDAC 抑制剂，2006 年上市。1971 年，发现二甲基亚砜（DMSO）具有将鼠类红白血病细胞转化为红细胞的能力；1975 年，发现某些含氮化合物比 DMSO 活性更强，且偶极矩和极性越大则活性就越强，因此合成了六亚甲基二乙酰胺（HMBA）。HMBA 具有更优的抗肿瘤活性，但其靶点不明确。推测其可能通过与某些金属离子结合或者与受体形成较为牢固的氢键而发挥抗肿瘤活性。基于此，继续寻找极性更大的基团，最终发现既可以与 Zn^{2+} 发生络合作用又易形成氢键的异羟肟酸基团可能是关键的活性基团。进一步的靶点探索发现，含有异羟肟酸的曲古抑菌素 A（Trichostatin A，TSA）具有抑制 HDAC 的作用。在此基础上，确认了伏立诺他的作用机制。

曲古抑菌素 A
HDAC K_i = 3.4nmol/L

伏立诺他
HDAC1 IC_{50} = 0.04nmol/L

体外研究表明，伏立诺他可抑制多种 HDAC 的去乙酰化活性（IC_{50}<86nmol/L），包括 HDAC1、HDAC2、HDAC3（Ⅰ型 HDAC）以及 HDAC6（Ⅱ型 HDAC）。通过对伏立诺他结合 HDAC 蛋白晶体的结构生物学研究表明，HDAC 中有一个含 Zn^{2+} 的狭窄疏水性口袋，苯环附着在疏水性 HDAC 同源蛋白的表面，6 个亚甲基通过狭窄的口袋延伸出来，而伏立诺他的异羟肟酸基团与 Zn^{2+} 牢牢地结合在一起（图 19-32）。伏立诺他可用于治疗加重、持续性和复发性的或经两种全身性药物治疗后无效的皮肤 T 细胞淋巴瘤。

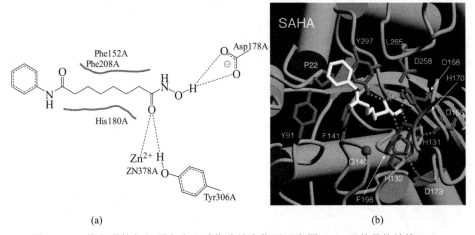

图 19-32　伏立诺他与组蛋白去乙酰化酶结合作用示意图（a）及其晶体结构（b）

> **思考题**

1. 盐酸氮芥为氮芥类烷化剂，具有很强的抗肿瘤活性，但其毒性很大，试解释其高毒性的原因，并说明如何通过结构改造降低其毒性。
2. 抗代谢抗肿瘤药物是如何设计出来的？举例说明2种抗代谢抗肿瘤药物。
3. 简述环磷酰胺发挥抗肿瘤作用的原理，并解释其对肿瘤细胞毒性较大而对人体的正常细胞毒性较小的原因。

第二十章 现代药物发现

学习目标
掌握：抗体偶联药物的组成及作用机制；蛋白降解靶向嵌合体的定义及作用机制。
熟悉：肿瘤免疫治疗的概述。
了解：抗体偶联药物的概述。

随着后基因组时代的到来，药物发现领域不断涌现出一系列新思路、新方法、新技术。基因组学、蛋白质组学、转录组学、代谢组学、生物信息学、系统生物学等新兴学科的崛起与发展，为药物发现提供更为广泛和深刻的理论基础。计算机和信息科学、计算机辅助药物设计、人工智能、高通量筛选、高内涵筛选、生物芯片、转基因和 RNA 干扰等高新技术的快速发展和完善，为药物发现提供了新的技术手段和有力工具，出现了一些新的研究领域和具有重要应用价值的新技术，极大地拓宽了药物发现的途径。

第一节 抗体偶联药物

自二十世纪以来，化学疗法是治疗癌症的主要手段，用于治疗癌症的细胞毒药物也在飞速发展。细胞毒药物可以杀死快速分裂的不正常癌细胞，但缺少对癌细胞的选择性，在治疗中会杀死胃肠道和骨髓中快速增殖的正常细胞，引起严重的不良反应和系统毒性。**抗体偶联药物（Antibody Drug Conjugates，ADCs）通过化学键将细胞毒药物与单克隆抗体偶联，利用抗体对肿瘤细胞的特异性识别，精确地将细胞毒药物运送到肿瘤细胞中，在提高肿瘤部位药物浓度的同时降低了正常组织、器官中药物浓度，从而实现对肿瘤细胞的选择性杀伤。**

一、ADCs 的发展历程

1913 年，Paul Ehrlich 提出"Magic bullets"（魔术子弹）的设想。1975 年，分子生物学家 Georges J.F. Köhler 和 César Milstein 在自然杂交技术的基础上创建杂交瘤技术，并首次制备出单克隆抗体,将上述设想推进了一大步。自此,单克隆抗体药物蓬勃发展,期间诞生了诸如利妥昔单抗、曲妥珠单抗等重磅级药物,并在临床得到广泛的应用。

从药物设计的角度出发,将小分子细胞毒药物与抗体药物结合,形成了抗体偶联药物,即 ADCs。**ADCs 由三个部分组成:单克隆抗体、连接子(Linker)以及细胞毒药物。** ADCs 进入体内后,面临着血液循环系统、肿瘤组织、亚细胞结构的复杂环境,因此每个组成部分的性质都影响 ADCs 的疗效。

2000 年,首个 ADCs 药物麦罗塔(Mylotarg)(Gemtuzumab Ozogamicin,吉妥珠单抗奥坐米星,见图 20-1)上市,用于治疗急性髓系白血病。但由于其连接子不稳定,在血液循环中会提前断裂释放出细胞毒药物,导致不良反应较严重,于 2010 年被撤市;随后通过调整其用药剂量与临床试验方案,最终美国 FDA 认为该药的治疗收益大于风险,并于 2017 年批准其重新上市。至今,已有多个 ADCs 上市。

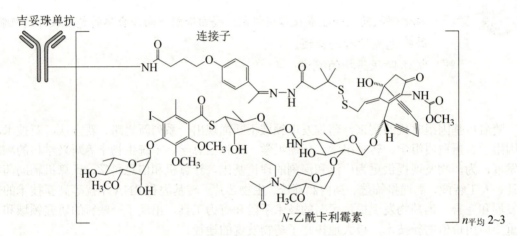

图 20-1 首个 ADCs 药物 Mylotarg 的结构

二、ADCs 的作用机制

ADCs 由单克隆抗体与强细胞毒性的化疗药物通过连接子偶联而成。理想状态下,ADCs 进入体内后,抗体部分与表达肿瘤抗原的靶细胞特异性结合,然后 ADCs 被肿瘤细胞内吞,并进入溶酶体被降解,小分子细胞毒药物在胞内以高效活性形式被足量释放,从而完成对肿瘤细胞的杀伤过程,见图 20-2。

三、ADCs 的靶标选择

ADCs 的靶标选择所需考虑的因素包括表达抗原的细胞类型、细胞所处的周期状态(如分裂期或静止期)、靶标的表达水平以及靶点可及性等。抗体的作用是作为载体负载细胞毒药物并特异性地与靶细胞表面抗原结合。这些抗原通常会涉及细胞的正常生长或增殖过程,一般是细胞表面蛋白、糖蛋白或多肽等。理想的抗原靶标应在靶细胞表面大量特异性地表达,而在正常组织或细胞表面表达有限或不表达;同时应具有一定的内吞速率以及有合适的内吞

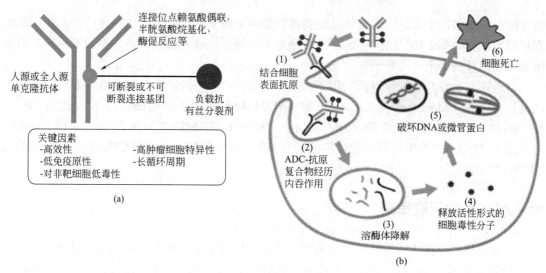

图 20-2 ADCs 的作用机制

转运途径。目前国内外处于临床研究的 ADCs 靶标很多,可分为针对血液肿瘤的靶标和针对实体肿瘤的靶标。其中,针对血液肿瘤的靶标主要有 CD19、CD22、CD30、CD33、CD37、CD74、CD79b、CD138、BCMA 等;针对实体肿瘤的靶标主要有 HER2、Nectin4、Trop-2、FOLR1、DLL3、gpNMB、PSMA、EGFR、Mesothelin、ENPP3、Mucin16、CA6、CEACAM5、STEAP1、CD56 等。

已经上市或进入临床试验阶段的 ADCs 大多采用的抗体包括 IgG1、IgG2 和 IgG4 三种亚型,其中 IgG1 型应用最为广泛。根据不同靶标,可将常见单抗药物分为三类:①以血细胞簇分化抗原 CD 分子为靶标的单抗,如 ADCs 药物 Mylotarg 和安适利(Adcetris)分别以 CD33 和 CD30 为靶标,多用于治疗白血病和淋巴瘤;②以血管内皮生长因子(VEGF)为靶标的单抗,如贝伐珠单抗(Bevacizumab)等,多用于治疗结肠癌和胃癌;③以表皮生长因子受体(EGFR)家族为靶标的单抗,如 ADC 药物赫塞莱(Kadcyla),多用于治疗实体肿瘤。

四、ADCs 连接子的选择

连接子是连接抗体与细胞毒药物的桥梁。理想的连接子须在体外或血液循环中稳定以防止细胞毒药物提早释放进而导致系统毒性;同时在进入癌细胞后能够快速释放细胞毒药物以杀死癌细胞。连接子分为可裂解连接子和不可裂解连接子。可裂解连接子在 ADCs 进入细胞后通过水解、酶切等形式释放细胞毒药物,主要包括腙类连接子(可在溶酶体等酸性环境有效裂解)、二硫化物连接子(可在还原性的胞内环境被谷胱甘肽选择性裂解)以及酶催化裂解连接子(肽类连接子,可被蛋白酶裂解)。可裂解连接子在循环系统中相对稳定,进入细胞后依靠细胞内微环境发生降解;不可裂解连接子(主要为硫醚连接子)则需要溶酶体中相应的酶完全降解连接链或偶联物中的抗体来释放药物。

五、细胞毒药物的选择

细胞毒药物是 ADCs 中发挥抗肿瘤作用的关键部位,但能进入肿瘤细胞内部的细胞毒药物实际上并不多,主要是因为抗体运载的药物受两个因素的限制:①供抗体结合的靶细胞表面抗原数量有限(约 10^5 受体/细胞);②靶细胞表面抗原抗体复合物的内化率或细胞内有效细胞毒药物的释放不足。

目前仅有少数几种细胞毒药物用于 ADCs 的设计中:①微管抑制剂/稳定性破坏剂,如奥瑞他汀衍生物(Monomethyl Auristatin,MMAE/MMAF),对于肿瘤细胞的 IC_{50} 值为 $10^{-7}\sim 10^{-10}$ mol/L;②美登素类衍生物(DM1/DM4),对于肿瘤细胞的 IC_{50} 值为 $10^{-10}\sim 10^{-12}$ mol/L;③作用于 DNA 凹槽/破坏双螺旋结构的卡齐霉素及其衍生物,对于肿瘤细胞的 IC_{50} 值约为 10^{-10} mol/L。

六、ADCs 的偶联策略

细胞毒药物与抗体的偶联通常是依靠对抗体上接近溶剂区域的半胱氨酸残基或赖氨酸残基的修饰来完成,但与天然氨基酸残基的偶联往往会形成不同的药物抗体比例(Drug to Antibody Ratio,DAR)。较低的 DAR 可能会导致偶联物活性降低,而较高的 DAR 又会对药动学性质造成不利的影响。偶联方法包括非定点偶联法和定点偶联法,其中非定点偶联法是在不对抗体进行改造或修饰的情况下,利用化学方法直接将药物与抗体上氨基酸残基进行偶联,其获得的 DAR 和偶联位置不确定,具有较大的异质性,对 ADC 的质量控制有一定影响。定点偶联法是在抗体结构上进行功能化修饰,在不破坏抗体链间二硫键的基础上实现药物的定点偶联,产生高均一性的新一代 ADCs。实现定点偶联的方法还包括使用突变半胱氨酸、非天然氨基酸、硒代半胱氨酸和酶解偶联法等,见图 20-3。

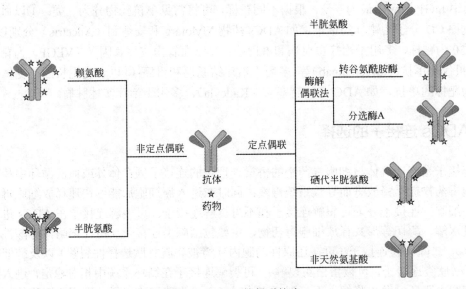

图 20-3 ADC 的偶联策略

七、ADCs 的发展

在第一代 ADCs 中,丝裂霉素 C、伊达比星、蒽环类、N-乙酰马法兰、阿霉素、长春花生物碱和甲氨蝶呤等抗肿瘤药物主要通过不可裂解连接子(酰胺或琥珀酰亚胺)与鼠单抗偶联。2000年，首款抗体偶联药物Gemtuzumab Ozogamicin上市，用于治疗CD33阳性的急性骨髓性白血病，但因严重的安全性问题于2010年撤市，随后经研究者独立临床研究和剂量调整策略后，于2017年9月获得美国FDA批准重新上市（2018年获EMA批准），联合柔红霉素和阿糖胞苷用于治疗15岁以上的急性髓系白血病患者。

第二代ADCs包括Brentuximab Vedotin、Ado-trastuzumab Emtansine及Inotuzumab Ozogamicin。第二代ADCs比第一代具有更好的CMC（Chemistry, Manufacturing and Controls，化学、制造和控制）特性，但存在治疗窗窄、未结合小分子药物的抗体竞争肿瘤靶点、耐受性低、血浆清除效率高和体内作用效能低等缺点。

第三代ADCs是可以与结合位点特异性结合，确保具有明确DAR的抗体偶联药物。代表药物有Polatuzumab Vedotin、Enfortumab Vedotin、Trastuzumab Deruxtecan、Sacituzumab Govitecan和Belantamab Mafodotin。通过小分子药物与单抗特异性结合，显著改善药物的稳定性和药代动力学性质，增加药物活性尤其是对具有较低抗原水平细胞的活性。目前全球已上市的ADCs如表20-1所示，另外还有一批正处于临床研究阶段的ADCs。随着对ADCs持续不断地创新优化，ADCs已成为癌症治疗领域的重要药物之一。

表20-1 全球已上市的ADCs药物

药物名称	研发公司及上市时间	靶标	药物	适用症
Gemtuzumab Ozogamicin（商品名：Mylotarg）	Wyeth 2000年上市，2010年撤市，2017年9月重新上市	CD33	N-Acetyl-γ-calicheamicin DAR=2~3	联合柔红霉素和阿糖胞苷治疗15岁以上急性髓系白血病
Brentuximab Vedotin（商品名：Adcetris）	Seagen 2011年8月上市	CD30	MMAE DAR=4	霍奇金淋巴瘤和系统性间变性大细胞淋巴瘤
Trastuzumab Emantensin（商品名：Kadcyla）	Roche与ImmunoGen 2013年2月上市	HER2	DM1 DAR=3~4	接受过曲妥珠单抗和紫杉醇治疗的HER2阳性转移性乳腺癌
Inotuzumab Ozogamicin（商品名：Besponsa）	Pfizer 2017年8月上市	CD22	N-Acetyl-γ-calicheamicin DAR=6	成人复发或难治性B细胞前体急性淋巴细胞白血病
Polatuzumab Vedotin（商品名：Polivy）	Genentech与Seattle Genetics 2019年6月上市	CD79b	MMAE DAR=3~4	弥漫性大B细胞淋巴瘤
Enfortumab Vedotin（商品名：Padcev）	Agensys与Seattle Genetics 2019年12月上市	NECTIN4	MMAE DAR=3.8	曾接受含铂化疗或PD-1/PD-L1抑制剂治疗的晚期或转移性尿路上皮癌
Trastuzumab Deruxtecan（商品名：Enhertu）	第一三共 2019年12月上市	HER2	喜树碱衍生物 DAR=8	既往接受至少2种抗HER2治疗的不可切除或转移性HER2阳性乳腺癌
Sacituzumab Govitecan（商品名：Trodelvy）	Immunomedics 2020年4月上市	Trop-2	SN38 DAR=7.6	三阴性乳腺癌
Belantamab Mafodotin（商品名：Blenrep）	GSK 2020年8月上市	BCMA	MMAF DAR=4	既往接受过至少4种疗法（包括抗CD38单抗、蛋白酶体抑制剂和免疫调节剂）的复发性或难治性多发性骨髓瘤

第二节 蛋白降解靶向嵌合体技术

蛋白降解靶向嵌合体（Proteolysis Targeting Chimeras，PROTAC）技术是一种人为化学诱导靶蛋白（Protein of Interest，POI）多聚泛素化，最终通过蛋白酶体通路靶向降解靶蛋白的新兴技术。PROTAC 是由靶蛋白配体和 E3 泛素连接酶配体通过适当的连接子（Linker）组成的双功能分子，能够将靶蛋白与 E3 泛素连接酶拉近而实现对靶蛋白的泛素化降解，突破了传统小分子抑制剂的作用模式。PROTAC 作为一种全新的药物研发策略，具有广泛的应用前景和发展空间，在克服耐药性以及传统"不可成药（Undruggable）"靶点方面有巨大的潜力。

一、PROTAC 的作用机制

细胞内蛋白质的降解一般通过两条途径，即泛素-蛋白酶体系统（Ubiquitin-Proteasome System，UPS）和自噬/溶酶体途径。2004 年诺贝尔化学奖被授予在泛素调节蛋白质降解方面有卓越贡献的三位科学家 Ciechanover、Hershko 和 Rose，此后泛素介导的蛋白质降解机制被逐步揭晓。

研究表明，泛素化过程中被泛素标记的蛋白质可被蛋白酶体特异性识别并降解。基于该降解机制，PROTAC 分子由靶蛋白配体、连接子和 E3 泛素连接酶配体三部分组成，可以特异性结合靶蛋白同时招募 E3 泛素连接酶，并使靶蛋白发生多聚泛素化并被降解。PROTAC 分子泛素化标记靶蛋白并促使蛋白质降解后，可与靶蛋白解离而在细胞内循环利用，故可减少药物的使用剂量，并减少体内药物暴露量，从而降低毒副作用（图 20-4）。

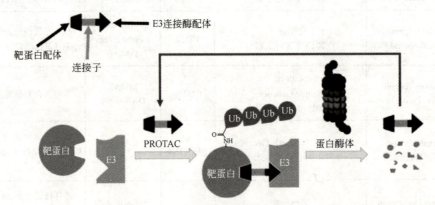

图 20-4 PROTAC 的作用机制

二、PROTAC 的发展历程

1. 基于肽段的 PROTAC 技术

2001 年，Craig M. Crews 教授团队和 Raymond J. Deshaies 教授团队首次提出 PROTAC 概念，并报道了首个 PROTAC 分子——Protac-1（图 20-5），其可靶向降解甲硫氨酰胺肽酶-2（MetAp-2）。最初的技术是基于短肽的 PROTAC 技术，随后不断扩大其应用范围并成功降解雌激素受体、雄激素受体、芳烃受体和 PI3K 等。然而，这些肽类 PROTAC 分子的活性较低（微摩尔级），主要障碍可能在于该分子具有较差的细胞渗透率。

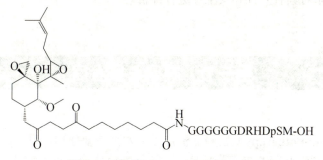

图 20-5　首个 PROTAC 分子 Protac-1

2. 小分子 PROTAC

2008 年，Craig M. Crews 教授团队首次合成了含有 Nutlins 的小分子 PROTAC，成功地将 AR 募集到 MDM2（靶向肿瘤抑制因子 p53 的 E3 泛素连接酶）上，并作为 E3 泛素连接酶触发其泛素化和蛋白酶体降解。随后，小分子 PROTAC 获得迅速发展，现已成功开发出靶向溴结构域蛋白 BRD2/3/4/9、FK506 结合蛋白 12（FKBP12）、BCR-ABL 融合蛋白、沉默信息调节因子 2（Sirt2）、细胞周期蛋白依赖性激酶 4/6/9（CDK4/6/9）、FMS 样酪氨酸激酶 3（FLT3）、布鲁顿酪氨酸激酶（BTK）、间变性淋巴瘤激酶（ALK）和组蛋白去乙酰化酶 6（HDAC6）等的小分子 PROTAC。PROTAC 的发展历程如图 20-6 所示。

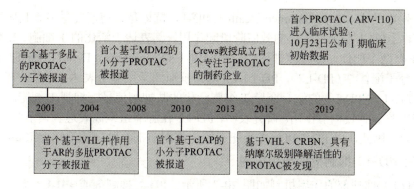

图 20-6　PROTAC 的发展历程

PROTAC—靶向蛋白降解嵌合体；AR—雄激素受体；cIAP—细胞凋亡抑制蛋白

三、PROTAC 研发面临的机遇、挑战

自 PROTAC 技术发展以来，已有超过 30 个靶点证实可以被 PROTAC 分子泛素化降解，且靶点数还在增加，展现出广阔的疾病治疗前景。2019 年 3 月，Arvinas 公司宣布其开发的首个用于治疗前列腺癌的雄激素受体降解剂 ARV-110 进入 I 期临床试验。目前越来越多的 PROTAC 小分子进入临床前和临床研究。

PROTAC 理论上只需要催化量的药物就可以有效靶向目标蛋白，从而将之降解清除，有望克服耐药性、靶向选择性以及降解"不可成药"靶点。但 PROTAC 技术也存在自身缺陷：

第二十章　现代药物发现　481

如分子量大及水溶性不理想等导致药物口服吸收和透膜性较差；PROTAC 作为更为彻底的靶标蛋白降解者，可能因脱靶而损伤非靶标蛋白，从而带来更为严重的毒性。因此需要建立更加科学的评价体系对其有效性和安全性进行评价。

第三节 肿瘤免疫治疗

免疫治疗（Immunotherapy）在肿瘤治疗领域发挥重要作用，且不断取得新进展，尤以针对 T 细胞活化抑制性通路的单克隆抗体（也被称为免疫检查点抑制剂）和嵌合抗原受体 T 细胞（CAR-T）治疗最具代表性。肿瘤免疫治疗（Tumor Immunotherapy）通过调动或重建机体自身免疫系统，恢复机体正常的抗肿瘤免疫反应，增强抗肿瘤免疫应答能力，从而抑制和杀伤肿瘤细胞，现已成为肿瘤治疗领域的研究热点。肿瘤免疫治疗包括单克隆抗体类免疫检查点（PD-1/PD-L1、CTLA-4、Lag-3、Tim-3、TIGIT 等）抑制剂、治疗性抗体、癌症疫苗、细胞治疗（CAR-T、TCR-T 等）和小分子抑制剂等。目前已在黑色素瘤、非小细胞肺癌、肾癌、白血病、淋巴瘤、肝癌和前列腺癌等癌症的治疗中展示出了强大的抗肿瘤活性，多个肿瘤免疫治疗药物已经获批临床应用。

一、程序性死亡受体 1/程序性死亡受体-配体 1 抑制剂

程序性死亡受体 1（Programmed Death 1, PD-1）抗体是目前研究最多、临床发展最快的一种免疫疗法。PD-1 在免疫反应的效应阶段起作用，其表达于活化的 T 细胞、B 细胞及髓系细胞。PD-1 有两个配体，即程序性死亡分子配体-1（Programmed Death Ligand 1, PD-L1）和程序性死亡分子配体-2（PD-L2）。PD-L1/L2 均在抗原递呈细胞上表达，PD-L1 在多种组织中也有表达。PD-1 与 PD-L1 的结合介导 T 细胞活化的共抑制信号，抑制 T 细胞的杀伤功能，对人体免疫应答起到负调节作用。研究表明，PD-L1 在肿瘤组织高表达且调节肿瘤浸润 CD8$^+$ T 细胞的功能。因此，以 PD-1/PD-L1 为靶点的免疫调节剂对肿瘤的治疗有重要的意义。

1. PD-1/PD-L1 抑制剂的作用机制

PD-1/PD-L1 抑制剂的作用机制如图 20-7 所示，**PD-1 抑制剂**或 **PD-L1 抑制剂**能够特异性地和 **T** 细胞或肿瘤细胞上的 **PD-1** 或 **PD-L1** 结合来抑制其表达，从而使功能受抑制的 T 细胞恢复对肿瘤细胞的杀伤功能，即通过重建机体自身免疫系统达到抗肿瘤作用。

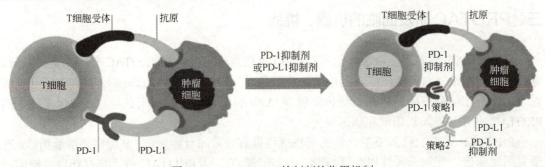

图 20-7　PD-1/PD-L1 抑制剂的作用机制

2. 已上市的 PD-1/PD-L1 抑制剂

目前,已有 8 款国产 PD-1 抑制剂及 3 款 PD-L1 抑制剂上市(见表 20-2,表 20-3)。此外还有一批处于临床研究中的 PD-1/PD-L1 抑制剂。随着药物的增多,免疫治疗已越来越多地应用到临床中。

表 20-2　国内已获批的 PD-1 抑制剂

通用名	获批时间	获批适应证	
纳武利尤单抗	2018.06	局部晚期/转移性非小细胞肺癌	二线治疗
	2019.01	复发性/转移性头颈部鳞状细胞癌	一线、二线治疗
	2020.03	胃或胃食管连接部腺癌	三线及后线治疗
	2021.06	非上皮样恶性胸膜间皮瘤	不可手术切除,初治
帕博利珠单抗	2018.07	不可切除/转移性黑色素瘤	二线治疗
	2019.03	局部晚期/转移性非小细胞肺癌	一线治疗
	2020.06	局部晚期/转移性食管鳞状细胞癌	二线治疗
	2020.12	复发/转移性头颈部鳞状细胞癌	一线治疗
特瑞普利单抗	2018.12	不可切除/转移性黑色素瘤	末线治疗
	2021.02	复发/转移性鼻咽癌	二线及以上
	2021.04	局部晚期/转移性尿路上皮癌	—
信迪利单抗	2018.12	复发/难治性经典型霍奇金淋巴瘤	二线及后线治疗
	2021.02	非鳞状非小细胞肺癌	联合培美曲塞和铂类化疗
	2021.06	局部晚期/转移性鳞状非小细胞肺癌	联合吉西他滨和铂类化疗
	2021.06	不可切除/转移性肝细胞癌	一线治疗 (联合贝伐珠单抗)
卡瑞利珠单抗	2019.05	复发/难治性经典型霍奇金淋巴瘤	二线及后线治疗
	2020.03	晚期肝细胞癌	二线及后线治疗
	2020.06	不可切除局部晚期/转移性非鳞状非小细胞肺癌	一线治疗
	2020.06	局部晚期/转移性食管鳞状细胞癌	二线治疗
	2021.04	晚期鼻咽癌	二线及以上
	2021.06	局部复发/转移性鼻咽癌	一线治疗 (联合顺铂和吉西他滨)
替雷利珠单抗	2019.12	复发/难治性经典型霍奇金淋巴瘤	二线及后线治疗
	2020.04	局部晚期/转移性尿路上皮癌	二线以上
	2021.01	晚期鳞状非小细胞肺癌	一线治疗
	2021.06	晚期非鳞状非小细胞肺癌	一线治疗
	2021.06	肝细胞癌	二线及后线治疗
派安谱利单抗	2021.08	复发/难治性经典型霍奇金淋巴瘤	二线治疗
塞帕利单抗	2021.08	复发/难治性经典型霍奇金淋巴瘤	二线以上

表 20-3　国内已获批的 PD-L1 抑制剂

通用名	获批时间	获批适应证	
度伐利尤单抗	2019.12	不可切除Ⅲ期非小细胞肺癌	一线治疗
	2021.07	广泛期小细胞肺癌	一线治疗
阿替利珠单抗	2020.02	广泛期小细胞肺癌	一线治疗
	2020.10	不可切除肝细胞癌	一线治疗
	2021.04	转移性非小细胞肺癌	一线治疗
	2021.06	转移性非鳞非小细胞肺癌	一线治疗
恩沃利单抗	2021.12	微卫星不稳定结直肠癌、胃癌及错配修复功能缺陷的晚期实体瘤	二线及以上

3. PD-1/PD-L1 抑制剂的不良反应

PD-1/PD-L1 抑制剂的常见不良反应远低于大部分化疗药物，主要不良反应包括疲劳乏力、恶心、腹泻和食欲减退等。其中，免疫介导的不良反应比较常见，如甲状腺功能减退、甲状腺功能亢进、肺炎和皮疹等。

PD-1/PD-L1 抑制剂只能治疗部分癌症。临床上多通过联合治疗的方法，以提高癌症的治愈率。除了 PD-1/PD-L1 外，目前研究发现 CTLA-4、IDO、LAG-3、TIM-3 等靶点也有望开发成相应的免疫疗法。

二、免疫细胞疗法

免疫细胞（Immune Cell）是指参与机体免疫应答或与免疫应答相关的细胞，常见的免疫细胞包括 T 淋巴细胞、B 淋巴细胞、自然杀伤细胞（NK 细胞）、单核巨噬细胞、嗜中性粒细胞、嗜酸性粒细胞和嗜碱性粒细胞等。免疫细胞疗法则是通过采集人体自身免疫细胞，经过体外培养，使其数量成千倍增多及靶向性杀伤功能增强，然后再输回到人体来达到杀灭血液及组织中的病原体、癌细胞、突变细胞等目的，具有打破免疫耐受、激活和增强机体的免疫能力、靶向性杀伤肿瘤细胞及预防肿瘤的复发和转移等优点。目前，常用的免疫细胞疗法包括非特异性免疫疗法（LAK、CIK 以及 NK 等）以及特异性免疫疗法（TIL、CAR-T 以及 TCR-T 等）。其中，CAR-T 疗法近年来由于在血液肿瘤领域的出色表现，已引领着抗癌治疗进入新时代。

1. 嵌合抗原受体 T 细胞（CAR-T）免疫疗法

1989 年，Gross 等人提出了嵌合抗原受体（Chimeric Antigen Receptor, CAR）的概念，将抗体的抗原结合区 scFv（Single Chain Fragment Variable）与 CD3ζ链或 FcεRIγ的胞内部分融合形成嵌合抗原受体。CAR 的基本结构包括一个肿瘤相关抗原（Tumor-Associated Antigen, TAA）结合区（通常来源于单克隆抗体抗原结合区域的 scFv 段）、一个胞外铰链区、一个跨膜区和一个胞内免疫受体酪氨酸活化基序。TAA 仅存在于肿瘤细胞表面，不在任何正常组织中表达。不同 TAA 可以作为嵌合抗原受体 T 细胞（Chemiric Antigen Receptor T-cell，CAR-T）的靶抗原，对 CAR-T 起定向作用。靶抗原的选择对于 CAR 的特异性、有效性以及基因改造 T 细胞自身的安全性等都是关键因素。因此，选择合适的靶蛋白是 CAR-T 免疫治疗在肿瘤临床应用的一个重要挑战。

CAR-T 免疫疗法对血液瘤及实体瘤来说是一种有效的治疗手段。目前利用 CAR-T 技术治疗的血液瘤包括急性髓系白血病、急性淋巴系白血病、慢性髓系白血病、淋巴瘤和多发性骨髓瘤等，实体瘤包括肝癌、前列腺癌等。近年来，CAR-T 免疫疗法在治疗自身免疫疾病、心脏病等方面也初见成效。该技术不仅明显改善了患者的预后，而且还极大地提高了患者的生活质量，为广大的患者带来福音。CAR-T 免疫疗法的基本步骤如图 20-8 所示。

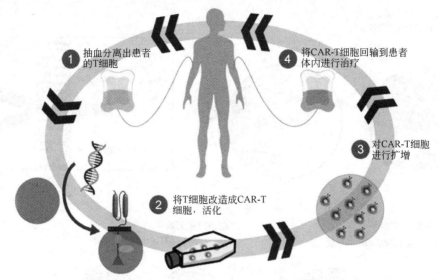

图 20-8　CAR-T 免疫疗法的基本步骤

CARs 至今已经发展了四代。第一代 CARs 包含胞外单链可变片段 scFv、跨膜区和单个胞内激活信号 CD3ζ 或 FcεRIγ，相应的第一代 CAR-T 细胞只能引起短暂的 T 细胞增殖和较少的细胞因子分泌，其体内抗肿瘤活性受到极大限制，T 细胞增殖减少最终导致 T 细胞的凋亡；第二代 CARs 在第一代基础上引入一个共刺激分子，提高了对肿瘤细胞的杀伤效力；第三代 CARs 中则搭载了多个共刺激因子，如 CD28、CD134（OX40）和 CD137（4-1BB）等，共刺激因子可以激活 T 细胞内的 JNK、ERK、NF-κB 等信号通路，显著延长 T 细胞抗肿瘤活性、增殖活性、存活周期及细胞因子（如 IL-2、TNF-α 和 IFN-γ）的分泌等；第四代 CARs 在第三代的基础上增加了可选择性的标记及编码 CARs 扩增和自杀的启动子（图 20-9）。

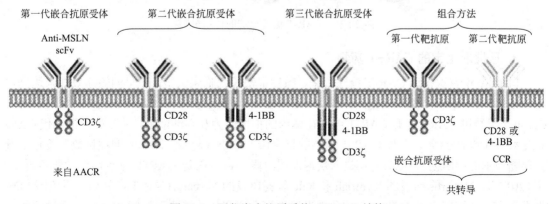

图 20-9　四代嵌合抗原受体（CARs）结构

第二十章　现代药物发现

2. CAR-T 免疫疗法的作用机制

CAR-T 细胞的制备通过应用负载 CAR 基因序列的逆转录病毒或慢病毒感染激活的 T 细胞，促使 T 细胞表达能够识别肿瘤相关抗原的受体，以及与其串联的和 T 细胞活化相关的共刺激信号分子转导片段，随后将其在体外扩增输回至肿瘤患者体内，最终识别并杀死肿瘤细胞（图 20-10）。

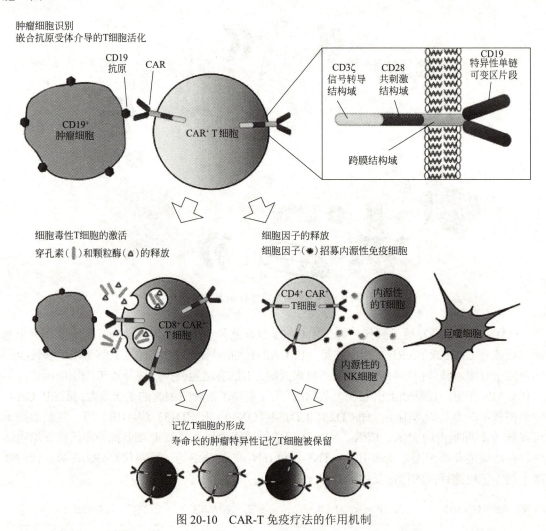

图 20-10 CAR-T 免疫疗法的作用机制

3. 已批准上市的 CAR-T 药物

自 1989 年首次报道 CAR-T 疗法以来，虽然很快投入临床试验，但早期的疗效却未达到预期的效果。1998 年，将 T 细胞活化和生存必需的共刺激信号分子 CD137（或 CD28、ICOS、OX-40）组装进 CAR，提升 CAR-T 细胞在体内的扩增能力和存活能力，从而得到第二代 CAR-T 技术。直到 2008 年，全球 CAR-T 药物的临床研究才正式起步，随后新增项目数量逐年上升并伴随技术的不断创新。2013 年进入快速发展阶段，目前在研 CAR-T 项目涉及的靶点近 50 个。2017 年，Novartis 研发的 Kymriah 和 Kite 制药研发的 Yescarta CAR-T 产品均获得美国 FDA 批准上市，分别应用于 B 细胞前体急性淋巴性白血病和其他疗法无效/既往至少接受过两种方案治疗后复发的特定类型的成人淋巴瘤的治疗。目前已经有 5 个获批上市的 CAR-T 药物，如表 20-4 所示。

表 20-4 已获批的 CAR-T 药物

通用名	商品名	研发公司	获批时间	获批适应证
Tisagenlecleucel	Kymriah	诺华	2017.08	B 细胞前体急性淋巴白血病
Axicabtagene Ciloleucel	Yescarta	Kite 制药	2017.10	其他疗法无效/既往至少接受过两种方案治疗后复发的特定类型的成人淋巴瘤
Brexucabtagene Autoleucel	Tecartus	Kite 制药	2020.07	复发/难治性套细胞淋巴瘤
Lisocabtagene Maraleucel	Breyanzi	百时美施贵宝	2021.02	成年复发/难治性弥漫大 B 细胞淋巴瘤
Idecabatgene Vicleucel	Abecma	Celgene	2021.03	多发性骨髓瘤

4. CAR-T 免疫疗法的不良反应

目前，CAR-T 免疫疗法常见的不良反应包括细胞因子释放综合征和神经毒性。细胞因子释放综合征是一种由细胞因子显著增加并伴有 CAR-T 在体内快速激活和增殖引起的全身炎症反应，通常发生在第一次输注 CAR-T 后的几日内，包括发热、呼吸增快、精神异常、心律失常、皮疹和缺氧等症状。虽然 CAR-T 疗法的成功应用为肿瘤患者带来了新希望，但仍有需要解决的问题，如在 CAR-T 疗法中出现的抗原逃逸，容易导致 CAR-T 衰竭和疾病复发。因此，提升 CAR-T 疗法的疗效及安全性仍是研究的重点。

1. 简述 ADCs、PROTACs 和免疫治疗在肿瘤治疗领域的优势及不足。
2. 简述肿瘤免疫治疗的基本原理及类型。
3. 简述癌症治疗领域的未来药物研发趋势，其中，哪些治疗策略具有优势？

参考文献

[1] 李端，殷明. 药理学. 北京：人民卫生出版社，2007.
[2] 尤启冬. 药物化学. 4版. 北京：化学工业出版社，2021.
[3] 孙铁民，赵桂森，李雯. 药物化学. 北京：人民卫生出版社，2016.
[4] 郭宗儒. 药物化学专论. 北京：人民卫生出版社，2012.
[5] 周伟澄. 高等药物化学选论. 北京：化学工业出版社，2006.
[6] 林国强，王梅祥. 手性合成与手性药物. 北京：化学工业出版社，2008.
[7] Warren S，Wyatt P. 有机合成切断法. 2版. 北京：科学出版社，2016.
[8] 郭宗儒. 药物分子设计. 北京：科学出版社，2005.
[9] 郭宗儒. 药物化学总论. 4版. 北京：科学出版社，2019.
[10] 尤启冬. 新药研究的基本原理和方法. 北京：化学工业出版社，2021.
[11] 郭宗儒. 毒性风险与药物分子设计. 药学进展，2012，36（1）：1-13.
[12] 尤启冬. 药物化学. 8版. 北京：人民卫生出版社，2016.
[13] 钟大放. 类药性质：概念、结构设计与方法——从ADME到安全性优化. 北京：科学出版社，2010.
[14] 孙进. 口服药物吸收与转运. 北京：人民卫生出版社，2006.
[15] 盛春泉，李剑. 药物结构优化：设计策略和经验规则. 北京：化学工业出版社，2017.
[16] 国家药典委员会. 中国药典. 北京：中国医药科技出版社，2020.
[17] 彭司勋. 药物化学进展（2）. 北京：化学工业出版社，2003.
[18] 国家知识产权局. 中华人民共和国专利法，2021.
[19] 国家药品监督管理局. 药品注册管理办法，2020.
[20] ICH M7：评估和控制药物中DNA反应的（诱变的）杂质以限制潜在的致癌风险.
[21] ICH Q3D：元素杂质指导原则.
[22] ICH Q3C：残留溶剂的指导原则.
[23] ICH Q3A：新原料药中的杂质.
[24] 国家药品监督管理局. 中华人民共和国药品管理法，2019.
[25] Pensak D A，Corey E J. LHASA-Logic and heuristics applied to synthetic analysis. *Computer-Assisted Organic Synthesis*，1977.
[26] Abraham D J. Burger's Medicinal Chemistry & Drug Discovery. 6th edition. Hoboken：John Wiley & Sons Inc，2003.
[27] Roche V F，Zito S W，Williams D A，et al. Foye's Principles of Medicinal Chemistry. 8th edition. New York：Lippincott Williams & Wilkins，2020.
[28] Wermuth C G. The practice of medicinal chemistry. 3rd edition. London：Academic Press，2008.
[29] Larsen I K. A Textbook of Drug Design and Discovery. 3rd edition. London：Taylor & Francis，2002.
[30] 王婧璨，张晓东，温宝书，等. 新版《药品注册管理办法》修订内容研究与思考. 中国新药杂志，2021，30（7）：590.
[31] 刘海龙，王江，林岱宗，等. 先导化合物结构优化策略（二）——结构修饰降低潜在毒性. 药学学报，2014，49（1）：1-15.
[32] 洪玉，周宇，王江，等. 先导化合物结构优化策略（四）——改善化合物的血脑屏障通透性. 药学学报，2014，49（6）：789-799.
[33] 周圣斌，王江，柳红. 先导化合物结构优化策略（五）——降低药物hERG心脏毒性. 药学学报，2016，51（10）：1530-1539.
[34] 彭晶晶，王江，戴文豪，等. 先导化合物结构优化策略（七）——肽类分子结构修饰与改造. 药学学报，2020，55（3）：427-445.
[35] 马磊，马玉楠，陈震，等. 遗传毒性杂质的警示结构. 中国新药杂志，2014，23（18）：2106-2111.

[36] 刘志，仲金璐，陈成，等. 抗 HIV 药物硫酸阿扎那韦关键中间体的合成工艺研究. 精细化工中间体，2020，50（6）：45-60.

[37] 马帅，赵俊，杜伟宏，等. 埃替格韦的合成. 中国医药工业杂志，2014，45（1）：5-8.

[38] 李玉艳，李志裕，王华，等. 拓扑异构酶与抗癌药. 药学进展，1997，20（3）：138-142.

[39] 陈苏婷，尤启冬. 吲哚咔唑类化合物及其衍生物的抗肿瘤活性. 化学进展，2008，20（2/3）：368-374.

[40] 陈凯先，蒋华良，罗小民，等. 后基因组时代的药物发现：趋势和实践. 中国天然药物，2004，2（5）：257-260.

[41] 郭家彬，李学军. 现代生物学对药物发现的影响. 生理科学进展，2007，38（1）：25-31.

[42] 王克全，徐寒梅. 多肽类药物的研究进展. 药学进展，2015，39（9）：642-650.

[43] 朱明月，郭靖，郝晨洲，等. 抗体药物偶联物的研究进展. 中国药物化学杂志，2017，27（6）：490-497.

[44] 姚雪静. 抗体药物偶联物的研究进展. 中外医学研究，2020，18（12）：185-188.

[45] 朱梅英. 抗体药物偶联物：肿瘤治疗领域的"魔术子弹". 药学进展，2021，45（3）：161-166.

[46] 曾申昕，黄文海，沈正荣. 蛋白降解靶向嵌合体在小分子药物研发中的机遇与挑战. 药学进展，2020，44（11）：801-816.

[47] 陶慧敏，刘利华，程露，等. 免疫检查点 PD-1/PD-L1 肽类抑制剂的研究进展. 药物生物技术. 2020，27（6）：574-579.

[48] Lombardino J G, Lowe J A. The role of medicinal chemists in drug discovery-then and now. *Nature Rev Drug Disc*，2004，3：853-862.

[49] Pierce A C, Ernst ter H, Binch H M，et al. CH···O and CH···N hydrogen bonds in ligand design： A novel quinazolin-4-ylthiazol-2-ylamine protein kinase inhibitor. *J Med Chem*，2005，48：1278-1281.

[50] Anderson J A, Lorenz C D, Travesset A. General purpose molecular dynamics simulations fully implemented on graphics processing units. *J Comput Phys*，2008，227：5342-5359.

[51] Karplus M, McCammon J A. Molecular dynamics simulations of biomolecules. *Nat Struct Biol*，2002，9：646-652.

[52] Gotz A W, Williamson M J，Xu D，et al. Routine microsecond molecular dynamics simulations with AMBER on GPUs. 1. Generalized born. *J Chem Theory Comput*，2012，8：1542-1555.

[53] Klepeis J L, Lindorff-Larsen K, Dror R O, et al. Long-timescale molecular dynamics simulations of protein structure and function. *Curr Opin Struct Biol*，2009，19：120-127.

[54] Sagandira C R, Watts P. Continuous-flow synthesis of(−)-oseltamivir phosphate(tamiflu). *Synlett*，2020，31：1925-1929.

[55] Mcmillan D M, Tyndale R F. CYP-mediated drug metabolism in the brain impacts drug response. *Pharmacol Ther*，2018，184：189-200.

[56] Ettmayer P, Amidou G L, Clement B, et al. Learned from marketed and investigational prodrugs. *J Med Chem*，2004，47：2394-2404.

[57] Dong D, Wu B, Chow D, et al. Substrate selectivity of drug-metabolizing cytochrome P450s predicted from crystal structures and in silico modeling. *Drug Metab Rev*，2012，44：192-208.

[58] Filizola M, Devi L A. How oioid drugs bind to receptors. *Nature*，2012，485：314-317.

[59] Patrick G L. The Opium Analgesics//Patrick G L. An Introduction to Medicinal Chemistry. 5th edition. Oxford：Oxford Univ Press，2013：632-658.

[60] Kurumbail R G, Stevens A M, Gierse J K. Structural basis for selective inhibition of cyclooxygenase-2 by anti-inflammatory agents. *Nature*，1996，384：644-648.

[61] Prasit P, Riendeau D. Selective cyclooxygenase-2 inhibitors. *Ann Rep Med Chem*，1997，32：211-220.

[62] Sánchez-Borges M, Ansotegui I J. Second generation antihistamines：An update. *Curr Opin Allergy Clin Immunol*，2019，19：358-364.

[63] Rawla P, Sunkara T, Ofosu A, et al. Potassium-competitive acid blockers-are they the next generation of proton pump inhibitors? *World J. Gastrointestinal Pharmacol Ther*，2018，9：63-68.

[64] Rockman H A, Koch W J, Lefkowitz R J. Seven transmembrane-spanning receptors and heart function. *Nature*, 2002, 415: 206-212.

[65] Rasmussen S G F, Choi H J, Rosenbaum D M, et al. Crystal structure of the human $\beta 2$ adrenergic G-protein-coupled receptor. *Nature*, 2007, 450: 383-387.

[66] Cherezov V, Rosenbaum D M, Hanson M A, et al. High-resolution crystal structure of an engineered human $\beta 2$-adrenergic G protein-coupled receptor. *Science*, 2007, 318: 1258-1265.

[67] Rosenbaum D M, Cherezov V, Hanson M A, et al. GPCR engineering yields high-resolution structural insights into beta(2)-adrenergic receptor function. *Science*, 2007, 318: 1266-1273.

[68] Soriano-Ursua M A, Trujillo-Ferrara J G, Correa-Basurto J. Scope and difficulty in generating theoretical insights regarding ligand recognition and activation of the beta 2 adrenergic receptor. *J Med Chem*, 2010, 53: 923-932.

[69] Hernandez-Ledesma B, del Mar Contreras M, Recio I. Antihypertensive peptides: Production, bioavailability and incorporation into foods. *Adv Colloid Interface Sci*, 2011, 165: 23-35.

[70] Dahlof B, Devereux R B, Kjeldsen S E, et al. Cardiovascular morbidity and mortality in the losartan intervention for endpoint reduction in hypertension study (LIFE): A randomised trial against atenolol. *Lancet*, 2002, 359: 995-1003.

[71] Acharya K R, Sturrock E D, Riordan J F, et al. ACE revisited: A new target for structure-based drug design. *Nature Rev Drug Disc*, 2003, 2: 891-902.

[72] Natesh R, Schwager S L U, Evans H R, et al. Structural details on the binding of antihypertensive drugs captopril and enalaprilat to human testicular angiotensin I-converting enzyme. *Biochemistry*, 2004, 43: 8718-8724.

[73] Natesh R, Schwager S L U, Sturrock E D, et al. Crystal structure of the human angiotensin-converting enzyme-lisinopril complex. *Nature*, 2003, 421: 551-554.

[74] Madasu S B, Vekariya N A, Koteswaramma C, et al. An efficient, commercially viable, and safe process for preparation of losartan potassium, an angiotensin ii receptor antagonist. *Org Process Res Dev*, 2012, 16: 2025-2030.

[75] Du X, Patel S A, Anderson C S, et al. Epidemiology of cardiovascular disease in China and opportunities for improvement. *J Am Coll Cardiol*, 2019, 73: 3135-3147.

[76] Padhi S, Nayak A K, Behera A. Type Ⅱ diabetes mellitus: A review on recent drug based therapeutics. *Biomed Pharmacother*, 2020, 131: 110708.

[77] Di Marchi R D, Mayer J P. Icodec advances the prospect of once-weekly insulin injection. *J Med Chem*, 2021, 64: 8939-8941.

[78] Bush K, Bradford P A. Interplay between β-lactamases and new β-lactamase inhibitors. *Nat Rev Microbiol*, 2019, 17: 295-306.

[79] Douafer H, Andrieu V, Phanstiel O, et al. Antibiotic adjuvants: Make antibiotics great again! *J Med Chem*, 2019, 62: 8665-8681.

[80] Kwon J H, Powderly W G. The post-antibiotic era is here. *Science*, 2021, 373: 471.

[81] Jean S S, Gould I M, Lee W S, et al. New drugs for multidrug-resistant gram-negative organisms: Time for stewardship. *Drugs*, 2019, 79: 705-714.

[82] Zhao Q, Xin L, Liu Y, et al. Current landscape and future perspective of oxazolidinone scaffolds containing antibacterial drugs. *J Med Chem*, 2021, 64: 10557-10580.

[83] Silver L L. Challenges of antibacterial discovery. *Clin Microbiol Rev*, 2011, 24: 71-109.

[84] Federspiel M, Fischer R, Hennig M, et al. Industrial synthesis of the key precursor in the synthesis of the anti-influenza drug oseltamivir phosphate (Ro 64-0796/002, GS-4104-02): Ethyl ($3R,4S,5S$)-4,5-epoxy-3-(1-ethyl-propoxy)-cyclohex-1-ene-1-carboxylate. *Org Process Res Dev*, 1999, 3: 266-274.

[85] Babu Y S, Chand P, Bantia S, et al. BCX-1812 (RWJ-270201): Discovery of a novel, highly potent,

orally active, and selective influenza neuraminidase inhibitor through structure-based drug design. *J Med Chem*, 2000, 43: 3482-3486.

[86] Gao H, Mitra A K. Synthesis of acyclovir, ganciclovir and their prodrugs: A review. *Synthesis-Stuttgart*, 2000: 329-351.

[87] Sofia M J, Bao D, Chang W, et al. Discovery of a beta-d-2'-deoxy-2'-alpha-fluoro-2'-beta-C-methyluridine nucleotide prodrug (PSI-7977) for the treatment of hepatitis C virus. *J Med Chem*, 2010, 53: 7202-7218.

[88] Witkowski J T, Robins R K, Sidwell R W, et al. Design, synthesis, and broad spectrum antiviral activity of 1-D-ribofuranosyl-1,2,4-triazole-3-carboxamide and related nucleosides. *J Med Chem*, 1972, 15: 1150-1154.

[89] Hargrave K D, Proudfoot J R, Grozinger K G, et al. Novel non-nucleoside inhibitors of HIV-1 reverse transcriptase. 1. Tricyclic pyridobenzo-and dipyridodiazepinones. *J Med Chem*, 1991, 34: 2231-2241.

[90] Hargrave K D, Schmidt, Guenther, et al. Preparation of 5,11-dihydro-6*H*-dipyrido [3,2-*b*: 2',3'-e](1,4) diazepines and their use in the prevention or treatment of HIV infection. EP 429987. 1990-11-16.

[91] Bold G, Fässler A, Capraro H, et al. New aza-dipeptide analogues as potent and orally absorbed HIV-1 protease inhibitors: candidates for clinical development. *J Med Chem*, 1998, 41: 3387-3401.

[92] Niemeyer U, Niegel H, Kutscher B, et al. One pot cyclocondensation reaction of phosphoryl halides with amines to give oxazaphosphorine-2-amines as cytostatics or immunosuppressants. US 20010047103. 2001-11-29.

[93] Barcelo G, Senet J P. Sennyey G. 1,2,2,2-Tetrachloroethyl carbamates: Versatile intermediates for the synthesis of *N*-nitrosoureas. *Cheminform*, 1987, 11: 1027-1029.

[94] Pichler V, Heffeter P, Valiahdi S M, et al. Unsymmetric mono-and dinuclear platinum (Ⅳ) complexes featuring an ethylene glycol moiety: Synthesis, characterization, and biological activity. *J Med Chem*, 2012, 55: 11052-11061.

[95] Godwin C D, Gale R P, Walter R B. Gemtuzumab ozogamicin in acute myeloid leukemia. *Leukemia*, 2017, 31: 1855-1868.

[96] Carvalho C, Santos R X, Cardoso S, et al. Doxorubicin: The good, the bad and the ugly effect. *Curr. Med. Chem*, 2009, 16: 3267-3285.

[97] Khaiwa N, Maarouf N R, Darwish M H, et al. Camptothecin's journey from discovery to WHO essential medicine: Fifty years of promise. *Eur J Med Chem*, 2021, 223: 113-639.

[98] Hu W, Huang X S, Wu J F, et al. Discovery of novel topoisomerase Ⅱ inhibitors by medicinal chemistry approaches. *J Med Chem*, 2018, 61: 8947-8980.

[99] Denis J N, Greene A E, Guenard D, et al. Highly efficient, practical approach to natural taxol. *J Am Chem. Soc*, 1988, 110: 5917-5919.

[100] Holton R A, Somoza C, Kim H B, et al. First total synthesis of taxol. 1. Functionalization of the B ring. *J Am Chem Soc*, 1994, 116: 103-117.

[101] Chen Y J, Zhang S, Wang Y, et al. Screening endophytic fungus to produce taxol from Taxus yunnanensis. *Biotechnology*, 2003, 13: 10-11.

[102] Zimmermann J, Buchdunger E, Mett H, et al. Potent and selective inhibitors of the ABL-kinase: Phenylaminopyrimidine (PAP) derivatives. *Bioorg Med Chem Lett*, 1997, 7: 187-192.

[103] Wang H K, Morris-Natschke S L, Lee K H. Recent advances in the discovery and development of topoisomerase inhibitors as antitumor agents. *Med Res Rev*, 1997, 17: 367-425.

[104] Wilhelm S, Carter C, Lynch M, et al. Discovery and development of sorafenib: A multikinase inhibitor for treating cancer. *Nature Rev Drug Disc*, 2006, 5: 835-844.

[105] Faivre S, Demetri G, Sargent W, et al. Molecular basis for sunitinib efficacy and future clinical development. *Nature Rev Drug Disc*, 2007, 6: 734-745.

[106] Barker A J, Gibson K H, Grundy W, et al. Studies leading to the identification of zd1839 (iressa™): An orally active, selective epidermal growth factor receptor tyrosine kinase inhibitor targeted to the treatment of

cancer. *Bioorg Med Chem Lett*, 2001, 11: 1911-1914.

[107] Adams J, Behnke M, Chen S, et al. Potent and selective inhibitors of the proteasome: Dipeptidyl boronic acids. *Bioorg Med Chem Lett*, 1998, 8: 333-338.

[108] Ricke D O, Wang S, Cai R, et al. Genomic approaches to drug discovery. *Curr Opin Chem Biol*, 2006, 10: 303-308.

[109] Roden D M, Altman R B, Benowitz N L, et al. Pharmacogenomics: Challenges and opportunities. *Ann Intern Med*, 2006, 145: 749-757.

[110] Du Q S, Xie N Z, Huang R B. Recent development of peptide drugs and advance on theory and methodology of peptide inhibitor design. *Med Chem*, 2015, 11: 235-247.

[111] Fosgerau K, Hoffmann T. Peptide therapeutics: Current status and future directions. *Drug Discov Today*, 2015, 20: 122-128.

[112] Chari R V J, Miller M L, Widdison W C. Antibody-drug conjugates: An emerging concept in cancer therapy. *Angew Chem Int Ed*, 2014, 53: 3796-3827.

[113] Tsuchikama K, An Z. Antibody-drug conjugates: Recent advances in conjugation and linker chemistries. *Protein Cell*, 2018, 9: 33-46.

[114] John M L, Anna B. Antibody-drug conjugates for cancer treatment. *Annu Rev Med*, 2018, 69: 191-207.

[115] Pettersson M, Crews C M. Proteolysis Targeting Chimeras (PROTACs) — Past, present and future. *Drug Discov Today: Technologies*, 2019, 31: 15-27.

[116] Yu S, Li A, Liu Q, et al. Chimeric antigen receptor T cells: A novel therapy for solid tumors. *J Hematol Oncol*, 2017, 10: 78.

[117] Davila M L, Bouhassira D C G, Park J H, et al. Chimeric antigen receptors for the adoptive T cell therapy of hematologic malignancies. *Int J Hematol*, 2014, 99: 361-371.

[118] 雷新胜, 刘丛从. 一种抗HIV药物中间体的手性环氧化合物的合成方法. CN 105461662A. 2016-04-06.

[119] Lin K, Li X, Tao Y. A method for preparing nevirapine. CN 102167699. 2011-03-11.

[120] Zhan J, Huang L, Zhang X N. Process for preparation of nevirapine key intermediate 2-chloro-3-amino-4-methylpyridine. CN 102675193. 2011-03-11.

[121] Gurjar M K, Maikap G S, Joshi S G, et al. An improved process of preparing rilpivirine. WO 143937. 2012-04-09.

[122] Shibahara S, Fukui N, Maki T. Polycyclic pyridone derivative, crystal and preparation method thereof. JP 6212678. 2017-10-11.